KB235224

다시 읽는 황제영추경

다시 읽는 황제영추경

^{다시}
^{읽는} 黃帝靈樞經

— 의서를 읽지 않으면 불효보다 무섭다.

최 창 록

푸른사상

●책머리에

　　의서(醫書)와 도서(道書)는 그 출발부터 밀접한 관련이 있다. 필자는 《황정경 연구》를 1998년에 간행한 바가 있다. 그것은 《황정경 의소(黃庭經醫疏)》로서 의서와 도서로서의 도경을 연구 검토한 글을 다시 편역한 것이었다. 과의도교(科儀道敎)의 전신인 오두미교가 병을 치료하는 무의(巫醫)에 기초를 두었으므로 전통 의학의 발달이 도교의 교세 확장과 길을 함께 했음은 주지의 사실이다. 필자는 20여년간 우리나라 도교문학을 연구하면서 대부분의 도경(道經)을 역해한 바가 있다. 의서에 대한 역해 작업도 계속해서 관심을 가져 왔다. 지난 해에 국학자료원에서 펴낸 『다시읽는 黃帝內經素問』은 이 책과는 자매편이다. 장은암(張隱庵)의 주석본을 저본으로 한 황제내경소문은 의서와 도서의 상호보완이라는 특징이 있다. 이 책 『다시읽는 黃帝靈樞經』은 원문을 읽고 이어서 보다 쉽게 풀이하여 앞서의 《黃帝內經素問》 체재로 편집하였다. 특히 전통의학에 관심있는 이와 일반 독자가 쉽게 접근할 수 있도록 역해에 최선을 다 했다. 가장 최근의 자료로는 하북의학원의 교석 등을 참고했다.

　　이 책은 일반적으로 《영추경(靈樞經)》이라고 알려지고 있다. 진 시황의 분서와 전란통에 원본을 구하지 못한 중화에서는 우리나라(고려)에서 헌납한 책으로 간행할 수 있었다고 했다. 송사(宋史) 철종 본기에 '원우 8년 정월 경자 고려가 바친 황제침경(黃帝針經)을 천하에 조반(詔頒)한다'고 했다. 그런데 이 책의 저본은 고려가 바친 책보다 60년 뒤에 사숭(史崧)이 바친 가장구본(家藏舊本)이라 했다. 고려가 바칠 때의 책명은 《침경(針經)》인데 사숭이 바친 가장 구본은 《영추경(靈樞經)》이라 했다.

전편은 81편이다. 『황제내경소문』의 편수와 똑같다. 소문과 영추경의 차이는 하나가 병의 원인을 극명하게 설명했다면, 하나는 그 치료에 대하여 임상학적인 경험을 바탕으로 하여 자세히 설명했다. 그것은 음양 5행학설을 바탕으로 하여 인체의 생리, 병리, 진단, 치료, 섭생 등의 문제와 아울러 장부, 정(精), 신(神), 기(氣), 혈(血), 진액(津液)의 기능과 병리의 변화를 상세히 설명했다. 사람과 자연의 밀접한 연관과 인체 내부의 조화통일의 총체적인 이론을 강조했다. 그리고 두드러진 특징은 경락(經絡) 이론과 침법(針法)을 분명하게 논술하고 있다는 점이다.

이 책이 전통의학을 공부하는 전문 의원은 물론 일반 국민에게 널리 읽혀서 우리 몸의 양생과 합리적인 치료에 큰 도움이 됐으면 하는 바램이다. 또한 이 책은 『황제내경소문』의 편집을 맡았던 푸른사상사에서 간행되었다. 특히 한봉숙 사장께 감사한다. 또한 자료를 구해주느라 동분서주한 이재성 교수, 워드작업을 해준 박영순, 최영수 두 선생, 마무리를 해준 황형식 박사에게 감사를 드린다. 그리고 이 책은 필자의 정년에 맞추어 펴낸 책이다.

2000년 10월

최 창 록

사숭(史崧)의 서(敍)

옛날 황제(黃帝)가 지은 내경(內經) 18권은 ≪영추(靈樞)≫9권과 ≪소문(素問)≫9권이다. 곧 그 합한 숫자가 18권이다. 세간에 받들어 횡행하기로는 오직 소문이 있을 따름이라 했다. 진(秦)의 월인(越人)이 그 한 둘을 얻어 서술한 것이 ≪난경(難經)≫이고 황보밀(皇甫謐)이 이어서 편찬한 것이 ≪갑을경(甲乙經)≫인데 여러 학자들의 학설은 여기서 비롯하는 것이다. 그 간에 혹은 득실(得失)이 있어서 아직도 후세인들이 법으로 삼지 못하고 있다. 가령 ≪남양활인서(南陽活人書)≫에서는 '기침이란 딸꾹질(噦)'이라 했다. 삼가 살피건데 ≪영추경≫에 이르기를 '신곡(新谷)이 위(胃)에 들어가면 옛 한기(故寒)와 더불어 서로 부딪친다. 그러므로 딸꾹질(噦)이 난다'고 했다. 들어서 아우르면 곧 이치를 판단할 수 있다. 또 가령 ≪난경≫65편은 이 월인(越人)이 분명히 말하는 ≪영추(靈樞)≫의 본수(本輸)의 대략이라고 세인(世人)은 혹은 유주(流注)한다고 했다. 삼가 살피건데 ≪영추경≫에 '관절(節)이라 하는 것은 신기(神氣)가 헤엄치고 다니고 출입하는 곳이며 피육근골(皮肉筋骨)이 아니다'라고 했다. 또 말하기를 '신기란 정기(正氣)이다'라고 했다. 신기가 헤엄치고 다니고 출입하는 것이 유주(流注)이다. 정형수경합혈(井滎脈經合)이란 본수혈(本輸)이다. 이를 들어서 아우르니 곧 서로 떨어져 있음(相去)이 단지 천양지차이만은 아니다. 다만 한(恨)스러운 것은 ≪영추≫가 오래 전하지 못해서 세인들이 연구하지 못한 것이다.

대저 의원이란 의서(醫書)를 읽는데 있을 따름인데 읽어서도 의원이 못되는 사람도 있다. 아직은 의서를 읽지 않고 의원이 될 수 있는 사람은 없다. 의서를 읽지 않고 또한 세사에 아우르지 못하면 몽둥이나 칼날보다 더욱 무서운 살인을 하는 것이 된다. 이러한 고로 고인(古人)이 한 말에 '사람의 자식으로서 의서를 읽지 않음은 불효하는 것과 같다'고 했다. 나는 본래 용렬하고 어리석어서 스스로 어려서부터 장년(壯)에 이르기까지 이 도(道)에 잠심(潛心)했으나, 자못 그 이치를 치우치게 섭렵하여 문득 스스로 헤아리지 못하니 여러 책을 참고하여 가장(家藏)했던 《영추》 9권 모두 81편을 다시 교정하고 수정 증보하고 소리를 풀어 권말(卷末)에 부치고 24권으로 인쇄한다. 여러 호생지인(好生之人)으로 하여금 책을 펴면 쉽게 이해할 수 있고 차별이 없게 하려는 것이다. 이미 구체적으로 경(經)의 소속을 설명한 것들을 제쳐두고, 부(府)의 지휘를 자세하게 상정(詳定)하도록 책을 갖추어 비서성(秘書省) 국자감(國子監)에 보냈다. 이제 사숭(史崧)이 명의(名醫)들을 오로지 방문하여 다시 자세하게 참상(參詳)하기를 청하여 장차 잘못된 것이 없도록 하였다. 이익이 무궁하고 공(功)은 실로 자명함이 있다.

송(宋), 소흥(紹興) 을해(乙亥) 중하(仲夏) 망일(望日),

금관(錦官) 사숭(史崧) 씀.

^{다시}_{읽는} 황제영추경

차 례

책머리에 · 3
사숭(史崧)의 서(敍) · 5

권 4

권 5

권 6

권 7

권 8

권 11

권 12

권 1

1. 9침과 12원혈(九針十二原)

이 편은 고대의 9종의 항상 쓰던 침구(針具)의 명칭, 형상 및 용도를 상세히 소개하고 침을 찌름에 있어 빠르고 (疾), 느리고(徐), 맞이하고(迎), 따르고(隨), 열고(開), 닫는 (闔)등의 수법과 그 보사(補寫)의 의의를 지적하고, 침을 놓는데 있어서의 주의사항과 금기(禁忌) 등의 문제를 열거하고, 침을 놓기전의 진맥, 눈을 살핌, 색갈의 관찰 및 침을 놓을 때의 신(神)을 지키고 기(氣)를 살핌을 아울러 강조하고, 허하고 실한 병기(病機)로써 보사수법(補瀉手法)을 운용하는 중요성을 파악하고 동시에 각종 잘못된 치료의 좋지 않은 결과를 설명했다. 이밖에 본편은 팔꿈치(肘), 무릎(膝), 가슴(胸), 배꼽 등에 있는 12원혈(十二原穴)에 있는 분포 및 장부(臟腑)와의 병리(病理) 상의 연결을 소개하고 경맥(經脉)의 정(井)형(榮)수(腧)경(經)합(合)혈의 각 명명 (命名)이 품고 있는 뜻을 지적했다.

황제(黃帝)가 기백(岐伯)에게 묻는다. "나의 자손만민과 양생하는 백성들에게 그 조세(租稅)를 거두면서도 그들이 질병이 있음을 슬퍼합니다. 나는 독약을 사용하지 말고 폄석(砭石)을 쓰지 말고 그 경맥에 미침(微針)을 사용하여 통하게 하고 그 혈기를 조절하고 그 역행하고 순행하고 출입하는 혈기의 모임을 관리하고자 하며 후세에 전할 수 있도록 반드시 침을 놓는 법을 명확히 제시하고자 합니다. 끝내 없어지지 않고 오래도록 끊이지 않도록 쉽게 쓰이고 기억하기 편리하게 조리를 분명히 하여 미목이 깨끗한 이론체계를 세워서 그 편장(篇章)을 달리하고, 표리(表裏)를 구별하여 종시(終始)가 되게 하여 각기 형체가 있는 것으로 하여금 먼저 침경(針經)을 세우고자 하니 바라건데 그 정황(情)을 듣고자 합니다."

　　황제가 기백에게 묻는다. '나의 사랑하는 만백성들과 친히 자양하는 백관들이 아울러 그들에게 조세(租稅)를 받으면서도, 내가 가련하게 여기는 것은 생활이 자족하지 못하고 때때로 병이 발생하여, 내가 생각하기로는 약물과 폄석(砭石)을 쓰지 말고 미침(微針)으로 경맥을 소통시키고 기혈을 조화시켜야 하는데 그러지 못하고 있음을 가련하게 여깁니다. 경맥과 기혈의 순역출입(順逆出入)을 조정함에 따라 사기를 밖으로 쫓아내어 그 질병을 치료하고 그 고통에서 벗어나게 하려는 것입니다. 후세에 흘러 전해지기 위해서는 침을 놓는 큰 법이 반드시 후세에까지 전해야 합니다. 영구히 없어지지 않고 편리하게 사용되고 쉽게 기억되기 위해서는 그 조리가 분명해야 되고 미목이 깨끗한 이론 체계를 세워야 합니다. 나아가서 같지 않은 편장을 나누고 겉과 속을 여러 번 구별하고 인신기혈(人身氣血)이 마치면 다시 장부경맥에 순환하는 음양내외의 규율을 확정해야 하는데는 각종 침구의 명칭, 형상, 용도 등을 파악하여 서로 깨끗하게 대기해야 하니 이를 위해서는 먼저 일부의 침경(針經)을 만들어야 하겠는데 선생의 견해를 듣고자 합니다.'

　　기백(岐伯)이 답한다. "청컨대 신(臣)이 알고 있는 바를 다 말씀드리게 허락해주십시오. 1에서부터 9까지 그 도를 조리있게 말씀드리자면, 소침(小針)의 요체는 이론은 쉽지만 기술상으론 정묘합니다. 서투른 의원은 수침법에 얽매이고 발병부위를 치료하는데 그치고 , 고명한 의원은 혈기의 허실을 밝게 판단하고 보사를 잘 운용합니다. 신(神)은 그 정기(正氣)이며 객은 사기(邪氣)이니 신이 출입하는 문으로 객이 따라서 출입합니다. 만약에 그 질환을 보지 못하면 그원인을 어떻게 알 수 있을 것입니까? 침을 찌르는 미묘함은 빠르고 느린데에 있는 것입니다. 서투른 의원은 4지 관절의 치료에 얽매이는 것을 알 따름이고, 고명한 의원은 경기(經氣)가 내왕하는 동정을 살펴서 허하면 보(補)하고 실하면 사(瀉)시키는 침법을 베풉니다. 기의 동정은 수혈과 떨어져 있지 않습니다. 골공 중의 기의 동정은 맑고 고요하고 미묘하여 가령 그 기가 바야흐로 올 때는 곧 사기가 바로 왕성할 때를 살펴서 맞이하여 보하여서는 안되고, 사기가 쇠할 때를 당하여 정기가 되살아나지 않았을 때는 사시키는 법을 써서는 안됩니다. 기(機)의 도(道)를 알면 발생해도 걸리지 않고, 기의 도를 모르면 두드려도 나타나지 않습니다. 그 왕래를 알고 주어지는 시기의 요점을 알면 서투른 의원은 어두워서 밝지 못한 것이니 묘한 것은 의원이 혼자 지니고 있는 것입니다. 기가 간다는 것은 거스름(逆)이 되고 기가 이른다는 것은 순행(順)이 됩니다. 역순의 이치를 분명히 알면 바른 운행에 물음이 없고 거슬러서 뺏으면 어찌 무허(無虛)를 얻겠습니까? 좇아서 구제하면 어찌 무실(無實)을 얻겠으며 맞이하고 따라서 뜻을 조화하는 것이 침도를 다하는 것입니다.

기백이 답한다. '제가 아는 바를 다 말씀 드리겠습니다. 1에서 9 까지를 차례를 살펴서 말씀드리자면 그러한 재능은 강기(綱紀)의 부분이 있으니 조리가 분명함을 얻어 시종 일사불란해야 합니다. 소침(小針)으로 병을 치료하는 것은 비교적 쉬우나 기술이 정묘한 경지에 이르기는 오히려 더 어렵다고 했습니다. 서투른 의원은 그 행적을 지키는데 급급하고 변화할 줄 모릅니다. 고명한 의원은 병인의 신기(神氣)의 성쇠와 사기(邪氣)의 허실을 근거로 하여 조신이 위주가 되는 보사 수법을 채용합니다. 혈기가 경맥에 순행함에 출입에 일정한 문호가 있으며 사기는 이 문호를 따라서 인체에 침입합니다. 의원이 만약 병정을 자세히 관찰하지 못하면 어떻게 병변이 발생한 원인을 알 수 있겠습니까? 침을 놓는 교묘함에 이르러서는 관건이 하침 부위(下針部位)의 적당함과 빠르고 느린 수법의 정확한 운용에 있습니다. 서투른 의원은 4지 관절에 붙은 혈위 치료를 끝까지 지키는데 집착합니다. 그러나 고명한 의원은 경기의 동정을 살피는데만 그치지 않고, 허실의 기기변화(氣機變化)와 경기의 순행이 골공이 열리지 않아 떠나 있고, 사기는 이 경기(經氣)의 유동적인데 붙어서 따라다니면, 수혈이 나타내는 바의 경기 허실의 변화를 꿰뚫어서 보아야하니 관찰을 반드시 세밀히 하면, 사기가 왕성할 때에는 절대로 보법을 사용해서는 안되고 사기가 머무르는 것을 막아야 합니다. 사기가 이미 없어지고 정기(正氣)가 쇠약한 때에는 절대로 사법을 사용하지 말고 정기의 상함을 막아서 기기(氣機)의 허실변화를 이해해야 합니다. 보사법의 정확한 운용을 만나게 되면 터럭 하나의 차이도 만나지 않습니다. 기기(氣機)의 허실변화를 이해하지 못하면 화살이 활줄 위에 있는 것 같이 화살이 날아가는 곳을 확실히 알지 못하여서, 당연히 치료의 목적을 달성하지 못합니다. 까닭에 반드시 기(氣)의 왕래하고 역순하고 성쇠하는 기(機)를 반드시 파악해야 하고 재능은 침자의 정확한 시간을 파악해야 합니다. 서투른 의원은 이에 대하여 혼매무지합니다. 고명한 의원은 그 묘처를 몸소 살피는 재능이 있습니다. 이른바 기의 역순에 있어서 기가 간다는 것은 경맥이 공소하여 거스르는 것이고, 기가 온다는 것은 경맥이 충실하여 순리라는 것이니 역순의 이치를 이해하여 대담하게 법대로 침을 놓아야 합니다. 이로 인해서 정화하게 맞이하고 따르는 보사방법을 파악해야 합니다. 다시 더하여 마음을 써서 사용하는 시기(時機)를 몸으로 살펴서 참된 것으로 인식되는 병변의 허실을 조정하면 질병이 스스로 모여서 풀려서 없어집니다. 그러한 세부문제를 파악하는 것이 침을 놓는 도리이며 완벽함을 갖출 수 있는 것입니다.

무릇 침을 사용함에 있어서는 허하면 실하게 하고 그득하면 배설시켜야 하고 쌓여서 오래 된 것은 제거해야 합니다. 사기가 왕성하면 허하게 해야 합니다. ≪대요(大要)≫에 이르기를, '천천히 놓고 빠르게 빼는 것은 실이요, 빠르게 놓고 천천히 빼는 것은 허이다. 실하고 허하다고 말하는 것은 마치 있는 듯도 하고 마치 없는 듯도 한 것이고 뒤와 앞을 살핀다는 것은 있는 듯도 하고 없는 듯도 한 것이고, 허하고 실하게 되는 것은 마치 얻은 듯도 하고 잃은 듯도 한 것이 허실의 요체이다'라고 했습니다. 9침의 가장 미묘함은 보사(補瀉)할 때 침으로 하는 것이니 사(邪)는 반드시 안으로 들이고 침구멍을 흔들어 사기를 나가게 합니다. 거죽의 양을 밀쳐내서 사기를 쫓아냅니다. 손으로 눌러서, 침을 빼면 이것을 내온(內溫)이라 합니다. 혈이 흩어지지 않고 기가 나오지 못하는 것입니다. 보(補)는 따른다는 것입니다. 따른다는 뜻은 뜻에 따라 하는 것이니 마치 행침도기(行針導氣)하여 침구멍을 손으로 문지르는 것입니다. 가령 모기와 등에가 머무는 것 같이 머물고 도는 것입니다. 가는 것이 활줄이 끊긴 것 같으니, 오른손은 침을 놓고 왼손은 그 침 구멍을 문지르게 하면 그 기가 그치게 되고 바깥문은 이미 닫히니 중기는 곧 실합니다. 반드시 피가 맺히지 말게 해야 하고 급히 취하면 베이게 됩니다. 침을 쥐는 도는 단단한 것이 좋은 것이고 바로 찌르는 것을 가리키니 좌우로 치우쳐서는 안됩니다. 신은 추호(秋毫)에 있습니

다. 정신을 병자에 집중하는 사람은 혈맥을 자세히 살펴보고 찌름
에 위태로움이 없어야 합니다. 바야흐로 찌를 때는 반드시 마음에
있어야 하고 미간에 미쳐야 하고 정신이 흩어지지 않게 하며 병이
있고 없음을 알아야 합니다. 혈맥이란 수혈(脈)이 가로 질러 있으니
살핌에 분명해야 하고, 진맥이 확실해야 합니다.

무릇 침을 사용할 때는 병의 허실에 근거하여 보사수법을 사용
할 필요가 있습니다. 정기가 허하면 보법을 쓰고 사기가 실하면 사
법을 씁니다. 기혈이 막혀서 맺히면 파제법(破除法)을 쓰고 사기
가 왕성하면 곧 공사법(攻邪法)을 씁니다.≪대요(大要)≫에 이르
기를 '천천히 침을 찌르고 급히 침을 빼고 침구멍을 급히 문지르는
것을 보법(補法)이라 한다. 빨리 침을 찌르고 천천히 침을 빼고 침
구멍을 문지르지 않는 것을 사법(瀉法)이라 한다. 침을 놓음에 기
(氣)가 있는 것을 실(實)이라 하고, 침을 놓음에 기가 없는 것을
허(虛)라고 한다' 고 했다. 기는 본래 형체가 없으니 마치 유무의
사이에 있는 듯한 것입니다. 병의 느리고 빠름과 기의 허실에 근거
해서 보사의 선후차례를 결정할 필요가 있습니다. 기의 행지(行
止)에 근거해서 침이 머무는 시간의 오래이고 잠깐임을 결정하는
것입니다. 가령 얻는 법을 파악할 수 있으면 보허사실(補虛瀉實)
의 목적에 이르를 수 있으니 환자로 하여금 보하면 얻는 바 가 있
고 사하면 잃는 바가 있는 것처럼 느끼게 해야 되는 것입니다. 허
실보사(虛實補瀉)의 요묘는 9침으로써 최고 이상으로 합니다. 보
사의 공효는 침자의 수법으로부터 해결될 수 있습니다. 사법을 사
용할 때에 있어서는 매우 빨리 잡고 침을 놓아서는 기를 얻은 후
는 천천히 침을 빼야 합니다. 침을 뺄 때는 큰 침구멍을 흔들어서
거죽의 양(表陽)을 배출시켜서 사기를 쫓아 냅니다. 만약 사(瀉)
시켜야 하는데 잘못 보(補)하면 먼저 수혈을 손으로 누르고 천천
히 침을 안으로 찔러서 혈기로 하여금 안으로 쌓여서 밖으로 흩어
지지 않게 하고, 사기도 또한 밖으로 나오지 못하게 합니다. 보법
을 운용함에 있어서 마땅히 경맥이 순행하는 방향을 따라 침을 놓

아야 하니 마치 전혀 아랑곳하지 않는 듯이 가벼이 찌릅니다. 침으로 도기할 때에는 혈을 문질러 침을 찌를 때에는 모기가 피부를 물때에 감각이 없듯이 합니다. 침을 뺄 때는 빠르고 민첩하여 원활하게 떨어지게 할 필요가 있습니다. 화살이 활줄에서 떠나는 모습의 형상입니다. 오른손으로 침을 빼고 왼손으로 급히 침 구멍을 문지르면 곧 경기가 그로 인해 머물고 밖으로 흩어지는데 이르르지 않습니다. 이런 가운데 기의 만남이 충실해지고 보허의 목적이 이루어질 수 있습니다. 가령 피하(皮下)에 출혈이 있으면 그 어혈(瘀)이 머무르게해서는 안되니 응당 뒤 따라서 제거해야 합니다. 침을 잡는데는 일정한 법칙이 있습니다. 침자루를 꼭 잡는 것이 가장 중요합니다.

침을 놓을 때는 수혈에 초점을 맞출 필요가 있습니다. 단정하게 바로 찔러서 왼편이나 오른편에 치우쳐서는 안됩니다. 침끝에 정신을 집중할 필요가 있습니다. 병인에게 마음을 온전히 하여 혈위 위의 혈맥을 여는 것을 피하여 침을 놓아야 그러한 위험을 만나지 않는 것입니다. 침을 놓을 때는 환자의 두 눈과 얼굴 전체의 신색 변화를 주의 할 필요가 있습니다. 그 신기의 성쇠를 몸으로 살피기를 잠시라도 소홀해서는 안됩니다. 질병의 좋아지고 나빠지고 호전되어 돌아옴을 헤아려서 알아야 합니다. 가령 혈맥이 수혈 주위에 가로 퍼져서 매우 분명하게 들어나면 손으로 만지고 더듬어 손에 단단하고 실함이 감촉되면 침을 놓을 때 혈맥을 열어 침이 수혈에 나아가는 것을 피할 수 있습니다.

9침의 이름은 각기 형체가 같지 않습니다. 1은 참침(鑱針)으로 길이가 1치 6푼, 2는 원침(圓針)으로 길이가 1치6푼, 3은 시침(鍉針)으로 길이 3치 반, 4는 봉침(鋒針)으로 길이 1치 6푼, 5는 피침(鈹針)으로 길이 4치, 너비 2푼 반, 6은 원리침(圓利針)으로, 길이 1치 6푼, 7은 호침(毫針)으로, 길이 3치 6푼, 8은 장침(長針)으로 길이 7치, 9는 대침(大針)으로 길이 4치입니다. 참침이란 머리는 크고 끝은 날카로우며 양기를 사시키는 것을 주관합니다. 원침이란 침이 계란

모양같으며 분육사이를 닦고 만져서 기육을 상하지 않고 분간의 기를 사시킵니다. 시침이란 끝이 기장이나 조처럼 날카롭고, 맥을 문질러 함몰되지 않게 하여 그 기가 이르르게 합니다. 봉침이란 세모퉁이의 칼날로써 고질을 제거시킵니다. 피침이란 것은 침 끝이 칼끝 같아서 예리하고 종기를 찔러서 고름을 배제하는데 씁니다. 원리침은 침끝이 긴 털과 같고 또한 둥글고 또한 날카로우며, 침신(針身)이 엉성하고 급병(急病)을 치료하는데 씁니다. 호침이란 끝이 모기나 등에의 부리같으니 가볍고 느리게 피부와 기육에 침을 찌르고 가볍게 잡고 찔러 그 침을 오래 머물러서 정기(正氣)가 충실하게 되고 사기(邪氣)가 흩어지니 진기(眞氣)가 따라서 회복됩니다. 침을 뺀 후에는 잘 양식(養息)하여서 통비(痛痺)류의 질환을 치료합니다. 장침이란 침끝이 날카롭고 몸통은 얇고 길어서 오래된 비병(痺病)을 치료할 수가 있습니다. 대침(大針)이란 엉성하고 크고 끝이 날카로우며 그 형상이 막대기 같으며 그 끝이 작고 둥글어서 관절의 쌓인 물을 사시킬 수 있습니다. 9침의 정황이 대체로 이러합니다.

  9침의 명칭과 형상은 각기 서로 같지 않습니다. 제 1종은 참침이라 부르며, 길이가 1치 6푼입니다. 제 2종은 원침이라 부르며 길이가 1치 6푼입니다. 제 3종은 시침이며 길이가 3치 5푼입니다. 제 4종은 봉침이라 부르며 길이가 1치 6푼입니다. 제 5종은 피침이라 하며 길이가 4치이며 넓이가 2푼 반입니다. 제 6종은 원리침이라 부르며 길이가 1치 6푼입니다. 제 7종은 호침이라 부르고 길이가 3치 6푼입니다. 제 8종은 장침이라 부르고 길이가 7치입니다. 제 9종은 대침이니 길이가 4치입니다. 그것들의 공원(功圓)은 길이와 형상의 같지 않음에 따라서 구별되는 바가 있습니다. 참침은 침의 머리가 크고 침 끝이 예리합니다. 얕게 찔러서 기부 표면의 양열을 사시키기에 적합합니다. 원침은 침의 형체가 계란과 같고, 바늘 끝이 둥글고 둔하여 분육을 안마하는데 쓰이고 이미 기육이 손상되는데 이르지 않았으면 또한 분육 사이의 사기를 소통시켜 배설시킬 수 있습니다. 시침의 형상은 쌀알 하나만한 작은 원입니다. 경맥을 안마하고 기혈을 유통시킴을 주관합니다. 다만 피부 안에 깊이 함몰되지 않게 바로 잡아서 사기를 쫓아냅니다. 봉침은 3면이 칼날입니다. 날카로와서 끝이 예리하여 치료하기에 완고한 질병을 치료합니다. 피침은 침끝의 형상이 칼 끝과 같이 예리합니다. 침의 몸체는 간략하고 조잡하여 종기에 침을 놓아 고름을 빼내는데 씁니다. 원리침은 형상이 긴 털과 같습니다. 둥글고 예리합니다. 침신은 간단하고 엉성합니다. 급병의 치료에 쓰입니다. 호침은 침 끝이 가늘어서 모기의 부리같습니다. 가볍고 천천히 피부와 기육에 찌르는데 쓸 수가 있으니 가볍고 미약하게 꽂아서 그 침을 오래 머무르면 정기는 그로 인해 충실한데 이르르고, 사기는 흩어져 없어지니 진기가 따라서 회복되고, 침을 뺀 뒤에는 더욱 좋은 양식으로써 통비류의 질환을 치료합니다. 장침은 침끝이 날카로우며 침신은 얇고 길어서 오래된 비병을 치료할 수 있습니다. 대침은 굵고 크며 머리가 뾰족합니다. 그 형상은 막대기같고 그 끝부분은 가늘고 둥급니다. 관절의 쌓인 물을 제거시키는데 쓸 수 있습니다. 9침의 정황은 대체로 이러합니다.

대체로 기는 맥에 있습니다. 사기(邪氣)는 위에 있고 탁기(濁氣)는 가운데 있고 청기(淸氣)는 아래에 있습니다. 그러므로 침(針)이 맥에 함몰되면 사기가 나옵니다. 침이 맥에 적중하면 탁기가 나옵니다. 침이 너무 깊으면 사기는 도로 잠기고 병이 심합니다. 그러므로 피육근맥(皮肉筋脈)은 각기 있는 자리가 있고 병은 각기 마땅한 곳이 있고, 각기 형체가 같지 않고, 각기 마땅한 바를 맡아서 실실(實實)이 없고 허허(虛虛)가 없으며 손(損)은 부족함이고 익(益)은 남음이 있음입니다. 이를 일러 병이 심하다고 하고 병이 더욱 심하다고 합니다. 5맥을 취하면 죽고 3맥을 취하면 두려워한다고 했습니다. 음을 빼앗기면 죽고 양을 빼앗기면 미칩니다. 침의 해로움이

다하는 것입니다. 침을 놓아서 기가 이르르지 않으면 그 수를 묻지
않습니다. 침을 놓아서 기가 이르르면 곧 없어지니 다시 침을 놓아
서는 안됩니다. 침은 각기 마땅한 바가 있고 각기 형체가 같지 않으
며, 각기 그 해야 할 곳과 임무가 있습니다. 침을 놓는 요체는 기가
이르르면 효험이 있고 효험을 믿는 것은 바람이 분다고 하는 것과
같고 푸른 하늘을 보는 것과 같은 것이니 침의 도를 다하는 것입니
다.

　　사기가 경맥의 부위를 침범하는 것은 각기 서로 같지 않습니다.
풍열(風熱)의 사기는 인체의 상부를 상하게 합니다. 음식이 조절
되지 않고 차갑고 따스함이 적절하지 않으면 탁기가 인체의 중부
에 머뭅니다. 맑고 차갑고 춥고 습한 사기는 인체 하부를 많이 상
케합니다. 이 때문에 침을 놓는 부위는 같지 않습니다. 가령 근골
이 안으로 함몰한 각 경맥의 수혈을 찔러서 경기(經氣)가 유통하
게 하면 풍열의 사기가 밖으로 나가게 합니다. 양명경(陽明經)의
합혈(合穴)을 찌르면 위장을 조화시킬 수 있어서 탁기가 밖으로
나가게 할 수 있습니다. 병이 얕은 층에 있는데 매우 깊이 찌르면
사기를 속으로 끌어 들이게 되니 병세를 더 가중시킵니다. 그러므
로 피육근골의 부위는 병이 각기 같지 않으니 침을 놓음에 깊고
얕음은 각기 서로 같지 않다고 합니다. 9침의 형상은 같지 않습니
다. 각기 그 적응하는 병의 증세가 있습니다. 병정에 근거하여 적
당한 선용이 필요합니다. 병에 허실이 있으면 치료할 때 보실사허
(補實邪虛)해서는 안됩니다. 가령 허한 증세에 사법을 사용하고
실한 증세에 보법을 사용하게 되면 질병이 감하고 가벼워짐은 조
금도 느끼지 못하고 도리혀 병이 중한 증세가 더욱 많아집니다. 가
령 정기가 허한 병인에게 5장 수혈을 잘 못 사시키면 반드시 음이
허하여 죽고 양기가 부족한 병인에게 3양경의 수혈을 잘 못 사시
키면 반드시 정기가 허하고 겁이 나서 신지(神志)가 착란(錯亂)하
는 데에 이르릅니다. 총괄해서 말하면 음경을 잘 못 사시키면 장기
를 다 소모하게 되고 죽음을 받게 됩니다. 양경을 잘 못 사시키면

양기를 소모시켜 없애고 사람으로 하여금 발광케 합니다. 그러한 보사의 잘 못 사용한 해로움을 응당 주의해야 하는 것입니다. 침을 놓을 때는 그러한 경기가 닥쳐 오는 것을 살필 필요가 있습니다. 기가 이르르지 않을 때는 그것을 참고 기다릴 필요가 있습니다. 만약에 침을 놓아서 기를 얻으면 계속해서 침을 놓을 필요는 없습니다. 9침의 형상은 하나가 아닙니다. 사용함에는 각기 다름이 있습니다. 병정에 근거하여 가려쓰고 재능을 적합하게 수요할 필요가 있습니다. 침을 놓아 기가 이르르면 곧 효험이 있으니 치료한 효과가 현저하여 마치 바람이 불어 흩어진다고 하는 것과 같습니다. 날씨가 어둠컴컴한데서 청량해지는 것과 같습니다. 침을 놓는 도리는 이와 같은 것입니다.

황제(黃帝)가 묻는다. "바라건데 5장 6부의 경맥이 나오는 곳을 듣고자 합니다."

기백(岐伯)이 답한다. "5장(五臟) 5수(五腧)는 5, 5는 25수이며, 6부 6수는 6, 6이 36수입니다. 경맥은 12이고, 낙맥은 15이니 무릇 27기(氣)가 상하로 운행하고 나오는 곳은 정(井)혈이고 나가는 것은 형혈(滎)이고 물대는 곳은 수혈(腧)이고, 운행하는 곳은 경혈(經)이고, 들어가는 곳은 합혈(合)이니, 27기(氣)가 운행하는 곳은 모두가 5수(腧)에 있습니다. 관절의 교류는 365회(會)이니 그 중요함을 안다는 것은 한마디로 끝내고, 그 중요함을 모르면 흐르고 흩어짐이 무궁하고 관절이라 말하는 곳은 신기(神氣)가 헤엄쳐 다니고 출입하는 곳이며 피육근골이 아닙니다."

황제가 말한다. '내가 5장 6부의 맥기가 나오는 곳의 정황을 알고자 합니다.' 기백이 답한다. '5장의 각자 경맥을 나누면 정, 형, 수, 경, 합의 5개 수혈이 됩니다. 6,6은 모두 36개 수혈입니다. 이 작은 수혈은 장부기혈이 순행 출입하는 부위입니다. 5.5는 모

두 25개 수혈입니다. 6부는 각 장의 경맥을 나누면 정, 형, 수, 원
(原), 경, 합의 6개 수혈입니다. 인체 장부에는 모두 12경맥이 있
고 모든 경맥에는 각기 1락(絡)이 있습니다. 비장에 더하면 큰 낙
맥과 임독맥 2락이니, 모두가 15락입니다. 12경(經)에 15락을 더
하면, 이 27맥의 기(氣)가 온몸에 상하로 순행 출입합니다. 모두
가 정혈로부터 시작합니다. 그러므로 나오는 곳이 정혈(井)이 됩
니다. 형상은 산샘이 졸졸 흐르는 것 같고 그 기는 오히려 미약하
여 큰 흐름이 이루어지지 못합니다. 물 흐르는 곳이 수혈이 되면
형상은 물이 이미 한곳에 모여서 돌아 운행되니 그 기는 점점 왕
성합니다. 운행되는 곳이 경(經)혈입니다. 형상은 물이 운행되어
도랑을 이루고 맥기(脉氣)는 바로 왕성합니다. 들어가는 곳이 합
(合)혈이 되면 형상은 물이 이미 모이고 경기(經氣)가 안으로 들
어갑니다. 이 27기의 순행은 팔꿈치와 무릎으로 출입하고, 5수혈
에 흘러들고 다시 5수로부터 장부에 들어가서 주야로 쉬지 않고
순행합니다.   인체의 관절등 부위가 서로 교류하니 모두가 365개
의 한데 모이는 곳이 있으니 이것이 신기가 헤엄쳐서 운행하고 출
입하고 낙맥이 여러 관절의 부위에 스며드는 것으로 이는 피육근
골을 설명하는 것을 가리키는 것이 아닙니다. 분명한 것은 이들 이
치의 요묘(要妙)함이니 한 두 구의 말로서 그 발생함을 개괄 할
수는 있으니 아니면 산만하여 경계를 지을 수 없습니다.

그 얼굴색을 살피고 그 눈을 관찰하여 그 흩어지고 되살아남을
알 수 있습니다. 그 형체에 있어서는 동정을 살펴서 그 사정(邪正)
을 알 수 있는 것입니다. 오른 손으로 침을 밀어넣어 찌르고 왼손으
로 침의 몸통을 유지하여 기가 이르르면 침을 뺍니다.

환자의 얼굴색의 명암과 눈빛의 청령함과 막혀서 탁함을 살피면
기의 흩어져 없어짐과 다시 되살아남을 알 수 있습니다. 병자의 형
태와 동정, 목소리의 변화로부터 사정허실(邪正虛實)을 진맥할 수
있습니다. 그런 후에 오른 손으로 침을 찌르고, 아울러 왼손으로

침의 몸통을 유지하여, 그 기가 이르름이 침에 감촉됨이 있을 때를
기다려 침을 뺍니다.

　무릇 침을 놓을 때는 반드시 진맥을 해서 기의 어렵고 쉬움을 살
펴서 치료하는 것이 좋습니다. 5장의 기가 이미 안으로 끊겼는데
침을 놓으면 도리혀 그 밖이 실하니 이를 중갈(重渴)이라 하며 중
갈은 반드시 죽습니다. 그 죽어서 조용하면 치료하는 사람은 그 기
를 즉시 돌이키려면 겨드랑이와 가슴의 수혈을 취합니다. 5장의 기
가 밖으로 끊어졌는데 침을 놓는 것은 도로 안이 실해지니 이를 일
러 역궐(逆厥)이라 합니다. 역궐은 반드시 죽고 그 죽음은 조급하므
로 치료하는 것은 도로 그의 4지의 끝을 취합니다. 찌름에 속을 해
치고 사기를 없애지 못하면 정이 배설됩니다. 속을 해쳐서 사기를
없애면 기가 이루어지고 정이 배설되면 병은 더욱 심하고 겁을 냅
니다. 기가 이루어지면 옹양이 생깁니다.

　무릇 침을 쓰기 전에는 반드시 먼저 맥의 형상을 진맥해서 장기
의 허실을 살펴야 합니다. 그런 후에야 치료하는 방법을 결정할 수
있습니다. 가령 5장의 기가 이미 안으로 끊어졌으면 이는 양허이
니 기구맥이 반드시 떠서 허합니다. 누르면 아무것도 없습니다. 가
령 침을 씀에 도로 양경합혈을 취하면 침이 머물러서 양기가 이르
르면 양이 더욱 왕성하고 음이 더욱 허해져서, 5장 정기가 다해서
끊어집니다. 이를 일러 '중갈'이라 합니다. 중갈은 반드시 죽습니
다. 음이 허하면 양이 생기지 않고 기가 없이 움직여서 죽을때는
편안하고 조용합니다. 이것은 장기가 겨드랑이와 가슴 부위의 수
혈에서 나오기 때문입니다. 장기가 이미 속에서 허하면 도리혀 그
수혈을 잘못 사시키면 장기가 밖으로 나오게 이끌어 내는 것이니
이는 잘못 치료한 소치입니다. 가령 5장의 기가 이미 밖으로 허한
병자는 이를 양허라 합니다. 기구맥은 반드시 잠겨서 미약하며 가
벼이 취하면 없습니다. 치료할 때는 도로 4지의 수혈을 취하면 침

을 머물러서 음기를 보하고 음기가 왕성해지면 양기가 안으로 함
몰되어 4지의 궐랭을 일으켜 당기니 이것을 역궐이라 하고 역궐하
면 반드시 죽습니다. 죽을 때에는 음기가 남음이 있으니 그러므로
번거롭고 조급하고 불안합니다. 이것은 4지의 끝에 잘못 찔러서
양기를 일으켜 당겨서 이루어집니다. 무릇 침을 놓음에 일정한 요
령을 파악한다는 것은 침이 머물러 있을 때의 시간입니다. 침을 놓
아서 이미 병적인 요해에 적중되어 효과가 나타나면 응당 침을 뺍
니다. 가령 병에 적중했는데 침을 머물러서 빼지 않으면 사기가 제
거되지 않고 반드시 정기가 바깥으로 배설되는데에 이르르고 정기
가 배설되고 빼앗기면 병이 더욱 가중되고 동시에 허약함이 일어
납니다. 가령 침이 병의 요해에 적중하지 못하고 침을 빼면 사기가
머물러 막혀서 흩어지지 못하고 기부(肌腑)에 머물러서 큰 종기
가 발생합니다.

5장에는 6부가 있습니다. 6부에는 12원(原)이 있습니다. 12원은 4
관(關)에서 나옵니다. 4관은 5장의 치료를 주관합니다. 5장에 병이
있으면 응당 12원을 취합니다.

12원이란 5장이 365절(節)의 기미(氣味)를 타고 나는 까닭에 5장
에 병이 있는 것입니다. 응당 12원이 나오니 원혈은 각기 나오는 곳
이 있습니다. 그 원혈을 밝게 알고 그 응함을 살펴서 5장의 해로움
을 알아야 하는 것입니다.

5장 6부의 기는 표리가 상통하고 장부경락은 안과 밖이 서로 잡
아 당깁니다. 그러므로 5장의 거죽에 6부가 있고, 6부의 밖에는
12원이 있습니다. 12원은 4관에서 나오고 4관의 원혈은 5장의 병
변을 치료하는 것을 주관합니다. 그러므로 5장에 병이 있으면 12
원혈을 취하면 됩니다. 왜냐하면 5장은 수곡기미를 품수 받고 정
기는 365절에 흘러 들고 피부기육에 스며들며 전신에 영양을 섭취
하게 합니다. 때문에 5장의 병변이 반응하여 12원에 이를 수 있으
니 12원혈은 각기 소속하는 내장이 있는 것입니다. 그러므로 12원

에 반응하는 정황을 살피면 5장의 병변의 도를 알 수 있는 것입니다.

양(陽)중의 소음(少陰)은 폐입니다. 그 원혈은 태연(太淵)에서 나오고 태연은 둘입니다. 양(陽)중의 태양(太陽)은 심장입니다. 그 원혈은 태릉(太陵)에서 나옵니다. 태릉은 둘입니다. 음(陰)중의 소양(少陽)은 간입니다. 그 원혈은 태충(太沖)에서 나옵니다. 태충은 둘입니다. 음(陰)중의 지음(至陰)은 비장입니다. 그 원혈은 태백(太白)에서 나옵니다. 태백은 둘입니다. 음(陰)중의 태음(太陰)은 신장입니다. 그 원혈은 태계(太溪)에서 나옵니다. 태계는 둘입니다. 그 원혈은 구미(鳩尾)에서 나옵니다. 구미는 하나입니다. 황(肓)의 근원은 패영(誖映)에서 나옵니다. 패영은 하나입니다. 무릇 이 12원혈이란 것은 5장 6부에 있는 병의 치료를 주관합니다. 팽창하면 양을 취하고 손설(飧泄)하면 3음을 취합니다.

심장과 폐는 격막 위에 있습니다. 격막 위는 양위(陽位)에 속합니다. 폐는 금(金)에 속합니다. 이는 양부(陽部)의 음장(陰臟)입니다. 그러므로 양(陽)중의 소음(少陰)이 됩니다. 그 원혈은 촌구(寸口)맥의 태연(太淵)에서 나옵니다. 좌우에 모두 2혈이 있습니다. 심장은 화(火)에 속합니다. 이는 양부의 양장(陽臟)입니다. 그러므로 양중의 태양이 됩니다. 그 원혈은 수궐음 심포락의 대릉(大陵)에서 나옵니다. 좌우에 모두 2혈(穴)이 있습니다. 간은 격막 아래에 있고 목(木)에 속합니다. 이는 음부(陰部)의 양장(陽臟)이며 음(陰)중의 소양(少陽)이 됩니다. 그 원혈은 태백에서 나옵니다. 좌우 2혈이 있습니다. 비장은 격막 아래에 있습니다. 토(土)에 속하고 땅을 형상합니다. 이는 음부의 음장입니다. 그러므로 음중의 태음이 됩니다. 그 원혈은 태계에서 나옵니다. 좌우에 모두 2혈이 있습니다. 고(膏)의 원혈은 임맥의 구미에서 나옵니다. 황의 원혈은 배꼽 아래의 기해에서 나옵니다. 이상 5장의 원혈은 각기 2혈이 있습니다. 이에 고(膏)와 황(肓) 양 원혈을 더하면 모두 12원혈로써 장부 표리의 기에 통하기 때문에 5장 6부의 질병을 치료할 수 있습니다. 배가 불러 그득한 병은 마땅히 발의 3양경(三陽經)을 취합니다. 손설하고 음식이 소화되지 않는 병은 마땅히 발의 3음경을 취합니다. 이는 3음 3양의 장부의 기로 인해서 불합하는 소치(所致)로 배가 불러 그득하고 설사하는 것을 치료하는 것을 원칙으로 합니다.

대체로 5장에 병이 있으면 침을 찌르는 것에 비유됩니다. 오염된 것과 같고 맺힌 것과 같고 막힌 것과 같습니다. 찔러서 오래이나 뽑을 수 있는 것과 같으며, 오염되어 오래이나 눈처럼 깨끗해질 수 있음과 같으며, 맺힘이 오래이나 풀어질 수 있는 것과 같으며, 닫힌지 오래이나 열 수 있는 것과 같습니다. 혹은 오래된 병이라 취할 수 없다고 말하는 것은 그 옳지 못한 설명입니다. 대저 침을 잘 놓는 사람은 그 병을 치료하는 것이 침을 뽑아내는 것과 같습니다. 더러운 것을 깨끗하게 함과 같습니다. 맺힌 것을 푸는 것과 같습니다. 닫힌 것을 열 수 있는 것과 같습니다. 비록 병이 오래이나 다 나음과 같습니다. 치료하지 못한다고 하는 것은 그 기술을 얻지 못한 것입니다.

인체의 5장에 병이 있으면 몸에 침을 찌르는 것과 같습니다. 아름다운 것이 오염되는 것과 같고 끈으로 묶이고 강물이 흙탕물을 만나 막힌 것과 같습니다. 침을 찔러서 오랜 시간이 돼도 뽑을 수 있는 것과 같으며 때가 묻어 오염되어도 모두 씻어낼 수 있는 것과 같으며 끈으로 묶어서 잡은지 오래되어도 모두가 풀어낼 수 있는 것과 같고 강물이 오래 흙탕물이 되어도 이는 소통될 수 있는 것과 같습니다. 병이 들어서 오래되면 치료할 수 없다고 하는 것은 옳지 못한 것입니다. 침을 놓는데 정교한 의원은 질병의 치료가 침을 뽑는 것과 같습니다. 더러운 것을 씻어내고 묶인 것을 풀어내고 흙탕물로 막힌 것을 소통하는 것과 같습니다. 병이 든지 오래되어도 예전대로 치료해서 낫는 것과 같습니다. 병이 오래되어 낫지 못한다는 것은 실제로는 상응(相應)하는 기술을 파악하지 못했기 때문입니다.

　모든 열(熱)을 침 놓을 때는 손으로 뜨거운 물을 대어보듯 해야 하고 한청(寒淸)을 침놓을 때는 사람이 머문듯이 하고 열이 음분(陰分)에 있는 것은 족3리혈(足三里穴)을 취합니다. 정기(正氣)가 가서 위태함이 없고 사기(邪氣)가 물러가면 곧 침을 멈춥니다. 사기가 물러가지 않으면 다시 침 놓기를 계속합니다. 병이 높이 장(臟)에 있는 것은 족태음(足太陰)의 능천(陵泉)을 취합니다. 병이 높이 부(腑)에 있는 것은 족소양(足少陽)의 양능천(陽陵泉)을 취합니다."

　밖으로 열병에 감염되면 사기는 기육과 거죽에 있습니다. 응당 얕게 찌르고 빨리 찌릅니다. 마치 손을 써서 끓는 물을 찾아서 닿는 것과 같이 한번 닿으면 곧 일어납니다. 음한에 엉겨서 막히는 병은 응당 깊이 찔러서 침을 머무르게 해서 기가 이르기를 기다려야 합니다. 마치 행인이 길 위에 머무는 것과 같이 그렇게 떠나기를 원치 않습니다. 열이 음분에 있는 병인은 양명경(陽明經)의 족3리혈(足三里穴)을 취해야 합니다. 빨리 침을 놓고 천천히 빼는 것을 게을리 할 필요는 없습니다. 기가 이르르고 사기가 물러가면 침을 뺍니다. 가령 열이 곧 물러나지 않으면 다시 침을 계속 놓으면 됩니다. 만약 상부에 장병(臟病)이 나타나면 응당 아래로 족태음경(足太陰經)의 합혈음릉천(合穴陰陵泉)을 취해야 합니다. 만약에 병이 상부에 있으며 밖에 있는 장증(臟症)에 속하면 응당 아래로 족소양경(足少陽經)의 합혈양릉천(合穴陽陵泉)을 취합니다.'

2. 기본수혈(本輸)

이 편은 장부(臟腑)의 정기(精氣)가 기초적 경맥의 기(氣)가 되어 팔꿈치와 무릎관절 이하에 출입하고 흘러드는 부위로써 논술하고, 각 경(經)의 정(井), 형(滎), 수(腧), 원(原), 경(經), 합(合)의 각 특정 혈위의 명칭과 구체적 위치를 지적하고, 동시에 장부의 표리가 서로 합하는 관계와 수혈(腧穴)을 취하는 법과 상응하는 주의사항을 이야기했다.

황제(黃帝)가 묻는다. "무릇 침놓는 도(道)는 반드시 12경락(經絡)의 처음과 끝이 되는 곳과, 낙맥(絡脉)의 갈라지는 곳과, 5수(五腧)의 머무르는 곳과, 6부(六腑)와 더불어 합하는 곳과, 4시(四時)의 출입하는 곳과, 5장의 흘러가는 곳과, 너비(闊數)의 도수(度)와, 얕고 깊은 형상과 높은 데서 내려와 이르는 곳에 반드시 정통해야 합니다.바라건데 그 자세한 해석을 듣고자 합니다."

황제가 기백에게 묻는다. '침을 놓아 치료하는 법을 운용함에 있어서는 반드시 12경락의 순행하는 노선(路線)과 일어나서 머무는 부위(部位)와 낙맥의 가지가 나뉘어지고 서로 만나는 곳인 정(井), 형(滎), 수(腧), 경(經), 합(合)의 경기(經氣)의 출입과, 6부(六腑)의 5장의 표리(表里)에 합하는 관계와 인체가 4계절의 음양 소장(消長)에 적응하여 나타나는 기혈의 성쇠와 출입변화에 적응함과, 5장의 기(氣)가 5수(五腧)의 부위에 흘러드는 곳인 경맥(經脉), 낙맥(絡脉), 손락(孫絡)의 너비(寬窄)와 엉성하고 세밀(細密)함 및 표리심천(表里深淺)과, 상하(上下) 본말(本末)의 각종 정황에 정통해야 하는 것입니다. 이러한 이치를 바라건데 상세히 해석해 주었으면 합니다.'

기백(岐伯)이 답한다. "청컨대 그 차례를 말씀드리고자 합니다. 폐는 소상(少商)에서 나옵니다. 소상이란 엄지손가락 안쪽끝에 있으며 정혈(井)이 됩니다. 폐기(肺氣)는 어제(魚際)로 흐릅니다. 어제란 수어(手魚)입니다. 형혈(滎)이 됩니다. 폐기(肺氣)가 점점 왕성하면 태연(太淵)으로 흐릅니다. 태연은 어제 뒤 1치에 있습니다. 가운데가 함몰하니 수혈(腧)이 됩니다. 맥기(脉氣)가 왕성하면 경구혈(經渠)로 운행합니다. 경구혈은 촌구맥(寸口)에 있습니다. 움직여서 머무르지 않으니 경(經)이 됩니다. 폐기가 장대(壯大)해지면 척택(尺澤)으로 들어갑니다. 척택혈은 팔꿈치안의 동맥(動脉)입니다. 합혈(合)이 됩니다. 수태음경(手太陰經)이 됩니다.

기백이 말한다. '각각의 경(經)의 경혈(經穴)을 살펴서 차례대로 말씀드리겠습니다. 폐경(肺經)의 맥기(脉氣)는 소상(少商)에서 나오고 소상혈(少商穴)은 엄지손가락의 안쪽 끝에 있습니다. 이는 폐맥(肺脉)이 나오는 곳의 원천(源泉)이니 정혈(井)이 되고 5행의 목(木)에 속해 있습니다. 맥기(脉氣)가 오히려 미약하면 어제(魚際)로 흐릅니다. 어제혈은 촌구맥(寸口)의 앞에 있습니다. 어제의 뒤는 형혈(滎穴)이 됩니다. 맥기(脉氣)가 왕성하면 태연(太淵)으로 모여 흐릅니다. 태연혈은 어제 뒤 1치에 있으며 팔뚝 가로무늬 뒤의 함몰된 가운데에 있으니 수혈(腧)이 됩니다. 맥기가 왕성하면 경구(經榘)에 운행하고 경구혈은 촌구맥(寸口脉) 중에 있습니다. 형상은 물이 흘러 강하(江河)에 들어가는 것과 같은 모양입니다. 움직여서 그치지 않으니, 경혈(經)이 됩니다. 맥기가 장대(壯大)해지면 척택(尺澤)으로 돌아 들어갑니다. 안으로 본장(本臟)에 들어갑니다. 척택혈은 팔꿈치 안의 동맥이 있는 데에 있으니 합혈(合)이 됩니다. 이상 5수(五腧)는 모두가 수태음폐경(手太陰肺經)에 속합니다.

심장(心)은 중충(中沖)으로 나옵니다. 중충은 가운데 손가락의 끝에 있으며 정혈(井)이 됩니다. 맥기(脉氣)가 아직 미약하면 노궁(勞宮)으로 흘러듭니다. 노궁은 손바닥 안의 가운데 손가락 본마디의 사이에 있으며 형혈(滎)이 됩니다. 맥기가 점차 왕성하면 대릉혈(大陵)에 흘러듭니다. 대릉혈은 손바닥 뒤 양뼈 사이의 바로 아래에 있는 것으로 수혈(腧穴)이 됩니다. 맥기가 왕성하면 간사(間使)로 운행합니다. 간사혈의 도(道)는 두 힘줄의 사이 3치(三寸)의 가운데입니다. 심장혈기가 과(過)함이 있으면 일정한 변화가 이르르고, 과함이 없으면 그치고 경혈(經)이 됩니다. 맥기가 크게 왕성하면 곡택(曲澤)에 들어갑니다. 곡택혈은 팔꿈치 내렴(內廉)의 움푹한 곳의 가운데입니다. 굽히면 마주칠 수 있으니 합혈(合)이 됩니다. 수소음경(手少陰經)입니다.

심장(心)의 맥기는 중충(中沖)에서 나옵니다. 중충은 가운데 손가락 끝에 있고 정혈(井)이 되고 5행의 목(木)에 속합니다. 맥기가 아직 미약하면 노궁(勞宮)으로 흐르고 노궁혈은 가운데 손가락 본마디 뒤 손바닥 중간에 있으며 형혈(滎)이 됩니다. 맥기가 점차

왕성하면 대릉(大陵)에 흘러듭니다. 대릉혈은 손바닥 뒤 가로무늬
(橫紋)의 곳에 있고 바로 양뼈 사이에 해당하고 수혈(腧穴)이 됩
니다. 맥기가 왕성하면 간사(間使)로 운행하고 간사혈은 팔뚝 뒤
3치안의 양힘줄 사이에 있습니다. 심장 혈기에 병이 있으면 심포
락경(心包絡經)이 영향을 받아서 일정한 변화가 나타나고 병이 없
으면 심장과 심포락이 서로 편안하니 맥기가 평정(平靜)하고 경혈
(經)이 됩니다. 맥기가 크게 왕성하면 곡택(曲澤)으로 들어갑니
다. 곡택혈은 팔꿈치 안의 함몰한 가운데 있으니 팔꿈치를 굽히면
마주치며 합혈(合)이 됩니다. 이상의 5수혈(五腧)은 모두가 수소
음심경(手少陰心經)에 속합니다.

간(肝)은 대돈(大敦)으로 나옵니다. 대돈혈은 엄지발가락 끝에서
삼모(三毛)의 중간에 있으며 정혈(井)이 됩니다. 행간(行間)으로 흘
러들며 행간혈은 엄지발가락 사이에 있으며 형혈(榮)이 됩니다. 태
충(太沖)에 흘러들며 태충혈은 행간(行間)위 2치 함몰한 가운데에
있으며 수혈(腧)이 됩니다. 중봉(中封)에 운행하니 중봉혈은 안쪽
복사뼈 앞 1치반 함몰된 가운데에 있고 거스르게 하면(逆) 맥기가
막히고(宛) 화합하면(和) 맥기가 통합니다. 발을 뻗치면 마주칠 수
있으니 경혈(經)이 됩니다. 맥기가 장대(壯大)하면 곡천(曲泉)으로
돌아오니 곡천혈은 보골(輔骨)아래 큰 힘줄 위에 있습니다. 무릎을
굽히면 마주칠 수 있고 합혈(合)이 됩니다. 족궐음경(足厥陰經)에
속합니다.

간(肝)의 맥기는 대돈(大敦)에서 나옵니다. 대돈혈은 큰 발가락
바깥측과 삼모(三毛)의 중간에 있고 정혈(井)이 되며 5행에 있어
서는 목(木)에 속합니다. 맥기가 아직 미약하면 행간(行間)을 흐
르며 행간혈은 엄지발가락과 검지 발가락의 사이에 있으며 형혈
(榮)이 됩니다. 맥기가 점차 왕성하면 태충(太沖)에 물을 대어 흐

롭니다. 태충혈은 행간(行間) 뒤 2치의 함몰된 가운데에 있고 수혈(腧)이 됩니다. 맥기가 왕성하면 중봉(中封)으로 운행됩니다. 중봉혈은 안쪽 복사뼈 앞 1치반 함몰된 가운데에 있고 이는 간맥(肝脉)의 기혈(氣血)이 왕래 통행하는 경로(經路)입니다. 침을 놓을 때는 그 기(氣)를 거스리면 맥기가 답답하게 막히고 그 기와 화합하면 맥기가 흘러 통합니다. 혈(穴)을 취할 때는 그 발을 요동할 필요가 있으며 경혈(經)이 됩니다. 맥기가 장대(壯大)하면 곡천(曲泉)으로 돌아오고 곡천혈은 무릎안쪽 보골(輔骨)아래 큰 힘줄 위에 있으며 혈(穴)을 취할 때는 그 무릎을 굽힐 필요가 있으며 합(合)혈이 됩니다. 이상의 5수(五腧)는 족궐음간경(足厥陰肝經)에 속합니다.

비장(脾)은 은백(隱白)으로 나옵니다. 은백혈이란 엄지발가락끝 안쪽이며 정혈(井)이 됩니다. 맥이 아직 미약하면 대도(大都)에 흘러들고 대도혈은 본마디(本節)의 뒤 함몰된 곳의 가운데에 있으며 형혈(滎)이 됩니다. 맥기가 태백(太白)으로 흘러드니 태백혈은 핵골(核骨) 아래에 있으며 수혈(腧穴)이 됩니다. 맥기가 상구(商丘)로 흐르니 상구혈이란 발 안쪽 복숭아뼈 아래 함몰된 가운데에 있으며 경혈(經)이 됩니다. 발을 뻗으면 마주치니 합혈(合)이 됩니다. 족태음경(足太陰經)에 속합니다.

비장(脾)의 맥기는 은백(隱白)으로 나옵니다. 은백혈은 발의 엄지발가락 안쪽에 있고 정혈(井)이 되고 5행은 목(木)에 속합니다. 맥기가 아직 미약하면 대도(大都)로 흘러들고 대도혈은 엄지발가락 본마디 뒤 안쪽 함몰된 가운데에 있고 형혈(滎)이 됩니다. 맥기는 태백(太白)에 흘러드니 태백혈은 발안쪽 핵골(核骨)아래 함몰된 가운데에 있고 수혈(腧穴)이 됩니다. 맥기가 상구(商丘)로 운행하니 상구혈은 발안쪽 복사뼈 아래 조금 앞에 함몰된 가운데 있고 경혈(經)이 됩니다. 맥기가 음릉천(陰陵泉)에 돌아드니, 음릉

천혈은 무릎 안쪽 보골(輔骨)아래 함몰된 가운데 있고 발을 뻗쳐
서 취하고 합혈(合)이 됩니다. 이상 5수(五腧)는 족태음비경(足太
陰脾經)에 속합니다. 、

신장(腎)은 용천(湧泉)으로 나옵니다. 용천혈이란 발바닥(足心)이
며 정혈(井)이 됩니다. 맥기가 아직 미약하면 연곡(然谷)에 흘러듭
니다. 연곡혈이란 연골(然骨)의 아래에 있는 것이니 형혈(滎)이 됩
니다. 맥기가 태계(太谿)에 흘러드니 태계혈은 안쪽 복사뼈의 뒤에
있는 뒤꿈치뼈 위에 함몰된 가운데에 있으며 수혈(兪)이 됩니다. 맥
기가 복류(復留)로 운행하니 복류혈이란 안쪽 복사뼈 2치에 있으며
맥이 움직여서 쉬지 않으며 경혈(經)이 됩니다. 맥기가 음곡(陰谷)
으로 돌아 들어오니 음곡혈은 보골(輔骨)의 뒤에 있는 큰 힘줄 아
래 작은 힘줄 위에 있으며 만지면 손에 응해옵니다. 무릎을 꿀어서
마주치니 합혈(合)이 됩니다. 족소음경(足少陰經)에 속합니다.

신장의 맥기는 용천(湧泉)으로 나옵니다. 용천혈은 발바닥(足
心)에 있습니다. 발가락을 굽히는 데에 나타나는 오목히 함몰하는
가운데 있으니 정혈(井)이 되며 5행의 목(木)에 속합니다. 맥기가
아직 미약하면 연곡(然谷)으로 흘러듭니다. 연곡혈은 발안쪽 복사
뼈앞 큰뼈가 움푹한 가운데에 있고 수혈(腧穴)이 됩니다. 맥기가
복류(復留)로 운행하니, 복류혈은 안쪽 복사뼈 위 2치의 근골(筋
骨)이 움푹한 가운데에 있고 그 맥의 움직임이 쉬지 않으면 경혈
(經)이 됩니다. 맥기가 음곡(陰谷)으로 돌아드니 음곡혈은 무릎
안쪽 보골(輔骨)의 뒤 큰 힘줄의 아래 작은 힘줄의 위에 있으며
만져보면 맥이 움직여 손에 응합니다. 무릎을 굽혀서 오금(膕)의
가로무늬에서 안쪽 끝의 두 힘줄사이를 취하니 합혈(合)이 됩니
다. 이상 5수(五腧)는 모두 족소음신경(足少陰腎經)에 속합니다.

　방광(膀胱)은 지음(至陰)으로 나옵니다. 지음혈이란 새끼 발가락의 끝에 있으며 정혈(井)이 됩니다. 맥기가 아직 미약하면 통곡(通谷)에 흘러듭니다. 통곡혈은 본마디의 앞 바깥측에 있으며 형혈(榮)이 됩니다. 맥기가 속골(束骨)에 흐르니 속골혈은 본마디의 뒤에 움푹한 가운데에 있고 수혈(腧)이 됩니다. 맥기가 경골(京骨)을 지나면 경골혈은 발바깥측 큰 뼈아래에 있고 원혈(原)이 됩니다. 맥기가 왕성하면 곤륜(昆侖)에 운행하니 곤륜혈은 바깥 복사뼈 뒤 발꿈치 뼈 위에 있으며 경혈(經)이 됩니다. 맥기가 장대하면 위중(委中)에 들어가니 위중혈은 발꿈치 가운데 있고 합혈(合)이 됩니다. 세밀하게(委) 취하니 족태양경(足太陽經)에 속합니다.

　　방광(膀胱)의 맥기는 지음혈(至陰穴)로 나옵니다. 지음혈은 발의 새끼발가락 끝의 바깥쪽에 있으며 정혈(井)이 됩니다. 5행의 금(金)에 속합니다. 맥기가 아직 미약하면 통곡(通谷)에 흘러듭니다. 통곡혈은 새끼발가락 본마디 앞의 바깥쪽 함몰한 가운데에 있고 형혈(榮)이 됩니다. 맥기가 속골(束骨)에 흘러 들어가니 속골혈이란 새끼발가락 본마디 뒤의 붉고 흰 살사이에 함몰된 가운데에 있고 수혈(腧穴)이 됩니다. 맥기가 경골(京骨)을 지나가니 경골혈은 발바깥쪽 큰뼈 아래 붉고 흰 살사이에 함몰된 가운데에 있으니 원혈(原)됩니다. 맥기가 왕성하면 곤륜(昆侖)에 흘러드는데 곤륜혈(昆侖)은 바깥 복사뼈 뒤에 발꿈치뼈 위 함몰된 가운데 있으며 경혈(經)이 됩니다. 맥기가 장대하면 들어가 위중(委中)에 돌아 들어가니 위중혈은 무릎과 오금의 가로무늬 안에 있고 맥의 움직임이 손에 응함이 있고 복와(伏臥)를 취하며 합혈(合)이 됩니다. 이상 6수(腧)는 모두가 족태양방광경(足太陽膀胱經)에 속합니다.

　담장(胆)은 규음(竅陰)으로 나옵니다. 규음혈이란 새끼발가락과 다음발가락 끝이요 정혈(井)이 됩니다. 맥기가 협계(俠溪)에 흘러드니 협계혈이란 새끼발가락과 다음발가락 사이에 있고 형혈(榮)이 됩니다. 맥기가 임읍(臨泣)으로 흐르니, 임읍혈은 위로 1치반 함몰한데에 있으며 수혈(腧)이 됩니다. 맥기가 구허(丘墟)를 지나니 구허혈은 바깥 복사뼈 앞 아래 함몰된 곳의 가운데에 있으며 원혈(原)이 됩니다. 맥기가 양보(陽補)로 운행하니 양보혈이란 바깥 복사뼈의 보골(輔骨)의 앞과 절골(絶骨)의 끝에 있으며 경혈(經)이 됩니다. 맥기가 양(陽)의 능천(陵泉)으로 들어가니 양(陽)의 능천혈은 무릎 밖의 함몰된 가운데에 있으며 합혈(合)이 됩니다. 뻗쳐서 마주치니 족소양경(足少陽經)에 속합니다.

담(胆)의 맥기는 규음혈(竅陰穴)로 나옵니다. 규음혈은 발의 넷째 발가락 끝의 바깥쪽에 있으며 정혈(井)이 됩니다. 5행의 금(金)에 속합니다. 맥기가 협계(俠溪)로 흐르니 협계혈은 넷째발가락과 새끼발가락의 지골(岐骨)사이의 본마디 앞의 움푹한 가운데에 있고 형혈(榮)이 됩니다. 맥이 임읍(臨泣)에 흘러들면 임읍혈은 협계 위로 1치반을 운행하여 움푹 함몰된 곳에 있고 새끼발가락과 다음 발가락 본마디의 사이에 움푹한 가운데에 있고 수혈(腧穴)이 됩니다. 맥기가 구허(丘墟)로 지나가면 구허혈은 발의 바깥 복사뼈 앞의 함몰된 가운데에 있고 원혈(原)이 됩니다. 맥기가 양보(陽補)로 흐르니 양보혈은 발 바깥 복사뼈위 4치 절골(絶骨)의 끝에 있고 경혈(經)이 됩니다. 맥기가 장대하면 발을 뻗쳐서 혈(穴)을 취합니다. 이상 6수(六腧)는 모두 족소양담경(足少陽胆經)에 속합니다.

위(胃)는 여태(厲兌)로 나옵니다. 여태혈이란 엄지 발가락안과 다음 발가락 끝입니다. 정혈(井)이 됩니다. 맥기가 내정(內庭)에 흘러드니 내정혈이란 다음 발가락 사이에 있습니다. 형혈(榮)이 됩니다.

맥기가 함곡(陷谷)으로 흘러드니 함곡혈이란 가운데 발가락 안 의
사이에서 위로 2치를 가서 오목한 가운데에 있으며 원혈(原)이 됩
니다. 발을 요동하면 마주칩니다. 맥기가 해계(解溪)로 운행하니 해
계혈은 충양(沖陽) 위로 1치반 오목한 가운데에 있습니다. 경혈(經)
이 됩니다. 맥이 하릉(下陵)으로 들어가니 하릉혈은 무릎아래 3치
정강이뼈(胻骨) 밖에 3리(三里)에 있으며 합혈(合)이 됩니다. 다시 3
리 아래 3치는 거허상렴(巨虛上廉)이 됩니다. 다시 아래 상렴 3치는
거허하렴(巨虛下廉)이 됩니다. 대장(大腸)은 위에 속하고 소장(小腸)
은 아래에 속합니다. 족양명위맥(足陽明胃脉)에 속합니다. 대장 소
장은 모두 위(胃)에 속합니다. 이는 족양명경(足陽明經)에 속합니다.

　　위(胃)의 맥기는 여태혈(厲兌穴)로 나옵니다. 여태혈은 발의 둘
째 발가락 끝의 바깥쪽에 있고 정혈(井)이 되며 5행의 금(金)에
속합니다. 맥기가 아직 미약하면 내정(內庭)으로 흐르는데 내정혈
은 발의 둘째 발가락의 바깥 사이 본마디 앞 움푹한 가운데에 있
고 형혈(滎)이 됩니다. 맥기가 함곡(陷谷)에 흘러드니 함곡혈은
내정 위 2치 오목히 함몰한 가운데에 있고 수혈(腧)이 됩니다. 맥
기가 충양(沖陽)을 거치니 충양혈은 발가락 위 5치 골간(骨間)에
맥이 움직이면 손에 응하는데 있으며 발을 움직여서 취하고 경혈
(經)이 됩니다. 맥이 하릉(下陵)에 돌아들면 하릉혈은 곧 무릎 아
래 3치 행골(胻骨) 밖의 3리혈(三里穴)에 있으니 합혈(合)이 됩니
다. 3리로부터 아래 3치를 운행하면 이는 거허상렴(巨虛上廉)입니
다. 대장은 상렴에 속하고 소장은 하렴에 속하니 모두가 족양명위
맥과 서로 이어져 속합니다. 하물며 또 대장, 소장이 왕성한 위중
(胃中)의 수곡(水谷)을 받으면 소화를 거쳐서 전도(傳導)하고 정
화(精華)를 흡수하여 정액(精液)을 낳습니다. 그러니 모두가 위
(胃)에 속합니다. 이상의 수혈(腧穴)은 모두가 족양명위경(足陽明
胃經)에 속합니다.

3초(三焦)의 맥기는 위로 수소양(手少陽)에 합하고 관충(關沖)으로 나옵니다. 관충혈이란 새끼손가락과 다음손가락의 끝입니다. 정혈(井)이 됩니다. 맥기가 액문(液門)에 흘러드니 액문혈은 새끼손가락과 다음 손가락 사이에 있으며 형혈(滎)이 됩니다. 맥기가 중저(中渚)에 흐르니 중저혈이란 본마디의 뒤 함몰된 곳의 가운데이며 수혈(腧)이 됩니다. 맥기가 양지(陽池)를 지나니 양지혈은 팔뚝 위 함몰된 데의 가운데에 있으며 원혈(原)이 됩니다. 맥기가 지구(支溝)로 운행하면 지구혈은 팔뚝 위 3치 양뼈의 사이 함몰한데의 가운데에 있고 경혈(經)이 됩니다. 맥기가 천정(天井)에 들어가며 천정혈은 팔꿈치 밖 큰 뼈의 위에 함몰한 가운데에 있으며 합혈(合)이 되고 팔꿈치를 굽힐 때에 마주칩니다. 3초 아래 수혈(腧)은 엄지발가락의 앞에 소양(少陽)의 뒤에 있습니다. 오금 가운데 외렴(外廉)으로 나오니 이름하여 위양(委陽)이고 이는 태음락(太陰絡)이며, 수소음경(手少陰經)입니다. 3초란 족소음태양(足少陰太陽)의 받드는 곳이며 태양(太陽)의 갈래입니다. 복사뼈 위 5치에서 갈라져 천장(腨腸)에 뚫고 들어가 위양으로 나옵니다. 아울러 태양(太陽)의 정맥(正)이 방광의 낙맥에 들어가서 하초(下焦)에 들어가니 실하면 막히고 느른하고 허하면 오줌을 지리니 오줌을 지리면 보하고 막히고 느른하면 사시킵니다.

3초(三焦)의 맥기(脉氣)는 위로 수소양(手少陽)과 합칩니다. 관충(關沖)으로 나오니, 관충혈은 네번째 손가락과 새끼손가락 사이에 있으며 형혈(滎)이 됩니다. 맥기가 중저(中渚)로 흐르니, 중저혈은 새끼손가락과 무명지(无名指)의 본마디 뒤의 오목하게 함몰된 가운데에 있으며 수혈(腧穴)이 됩니다. 맥기가 양지(陽池)를 지나가면 양지혈은 팔뚝의 가로무늬 오목한 가운데에 있고 원혈(原)이 됩니다. 맥기가 지구(支溝)로 운행하면 지구혈이란 팔뚝 뒤의 3치의 양뼈 사이에 있고 경혈(經)이 됩니다. 맥기가 천정(天井)으로 돌아들면 천정혈은 팔꿈치 끝 위 1치의 양힘줄사이 오목한 곳에 있고 합혈(合)이 됩니다. 혈을 취할(取穴)때에는 팔꿈치를 굽혀서 응합니다. 3초의 맥기가 족태양경(足太陽經)의 앞과 소양경(少陽經)의 뒤로 내려가고, 오금안의 바깥쪽의 위양(委陽)으로 나와서 위로 올라가니, 위양혈은 태양경맥(太陽經脉)이 갈라져 운행하는 낙맥(絡)의 기점으로 3초의 하수(下腧)가 됩니다. 이상의 수혈(腧穴)은 수소양경(手少陽經)에 속합니다. 삼초경(三焦經)의 맥기(脉氣)는 족소양(足少陽)과 태양(太陽) 양경(兩經)과 서로 나란히 운행합니다. 복사뼈 위 5치에서 어복〔腨腸〕 내부에 들어가 족태양(足太陽)의 다른 낙맥의 위양으로 나와서 위로 운행하고, 아울러 족태양(足太陽)의 정맥(正脉)이 방광의 낙맥에 들어가서 하초(下焦)에 묶습니다(約束). 그러므로 삼초의 실한 증세(實証)는 소변이 불통하는 나른하고 막히는(癃閉) 병이 나타나고 삼초의 허한 증세(虛証)는 소변을 참지 못하는 오줌지리는 병이 나타납니다. 3초의 허증을 치료하는데는 보법(補法)을 사용해야 하고, 3초의 실증을 치료하는데는 사법(瀉法)을 사용함이 마땅합니다.

소장(小腸)은 위로 태양(太陽)과 서로 합하고 그 맥기가 소택(少澤)으로 나옵니다. 소택혈은 새끼손가락의 끝에 있으며 정혈(井)이 됩니다. 맥기가 아직 미약하면 전곡(前谷)으로 흘러드니 전곡혈은 손의 외렴(外廉)의 본마디 앞의 함몰된 곳의 가운데에 있으며 형혈(滎)이 됩니다. 맥기가 후계(后溪)에 흐르면, 후계혈이란 손바깥쪽 본마디 뒤에 있으며 수혈(腧)이 됩니다. 맥기가 완골(腕骨)을 지나치면 완골혈은 손바깥쪽 완골의 앞에 있고 원혈(原)이 됩니다. 맥기가 양곡(陽谷)으로 운행하면 양곡혈은 예골(鋭骨)의 아래 함몰된 곳 안에 있으며 경혈(經)이 됩니다. 맥기가 소해(小海)로 들어가면 소해혈은 팔꿈치 안의 큰 뼈의 밖에 팔꿈치 끝에서 반치거리의 함몰된 곳 안에 있습니다. 팔을 뻗쳐서 얻으면 합혈(合)이 됩니다. 수태양경(手太陽經)에 속합니다.

소장(小腸)은 위로 수태양경맥(手太陽經脉)에 서로 합합니다. 그 맥기는 소택(少澤)으로 나오며, 소택혈은 새끼손가락 바깥쪽에 있으며 정혈(井)이 됩니다. 5행의 금(金)에 속합니다. 맥기가 아직 미약하면 전곡(前谷)에 흘러드니, 전곡혈은 손바깥쪽 새끼손가락 본마디 앞 오목히 함몰된 가운데에 있으며 형혈(滎)이 됩니다. 맥기가 후계(后溪)에 흘러들면 후계혈은 손바깥쪽 새끼손가락 뒤 오목하게 함몰된 속에 있으며 수혈(腧)이 됩니다. 맥기가 완골(腕骨)을 지나치면 완골혈은 손바깥쪽 완골의 앞에 있으며 원혈(原)이 됩니다. 맥기가 양곡(陽谷)으로 운행하면 양곡혈은 손바닥 뒤 예골(鋭骨)의 아래 오목하게 함몰된 가운데에 있으며 경혈(經)이 됩니다. 맥기가 소해(小海)로 돌아들면 소해혈은 팔꿈치 안쪽 큰 뼈의 바깥에 인연하는 팔꿈치 끝에서 5푼 떨어져서 오목하게 함몰된 가운데에 있으며 혈(穴)을 취할 때는 팔을 뻗칠 필요가 있으며 합혈(合)이 됩니다. 이상 수혈(腧穴)은 모두 수태양소장경(手太陽小腸經)에 속합니다.

대장(大腸)은 위로 수양명(手陽明)에 합칩니다. 상양(商陽)으로 나오며 상양혈은 엄지손가락과 검지손가락의 끝입니다. 정혈(井)이 됩니다. 맥기가 본마디(本節)의 앞 2간혈(二間)에 흘러들면 형혈(滎)이 됩니다. 맥기가 본마디의 뒤 3간혈(三間)에 흐르면 원혈(原)이 됩니다. 맥기가 양계(陽溪)에 운행하면 양계혈이란 양 힘줄 사이 함몰된 곳 가운데에 있으며 경혈(經)이 됩니다. 맥기가 곡지(曲池)에 들어가면 팔꿈치 밖의 보골(輔骨)의 함몰된 가운데에 있으며 팔을 굽혀서 얻으면 합혈(合)이 되고 수양명(手陽明)입니다.

대장은 위로 수양명경(手陽明經)에 합칩니다. 그 맥기는 상양(商陽)으로 나오니 상양혈이란 식지(食指)끝의 안쪽에 있으며 정혈(井)이 되고 5행의 금(金)에 속합니다. 맥기가 아직 미약하면 식지(食指)의 본마디(本節)의 2간혈(二間穴)에 흐르고 형혈(榮)이 됩니다. 맥기가 식지 본마디의 움푹한 가운데의 3간혈(三間穴)에 흘러들면 수혈(腧)이 됩니다. 맥기가 합곡(合谷)을 지나면 합곡혈은 큰 손가락과 식지의 지골(岐骨) 중간에 있으며 경혈(經)이 됩니다. 맥기가 곡지(曲池)에 돌아 들어가면 곡지혈은 팔꿈치 바깥 보골(輔骨) 곡주(曲肘) 가로무늬(橫紋) 머리가 함몰된 가운데에 있습니다. 혈(穴)을 취할 때는 팔꿈치를 굽히고 팔뚝(肱)을 가로 할 필요가 있고 합혈(合)이 됩니다. 이상의 수혈(腧穴)은 모두 수양명대장경(手陽明大腸經)에 속합니다.

이는 5장 6부의 수혈(腧)이라 합니다. 5.5는 25수혈이요. 6.6은 36수혈입니다. 6부가 모두 발의 3양혈(三陽)에서 나오고 위로 손에 합하는 것입니다.

이상은 5장6부의 수혈(腧穴)을 말한 것입니다. 5장은 각기 정,형,수,경,합(井,榮,腧,經,合) 5개 수혈(腧穴)입니다. 6부는 각기 많이는 1개 원혈(原穴)이니, 6.6은 모두 36개 수혈(腧穴)입니다. 6부 모두 발의 3양(三陽)과 손의 3양에서 나뉘어 일어납니다. 발에는 태양방광경(太陽膀胱經)이 있고 손에는 태양소장경(太陽小腸經)과 서로 합함이 있습니다. 발에는 양명위경(陽明胃經)이 있고 손에는 양명대장경(陽明大腸經)과 서로 합함이 있습니다. 발에는 소양담경(少陽胆經)이 있고 손에는 소양3초경(少陽三焦經)이 서로 합합니다. 이러한 족경(足經)이 수경(手經)에 서로 합하니 상호간의 밀접한 연관을 구성하는 것입니다.

5장6부 정형수원경합(井滎腧原經合) 총표

5수(腧) 5장(臟)	정井 목木	형滎 화火	수腧 토土	경經 금金	합合 수水	6수(腧) 6부(腑)	정井 금金	형滎 수水	수腧 목木	원原	경經 화火	합合 토土
폐(肺)	소상 少商	어제 魚際	태연 太淵	경거 經渠	척택 尺澤	대장 大腸	상양 商陽	이간 二間	삼간 三間	합곡 合谷	양계 陽溪	곡지 曲池
심(心)	중충 中沖	노궁 勞宮	대릉 大陵	간사 間使	곡택 曲澤	소장 小腸	소택 少澤	전곡 前谷	후계 后溪	완골 腕骨	양곡 陽谷	소해 小海
간(肝)	대돈 大敦	행간 行間	태충 太沖	중봉 中封	곡천 曲泉	담 胆	규음 竅陰	협계 俠溪	임읍 臨泣	구허 丘墟	양보 陽補	양릉천 (陽陵泉)
비(脾)	은백 隱白	대도 大都	태백 太白	상구 商丘	음릉천 (陰陵泉)	위 胃	여태 厲兌	내정 內庭	함곡 陷谷	충양 沖陽	해계 解溪	삼리 三里
신(腎)	용천 湧泉	연곡 然谷	태계 太溪	복류 復溜	음곡 陰谷	방광 膀胱	지음 至陰	통곡 通谷	속골 束骨	경골 京骨	곤륜 昆侖	위중 委中
						삼초 三焦	관충 關沖	액문 液門	중저 中渚	양지 陽池	지구 支溝	천정 天井

　　결분(缺盆)의 가운데는 임맥(任脈)입니다. 천돌(天突)이라 이름합니다. 일차 임맥(任脈)곁의 동맥(動脈)은 족양명(足陽明)입니다. 인영(人迎)이라 이름합니다. 2차맥(二次脈)은 수양명(手陽明)입니다. 부돌(扶突)이라 이름합니다. 3차맥은 수태양(手太陽)입니다. 천창(天窗)이라 이름합니다. 4차맥은 족소양(足少陽)입니다. 천용(天容)이라

이름합니다. 5차맥은 수소양(手少陽)입니다. 천유(天牖)라 이름합니다. 6차맥은 족태양(足太陽)입니다. 천주(天柱)라 이름합니다. 7차맥경(脉經)은 중앙의 맥(脉)입니다. 독맥(督脉)입니다. 풍부(風府)라 이름합니다. 겨드랑(腋) 안의 동맥(動脉)은 수태음(手太陰)입니다. 천부(天府)라 이름합니다. 겨드랑 아래 3치는 수심주(手心主)입니다. 천지(天地)라 이름합니다.

좌우 결분(缺盆)의 정중간이 임맥(任脉)의 천돌혈(天突穴)입니다. 임맥옆으로부터 제1행의 동맥이 열려서 응수하는 곳은 양명위경의 인영혈(人迎穴)입니다. 제2행은 수양명경의 부돌혈(扶突穴)입니다. 제3행은 수태양경의 천창혈(天窓穴)입니다. 제4행은 족소양경의 천용혈(天容穴)입니다. 제5행은 수소양경의 천유혈(天牖穴)입니다. 제6행은 족태양경의 천주혈(天柱穴)입니다. 제7행은 이 목뒤 중앙의 독맥(督脉) 위의 풍부혈(風府穴)입니다. 겨드랑이 안의 맥이 뛰어움직이는 곳은 수태음경의 천부혈(天府穴)이고, 겨드랑이 아래 3치의 부위는 수심주(手心主)의 천지혈(天地穴)입니다.

상관(上關)에 침을 놓을 때는 입을 벌리고 하품해서는 안됩니다. 하관(下關)에 침을 놓을 때도 하품하고 입을 벌려서는 안되는 것입니다. 독비혈(犢鼻)을 침 놓을 때는 굽혀야지 뻗쳐서는 안되는 것입니다. 양관(兩關)을 침놓을 때도 뻗쳐야지 굽혀서는 안되는 것입니다.

상관(上關)에 침을 놓을 때는 마땅히 입을 벌려야 하지 입을 다물어서는 안됩니다. 그 혈(穴)이 귀 앞에 있으므로 입을 벌리면 빈틈이 있고, 입을 다물면 혈이 합칩니다. 하관(下關)에 침을 놓을 때는 입을 다물어야지 입을 벌려서는 안됩니다. 그 혈이 상관의 아래에 있기 때문에 입을 다물면 빈틈이 있고 입을 벌리면 닫혀서 합칩니다.(閉合) 독비혈(犢鼻穴)은 족양명경혈(足陽明經穴)입니다. 종지뼈(膝臏) 아래 종아리뼈(胻骨) 위, 근골(筋骨)사이 움푹한 가운데에 있으며 이 혈(穴)을 취할 때는 응당 무릎을 굽혀야지 발을 뻗을 필요는 없습니다. 양관(兩關)은 곧 내관(內關)과 외관(外關)입니다. 양관혈을 침놓을 때는 팔을 뻗어야 합니다. 팔을 뻗을 수 없을 때는 앞팔의 양뼈가 교착(交錯)되어 침이 들어가지 않습니다.

족양명(足陽明)은 목을 끼고 있는 동맥(動脉)입니다. 족양명인영맥(足陽明人迎)입니다. 그 수혈(腧穴)은 가슴안에 있습니다. 수양명(手陽明)은 다음 그 수혈 밖에 있습니다. 곡협(曲頰)에서 1치에 이르지 않습니다. 수태양(手太陽)은 곡협(曲頰)에 해당합니다. 족소양(足少陽)은 귀아래 곡협(曲頰)의 뒤에 있습니다. 수소양(手少陽)은 귀뒤로 나옵니다. 위로 완골(完骨)의 위에 너합니나. 족태양(足太陽)은 목을 끼고 있는 큰 힘줄 가운데의 발제(髮際)입니다. 음척동맥(陰尺動脉)은 5리혈(五里)에 있고 5수혈의 침놓음을 금하는 것입니다.

족양명경(足陽明經)은 가슴과 배의 임맥(任脉) 양옆으로 운행합니다. 인영혈(人迎穴)의 자리는 결후(結喉)를 끼고 양옆의 동맥이 응수(應手)하는 곳입니다. 그 맥기는 흉응(胸膺) 기호(氣戶) 고방(庫房) 옥예(屋翳) 등의 혈에 운행합니다. 모두가 이 족양명경이 가슴의 수혈(腧穴)에 있기 때문입니다. 수양명경(手陽明經)의 부돌혈(扶突穴)은 족양명경(足陽明經)의 인영혈(人迎穴)의 밖에 곡협(曲頰)의 1치 되는 곳에 떨어져 있습니다. 수태양(手太陽)의 천충혈(天沖穴)은 곡협의 뒤에 있고, 수소양(手少陽)의 천유혈(天牖穴)은 귀 뒤 완골(完骨)의 위에 있고 족태양(足太陽)의 천주혈(天柱穴)은 목 뒤를 끼고 큰 힘줄 바깥쪽 움푹한 가운데의 발제(髮

際)에 있습니다. 수태양(手太陽) 척택혈(尺澤穴)의 위 3치는 동맥이 있는 곳이니 이 수양명경(手陽明經)의 5리혈(五里穴)은 침을 놓아서는 안됩니다. 침을 놓은 후에는 5장의 기(氣)가 다하여 끊어지는 일이 일어나게 됩니다. 그 때문에 침을 금합니다.

폐(肺)는 대장(大腸)에 서로 합합니다. 대장은 전수하는 부(腑)입니다. 심장은 소장(小腸)에 합합니다. 소장은 왕성함을 받는 부입니다. 간(肝)은 담(胆)에 합합니다. 담은 안으로 정(精)을 저장하는 부입니다. 비장(脾)은 위(胃)에 합합니다. 위는 오곡(五谷)의 부입니다. 신장(腎)은 방광(膀胱)에 합합니다. 방광은 진액(津液)의 부입니다. 소음(少陰)은 신장(腎)에 속합니다. 신장은 위로 폐(肺)에 연결됩니다. 그러므로 장차 양장(兩臟)이 됩니다. 3초(三焦)란 중독(中瀆)의 부입니다. 수도(水道)가 나오고 방광에 속합니다. 그러므로 고독(孤)한 부입니다. 이것이 6부(腑)의 더불어 합하는 바입니다.

음양표리(陰陽表裏)는 장부가 서로 응합니다. 폐와 대장이 서로 표리가 됩니다. 대장은 찌꺼기(糟粕)를 전도(傳道)하는 부입니다. 심장과 소장은 서로 표리가 됩니다. 소장은 이 위부(胃腑)에서 이미 썩고 익은 수곡(水谷)을 접수하고 아울러 분비물을 청탁(淸濁)으로 갈라놓는 부(腑)입니다. 간과 담은 서로 표리가 됩니다. 담은 이 정즙(精汁)을 저장하는 부입니다. 비장과 위는 서로 표리가 됩니다. 위는 이 수곡을 수납하는 부입니다. 신장과 방광은 서로 표리가 됩니다. 방광은 이 진액(津液)을 저장하는 부입니다. 족소음(足少陰)의 경맥은 신장에 속하고 위로 폐에 간막이(膈)해서 둘러쌉니다. 그러므로 그 맥기가 신폐 양장에 통합니다. 3초(三焦)는 몸을 두르는 수도(水道)를 통하게 조절합니다. 그러므로 중독(中瀆)의 부가 됩니다. 3초의 하수(下腧)는 위양(委陽)으로 나와서 태양경맥(太陽經脉)에 합병(合幷)하고 방광에 이어서 둘러쌉니다. 3초의 기화(氣化)가 체강(体腔)의 상중하 삼부를 꿰뚫기 때문입니다. 장기 중에 있어서 홀로 커서 장기와 더불어 짝하는 것이 없습니다. 그러므로 고부(孤腑)라 부릅니다. 이는 장부의 표리가 서로 합하는 정황(情況)입니다.

봄에는 낙맥(絡脉)과 모든 형혈(榮)과 큰 경맥(大經)의 분육 사이를 침놓습니다. 심한 것은 깊이 찌르고 병이 가벼운 것은 얕게 찔러야 합니다. 여름에는 모든 수혈(腧)의 손락(孫絡)과 기육(肌肉)과 피부 위를 침놓습니다. 가을에는 모든 합혈(合穴)에 침놓습니다. 그 나머지는 춘법(春法)과 같습니다. 겨울에는 모든 정혈(井)과 모든 수혈(腧穴)에 침놓습니다. 깊이 찔러서 머물게 합니다. 이는 4시의 차례이고 기(氣)가 있어야 할 곳이고 병이 머무르는 곳입니다. 전근(轉筋)하는 병인을 만나면 세워 침을 놓아야(立取) 낫게 할 수 있습니다. 위궐(痿厥)하는 병인을 만나면 눕혀 침을 놓아야 쾌히 나아서 일어설 수 있습니다.

봄철에 침을 놓을 때는 얕게 찔러야 합니다. 얕은 거죽 부위의 낙맥과 형혈(榮穴) 및 경맥과 기육(肌肉)의 간극(間隙)을 찌릅니다. 병이 무거우면 깊이 찌르는 것이 좋습니다. 병이 가벼우면 얕게 찌르는 것이 마땅합니다. 여름철에 침을 놓을 때는 마땅히 12경의 수혈(腧穴)과 손락(孫絡) 및 기육의 피부 위의 옅은 거죽부위를 찌릅니다. 가을철에 침 놓을 때는 12경의 합혈을 찔러야 합니다. 그 나머지는 봄철의 침놓는법과 같습니다. 겨울철에 침놓을 때는 응당 12경의 정혈(井穴)과 장부수혈(臟腑腧穴)을 침놓아야 합니다. 아울러 마땅히 깊이 찔러 머물러야 합니다. 이는 4시의 기후변화에 근거하여 시행하는 침놓는 법입니다. 4시음양의 소장(消長)은 일정한 질서가 있고 사람의 기혈(氣血)에 따라 내외성쇠(內外盛衰)의 변화가 있고 질병의 발작은 상응한 부위(部位)가 있는 것이니 침을 놓는데는 그 마땅한 곳이 있습니다. 전근(轉筋)하는 병이 있는 사람을 만나면 일어서게 하여 혈(穴)을 취하여 침을 놓아야 하고 기혈이 한길로 소통되면 병이 낫게 됩니다. 중풍이나 수족이 궐역하는 병인을 만나면 그를 편안히 눕게 하여 천천히 놓아야 합니다. 침을 놓은 후에는 후련한 감각이 있으면 혈(穴)을 취하는 방법이 서로 다르니 바로 이러한 근거로 서로 다른 질병이 정해지는 것입니다.

3. 소침의 이해(小針解)

이 편은 본서 머리편 9침과 12원혈(九針十二原) 가운데에 관련있는 "소침(小針)"의 용법인, 수신(守神), 수기(守機), 보사수법(補瀉手法), 색맥의 살핌, 침해(針害) 등의 주요한 것을 해석하니, 실제로 이는 9침과 12원혈에 대한 주요 내용의 주해(註解)와 보충 설명이다. 9침과 12원혈에는 "소침지요(小針之要)"란 구절이 있으므로 소침해가 편명(篇名)이다.

이른바 '이진(易陳)'이란 것은 용이함(易)을 말하는 것입니다. '난입(難入)이란 것'은 어려움이 사람에게 명백하다는 것입니다. '조수형(粗守形)'이란 것은 침 놓는 법을 지킬 따름인 서투른 의원이란 뜻입니다. '신을 지킴이 훌륭하다는 것(上守神)'은 사람을 지키는 혈기가 남음이 있고 부족함이 있어서 보사(補瀉)할 수 있다는 것입니다. '신객(神客)'이란 정기(正)와 사기(邪)가 함께 만나는 것입니다. '신(神)'이란 정기(正氣)입니다. '객(客)'이란 사기(邪氣)입니다. '문에 있다(在門)'는 것은 사기가 정기의 곳에 출입한다는 것입니다. '그 병을 보지 못한다는 것(未睹其疾)'은 먼저 사기(邪)와 정기(正) 어느 경(經)의 병인지를 미리 안다는 것입니다. '그 근원을 아는 것을 싫어한다는 것(惡知其原)'은 먼저 어떤 경의 병이며, 취해야 할 곳은 어디인지 미리 안다는 것입니다.

이른바 '이진(易陳)'이란 것은 이 침을 놓는 이치(道理)가 비교적 용이하게 이루어짐을 말하는 것입니다. '난입(難入)'이란 사람을 부림이 어렵다는 것이 아주 명백함을 말합니다. '조수형(粗守形)'은 다만 기계의 수자법(守刺法)에 얽매이고 병의 국부(局部) 진행을 치료하는 것을 알 따름인 서투른 의원을 설명하는 것입니다. '상수신(上守神)'이란 고명(高明)한 의생(醫生)은 영활(靈活)한 근거로 병인이 기혈의 허실함이 오면 보사(補瀉) 방법을 운용할 수 있음을 가리킵니다. '신객(神客)'은 정기(正)와 사기(邪)가 서로 다투는 것입니다. '신(神)'은 정기(正氣)를 가리키고 '객(客)'은 사기(邪氣)를 가리킵니다. '문에 있다(在門)'고 함은 사기(邪氣)가 침범해 들어가서 정기(正氣)가 운행하고 출입하는 문에 붙어서 도는 것을 말합니다. '그 병을 보지 못함(未睹其疾)'이란 병이 어느 경(經)에 있는지를 명확한 길을 미리 알지 못함을 말합니다. '그 근원을 알지를 못함(惡知其原)'이란 병이 어느 경에 있는지를 명확히 알지 못하니 당연히 취해야 하는 혈위(穴位)를 확정할 수 없는 것이니 병의 원인과 치료의 경위(原委)를 어떻게 알 수 있겠는가' 라는 것입니다.

'침을 놓는 미묘함은 빠르고 느림에 있다(刺之微在數遲)'는 것은 느리고 빠르다는 뜻입니다. '수관(守關)이 서툴다(粗)'는 것은 4지(四肢)를 지키면서 혈기(血氣)에 정기(正)와 사기(邪)가 왕래함을 모른다는 것입니다. '상수기(上守機)'란 것은 기(氣)를 지킬 줄 안다는 것입니다. '기(機)의 움직임이 공중을 떠나지 않는다(機之動不離其

空中).'는 것은 기(氣)의 허실(虛實)을 알아서 침을 느리고 빠르게 사용한다는 것입니다. '공중의 기는 청정으로써 미묘함(空中之機淸 淨以微)'이란 것은 침(針)으로써 기(氣)를 얻어 살피고 삼가하며 기를 지켜 잃지 않는 것입니다. '그것이 와도 만나지 못함(其來不可 逢)'이란 기가 왕성하여 보(補)하지 못하는 것입니다. '그것이 가도 쫓아가지 못함(其往不可追)'이란 기가 허하면 사(瀉)시키지 못하는 것입니다. '발(發)해서 걷지 못한다(不可挂以發)'는 것은 기를 쉽게 잃어버림을 말합니다. '두드려도 발하지 않는다(扣之不發)'는 것은 보사(補瀉)의 뜻을 모른다는 것을 말합니다. 혈기(血氣)가 이미 다 해서 기가 내리지 않는 것입니다. '왕래함을 안다는 것(知其往來)'은 기의 역순성허(逆順盛虛)함을 안다는 것입니다.' '더불어 하는 시기가 필요함(要與之期)'이란 기를 취하는 시간을 안다는 것입니다.

　침을 놓는 미묘함은 빠르고 느림에 있다는 것은 침을 놓는 정미 (精微)하고 오묘(奧妙)한 곳을 말합니다. 침을 잡고 찌름에 빠르고 느림을 말하는 것입니다. '수관(守關)에 서투름(粗守形)'은 서투른 의원은 침으로 치료할 때 가까스로 4지 관절 부위의 한 작은 혈위(穴位)에 구애되고, 인체의 혈기(血氣)성쇠(盛衰)와 사정(邪正)의 투쟁 승부와 진퇴 등의 정황을 근본에서 변별하지 못하는 것입니다. '상수기(上守機)'는 훌륭한 의원은 인체의 혈기성쇠를 변별할 줄 알고, 기기(氣機)의 변화하는 규율을 파악합니다. '기(機)의 움직임은 그 공중(空中)에서 떠나지 않는다는 것'은 기기의 변화는 모두 수혈(腧穴) 가운데서 표현되어 나타나는 것을 가리킵니다. '기기의 허실변화를 깨달음'은 빠르고 천천하게 찌르는 보사 (補瀉)의 수법으로써 이룰수 있는 것입니다. '공중의 기는 청정으로써 미묘함'이란 기기의 변화는 수혈(腧穴)중의 표현의 미소(微小)함에 있으니 반드시 신중히 살펴서 정후(靜候)를 살펴야 하는 것입니다. 재능있는 사람은 그러한 변화의 시기(時機)를 파악할

수 있는 것입니다. '그 오는 것을 만나지 못함'이란 사기(邪氣)가
바로 왕성한 시후(時候)에는 보법(補法)을 쓸 수 없음을 설명한
것입니다. '그 가는 것을 쫓지 못함'이란 사기가 이미 없어졌는데
정기(正氣)가 아직 회복되지 못한 시후(時候)에는 사법(瀉法)을
쓸 수 없음을 설명한 것입니다. '발(發)해서 걷지 못함'이란 기기의
왕래변화를 신중히 살피고 관찰하여 조금의 차이도 있어서는 안된
다는 것을 설명했습니다. '두드려도 발하지 않는다는 것'은 기기의
허실 변화를 이해하지 못하면 파악하는 시기가 와도 보사(補瀉)방
법의 의의에 정통할 길을 알지 못하는 것입니다. 이래서 잘못된 보
(補)와 잘못된 사(瀉)를 조성(造成)하게 되어 사기(邪氣)가 정기
(正)를 상하게 해서 혈기(血氣)가 다하는데 이르르면 사기(邪氣)
가 물러서서 쫓겨남을 입지 않습니다. '그 왕래를 안다는 것'은 기
기의 역순성쇠(逆順盛衰)를 분명히 할 필요가 있음을 설명했습니
다. '더불어 하는 시기가 필요하다'는 것은 기기 변화의 시기(時
機)와 및 사용하는 시기를 파악할 수 있어야 한다는 것을 설명했
습니다.

'서툴어서 어둡다(粗之暗)'는 것은 어둡고 우매하며 기(氣)의 미묘
하고 은밀함을 모르는 것입니다. '묘함이여 의원이 홀로 지녔도다'
는 것은 침 놓는 오묘한 뜻을 다 알고 있다는 것입니다. '가는 것은
거스른다(往者爲逆)'는 것은 기(氣)가 허하여 작으며 작은 것을 거
스른다는 것을 말합니다. '오는 것은 순리이다(來者爲順).'는 것은
형기(形氣)가 화평하고 화평한 것은 순리이다 라는 것을 말합니다.
'역순(逆順)을 분명히 알아서 정기(正)의 운행에 의문이 없다'는 것
은 취해야 할 곳을 안다는 것을 말합니다. '맞이해서 빼앗는다'는 것
은 사(瀉)시킴이고 '쫓아서 구제한다'는 것은 보(補)하는 것입니다.

'서툴어서 어둡다'는 것은 기술이 저열한 의원이 암매무지해서
기기(氣機) 변화의 이치를 이해하지 못하는 것입니다. '묘하도다

의원의 혼자 지님이여'는 고명한 의원은 기기(氣機)의 변화와 침자(針刺) 운용의 시행에 보사(補瀉)의 오묘함을 파악할 수 있다는 것을 설명했습니다. '가는 것은 거스른다'는 것은 기(氣)가 사라지고 정기(正)가 쇠약해져서 맥이 허하고 작으며 거스르는 증세에 속합니다. '오는 것은 순리이다'라는 것은 정기(正氣)가 오히려 충실하고 형기음양(形氣陰陽)이 평형(平衡)한 것은 순리의 증세라는 것입니다. '역순(逆順)을 분명히 알면 정기의 운행이 의문이 없다'는 것은 정기의 성쇠하는 도(道)를 알고 질병의 역순을 알면 단연 채취조시(采取措施)하고 침을 놓는 수혈(脈穴)을 정확하게 선택하다는 것을 설명했습니다. '맞이하여 빼앗는다'는 것은 이 경기(經氣)가 순행하는 방향으로 맞이하여 붙어서 침을 놓으니 이는 사법(瀉法)인 것입니다. '쫓아서 구제한다'는 것은 이 경기의 순행하는 방향으로 따라 붙어서 침을 놓으니 이것이 보법(補法)입니다.

이른바 '허(虛)하면 실(實)하게 한다'는 것은 기구(氣口)가 허(虛)하면 마땅히 보(補)해야 한다는 것입니다. '가득하면 배설한다'는 것은 기구가 왕성하면 마땅히 사(瀉)시키는 것입니다. '나쁜 피가 엉기면 느리다'는 것은 혈맥이 없어지는 것입니다. '사기(邪)가 왕성하면 허하다'는 것은 모든 경(經)에 왕성함이 있는 것은 모두 그 사기를 배설시켜야 함을 말합니다. '느리면서 빠르면 허하다'는 것은 안에서 천천하고 빨리 나오는 것입니다. '빠르면서 느리면 허하다'는 것은 안에서 느리고 빠르게 나오는 것입니다. '실하고 더불어 허하다고 말함은 있는 것 같기도 하고 없는 것 같기도 하다'는 것은 실한 것은 기가 있고 허한 것은 기가 없다는 것을 말합니다. '뒤와 더불어 앞을 살피니 없는 것 같기도 하고 있는 것 같기도 하다'는 것은 기의 허실(虛實)을 말하고 보사(補瀉)의 선후를 말하는 것입니다. 그 기가 이미 내려가고 더불어 아직 있는 것을 살피는 것입니다. '허하고 더불어 실해진다는 것은 얻는 것 같기도 하고 잃는 것

같기도 한 것이다.'란 것은 보(補)한다는 것은 가득하여 마치 얼음
이 있는 것 같고 사(瀉)하면 홀연해서 마치 잃은 것 같은 것을 말합
니다.

　　이른바 '허하면 실하게한다'는 것은 이 기구(氣口)의 맥기(脉氣)
가 허하면 보법(補法)을 써서 정기(正氣)를 충실히 해야 하는 것
입니다. '가득하니 배설해야 한다'는 것은 이 기구맥(氣口脉)이 왕
성하면 사법(瀉法)을 쓰는 것입니다. '원진(宛陳)하면 제거한다'는
것은 이 경맥(經脉)에 어혈(瘀血)이 막아서 힘이 있으면 응당 배
제(排除)해야 하면 사혈법(瀉血法)을 쓴다는 것을 설명했습니다.
'사기(邪)가 왕성하면 허하다'는 것은 사기가 왕성하면 마땅히 그
사기를 사(瀉)시켜야 한다는 것을 말합니다. '느렸다가 빠르면 실
하다'는 것은 천천히 침을 꽂아 빨리 침을 빼면 보법(補法)이 된다
는 것을 설명했습니다. '빨랐다가 느리면 허하다'는 것은 빨리 침을
놓았다가 천천히 침을 빼는 것은 사법(瀉法)이 된다는 것을 설명
했습니다. '실하고 더불어 허하면 있는 듯하고 없는 듯하다'고 말하
는 것은 보법을 사용한 후에 정기(正氣)를 충실하게 할 수 있고
사법은 사용한 후에 사기(邪氣)를 소실(消失)시킬 수 있음을 설명
했습니다. '뒤와 더불어 앞을 살피면 있는 듯도 하고 없는 듯도 하
다'는 것은 응당 맑은 기기(氣機)의 허실(虛實)과 병정(病情)의 완
급(緩急)을 검사해서 허하면 보법을 쓰고 실하면 사법(瀉法)을 쓰
고 병이 급하면 먼저 치료하고 병이 느리면 뒤에 치료하고 동시에
그 경기(經氣)의 운행과 체류정황을 결정하여 침 놓는 법을 결정
하는 것입니다. '허하고 더불어 실하면 얻는 듯도 하고 잃은 듯도
하다'는 것은 보법을 시용(施用)하면 환자(患者)로 하여금 느낌이
정기(正氣)가 충만하여 소득이 있는 것 같은데 이르르게 해야 하
고 사법을 시용하면 환자로 하여금 마상(馬上)에서 느낌이 가벼운
소나무가 잃은 바가 있는 것 같이 이르르게 해야 한다는 것을 설
명했습니다.

'대체로 기(氣)는 맥(脉)에 있으며 사기(邪氣)는 위에 있다'는 것은 사기가 사람에게 적중함이 높다는 것입니다. 그러므로 사기는 위에 있는 것입니다. '탁기(濁氣)는 안에 있다'는 것은 수곡(水谷)이 모두 위(胃)에 들어가면 그 정기(精氣)가 폐(肺)로 올라가 흘러들고 탁한 것은 장위(腸胃)에 흐르니 차가움과 더움이 알맞지 못해서 음식이 조절되지 못하여 병이 장위에 생긴다는 것입니다. 그러므로 탁기(濁氣)가 안에 있다고 말합니다. '청기(淸氣)가 아래에 있다'는 것은 맑고 습한 지기(地氣)가 사람에게 적중하여 반드시 말미부터 시작한다는 것입니다. 그러므로 청기가 아래에 있다고 합니다. '침을 함몰된 맥에 찌르면 사기(邪氣)가 나온다'는 것은 위를 취하는 것입니다. '침을 중맥(中脉)에 찌르면 탁기(濁氣)가 나온다'는 것은 양명합혈(陽明合)에 취한다는 것입니다. '침이 너무 깊으면 사기가 도로 잠긴다'는 것은 얕게 뜨는 병은 깊이 찌르려하지 말아야 하니 깊으면 사기가 따라 들어간다는 것입니다. 그러므로 도로 잠긴다고 합니다. '피육근맥(皮肉筋脉)에 각기 자리가 있다'는 것은 경락(經絡)에 각기 주관하는 바가 있다는 것을 말한 것입니다.

　'대체로 기(氣)는 맥에 있으며 사기(邪氣)는 위에 있다'는 것은 사기가 경맥에 침입한 후 허사(虛邪)와 적풍(賊風)이 사람의 상부(上部)를 많이 상하게 한다는 것입니다. 사기가 침범하는 부위(部位)는 높이 치우쳐 있습니다. 때문에 사기는 위에 있다고 합니다. '탁기(濁氣)가 안에 있다'는 것은 수곡(水谷)을 안에 들인 후에는 모두 위속으로 들어가고 수곡의 정기(精氣)는 위로 폐(肺)에 들어가고 수곡의 탁기는 위장에 흘러든다는 것입니다. 만약 음식의 한온(寒溫)이 적당하지 못하고 또한 많이 마시고 많이 먹으면 절제(節制)를 가할 수 없어서 장위(腸胃)의 질병을 만든다는 것입니다. 곧 탁기가 아래로 내려가지 못하게 됩니다. 때문에 탁기가 안

에 있다고 합니다. '청기(淸氣)가 안에 있다'고 하는 것은 청랭한습
(淸冷寒濕)의 사기가 사람을 상케 한다는 것입니다. 많이들 발부
분에서 침입합니다. 때문에 청기가 아래에 있다고 합니다. '침(針)
을 함맥(陷脉)에 찌르면 사기가 나온다'고 하는 것은 풍열(風熱)
등 사기(邪氣)가 사람의 상부(上部)를 상하므로 상부경맥의 수혈
(腧穴)을 치료해야 한다는 것을 가리킵니다. '침을 중맥(中脉)에
찌르면 사기가 나온다.'고 하는 것은 장위(腸胃)에 질병이 생겨서
탁기(濁氣)가 중부(中)에 있으면 마땅히 수족양명경(手足陽明經)
의 합혈(合穴)을 치료해야 한다는 것을 가리킵니다. '침이 지나치
게 깊으면 사기가 도로 잠긴다'는 것은 사기가 가볍고 얕은 병은
마땅히 깊이 찔러서는 안되고 지나치게 깊이 찌르면 곧 사기가 침
을 따라 함몰된 가운데 모인다는 것입니다. 때문에 도로 잠긴다고
말합니다. '피육근골이 각기 처소가 있다'는 것은 피육근맥의 각기
부위는 모두가 일정한 경락에 연결되고 소속된다는 것을 설명했습
니다. 이러한 발병은 각 경락을 치료하면 통과가 된다는 것입니다.

　'5장 5수혈을 취하는 것은 죽는다' 는 것은 병이 안에 있으면 기
(氣)가 부족하고 다만 침을 놓아 그 모든 음(陰)의 맥을 크게 사(瀉)
시키기를 다한다는 것입니다. '6부 6수혈을 취하는 것은 겁이 난다'
는 것은 3양의 기를 모두 사시켜서 병인으로 하여금 겁이 나서 회
복하지 못하게 한다는 것입니다. '음을 빼앗으면 죽는다'는 것은 척
부(尺部)의 5리(五里)를 취하면 다섯번 사시킨 것은 죽는다고 말하
는 것입니다. '양을 빼앗기면 미친다'는 것은 3양정기를 다 배설하
면 정신이 허약해서 미친다는 말입니다. '얼굴색을 보고 눈을 살피
고 그 흩어지고 되돌아옴을 알고 그 형체 하나로 동정(動靜)을 청
진(聽診)한다'는 것은 훌륭한 의원(上工)은 눈의 5색으로 관상(相)을
알고 척촌(尺寸)의 소대(小大) 완급(緩急) 활삽(滑澁)으로 조절할 줄
알아서 확실하게 진맥해서 병이 어디 있는지 안다는 것입니다. '그

사기(邪)와 정기(正)를 안다는 것은 허사(虛邪)와 정사(正邪)의 풍(風)을 알고 논한다는 것'입니다.

'5맥을 취하면 죽는다'는 것은 병이 내장에 있어서 장기(臟氣)가 부족하여 도로 침을 힘껏 사용하여 5장의 수혈(腧穴)을 크게 사(瀉)시켜서 5장의 기가 다 빠져나가 죽음의 증세가 됨을 설명했습니다. '3맥을 취하면 미친다'고 하는 뜻은 허실(虛實) 등의 구체적 정황을 구분하지 못하면 침을 잘못 사용하여 5장의 수혈을 힘껏 사시켜서 3양경기(三陽經氣)가 이질어져 죽게 이르러 병인의 형체가 쇠약하고 허겁(虛怯)하여 회복하지 못하게 됨을 설명했습니다. '음(陰)을 빼앗기면 죽는다'는 것은 장음(臟陰)의 기가 척부(尺部)의 5리(五里)로 나와 5리혈에 침을 놓아 5차례에 걸쳐 사시키면 장음의 기(氣)가 다 새나와 죽음의 증세에 이른다는 것을 설명했습니다. '양을 빼앗기면 미친다'는 것은 3양(三陽)의 정기(正氣)를 모두 사시키면 정신이 허약하여 광증(狂症)을 이루게 됨을 설명했습니다. 그것은 모두가 침을 놓는 금기를 설명한 것입니다. '그 얼굴색을 보고, 눈을 살피고 그 흩어지고 되돌아옴을 알고 그 형체 하나로 그 동정(動靜)을 청진(聽診)하다'는 것은 그 말의 뜻이 고명한 의원은 눈으로 5색을 분별할 수 있고 아울러 또한 맥상(脉象)의 적고 큼, 느리고 빠름, 매끄럽고 껄끄러움을 결합하여 이해하고 전면을 관찰하여 확실한 진찰에서 어떤 병인가를 진맥해서 아는 것입니다. '그 사기와 정기를 안다'는 것은 질병이란 정풍(正風)과 여전한 허풍(虛風)으로 이루어진다는 것을 알 수 있음을 설명했습니다.

'오른손으로 주관하여 밀고, 왼손으로 잡고 모신다'는 것은 침을 잡고 빼고 찌르는 것입니다. '기(氣)가 이르르면 떠나 보낸다'는 것은 보사(補瀉)하여 기를 조절하여 떠나보내는 것입니다. '기를 조절함은 처음과 끝이 한결한데에 있다'고 하는 것은 마음을 지니는 것입니다. '관절의 사굄이 365회'란 것은 낙맥(絡脉)이 모든 관절에 스며드는 것입니다.

'오른 손으로 밀고 왼손으로 잡고 모신다'는 것은 침을 놓을 때
에 오른 손으로 밀고 침을 찌르고 왼손으로 침 몸End이를 감싸
서 침을 찌르고 빼는 것을 운용하는 수법입니다. '기(氣)가 이르르
면 내보낸다'는 것은 침을 찔러 기(氣)를 얻은 후에 곧 보법(補法)
이나 사법(瀉法)을 시용(施用)하여 기기(氣機)가 화평하게 조절된
후에 침을 거두는 것입니다. '기(氣)를 조절함에 처음과 끝이 한결
같은데 있다'는 것은 운침(運針)하여 기를 조절함에 시후(時候)가
시종이 한 마음이 되어 진행할 필요가 있음을 설명했습니다. '관절
의 사굄이 365회라는 것'은 365혈이 낙맥이 되어 장차 기혈이 온
몸의 각부위의 통회하는 곳에 스며든다는 것입니다.

이른바 '5장의 기가 안에서 이미 끊어졌다'는 것은 맥구(脉口)가
기안(氣內)에서 끊겨 이르르지 않으며 도로 그 밖의 병처(病處)와
양경(陽經)이 합하는 곳을 취하여 침이 머물러 있으면 양기(陽氣)가
이르르고 양기가 이르르면 안으로 겹쳐서 다하고 겹쳐서 다하면 죽
으니 그것이 죽음입니다. 기(氣)로써 움직임이 없으니 그러므로 고
요(靜)합니다.

이른바 '5장의 기가 안에서 이미 끊어졌다'는 것은 이 5장의 정
기(精氣)가 안으로 허(虛)하여 심지어 다하여 끊어짐에 가까운 것
입니다. 나타남은 기구(氣口)의 맥상(脉象)이 미약하고 맥리가 없
는데에 있으니 만지면 없어지려 합니다. 이 병은 응당 그 음정(陰
精)을 보(補)해야 하고 몸 표면의 병처와 양경(陽經)의 합혈(合
穴)을 취하지 말아야 합니다. 통과하여 침을 머무르면 양기(陽氣)
를 보하게 되고 그 병기(病機)는 음기(陰氣)가 허하고 말라서 없
으면 양(陽)을 낳으므로 말미암아 양기를 더욱 보하면 음정(陰
精)이 더욱 쇠해서 5장 정기가 겹쳐서 다합니다. 다하고 다시 다

하면 반드시 죽음에 의심할 바 없습니다. 음이 양을 낳지 못함으로 말미암아 기(氣)로써 움직임이 없기 때문에 죽을 때는 편안하고 고요합니다.

이른바 '5장의 기(氣)가 이미 밖으로 끊어졌다'는 것은 맥구(脉口)의 기가 밖으로 끊어져서 이르르지 않으며 도로 그 4지끝(四末)의 수혈(脈穴)을 취하여 침이 머물러 있어서 그 음기(陰氣)가 이르르고 음기가 이르르면 양기(陽氣)는 도로 들어가니 들어가면 거스르고 거스르면 죽게 됩니다. 그것이 죽으니 음기가 남음이 있습니다. 그러므로 조급해집니다. 때문에 그 눈을 살피면 5장은 5색(五色)을 순명(循明)케 하고 순명하면 성장(聲章)이니 성장(聲章)이란 말과 소리(音聲)가 평생을 더불어 다른 것입니다.

이른바 '5장의 기가 이미 밖에서 끊어졌다'는 것은 이 모든 5장의 기(五臟氣)가 밖으로 끊어져서 맥구(脉口)의 맥상(脉象)의 나타남이 잠겨서 미묘하고 가벼이 취하기를 없는 듯하니 이는 5장의 양기(陽氣)가 쇠갈(衰竭)하는 현상에 속합니다. 이런 종류의 병은 마땅히 침을 써서 그 양기를 보(補)합니다. 단지 침으로 치료할 때에 있어서는 도로 4지 말초의 수혈(脈穴)을 취해야 하고 아울러 침을 머무르는 법을 사용하여 안에 있는 양기를 보익(補益)하고 음기(陰氣)가 왕성해지면 양기는 다시 허해짐에 이르러서 궐역(厥逆)이 발생합니다. 궐역이 심하면 죽음에 이릅니다. 죽음에 임할 때는 양(陽)이 음(陰)에 아우르고 음기가 남음이 있으므로 초조한 현상이 있습니다. 눈을 살피는 이유는 5장 6부의 정기(精氣)가 모두 올라가 눈에 흐르기 때문이니 정기가 안으로 왕성하면 눈에 신(神)이 있게 하고 얼굴 부위에 5색이 밝고 원기가 납니다. 동시에 정기가 안으로 왕성함으로 말미암아 목소리가 또한 반드시 크고 낭랑하여 평상시와 같지 않기 때문에 눈을 살피고 소리를 듣는 것은 모두가 이 진단상의 근거입니다.

4. 사기가 침입하는 위치와 병형(邪氣藏腑病形)

이 편은 사기(邪氣)중의 사람의 서로 다른 원인과 부위와 나타나는 바의 증상을 토론하고 망색(望色), 절맥(切脉), 피부의 진찰이 진단상에 중요함을 상세히 서술하고 5장의 병변이 맥상(脉象)상의 변화에 있음을 지적하고, 5장6맥의 미약하고 심한 서로 다른 병형과 6부병형 및 유관한 혈(穴)의 취함과 침놓는 방법을 아울러 열거했다.

황제(黃帝)가 묻는다. "사기(邪氣)가 사람에게 침입하는 정황은 어떠한지요?"

기백(岐伯)이 답한다. "사기가 사람에게 침입함은 높은 데에 있습니다."

황제(黃帝)가 말한다. "높고 낮은 데에 일정한 기준이 있는지요?"

기백(岐伯)이 답한다. "몸체의 반이상은 사기(邪)가 침입하는 것입니다. 몸체의 반이하는 습기(濕)가 침입하는 것입니다. 그러므로 사기가 사람에게 침입한다고 말합니다. 침입하는 부위는 항상 같은 곳이 아닙니다. 음(陰)에 침입하면 부(腑)에 흘러들고, 양(陽)에 침입하면 경(經)에 흘러듭니다.

　　　황제가 기백에게 말한다. '바깥의 사기가 인체에 침입하는 정황은 어떠한지요?' 기백이 답한다. '풍우한습(風雨寒濕)등의 사기(邪氣)는 대다수 인체의 상부에 침입합니다.' 황제가 또 묻는다. '부위(部位)의 고하(高下)에 일정한 표준이 있는지요?' 기백이 답한다. '상반신의 발병은 풍한(風寒)등의 외사(外邪)의 소치(所致)이고, 하반신의 발병은 청습(淸濕) 등의 감염을 받는 소치입니다. 거기에는 일반 규율이 있습니다. 그러나 절대로 이와같은 것은 아니니 사기가 인체에 침범하여 발병하는 부위도 아울러 침입하는 곳도 일정한 것이 아닙니다. 이는 사기가 일정한 전변(傳變)과정이 있기 때문이니, 예를 들면 사기가 음경(陰經)을 상케하면 모여 흘러 이르는 곳은 양(陽)의 6부에 속합니다. 사기가 양경(陽經)의 어떤 부위에 침입하면 이러한 한가닥 경맥에 유전하고 발병함이 있을 수 있는 것입니다.'

　황제(黃帝)가 말한다. "음(陰)과 더불어 양(陽)이 있다는 것은 이름은 다르나 류(類)가 같고 위와 아래가 만나는 것이고, 경락(經絡)이 서로 꿰뚫어 마치 돌고 돌아 끝이 없는 것과 같습니다. 사기가 사람에게 침입하면 혹은 음에 침입하고 혹은 양에 침입하고 상하좌우에 일정한 곳이 없는 것은 어째서인지요?"

　기백(岐伯)이 답한다. "모든 양의 만남은 모두가 얼굴에 있습니다. 사기가 사람에 침입함은 바야흐로 허한 때와 새로 힘을 쓰는 때를 타니, 만약에 음식을 먹고 땀이 나면 주리(腠理)를 열고 나오니 사기가 침입합니다. 얼굴에 침입하면 양명(陽明)에 내려가고 목에 침입하면 태양(太陽)에 내려가고 아래뺨에 침입하면 소양(少陽)에 내려가고 가슴과 등에 침입하면 가슴과 등 양옆구리(脇)에 침입하고 또한 그 경(經)에 침입합니다."

황제가 말한다. '경락에 비록 음양의 구분이 있으나 단지 모두가 안으로 장부(臟腑)에 연결되어 있고, 밖으로 기부(肌膚)에 얽혀 있고, 상하가 회통(會通)하고 좌우가 꿰어져 관통하니, 마치 돌고 돌아 끝이 없는 고리 같고 비록 이름은 음양의 구분이 있으나 실지로는 모두가 운행하는 기혈(氣血)이니 이는 동속(同屬) 일류(一類)인 것입니다. 바깥의 사기가 사람을 상케하면 어떤 것은 음경(陰經)에 병을 받은 것이고 어떤 것은 양경(陽經)에 병을 받은 것이니 혹은 위이고 혹은 아래이고 혹은 왼쪽이고 혹은 오른쪽이니 일정한 곳이 없습니다. 이는 어떤 도리인지요?' 기백이 답한다. '수3양경(手三陽經)과 족3양경(足三陽經)은 모두가 머리와 얼굴에 모입니다. 때문에 머리에는 모든 양이 모입니다. 사기가 사람을 침입해서 상하게 하면 일반적으로는 모두가 경맥(經脉)이 공허한 때를 타고, 피로가 쌓이고 힘을 쓴 후입니다. 혹자가 음식을 먹고 땀을 내면 주리(腠理)가 열려 배설됩니다. 기(氣)가 허(虛)하여 단단하지 않는 시후(時候)에 모두가 쉽게 사기의 침습(侵襲)을 받습니다. 사기가 얼굴부위에 침습하면 양명경맥(陽明經脉)을 끼고 모이며 아래로 전하고. 사기가 목에 침입하면 태양경맥(太陽經脉)을 끼고 모여 아래로 전합니다. 사기가 뺨부위에 침입하면 소양경맥(少陽經脉)을 끼고 모여 아래로 전합니다. 만약 사기가 가슴(胸膺)과 척추와 등과 양갈비에 침입하면 모두가 양명경(陽明經), 태양경(太陽經), 소양경(小陽經) 등에 있으며 그 지나가는 곳에서 발병함을 분별합니다.'

황제(黃帝)가 말한다."그 음(陰)에 침입하면 그 정황이 어떠한지요?"

기백(岐伯)이 답한다. "음에 침입하는 것은 항상 팔(臂)과 정강이(胻)에서 시작합니다. 대체로 팔과 정강이는 그 음인 피부가 얇고, 그 살(肉)이 젖고 윤택(淖澤)합니다. 그러므로 함께 풍(風)을 받으며 홀로 그 음을 상합니다."

황제(黃帝)가 말한다. "이 때문에 그 장(臟)을 상하는지요?"

기백(岐伯)이 답한다. "몸이 바람에 침입당하면 반드시 장을 움직이지 말아야 합니다. 그러므로 사기가 음경(陰經)에 들어가도 그 장기(臟氣)가 실(實)하면 사기는 들어가서 머무르지 못합니다. 그러므로 부(腑)에 돌아옵니다. 그러므로 양(陽)에 침입당하면 경(經)에 흘러들고 음에 침입당하면 부에 흘러듭니다.

> 황제가 묻는다. '사기가 음경(陰經)에 침입하면 그 정황이 어떠한지요?' 기백이 답한다. '사기가 음경에 침입하는 시후(時候)는 통상(通常)으로 이 손과 팔과 발과 정강이 부위의 안쪽에서 시작합니다. 그 때문에 그 부위의 피부가 옅고 얇(淺薄)으며 기육(肌肉)이 비교적 유약합니다. 그러니 신체 각 부위가 비록 같은 풍(風)을 받아도 그 부위는 아주 쉽게 상함을 입습니다.' 황제가 또 묻는다. '그러한 정황 아래에서 사기가 모여 5장을 상하게 하는지요?' 기백이 답한다. '신체가 풍사에 감염되면 일정하게 모여 상하여 5장에 미치는 것이 아닙니다. 사기가 음경에 침입할 때에 만약 5장의 기가 충실하면 안에 들어가 머무를 수가 없는 것이니 6부(腑)에 돌아오는 것입니다. 그 때문에 사기가 양경에 침입하면 직접 본경 위에서 발병할 수 있고, 사기가 음경에 침입하고 만약에 장기(臟氣)가 충실하면 속으로 향해 모여서 전변하지 않고 이것이 전류하여 이르르고 그 서로 표리가 되는 6부에서 발병합니다.'

황제(黃帝)가 말한다. "사기가 사람의 장(臟)에 적중하면 어떻게 되는지요?"

기백(岐伯)이 답한다. "근심하고 두려워하면(愁憂恐懼) 심장을 상합니다. 몸이 추운데 찬 것을 마시면 폐(肺)가 상해서 그 양한(兩寒)이 서로 감촉하여 안과 밖이 다 상합니다. 그러므로 기(氣)가 거

슬러 위로 운행합니다. 매달려서 떨어진 곳이 있으면 나쁜 피(惡血)
가 안에 머뭅니다. 만약 크게 성낸 바가 있으면 마치 취해서 입방한
것처럼 땀이 나고 바람(風)을 맞이하면 비장(脾)을 상합니다. 힘을
써 무거운 것을 든 바가 있으면 마치 입방(入房)이 과도하듯이 땀
이 나서 목욕하면 신장(腎)을 상합니다."
　황제(黃帝)가 말한다. "5장의 중풍(中風)은 어떠한지요?"
　기백(岐伯)이 답한다. "음양이 함께 감촉되면 사기는 곧 머무름을
얻습니다."
　황제(黃帝)가 말한다. "훌륭하도다!"

　　황제가 말한다. '사기가 인체에 침범하면 상함이 5장에 미침이
있는데 이는 어떻게 되는지요?' 기백이 답한다. '그것은 5장의 기
가 안에서 먼저 상하기 때문입니다. 사기(邪氣)가 허함을 타고 안
으로 들어가서 심장신과 같이 근심하고 두려워하면 신(神)을 상합
니다. 만약 다시 바깥 사기에 감촉되면 심장을 상합니다. 폐(肺)는
피모(皮毛)를 주관하니, 가령 밖에서 풍한(風寒)을 받고 또 차가
운 물을 마시면 양한(兩寒)이 서로 부딪쳐서 곧 폐(肺)를 상하고
폐기를 잃고 숙강(肅降)하면 위로 거스릅니다. 간장혈은 그 경맥
이 옆구리 아래로 운행합니다. 가령 걸려 넘어지고 떨어지면 안으
로 어혈(瘀血)이 쌓입니다. 또한 크게 성냄으로 인해서 자극되면
간기(肝氣)가 위로 거스르고 기혈이 엉기어 막히고 옆구리 아래에
쌓이면 간(肝)이 상합니다. 비장은 기육(肌肉)을 주관하고 운화
(運化)를 맡습니다. 맞아서 쓸어지거나 취한 후에 입방하여 땀이
나고 바람을 맞이하면 비장이 상하게 됩니다. 신장정(腎藏精)은
뼈를 주관합니다. 가령 힘을 써서 무거운 것을 들고 다시 방사(房
事)를 과도하게 더하고, 혹은 땀을 내어 목욕하면 뼈가 상하고 정
(精)이 모자라게 되어 곧 신장을 상합니다.' 황제가 말한다. '5장
이 풍사에 상한 바 되면 이는 어떻게 되는지요?' 기백이 답한다.
'장기가 먼저 안으로 상하고 다시 바깥 사기에 감촉되면 안과 밖이

함께 상한 음양기혈(陰陽氣血)이 모두 허한 정황 아래 풍사가 곧 안으로 장에 침입합니다.' 황제가 말한다. '그대의 설명은 매우 훌륭합니다.'

황제(黃帝)가 기백에게 묻는다. "머리와 얼굴(首面)과 신형(身形)은 뼈에 속하고 힘줄이 연결되고 피가 같고 기(氣)가 합할 따름입니다. 하늘이 추우면 땅이 갈라지고 그 갑작스런 추위에 얼음이 얼거나 혹은 수족이 게을러집니다. 그러나 그 얼굴에는 옷이 없으니 어째서인지요?"

황제가 기백에게 묻는다. '머리와 얼굴과 전신(全身)의 상하각부는, 근골(筋骨)의 연속(連屬)과 기혈(氣血)의 운행상에 있으니, 모두가 이와 같은 것입니다. 다만 하늘이 차갑고 땅이 얼면 떨어지는 물방울이 얼음을 이루고, 혹은 돌연 한랭한 시후(時候)에 수족이 서늘하여 마비되어 원활하지 못하고, 얼굴 부위가 차가워서 누렵지 않을 수 없습니다. 그러나 옷가지를 가리지(覆盖) 않는 것은 이 어떤 연고인지요?'

기백(岐伯)이 답한다. "12경맥(十二經脉) 365락(絡)은 혈기(血氣)가 모두 얼굴로 올라가 빈 구멍(空竅)으로 갑니다. 그 정양(精陽)의 기(氣)는 올라가 눈으로 가서 눈동자(睛)가 됩니다. 그 갈라진 기(別氣)는 귀(耳)로 가서 듣게(聽) 되며 그 종기(宗氣)는 위로 코로 나와서 냄새를 맡게 되고, 그 탁기(濁氣)는 위(胃)로 나오고 입술과 혀로 가서 맛을 알 수 있습니다. 그 기(氣)의 진액(津液)은 모두 위로 얼굴 부위에 훈증합니다. 그 가죽(皮)은 또 두텁고 그 살은 단단합니다. 그러므로 천기(天氣)가 매우 심하여도 견딜 수가 있는 것입니다."

기백이 답한다. '인체 12경맥, 365락맥의 혈기는 모두가 얼굴로 흘러 들어가 7규(七竅)를 달립니다. 그 정양(精陽)의 기(氣)는 위로 눈(目)에 흘러 들어가 사물을 볼 수 있습니다. 그 열을 운행하는 기는 양측으로부터 위로 귀에 운행하여 들을 수 있습니다. 그 종기(宗氣)는 위로 코구멍(鼻)에 통하여 냄새맡을 수 있습니다. 그 곡기(谷氣)는 위(胃)로부터 입술과 혀로 통하여 5미(五味)를 변별할 수 있으니, 각종 기의 변화하는 바의 진액(津液)은 모두 위로 올라가 얼굴 부위에 훈증(熏蒸)합니다. 또한 얼굴부위의 피부는 비교적 두텁고 기육(肌肉)은 단단하고 견실합니다. 그러므로 천기(天氣)가 비록 한랭(寒冷)해도 적응할 수가 있는 것입니다.

황제(黃帝)가 말한다. "사기가 사람에게 침입하면 그 병형은 어떠한지요?"

기백(岐伯)이 답한다. "허사(虛邪)가 몸에 침입하면 으쓸으쓸 떨리고 몸체가 흔들립니다. 정사(正邪)가 사람에게 침입함이 미약하면 먼저 얼굴색에 나타나고 몸에서는 알 수 없습니다. 있는 것 같기도 하고 없는 것 같기도 하고 죽은 것 같기도 살아 있는 것 같기도 하고 형체가 있는 것 같기도 하고 형체가 없는 것 같기도 하여 그 정황을 알 수가 없습니다."

황제가 말한다. "훌륭하도다."

황제가 말한다 '병사(病邪)가 인체에 침범하면 그것이 발생하는 병의 모습은 어떠한지요'

기백이 답한다. '병사에는 정사(正邪)와 허사(虛邪)의 구분이 있습니다. 허사적풍(虛邪賊風)은 사람을 상케하고 발병하면 비교적 무겁습니다. 병든 사람은 오한(惡寒)하고 떨며, 몸체가 흔들립니다. 4시에 정사가 사람에 침입하면 비교적 경미(輕微)합니다. 먼저 얼굴의 색상부터 조금 다른 변화가 시작되고 몸 안에 감각이 없어지고 형상에 병이 있기도 하고 없기도 하고, 혹은 표면상으로 가벼운 증세가 나타나나 다만 분명하게 드러나지 않습니다. 매우 쉽게 지나가기도 합니다.' 황제가 말한다. '아주 훌륭합니다.'

황제(黃帝)가 기백에게 묻는다. "내가 듣건데 그 얼굴색을 보고 병을 아는 것을 명(明)이라 말하고, 그 맥을 만져보고 그 병을 아는 것을 신(神)이라 말하고, 그 병을 물어보고 그 아픈 곳을 아는 것을 공(工)이라 말합니다. 바라건데 듣고 보고 알고, 만져 보고 알고, 물어보고 다 아는 것을 무엇이라 하는지 들려주었으면 합니다."

기백(岐伯)이 답한다. "대저 색맥(色脉)과 척부(尺膚)는 서로 응합니다. 북과 북채(桴鼓)처럼 영향(影向)이 상응합니다. 서로 잃어서는 안됩니다. 이 또한 근본과 끝인 뿌리와 잎이 밖으로 나오는 징후(出候)입니다. 그러므로 뿌리가 죽으면 잎이 마르는 것입니다. 색맥(色脉)과 형육(形肉)은 서로 잃어버리시 않습니다. 그러므로 하나를 알면 공(工)이 되고 둘을 알면 신(神)이 되고 셋을 알면 신명(神明)이 됩니다.

황제가 기백에게 묻는다. '내가 듣기로는 병인의 얼굴 부위의 5색 변화를 관찰하여 병의 정황을 아는 것을 명(明)이라고 한다고 들었습니다. 맥상(脉象)을 진맥해서 병의 정황을 아는 것을 신(神)이라 부르고, 발병한 정황을 물어서 병의 부위(部位)를 아는 것을 공(工)이라 부른다고 들었습니다. 내가 알고자 하는 것은 색상을 바라보고 질병을 알 수 있으며, 진맥해서 병의 정황이 변화함을 알 수 있으며, 병을 물어보고 병고(病苦)가 있는 곳을 철저히 알 수 있는지, 그 이치(道理)는 결국 어떠한지요?' 기백이 답한다. '병인의 기색(氣色) 맥상(脉象) 척부(尺膚)는 모두가 질병의 발생에 일정한 상응관계가 있고 질병과 척부(尺膚) 색맥(色脉)의 관계는 북채로 북을 두드리는 것과 같이 소리와 울림(聲響)이 서로 응하여 서로 잃어버릴 수 없는 것입니다. 그것은 나무의 근본과 가지와 잎의 관계와 같이 근본이 단단하면 가지와 잎이 무성하고, 근본이 시들면 가지와 잎이 마르는 것입니다. 이 때문에 병을 살필 때는 색과 맥과 형육(形肉)을 전면 관찰하여 편실(偏失)이 있어서는 안됩니다. 그 하나만 겨우 아는 것은 일반 의생(医生)이니 공(工)이라 칭합니다. 그 둘을 아는 것은 비교적 고명(高明)한 의원이니 신(神)이라 칭합니다. 그 셋을 알면 가장 고명한 의원(医生)이니 신명(神明)이라 칭합니다.

황제(黃帝)가 말한다. "바라건데 다 듣고자 합니다."

기백(岐伯)이 답한다. "색이 푸른 것은 그 맥이 현맥(弦)이며, 붉은 것은 그 맥이 구맥(鉤)이며, 노란 것은 그 맥이 대맥(代)이며, 흰 것은 그 맥이 모맥(毛)이며, 검은 것은 그 맥이 석맥(石)입니다. 그 색을 보아서 그 맥을 얻지 못하고 도로 그 서로 이기지 못하는 맥을 얻으면 곧 죽습니다. 그 상생(相生)하는 맥을 얻으면 곧 병이 낫습니다."

황제가 말한다. '이 이치에 대해서 모든 이야기를 듣고자 합니다.' 기백이 답한다. '질병이 청색(青色)을 띠면 그 맥은 현맥(弦脉)입니다. 홍색(紅色)이면 그 맥은 구맥(鉤脉)입니다. 황색(黃色)을 띠면 그 맥은 대맥(代脉)입니다. 백색(白色)은 그 맥이 모맥(毛脉)입니다. 흑색(黑色)은 그 맥이 석맥(石脉)입니다. 이는 색과 맥이 상응하는 정상 규율입니다. 만약 그 색이 나타나고 맥이 나타나지 않고, 혹은 도로 그 상극(相克)의 맥이 나타나면 모든 병의 주관은 위태롭고 심하면 죽습니다. 만약에 상생(相生)의 맥을 얻을 수 있으면, 비록 병이 있어도 매우 잘 낫게 되는 것입니다.'

황제(黃帝)가 기백(岐伯)에게 묻는다. "5장에 발생하는 병과 변화하는 병의 형체는 어떠한지요?"

기백(岐伯)이 답한다. "먼저 그 5색 5맥의 응함을 정하면 그 병은 곧 구별할 수 있습니다."

황제(黃帝)가 말한다. "색맥(色脉)이 이미 정해져 있는데 구별은 어떻게 하는지요?"

기백(岐伯)이 답한다. "그 맥의 느리고(緩), 급하고(急), 작고(小), 크고(大), 매끄럽고(滑), 원활하지 못함(澁)을 조절하여 병의 변화를 정합니다."

황제가 기백을 향해 도(道)를 묻는다. '5장에서 발생하는 바의 질병과 및 질병의 변화와 나타나는 같지 않은 형태는 어떻게 알 수 있는지요?' 기백이 답한다. '먼저 5색과 5맥의 주관하는 바의 질병을 확정할 필요가 있습니다. 그러면 5장이 낳은 바의 질병을 변별하기가 어렵지 않습니다.' 황제가 말한다. '기색과 맥상이 이미 확정되면, 5장에 대한 병의 변화의 진행은 구체적으로 어떻게 구분하는지요?' 기백이 답한다. '단지 맥박의 완급, 맥상의 대소, 활삽(滑澁) 등의 정황을 진맥하고 조사할 필요가 있으니 그렇게 해야 병의 변화를 확정할 수가 있습니다.'

황제(黃帝)가 말한다. "조절은 어떻게 하는지요?"

기백(岐伯)이 답한다. "맥이 급한 것은 척부(尺膚) 또한 급합니다. 맥이 느린 것은 척부 또한 느립니다. 맥이 적은 것은 척부의 피부 또한 오그라듭니다. 맥이 큰 것은 척부 또한 크게 일어납니다. 맥이 매끄럽지 못합니다. 무릇 이 여섯 변화는 미약함이 있고 심함이 있습니다. 그러므로 척부의 조절을 잘한다는 것은 촌구(寸)를 기다리지 않고, 맥의 조절을 잘 한다는 것은 색(色)을 기다리지 않습니다. 참여하고 합할 수 있는 사람은 훌륭한 의원(上工)이 될 수 있고 훌륭한 의원은 열에 아홉을 할 수 있고, 둘을 행하는 사람은 중간 의

원(中工)이 될 수 있고, 중간 의원은 열에 일곱을 할 수 있고, 하나를 행하는 사람은 서투른 의원이 될 수 있으니, 서투른 의원은 열에 여섯을 행합니다."

황제가 말한다. '맥상과 척부의 변화는 어떻게 관찰하는가요?' 기백이 답한다. '맥박이 급한 것은 척부의 피부가 긴급합니다. 맥박이 느린 것은 척부가 이완(弛緩)됩니다. 맥상이 작으면 척부가 야위고 작습니다. 맥상이 크면 척부가 크고 일어납니다. 맥상이 미끄러우면 척부가 미끄럽고 부드럽습니다. 맥상이 껄끄러우면 척부가 마르고 미끄럽지 못합니다. 다만 이 여섯가지 변화는 경중(輕重)의 같지 않음이 있습니다. 때문에 척부(尺膚)의 진찰을 잘 하는데는 촌구(寸口)의 맥상(脉象)을 같이 진찰해야만 병정을 알 수 있는 것이 아니고, 맥상의 진찰을 잘 하는데도 5색을 함께 관망해야만 병정을 알 수 있는 것이 아닙니다. 가령 색, 맥, 척 3방면을 종합해서 볼 때, 진단을 다시 정확하게 할 수 있어야 고명(高明)한 의원(医生)이 됩니다. 이와같이 10명의 병인중 아홉을 잘 치료할 수가 있습니다. 가령 두 종류의 진찰 방법을 운용할 수 있는 사람은 중간 의원이고 10명의 병인 가운데 일곱을 잘 치료할 수 있읍니다. 만약에 단지 한가지 진찰 방법을 사용할 수 있으면 서투른 의원이 되고 10명의 병인 중 단지 여섯을 치료할 수가 있습니다.

황제(黃帝)가 말한다. "청컨데 맥의 완(緩), 급(急), 소(小), 대(大), 활(滑), 삽(澁)의 병형은 어떠한지 듣고자 합니다."

기백(岐伯)이 답한다. "신(臣)이 청하옵건데 5장의 변화에 대하여 말씀 드리고자 합니다. 심맥(心脉)이 급하고 심한 것은 경풍(瘈瘲)이 됩니다. 심맥이 미급(微急)하면 심장이 아프고 등이 당기고 음식이 내려가지 않습니다. 느리고 심하면 발광하는 웃음이 됩니다. 작고 느리면 복량(伏梁)이 되며, 심장 아래에 있고 상하로 운행하고 때로는 타혈(唾血)합니다. 심맥(心脉)이 크게 심하면 목이 막혀 소리내지 못합니다.(喉吤), 조금 크면 심비(心痹)가 되고 등이 당기고 눈물이 잘 나옵니다. 작고 심하면 딸꾹질(噦)합니다. 미소(微小)하면 소갈병(消癉)이 됩니다. 매끄러우면 목마르기를 잘 합니다. 약간 매끄러우면 심산증(心疝)이 되고 배꼽이 당기고 작은 배에 소리가 나고, 껄끄러움이 심하면 벙어리(瘖)가 됩니다. 조금 껄끄러우면 혈이 넘치고 수족이 궐역(厥)이 되고 귀에 소리가 나고, 전질(癲疾)이 됩니다."

황제가 말한다. '청컨데 완급(緩急), 소대(小大), 활삽(滑澁) 이러한 종류의 맥(脉)은 모두 어떤 모양의 병의 변화를 주관하는지요?' 기백이 답한다. '제가 먼저 5장이 이 6맥이 미심(微甚)한 병변(病變)에 나타나는 것에 관해서 말씀 드리겠습니다. 심맥(心脉)이 급하고 심하면 이는 혈맥이 한상(寒傷)하여 근맥에 경풍(驚風)이 발생합니다. 심맥(心脉)이 미급하면 이 한미(寒微)한 사기가 가슴(心胸)에 있기 때문에 가슴이 당기고 등이 아파서, 음식이 내려가지 못합니다. 심맥이 느리고 심하면 심기(心氣)가 크게 열이 나기 때문에 신(神)이 불안하고 미친 웃음(狂笑)이 나타납니다. 미완(微緩)하면 열이 심장 아래 모입니다. 오래되면 쌓여서 복량(伏梁)이 되어 심장 아래에 있고 그 기(氣)가 상하로 운행하고, 혹은 올라가고 혹은 내려가고 때로는 타혈(唾血)이 나타납니다. 심맥(心脉)이 크고 심하면 심화(心火)가 위로 타오릅니다. 그러므로 목안에 무엇이 있는 것처럼 막힙니다. 미대(微大)하면 혈맥이 불통하는 심비(心痹)가 있어서 심장이 아프고 등이 당깁니다. 때문에 심맥이 위로 목계(目系)에 이어집니다. 그러므로 언제나 눈물이 흐릅니다. 심맥이 조금 심하면 심장이 양허(陽虛)합니다. 양허하면 위(胃)가 차갑고 위로 거슬러 딸꾹질(呃逆)합니다. 미소(微少)하면 열이 아래에 있습니다. 그러므로 심산(心疝) 병이 되어 배꼽이 당기고 아프며 장에 소리가 납니다. 심맥이 막힘이 심하면

벙어리가 되어 말을 못하고 조금 막히면(微澁) 피를 토하고 코피
가 나고 4지가 궐역해서 이명(耳鳴)등 머리부분의 질병에 미칩니
다.

　폐맥(肺脉)이 급하고 심하면(急甚) 전질(癲疾)이 됩니다. 조금 급
하면(微急) 폐한열(肺寒熱)이 됩니다. 게을러지고(怠惰) 기침하면 피
가 나오고 허리 등 가슴이 당깁니다. 마치 코 안에 군살이 생긴 것
처럼 막힙니다. 느림이 심하면 땀이 많고 약간 느리면 위루(痿瘻),
편풍(偏風)하여 머리 이하에 땀이 나서 그치지 않습니다. 아주 심
(太甚)하면 정강이가 붓습니다. 조금 크면(微大) 폐가 저리고(肺痺),
가슴과 등이 당기고 햇빛을 싫어하게 됩니다. 조금 심하면 하설(泄)
하고 조금 작으면(微小) 소갈(消癉)이 나타납니다. 매끄러움이 심하
면 천식상분(息賁)하여 기(氣)가 오르고 약간 매끄러우면 상하고 출
혈합니다. 막힘이 심하면 서루(鼠瘻)가 되고 목과 겨드랑이 사이에
있어서 아래에서 그 위를 이기지 못하니 그에 응하여 잘 저립(痿)
니다.

　폐맥(肺脉)이 급심함은 전질(癲疾)로 나타납니다. 미급(微急)한
것은 이 폐(肺)열이 있어서 권태롭고 힘이 쇠퇴함이 나타나서 기
침하면 피가 나옵니다. 기침할 때 가슴 부위와 허리 등 부위가 당
기고 아프며 코 안에 군살이 돋아 막혀서 호흡이 시원하지 못합니
다. 폐맥이 느림이 심하면 기(氣)가 허하고 땀이 많습니다. 약간
느리면 4지가 바람맞아 연해지고 폐위(肺痿) 등이 나타나서 서루
(鼠瘻), 반신불수, 머리 부위 이하가 땀이 나서 그치지 않는 증상
이 나타납니다. 폐맥(肺脉)이 크게 심하면 정강이가 붓습니다. 조
금 크면(微大) 폐비(肺痺)가 되고 가슴이 답답하고 천식하고 구토
하는 증세가 나타납니다. 또한 가슴과 배가 당기고 아픕니다. 그
사람은 햇빛 보기를 두려워합니다. 폐맥이 소심(小甚)하면 설사

등 양허(陽虛) 증상이 나타납니다. 미소(微小)하면 이는 소단(消癉)이 나타나서, 잘 먹고 배가 잘 고프고 안에 열이 나는 증세가 나타납니다. 폐맥이 매끄러움이 심하면 이는 담열(痰熱)이 폐(肺)를 막아 기침을 많이 하고 기(氣)가 거스름을 볼 수 있습니다. 조금 매끄러우면 이는 열이 혈락(血絡)을 상케하여 위에 있으면 코피가 나고 아래에 있으면 설혈(泄血)합니다. 폐맥이 막힘이 심하면 주로 피를 토합니다. 조금 막히면 주로 서루(鼠瘻)하고 병이 목과 겨드랑이 밑에서 발병하여 하지(下肢)가 저리고 힘이 없어서 상부의 중압(重壓)을 지탱하기 어렵습니다.

간맥(肝脉)이 급하고 심하면 말하기를 싫어합니다. 조금 급하면 간(肝)에 비기(肥氣)가 쌓이고 옆구리 아래 부위에 마치 잔을 엎어 놓은 것 같은 것이 있습니다. 천천하고 심하면(緩甚) 구토를 잘합니다. 조금 느리면 수하비(水瘕痺)가 됩니다. 크게 심하면 안으로 종기가 나고 도혈(吐血)하고 코피가 잘 터집니다. 조금 크면 간비(肝痺)가 되고 음기(陰器)가 수축됩니다. 기침하면 작은 배가 당깁니다. 조금 심하면 많이 마시게 됩니다. 조금 작으면 소단(消癉)이 됩니다. 매끄러움이 심하면 퇴산(㿉疝)이 됩니다. 조금 매끄러우면(微滑) 오줌을 지립(遺溺)니다. 껄끄러움이 심하면(澁甚) 일음병(溢飲)이 되고 조금 껄끄러우면 힘줄이 오그라들고 마비되는 병이 됩니다.

간맥이 급심하면 주로 정서가 급하고 분노를 잘 합니다. 그러므로 말을 듣는 것은 싫어합니다. 미급(微急)하면 간(肝)에 비기(肥氣)가 쌓입니다. 옆구리 아래의 부위(部位)에 형상이 엎어놓은 잔(杯)과 같은 것이 있습니다. 간맥이 천천함이 심하면 구토를 잘 합니다. 조금 느리면 가슴과 옆구리에 물이 쌓여 소변이 원활치 못한 수하비(水瘕痺)병이 됩니다. 간맥이 크게 심하면 주로 안에 옹종(癰腫)이 있고 항상 구토와 코피가 납니다. 조금 크면 간비(肝痺)병이 됩니다. 음기(陰器)가 수축되고 기침하면 작은 배가 당기

고 아픈 등의 병이 생깁니다. 간맥이 조금 심하면 혈(血)이 부족하
여 마땅히 많이 마시게 됩니다. 조금 작으면(微小) 잘 먹고 잘 배
고픈 소단(消癉)병이 됩니다. 간맥이 미끄러움이 심하면 음랑에
종기가 커지는 퇴산병(㿉疝)[1]이 됩니다. 조금 미끄러우면 유뇨병
(遺尿)이 됩니다. 간맥이 막힘이 심하면 4지에 수습(水濕)이 넘치
는 일음병(溢飮)이 됩니다. 조금 막히면 힘줄이 오그라드는 근비
병(筋痹病)이 됩니다.

비맥(脾脉)이 급심(急甚)하면 뇌막염(瘛瘲)이 됩니다. 조금 급(微
急)하면 격중병(膈中)[2]이 되어 먹은 음식(食飮)이 도로 나옵니다.
대변은 비옥한 거품(沃沫)이 됩니다. 느림이 심하면(緩甚) 위궐(痿
厥)[3]이 됩니다. 조금 느리면(微緩) 풍위(風痿)가 되어 4지를 쓰지
못하니 풍(風)이 심장에 들어가지 않으면 병이 없는 듯 편안합니다.
크게 심하면 졸연 넘어지는 졸중병(擊仆)이 됩니다. 조금 크면 비기
(痹氣)가 쌓여 비기(痞氣)[4]가 되어 배가 큰 고름 피(膿血)로 둘러싸
고 장위(腸胃)의 밖에 있습니다. 조금 심하면 한열(寒熱)이 되고, 아
주 작으면(微小) 소단(消癉)[5]이 됩니다. 미끄러움(滑)이 심하면 퇴
륭(㿉癃)[6]이 됩니다. 조금 매끄러우면(微滑) 벌레독의 회충갈충(蛔
蝎)으로 배에 열이 납니다. 껄끄러움이 심하면(澁甚) 장퇴(腸㿉)[7]가
됩니다. 많은 농혈(膿血)을 아래로 배설합니다.

비맥(脾脉)이 급심하면 비한(脾寒)이 됩니다. 비한(脾寒)은 4지

---

1) 퇴산(㿉疝) : 음랑(陰囊)이 붓는 병
2) 격중(膈中) : 먹자마자 토하는 병
3) 위궐(痿厥) : 4지가 위축되어 궐랭(厥冷)함
4) 비기(痞氣) : 만성비장비대증
5) 소단(消癉) : 잘먹고 배가 잘 고픈 병
6) 퇴륭(㿉癃) : 퇴산병이 피로해 풀리지 않음
7) 장퇴(腸㿉) : 부인의 대하병

를 온양(溫養)하지 못합니다. 그 때문에 뇌막염(腦膜)이 나타납니다. 조금 급하면 이는 비양(脾陽)이 허(虛)하여 운화(運化)할 수가 없어서 먹은 것을 토하기에 이릅니다. 그러한 병명을 격중(膈中)이라 합니다. 비양이 허하면 대변이 비옥한 거품이 됩니다. 비맥이 느림이 심하면(緩甚) 4지가 위연(痿軟)하여 무력해서 궐랭(厥冷)합니다. 조금 느리면 풍위병(風痿病)이 됩니다. 4지가 오그라들어 쓰지 못합니다. 병이 경락(經絡)에 있고 내장(內臟)에 있지 않습니다. 그 때문에 신지(神志)가 청초하고 병이 없는 사람같은 모습입니다. 비맥이 크게 심하면 갑자기 넘어지는 졸중병(卒中病)이 됩니다. 조금 크면 비장에 쌓이는 비기병(痺氣)이 됩니다. 배 속에 큰 농혈(膿血)이 장위(腸胃)의 밖에 있습니다. 비맥(脾脉)이 작고 심하면 한열병(寒熱病)이 됩니다. 미소(微小)하면 안으로 열이 나고 소단병(消癉)이 됩니다. 비맥이 매끄러움이 심하면 음랑(陰囊)이 크게 붓고 피곤이 풀리지 않는 퇴산병(瘄疝)이 됩니다. 조금 매끄러우면(微滑) 배안에 회충(蛔蟲) 등이 있어서 장에 기생하는 벌레가 있습니다. 몸안에 충이 기생하면 인체에 해롭습니다. 충의 독은 역시 배에 열을 발생하게 합니다. 비맥이 막힘이 심하면(澁甚) 광장(廣腸)이 탈출하는 장퇴병(腸瘄病)이 됩니다. 조금 막히면 장내(腸內)가 괴란(潰爛)하고 부패합니다. 그러므로 대변에 농혈(膿血)이 나옵니다.

신맥(腎脉)이 급함이 심하면 골전질(骨癲疾)이 됩니다. 조금 급하면(微急) 심궐(沈厥)병이 되어 다리가 무거워 앞뒤로 굽히고 펴지 못합니다. 느림이 심하면(緩甚) 허리가 끊어지듯 아프고(折脊) 조금 느리면(微緩) 몸에 심한 설사를 합니다. 동(洞)하다는 것은 음식이 소화되지 않고 목이 메이고 도로 나옵니다. 크게 심하면(大甚) 음위(陰痿)가 됩니다. 조금 크면(微大) 석수병(石水)이 됩니다. 배꼽이 일어나서 아래로 작은 배에까지 부어서 늘어집니다. 위로는 위완(胃脘)에 이르니 죽어서 치료하지 못합니다. 작고 심하면(小甚) 통설병

(洞泄)이 되고 미약하고 작으면(微小) 소단병(消癉)이 됩니다. 매끄러움이 심하면 퇴산병이 됩니다. 미약하고 매끄러우면(微滑) 골위(骨痿)가 됩니다. 앉아서 일어나지 못하고 일어나면 눈에 아무것도 안 보입니다. 껄끄러움이 심하면 대옹(大癰)이 됩니다. 미약하게 껄끄러우면(微澀) 안치질(沈痔)이 됩니다.

신맥(腎脉)이 급하고 심하면 사기가 뼈속 깊이 들어가 사기가 막아서 닫는 전질(癲疾)이 됩니다. 신맥이 조금 급하면 심궐병(沈厥)이 됩니다. 신장의 한기(寒氣)가 위로 거슬러 발병하는 것은 분돈(奔豚)[8]입니다. 두 다리를 굽히고 펴기가 어려우며 대소변이 불통하는 것입니다. 신맥의 느림이 심하면 허리와 척추가 끊어지듯 아픕니다. 미약하게 느리면(微緩) 동설병(洞泄)이 됩니다. 이는 신병(腎病)으로 비토(肥土)가 증발하여 변화하고 수곡(水谷)이 화생(化生)하지 못하고 음식이 소화되지 못하니 곧 대변을 따라 배출됩니다. 혹은 아래 인두(咽)에서 나타나니 곧 토하는 병입니다. 신맥이 크고 심하면 음(陰)이 오그라져 일어나지 않습니다. 미약하게 큰 것은 석수병(石水病)이 됩니다. 수(水)가 소복(少腹)에서 맺히니 배꼽에서부터 아래로 작은 배 부위에까지 이르르고 위로 위완(胃脘)에 이르르면 모두가 돌과 같이 단단하고 팽창하여 쉽게 치료할 수 없는 위중한 중후가 됩니다. 신맥이 매끄러움이 심하면 열이 있습니다. 그러므로 소변이 원활하지 못하고 혹은 퇴산(㿉疝)이 됩니다. 미약하게 매끄러우면 신장이 허하여 안에 열이 나서 골수가 생기지 않아서 뼈를 양생하지 못하여 뼈가 오그라들고 앉았다가 일어나지 못합니다. 일어나면 눈이 아물아물해서 꽃을 보아도 사물이 맑지 못합니다. 신맥이 껄끄러움이 심하면 기혈(氣血)이 막히고 큰 종기가 형성됩니다. 미약하게 껄끄러우면 기혈이 원활하지 못하여 여자는 월경이 운행되지 못하고 혹은 안 치질 증세등이 나타납니다.

---

8) 침궐분돈(沈厥奔豚) : 침궐은 하지(下肢)가 침중하여 궐랭(厥冷)함을 가리킴. 분돈(奔豚)은 신장에 적기(積氣)하여 돼지가 분주하여 충돌함과 같다.

황제(黃帝)가 말한다. "병의 여섯가지 변하는 것은 침을 어떻게 놓는지요?"

기백(岐伯)이 답한다. "모든 급한 것은 차가움(寒)이 많고, 느린 것은 열이 많습니다. 큰 것은 기(氣)가 많고 혈이 적습니다. 작은 것은 혈기(血氣)가 모두 적습니다. 매끄러운 것은(滑) 양기가 왕성하고 미약함이 있고 열이 있습니다. 껄끄러운 것은 혈이 많고 기가 적습니다. 미약함이 있고 차가움이 있습니다. 이러한 고로 침이 빠른 것은 깊이 들어가서 오래 머뭅니다. 침이 느린 것은 얕게 찌르고 빨리 빼어서 그 열을 제거합니다. 침이 큰 것은 그 기를 미약하게 사(瀉)시켜서 그 혈이 나오지 않습니다. 매끄럽게 찌른 것은 빨리 침을 빼고 얕게 안에서 머뭅니다. 그 양기(陽氣)를 사시키고 그 열을 제거합니다. 껄끄럽게 찌른 것은 반드시 그 맥을 얻습니다. 그 역순(逆順)에 따라서 오래 머뭅니다. 반드시 먼저 안마하여 돌게 하고는 침을 빼고는 빨리 그 침구멍(痏)을 문질러서 피가 나오지 않게 하여 그 맥을 화평하게 해야 합니다. 모든 작고 약한 것은 음양의 형기(形氣)가 함께 부족하니 침을 취하지 말고 단약(甘藥)으로써 조절해야 합니다.

황제가 말한다. '질병이 나타내는 6가지 맥상의 변화에 관해서 침을 놓는 방법은 어떠한지요?' 기백이 답한다. '무릇 이 맥상의 긴급함은 대부분이 한사(寒邪)에 있습니다. 맥상이 느린 것은 대부분 열에 속합니다. 맥상이 큰 것은 대부분 기(氣)가 남음이 있고(有餘) 음혈(陰血)이 허소(虛小)함에 속합니다. 맥이 작은 것은 모두가 기혈부족에 속합니다. 맥이 매끄러운 것은 양이 왕성하여 열이 있는 것입니다. 맥이 껄끄러운 것은 기가 체하고 혈이 적으며 미약함이 있고 차가움이 있는 형상입니다. 이 때문에 침을 놓을 때에 있어서는 맥이 급하고 상응(相應)하는 병의 변화에는 깊이 찌릅니다. 침의 머무르는 시간을 조금 느려서 차가움이 제거되고 양(陽)이 생기게 합니다. 느린 맥과 상응하는 병의 변화는 얕게 찌르고 빨리 침을 빼서 그 열을 흩어지게 할 필요가 있습니다. 큰 맥 및 그에 상응하는 병의 변화는 가벼이 사(瀉)시키는 침법을 쓸 필요가 있고 그 기를 미약하게 사시키면 출혈(出血)시키지 못하니 그 기를 조화시켜야 합니다. 매끄러운 맥(滑脉) 및 상응하는 병의 변화는 얕게 찌르고 빨리 빼는 침의 방법을 변용해서 지나치게 왕성한 양기(陽氣)를 사(瀉)시켜서 그 열을 배설시켜야 합니다. 껄끄러운 맥과 그에 상응하는 병의 변화는 기를 얻는 데에 침 놓기가 어려워 경맥에 마땅하게 확실한 것을 가려서 취하고, 반드시 그 맥을 찔러서 증상의 거스르고 순행함에 근거해서 침을 오랫동안 머무르게 하고 기육을 안마시켜 맥 밖의 기를 인도하는 것입니다. 침을 빼낸 후 빨리 침이 머물렀던 구멍을 문질러서 피가 나오지 않게 해서 경맥 중의 기혈을 조화시켜야 합니다. 맥상이 적은데 이르르면 이 기혈은 함께 허하니 음양 형기가 함께 부족하면 반드시 침을 사용하여 치료할 필요는 없습니다. 감미(甘味)한 약을 써서 조절하여 보(補)하는 것이 옳습니다.

황제(黃帝)가 말한다. "내가 듣기로는 5장6부의 기(氣)는 형혈(榮脉)에서부터 들어가 합혈로 들어가는데 어느 길로부터 들어가게 하고 어느 곳으로 연결되어 들어가는지요? 그 이유를 듣고자 합니다."

기백(岐伯)이 답한다. "이 수족양경맥의 안으로 따로 들어감은 부(腑)에 속하는 것입니다."

황제(黃帝)가 말한다. "형혈(榮脉)과 더불어 합혈(合)은 각기 이름이 있는지요?"

기백(岐伯)이 답한다. "형혈은 바깥경(外經)을 치료합니다. 합혈은 안의 부(內腑)를 치료합니다."

황제(黃帝)가 말한다. "내부의 치료는 어떻게 하는지요?"

기백(岐伯)이 답한다. "합혈을 취합니다."

황제(黃帝)가 말한다. "합혈은 각기 이름이 있는지요?"

기백(岐伯)이 답한다. "위(胃)는 3리혈(三里)에 합하고, 대장(大腸)은 거허(巨虛) 상렴(上廉)에 합하고 소장(小腸)은 거허 상렴에 합합니다. 3초(三焦)는 위양(委陽)에 합해 들어갑니다. 방광(膀胱)은 위중(委中)에 합해 들어갑니다. 담(胆)은 양릉천혈(陽陵泉)에 합해 들어갑니다."

황제(黃帝)가 말한다. "취함은 어떻게하는지요?"

기백(岐伯)이 답한다. "3리혈을 취하는 것은 낮은 발등(低跗)입니다. 거허를 취하는 것은 거족(擧足)합니다. 위양(委陽)을 취하는 것은 굴신(屈伸)하여 찾습니다. 위중혈(委中)은 굽혀서 취합니다. 양릉천(陽陵泉)은 몸을 바로 쪼그리고 앉아 양무릎을 바로 세워 아래로 위양의 양(陽)을 취합니다. 모든 외경(外經)을 취하는 것은 4지를 뻗쳐서 경맥을 펴서 취합니다."

황제가 말한다. '내가 듣기로 5장6부의 기는 모두 정혈(井穴)에서 나오는데 형수혈(榮腧)로부터 합혈로 돌아와 들어갑니다. 그 기혈은 어느 길로부터 흘러들어 합혈에 들어가며 진입한 후에 또 어느 장부 경맥과 서로 이어지는 관계가 있는지요?' 청컨데 그 이치를 들려 주시면 합니다. 기백이 답한다. '그것은 이 수족양경(手足陽經)으로부터 갈라진 맥락이 이 내부로 진입해서 6부의 과정에 이어서 속합니다.' 황제가 말한다. '형혈과 합혈은 치료에 있어서 또 어떤 분별이 있는지요?' 기백이 답한다. '형혈의 기맥(氣脉)은 뜨고 얕아서 외경(外經)의 병을 치료할 수 있습니다. 합혈은 기맥이 깊이 들어가 내장의 병을 치료할 수 있습니다.' 황제가 말한다. '인체 내부의 부병(腑病)은 어떻게 치료하는가요?' 기백이 답한다. '3양경(三陽經)의 합혈을 취할 필요가 있습니다.' 황제가 말한다. '3양(三陽)의 합혈(合穴)은 모두가 명칭이 있는가요?' 기백이 답한다. '족양명위(足陽明胃)의 합혈은 3리(三里)에 있습니다. 수양명대장(手陽明大腸)의 맥기(脉氣)는 족양명위맥(足陽明胃脉)을 돌아 거허(巨虛) 상렴(上廉)에 합합니다. 수태양소장(手太陽小腸)의 기(氣)는 족양명맥(足陽明脉)을 돌아 거허(巨虛) 하렴(下廉)에 합합니다. 수소양3초(手少陽三焦)는 족태양(足太陽)의 위양혈(委陽穴)에 합합니다. 위양(委陽)은 3초(三焦)아래 도우는 수혈(輔腧)이 됩니다. 족태양방광(足太陽膀胱)은 위중(委中)에 합합니다. 족소양담(足少陽胆)은 양릉천(陽陵泉)에 합합니다.' 황제가 말한다. '합혈은 취하는 법이 어떠한지요?' 기백이 말한다. '3리혈을 취하는데는 발등을 낮고 평평하게 해야 합니다. 거허혈(巨虛穴)은 발을 들어서 취할 필요가 있습니다. 위양을 취하는데는 하지(下肢)를 굴신(屈伸)하여 진지하게 찾을 필요가 있습니다. 위중혈(委中穴)은 무릎을 굽혀서 취합니다. 양릉천(陽陵泉)은 몸을 바로하여 쪼그리고 앉아 양무릎을 평평하게 하여야 합니다. 위양의 바깥쪽에 찾아 취해야 합니다. 치료는 밖의 경맥에 있는 병에 있어서는 수혈(腧穴)을 취하고 다른 것들은 4지를 끌어 당기고 뻗쳐서 경맥을 뻗쳐서 기혈을 잘 흐르게 한 연후에 찾아서 취합니다.'

황제(黃帝)가 말한다. "바라건데 6부의 병에 대하여 듣고자 합니다."

기백(岐伯)이 답한다. "얼굴에 열이 나는 것은 족양명병(足陽明病)입니다. 어락혈(魚絡血)이란 수양명병(手陽明病)입니다. 양발등(跗)위의 맥이 단단하고 함몰될 것 같으면 족양명병(足陽明病)이니 이는 위맥(胃脉)입니다."

황제가 말한다. '내가 그대에게 듣기를 바라는 것은 6부(六腑)의 병이 변하는 정황에 대해서 논술해 달라는 것입니다.' 기백이 답한다. '족양명경맥이 얼굴에 운행하니, 얼굴 부위에 열이 나고 이것이 족양명에 병변(病變)이 있는 것입니다. 수양명맥 어제(魚際)에 있는 혈색이 답답하여 막히고 혹은 어혈(瘀血) 반점(斑点)

이 있는 것은 수양명병(手陽明病)입니다. 양발등위의 충양맥(沖陽脉)은 단단하게 나타나나 혹은 허하고 연하여 아래로 함몰되는 현상은 족양명병(足陽明病)입니다. 그러므로 발등의 충양혈(沖陽穴) 부위는 족양명위맥에 속합니다.'

대장병(大腸病)이란 장안이 매우 아프니(切痛) 물소리가 납니다. 겨울날에는 차가움에 겹쳐서 감촉되면 설사하고 응당 배꼽이 아픕니다. 오래 서 있지 못하고 위장과 더불어 징후가 같습니다. 거허(巨虛) 상렴(上廉)을 취합니다.

대장병은 장안에 급한 통증이 있으니 전도(傳導)함이 일상을 잃어(失常) 수액(水液)이 멈춰 있으므로 장에서 소리가 탁탁(濯濯) 나며, 겨울철(冬天)에는 다시 한사(寒邪)를 받아 설사가 일어나고 응당 배꼽이 아픕니다. 아플 때는 심지어 일어서지 못합니다. 대장은 위(胃)에 빗대어 있습니다. 그러므로 위경(胃經)의 거허(巨虛) 상렴(上廉)을 취해서 치료할 수 있습니다.

위병(胃病)이란 배가 창만하고 밥통(胃脘)이 심장에 대이어 아픕니다. 상지(上肢)의 양옆구리가 아프고 목구멍이 막혀 아프며 먹은 음식이 내려가지 않습니다. 삼리혈(三里)을 취합니다.

위병은 배가 그득하고 창만합니다. 밥통부위가 아프고 심하면 양옆구리가 그득합니다. 격막과 목부위가 막혀서 통하지 않고 음식이 내려가지 않습니다. 3리혈을 취하면 치료할 수 있습니다.

소장병(小腸病)이란 작은 배가 아픕니다. 허리와 척추가 당겨서 고환(睾)이 아픕니다. 아픈 것이 심하여 괴로움이 급해서 대변이 마려우면 귀앞에 열이 나고 만약 한기가 심하거나 어깨 위에 열이 심

하여 새끼 손가락과 다음 손가락 사이에 열이 나고 만약에 낙맥이
허함(陷)하면 이 모두가 그 징후입니다. 수태양(手太陽)의 병에는
거허(巨虛) 하렴(下廉)을 취합니다.

　　소장병은 작은 배가 아프기 시작하여, 허리척추가 당기고 고환
(睾丸)이 아픕니다. 그것은 대소변이 마려운 감각이 있게 되면 경
맥의 순행하는 방향으로 귀앞이 열이 나고, 혹은 한기가 심하고 혹
은 어깨 위에 열이 심하고 새끼 손가락과 다음 손가락 사이에 열
이 심하고 낙맥이 허함(虛陷)하여 일어나지 못하니 모두가 소장병
의 징후입니다. 소장경(小腸經)의 합혈(合穴)인 거허(巨虛)하렴
(下廉)의 진행을 취해서 치료할 수가 있습니다.

　삼초병(三焦)이란 배가 창만하고 기(氣)가 그득합니다. 작은 배
(小腹)가 더욱 그득하면 소변을 볼 수 없고 궁지에 몰려 급하면 넘
쳐서 수종(水)이 됩니다. 머무르면 수창병(脹)이 됩니다. 징후는 족
태양(足太陽)의 바깥 큰 낙맥에 있으며 큰 낙맥은 태양(太陽)에 있
으며 소양(少陽)의 사이에 붉은 색이 나타나면 위양혈(委陽)을 취합
니다.

　　3초병(三焦)은 기(氣)가 변화하여 운행하지 못합니다. 그러므로
배의 기(腹氣)가 창만합니다. 소복(小腹) 부위가 팽창함이 더욱
심하면 소변이 통하지 않아 심하게 궁지에 몰리는 느낌이 됩니다.
수도(水道)가 원활하지 못하면 물이 넘쳐서 피부 아래가 수종(水
腫)이 됩니다. 혹은 복부(腹部)에 머물러서 수창병(水脹病)이 됩
니다. 3초병(三焦病)은 족태양(足太陽) 바깥측의 큰 낙맥(大絡)의
변화를 관찰할 수 있습니다. 대락(大絡)은 태양경(太陽經)과 소양
경(少陽經)의 사이에 있으며 3초(三焦)의 아래 수혈은 위양(委陽)
입니다. 3초병이 있으면 이곳의 맥은 반드시 붉은 색이 나타납니
다. 치료할 때는 위양혈을 취합니다.

　방광병(膀胱病)이란 소복(小腹)이 치우쳐 부어서(偏腫) 아픕니다. 손으로 안마하면 오줌이 마려우나 누지 못합니다. 어깨 위에 열이 나고 맥이 함몰된 것 같습니다. 새끼 발가락에 미쳐서는 외렴(外廉)과 정강이(胻)와 복사뼈(踝) 뒤가 모두 열이 나고 마치 맥이 함몰된 것 같습니다. 위중혈(委中)을 취합니다.

　　방광병의 증상은 소복 부위가 치우쳐 부어(偏腫)서 아프고, 손으로 안마하면 곧 오줌이 누고싶어집니다. 그러나 오줌을 배출하지 못합니다. 왜냐하면 방광경맥이 발가락 바깥쪽에서 일어나고 정강이와 발목을 돌아 어깨와 등으로 올라갑니다. 그러니 방광의 병은 발의 새끼 발가락 바깥쪽에서 일어나니 정강이와 복사뼈 및 어깨에 발열(發熱)하고 혹자는 그 순행(循行)하는 부위의 맥 아래가 함몰해서 일어서지 않습니다. 치료할 때는 방광열의 합혈인 위중혈(委中)을 취합니다.

　담병(膽病)은 태식(太息)을 잘하고 입이 쓰고 정즙(精汁)이 위로 넘쳐 쓴 물을 구토하고 심장 아래가 뛰어 누가 잡아갈 듯이 두려워합니다. 목안에 무엇이 끼인 것 같고 자주 침을 뱉으며 족소양(足少陽)의 일어나고 그치는 데에 있으며 또 그 맥이 함몰된 것은 뜸을 떠야 하고 그 한열(寒熱)한 것은 양릉천(陽陵泉)을 취합니다.

　　담병(膽病)은 기(氣)가 성하여 통하지 않는 것입니다. 항상 한숨 쉬어 장기(長氣)를 내쉽니다. 입이 쓰고 정즙(精汁)이 넘쳐서 쓴 물을 토해냅니다. 동시에 정신불안증세가 나타나고 마음이 뛰어 두려워집니다. 마치 잡아가려는 사람이 있는 듯합니다. 목안에 무엇이 있어 막힌 것 같고 이 모두를 생각하면 침이 나오는 것입니다. 그러한 병의 치료는 족소양경(足少陽經)이 일어나는 데서

그치는 데에 까지 순행(循行)하는 통로상의 혈위(穴位)를 선택
하면 됩니다. 기혈의 부족함이 원인이 되어 나타나는 맥이 함몰하
는 부위에 대해서는 온구(溫灸)의 방법을 시용(施用)할 수 있습니
다. 가령 담병이 있어서 한열(寒熱)의 현상이 있으면 족소양(足少
陽)의 합혈인 양릉천혈(陽陵泉)을 찔러서 치료할 수 있습니다.

황제(黃帝)가 말한다. "침을 놓는데는 도(道)가 있는지요?"
기백(岐伯)이 답한다. "침을 놓는 도(道)는 반드시 기혈(氣穴)에
적중해야 하고 육절(肉節)에 적중해서는 안됩니다. 기혈에 적중하면
침(針)이 골목(巷)에서 헤엄치고, 육절(肉節)에 적중하면 피부가 아
프며 보사(補瀉)가 반대되어 병이 더욱 위독합니다. 힘줄에 적중하
면 힘줄이 늘어져서 사기(邪氣)가 배출되지 않고 진기(眞)와 더불어
서로 부딪칩니다. 어지러워 제거되지 못하고 도로 안으로 돌아와
붙습니다. 침을 사용함에 살피지 않으면 순행(順)이 역행(逆)이 됩
니다."

    황제가 말한다. '이상 여러 혈에 침을 놓는데는 일정한 규율이
있는지요?' 기백이 답한다. '이러한 혈위에 침을 놓는데는 일정한
기혈에 적중해야 합니다. 절대로 육절에 찔러서는 안됩니다. 그 때
문에 기혈(氣穴)에 찔려 적중하게 되면 침이 빈 골목에서 헤엄치
는 것과 같아서 경맥이 소통(疏通)될 수 있습니다. 만약에 침이 육
절(肉節) 위에 이르르면 단지 양육(良肉)을 손상시킬 수 있으며
피부를 아프게 하여 치료작용에는 이르르지 못하게 됩니다. 이밖
에 보사수법(補瀉手法)은 정확히 사용돼야 합니다. 가령 허(虛)한
증세에 사법(瀉法)을 쓰고 혹은 실(實)한 증세에 보법(補法)을 써
서 보(補)가 마땅한데 사(瀉)시키고 사가 마땅한데 보하게되면 질
병은 반드시 이 때문에 가중(加重)됩니다. 가령 힘줄 위에 잘못 놓
으면 힘줄이 상해서 이완(弛緩)될뿐 아니라 또한 병사(病邪)가 배
출되지 않기 때문에 진기(眞氣)와 더불어 서로 엉켜서 싸우고 인

체의 기기(氣機)가 어지러워져 심지어 안으로 함몰되고 체내(体內)에 고착(固着)되어 질병이 다시 깊어져 발전하게 됩니다. 이러한 모두에는 이 침을 사용함을 삼가하여 살피지 않으면 침법이 어지러워져 나쁜 결과를 낳습니다.

권 2

5. 각 경의 근결(根結)

이 편은 아래의 몇가지 문제를 서술했다.

1. 3음3양의 각 경(經)의 근결(根結) 부위와 혈위(穴位) 명칭. 2. 수족3양경(手足三陽經)의 근(根) 류(流) 주(住) 입(入)하는 수혈(腧穴). 3. 음양 각 경의 개(開) 합(闔) 추(樞)의 작용 및 그 주관하는 바의 병증과 치료. 4. 맥의 박동차수와 더불어 나타나는 쉬는 차수(次數)에 따라서 장기의 성쇠와 죽는 시기의 헤아림. 5. 식용기름에 대한 높은 지위에서 부유한 생활을 누리는 사람과 콩과 콩잎을 식용하는 노동하는 사람으로 인한 체질이 서로 다른 침의 깊이와 얕음, 느리고 빠른 응함의 다름. 6. 형기(形氣)의 유여(有余)와 부족(不足)이 침을 놓을 때에 응하는 구별이 있음이다.

뒤의 2개 문제는 실제로는 침법을 운용하는 요인과 사람을 적당히 억제함을 지적했다.

기백(岐伯)이 말한다. "천지가 서로 감촉하니 추위와 더위는 서로 추이(推移)합니다. 음양(陰陽)의 도(道)는 어느 것이 적고 어느 것이 많은지요? 음도(陰道)는 우수(偶)이고 양도(陽道)는 기수(奇)입니다. 봄여름에 발병하는 질병은 음기(陰氣)가 적어지고 양기(陽氣)가 많아집니다. 만약 음양(陰陽)이 조화롭지 못하면 어떻게 보(補)하고 어떻게 사(瀉)시키는지요? 추동(秋冬)에 발병하는 질병은 양기가 적어지고 음기가 많아집니다. 음기가 왕성해지고 양기가 쇠약해집니다. 그러므로 줄기와 잎(莖叶)이 바싹 시들고 습기와 비(濕雨)는 뿌리로 돌아옵니다. 음양이 서로 추이(推移)하니 어떻게 사(瀉)시키고 어떻게 보하겠습니까? 부정한 사기(奇邪)가 인체의 경맥에 침입하면 수(數)를 이기지 못하는 것과 같으니 그것은 근결(根結)의 뜻을 모르기 때문입니다. 5장 6부와 개(開), 합(闔), 추(樞)의 관계를 이해하지 못하면 부정한 사기(奇邪)가 어지럽게 침입한 후 3음 3양의 개합(開闔)의 기능[功能]을 잃어서 추기(樞機)가 무너지고(敗坏) 정기(精氣)가 달아나 다시 취하지 못합니다. 9침의 현묘함은 종시(終始)에 있음이 중요합니다. 그러므로 종시(終始)를 알 수 있어야하니 한마디로 말하면 종시를 모르면 침도(針道)가 다 끊어집니다."

기백이 말한다. '자연계의 기후의 변화는 추위가 가면 더위가 이르르고 더위가 가면 추위가 옵니다. 서로 바꾸어 가면서 추이(推移)합니다. 음양(陰陽)의 사라지고 자라는(消長) 추위와 더위가 왕성하고 쇠약하는 것입니다. 누가 적고 누가 많으냐는 모두가 일정한 규율(規律)이 있습니다. 음도(陰道)는 쌍수(雙數)이고 양도는 단수(單數)입니다. 봄과 따스할 때 발생하는 질병은 양기(陽氣)가 적고 음기(陰氣)가 많습니다. 그러한 음양이 조화되지 않는 병의 변화는 치료할 때는 어떻게 보사(補瀉)를 시행합니까? 음양이 많고 적은 구체적 상황의 근거에 응하여 보사를 시행합니다. 가령 추동(秋冬)에 발생한 질병은 양기가 적고 음기가 많습니다. 그 때문에 가을 겨울의 계절은 양기(陽氣)가 쇠약하며 적고 음기(陰氣)가 차고 왕성하여 초목의 잎과 줄기가 시들어 마르고 물과 습기는 아래로 뿌리부위에 스며들어 그러한 음양이 상이(相移)하는 정황은 어떻게 보사를 시행하는 것입니까? 반드시 음양 다소의 구체적인 정황에 근거하여 보사를 시행합니다. 인체에 부정한 사기(邪氣)가 침입하여 유전(流傳)함이 일정하지 않으면 병증의 많은 것을 만들어 내어 수(數)는 이기지 못하는 것과 같으니 이것은 근결(根結)의 뜻을 모르기 때문입니다. 장부의 경맥의 작용을 깨닫지 못하는 것입니다. 개(開), 합(闔), 추(樞)의 관계를 이해하지 못하면 기사(奇邪)가 침입하여 어지럽힌 후에 3양 3음의 개합(開闔)의 기능〔功能〕의 일상을 잃습니다. 추기(樞機)가 망가지고 정기(精氣)가 달아나 없어지고 음양이 손실을 받으면 병의 치료가 어렵습니다. 9침의 묘용(妙用)은 주요함이 철저하게 경맥의 순행(循行)과 일어나고 그치는 정황을 분명히 알아야 합니다. 만약에 경맥의 종시(終始)의 내용과 의의를 알면 침자(針刺)의 이치(道理)를 한마디로 분명하게 말하는 것입니다. 만약 그 방면의 내용과 의의를 알지 못하면 침자의 이치는 막혀서 통하기 어려울 것입니다.'

태양(太陽)은 지음(至陰)에 뿌리해서 일어나고 명문(命門)에서 맺힙니다. 명문혈이란 눈(目)입니다. 양명(陽明)은 여태혈(厲兌)에 뿌리해서 일어나고 상대(顙大)에서 맺힙니다. 상대혈(顙大)이란 겸이(鉗耳)입니다. 소양(少陽)은 규음혈(竅陰)에 뿌리해서 일어나고 창롱(窓籠)에서 맺힙니다. 창롱혈이란 귀속(耳中)입니다. 태양은 열림(開)이 되고 양명은 닫힘(闔)이 되고 소양은 지도리(樞)가 됩니다. 그러므로 열림이 꺾이면 육절(肉節)이 더럽혀져서(瀆) 사납고 급한 병(暴病)이 일어납니다. 그러므로 사납고 급한 병이란 태양을 취합니다. 남음이 있고(有餘) 부족(不足)함을 살핍니다. 독(瀆)이란 피육(皮肉)이 굽어타서(宛膲) 약해지는 것입니다. 닫힘이 꺾이면 기(氣)

가 멈춰 쉴 곳(止息)이 없어서 위질(痿疾)이 일어납니다. 그러므로 위질은 양명을 취합니다. 남음이 있고 부족함을 살핍니다. 멈출 곳이 없다는 것은 진기(眞氣)가 머물러 있어(稽留)서 사기(邪氣)가 머무르는 것입니다. 지도리가 꺾이면 뼈가 흔들려서(骨繇) 땅에서 불안한 것입니다. 그러므로 뼈가 흔들리는 것은 소양을 취합니다. 남음이 있고 부족함을 살핍니다. 골요란 관절이 늘어져서 거두지 못하는 것입니다. 이른바 골요란 흔들리는 때문입니다. 마땅히 그 근본을 궁구(究)합니다.

족태양방광경맥(足太陽膀胱經脉)의 기(氣)는 새끼 발가락(足小趾) 바깥쪽의 지음혈(至陰穴)에서 일어나서 얼굴 옆 부위의 명문(命門)으로 돌아와 맺힙니다. 이른바 명문혈(命門)은 안쪽 눈모서리의 정명혈(睛明穴)입니다. 족양명위경맥(足陽明胃經脉)의 기(氣)는 엄지 발가락(足大趾)과 다음 발가락(次趾) 끝의 여태혈(厲兌穴)에서 일어나서 머리와 관자놀이의 상대(顙大)로 돌아와 맺힙니다. 이른바 상대혈(顙大)은 귀의 위쪽의 위쪽 관자놀이 부위의 두유혈(斗維穴)에 묶여있습니다. 족소양담경맥(足少陽胆經脉)의 기(氣)는 새끼 발가락(足小趾)과 다음 발가락(次趾)끝의 규음혈(竅陰穴)에서 일어나 귀 부위의 창롱(窗籠穴)에 돌아와 맺힙니다. 이른바 창롱혈이란 청궁혈(听宮穴)입니다. 태양(太陽)은 3양(三陽)의 거죽(表)이니 열림(開)이 됩니다. 양명(陽明)은 3양(三陽)의 속(里)이니 닫힘(闔)이 됩니다. 소양(少陽)은 지도리(樞)가 됩니다. 일러 양기(陽氣)는 표리(表裏)의 사이에 있어서 나갈 수도 있고 들어 갈 수도 있습니다. 가령 기(機)의 지도리(樞)와 같습니다. 태양(太陽)은 열림(開)이 됩니다. 일러 양기는 밖에서 발생합니다. 이는 곧 열림의 기능(功能)입니다. 만약 여는(開) 기능(功能)이 손상을 입으면 육절(肉節)을 더럽히는 병변(病變)이 발생합니다. 바깥의 사기(邪)를 보태면 쉽게 침입해서 들어가게 되고 폭급(暴急)한 병의 발작이 많이 있게 됩니다. 폭급한 병의 치료는 족태양방광경(足太陽膀胱經)을 취하여 침을 놓으며 남음이 있는 것은 사(瀉)시키고 부족한 것은 보(補)하면 치료할 수 있습니다. 이른바 독(瀆)이란 피육(皮肉)을 시들게 한다는 뜻입니다. 음양이 속에 있으니 양기(陽氣)를 쌓아들여 내장에 채워 양생하는 것이 이 닫힘(闔)의 기능(功能)입니다. 만일 닫힘(闔)의 기능이 손상을 입으면 양기는 곧 머물러 쉴 곳이 없어져서 앉은뱅이병(痿躄之病)이 발생합니다. 앉은뱅이 병을 치료함에는 족양명위경(足陽明胃經)을 많이 취하여 침놓아서 그 남음이 있음을 사(瀉)시키고 그 부족함을 보(補)합니다. 이른바 머물러 쉴 곳이 없다(無所止息)는 것은 진기(眞氣)가 막히고 머물러 운행하지 못하니 사기(邪氣)가 침입해서 없어지지 않고 질병이 발생하는 것입니다. 소양(少陽)은 지도리가 되고 들어올 수도 있고 나올 수도 있고 안팎으로 전수(轉輸)하니 이것이 지도리(樞)의 기능(功能)입니다. 만약 지도리의 기능이 손상을 입으면 골요병(骨繇病)이 발생하여 일어섬이 안정되지 못합니다. 골요병의 치료는 족소양담경(足少陽胆經)을 침놓고 그 남음이 있는 것을 사(瀉)시키고 부족한 것을 보(補)합니다. 이른바 골요란 골절(骨節)이 늘어져서 거두지 못하고 움직여서 안정되지 못하는 것입니다. 위에서 발병한 각 병들은 3양(三陽)의 개(開), 합(闔), 추(樞)의 작용에 근거하여 응해서 구체적인 병증(病症)을 진찰하여 병에 이르는 근원을 찾아내어 적당한 치료를 해야 하는 것입니다.

태양(太陽)은 은백혈(隱白)에 뿌리해서 일어나고, 태창혈(太倉)에서 맺힙니다. 소양(少陽)은 용천혈(湧泉)에 뿌리해서 일어나고 염천혈(廉泉)에서 맺힙니다. 궐음(厥陰)은 대돈혈(大敦)에 뿌리해서 일어나고 옥영혈(玉英)에서 맺히고 전중(膻中)에 이어집니다. 태양은 열림(開)이고 궐음은 닫힘(闔)이고 소양(少陽)은 지도리(樞)입니다. 그러므로 열림이 꺾이면 창늠(倉廩)이 전수(轉輸)하지 못하고 격기(膈氣)가 허약하고 동설(洞泄)이 그치지 않습니다. 격동(膈洞)은 태양

(太陽)을 취하고 남음이 있음(有餘)과 부족(不足)함을 살핍니다. 그러므로 열림이 꺾이면 기(氣)가 부족하여 병이 나고 닫히면 기가 끊겨서 잘 슬퍼합니다. 슬퍼함은 궐음을 취하고 남음이 있고 부족함을 살핍니다. 지도리가 꺾이면 맥(脉)이 맺힌 곳이 있어서 통하지 않습니다. 통하지 않으면 소양을 취하고 남음이 있는 지 부족한 지를 살핍니다. 맺힘이 있는 것은 모두 취합니다.

　　족태양비경맥(足太陽脾經脉)의 기(氣)는 엄지발가락 양쪽의 은백혈(隱白)에서 일어나고 복부(腹部)의 태창혈(太倉) 곧 중완혈(中脘穴)에서 맺힙니다. 족소음신경맥(足少陰腎經脉)의 기는 발바닥(足心)의 용천혈(湧泉穴)에서 일어나 후부(喉部)의 염천혈에 돌아와 맺힙니다. 족궐음간경맥(足厥陰肝經脉)의 기는 엄지발가락 바깥의 대돈혈(大敦穴)에서 일어나 흉부(胸部)의 옥영혈(玉英穴)에 돌아와 맺힙니다. 곧 옥당혈(玉堂穴)이고 전중(膻中)에 이어집니다. 태음(太陰)은 비장(脾)을 주관하고 음분(陰分)의 거죽(表)에 머물고 열림(開)이 됩니다. 궐음은 간(肝)을 주관하고 음분(陰分)의 속(裏)에 머물러 닫힘(闔)이 됩니다. 소음(少陰)은 신장(腎)을 주관하고 표리(表裏)의 사이에 머물고 지도리(樞)가 됩니다. 가령 태음(太陰)의 열림의 기능(功能)이 손상을 받으면 비장(脾)이 운화(運化)를 잃으며 곡기(谷氣)가 전수(轉輸)되지 못하고 위로는 격기(膈氣)가 막히고 아래로는 동설(洞泄)이 그치지 않습니다. 격새동설(膈塞洞泄)의 치료는 비경(脾經)의 혈위(穴位)를 침을 놓고 허실(虛實)의 정황에 근거하여 남음이 있음(有餘)을 사(瀉)시키고 모자람(不足)을 보(補)합니다. 결국 태양(太陽)의 열림의 기능〔功能〕이 정상(常)을 잃어버리면 비기(脾氣)가 부족한 병이 생깁니다. 만약 궐음(厥陰)의 닫힌(闔) 기능〔功能〕이 손상을 입으면 간기(肝氣)가 천천히 펼쳐져(舒緩) 때로는 항상 슬퍼합니다. 슬퍼함의 치료는 간경(肝經)의 혈위(穴位)를 침 놓아서 취할 수 있으며 그 남음이 있음을 사(瀉)시키고 부족함을 보(補)합니다. 소양(少陽) 지도리(樞)의 기능〔功能〕이 손상을 받으면 신경맥

(腎經脉)의 기가 맺혀서 통하지 않습니다. 맥기가 통하지 않는 것을 치료함에는 신경(腎經)의 혈위(穴位)를 침 놓아 취할 수 있고 그 남음이 있음을 사시키고 그 부족함은 보합니다. 무릇 경맥(經脉)에 맺히고 막힘이 있어서 불통하는 것은 모두가 위의 침 놓아 치료하는 법에 응하여 취할 일입니다.

족태양(足太陽)은 지음(至陰)에 뿌리하여 경골(京骨)에 미끄러져 들고 곤륜(昆侖)에 흘러들고 천주(天柱) 비양(飛揚)에 들어갑니다. 족소양(足少陽)은 규음(竅陰)에 뿌리하고 구허(丘墟)에 흐르고 양보(陽輔)에 흘러들고 천용(天容)과 광명(光明)에 들어갑니다. 족양명(足陽明)은 여태(厲兌)에 뿌리하여 충양(沖陽)에 미끄러져 들고 하릉(下陵)에 흘러들고 인영(人迎)과 풍륭(豊隆)에 들어갑니다. 수태양(手太陽)은 소택혈(少澤)에 뿌리하여 양곡(陽谷)에 미끄러져 들고 소해(小海)에 흘러들고 천창(天窗)과 지정(支正)에 들어갑니다. 수소양(手少陽)은 관충(關沖)에 뿌리하고 양지(陽地)에 미끄러져 들고 지구(支溝)에 흘러들고 천유(天牖)와 외관(外關)에 들어갑니다. 수양명(手陽明)은 상양(商陽)에 뿌리하고 합곡(合谷)에 미끄러져 들고 양계(陽谿)에 흘러들고 부돌(扶突)과 편려(偏厲)에 들어갑니다. 이는 이른바 12경이란 왕성한 낙맥을 모두 마땅히 취합니다.

족태양방광경(足太陽膀胱經)의 맥기(脉氣)가 본경(本經)의 정혈(井穴)인 지음(至陰)에서 일어나 원혈(原穴)인 경골(京骨)로 흐르고 경혈(經穴)인 곤륜(昆侖)으로 흘러들어 위로는 상부의 천주(天柱)에 들어가고 아래로 낙혈(絡穴)인 비양(飛揚)으로 들어갑니다. 족소양담경(足少陽胆經)의 맥기(脉氣)는 본경(本經)의 정혈(井穴)인 규음(竅陰)에서 일어나 원혈(原穴)인 구허(丘墟)에 흐르고 경혈인 양보(陽輔)에 흘러들고 위로 경부(頸部)의 천용혈(天容穴)로 올라가고 아래로 낙혈(絡穴)인 광명(光明)에 들어갑니다.

족양명위경(足陽明胃經)의 맥기(脉氣)는 본경(本經)의 정혈(井穴)인 여태(厲兌)에서 일어나 원혈(原穴)인 충양(沖陽)으로 흐르고 합혈(合穴)인 3리(三里)에 흘러들어 위로 목옆부위(頸側部)의 인영혈(人迎穴)로 올라가고 아래로 경혈(經穴)인 풍륭(豊隆)으로 내려갑니다. 수태양소장경(手太陽小腸經)의 맥기(脉氣)는 본경(本經)의 정혈(井穴)인 소택(少澤)에서 일어나 경혈인 양곡(陽谷)으로 흐르고 합혈(合穴)인 소해(小海)로 흘러들어 위로 목부위(頸部)인 천창혈(天窗穴)로 올라가고 아래로 낙혈(絡穴)인 지정(支正)으로 내려갑니다. 수소양3초경(手少陽三焦經)의 맥기(脉氣)는 본경(本經)의 정혈(井穴)인 관충(關沖)에서 일어나서 원혈(原穴)인 양지(陽地)로 흘러, 경혈인 지구(支溝)로 흘러듭니다. 위로는 머리부위(斗部)인 천유혈(天牖穴)로 올라가고 아래로는 낙혈(絡穴)인 외관(外關)으로 내려갑니다. 수양명대장경(手陽明大腸經)의 맥기(脉氣)는 본경(本經)의 정혈(井穴)인 상양(商陽)에서 일어나 원혈(原穴)인 합곡(合谷)으로 흐르고 경혈인 양계(陽谿)에 흘러들고 위로 목부위(頸部)의 부돌혈(扶突穴)에 들어가고 아래로 낙혈(絡穴)인 편려(偏厲)로 내려갑니다. 이상 서술한 것은 수3양(手三陽)과 족3양(足三陽)의 좌우 모두 12경맥의 근(根), 유(溜), 주(注), 입(入)하는 수혈(穴)의 명칭이며 각 가닥(條)의 경맥(經脉)에는 무릇 충실하고 왕성한 형상이 있어서 모두가 마땅히 침을 놓아 사(瀉)시킵니다.

붙임 : 수족6양경의 근(根)류(溜) 주(注) 입(入) 수혈표

경맥 명칭	근(根)	유(溜)	주(注)	입(入)
족태양경	지음(정혈)	경골(원혈)	곤륜(경혈)	천주 · 비양(낙혈)
족소양경	규음(정혈)	구허(원혈)	양보(경혈)	천용 · 광명(낙혈)
족양명경	여태(정혈)	충양(원혈)	삼리(경혈)	인영 · 풍융(낙혈)
수태양경	소택(정혈)	양곡(원혈)	소해(경혈)	천창 · 지정(낙혈)
수소양경	관충(정혈)	양지(원혈)	지구(경혈)	천유(天牖) · 외관(낙혈)
수양명경	상양(정혈)	합곡(원혈)	양계(경혈)	부돌 · 편려(낙혈)

하루낮 하루밤(一日一夜)은 50영(營)을 운행합니다. 5장의 정기(精)를 영운(營運)해서 태과불급(太過不及)해서 그 수(數)에 응하지 않는 것은 광생(狂生)이라 합니다. 이른바 50영(五十營)이란 5장이 모두 기(氣)를 받아 그 맥구(脉口)를 유지하면 그 수(數)에 이르릅니다. 50차례 운행(運)이 한번도 대신하지 않고 5장이 모두 기를 받습니다. 40차례 운행하고 한번 쉬는 것은 1장(臟)이 기가 없습니다. 30차례 운행하고 1번 쉬는 것은 2장이 기가 없습니다. 20차례 운행하고 한번 쉬는 것은 3장이 기가 없습니다. 10차례 운행하고 한번 쉬는 것은 4장이 기가 없습니다. 10차례 운행이 차지 못하고 한번 쉬는 것은 5장의 기가 모두 쇠패한 것입니다. 죽을 시기를 미리 아는 것(予之短期)는 종시(終始)가 있어야할 필요가 있습니다. 이른바 50차례 운행하고 한번도 쉬지 않는 것은 5장 정기의 정상입니다. 갑자기 잦고 갑자기 성근 정황으로 5장의 기를 미리 헤아리는 것은

죽는 시기를 미리 아는 것입니다.

맥기(脉氣)의 체내(体內)운행은 1주야에 50바퀴 돕니다. 5장의 정기(精氣)를 영운(營運)하면 동시에 맥(脉)의 운행은 810장(丈)에 달합니다. 만약 태과(太過) 혹은 불급(不及)이 있으면 광생(狂生)이라고 합니다. 맥기가 50바퀴 운행하여 5장으로 하여금 모두가 정기(精氣)의 영양을 얻게 하면 촌구맥상(寸口脉象)을 진찰할 때 곧 알게 됩니다. 가령 촌구맥을 지맥함에 있어서 맥박이 50차례 뛰고 쉬지 않으면 그것은 5장이 건강하고 정기가 왕성한 증상입니다. 가령 맥박이 40차례 뛰고 한 차례 쉰다면 이는 한 장(一腸)이 (신(腎)의 장기)노쇠하고 기력이 약한(衰敗) 증상입니다. 맥박이 30차례 뛰고 한번 쉬면 이는 양장(兩腸)이 (신(腎), 간장기(肝藏氣)) 노쇠하고 기력이 약한 증상입니다. 맥박이 20차례 뛰고 한 차례 쉬면 이는 3장(三藏)이 (신(腎), 간(肝), 비장기(脾藏氣)) 노쇠하고 기력이 약한 증상입니다. 맥박이 10차례 뛰고 한 차례 쉬는 것은 이 4장 (신(腎), 간(肝), 비(脾), 심장기(心藏氣)) 이 노쇠하고 기력이 약한 증상입니다. 맥박이 10차례 미만을 뛰고 한 차례 쉬는 것은 이 5장의 장기가 모두 이미 노쇠하고 기력이 약한 증상입니다. 이상 말한 맥박이 뛰고 쉬는 정황에 근거하여 죽는 시기를 미리 예측해서 헤아릴 수 있습니다. 그 주요 근거가 이 영기(營氣)가 운행하는 종시(終始)의 정황입니다. 이른 바 맥박이 뛰는 현상이 갑자기 빠르거나 느리고 혹은 갑자기 뛰고 갑자기 쉬는 정황으로 미리 헤아리는 것은 죽음의 시기가 임박한 것입니다.

황제(黃帝)가 말한다. "역순 5체(逆順五体)란 것은 사람의 골절(骨節)이 크고 작은 것' 살(肉)의 단단하고 무른 것(堅脆). 피부(皮)의 두터움과 얇음(厚薄), 피(血)의 맑음과 탁함(淸濁), 기(氣)의 매끄러움과 껄끄러움(滑澁), 맥(脉)의 길고 짧음(長短), 혈(血)의 많고 적음(多少), 경락(經絡)의 수(數)임을 나는 이미 알고 있습니다. 이는 모두가 포의(布衣) 필부(匹夫)의 선비인 것입니다. 대저 왕공대인 (王公大人)과 희생을 올려 제사하는 임군(血食之君)은 신체가 연약 하고 무르고 취약하며, 기육(肌肉)이 연약하고 혈기(血氣)의 운행이 날새고 사납고 매끄러우니 그 침 놓음을 천천하고 빠르게 얕고 깊 고 많고 적음이 노동인들과 서로 같을 수 있겠습니까?"

기백(岐伯)이 답한다. 기름진 음식(膏粱)과 콩과 콩잎(菽藿)이 어 찌 같을 수가 있겠습니까? 기(氣)가 매끄러우면 빨리 빼고, 기(氣) 가 껄끄러우면 느리게 뺍니다. 기가 사나우면 침이 작고 얕게 들어 가고 기가 껄끄러우면 침이 크고 깊이 들어갑니다. 깊으면 머무르 려고 하고 얕으면 빠르고자 합니다. 이를 살펴서 노동인에게 찌르 는 것은 깊게 머무르고 대인(大人)에게 찌르는 것은 미약하고 느립 니다. 이는 모두 기의 사납고 빠르고 매끄럽고 원활함(慓悍滑利)에 기인합니다."

황제가 말한다. "사람의 형체는 이상(異常)과 정상(正常)의 구 분이 있습니다. 일반적으로 말하는 바 5종 형체의 사람은 골절이 작은 것이 있고 큰 것이 있으며, 기육(肌肉)에 단단함과 취약함이 있고 피부에 두터움이 있고 얇음이 있고 혈액에 맑음이 있고 탁함 이 있고 장기(藏氣)의 운행에 매끄러움이 있고 껄끄러움이 있고 경맥(經脉)에 긴 것이 있고 짧음이 있고, 영혈(營血)에 많음이 있 고 적음이 있고 경맥의 수(數)에 까지 미친다는 것을 나는 알고 있는데 그것은 모두가 일반 노동인에게 적용된 말인데 왕공대인은 어떠한지요? 이 모두는 종일 맛있는 음식을 먹고 사치스럽고 안일 한 생활을 하는 사람입니다. 그러므로 그들의 신체는 부드럽고 약 하며, 기육(肌肉)이 연약하고 기혈(氣血)의 운행이 빠르고 매끄러 워 원활합니다. 이상 말한 노동인민과 왕공대인은 생활환경이 같 지 않으므로 말미암아 체질의 차이가 큽니다. 치료함에 있어서는 찌르고 빼는 침의 빠르고 느림, 침을 찌르는 깊이의 깊고 얕음, 혈

(穴)을 취함의 많고 적음이 서로 같을 수 있는지요?" 기백이 답한다. "정육(精肉)을 미식(美食)하는 왕공대인과 거친 음식과 콩과 채소를 먹는 노동자가 침을 놓아 병을 치료하는 것이 어떻게 서로 같겠습니까? 일반 침자(針刺)의 원칙은 기(氣)가 매끄러우면 침을 빼는 것이 마땅히 빠르고, 기가 껄끄러우면 침을 빼는 것이 마땅히 느립니다. 기의 운행이 사납고 빠른 응용은 작은 침으로 또한 얕게 찌릅니다. 기가 껄끄러운 응용은 큰 침이고, 또 깊이 찌릅니다. 깊이 찌르는 것은 침이 머무를 필요가 있고, 얕게 찌르는 것은 침을 빼는 것이 빠를 필요가 있습니다. 이상의 침자(針刺)의 원칙을 살펴봄에 따라서, 침자(針刺) 형체가 장실(壯實)한 사람은 깊이 찔러 침을 머물러야 할 필요가 있고, 침자 형체가 유약한 왕공대인은 작은 침을 사용하여 가볍게 찌르고 느리게 찌를 필요가 있습니다. 그 원인은 그 사람의 기(氣)의 운행이 빠르고 원활한데 있습니다."

황제(黃帝)가 말한다. "형기(形氣)의 역순(逆順)은 어떠한지요?"

기백(岐伯)이 답한다. "형기가 부족하면 병기(病氣)가 남음이 있습니다. 이는 사기(邪氣)가 왕성하니 급히 사(瀉)시켜야 합니다. 형기가 남음이 있으면, 병기가 부족하니 급히 보(補)해야 합니다. 형기가 부족하고 병기가 부족하면 이는 음양기가 함께 부족한 것입니다. 침을 놓아서는 안되니, 침을 놓으면 부족함이 겹칩니다. 부족함이 겹치면 음양이 함께 다 소모되어 없어지고, 혈기가 모두 없어지고 5장이 텅 비고 근골의 골수가 마르고, 늙은 사람은 죽어서 없어지고 장년(壯者)은 회복되지 않습니다. 형기(形氣)가 남음이 있고 병기(病氣)가 남음이 있으면 이는 음양이 함께 남음이 있다고 합니다. 그 사기(邪)를 급히 사(瀉)시키고 그 허실(虛實)을 조절해야 합니다. 그러므로 남음이 있는 것은 사시키고 부족한 것은 보한다는 것은 이를 말하는 것입니다."

황제가 말한다. "형기와 병기가 역순(逆順)을 나타내는 것은 어떻게 치료하는지요?" 기백이 답한다. '형기가 부족하면 병기가 남음이 있는 것이니 이는 사기(邪)가 실(實)합니다. 마땅히 그 사기(邪)를 급히 사(瀉)시켜야 합니다. 그 형기(形氣)가 남음이 있고 병기(病氣)가 부족하면 마땅히 그 정기(正)를 보(補)해야 합니다. 만약 형기와 병기가 모두 부족하면 이는 음양표리가 함께 허합니다. 응당 침을 놓아서는 안됩니다. 잘못 찌른 후에 정기가 다시 부족함을 더하면 음양이 함께 다해 없어지는데 이르르니 기혈이 다 없어지고 5장이 공허하고 힘줄과 골수가 말라버립니다. 이래서 늙은이는 죽음을 재촉하고 장년은 건강을 회복하기가 어렵습니다. 만약 형기와 병기가 모두 남음이 있으면 이는 음양표리가 함께 실(實)한 것이니 마땅히 먼저 그 실함과 사기를 사(瀉)시켜서 사기(邪氣)를 없애고 그 허실을 조절해야 하는 것입니다. 그러므로 사실유여(邪實有余)의 용사법(用瀉法)이라 하고 정허부족(正虛不足)의 용보법(用補法)이라 합니다. 이것이 그 이치(道理)입니다.'

그러므로 '침을 놓음에 역순(逆順)을 알지 못하면 진기와 사기(眞邪)가 서로 핍박한다고 합니다. 그득한 것을 보(補)하면 곧 음양(陰陽)이 가득히 넘치고 장위(腸胃)가 가득 차고 간폐(肝肺)가 안에서 부릅뜨고, 음양이 서로 어긋납니다. 허한 것을 사(瀉)시키면 경맥(經脉)이 공허(空虛)하고 혈기가 다해 마르고 장위(腸胃)가 연약하고 무력해서 소화시키지 못하고 피부가 얇게 달라붙고 터럭과 살결이 모질어지고 말라버리니 죽을 시기를 미리 알 수 있습니다. 그러므로 침을 놓는 요체는 음양을 조화하는데 있다고 합니다. 음양이 조화되면 정기(精氣)가 곧 빛나고 형(形)과 기(氣)가 합해서 신(神)을 안으로 감추게 합니다. 그러므로 훌륭한 의원(上工)은 기를 화평하게 하고, 보통 의원(中工)은 경기(經氣)가 어지럽게 하고 서투른 의원(下工)은 병인의 생명을 위태롭게 한다고 했습니다. 그러므로 기술이 낮은 의원은 삼가하지 않으면 안됩니다. 반드시 그 5장 변화의 병과 5맥의 응함, 경락의 실허(實虛), 피부의 연약함과 기침을 살피고 난 후에 취합니다.

그러므로 말합니다. 침을 놓아 치료함에는 서로 거스르고 서로 순행하는 보사작용(補瀉作用)을 알지 못하고 잘못 찌른 후에는 정기(正氣)와 사기(邪氣)가 서로 싸우는 일이 일어날 수 있습니다. 가령 사기가 남음이 있는 실한 증세(實症)에 도로 보법(補法)을 쓰면 곧 음양(陰陽) 기혈(氣血)이 차고 넘치고 사기(邪)가 대장(大腸)과 위(胃)에 차서 간폐(肝肺)에 창만(脹滿)이 발생하고 음양(陰陽)의 기(氣)에 착란(錯亂)이 생기고, 정기(正氣)가 부족한 허한 증세(虛証)에 도로 사법(瀉法)을 사용하면 경맥(經脉)이 공허(空虛)하고 기혈(氣血)이 닳아 줄어 없어지고 장위(腸胃)의 소화가 무력해서 사기가 안으로 가득차고 피부가 야위고 엷어 뼈에 붙고 호모(豪毛)와 주리(腠理)가 모질어지고 마르고 탑니다. 그러한 병증이 나타나는데 이르르면 곧 죽음의 시기가 멀지 않았음을 미리 헤아릴 수 있습니다. 그러므로 침을 놓아 병을 치료하는 요령은 음양을 조화하고 평형(平衡)하게 하는데 있습니다. 또한 허한데 사법(瀉)은 쓰고 실한데 도로 보법(補)을 써서는 안됩니다. 다만 이렇게 하면 정기(正氣)가 비로소 왕성하고 형체와 신기(神氣)가 서로 연결되어 신기가 안으로 감추어져 배설되지 않게 됩니다. 기술이 고명한 의원은 보허사실(補虛瀉實)하고 음양의 기를 조절하고 그것을 평형하게 합니다. 기술이 일반적인 의원은 진단에 정확성이 모자라 왕왕 경기(經氣)가 어지럽습니다. 기술이 저열한 의원은 허실을 분별하지 못하여 보사(補瀉)를 남용하여 실시합니다. 그 결과 항상 병인의 생명이 위해(危害) 합니다. 그러니 침을 놓아 병을 치료할 때 맥증(脉証)을 진찰하고 보사수법(補瀉手法)을 운용하여 세심하지 못한다(粗心大意)고 했습니다. 반드시 분명한 5장의 병정 변화와 5장의 맥상 및 그 상응하는 정황을 반드시 살펴야 하고 더욱 맑은 경맥의 허실과 피부의 부드럽고 거친 것을 응당 살펴야 합니다. 그런 후에야 비로소 침을 놓는 경맥(經脉)과

부위(部位)와 수혈(腧穴)을 가려 취하는 재능으로 병을 낫게 하는
목적에 이릅니다.

6. 수요와 음양 강유(壽夭剛柔)

이 편은 형체의 완급(緩急)과 원기의 성쇠 및 피부, 기육, 골격, 맥박 등 방면의 차이에 따라서 음양 강유(剛柔)의 서로 다른 체질과 유형을 분석했다. 아울러 형체와 기(氣)의 평형적인 각도에 따라서 이러한 체질상의 차이와 생명의 길고 짧음의 관계를 언급하고 분석했다. 동시에 병이 음양 근골 피육 및 서로 다른 병인(病因), 성질, 병정(病程) 등의 정황에 근거하여 응하는 바에 응하여 채취하는 침자의 방법을 지적했다. 편말에 아울러 약위법(藥熨法)의 운용과 내용을 지적했다.

황제(黃帝)가 소사(少師)9)에게 묻는다. "내가 듣건데 인체의 타고남이 같지 않으니 체질이 강(剛)한 것도 있고 부드러운 것(柔)도 있고 약(弱)한 것도 있고 센 것(強)도 있고 키가 작은 것(短)도 있고 키가 큰 것(長)도 있고 음(陰)도 있고 양(陽)도 있으니 바라건데 치료에 있어서 그 대처 방안을 듣고 싶구려."

---

9) 소사(少師) : 갑을경(甲乙經)에서는 기백(岐伯)이라 함.

소사(少師)가 답한다. "음중(陰中)에 음이 있고 양중(陽中)에 양이 있으니 음양을 살펴 알아서 침을 놓는 이치가 있으며 병을 얻게되는 처음 자리에서 침을 놓는 이치가 있습니다. 삼가 병의 발단을 헤아려 시(時)와 더불어 서로 응하면 안으로 5장 6부에 합하고 밖으로 근골피부에 합합니다. 이 때문에 안으로 음양이 있고 밖으로 또한 음양이 있습니다. 안에 있는 것은 5장이 음이 되고 6부가 양이 됩니다. 밖에 있는 것은 근골(筋骨)이 음이 되고 피부(皮膚)가 양이 됩니다. 그러므로 일러 병이 음의 음에 있는 것은 음의 형혈(滎輸)에 찌르고, 병이 양의 양에 있는 것은 양의 합혈(合)에 찌릅니다. 병이 양의 음에 있는 것은 음의 경혈(經)에 찌릅니다. 병이 음의 양에 있는 것은 낙맥(絡脉)을 찌릅니다. 그러므로 일러 병이 양에 있는 것은 풍(風)이라 이르고, 병이 음에 있는 것은 비(庳)라고 합니다. 음양이 함께 병든 것은 풍비(風痺)라 합니다. 병이 형체는 있고 아프지 않는 것은 양의 유(類)입니다. 형체가 없고 아픈 것은 음의 유(類)입니다. 형체가 없고 아픈 것은 그 양은 완전하고 음이 상한 것입니다. 급히 그 음을 치료하고 그 양은 공격하지 말아야 합니다. 형체가 있고 아프지 않는 것은 그 음이 완전하고 양이 상한 것입니다. 급히 그 양을 치료하고 그 음을 공격해서는 안됩니다. 음양이 함께 움직이면 잠깐 형체가 있기도 하고 잠깐 형체가 없기도 한데 번뇌하는 마음(煩心)을 더하면 음이 그 양을 이긴다 (陰勝其陽)고 합니다. 이를 그 거죽도 아니고 속도 아니다(不表不裏)라고 하니 그 형체가 오래 가지 못합니다.

황제가 소사(少師)에게 묻는다. '내가 듣기로는 인체의 타고남(稟賦)이 다르기 때문에 체질에는 굳세고 부드러움(剛柔)과 강하고 약함(强弱)이 있고, 체형(体形)에는 크고 왜소(高矮)한 구별이 있고, 생리부위(生理部位)와 병리부위(病理部位)의 성질이 모두 음양의 같지 않음이 있도다. 치료에 있어서 어떠한 구별로 대처하는가? 그 중의 이치를 들려 주었으면 하오.'

소사가 답한다. '인체의 생리부위와 병리 부위의 성질은 모두가 음양의 구분이 있습니다. 다만 음양은 절대적 개념이 아닙니다. 음양중에서는 다시 음양으로 가를 수 있습니다. 반드시 분명한 음양의 같지 않은 특징을 살펴 질병의 성질을 알고 침을 놓아야 치료할 때 비로소 따르는 법도(法度)가 있을 수 있습니다. 동시에 병에 발생하는 인소(因素)를 알아야 병의 인소와 시서(時序)가 상응하느냐 안하느냐에 이르릅니다. 각종의 병에 이르르는 인소는 모두가 인체 내부의 5장 6부와 외부의 피육근골(皮肉筋骨)과 밀접하게 관련되어 있습니다. 인체의 내외 분별은 음(陰)에 속하고 양(陽)에 속하고 내부(內部)와 외부(外部)는 또 음양으로 가를 수 있습니다. 체강(体腔) 이내는 5장이 음이고 6부는 양입니다. 체강(体腔) 이외는 근골(筋骨)이 음이고 피부(皮膚)는 양이며, 각 발병부위 및 질병의 본신(本身)의 구체적인 음양 속성에 근거해서 초보에 선정하는 침으로 치료하는 혈위(穴位)가 정해집니다. 가령 병이 음중(陰中)의 음의 5장에 있으면 음경(陰經)의 형혈(榮穴)과 수혈(兪)에 응당 찔러야 합니다. 병이 음중의 양의 6부에 있으면 양경(陽經)의 합혈(合穴)을 응당 찔러야 합니다. 병이 양중(陽中)의 음의 근골(筋骨)에 있으면 음경(陰經)의 경혈(經穴)에 응당 찔러야 합니다. 병이 음중(陰中)의 양의 피부(皮膚)에 있으면 거죽의 얕은 낙맥(絡脉)에 침 놓는 것이 옳습니다. 발병한 특별한 증세에 대해서는 음양이 오는 것을 개괄해서 쓰는 것이 옳습니다. 병이 양분에 있으면 풍(風)이라 일컫습니다. 병이 음분에 있으면 비(痺)라 일컫습니다. 음분과 양분이 함께 있는 병은 풍비(風痺)라고 합니다. 병이 있는데 비록 병형(病形)의 나타남은 있으나 동통(痛)이 없으면 그것은 양의 한 무리(類)에 속합니다. 병이 있는데 병형이 나타남은 없고 동통(疼痛)이 없는 것은 음의 한 무리에 속합니다. 앞의 한 무리(類)가 형체가 있고 동통이 없는 것은 양의 한 무리(類)에 속합니다. 그것은 양분이 완전하고 양호하고 음분

은 바깥 사기(外邪)의 손상을 받으면 응당 급하게 음분을 치료하
고 양분을 공격할 필요가 없습니다. 가령 음분과 양분이 모두 병환
이 발생하면 그 때 나타남이 있는 것은 병형이 있음을 증명할 수
있습니다. 그 때 나타남이 없는 것은 명확한 병형이 없습니다. 그
것은 장부(臟腑)와 체표(体表)의 음양(陰陽) 양방면이 모두 바깥
사기(外邪)의 손상을 입는 것입니다. 만약에 다시 심중에 번거롭
고 불안한 감각이 있으면 그것은 장부 음양 기기(氣機)의 실조(失
調)가 나타난 것이고 음병(陰病)이 양병(陽病)보다 심함을 설명하
는 것입니다. 이러한 표리음양(表裏陰陽)이 함께 상한 병정(病
情)은 비교적 치료가 어려우며 생명이 오래지 않아 장차 피곤하
고 지치는 것을 미리 나타내는 것입니다.'

황제(黃帝)가 백고(伯高)에게 묻는다. "내가 듣건데 형기(形氣)의
병의 선후(先后)는 밖과 안의 응함이라 하는데 어떠한가?"

백고(伯高)가 답한다. "풍한(風寒)은 형체(形)를 상하게 하고 우
공(憂恐)과 분노(忿怒)는 기(氣)를 상하게 합니다. 기가 장(臟)을 상
케하면 곧 장이 병듭니다. 한기(寒)가 형체를 상하면 곧 형체에 응
합니다. 풍(風)이 근맥(筋脉)을 상하면 근맥이 곧 응합니다. 이는 형
기(形氣) 외내(外內)의 서로 응함입니다."

황제(黃帝)가 말한다. "침은 어떻게 놓는가?"

백고(伯高)가 답한다. "병든지 9일인 사람은 세번 침을 놓으면 낫
습니다. 병든지 한달된 사람은 열번 침 놓으면 낫습니다. 다소원근
(多少遠近)으로써 이를 차도(差)가 나게 합니다. 오랫동안 마비되어
물리치지 못하는 것은 그 혈락(血絡)을 살펴서 그 혈(血)을 모두 나
오게 합니다."

황제(黃帝)가 말한다. "밖과 안의 병은 난이(難易)의 치료를 어떻
게 하는가?"

백고(伯高)가 답한다. "형체(形)가 먼저 병들고 장(臟)에는 들어가지 않은 것은 그 날(日)의 반(半)을 침 놓습니다. 장이 먼저 병들어서 그 형체(形)가 곧 응한 것은 그 날(日)의 배(倍)를 침 놓습니다. 이것이 밖과 안의 난이(難易)의 응함입니다."

　　황제가 백고에게 말한다. '내가 듣건데 사람의 외부와 내부 기기(氣機)에 병변(病變)이 발생할 때 발병의 선후(先后)는 반드시 안과 밖의 상응하는 관계에 있다고 하는데 그것은 어떻게 된 일인가?' 백고가 답한다. '풍한(風寒)의 사기(邪)가 밖에 침입하면 반드시 먼저 외부의 형체를 상합니다. 우공(憂恐) 분노(忿怒) 등 7정을 자극하면 반드시 내부 기기(氣機)의 운행에 영향을 주고 기(氣)의 운행이 교란(攪)에 이르게 하되 곧 5장에 파급되어 내장이 상함을 받습니다. 한사(寒邪)는 형체를 상해(傷害)하여 체표(体表)를 발병하게 하고 풍사(風邪)의 상함이 근맥(筋脉)에 미쳐서 근맥이 발병케 합니다. 그것은 외인(外因)과 내인(內因)이 외부의 형체와 내부의 기기가 손상을 받고 깨뜨려지고 나뉘어져 발병하는 상응관계에 있습니다.' 황제가 말한다. '어떻게 침을 놓아 치료하는가?' 백고가 그 도(道)를 답한다. '9일(九天)의 병을 얻으면 침을 세차례 놓으면 나을 수 있습니다. 1개월의 병을 얻으면 침을 열번 놓으면 나을 수 있습니다. 병을 얻은 시일의 장단(長短)과 원근(遠近)이 침을 놓는 차수(次數)로 이상의 표준은 형량(衡量)의 비교로 쓸 수 있습니다. 만약 오래 앓던 비증(痺症)으로 병을 쉽게 제거할 수 없으면 응당 환부(患部)의 혈락(血絡)을 관찰하여 어혈(瘀血)이 있으면 침을 찔러 없애고 깨끗하게 할 필요가 있습니다.' 황제가 말한다. '외인(外因)과 내인(內因)으로 이루어진 병에 난치(難治)와 이치(易治)가 있으면 응당 어떻게 치료하는가?' 백고가 그 도(道)를 답한다. '바깥의 사기(邪)가 형체를 상해(傷害)시키면, 가령 단지 이 체표(体表)가 발병하여 아직 내장(內臟)에 전해 들지 않으면, 침을 놓는 차수(次數)는 배가(倍加) 할 필요가 있습니다. 그것은 이 인체의 내외가 서로 응함으로 인해서 발병하는 원

인이 같지 않아서 질병의 어려움과 치료하기 쉬움에 미쳐서 제기
되는 처리방법입니다.'

황제(黃帝)가 백고(伯高)에게 묻는다. "내가 들으니 형체(形)에는
느리고 급함(緩急)이 있고 기(氣)에는 왕성하고 쇠함(盛衰)이 있고
뼈에는 크고 작음이 있고 살(肉)에는 단단함과 약함(堅脆)이 있고
피부에는 두터움과 얇음(厚薄)이 있으므로 인해서 그 오래 살고 일
찍 죽음(壽夭)은 어떠한가?"

백고(伯高)가 답한다. "형체(形)와 기가 서로 알맞으면 오래 살고
(壽) 알맞지 않으면 일찍 죽습니다. 피부(皮)와 살(肉)의 기가 꼭 축
적되면 오래 살고 축적되지 않으면 일찍 죽습니다. 혈기경락이 형
체를 이기면 오래 살고 형체를 이기지 못하면 일찍 죽습니다."

황제(黃帝)가 말한다. "어떻게 형체가 느리고 급한가?"

백고(伯高)가 답한다. "형체가 충실하고 피부가 느린 것은 오래
살고 형체가 충실하고 피부가 급한 것은 일찍 죽고 형체가 충실하
고 맥이 단단하고 큰 것은 순(順)하고 형체가 충실하고 맥이 적어
서 약한 것은 기(氣)가 쇠약하고 쇠약하면 위태롭습니다. 만약 형체
가 충실하고 광대뼈(顴)가 일어나지 않는 것은 뼈가 작고 뼈가 작
으면 일찍 죽습니다. 형체가 충실하고 볼기살(大肉)은 사태(䐃)가
단단하여 분리(分理)가 있는 것은 살이 단단(肉堅)합니다. 살이 단
단하면 오래 삽니다. 형체가 충실하고 볼기살(大肉)이 분리(分理)되
지 않고 단단하지 않는 것은 살이 무르고(肉脆) 일찍 죽습니다. 이
하늘이 생명(生命)의 형체를 세우고 기(氣)를 정하기 때문에 오래
살고 일찍 죽는 것을 보는 것입니다. 반드시 이에 밝아서 형체를 세
우고 기(氣)를 정한 후에 병인(病人)에 대해서 죽고 삶을 결정합니
다."

황제(黃帝)가 말한다. "내가 수요(壽夭)에 대하여 듣기로는 이는 매우 헤아리기 어려운 것이라 하던데."

백고(伯高)가 답한다. "담벽의 토대(墻基)인 얼굴의 골격(骨骼)이 낮으면 땅인 얼굴의 살에 이르르지 못하여 뼈가 쇠약하여 살을 이기지 못하기 때문에 30이 못되어 죽습니다. 거기다가 병이 더한 사람은 20이 못 되어 죽습니다."

황제(黃帝)가 말한다. "형기(形氣)가 서로 이기면 그 수요(壽夭)가 어떠한가?"

백고(伯高)가 답한다. "평인으로 기(氣)가 형체를 이기는 사람은 오래 살고 병들어 형체가 살을 벗어나고 기가 형체를 이기는 사람은 죽고, 형체가 기를 이기는 사람은 위태롭습니다."

황제가 백고에게 묻는다. "사람의 형체에는 느림도 있고 빠름도 있다. 왕성함도 있고 쇠약함도 있다. 사람의 기(氣)에는 왕성함도 있고 쇠약해짐도 있다. 골격(骨骼)에는 큰 것도 있고 작은 것도 있다. 기육(肌肉)에는 단단함도 있고 무름(堅脆)도 있다. 피부에는 두터움도 있고 얇음도 있다. 그러한 같지 않은 정황은 사람의 수명 장단과 어떤 관계가 있는가?" 백고(伯高)가 답한다. '형체와 기는 겉과 속이 잘 어울리면 수명이 길고(壽長) 형과 기가 어울리지 않으면 쉽게 일찍 죽습니다. 피부(皮膚)와 기육(肌肉)이 균형이 잡히고(勻称) 조화되면(協調) 수명이 길고 균형이 잡히지 않고 조화되지 않으면 수명이 짧습니다. 기혈경락(氣血經絡)은 인체의 근본입니다. 형체는 수목(樹木)의 가지와 잎(枝叶)과 같은 형상입니다. 혈기경락(血氣經絡)이 강성(强盛)하고 보다 나은(胜辻) 형체이면 오래 살고(長壽) 보다 나은 형체가 되지 못하면 쉽게 죽습니다.' 황제가 말한다. '이 외형의 완급(緩急)은 무엇이며 수명의 길고 짧음과는 어떤 관계인가?' 백고가 답한다. '무릇 이 형체가 충실하고, 피부가 부드럽고 느리고(和緩) 기맥이 종용하면 수명이 깁니다. 형체가 비록 충실하나 피부가 긴급(緊急)하고 기맥이 촉박

(促迫)하면 곧 쉽게 일찍 죽습니다. 형체가 충실하고 맥상(脉象)
이 단단하고 크고, 표리(表裏)가 하나 같고 안과 밖이 함께 강하면
이는 장수할 순한 형상(順象)입니다. 형체가 비록 충실하나 맥의
형상이 약하고 작고 힘이 없으면 이는 안이 허하고 밖이 실하고
기맥(氣脉)이 실하니 이는 일종의 쉽게 일찍 죽는 위험한 형상(危
象)입니다. 형체가 충실하나 광대뼈(顴骨)가 낮고 작으면 이는 골
격(骨骼)이 약하고 작으니 이는 쉽게 요절(夭折)하는 형태입니다.
형체가 충실하고 기육(肌肉)의 발달이 견실(堅實)하고 분리(分理)
가 분명하면, 이는 장수 할 형태입니다. 형체가 충실하나 기육이
소나무처럼 연(軟)하고 무르고 약하며(脆弱) 분리(分理)가 없으
면, 이는 일찍이 죽을 형태입니다. 이는 모두가 사람의 품부(稟賦)
가 같지 않게 조성되었으므로 체질에는 단단하고(堅强) 쇠약한 구
별이 있고 수명(壽命)에는 길고 짧은 같지 않음(不同)이 있으니
의원(医生)은 반드시 입형정기(立形定氣)의 이치(道理)를 이해하
고 난 연후에 임상(臨床)을 따라 생사(生死)를 결정하는 것이 옳
은 것입니다.' 황제가 말한다. '내가 장수(長壽)와 단명(短命)에
대해서 설명을 들었으나 이는 지극히 헤아리기 어렵구려!' 백고가
답한다. '담장의 기반이 낮고 작으면 얼굴 부위에 이르르지 못하니
이는 뼈가 쇠약하고 살이 왕성한 것입니다. 30세를 살지 못하고
일찍 죽습니다. 만약 거기에 다시 질병을 보태면 20세를 이어서
살지를 못합니다.' 황제가 말한다. '형체와 기맥의 서로 어울리는
여부(與否)는 어떻게 장수와 단명을 결정할 수 있는가?' 백고가
답한다. '사람의 오래 살고 일찍 죽음(壽夭)은 기가 위주(爲主)가
됩니다. 기가 족(足)하면 신(神)이 완전합니다. 평상인(平常人)은
가령 기가 족(足)하면 신(神)이 완전하여 형체를 이기면 오래 삽
니다. 다만, 병으로 형육(形肉)이 소탈(消脫)되면, 비록 기가 돌아
오고 없어지지 않아도 또한 죽게 됩니다. 형육이 있고 탈감(脫減)
이 없어도 원기(元氣)가 이미 쇠약해서 다하면, 기가 쇠약하고 신
(神)이 쇠약해져서 생명이 같은 모습으로 위험상태에 처하게 되어
장수(長壽)하지 못하게 됩니다.'

황제(黃帝)가 말한다. "내가 듣기로는 침(針)에는 3변(三變)이 있다고 하는데 무엇을 3변이라 하는가?"

백고(伯高)가 답한다. "자영(刺營)이란 것이 있고, 자위(刺衛)란 것이 있고 자한비(刺寒痺)하여 경(經)에 머무르는 것이 있습니다."

황제(黃帝)가 말한다. "3변을 찌르는 것은 어떻게 하는가?"

백고(伯高)가 답한다. "자영(刺營)은 출혈(出血)하고, 자위(刺衛)는 출기(出氣)하고 차한비(刺寒痺)는 내열(內熱)이 납니다."

황제(黃帝)가 말한다. "영위한비(營衛寒痺)의 병은 어떠한가?"

백고(伯高)가 답한다. "영(營)의 병이 발생하면 한열(寒熱)이 나고 소기(少氣)하고 혈이 위로 아래로 망녕되이 운행합니다. 위(衛)의 병이 생기면 기(氣)의 아픔이 때로 오고 때로 사라집니다. 기가 왕성하여 [怫慂] 배가 창만 [賁만]하며 풍한(風寒)이 장위(腸胃) 안에 머무는 것입니다. 한비(寒痺)가 병이 되면 머물러 살아지지 않고 때로는 아프고 피부가 무감각하여 곱습니다(不仁)."

황제(黃帝)가 말한다. "한비(寒痺)를 찔러서 내열(內熱)이 나면 어떠한가?"

백고(伯高)가 답한다. "포의(布衣)에게는 쑥으로 뜨고 왕공대인(王公大人)에게는 약으로 따뜻이 합니다(藥熨)."

황제가 말한다. "내가 듣기로는 침을 찌름에는 세가지의 변화가 있다고 했다. 세가지 변화란 무엇인가?" 백고가 답한다. "영분(營分)을 찌르는 것이 있고 위분(衛分)을 찌르는 것이 있고, 한비(寒痺)를 찔러 경맥(經脉)에 머무는 것이 있습니다." 황제가 말한다. "그 세가지 침 놓는 법을 구체적으로 응용하면 이는 어떠한가?" 백고가 답한다. "영분(營分)의 병에 침을 놓는 것은 출혈(出血)이 필요하고 그 때문에 혈(血)은 영기(營氣)가 변화한 곳입니다. 위분(衛分)의 병을 침 놓는데는 기(氣)가 나와야 할 필요가 있습니다.

위기(衛氣)는 양(陽)에 속하기 때문에 피부(皮膚) 분육(分肉)의
사이를 순행(循行)합니다. 그러므로 위(衛)에는 기(氣)를 취합니
다. 한비를 침 놓는데는 따스한 경(溫經)에 침을 머물러서 내부를
따스하게 할 필요가 있습니다." 황제가 말한다. '영(營), 위(衛),
한비(寒痺)의 병정(病情)은 어떠한가?' 백고가 답한다. '영(營)이
혈(血)을 주관함은 음(陰)에 속합니다. 병은 음분(陰分)에 있습니
다. 음이 병들면 양(陽)이 왕성합니다. 그러므로 한열(寒熱)의 왕
래가 있습니다. 음이 허하면 기가 없습니다. 그러므로 소기(少氣)
합니다. 사기(邪)가 영혈(營血)에 있고 혈(血)을 따라 아래 위로
망녕되게 운행합니다. 위(衛)의 주기(主氣)는 양에 속합니다. 병
은 위분(衛分)에 있습니다. 그러므로 기가 아픕니다. 기는 정형(定
形)이 없습니다. 그러므로 때로는 오고 때로는 갑니다. 아울어서
마음이 답답하고 막히고(悗郁) 펼쳐지지 못하고(不舒) 배가 우굴
거리고 부어오르는(腹脹) 증상이 됩니다. 이는 풍한(風寒)이 장위
(腸胃)에 침범하기 때문입니다. 한비는 이 사기(邪氣)가 경락(經
絡)에 머물러서 없어지지 않는 것입니다. 그러므로 때로는 동통
(疼痛)이 있고 마비(麻木)되어 감각이 없습니다(不仁).' 황제가 말
한다. '한비를 침 놓는 납열법(納熱法)은 어떠한가?' 백고가 답한
다. '사람의 같지 않은 체질의 진행에 근거해서 노동자들에게는 쑥
(艾)을 사용하여 뜸을 뜨고(火炙) 왕공대인(王公大人)에게는 약물
(藥物)을 쓰고 다리미질(熨)할 필요가 있습니다.'

황제(黃帝)가 묻는다. "약위(藥熨)란 어떻게 하는가?"

백고(伯高)가 답한다. "순주(醇酒) 20되(升), 산초(蜀椒) 1되, 말린
생강(干姜) 1근, 계심(桂心) 1근, 무릇 네가지를 모두 입으로 씹어
가루로 만들어(㕮咀) 술에 담궈서 솜 1근과 가는 흰 깁 4장(丈)을
사용하여 아울어 술안에 넣고 마른 마분(馬糞)을 태운 약한 불에
술 그릇을 넣고 덮개로 봉하고 발라 새 나오지 않게 하고 닷새 낮
밤을 구운 뒤에 베와 솜(布絮)을 끄집어내어 햇볕에 말리고 마른

것을 다시 술안에 담궜다가 그 즙(汁)을 다 거둡니다. 매번 반드시 햇볕에 1주야를 적시고는 곧 끄집어 내어 말립니다. 말려서는 아울러 찌꺼기(滓)와 솜을 써서 다시 천(布)으로 주머니를 만들어 솜과 약찌꺼기를 넣습니다. 주머니의 길이는 6, 7척 곧 생뽕나무 숯으로 뜸질하는 주머니로 삼아서 한비(寒痺)를 찌르는 곳에 다리미질(熨)하여 열(熱)이 병든 자리에까지 이르르게 하여 한비(寒)를 뜸질하고 주머니로 다리미질하여 30차례를 하고 그칩니다. 땀이 나면 수건으로 몸을 닦고 또 30차례 하면 그치고, 일어나서 집안을 걸어다니고 풍한(風)을 피해야 합니다. 찌를 때마다 반드시 다리미질하여 이와 같이 하면 병이 낫습니다. 이를 이른바 내열(內熱)이라 합니다."

      황제가 말한다. '약위(藥熨)를 어떻게 붙여서 쓰는지요?' 백고가 답한다. '순주(醇酒) 20되, 산초(蜀椒) 1되, 마른 생강 1근, 계심(桂心) 1근, 이 네가지 약을 입으로 씹어 잘게 부수어 술에 담그어, 다시 솜 1근, 가는 흰 깁4장(丈)으로 아울어 싸서 술에 담그어 둡니다. 그런 후에 술통(酒器)을 진흙으로 덮어 엄밀하게 봉해서 기가 새지 않게 하여 불타는 말똥(馬矢)속에 굽습니다. 5일간의 낮과 밤을 구운 뒤에 깁(布)과 솜을 끄집어 낸 후 다시 술안에 담궜다가 술을 모두 쥐어짭니다. 매차 1주야의 시간을 담궜다가 끄집어내어 햇볕에 쬡니다. 그 천으로 주머니를 만들어 솜과 약찌꺼기를 집어 넣습니다. 주머니의 길이는 6, 7자(尺) 모두 6, 7개 로 그런 연 후에 생상탄(生桑炭)을 이용해서 불에 말린(烤) 후에 한비(寒痺)를 침 놓은 부위에 다리미질(熨)하여 열도(熱度)를 병든 자리에 바로 보내고 6, 7개의 주머니를 사용하여 돌아가며 불어 말리고 다리미질합니다. 서늘해지면 바꿔서 부치니, 다리미질은 30번에 한차례 쉬니 바로 몸에 땀이 나게 됩니다. 땀이 나면 주머니로 문지릅니다. 이를 30차례 하여 땀방울을 닦아서 말리고 마지막에는 일어나서 밀실에서

산보하여 풍(風)에 나타내지 말고 매양 침을 한차례 맞으며 반
드시 다리미질법을 씁니다. 그러한 한비의 치료로 완전히 낫게
되니 이것이 온경산한(溫經散寒)의 납열법(納熱法)입니다.

7. 관침의 요점(官針)

　　이 편은 9종 침구의 적응증과 각자의 성능을 소개했다. 편중에 상세하게 설명한 것은 서로 다른 병정 변화와 서로 다른 경맥 변환과 서로 다른 장기 병환과 사기(邪氣)의 깊고 얕은 정도 등에 응하여 각종 침자방법에 적응했다. 이러한 방법을 헤아려 9변의 9종방법 －수자(輸刺), 원도자(遠道刺), 경자(經刺), 낙자(洛刺), 분자(分刺), 대사자(大瀉刺), 모자(毛刺), 거자(巨刺), 쉬자(焠刺)－에 적응하고, 12경병변의 "12절"자법 － 우자(偶刺), 보자(報刺), 퇴자(恢刺), 제자(齊刺), 양자(揚刺), 직침자(直針刺), 수자(輸刺), 단자(短刺), 부자(浮刺), 음자(陰刺), 방침자(傍針刺), 찬자(贊刺) －에 적응하고, 사기(邪氣)의 깊고 얕은 정도의 3자법(三刺法)에 적응하고 5장 질병의 5자법(五刺法) －반자(半刺) 표문자(豹文刺) 관자(關刺) 합곡자(合谷刺) 수자(輸刺)－에 적응하니, 이러한 풍부하고 다채로운 방법은 전통 고대 침자 기술의 성숙정도에 반영되고 아울러 후세 침자수법(針刺手法)의 발전에 기초를 다지는데 반영됐다.

　무릇 침을 놓는 요점은 관침(官針)이 가장 묘합니다. 9침(九針)의 기능[功能]은 각기 다름이 있습니다. 장단대소(長短大小)는 각기 그 쓰이는 곳이 있습니다. 그 쓰임을 얻지 못하면 그 질병을 치료하지 못합니다. 병이 얕은데 깊이 침을 놓으면 안으로 좋은 살(良肉)을 상케하고 피가 안으로 흐르고 밖으로 썩어서 피부에 통증이 있습니다. 병이 깊은데 얕게 침을 놓으면 병기(病氣)를 사(瀉)시키지 못하며 도리혀 큰 고름(大膿)이 됩니다. 병이 적은데 침이 크면 기(氣)의 사함이 심해서 병에 반드시 해롭습니다. 병이 크고 침이 작으면 기(氣)를 배설시키지 못해서 또한 다시 망가집니다. 침(針)의 기능을 잃어버리고, 큰 침을 놓아야 할 곳에 작은 침을 놓으면 정기(正氣)가 손상되고 작은 침을 놓을 곳에 큰 침을 놓으면 병사(病邪)를 제거하지 못합니다. 이상 그 잘못된 침법을 말했으니 청컨데 각종 침구(針具)의 정상적인 사용을 설명하고자 합니다.

　　침을 놓는 요점은 규격된 침구에 합당한 사용에 있습니다. 9종의 침구(針具)는 같지 않은 기능[功能]이 있습니다. 이 때문에 같지 않은 적응 범위가 있습니다. 침구의 장단(長短) 대소(大小) 등 특정한 점은 각기 쓰이는 바가 있습니다. 만약에 사용의 대처가 없으면 질병을 치료하지 못합니다. 병이 얕은 거죽에 있는데, 침을 너무 깊이 찌르면 내부의 좋은 살(好肉)을 손상시키고 피부에 아픈 종기(痛腫)가 발생하는데 이르릅니다. 병이 깊은데 있는데 지나치게 얕게 찌르면 병사(病邪)를 제거하지 못할 뿐 아니라 도로 사기(邪氣)가 안으로 막혀서, 큰 농양(膿瘍)이 발생합니다. 가볍고 얕은 질병에 큰 침을 놓아서 제거하면 원기(元氣)가 크게 배설됩니다. 따라서 병이 더욱 심하게 됩니다. 깊고 무거운 질병에 작은 침을 사용하여 찔러서 제거하면 사기(邪氣)가 제거되지 못합니다. 좋지 않은 후유증이 생긴다는 것을 알아야 합니다. 만약 정확한 침의 도(道)를 벗어나면 마땅히 작은 침을 놓아야할 곳에 큰 침을 잘못 사용하면 정기(正氣)를 손상하게 됩니다. 마땅히 큰 침을 사용할 데에 작은 침을 잘못 사용하면 병사(病邪)를 제거하지 못합니다. 이상이 이미 말한 침구(針具)의 해로운 곳에 사용함을 말했습니다. 이제 다시 각종 침구의 정상적인 사용의 정황을 말씀 드리겠습니다.

　병이 피부의 아무데나 있는 사람은 참침(鑱針)으로 병이 있는 곳을 취합니다. 피부가 붉지 않고 흰 곳에는 취하지 말아야 합니다. 병이 분육(分肉)사이에 있으면 병이 있는 곳에 원침(圓針)으로 취합니다. 병이 경락(經絡)에 있어서 오래 되어 고비(痼痺)한데는 봉침(鋒針)으로 취합니다. 병이 맥(脉)에 있어서 기소(氣少)하고 보(補)해야 하는 것은 시침(鍉針)으로 정형분수혈(井滎分輸)에 취합니다. 병이 크게 농한 것(大膿)은 피침(鈹針)으로 취합니다. 병이 비기(痺氣)가 특별한 것은 원리침(圓利針)으로 취합니다. 병이 비기(痺氣)로 통증이 가시지 않는 것은 호침(毫針)으로 취합니다. 병이 안으로 깊이 든 것은 장침(長針)으로 취합니다. 병이 수종(水腫)으로 관절이 원활히 통하지 않는 것은 대침(大針)을 취합니다. 병이 5장에 단단히 머무른 것은 봉침으로 취합니다. 정형분수혈(井滎分輸)에 사법(瀉)으로 진행함은 4시(四時)에 취합니다.

　병이 피부에 있고 일정한 곳이 없으면 이는 열기(熱氣)가 왕성하여 화사(火邪)가 돌아다녀서 무상(無常)한 것이니 참침(鑱針)을 사용하여 병변(病變)이 있는 자리에 사법(瀉法)으로 찌르는 것이 옳습니다. 가령 피부가 희고 붉지 않은 곳은 화사(火邪)가 이미 옮겼다고 하는 것이니 참침으로 통사(通瀉)시켜서는 안되는 것입니다. 병이 분육(分肉) 사이에 있으면 병변(病變)의 자리에 문지르기를 진행하며 원침(圓針)으로 취(取)합니다. 병이 경락(經絡)에 있어서 시일이 오래되어서 마비가 되면 봉침(鋒針)을 이용하여 치료합니다. 병이 경맥(經脉)에 있어서 기(氣)가 허(虛)하고 부족하면 마땅히 보법(補法)을 써야하고 시침(鍉針)을 사용하는 것이 옳으니 각 경정형(經井滎)등의 수혈(腧穴)을 치료합니다. 화농(化膿)하는 병증에 속하는 것은 응당 피침(鈹針)을 사용하여 고름을 제거합니다. 급성으로 발작하는 비증(痺症)에 대해서는 원리침(圓利針)을 사용하여 치료합니다. 동통(疼痛)이 오래여서 그치지 않는 비증에는 응당 호침(毫針)으로 치료합니다. 병사(病邪)가 깊이 속으로 들어간 것은 장침(長針)을 취하여 치료하는 것이 마땅합니다. 수종(水腫)으로 인해서 관절이 불통하여 원활하지 못한 것은 대침(大針)을 사용하여 치료함이 마땅합니다. 병이 5장에 있어서 사기(邪氣)가 고정하여 이동하지 않으면 봉침을 사용하는 것이 좋습니다. 각 경정형(經井滎)등의 수혈(腧穴)과 4시의 계절적 대응 관계에 근거해서는 사법(瀉法)을 사용하여 치료를 진행합니다.

무릇 침(針)놓는 방법에는 9가지가 있어서 9변(九變)에 응합니다. 첫째는 수자(輸刺)이니 수자란 것은 모든 경형수혈(經滎輸)과 장수혈(臟輸)을 찌릅니다. 둘째는 원도자(遠道刺)이니 원도자란 병이 위에 있으면 아래를 취하여 부(腑)의 수혈(腧)을 침놓는 것입니다. 셋째는 경자(經刺)로써, 경자란 것은 대경(大經)의 결락(結絡) 경분(經分)을 침 놓는 것입니다. 넷째는 낙자(絡刺)로서, 낙자란 것은 소락(小絡)의 혈맥(血脉)을 침놓는 것입니다. 다섯째는 분자(分刺)로서 분자란 분육(分肉)의 사이를 침놓는 것입니다. 여섯째는 대사자(大瀉刺)로서 대사자란 것은 대농(大膿)을 피침(鈹針)으로써 침놓는 것입니다. 일곱째는 모자(毛刺)로서 모자란 것은 피부(皮膚)의 부비(浮痺)를 찌르는 것입니다. 여덟번째는 거자(巨刺)로서 거자란 왼쪽은 오른쪽을 오른쪽은 왼쪽을 취하는 것입니다. 아홉째는 쉬자(焠刺)로서 쉬자란 것은 번침(燔針)으로 한비(寒痺)를 취하는 것입니다.

침을 놓는 방법에는 9종이 있습니다. 9종의 같지 않은 병변(病變)에 적응하는 것입니다. 제 1종은 수자(輸刺)라고 합니다. 수자란 모든 경혈(經)과 4지(四肢)의 형혈(榮)과 수혈(腧穴)을 침놓는 것입니다. 그리하여 등 부위(背部)의 5장 수혈(五臟腧穴)인 심수(心腧), 폐수(肺腧), 간수(肝腧), 비수(脾腧), 신수(腎腧)가 있는 족태양경(足太陽經)에 미칩니다. 제 2종은 원도자(遠道刺)라 이르니 원도자는 병이 신체상부에 있는데 족3양경(足三陽經) 하지(下肢)의 수혈(腧穴)에 침놓는 것입니다. 제 3종은 경자(經刺)라 이르니 경자(經刺)란 이 발병하는 대경결락(大經結絡) 부분에 침 놓습니다. 제 4종은 낙자(絡刺)라 이르니 낙자란 피부상의 소낙맥을 침 놓아서 출혈시켜서 사기(邪)를 배설하는 것입니다. 제 5종은 분자(分刺)라 하니 분자란 이 피부 하층의 분육(分肉)인 계곡(溪谷)을 찌릅니다. 사기(邪)가 기육(肌肉)에 있으니 그러한 방법을 씁니다. 제 6종은 대사자(大瀉刺)라 이르니 대사자는 화농성(化膿性)의 아픈 부스럼을 찔러 피침(鈹針)을 사용하여 고름을 배설하는 것입니다. 제 7종은 모자(毛刺)라 하는데 모자란 얕게 뜨는 자법(刺法)으로 피부표층의 비증(痺症)을 치료하는데 씁니다. 제 8종은 거자(巨刺)라 하는데 거자는 이 왼쪽의 병을 오른 쪽 수혈에 찌르고 오른 쪽의 병은 왼쪽의 수혈에 찌르는 것입니다. 제 9종은 쉬자(焠刺)라 하니 쉬자란 불침(火針)을 이용하여 한비증(寒痺症)을 치료하는 것입니다.

무릇 침을 놓아 치료함에는 12절이 있어서 12경에 응합니다. 첫째는 우자(偶刺)이니 우자란 가슴 앞과 등뒤에 있어서 마땅히 아픈 자리에 침을 놓아 심비병(心痺病)을 치료합니다. 다만 침을 놓는 때에 침의 끝을 양 옆으로 비스듬히 찔러서 내장을 상하지 않게 해야 합니다. 두번째는 보자(報刺)이니, 보자란 아파서 무상(無常)한 곳에 침 놓는 것입니다. 상하로 운행하는 질병은 침을 놓을 때 바로 찔러 침을 빼지 않고 왼손으로 아픈 자리를 따라 문지르고 곧 침을 빼고는 다시 찌릅니다. 셋째는 회자(恢刺)이니 회자란 힘줄과 맥의 급히 구애되는 곳의 옆을 찔러 근비(筋痺)를 치료하는 것입니다. 넷째는 제자(齊刺)이니 제자란 바로 가운데 한번 침을 놓고 양 옆에 각각 1번을 찔러서 한기(寒氣)가 조금 깊어진 것을 치료하는 것입니다. 다섯째는 양자(揚刺)이니 양자란 아픈 자리의 바로 안에 한번 옆쪽 안에 네번을 뜨게 해서 한기가 넓고 커지는 것을 치료하는 것입니다. 여섯째는 직침자(直針刺)이니 직침자는 피부(皮)를 잡아 당겨서 찔러 한기의 얕은 것을 침놓아 치료합니다. 일곱째는 수자(輸刺)이니 수자는 침을 바로 찌르고 바로 뽑아 혈을 취하여 조금 찔러 깊이 들게 하여 오래 침을 머물러 기(氣)가 왕성하고 열나는 것을 치료합니다. 여덟째는 단자(短刺)이니 단자란 것은 골비(骨痺)에 침을 놓는 것으로 조금씩 움직여 깊이 들어가서 침이 뼈가 있는 곳에 닿아서 상하로 뼈를 마찰시키는 것입니다. 아홉째는 부자(浮刺)로서 부자란 병이 있는 옆으로 찔러 떠 있는 기육(肌)의 급하고 차가운 것을 치료하는 것입니다. 열째는 음자(陰刺)이니 음자란 좌우에 갑자기 찔러서 한궐(寒厥)을 치료하는 것이니 한궐병(寒厥病)은 응당 복사뼈 뒤 소음경(少陰經)의 태계혈(太谿穴)을 찌릅니다. 열한째는 방침자(傍針刺)라 이르니 방침자란 직자(直刺)와 방자(傍刺)가 각기 하나씩 있으니 비병(痺病)은 찔러서 오래 있게 하여 치료하는 것입니다. 열 두번째는 찬자(贊刺)이니, 찬자란 바로 찌르고 바로 빼어서 자주 침을 놓고 얕게 놓아서 피를 내는 것이니 이것을 일러 아픈 종기를 치료한다고 합니다.

침을 놓아 치료하는데는 12가지 방법이 있어서 12경의 같지 않은 병변(病變)에 응합니다. 제 1종은 우자(偶刺)라 합니다. 우자란 이것이 가슴 앞과 등 뒤에 있을 때 마땅히 아픈 자리에 침을 찔러서 심비병(心痺病)을 치료합니다. 단지 침을 놓을 때 침 끝을 양 옆으로 향하여 비스듬하게 찌를 필요가 있어서 찔러서 안이 상하지 않게 해야 합니다. 제 2종은 보자(報刺)라 합니다. 보자란 아픈 곳이 일정하지 않은 곳에 상하로 헤엄치고 다니는 질병을 찌릅니다. 찌를 때는 아픈 자리에 수직으로 침을 찌름에 있어서 같이 일어나 침을 찌른 후에는 다시 이어서 이와 같이 침을 찌릅니다. 제 3종은 회자(恢刺)입니다. 회자는 바로 근맥(筋脉)이 구애되는 곳의 옆을 찔러 꽂아 넣는 수법을 사용하여 혹은 앞을 향하고 혹은 뒤를 향해서 그 기(氣)를 펴서 근비병(筋痺病)을 치료할 수 있습니다. 제 4종은 제자(齊刺)라 하니 제자란 병변 부위의 정중(正中)에 일침(一針)을 찌르고 양변에 각기 한번씩 찌르니 3침(三針)을 일제히 사용합니다. 그러한 침법을 또한 삼자(三刺)라 합니다. 이는 한비(寒痺)의 사기(邪)가 작고 깊은 것을 치료하는 것입니다. 제 5종은 양자(揚刺)라 하니 이는 병변 부위에 있어서 정중(正中)에 한번 침을 놓고, 병변이 있는 주위아래에 네번 침을 놓는데 얕게 뜨는 자법(刺法)을 써서 한기(寒氣)의 비교적 광범위한 질병을 치료합니다. 제 6종은 직침자(直針刺)라 합니다. 직침자는 손으로 피부를 일으켜서 침으로 피부를 따라 바로 찔러서 한기(寒氣)를 비교적 얕은 자법(刺法)으로 치료합니다. 제 7종은 수자(輸刺)이니 수자는 침을 바로 찌르고 뽑아서 혈을 취하여 조금 찔러서 깊이 침을 오래 머무르게 하여 기(氣)가 왕성하여 열이 중한 병을 치료합니다. 제 8종은 단자(短刺)로서 단자는 골비병(骨痺病)을 치료하는 자법으로 천천히 침을 찔러 넣을 필요가 있습니다. 아울러 침체(針体)를 요동하여 침이 깊이 들어가서 뼈에 이르르게 하고 상하에 꽂아 넣어서 그 뼈를 마찰합니다. 제 9종은 부자(浮刺)라 하니 부자는 병이 있는 부근에 얕게 뜬 기육 표면에 침을 비스듬히 찌르면, 한성(寒性)의 기육(肌肉)이 오그라드는 병에 속하는 것을 치료할 수 있습니다. 제 10종은 음자(陰刺)로서, 음자는 이 한궐병(寒厥)을 치료하는 것으로 한궐병은 응당 복사뼈 뒤에 소양경(少陽經)의 태계혈(太谿穴)과 좌우 양발을 모두 찔러야 합니다. 음경(陰經)을 침 놓기 때문에 음자라 합니다. 제 11종은 방침자(傍針刺)이니 방침자는 발병(發病) 부위의 경혈(經穴)에 한번 찌르고 다시 측면의 경혈로부터 한번 침을 놓고 바로 놓고 옆으로 놓기를 한번 해서 사기(邪氣)가 오래 머물러 흩어지지 않고 오래 된 비병(痺病)을 치료합니다. 제 12종은 찬자(贊刺)이니 찬자는 침을 놓을 때 바로 찌르고 바로 뺍니다. 빨리 침을 세워 얕게 찌르고 자주 침을 놓아서 찌른 후에 출혈(出血)이 있게 합니다. 이는 아픈 종기를 치료하는 자법(刺法)입니다.

맥(脉)이 깊은데 있어서 보이지 않는 것은 가늘은 침을 찔러서 오래 머물게 하여 그 공중의 맥기에 이르르게 합니다. 맥이 얕은 것은 급히 찌르지 말고 그 맥을 짚어보고 난 후에 찌릅니다. 정기(精氣)가 새나가지 않게 하여 그 사기(邪氣)만이 나가게 하는 것입니다. 이른바 3자(三刺)는 곡기(谷氣)가 이르르게 하는 것으로 먼저 얕게 찔러 피부를 통과하게 하여 양사(陽邪)를 나오게 합니다. 다시 찌르면 음사(陰邪)가 나온다는 것은 조금 더 깊이 찔러 피부를 지나 기육(肌肉)에 이르러 분육(分肉) 사이에 들지 않는다는 것입니다. 이미 분육사이에 들어가면 곧 곡기(谷氣)가 나옵니다. 그러므로 <자법(刺法)>에 이르기를 '처음에 얕게 침을 놓아서 사기(邪氣)를 쫓아내고 정기(正氣)가 오게 한다'고 했습니다. 다시 깊이 찔러서 음기(陰氣)의 사기에 이르르게 합니다. 최후에 아주 깊이 찔러서 곡기(谷氣)가 내려가기 시작함은 이를 말하는 것입니다. 그러므로 침을 놓는 사람이 당년의 가임(加臨)과 기(氣)의 성쇠(盛衰)와 허실(虛實)의 일어나는 바를 모르면 의원이 될 수가 없습니다.

경맥이 깊어서 밖으로 나타나지 않으면 침을 가볍게 찔러 넣어야 합니다. 침이 머무르는 시간을 늘려서 그 맥기를 이끌어 냅니다. 경맥이 얕으면 급히 찌를 필요가 없습니다. 먼저 경맥의 기혈을 집맥할 필요가 있습니다. 그 맥기가 유통하지 않으면 다시 침을 놓아서 맥중의 정기가 밖으로 배설되지 않고 사기(邪氣)가 단독으로 배출되게 합니다. 이른 바 3자(三刺)를 경과하여 곡기의 유통을 이끌어 내어서 침이 느끼는 침법이 나타납니다. 이는 먼저 피부에 얕게 찔러 넣어서 마땅히 양분(陽分)의 사기를 배설시킵니다. 다시 조금 깊이 찔러 분육(分肉)에 접근하여 음분(陰分)의 사기가 밖으로 나오고 다시 침을 한층 더 찔러 넣어 분육사이에 이르르면 곧 곡기(谷氣)가 유통되어 침의 느낌이 분명합니다. 그러므로 〈자법(刺法)〉에 이르기를 '처음에 얕게 찔러서 얕은 표면의 사기를 쫓아내어 체표(体表)의 혈기가 유통하게 한다'고 했습니다. 뒤에 깊이 침을 찔러 음분(陰分)의 사기를 바깥으로 배설하게 이끌어 냅니다. 최후에 깊이 찔러 분육사이에 이르러서 곡기를 통하게 이끌어 내고 비교적 강한 침의 느낌을 낳습니다. 이것이 3자(三刺)의 방법입니다. 그러므로 침자(針刺)를 운용하여 병을 치료하는 사람이 만약 매해의 운기(運氣)하는 정황과 주기(主氣)의 성쇠(盛衰)와 객기의 가임(加臨)하는 천시 변화와 인체가 더불어 상응하여 나타나는 각 장기의 허실(虛實)의 정황에 밝지 못하면 의원이 되지 못하는 것입니다.

무릇 침 놓음(刺)에는 다섯가지 방법이 있어서 5장(五臟)에 응합니다. 첫째는 반자(半刺)이니, 반자란 침을 뜨고 얕게 찌르고 빨리 침을 빼는 일종의 방법으로 침을 놓아 기육(肌肉)을 상해서는 안됩니다. 가령 털을 뽑는 모습같이 피부의 기(氣)를 취하니 이는 폐(肺)에 응하는 것입니다. 둘째는 표문자(豹文刺)이니 표문자란 좌우전후를 침놓고 맥(脉)에 적중하기 때문에 경락(經絡)의 혈을 취한다는 것은 이는 심장에 응하는 것입니다. 셋째는 관자(關刺)이니 관자란 관절이 있는 곳 위에 바로 찔러서 근비(筋痺)를 취해서 삼가하여 피가 나지 않게 하니 이는 간(肝)에 응하는 것입니다. 혹은 연자(淵刺)라 하고 혹은 기자(豈刺)라 합니다. 넷째는 합곡자(合谷刺)이니 합곡자란 좌우 닭발(鷄足)의 분육의 사이에 침을 놓아 기비(肌痺)를 취하니 이는 비장(脾)에 응하는 것입니다. 다섯째는 수자(輸刺)이니 수자란 바로 찌르고 바로 빼서 깊이 안으로 뼈에 이르러서 골비(骨痺)를 취하니 이는 신장에 응하는 것입니다.

또한 침 놓는 방법에는 다섯가지가 있으니, 5장의 질병에 적응할 수 있습니다. 제 1종은 반자(半刺)이니 반자법은 침을 뜨고 얕게 놓고 침을 뺄때는 빠르게 하는 방법으로 상한 기육에 놓아서는 안됩니다. 가령 털을 하나 뽑듯 그렇게 해서 피부표면의 얕은 부위에 있는 사기(邪氣)를 제거할 수 있습니다. 그 때문에 반자법과 폐(肺)가 서로 응합니다. 제 2종은 표문자(豹文刺)라 합니다. 표문자는 일종의 다자법(多刺法)입니다. 병변(病變) 부위의 전후좌우를 침 놓아서, 침 놓은 자리가 마치 표범의 반점 무늬 같아서 경맥에 침 놓는 것을 표준으로 삼아서 피가 나오게 하고 심장이 혈맥을 주관합니다. 그러므로 그러한 자법(刺法)과 심장이 서로 응합니다. 제 3종은 관자(關刺)라 하는데 관자란 4지(四肢)의 관절 부분의 힘줄의 맨끝에 바로 찔러서 근비(筋痺)를 치료할 수 있으니, 침 놓을 때 주의할 점은 피가 나서는 안되고, 간(肝)이 힘줄을 주관하기 때문에 관자와 간(肝)은 서로 응합니다. 이러한 자법(刺法)을 연자(淵刺)라 하고, 또 기자(豈刺)라고 합니다. 제 4종의 자법은 합곡자(合谷刺)라 하니 합곡자란 침을 깊이 분육(分肉)의 사이에 찔러서 좌우에 각기 비스듬하게 침을 놓으니 닭발(鷄足)의 형식과 같으며 기비(肌痺)를 치료할 수 있습니다. 비장(脾)은 기육(肌肉)을 주관한다. 그 때문에 그러한 자법(刺法)과 비장(脾)은 서로 응합니다. 제 5종은 수자(輸刺)라 하니 수자의 방법은 이 바로 찌르고 바로 빼는 것으로 침을 깊이 찔러 골부위(骨部)에 이르르면 골비(骨痺)를 치료할 수 있습니다. 신장(腎)은 뼈를 주관합니다. 그러므로 자법과 신장이 서로 응합니다.

8. 신기를 근본으로 함(本神)

이 편은 사람의 정(精), 신(神), 혼(魂), 백(魄), 의(意), 지(志), 사(思), 지(智), 려(慮) 등의 정신활동의 내포하는 뜻(涵義) 및 그 양생(養生)과의 관계를 지적하고 아울러 5장에 대한 7정의 변화의 영향과 위해(危害)를 논술하고, '무릇 침놓는 법은 반드시 먼저 신(神)에 근본한다'는 것은 반드시 병인의 정신 상태를 전면적으로 이해한 후에 비로소 구체적인 정황에 근거하여 침을 놓아 치료하는 선택이 있음을 강조하고 침을 찔러 치료하는 중요한 의의에 있어서 신(神)에 대한 전면적인 분석을 했다.

황제(黃帝)가 기백(岐伯)에게 묻는다. "무릇 침을 사용하여 치료하는 법에는 반드시 먼저 신기(神氣)로써 근본으로 합니다. 신기(神氣)는 이 혈(血), 맥(脉), 영(營), 기(氣), 정(精)의 나타남으로, 이는 5장(五臟)이 간직하는 바입니다. 가령 기욕(嗜慾)이 태과하여(淫泆) 멋대로 손상케 되면 5장의 정기를 잃어버리고 혼백이 날아가서 마음이 어지러운 것 같아서 사고 능력(智慮)을 잃어버리는 것은 무슨 이유로 그러한가요? 하늘의 죄인가요? 사람의 과실인가요? 덕(德), 기(氣), 생(生), 정(精), 신(神), 혼(魂), 백(魄), 심(心), 의(意), 지(志), 사(思), 지(智), 려(慮)란 무엇인지요? 청컨데 그 이유를 듣고자 합니다."

> 황제가 기백에게 묻는다. '무릇 침을 사용하여 치료하는 방법에는 반드시 신기(神氣)를 근본으로 합니다. 신기(神氣)는 이 혈(血), 맥(脉), 영(營), 기(氣), 정(精)의 나타남이요, 혈(血), 맥(脉), 영(營), 기(氣), 정(精)은 이 5장이 감춘 바이니, 가령 기욕(嗜慾)이 태과하면 자의(恣意)로 손상되어 5장의 정기(精氣)를 잃어버려서 혼백이 날아가고, 마음(意志)이 어지러워서 사고 능력을 잃어버리는 것은 어째서인지요? 하늘이 준 죄인가요? 본인의 과실인가요? 덕(德), 기(氣), 생(生), 정(精), 혼(魂), 백(魄), 심(心), 의(意), 지(志), 사(思), 시(智), 려(慮)는 무잇인지요? 그 안의 이치를 듣고자 합니다.'

기백(岐伯)이 답한다. "하늘이 나에게 있는 것은 덕(德)입니다. 땅이 나에게 있는 것은 기(氣)입니다. 덕이 흐르고 기가 핍박해서 생기는 것입니다. 그러므로 수컷과 암컷 양신(兩神)이 서로 결합해서 함께 한 형체를 이루고, 내 몸이 생기기 전에는 그러므로 정(精)이라 하고 양정이 서로 부딪치는 것을 신(神)이라 하고 신의 왕래에 따르는 것을 혼(魂)이라 하고, 정과 아울러 출입하는 것을 백(魄)이라 합니다. 그러므로 만물을 부리기 때문에 마음(心)이라 합니다. 마음에 기억하는 바가 있는 것을 뜻(意)이라 하고 뜻의 있는 바를 뜻함(志)이라 하고 뜻함으로 말미암아 변함이 있는 것을 생각(思)이라 하고 생각으로 인해서 미래를 예측하는 것은 생각함(慮)이라 하고 생각함으로 인해서 사물에 처하는 것을 지혜(智)라 합니다. 그러므로 지자(智者)의 양생(養生)은 반드시 4시(四時)를 순종하여 한서(寒暑)에 적응하고, 희노(喜怒)에 화합해서 편안히 거처하여 음양을 조화하고 강유(剛柔)를 조절하니 이와같으면 사벽(邪辟)에 이르르지 않고 장생구시(長生久視)합니다."

　기백이 답한다. '하늘이 사람에게 부여하는 것을 덕(德)이라 합니다. 땅이 사람에게 부여하는 것을 기(氣)라 합니다. 천지음양상하가 교감(交感)하여 만물을 생화(生化)하니 생명의 원시물질을 정(精)이라 합니다. 음양 양정(兩精)이 서로 부딪쳐서 형성하는 생명력을 신(神)이라 합니다. 신에 붙어서 왕래하는 것을 혼(魂)이라 합니다. 정과 더불어 동시에 출입하는 것을 백(魄)이라 합니다. 사물을 지배하여 기능〔功能〕의 총중추(總中樞)를 맡는 것을 마음(心)이라 합니다. 마음에 추억하는 바가 있는 것을 뜻(意)이라 하고 뜻이 오래 있는 것을 뜻함(志)이라 하고 이 뜻함이 사물의 변화에 적응하여 실현을 지향하고 반복해서 사고하는 것을 생각(思)이라 합니다. 사고(思考)의 기초부위에 미래의 변화를 예측하는 것을 생각함(慮)이라 합니다. 깊이 꾀하고 멀리 염려(深謀遠慮)하며 사물을 처리하는 것을 지혜(智)라 합니다. 그러므로 밝은 지혜가 있는 사람은 양생(養生)의 도(道)에 있어서 4시 기후의 춥고 더운 변화에 적응할 수 있고 또한 일체의 정서의 격동을 피하고 면할 수 있어서 일상생활이 안정되고 음양강유(陰陽剛柔)가 안정되어 내외 사기(邪氣)의 침법과 간섭을 받지 않고 건강장수(健康長壽)할 수가 있습니다.

　이러한 고로, 두려움(怵惕)에 근심(思慮)하는 것은 신(神)을 상하게 하고 신이 상하면 흘러 넘쳐서 그치지 않습니다. 슬픔이 지나친 것은 신기가 소멸되어 생명이 끊어집니다. 즐거워함이 지나치면 신이 흩어져서 정을 간직하지 못합니다. 근심스러워함은 기(氣)가 막혀서 운행되지 않습니다. 크게 성내면(盛怒) 미혹(迷惑)해서 스스로를 다스리지 못합니다. 두려워하면(恐懼) 신기(神氣)가 어지러워서 거두지 못합니다.

그러므로 두려움(驚恐)에 대한 근심이 지나치면 신기(神氣)가 상함을 받게 되고, 신기가 손상을 받으면 5장이 지니고 있는 정액(精液)의 통섭(統攝)을 잃게 됩니다. 이 때문에 흘러 넘쳐서 그치지 않습니다. 슬픔(恐傷)이 지나치면 신기가 안으로 소멸되게 하여 생명이 끊어집니다. 즐거움(喜樂)이 지나치면 신기로 하여금 밖으로 흩어져서 거두어 감추지 못합니다. 근심함(憂愁)이 지나치면 기기(氣機)가 막혀서 통하지 않습니다. 크게 성내면(大怒) 심화(心火)가 왕성해져서 신지(神志)가 상해서 미혹(迷惑)하고 어지러워서 스스로 다스리지 못합니다. 두려움(恐懼)이 과도하면 신기가 흩어져서 수렴하지 못합니다.

심장신(心藏神)이 두려워서(怵惕) 근심하면(思慮) 신(神)이 상합니다. 심신이 상(傷)함을 받으면 두려워서 자신을 잃어버리고 사태(䐃)가 망가지고 살(肉)이 탈진하며 털(毛)이 파리해지고(悴) 안색이 화색(華)이 없어지고 겨울에 죽습니다. 비장(脾)이 근심(愁憂)하여 풀리지 않으면 비의(脾意)가 상합니다. 비의가 상하면 우울하며 답답합니다. 4지(四肢)를 들지 못하고 털이 파리해지고 안색이 화색이 없어지고 봄에 죽습니다. 간장혼(肝藏魂)이 슬픔이 과도하면 혼이 상합니다. 혼이 상하면 광망(狂忘)하여 신명이 정전(不精)하지 못합니다. 신명이 정진하지 못하면 정당(正當)하지 못합니다. 사람이 음(陰)이 오그라지면 힘줄이 오그라지고 양 늑골을 들지 못하고 털이 파리해지고 얼굴색이 화색이 없어지고 가을에 죽습니다. 폐(肺)가 희락(喜樂)하여 지나치면 백(魄)을 상합니다. 백이 상하면 미치게 되며 미친다는 것은 방약무인하며 거죽(皮革)이 타고 털이 파리해지고 얼굴색이 화색이 없어져서 여름에 죽습니다. 신장(腎)이 크게 성내어 그치지 않으면 뜻을 상합니다. 뜻이 상하면(志傷) 전에 한말을 잘 잊어버리고 허리와 척추가 아프면 굽어보지도 못하고 쳐다보지도 못하고 굴신하지도 못하며 털이 파리해지고 얼굴색이 화색이 없고 늦은 여름에 죽습니다.

심장신(心藏神)은 두려움이나 근심이 지나치면 심신(心神)이 손상됨을 알고 심신이 손상을 받으면 마음이 두려워지고 자신을 주재(主宰)하는 능력을 잃어버립니다. 심장은 혈을 주관합니다. 심장에 병이 들면 기육(肌肉)이 수척해지고, 피모(皮毛)가 초췌해지고 안색이 파리해서 화색이 없어집니다. 심장은 화(火)에 속합니다. 겨울철 물이 차가워져서 왕성할 때가 되면 병은 반드시 가중(加重)되어 심지어 죽기까지 합니다. 비장의(脾藏意)는 가령 근심이 지나쳐서 오래되어도 풀리지 않으면 비의(脾意)가 손상된다는 것을 알게 되고, 의기(意氣)가 펼쳐지지 않으면 가슴속이 답답하고 어지럽습니다. 4지(四肢)가 움직이지 않으며 피모(皮毛)가 초췌하고 안색이 파리해집니다. 비장은 토에 속합니다. 봄철의 목(木)이 왕성한 계절에 이르르면 병이 반드시 가중되어 심지어 죽기까지 합니다. 폐장혼은 슬픔이 지나치면 혼이 상함을 알게 됩니다. 혼이 상하면 발광하고 잊어버리기를 잘하고 정명(精明)하지를 못하고 전음(前陰)이 수축되고 근맥(筋脈)이 구애되고 경련을 일으키고 양 옆구리와 늑골을 들어올리지 못합니다. 피모(皮毛)는 초췌하고 얼굴이 파리합니다. 가을에는 금기(金氣)가 왕성해지는데 이르르면 병이 반드시 더 심하고 심지어는 죽기에 이르릅니다. 폐장백(肺藏魄)은 가령 희락(喜樂)이 태과하면 심화(心火)는 폐금(肺金)을 타고 백(魄)이 상하게 되고 백을 상하면 신(神)이 어지러워서 발광합니다. 행동은 일상에서 벗어나고 털 끝만큼도 곁에 있는 사람을 두려워 하지 않습니다. 피부는 마르고 모발은 초췌하고 안색은 파리합니다. 폐(肺)는 금(金)에 속하니 여름철에 화

(火)가 왕성한 시절에 이르르면 병은 반드시 더욱 무거워지고 심지어는 죽기에 이르릅니다. 신장지(腎藏志)는 만약 크게 성내어 그치지 않으면 뜻을 상하고(傷志), 뜻이 상하면 기억력이 감퇴하여 전에 한 말을 잘 잊어버립니다. 허리와 등은 굽어다보고 쳐다보거나 굴신(屈伸)을 할 수 없고 피모(皮毛)가 초췌하고 얼굴색이 파리합니다. 신장(腎)은 수(水)에 속하고 늦은 여름에 이르르면 토(土)가 왕성합니다. 시후(時候)로써 병이 반드시 더 무거워지고 심지어는 죽기에 이르릅니다.

두려워하여(恐懼) 풀어지지 않으면 정(精)을 상합니다. 정을 상하면 골수가 충실하지 못하고(骨痠痿厥) 정액(精液)시에는 언제나 아래로 흐릅니다. 이 때문에 5장은 장정(藏精)을 주관하는 것이므로 상하게 해서는 안됩니다. 상하면 지킴을 잃어서(失守) 음허(陰虛)하고 음허하면 기(氣)가 없고 기가 없으면 죽습니다. 이 때문에 침을 놓는 사람은 병인의 형태를 관찰하여 정신혼백(精神魂魄)의 존망(存亡)과 득실(得失)의 뜻을 알아서 5장이 이미 상했으면 침으로 치료하지 못하는 것입니다.

만약에 두려워하여 오래도록 풀어지지 않으면 정(精)이 상했음을 깨달아야 하고 정이 상하면 골수가 충분치 못하고 마비되어 약하고 힘이 없어서 궐랭하여 정액이 때로는 아래로 흐릅니다. 5장은 장정(藏精)을 주관하여 사(瀉)시키지 않고 생명의 물질기호가 되니 손상시켜서는 안됩니다. 상하면 장의 지킴(藏守)에서 정을 잃어 음허(陰虛)가 됩니다. 음허하면 양기(陽氣)를 화생(化生)하지 못하고 양기를 산생하지 못하면 생명이 정지되는 것입니다. 그러므로 침을 사용하여 병을 치료할 때는 환자의 형태를 관찰해서 정신 혼백의 존망득실(存亡得失)을 헤아려 알아야 할 필요가 있습니다. 5장 정기가 왕성함을 알아야하니 가령 5장 정기가 함께 이미 손상됐으면 침으로 치료할 수가 없는 것입니다.

간(肝)은 혈액을 저장하고 혼(魂)은 간혈(肝血) 속에 머뭅니다. 간기(肝氣)가 허(虛)하면 두려워하고 실(實)하면 성냅니다. 비장(脾)은 영기(營氣)를 저장하고 뜻(意)은 영기(營)가운데 머뭅니다. 비기(脾氣)가 허(虛)하면 4지(四肢)를 쓸 수 없고 5장이 불안하고, 실(實)하면 배가 창만(脹)하고 경수(經溲)의 두 변(便)이 원활하지 못합니다. 심장은 일신의 맥을 주관하고, 신(神)이 혈맥안에 머뭅니다. 심기(心氣)가 허하면 슬프고, 실하면 웃음이 쉬지 않습니다. 폐(肺)는 일신의 기(氣)를 주관하고 백(魄)은 폐기(肺氣) 가운데 머뭅니다. 폐기가 허하면 코가 막히고 호흡이 원활치 못하고 소기(少氣)하며, 실하면 숨이 차고 목이 매이고(喘喝) 가슴이 차서 머리를 들고 숨쉽니다(仰息). 신장(腎)은 음정(陰精)을 저장합니다. 뜻은 신정(腎精)안에 머뭅니다. 신기(腎氣)가 허(虛)하면 궐랭(厥冷)하고 실하면 배가 창만(脹滿)하며 5장이 불안합니다. 반드시 5장의 질병을 살펴서 각 장의 허실(虛實)을 알아서 삼가하여 조절해야 합니다.

간은 혈액을 저장합니다. 혼은 간혈 가운데 머뭅니다. 간은 장군의 벼슬아치가 됩니다. 간기가 허하면 두려워합니다. 간기가 왕성하면 성을 잘 냅니다. 비장은 영기(營氣)를 저장합니다. 뜻(意)은 영기의 안에 머뭅니다. 비기가 허하면 수곡의 정이 퍼지지 못합니다. 엄중한 4지 운동이 고장나는데 이르르고 5장이 편안하고 화합하지 못합니다. 비기가 막히면 운화(運化)가 원활치 못하고 배가 창만하게 되고 두변(二便)이 원활하지 못하고 여자는 월경이 나오지 않습니다. 심장은 일신의 혈맥을 주관합니다. 신(神)은 혈맥의 가운데 머뭅니다. 심기(心氣)가 허하면 슬프고 근심스러운 정서를 낳고 심기가 실하고 왕성하면 크게 웃어서 그치지 않습니다. 폐는 일신의 기(氣)를 주관합니다. 백(魄)은 폐기의 가운데에 머뭅니다. 폐기가 허하면 코가 막혀서 호흡이 원활치 못하고 기가 짧습니다. 폐기가 실하면 가슴이 가득하고 숨이 차고 목이 메이는 증세가 나타납니다. 얼굴을 들고 호흡하는 증상이 나타납니다. 신장은 음정(陰精)을 저장합니다. 뜻(志)은 신정(腎精)의 안에 머무릅니다. 신기(腎氣)가 허하고 쇠약하면 수족이 궐랭(厥冷)한 증세가 나타납니다. 신장에는 실한 사기(實邪)가 있어서 아랫배가 창만(脹滿)합니다. 아울러 5장이 모두 편안하고 화합함을 얻지 못하는 데에 파급됩니다. 그러니 응당 치료할 때에는 반드시 5장의 질병이 나타남을 살펴서 각 장의 허실을 헤아려서 삼가 주밀함을 더해서 조절해야 합니다.

9. 운행의 처음과 끝(終始)

이 편은 침을 놓아 치료할 때에 있어서는 먼저 장부음양(臟腑陰陽)과 경맥기혈이 운행의 종시 및 맥상의 변화를 인식하고 난후에 보사(補瀉)의 치료법을 정해야함을 중점적으로 소개하고, 아울러 침자의 효과에 응해서 침이 내려가 기(氣)를 얻음이 맥상조화의 표준이 되고 치료시에 경을 돌아 취혈함에 얕은 데서 깊이 들어가고 침구멍을 열고 닫아서 음양조화의 목적에 이르름을 지적하고, 동시에 상병(上病)은 아래를 취하고 하병(下病)은 위를 취하고 국부(局部)는 혈(穴)을 취하고 모두 체질에 근거하고 계절의 서로 다름에 근거하여 상응하는 치료법을 채취함을 지적했다. 최후에 침자12금(針刺十二禁)은 각 경의 나타나는 바의 죽음의 증세를 설명했다.

무릇 침을 놓는 도(道)는 종시(終始)로 끝나니 처음과 끝을 분명히 알아야 합니다. 5장은 강기(綱紀)가 되어 음양(陰陽)을 확정(定)합니다. 음(陰)이란 장(臟)을 주관합니다. 양(陽)은 부(腑)를 주관합니다. 양은 수족의 끝(四末)에서 기(氣)를 받습니다. 음은 5장에서 기를 받습니다. 그러므로 사(瀉)하는 것은 맞이하고(迎) 보(補)하는 것은 따르니(隨) 맞이함을 알고 따름을 알면 기를 부드럽게 할 수 있습니다. 기를 부드럽게 하는 방법은 반드시 음양이 통해야 하니 5장은 음(陰)이고 6부는 양(陽)입니다. 후세에 전수하여서 피로써 맹세(盟)하니 공경하는 사람은 창성하고 태만한 사람은 망합니다. 규칙이 없이 사적(私)으로 행하는 사람은 반드시 일찍 죽는 재앙을 얻을 것입니다.

무릇 침을 놓는 원리에 관해서는 분명하여야 할 필요가 있습니다. 반드시 종시편(終始篇)의 내용과 내포하는 뜻을 상세하고 분명하게 알아야 합니다. 만약에 종시편의 의의를 명확하게 안다면 반드시 5장으로써 강기(綱紀)가 되고 연후에 음양(陰陽) 각경과의 관계를 확정하는 재능이 됩니다. 수족 3음경(手足三陰經)은 5장을 주재합니다. 수족 3양경(手足三陽經)은 6부를 주재합니다. 양(陽)은 밖을 주재하고 수족의 네 끝에서 기를 받습니다. 음(陰)은 안을 주재하고 5장에서 기를 받습니다. 그러므로 사법(瀉法)을 사용함에 있어서는 맞이하여 빼앗을 필요가 있으니 곧 맥기(脈氣)의 오는 길을 거슬러 붙어서 침으로 돌리는 것입니다. 보법(補法)은 이를 따라 도우니 곧 맥기의 가는 길을 따라 붙어서 침으로 돌리는 것입니다. 영수보사(迎隨補瀉)의 방법을 파악하면, 음양의 기(氣)를 조화시킬 수 있습니다. 다만 혈기의 조화는 반드시 음양의 규율에 밝게 통해야 하는 것이니 5장은 음이 되고 6부는 양이 되는 동시에 이러한 이론이 후대에 전해야 하니 후학(後學)들은 반드시 엄숙하고 진지하게 연찬을 진행하여 전수(傳授)할 때 피를 마시고 맹세하여 뜻을 세워 정중하게 다루어서 결코 배반하지 않아야만 이러한 재능이 발양광대(發揚廣大)함이 있는 것입니다. 가령 더욱 증시하지 않고 가벼운 마음으로 떨어뜨리면 이러한 이론은 흩어져서 없어집니다. 가령 이러한 이론의 요구에 근거하지 않고 저버리고 제멋대로 하면 일찍 죽는 재앙의 화(禍)를 짓게 되고 재난성의 결과를 띠고 오는 것입니다.

삼가 천도(天道)를 받들어 청컨데 그 종시(終始)를 말씀 드리고자 합니다. 종시(終始)란 경맥(經脈)의 강기(綱紀)가 됩니다. 그 맥구(脈口)와 인영(人迎)을 지켜서 음양(陰陽)이 남음이 있음(有余)과 부족(不足)함. 평형하고 평형치 않음을 알면 천도를 다하는 것입니다. 이른바 평인(平人)이란 병이 없으며, 병이 없는 것은 맥구(脈口)와 인영(人迎)이 4시(四時)에 응하고 상하가 서로 응하여 함께 왕래하여 그치지 않으며 6경의 맥(脈)은 맺혀 움직이지(結動) 않습니다. 본말(本末)의 한온(寒溫)을 서로 조절하여 지키고 형육(形肉)과 혈기(血氣)가 반드시 서로 알맞으니 이를 일러 평인이라 합니다.

각종 사물의 일어나고 그치고 근본되고 끝이 됨을 논의함에는 모두가 반드시 자연계의 변천하는 규율을 삼가 지켜야 합니다. 이 하나의 규율에 근거하여 종시(終始)의 의의(意義)를 말합니다. 이른바 종시는 인체에 있어서는 12경맥이 강기(綱紀)가 됩니다. 기혈(氣血)을 설명하면 경맥(經脈)을 따라 돌아 그치지 않는 것입니다. 예를 들면 돌아서 끝이 없고 끝나면 다시 시작합니다. 맥구(脈口)는 이 태음경(太陰經)이 지나는 곳이고 인영(人迎)은 양명경(陽明經)이 도는 곳입니다. 폐(肺)는 백맥(百脈)이 조회하고 위(胃)는 수곡(水谷)의 바다가 됩니다. 그러므로 맥구(脈口)와 인영 두 곳의 맥을 진찰하면 5장의 음(陰)과 6부의 양(陽)의 허실(虛實)과 성쇠(盛衰)를 헤아림에 따라서, 인체의 음양이 평형(平衡)을 유지하지 못함을 깨달을 수 있어서 그러한 자연 규율을 파악하게 되는 것입니다. 이른바 평인(平人)은 병이 없는 정상인(正常人)입니다. 병이 없는 사람의 맥구(脈口)와 인영 양곳의 맥박은 모두 4시의 음양 성쇠에 서로 적응합니다. 맥기(脈氣)는 상하가 서로 응하여 왕래하여 그치지 않습니다. 수족 6경(手足六經)의 맥은 이미 결습(結澁)하는 부족(不足)함이 없고 움직이는 질환(動疾)의 남음이 있는(有余) 병태(病態) 증상이 없습니다. 안에는 장기의 근본이 있고 밖에는 지체(肢體)의 끝이 있습니다. 4시의 한온(寒溫)변화의 정황 아래에서는 모두가 각자의 기능〔功能〕을 지니고 있으며 형육(形肉)과 기혈(氣血)이 협조 일치하는 저 병이 없는 정상인(正常人)인 것입니다.

기(氣)가 허한 병인(少氣者)은 맥구(脈口)와 인영(人迎)이 함께 허하고 약해서 척촌(尺寸)이라 부르지 않습니다. 이와 같은 증후는 곧 음양(陰陽)이 함께 부족하여 보양(補陽)하면 음(陰)이 다하고 사음(瀉陰)하면 양기(陽)가 탈진합니다. 이와 같은 증후는 단약(甘藥)으로 보(補)하여 조절할 수 있으나 낫지를 않으면 더 나은 약제를 써서 보다 낫게할 수 있습니다. 가령 이와 같은 증후에는 뜸질을 해서는 안되고 만약에 사법(瀉法)을 쓰면 5장의 기가 손상되어 돌아옵니다.

기(氣)가 허한 병인은 맥구(脈口)와 인영맥(人迎脈) 모두 허약하고 힘이 부족하여 양손의 촌척맥(寸尺脈)이라 서로 일컫지 않는다. 이러한 병은 음양(陰陽)이 모두 부족한 현상으로 음양 양쪽이 허한 환자는 만약 그 양(陽)을 보(補)하면 음기(陰氣)가 쇠약하여 다하고, 만약 그 음(陰)을 사(瀉)시키면 양기(陽氣) 또한 탈진합니다. 이러한 중후는 단지 단약(甘藥)을 써서 조절하여 보(調補)할 수 있습니다. 만약 낫지 않으면 이 병에 대하여 더욱 나은 약제(藥劑)를 먹게 하면 병이 차차 낫습니다. 단지 쑥뜸을 써서 진음(眞陰)을 소모해서 없애서는 안되고, 다시 치료하는 효과가 빠르지 않다고 해서 마음대로 사법(瀉法)을 써서는 안됩니다. 만약 사법을 쓰면 5장 정기가 모두 손상되어 돌아오게 됩니다.

인영맥(人迎)이 촌구맥(寸口)보다 배(倍)로 크고 병이 족소양경

(足少陽)에 있으면 인영맥이 마치 배로 크고 겸해서 조급하게 돌아다니면(躁動) 병이 수소양경(手少陽)에 있습니다. 인영맥(人迎)이 촌구보다 2배로 크면 병이 족태양경(足太陽經)에 있고 만약 인영맥이 촌구맥보다 두배로 크고 겸해서 조동(躁動)하면 병이 수태양경(手太陽經)에 있습니다. 인영맥이 촌구맥보다 3배로 크면 병이 족양명경(足陽明經)에 있습이다. 만약 인영맥이 촌구맥보다 3배로 크고 겸해서 조동하면 병은 수양명경(手陽明經)에 있습니다. 인영맥이 촌구맥보다 4배로 크고 또 많으면 일양(溢陽)이라 하고 일양은 외격(外格)이 됩니다.

인영맥(人迎)이 촌구맥(寸口)보다 배로 크면 병이 족소양경(足少陽經)에 있고 만약 한배로 크고 겸해서 조급한 움직임(躁動)이 있으면 병이 수소양경(手少陽經)에 있습니다. 인영맥이 촌구맥보다 2배이면 병은 족태양경(足太陽經)에 있습니다. 만약 2배이고 겸해서 조급한 움직임(躁動)이 있으면 병은 수태양경(手太陽經)에 있습니다. 인영맥이 촌구맥(寸口)보다 3배이면 병은 족양명경(足陽明經)에 있습니다. 만약에 크기가 3배이고 겸해서 조급한 움직임(躁動)이 있으면 병은 수양명경(手陽明經)에 있습니다. 인영맥이 촌구맥보다 4배로 크고 또 더 크고 더 잦으면 이는 6양편성(六陽偏盛)이 지극하여 부(腑)에 차고 넘쳐(盈溢) 일양(溢陽)이라 부르고 양기(陽氣)가 지극히 왕성하고, 음기(陰氣)가 격거(格拒)하여 바깥으로 나가지 못하고, 음양(陰陽)이 서로 사귀지 못하니 그 때문에 외격(外格)이라 부릅니다.

촌구맥(寸口)의 맥상이 인영맥(人迎)에 비하여 배로 크면 병은 족궐음경(足厥陰經)에 있으며 만약 배로 크고 겸해서 조동(躁動)하면 병이 수궐음경(手厥陰經)에 있습니다. 촌구맥의 맥상이 인영맥에 비하여 2배로 크면 병은 족소음경(足少陰經)에 있습니다. 만약 2배로

크고 겸해서 조동하면 병은 수소음경(手少陰經)에 있습니다. 촌구맥
의 맥상이 인영맥에 비하여 3배로 크면 병이 족태음경(足太陰經)에
있습니다. 만약 3배로 크고 겸해서 조동하면 병은 수태음경(手太陰
經)에 있습니다. 촌구맥의 맥상이 인영맥에 비하여 4배로 크고 또
더 크고 또 더 잦으면 일음(溢陰)이라 말하니, 일음은 내관(內關)이
니 내관이 불통하면 죽어서 치료하지 못합니다. 인영과 태음 맥구
(太陰脈口)가 함께 왕성하여 4배 이상이면 이름하여 관격(關格)이라
하고 관격이란 죽음의 시기가 멀지 않다(短期)고 합니다.

　　　촌구맥(寸口)의 맥상이 인영맥에 비해 배로 크면 병은 족궐음경
(足厥陰經)에 있으며, 만약 한배가 크고 겸해서 조동(躁動)하면
병은 수궐음경(手厥陰經)에 있습니다. 촌구맥의 맥상이 인영맥(人
迎)에 비하여 2배로 크면 병은 족소음경(足少陰經)에 있고 만약
두 배로 크고 겸해서 조동(躁動)하면 병은 수소음경(手少陰經)에
있습니다. 촌구맥의 맥상이 인영에 비하여 3배로 크면 병은 족태
음경(足太陰經)에 있습니다. 만약 크기가 3배이고 겸해서 조동하
면 병은 수태음(手太陰經)에 있습니다. 촌구맥의 맥상이 인영맥에
비하여 4배로 크고 또 더 크고 더 잦으면 그것은 6음이 지극히 왕
성하여 오장에 차고 넘치니 일음이라 합니다. 이른바 일음(溢陰)
은 음기(陰氣)가 안으로 넘쳐서 양기(陽氣)와 더불어 서로 사귀지
못하니 그 때문에 내관(內關)이라 하고, 내관(內關)은 이 음양표
리(陰陽表裏)가 서로 간격이 있고 끊어진 죽음의 증세입니다. 만
일 인영맥과 촌구맥이 모두 평시의 4배 이상이면 그것은 음양이
함께 왕성하여 서로 격거(格拒)하니 관격(關格)이라 합니다. 음양
이 불통하기 때문에 죽음의 시기가 빨라지는 것입니다.

인영맥(人迎)이 촌구맥(寸口)보다 배로 크면 족소양경(足少陽)을
사(瀉)시키고 족궐음경(足厥陰)을 보(補)합니다. 2사 1보법(二瀉一

補)을 써서 하루 한 차례 침을 놓고 침을 놓음과 동시에 반드시 인영맥(人迎)과 맥구(脈口) 두곳의 맥상(脈象)을 진찰하여 급히 위를 취하여 맥기(脈氣)가 부드러워지기를 기다려서 침 놓기를 곧 그칠 수 있습니다. 인영맥이 촌구맥(寸口)에 비해서 2배로 크면 마땅히 족태양경(足太陽經)을 사(瀉)시키고 족소음경(足少陰經)을 보(補)하는 2사 1보법(二瀉一補)을 사용하여 이틀에 한 차례씩 침을 놓는 것과 동시에 반드시 인영맥과 맥구(脈口) 양곳의 맥상(脈象)을 진찰하여 급히 위를 취하여 맥기(脈氣)가 부드러워 지기를 기다려 침 놓기를 곧 그칠 수 있습니다. 인영맥이 촌구맥(寸口)에 비하여 3배로 크면 마땅히 족양명경(足陽明經)을 사(瀉)시키고 족태양경(足太陽)을 보(補)하는 2사 1보법(二瀉一補)을 써서 매일 두 차례씩 침을 놓고 침을 놓는 것과 동시에 반드시 인영맥과 맥구 양곳의 맥상을 진찰하여 급히 위를 취하여 맥기가 부드러워지기를 기다려 침 놓기를 곧 그칠 수 있습니다.

인영맥이 촌구맥에 비하여 한 배(倍)가 크면 병이 족소양담경(足小陽膽經)에 있으며, 간(肝)과 담(膽)은 서로 거죽과 속(表裏)이 됩니다. 양이 왕성하고 음이 허하니 마땅히 족소양경(足少陽經)을 사(瀉)시키고 족궐음경(足厥陰經)을 보(補)하게 되는 양사 일보법(兩瀉一補)을 써서 매일 1차례씩 침을 놓고 침을 놓는 것과 동시에 반드시 인영맥과 맥구의 양곳의 맥상을 관찰하여 만일 조동(躁動)하고 불안함이 나타나면 수태양경(手太陽經) 및 그 서로 표리(表裏)가 되는 수궐음경(手厥陰經)을 취하여 침을 놓을 수 있으며 맥기가 부드럽고 조화로움을 기다려 침 놓는 것을 정지할 수 있습니다. 인영맥(人迎脈)이 촌구맥(寸口)에 비하여 두 배로 크면 병은 족태양방광경(足太陽膀胱經)에 있습니다. 방광과 신장은 서로 표리가 됩니다. 양(陽)이 왕성하고 음(陰)이 허하면 마땅히 족태양경을 사(瀉)시키고 족소음경을 보(補)하게 되는 2사 1보법(二

瀉一補)을 써서 이틀에 침을 한 차례 놓고 침을 놓는 것과 동시에 반드시 인영맥과 맥구 양곳의 맥상을 진찰하여 만일 조동하고 불안함이 나타나면 수태양경 및 그 서로 표리가 되는 수소음경을 취하여 침을 놓아 맥기가 화합하고 조화로움을 기다려 침 놓는 것을 정지할 수 있습니다. 인영맥이 촌구맥에 비하여 크기가 3배이면 병이 족양명위경(足陽明胃經)에 있고, 위와 비장은 서로 표리가 되고 양이 왕성하고 음(陰)이 허하니 마땅히 족양명경을 사(瀉)시키고 족태음경을 보(補)하게 되는 2사 1보법을 써서 매일 두차례 침을 놓는 것과 동시에 반드시 인영맥과 맥구 양곳의 맥상을 진찰하여 만일 조동하고 불안함이 나타나면 수양명경 및 그 서로 표리가 되는 수태음경을 취하여 침을 놓아 맥기가 화합하고 조화로움을 기다려 침 놓는 것을 바야흐로 정지할 수 있습니다.

촌구맥상(寸口脈象)이 인영맥(人迎)에 비하여 한 배(倍)가 크면 족궐음(足厥陰)을 사(瀉)시키고 족소양(足少陽)을 보(補)하는 2보 1 사법(二補一瀉)을 써서 매일 한 차례씩 취하되 침을 놓으면서 동시에 인영맥과 맥구(脈口) 두 곳의 맥상(脈象)을 반드시 진찰하며 조동(躁動) 불안함이 나타나면 수궐음경(手厥陰經)과 수소양경(手少陽經)을 취하여 맥기(氣)가 부드러워지기를 기다려서 침 놓기를 정지합니다. 촌구맥(寸口脈)이 인영맥에 비하여 두 배가 크면 족소음(足少陰)을 사(瀉)시키고 족양명(足陽明)을 보하는 2보 1사법을 써서 매일 두 차례씩 침을 놓되 놓으면서 동시에 인영맥과 맥구 두 곳의 맥상을 반드시 진찰하여 조동불안함이 나타나면 수궐음경과 수소양경을 취하여 맥기가 부드러워지기를 기다려 침 놓기를 바야흐로 정지할 수 있습니다. 그러므로 매일 두 차례씩 취한다는 것은 태음(太陰)이 위(胃)를 주관하니 곡기(谷氣)가 크게 넉넉합니다. 그러므로 매일 두 차례씩 취하는 것입니다. 인영맥과 맥구(脈口)가 함께 3배 이상 왕성하면 이름하여 음양(陰陽)이 함께 넘친다고 합니다. 이와 같은 것은 열리지 않으니 곧 혈맥이 닫히고(閉塞) 기(氣)가 운행되는 곳이 없고 안으로 흘러 넘쳐 5장이 안으로 상합니다. 이와 같은 것은 뜸질함으로 인해서 변하고 바뀌어서 다른 병이 되는 것입니다.

촌구맥(寸口)은 음(陰)을 주관하고 5장을 주관합니다. 촌구맥상이 인영에 비해 한배가 크면 병이 족궐음간경(足厥陰肝經)에 있으며 간(肝)과 담(膽)은 서로 표리(表裏)가 됩니다. 양이 왕성하면 음(陰)이 허하니 마땅히 족궐음은 사(瀉)시키고 족소양을 보(補)하는 2보 1사법(二補一瀉)을 써서 매일 한 차례씩 침을 놓되 침을 놓으면서 동시에 반드시 인영맥과 맥구 두 곳의 맥상을 진찰해서 만일 조동(躁動) 불안함이 나타나면 수궐음경 및 더불어 그 서로 표리가 되는 수소양경을 취하여 찔러서 맥기가 고르고 부드러워지기를 기다려서 침 놓는 것을 정지할 수 있습니다. 촌구맥이 인영맥에 비해서 두 배로 크면 병은 족소음신경(足少陰腎經)에 있으며, 신장과 방광은 서로 표리가 되고 음(陰)이 왕성하면 양(陽)이 허하니 마땅히 족소음을 사(瀉)시키고 족태양을 보(補)하는 2보 1사법(二補一瀉)을 써서 이틀에 침으로 한 차례씩 치료하고 침을 시술함과 동시에 반드시 인영맥과 맥구 두 곳의 맥상을 살펴서 만일 조동(躁動) 불안함이 나타나면 수소음경 및 그 서로 표리가 되는 수태양경을 취하여 침 놓아서 맥기가 부드럽고 조화로움을 기다려 침 놓기를 바야흐로 정지할 수 있습니다. 촌구맥상(寸口脈象)이 인영맥에 비하여 크기가 3배이면 병은 족태음비경(足太陰脾經)에 있으며, 비장과 위는 서로 표리가 되니 음이 왕성하면 양이 왕성하니 마땅히 족태음을 사(瀉)시키고 족양명을 보(補)하는 2보 1사법(二補一瀉)을 써서 매일 침을 두 차례씩 놓아 치료할 필요가 있고 침을 시술함과 동시에 반드시 인영맥과 맥구 두 곳의 맥상을 진찰하여 만일 조동(躁動)하고 불안함이 나타나면 수태음경 및 그 서로 표리가 되는 수양명경을 취하여 침 놓아서 맥기가 조화로움을 기다려 침 놓기를 바야흐로 정지할 수 있습니다. 매일 두 차례씩 침을 놓는 것은 어째서인지요? 태양(太陽)이 위(胃)를 주관하기 때문입니다. 위(胃)는 수곡(水谷)의 바다인 것입니다. 곡기(谷氣)가 차고 왕성하면(充盛) 기(氣)가 많고 혈(血)이 많으니 그러므로 하루에 두 차례씩 침을 놓아도 됩니다. 인영맥과 촌구맥상이 모두 평시에 비해서 3배 이상 크면 그것은 음양(陰陽)이 지극히 왕성하게 나타남이니 음양이 함께 넘친다고 합니다. 그러한 병변(病變)은 외관내격(外關內格)의 혈맥을 닫아 막히게 하고 기(氣)가 통하지 못하고 안으로 흘러 넘쳐서 안으로 5장이 상하한 때문입니다. 이 병은 매일 뜸법(灸法)으로 치료하면 반드시 그 음(陰)이 낫지를 않고 변하여 다른 병이 생깁니다.

무릇 침을 놓는 원리는 음양(陰陽)의 기(氣)가 조화로움에 있으니 그 후에는 침 놓기를 그칩니다. 5장의 쇠약한 음(陰)을 보(補)하고 6기(氣)의 밖으로 나옴을 인도하고 음성이 청랑(淸郎)하고 원기가 충성(充盛)하고 이목(耳目)이 총명해야 하니 만일 이 치료법이 서로 반하면(相反) 혈기(血氣)가 운행되지 않습니다. 이른바 기가 이르러 실(實)하다는 것은 사(瀉)시키면 더욱 허(虛)하고 허하면 맥이 크고 그 때문에 단단하지 못하고 그 때문에 단단하다는 것은 마침 환자가 편안하다고 말해도 병이 다 낫지 않은 것입니다. 보(補)하면 더욱 실하고 실한 것은 맥(脈)이 크니 크면 병이 진전되니, 이 실로 큰 맥은 보법(補法)을 실시하면 더욱 실합니다. 그러므로 맥상이 더욱 실하고 힘이 있습니다. 대저 그 때문에 단단하지 못한 것은 비록 환자가 편안하다고 말해도 병이 다 낫지 않는 것입니다. 그러므로 보(補)하면 실하고 사(瀉)시키면 허하니 아픈 것이 침을 적게 놓는 데 따르지 않으나 병은 반드시 낫게 되는 것입니다. 반드시 12경맥의 병이 생기는 원리에 통한 후에라야 종시편(終始)의 깊은 뜻에 이르를 수 있습니다. 그러므로 음양(陰陽)이 서로 이동하지 않고 허실(虛實)이 기울어지지 않아야 그 경(經)을 취하는 것입니다.

대체로 침을 놓는 원리는 모두가 음양(陰陽)의 기를 조화함에 이르르는 것이 목적입니다. 이른바 보음사양(補陰瀉陽)은 5장의 부족한 정기(正氣)를 보(補)하여 침입한 사기(邪氣)를 배제하는 것으로, 그것은 음양조화(陰陽調和)이고 정기(正氣)가 채워져서 왕성한 것이니 음성(音聲)이 맑고(淸朗) 귀가 총명하고 눈이 밝습니다. 가령 치료방법이 상반(相反)하면 정기를 밖으로 사(瀉)시키고 사기(邪氣)를 안으로 보하면 혈기(血氣)가 잘 통하지 않는데 이르릅니다. 실한(實) 증세에 사법(瀉法)을 사용하여 치료하면 증후는 점차 실함에서 허(虛)함으로 쫓아갈 수 있음을 알게 됩니다. 그러한 허한 증세의 맥상(脈象)이 비록 원래와 같은 대소(大小)라 하나 단지 허하고 연해서 단단하지 않은 것으로 변하니 이는 병을 치료함에 효험을 얻는 표지(標志)입니다. 가령 이미 경(經)이 실을 사(瀉)시켰어도, 맥상(脈象)이 여전히 단단하고 크기 때문에 환자가 비록 스스로 기분이 좋다고 말해도 질병이 아직 다 제거되지 못하는 것입니다. 허한 증세에 보법(補法)을 사용하여 치료하면 증후는 점차 실한 데서 허(虛)한 것으로 쫓아갈 수 있음을 알게 됩니다. 그러한 실한 증세의 맥상(脈象)은 비록 원래 대소(大小)가 같으나 단지 전의 단단하고 실한 것에 비교하여 힘이 있습니다. 만약 경(經)에 침을 놓을 때 맥상(脈象)이 이전의 크기와 비슷하나 역시 연하고 단단하지 못하면 환자가 비록 감각이 가볍고 좋으나 질병은 아울러 제거되지 않습니다. 보허사실(補虛瀉實)의 방법을 확실하게 운용할 수 있어야 하니 곧 보하면 정기(正氣)를 충실히 하고 사(瀉)시키면 사기(邪氣)가 쇠퇴하게 합니다. 병으로 아픈 것이 비록 침을 빼는데에 따를 수는 없으나 세우면 곧 나아서 질병이 반드시 쇠감(衰減)해서 내려갑니다. 가령 침을 놓아 병을 치료하는 충분한 효과를 얻는다고 생각하면 반드시 먼저 유관(有關)한 12경맥의 이론 및 그 발병의 기리(機理)에 정통해야 하고 그런 후에 비로소 종시편(終始)의 깊은 뜻에 이르를 수 있습니다. 총괄하면 경맥(經脈)은 인체기혈운행의 통로입니다. 음경(陰

經), 양경(陽經)은 각기 그 고정적인 순행(循行)부위가 있습니다.
더불어 장부(臟腑)에는 확정불이(確定不移)하는 배속관계(配屬關
係)가 있습니다. 보허 사실의 치료대법은 상호전도(轉倒)해서는
안됩니다. 동시에 경(經)을 진맥하여 혈(穴)을 취하여 본경(本經)
의 병변(病變)을 치료하는데 적응하기에 주의해야 합니다.

　　무릇 침을 병에 적용하는데 속하는 3자(三刺)가 곡기에 이르르면
사벽(邪僻)이 망녕되어 합하고, 음양(陰陽)이 바뀌어 머무르고, 역순
(逆順)이 상반되고 맥의 부침(浮沈) 부위가 서로 다르고, 맥상과 4
시의 기후의 개변이 서로 적응하지 못하고, 머물러서 넘치면(稽留淫
泆) 모름지기 침으로 제거해야 합니다. 그러므로 한번 찌르면 양사
(陽邪)가 나오고 두번 찌르면 음사(陰邪)가 나오고, 세번 찌르면 곡
기(谷氣)에 이르르고 곡기(谷氣)에 이르르면 침을 뺍니다. 이른바
곡기에 이르른다는 것은 이미 보(補)하여 실(實)하고 이미 사(瀉)하
여 허(虛)한 것입니다. 그러므로 곡기가 이르름을 아는 것입니다.
사기(邪氣)가 홀로 제거된다는 것은 음과 양이 조화되지 못해도 병
이 낫는 것을 안다는 것입니다. 그러므로 보하면 실하고 사하면 허
하고 통증이 비록 침을 빼는데 따라 나오지 않으나 병이 반드시 쇠
약해서 물러 난다고 합니다.

　　무릇 침을 병에 적용하는데 속하는 것은 모름지기 얕은데서 깊
은 데로인 가죽(皮), 살(肉), 분육(分肉) 등의 3자법(三刺法)을
사용합니다. 침을 놓을 때는 침 아래에 곡기(谷氣)가 이르른 득기
감각(得氣感覺)이 있음을 기다려 비로소 좋은 치료 효과를 얻을
수 있습니다. 사기(邪氣)가 경맥(經脈)에 침입하므로 말미암아 망
녕(妄)과 정기(正氣)가 서로 혼합하여 음양(陰陽)의 기(氣)가 자
리하는 위치를 교란시켜서 기혈(氣血)의 운행의 순역(順逆)의 방
향으로 하여금 상반(相反)되게 하고 맥(脈)의 잠기고 뜨는 부위가

서로 다르게 하고 맥상(脈象)과 4시(四時) 기후의 개변(改變)이 서로 적응되지 못하여 사기(邪氣)가 체내에 머물러서 넘쳐 흘러 흩어지게 합니다. 이상의 여섯가지 병증세는 모두가 침을 사용하여 치료할 수 있습니다. 침을 놓아 치료할 때 처음의 침은 피부(皮膚)에 찔러서 거죽의 얕은 양사(陽邪)를 이끌어 낼 수 있습니다. 두번째 침은 비교적 깊은 층의 기육(肌肉)에 이르러 음분(陰分)의 사기(邪)를 바깥으로 이끌어냅니다. 세번째 침은 분육(分肉)의 사이에 들어가 침 아래에 득기 감각(得氣感覺)이 있는 지를 살핍니다. 이 곡기(谷氣)가 오는 것이 나타나면 곧 침을 빼도 좋습니다. 이른바 '곡기(谷氣)가 이르른다'는 뜻은 위에서 말한 병을 가리키니, 보법(補法)을 사용하면 정기(正氣)가 이미 충실(充實)하여 맥상(脈象)에 힘이 있고, 만약에 사법(瀉法)을 사용하면 사기가 배제(排除)되어 맥상이 완화(緩和)된 것을 알게 됩니다. 이러한 증상에 따라서 곡기(谷氣)가 이미 이르렀음을 알게 됩니다. 침을 놓아 치료함이 경과하면 병사(病邪)가 배제되어 인체의 음양기혈이 비록 조화로운데 이르르지는 못해도 일상적인 양태를 회복하면 단지 장차 병이 낫는다는 것을 알 수 있기 때문에 정확한 보법(補法)을 운용하면 정기(正氣)가 충실한데에 이르르고 사법(瀉法)이 정확히 운용되면 사기(邪氣)가 쇠약해서 줄어들 수 있고, 병통(病痛)이 비록 침을 빼는 데 따라나와서 곧 나을 수는 없다해도 다만 병세는 반드시 경감될 수 있는 것입니다.

음(陰)이 왕성하고 양(陽)이 허하면 먼저 그 양을 보(補)하고 난 후에 그 음을 사(瀉)시키면 조화가 됩니다. 음이 허하고 양이 왕성하면 먼저 그 음을 보하고 난 후에 그 양을 사시키면 조화가 됩니다.

가까스로 인영맥(人迎)과 촌구맥(寸口) 두 부위의 맥상(脈象)이 허실성쇠(虛實盛衰)함을 말했습니다. 마땅히 촌구맥이 인영맥보다 클 때에는 인체(人體)의 음경(陰經)의 사기(邪氣)가 왕성함이 반영되어 나와서 양경(陽經)의 정기(正氣)가 허합니다. 치료할 때는 마땅히 먼저 양경의 정기(正氣)를 보(補)하고 후에 음경의 사기(邪氣)를 사(瀉)시키고 따라서 음이 왕성하고 양이 허한 병변(病變)이 조화로움을 이루게 됩니다. 만약 인영맥이 촌구맥보다 클 때는 인체(人體)의 음경(陰經)의 정기(正氣)가 허하고 양경(陽經)의 사기(邪氣)가 왕성함이 반영되어 나타납니다. 치료할 때는 마땅히 먼저 음경을 보(補)하고 후에 양경의 사기(邪氣)를 사(瀉)시킵니다. 따라서 양(陽)이 왕성하고 음(陰)이 허한 병변(病變)이 조화로움에 이르게 됩니다.

족경(足經)의 양명(陽明), 궐음(厥陰), 소음(少陰) 세 가닥의 경맥(三脈)이 엄지 발가락(足大指) 사이에 움직일 때는 반드시 그 실허(實虛)를 살펴야 합니다. 허(虛)한데 사(瀉)시키면 이를 중허(重虛)라고 합니다. 중허하면 병이 더욱 심해집니다. 무릇 이를 침 놓는데는 손가락으로 맥을 짚어서 맥의 움직임이 실하고 또 빠른 것은 급히 사시키고, 허하고 느린 것은 곧 그 정기(正氣)를 보(補)해야 합니다. 이에 상반하는 치료법을 쓰면 병이 더욱 심해집니다. 삼맥이 있는 부위는 양명경(陽明)은 발등 위에 있고 족궐음경(厥陰)은 발등 안에 있고 족소음경(少陰)은 발바닥(足心)에 있습니다.

족경(足經)의 양명(陽明), 궐음(厥陰)과 소음(少陰)의 세 가닥 경맥(經脈)은 모두가 엄지 발가락(足大趾), 검지 발가락(次趾) 사이에 있습니다. 침을 놓을 때는 반드시 분명한 그 3경(三經)이 허한지 실한지를 살펴서 보사(補瀉) 수법을 확정해야 합니다. 가령 허한 증세에 이 사법(瀉法)을 잘 못쓰면 정기(正氣)가 다시 허하니 이를 중허(重虛)라고 합니다. 중허한 좋지 못한 결과는 후에 이 병증세가 다시 엄중해집니다. 무릇 그 병증세에 이 침으로 치료하는 것은 손가락으로 그 동맥(動脈)을 지맥해서 맥의 박동이 견실하고 급속하면 실한 증세에 속하니 마땅히 그 실사(實邪)를 빨리 사(瀉)시켜야 합니다. 가령 맥의 박동이 허약하고 느리면 허한 증세에 속하니 마땅히 그 정기(正氣)를 보(補)해야 합니다. 만약에 이에 상반되는 침법(針法)을 사용하면 병의 정황은 날로 더욱 심해집니다. 3동맥이 있는 부위는 족양명경(足陽明經)은 발등 위에 있고 족궐음경(足厥陰經)은 발등 안에 있고 족소음경(足少陰經)은 발바닥에 있습니다.

응수(膺脈)는 가슴 가운데이고 배수(背脈)는 등 가운데이니 견박(肩髆)이 허한 것은 위의 혈(穴)을 취합니다. 중설(重舌)은 피침(鈹針)으로 설주(舌柱)를 찌릅니다. 손가락이 구부려져 펴지 못하는 것은 그 병이 힘줄에 있습니다. 펼쳐서 구부리지 못하는 것은 그 병이 뼈에 있습니다. 뼈에 있어서는 뼈를 지키고 힘줄에 있어서는 힘줄을 지킵니다.

경맥(經脈)에는 음경(陰經)과 양경(陽經)의 구분이 있습니다. 응수(膺脈)는 이 가슴 부위의 양 옆의 혈위(穴位)로 음경에 속합니다. 그러므로 음경의 병의 치료는 마땅히 가슴 부위의 혈위(膺部穴位) 가운데를 찔러야 합니다. 배수(背脈)는 이 등 부위의 한 작은 혈위로 양경에 속합니다. 그러므로 양경의 병의 치료에는 마땅히 등 부위 혈위(背部穴位)의 가운데를 찔러야 합니다. 견박(肩髆)의 부위에 산마(痠麻), 목창(木脹) 등의 허한 병에 속하는 증세가 나타날 때에는 이 경맥에 상통하는 수혈(腧穴)의 부위에 침을 놓으면 됩니다. 가령 견옹(肩顒), 견정(肩井) 등의 혈(穴)에 아울러 보법(補法)을 시술합니다. 중설병(重舌病)을 치료함에는 피침(鈹針)으로 혀 아래의 힘줄을 찔러서 나쁜 피를 빼냅니다. 만약 손을 구부리고 펼치지 못하면 이는 힘줄의 병이고 단지 펼 수는 있으나 구부리지 못하면 이는 뼈의 병입니다. 병이 뼈에 있으면 마땅히 뼈를 치료합니다. 병이 힘줄에 있으면 마땅히 힘줄을 치료합니다.

　침을 놓을 때 맥상(脈象)이 정당하고 견실하고 힘이 있을 때는 깊이 취하고, 천천히 그 침구멍(痏)을 문질러서 그 사기(邪氣)를 다 내보냅니다. 맥상이 연약하고 허할 때는 얕게 찔러서 맥기(脈氣)를 양호(養護)하고 동시에 그 침 구멍을 빨리 문질러서 사기(邪氣)가 들어오지 않게 해야 합니다. 침을 놓을 때 만약 사기가 습격해 오면 침 아래에 단단하고 빠른 감각이 있습니다. 만일 곡기(谷氣)가 이르면 침 아래의 감각은 느리고 부드럽습니다. 맥상이 실한 것은 깊이 찔러서 그 사기(邪氣)를 배설시킵니다. 맥상이 허한 것은 얕게 찔러서 정기(精氣)가 빠져나가지 않게 해서 그 맥을 양호하고 그 사기만을 홀로 빠져 나가게 합니다. 각종 동통(疼痛)의 병증세를 침 놓아 치료하는 것은 그 맥상이 단단하고 힘 있게 나타나기 때문에 주로 사법(瀉法)을 씁니다.

　침을 놓을 때 보사수법(補瀉手法)을 시용(施用)함에는 반드시 맥의 허실에 비추어서 확정합니다. 맥상이 정당하고 견실하고 힘이 있을 때는 마땅히 침을 깊이 찌르고, 침을 뺀후 서지 못하면 곧 그 침 구멍을 문질러서 사기(邪氣)로 하여금 다 배제되게 합니다. 마땅히 맥상이 연약하고 힘이 없을 때는 침을 얕게 찔러서 맥기를 양호(養護)하게 됩니다. 동시에 응당 침 구멍을 빠르게 문질러서 외사(外邪)의 침입을 막습니다. 침을 놓을 때 만일 사기가 습격해 오면 침 아래에는 단단하고 긴밀하고 빠른 감각이 있습니다. 만일 곡기(谷氣)가 이르르면 침 아래에는 느리고 천천하고 부드러운 감각이 있습니다. 맥상이 실하면 사기는 막히고 실한데 속하니 응당 깊이 찔러서 그 사기를 밖으로 배설합니다. 맥상이 허하면 정기 (正氣)가 부족한데 속하니 응당 얕게 찔러서 정기가 밖으로 배설되지 않게 보호해서 그 맥기(脈氣)를 양생해서 사기만을 배제시킵니다. 무릇 이 각종의 아픈 병 증세에 침 놓을 때는 주로 사법(瀉

法)을 사용하기 때문에 그러한 맥상은 주로 단단하고 힘이 있게
나타납니다.

　허리 이상에 아픈 병은 수태음(手太陰) 양명(陽明)이 모두 주재합
니다. 허리 아래로 아픈 병은 족태음(足太陰) 양명이 모두 주재합니
다. 병이 위에 있는 것은 아래를 취하고 병이 아래에 있는 것은 위
를 취합니다. 병이 머리에 있는 것은 발을 취하고 병이 허리에 있는
것은 오금(膕)을 취합니다. 병이 머리에 생기면 머리가 무겁고 병이
손에 생기면 팔(臂)이 무겁고 병이 발에 생기면 발이 무겁습니다.
병을 치료하는 사람은 먼저 그 병이 생긴 곳에서 반드시 그 근본을
찾아 침을 놓아야 합니다.

　　수태양경(手太陽經)은 가슴으로부터 손으로 갑니다. 수양명경
(手陽明經)은 손에서부터 머리로 갑니다. 그러므로 허리 이상으로
병들면 이 두경(二經)을 취하여 침을 놓으면 됩니다. 족태음경(足
太陰經)은 발에서부터 가슴에 이르릅니다. 족양명경(足陽明經)은
머리로부터 발에 이르릅니다. 그러므로 허리 이하에 병이 들면 이
두경을 침 놓으면 됩니다. 이는 순경근취(循經近取)의 법입니다.
경맥(經脈)이 전신의 상하를 관통함으로 말미암아 피차가 서로 통
하기 때문에 병이 상반신에 있으면 하부의 혈위(穴位)를 취하여
침 놓으면 되고, 병이 하반신에 있으면 상부의 혈위를 취하여 침을
놓으면 되고, 병이 머리부분 위에 있으면 발부위의 혈위를 취해서
침 놓으면 되고, 병이 허리 부위에 있으면 오금 부위의 혈위를 취
하여 침 놓으면 되니, 이것이 순경원취(循經遠取)의 법입니다. 병
이 머리 부위에 생기면 머리가 반드시 무겁고 병이 손 부위에 있
으면 손과 팔이 반드시 무겁고, 병이 발 부위에 있으면 발 부위가
반드시 무겁습니다. 그러한 병증세를 치료할 때는 먼저 질병이 최
초로 발생한 부위를 찾아낸 후에 침을 놓습니다. 그것이 병을 치료
하는데 반드시 찾아야 하는 근본 원칙입니다.

봄의 병기는 호모(毫毛)에 있고, 여름의 병기는 피부(皮膚)에 있고, 가을의 병기는 분육(分肉)에 있고, 겨울의 병기는 근골(筋骨)에 있습니다. 이 병자에게 침놓는 것은 각기 그 시령(時)의 조제(齊)가 됩니다. 그러므로 살찐 사람을 침 놓는 것은 가을과 겨울의 조제로써 합니다. 야윈 사람에게 침 놓는 것은 봄 여름의 조제(齊)로써 합니다. 병이 나서 아픈 것은 음(陰)입니다. 아파서 손으로 안마해도 낫지 않은 것은 음입니다. 깊이 찔러야 합니다. 가려운 것(痒)은 양(陽)입니다. 얕게 찔러야 합니다. 병이 위에 있는 것은 양입니다. 병이 아래에 있는 것은 음입니다.

사기(邪氣)가 사람을 상(傷)함에는 왕왕 수시(隨時)로 기(氣)의 부동(不同)으로 깊고 얕은 차이가 있습니다. 봄가을에는 양기(陽氣)가 피어 오릅니다. 봄날에 병사(病邪)가 사람을 상함에는 많은 것이 거죽의 얕은 피모(皮毛)에 있습니다. 여름 날에 사람을 상함에는 얕은 층의 피부에 있습니다. 가을 겨울은 양기(陽氣)를 거두어 감추니, 가을날의 병사가 사람을 상함에는 비교적 깊은 층의 분육(分肉)의 사이에 있습니다. 겨울 날의 병사가 사람을 상함에는 가장 깊은 층의 근골(筋骨)에 있습니다. 그때문에 이상의 그런 증세와 시령(時令)은 밀접한 관계의 병증이 있으니. 침을 놓는 심천(深淺)은 응당 계절적 변화에 근거하여 같지 않음이 있습니다. 침을 놓아 병을 치료함에는 시령이 말하니 응당 위에서 말한 구별이 있습니다. 단지 동일한 계절에 있어서는 병인의 체질로 인해서 같지 않습니다. 사람에 따라서 다를 필요가 있습니다. 가령 체질이 살찌고 뚱뚱한 편안한 사람(胖人)이 병들면 모두가 평시의 가을과 겨울에 쓰이는 깊이 찌르는 법(深刺法)을 채용합니다. 가령 거죽이 얇고 살이 적어서 야윈 사람이 병들면 모두가 응당 평시의 봄 여름에 쓰이는 얕게 찌르는 법(淺刺法)을 채용합니다. 병에 동통(疼痛)이 있는 사람은 많은 원인이 한사(寒邪)가 엉기고 막히기 때문에 음(陰)의 증세에 속하니 동통 부위에 비교적 깊이 찌르고 손으로 눌러서 아픈 자리에 이르지 않으면 이는 음의 증세입니다. 치료할 때는 마땅히 깊이 찌릅니다. 병인이 몸이 가려우면 이는 병사(病邪)가 피부에 있습니다. 치료할 때는 마땅히 얕게 찌릅니다. 병이 상부에 있으면 양(陽)에 속하고 병이 하부에 있으면 음에 속합니다.

병이 먼저 음(陰)에서 일어나는 것은 먼저 그 음을 치료하고 뒤에 그 양(陽)을 치료합니다. 병이 먼저 양에서 일어나는 것은 먼저 그 양을 치료하고 뒤에 그 음(陰)을 치료합니다. 열궐(熱厥)을 침 놓는 것은 침을 찌른후 머무르면 도로 차가워집니다. 한궐(寒厥)을 침 놓는 것은 침을 찌른 후 머물면 도로 열이 납니다. 열궐을 찌르는 것은 2음 1양법(二陰一陽)입니다. 한궐(寒厥)을 찌르는 것은 2양 1음법(二陽一陰)입니다. 이른바 2음(二陰)이란 두번 음을 찌르는 것입니다. 1양(一陽)이란 한번 양을 찌르는 것입니다. 병이 오래 된 것은 사기(邪氣)가 깊이 든 것입니다. 이 병에 침 놓는 것은 깊이 찔러서 오래 머무르고 하루 사이에 다시 찔러야 합니다. 반드시 먼저 그 좌우를 조절하여 그 혈맥을 제거하여 침 놓는 도(刺道)를 다 합니다.

질병이 음경(陰經)에서 일어나면 마땅히 먼저 음경을 치료해서 그 근본을 치료하고 연후에 다시 양경(陽經)을 치료하니 이것을 끝을 치료한다(治標)고 합니다. 열궐(熱厥)을 침 놓는 것은 침을 찌른 후에 머무르고, 침 아래서 한 감각이 나타날 때를 기다려 다시 침을 뺍니다. 한궐(寒厥)을 침 놓는 것은 침을 찌른 후에 침을 머물러서 침 아래에 따스하고 뜨거운 감각을 기다려 다시 침을 뺍니다. 열궐병(熱厥病)에 침을 놓는데는 음경에 두 차례 찔러야 하고 보법을 씁니다. 양경은 한 차례 찌르고 사법을 씁니다. 한궐병

(寒厥病)에 침을 놓는데는 양경을 두 차례 찌르고 보법(補法)을 씁니다. 음경은 한차례 찌르고 사법(瀉法)을 씁니다. 이른바 2음(二陰)은 이 음경에 두 차례 침을 놓는데 있는 것을 가리킵니다. 이른바 일양(一陽)은 이 양경에 한 차례 침을 찌르는데 있음을 가리킵니다. 환병(患病)이 오래이면 사기(邪氣)가 반드시 깊이 침입합니다. 그런 류의 질병을 침 놓는데는 반드시 깊이 찔러야 하고 응당 장시간 침을 머무르게 해서 고질적인 복사(伏邪)를 제거하고 동시에 격일(膈日)로 다시 한 차례씩 찔러야 합니다. 그러면 바로 병이 낫습니다. 침을 놓기 전에 있어서는 반드시 먼저 질병이 경(經)에 있고 낙(絡)에 있는지를 먼저 진찰해야 합니다. 가령 경에 있으면 바로 경에 침 놓아야 합니다. 만약 낙(絡)에 있으면 먼저 그 낙을 무자(繆刺)합니다. 이는 곧 그 좌우를 조절하는 것입니다. 혈락(血絡)에 어혈(瘀血)이 있으면 그것을 찔러 피를 내야 합니다. 이상의 이들 원칙을 익히 알아야 침을 놓는 도리를 대체로 파악하는 것입니다.

무릇 침 놓는 법은 반드시 병인의 형기(形氣)를 살펴야 합니다. 가령 환자의 형체와 기육(形肉)이 탈진하지 않으면 단지 이 원기(元氣)가 쇠약해 작아지고 맥상(脈象)이 조궐(躁厥)합니다. 조궐한 것은 반드시 무자(繆刺)해야 하니 흩어진 기(氣)를 거둘 수 있고 모인 기(聚氣)를 흩어지게 할 수 있습니다. 깊이 머무른 조용한 곳은 점신(占神)이 왕래하고 문이 닫기고 창이 막히면 혼백(魂魄)이 흩어지지 않고 일신(一神)에 뜻이 오로지 하고 정기(精氣)가 분산되지 않습니다. 사람이 소리를 듣지 않고서 그 정(精)을 거두면 반드시 그 하나의 신이 뜻함(志)을 침(針)에 있게 하고 얕게 머무르면 미약하게 떠서 그 신(神)이 옮겨서 맥기가 이르르면 곧 침 놓기를 정지합니다. 남자는 안에서 여자는 밖에서 단단히 지켜서 나가지 못하게 하여 삼가 지켜서 안으로 들어오게 하니 이것을 득기(得氣)라고 합니다.

　침을 놓는 법칙은 반드시 병인의 형체의 강약과 원기(元氣)가 성쇠(盛衰)하는 정황을 진찰해야 합니다. 가령 환자의 형체와 기육(肌肉)이 아울러 수척해지지 않고 단지 이 원기가 줄어들어 맥상이 조동(躁動)하면 이러한 기(氣)가 허하고 맥이 조동하여 궐역(厥)하는 병은 반드시 좌병(左病)은 오른쪽을 찌르고 우병(右病)은 왼쪽을 찌르는 무자법(繆刺法)을 채용하여 흩어진 정기(精氣)를 거두어지게 하고 모인 사기(邪氣)를 흩어져 없어지게 할 수 있는 것입니다. 침으로 시술할 때 의원은 맥상이 깊이 머물러 고요한 곳에 한 모습으로 이르게 해야 주의력이 고도로 집중되고 병인의 정신활동을 밀접하게 관찰할 수 있습니다. 동시에 또 사람이 실내에서 문을 닫고 자물쇠로 잠근 모습으로 있어야 신지(神志)가 전일(專一)하고 정신이 안으로 지키고 밖을 향해 분산되지 않아야 바깥 세계의 사람이 떠드는 소리를 듣지 않고 침을 찌르는 위에 정신을 집중할 수가 있습니다. 혹은 얕게 침을 놓아서 침을 머무르고 혹은 경미하게 침을 뜨게(浮) 해서 환자의 주의력을 옮겨서 바로 침 아래에 득기(得氣)가 이르르면 침 놓기를 정지합니다. 침을 놓은 후에 양기(陽氣)가 안으로 들게 하고 음기(陰氣)는 밖으로 내보내어 음양의 기(氣)가 도랑이 통해서(沟通) 조화됨에 이르르고, 따라서 정기(精氣)가 왕성해져서 안을 지키고 사기가 깊이 들어오지 못하게 되니 이를 득기라 합니다.

　무릇 침을 놓아 병을 치료함에는 반드시 금(禁)해야 할 사항이 있습니다. 방사(房事)를 하고 오래지 않으면 침을 놓지 말고, 침을 맞고 오래지 않으면 방사를 하지 말아야 합니다. 이미 취했으면 침을 놓지 말고, 이미 침을 맞았으면 취하지 말아야 합니다. 금방 성이 났으면 침을 놓지 말고, 이미 침을 맞았으면 성내지 말아야 합니다. 피로에 지쳤으면 침을 놓지 말고, 이미 침을 맞았으면 과로하지 말아야 합니다. 이미 배가 부르면 침을 놓지 말고, 이미 침을 맞았으면 과식해서는 안 됩니다. 배가 고픈 사람은 침을 놓아서는 안되고, 이미 침을 맞았으면 배가 곯아서는 안되는 것입니다. 이미 목이 마르면 침을 놓지 말고, 이미 침을 맞았으면 목 말라서는 안됩니다. 크게 놀라고 크게 두려워 하는 사람은 반드시 그 정신 그 정서를 안정시킨 후에 곧 침을 놓아야 합니다. 수레에 앉아와서 의원에게 보이는 사람은 응당 침대에 누워서 한 식경(一食頃)을 쉬고 침을 놓아야 합니다. 걸어서 의원에게 온 사람은 앉아서 쉬고 10리길 갈 시간이 되어 침을 놓아야 합니다. 무릇 이 12가지 금하는 것은 모두가 맥이 어지럽고 기(氣)가 흩어지고 영위(營衛)가 거스르기 때문이니 경맥의 기가 차례대로 운행되지 않는 데 침을 놓으면 양병이 음으로 들어가고 음병이 양으로 나오면 사기(邪氣)가 다시 살아나니 서투른 의원은 그러한 금기(禁忌)를 살피지 못합니다. 이를 일러 벌신(伐身)이라 합니다. 형체(形體)가 음란하면 곧 뇌수(腦髓)가 없어지고 진액(津液)이 변화하지 않으며 그 5미(五味)를 벗어나니 이를 실기(失氣)라 합니다.

　　무릇 침을 놓아 병을 치료함에는 반드시 아래에 기술하는 금기(禁忌)의 증세를 파악해야 합니다. 방사(房事)를 행하고 오래되지 않으며 침을 놓아서는 안됩니다. 침을 놓고 오래되지 않으면 방사를 행해서는 안됩니다. 술을 마시고 취한 사람은 침을 놓아서는 안됩니다. 이미 침을 맞은 사람은 술을 마시고 취해서는 안됩니다. 금방 성난 사람은 침을 맞아서는 안됩니다. 이미 침을 맞은 사람은 성을 내서는 안됩니다. 피로가 쌓인 사람은 침을 맞아서는 안됩니다. 이미 침을 맞은 사람은 과로해서는 안됩니다. 배불리 먹은 후에 침을 맞아서는 안됩니다. 이미 침을 맞은 사람은 과식해서는 안됩니다. 배가 고픈 사람은 침을 맞아서는 안됩니다. 이미 침을 맞은 사람은 배가 고파서는 안됩니다. 크게 목마를 때에 침을 맞아서는 안됩니다. 이미 침을 맞은 사람이 목말라서는 안됩니다. 지나치게 심하게 놀라고 두려워하는 사람은 반드시 그 정신(精神)과 정서(情緖)를 안정시킨 연후에 침을 찌르는 것을 진행할 수 있습니다. 수레에 앉아와서 의원을 찾는 환자는 응당 평상에서 잠시 밥 먹는 시간만큼 쉬고 침을 맞습니다. 걸어서 온 병인은 그 자리에 앉아 약 10리 갈 정도의 시간을 쉬고 난 후에 침을 맞습니다. 무릇 이 이상에 열거한 바의 12가지 금기(禁忌)하는 병인은 모두가 맥이 어지럽고 기(氣)가 흩어지고 영위(營衛)가 조화를 잃었기 때문입니다. 경맥(經脈)의 기(氣)가 차례대로 운행되지 않으면 침을 놓아서는 안됩니다. 만약 그러한 정황에 주의하지 못하고 경솔하게 침을 놓아 거죽의 얕은 양병(陽病)이 깊이 속으로 들어가게 하여 깊은 속의 음사(陰邪)가 몸체의 거죽에 나오게 하여 거죽이 함께 병나게 하면 사기(邪氣)가 다시 왕성하고 정기(正氣)가 더욱 쇠약하니 서투른 의원은 그러한 금기(禁忌)를 몸소 살피지 못하고 망녕되게 침을 놓아 응당 병인의 몸에 손상이 있게 한다고 말합니다. 그 결과 온몸이 산통(酸痛)하고 무력함에 이르르고 뇌수(腦髓)가 소모되고 진액(津液)이 생기지 않고 음식의 5미가 변화해서 생기는 신기(神氣)를 상실한다고 말하니 이것이 이른바 실기(失氣)입니다.

태양(太陽)의 맥기(脈)가 끊어지면 눈동자를 치떠도(戴眼) 몸이 도로 뒤를 향하고 경풍(瘈瘲)이 되고 얼굴색이 창백하고 피부가 망가져서 땀이 구슬처럼 흐르면 곧 죽게 됩니다. 소양(少陽)의 맥기(脈氣)가 끊어지면 귀가 먹고(耳聾) 몸전체의 관절이 모두 무력해지고 목계(目系)의 맥기가 끊어지고 목계의 맥기가 끊어지면 하루 반 만에 죽습니다. 그 죽음에는 얼굴색이 푸르고 희어지면 곧 죽는 것입니다. 양명(陽明)의 맥기가 끊어지면 입과 눈의 동작이 잘 놀라고 망녕된 말을 합니다. 그 얼굴색이 노랗고 그 상하의 경맥(經)이 왕성(盛)하여 운행되지 않으면 곧 죽습니다. 소음(少陰)의 맥기가 끊어지면 얼굴색이 검고 이빨이 길고 때가 끼고 배가 창만하여 막히고 상하가 불통해서 죽습니다. 궐음(厥陰)의 맥기가 끊어지면 병인의 가슴에 발열(發熱)하고 목구멍이 마르고 소변이 자주 나오고 마음속이 번거롭고 어지러우며 심지어 혀가 말리고 음낭(陰囊)이 위로 오그라드는 증세로 죽습니다. 태음(太陰)의 맥기가 끊어지면 배가 창만하여 막히고 숨을 쉬지 못하며 기(氣)가 트림(噫)하고 구토를 잘하고 구토하면 거슬리고 거슬리면 얼굴이 붉고 거슬리지 않으면 상하가 불통하고 상하가 불통하면 얼굴색이 검어지고 피모(皮毛)가 타고 죽습니다.

　　수족태양(手足太陽)의 2경(二經)의 맥기(脈氣)가 끊어질 때는 병자가 눈동자를 치켜 올려도 굴리지 못하고 각궁(角弓)이 반장(反張)하고 수족이 쥐가 나고(抽搐) 얼굴색이 창백하고 피부가 망가지고 땀이 구슬처럼 흐르면 몸에 붙어 흐르지 않는 절한(絶汗)이 됩니다. 절한(絶汗)이 한번 나오면 사람이 급히 죽습니다. 수족소양(手足少陽)의 2경의 맥기가 끊어질때는 병자가 귀가 먹고(耳聾) 온몸을 도는 관절이 모두 무력해지고 목계(目系)의 맥기가 끊어지고 눈동자를 굴리지 못하는 등의 증세가 나타납니다. 목계(目系)가 끊어지면 하루반만에 죽습니다. 병자가 죽음에 임할 때는 병자의 얼굴색이 검어지고 이빨이 길어지고 때가 낍니다. 배는 창만(脹滿)하고 기기(氣機)가 막히고 상하가 불통하는 등의 증세가 나타나고 이 때문에 죽습니다. 수족궐음(手足厥陰)의 2경의 맥기가 끊어질 때 병자는 가슴속에서 열이 나고 목구멍이 마르고 소변이 잦아지고 마음이 번거롭고 어지러우며 심지어 혀가 말리고 음낭(陰囊)이 오그라져 붙는 등의 증세가 나타나서 죽습니다. 수족태음(手足太陰)의 2경의 맥기가 끊어질 때, 병자는 배가 창만(脹滿)하고 호흡이 원활하지 못하고 트림이 나고 구토합니다. 구토하면 기가 거슬립니다. 기가 거슬리면 얼굴색이 붉어집니다. 만약 기

(氣)가 거슬리지 않으면 상하가 불통합니다. 상하가 불통하면 얼굴색이 나타나고 피모(皮毛)가 타는 등의 증세가 나타나서 죽습니다.

권 3

10. 12경맥과 15낙맥(經脈)

이 편은 12경맥과 15락맥의 명칭. 일어나고 쉬는 점, 순행하는 노선, 발병 증후 및 치료 원칙. 동시에 5음경기가 끊어지는 곳에 나타나는 특징과 예후를 명백히 논술하고, 아울러 경맥이 죽고 사는 것을 결정하고 백가지 병에 처하여 허실을 조절하는 등과 관계 있는 질병의 진단과 치료상의 중요작용을 힘주어 지적했다.

뇌공(雷公)이 황제(黃帝)에게 묻는다. "금복편(禁服篇)에서 일찍이 이르기를 '무릇 침을 놓아 병을 치료하는 원리는 응당 경맥(經脈)에 대하여 먼저 알아야 하고 영기(營)의 운행하는 종시(終始)를 알아야 하고 안으로 5장의 차례를 알아야 하고 밖으로 6부를 분별해야 한다'고 했습니다. 바라건데 그 이치를 들었으면 합니다."

황제(黃帝)가 답한다. "사람이 처음 태어남에 먼저 남녀의 정(精)이 이루어지고 정이 이루어지면 뇌수(腦髓)가 생긴다. 뼈(骨)는 지주(干)가 되고, 맥도(脈)는 장(藏)을 영위(營)하고, 강인한 힘줄의 힘은 뼈와 겨드랑이를 묶고, 살은 장벽(墻)이 되어 장부(藏腑), 근골(筋骨), 혈맥을 둘러싸고 피부(皮膚)가 단단하고 모발이 자라고 수곡(水谷)이 위에 들어가면 맥도(脈道)가 통하고 혈기가 곧 운행된다."

뇌공(雷公)이 말한다. "바라옵기는 경맥이 처음 생겨서 순행(循行)하는 정황을 듣고자 합니다."

황제(黃帝)가 답한다. "경맥이란 것은 죽고 사는 것을 결정할 수 있고 백병에 처하여 허실(虛實)을 조절할 수 있기 때문에 반드시 밝게 통해야 하는 것이다.

> 뇌공(雷公)이 황제에게 묻는다.' '금복편(禁服篇)'에서 일찍이 말하기를 '침을 놓아 병을 치료하는 이치는 먼저 응당 경맥(經脈)을 알아야 하고 저 영행(營行)의 끝과 처음(終始)을 알아야 하고 그 장단(長短)을 알아야 하고 경맥이 안으로는 5장과 서로 연락(聯絡)됨을 알아야 하고 밖으로는 6부와 서로 관통함을 알아야 하고 따라서 정체활동(整體活動)을 진행함을 알야햐 한다'고 했습니다. 다만 그 중의 이치에 대해서 그 상세한 말씀을 들려주시기 바랍니다.' 황제가 답한다. '사람이 배태하여 처음 일어남에는 먼저 남녀의 정(精)이 얽어 합함으로 말미암아 이루어지고, 그런 후에 정(精)이 발육함으로 말미암아 뇌수(腦髓)가 생기고 이후에 점점 인체가 형성되어서 뼈는 지주(支柱)가 되고 맥(脈)은 장(藏)을 경영하고 혈기(血氣)는 몸을 돌아 물을 대고(灌漑) 단단한 근력(筋力)은 뼈와 겨드랑이를 묶는다. 뼈는 장벽이 되어 안에 있는 장부(藏腑)와 근골(筋骨)과 혈맥(血脈)을 둘러싸고 피부가 단단해지고 모발(毛髮)이 나서 자라면 사람이 곧 형성된다. 출생 이후 수곡정기(水谷精氣)의 영향에 의탁함을 빌려서 맥도(脈道)가 안팎으로 관통하면 혈기는 맥도 안에서 돌아 운행해서 그치지 않는다. 이는 형체가 이루어짐은 정(精)에서 시작하는 것이요 영양의 형성은 수곡(谷)의 이치(道理)에 있는 것임을 말한다.' 뇌공(雷公)이 말한다.

'제가 바라는 바는 경맥이 처음 생겨서 순행하는 정황을 듣고자 합니다. 황제가 답한다.' 경맥이 기혈을 운행할 수 있을 뿐만 아니라 음양(陰陽)을 통하여 조절(通調)케 하고 또한 질병을 진찰하고 치료케 하고 생사(生死)를 결단하는데 중요한 작용을 하는 것이다. 그러므로 이는 반드시 밝게 통해야 하는 것이다.'

폐(肺)의 수태음경맥(手太陰經脈)은 중초(中焦)에서 일어나 아래로 대장(大腸)에 이어져서 위구(胃口)를 에워싸고 돕니다. 위로 격막(膈膜)을 뚫고 폐장(肺)에 이어지고 폐로 연결되는 기관(肺系)으로부터 겨드랑이 아래로 가로질러 나와서 아래로 팔꿈치 안으로 돌아 소음심주(少陰心主)의 앞으로 운행하여 팔꿈치 안으로 내려와 팔뚝 안의 상골(上骨) 하렴(下廉)을 돌아 촌구맥(寸口)과 상어(上魚)로 들어가 어제(魚際)를 돌아 엄지손가락(大指) 끝으로 나온다. 그 가지(支)는 팔목(腕) 뒤에서 검지(次指)의 내렴(內廉)으로 바로 나와 그 끝으로 나온다. 외사(外邪)의 침입에서 생기는 병(是動則病)10)은 폐(肺)가 창만(脹滿)하고 팽창하여 헐떡이며 기침하고(喘咳) 결분(缺盆) 부위가 아프고 기침이 심하면 병자가 양손으로 가슴 부위를 손으로 엇갈리며 문지르고 보이는 사물이 모호하고 깨끗지 못하니 이것을 비궐병(臂厥病)이라 한다. 이 폐(肺)가 주관해서 생기는 바의 병(所生病)이란 기침으로 상기(上氣)하여 숨차고 목매이고, 마음이 번열증이 나고 가슴이 답답하며 팔꿈치와 팔뚝 안의 전렴(前廉)이 아프고 손바닥 안이 열이 난다. 기(氣)가 왕성하여 남음이 있으면 어깨와 등이 통풍(痛風)이 있고 땀이 나고 소변이 잦으며 양이 적은 증후가 있고, 기가 허하면 어깨와 등에 통한(痛寒)하고 호흡이

---

10) 시동즉병(是動則病)에 대하여 장지총(張志聰)은 밖으로부터 생기는 병이라 했다. 소생병(所生病)은 안으로부터 생기는 병이라 했다.

짧고 빠르며 오줌 색깔이 변한다. 이 모든 병을 치료할 때는 왕성하면 사(瀉)시키고 허하면 보(補)하고 열이 나면 속침법(速針法)으로 하고, 차가우면 유침법(留針法)으로 하고 함몰하여 올라 오지 않으면 뜸질하고, 불성불허(不盛不虛)하면 경맥(經)을 취합니다. 왕성한 것은 촌구맥(寸口)이 인영맥(人迎)보다 3배가 크고, 허한 것은 촌구맥이 도로 인영맥보다 적다.

폐(肺)의 경맥(經脈)을 수태음경(手太陰經)이라 합니다. 중초(中焦)로부터 일어나기 시작하여 아래로 대장(大腸)에 연락되고 위구(胃口)를 둘러싸고 돌고 위로 격막(膈膜)을 꿰뚫어 폐장(肺腸)에 들어가서 다시 폐계(肺系)로부터 가로질러 겨드랑이 아래로 나아 가고, 위 팔뚝 안으로부터 내려와 수소음경(手少陰經)과 수궐음경(手厥陰經)의 앞면으로 운행하고 바로 내려와 팔꿈치 가운데에 이르르고, 연후에 안팔꿈치 안쪽의 하연(下緣)을 끼고 붙어 촌구(寸口)의 동맥(動脈) 자리에 들어가서 앞으로 어부(魚部)에 이르르고 손의 어변(魚邊) 쪽을 끼고 엄지손가락 끝으로 나온다. 그 지맥(支脈)은 손목 뒤로부터 바로 집게 손가락(食指) 끝의 안쪽으로 나아가서 수양명대장경과 서로 접(接)한다. 본경(本經)의 경맥은 바깥 사기(邪氣)로부터 침법을 받기 때문에 발생하는 병증세는 폐의 부위가 창만(脹滿)하고 기침하고 헐떡거리고, 결분(缺盆) 부위가 아프고 기침이 지나치면 병자가 양손으로 가슴 부위를 엇갈리게 문지르고 눈 앞의 사물이 흐릿하여 맑지 못하다. 이는 비궐병(臂厥病)이라 한다. 본장(本腸)에 발생한 질병이 본경(本經)에 영향을 미치면 기침이 나고 호흡에 기가 거슬리고 소리내어 천식하고 심중(心中)이 번란(煩亂)하고 가슴이 그득하여 팔꿈치와 팔뚝 안의 전연(前緣)이 아프고 손바닥 안이 열이 난다. 본경(本經)의 기가 왕성하여 남음이 있으면 어깨와 등의 통한(痛寒)이 발생하고 호흡이 가쁘고 소변의 안색에 이상 변화가 생긴다. 그러한 병증세를 치료할 때는 실(實)함에 속하는데는 사법(瀉法)을 쓸 필요가 있으며 허(虛)함에 속하는 데는 보법(補法)을 쓸 필요가 있으며 열(熱)한데 속하면 속자법(速刺法)을 쓰고 한(寒)한데 속하면 유침법(留針法)을 쓸 필요가 있다. 양기(陽氣)가 안으로 쇠약하고 맥(脈)이 허하여 함몰되어 일어나지 않으면 뜸법(灸法)을 쓰고 부실불허(不實不虛)하면 본경(本經)을 좇아 경맥을 취하여 치료한다. 본경의 기가 왕성한 병맥(病脈)은 촌구맥(寸口脈)이 인영맥(人迎脈)에 비하여 크기가 3배이고 허한 촌구맥은 도로 인영맥보다 작다.

대장수양명(大腸手陽明)의 맥(脈)은 엄지(大指)와 검지(次指)의 끝에서 일어나 손가락의 상렴(上廉)을 돌아 양 뼈 사이의 합곡혈(合谷)을 나와 위로 양 힘줄 사이에 들어가 팔뚝 상렴을 돌아 팔꿈치(肘) 외렴(外廉)에 들어가 팔꿈치 밖의(臑外) 전렴(前廉)을 올라가서 어깨로 올라가 우골(髃骨)의 전렴을 나와 위로 주골(柱骨)을 나와서 모이고 아래로 결분(缺盆)으로 들어가 폐(肺)에 연락되고 아래의 격막(膈)은 또한 대장(大腸)에 속한다. 그 가지(支)는 결분(缺盆)으로부터 목(頸)으로 올라가 뺨을 관통하여 아랫 이 속으로 들어가 입을 끼고 돌아나와서 인중(人中)을 건너서 왼쪽맥에서 오른쪽으로 오른쪽 맥에서 왼쪽으로 나아가고 위로 코구멍을 낀다. 바깥 사기(外邪)의 침범을 받으면 치통(齒痛)과 목 부위가 부어오르는 병증세가 생긴다. 본장(本腸)의 진액(津)이 주관하여 발생하는 병은 눈이 노랗고 입이 마르고 코피가 나고 목구멍이 붓고 어깨 앞 팔꿈치가 아프고 엄지와 검지가 아파서 쓰지 못한다. 기에 남음이 있으면 곧 경맥(經脈)이 순행(循行)하여 지나가는 부위가 열이 나서 붓고 허(虛)하면 추워 떨고 다시 따스해지지 않는다. 이 여러 병 증세를 치료함에는 왕성하면 사법(瀉)을 쓰고 허하면 보법(補)을 쓰고 뜨거우면 속자법(速刺法)을 쓰고 차가우면 유자법(留刺法)을 쓰고 함몰하면 뜨고(灸) 왕성하지않고 허하지 않으면 경맥을 취한다. 왕성한 것은 인영맥(人迎)이 촌구맥(寸口)보다 세 배가 크며 허한 것은 인영맥이 도로 촌구맥보다 적다.

　　대장의 경맥을 수양명경(手陽明經)이라 한다. 집게 손가락(食指) 끝에서 처음 일어나 집게 손가락과 엄지 손가락(拇指) 옆의 상연(上緣)을 끼고 엄지 손가락과 집게 손가락의 갈라진 뼈(歧骨) 사이의 합곡혈(合谷穴)을 지나 위로 팔목(腕) 위의 양 힘줄의 오목하게 함몰된 곳으로 들어가 앞팔(前臂) 위쪽을 끼고 팔꿈치 바깥쪽에 이르고 다시 윗팔 바깥쪽의 전연(前緣)을 끼고 어깨로 올라 가서 어깨 봉우리(肩峰)의 전연을 나와 등(背)으로 올라가서 나와 모든 양경(陽經)과 더불어 대추혈(大椎穴) 위에서 만나고 다시 앞으로 향하여 결분(缺盆)으로 들어가서 폐(肺)에 이어지고 아래의 격막은 다시 대장과 이어진다. 그 지맥(支脈)은 결분에서부터 위로 목 부위를 통과하여 뺨 부위로 들어가 잇몸(齒齦)으로 내려가서 회전하여 지나와서 윗입술을 감싸고 좌우양맥은 인중(人中)에서 만난다. 이 왼쪽맥으로부터 오른쪽으로 나아가고 오른쪽맥에서부터 왼쪽으로 나아가고 위로 콧구멍 양쪽을 끼고 올라가서 족양명위경(足陽明胃經)과 더불어 서로 이어진다. 본경(本經) 경맥(經脈)이 바깥의 사기(外邪)의 침범을 받아서 발생하는 병증세가 치아(齒牙)의 동통(疼痛)과 목 부위가 부어서 커지는 등의 병변(病變)이다. 본장부(本腸腑)가 주관하는 진액(津)에서 발생하는 병증세는 눈알(眼睛)이 노래지고 입안이 바싹 마르고 코막히고 눈물나고 혹은 피가 나고 목 안이 부어서 아프고 어깨 앞 및 팔꿈치(臑)가 아프고, 집게 손가락이 아파서 움직이지 못하는 등의 증세이다. 본경(本經)의 기(氣)가 남음이 있는 실증(實証)은 오한(惡寒)으로 부들부들 떨고 또한 온난함을 회복하기 어려운 것이다. 그러한 병증세를 치료할 때는 실한데 속하면 사법(瀉法)을 써야 하고 허한데 속하면 보법(補法)을 써야 하고 뜨거운데 속하는 침놓음(扎針)에는 속자법(速刺法)을 써야 하고 차가운데 속하는 침놓음에는 유침법(留針法)을 쓰고 양기(陽氣)가 안으로 쇠약하여 맥(脈)이 허하여 함몰되어 일어나지 못하는데는 뜸뜨는 법(灸法)

을 써야 하고 부실불허(不實不虛)하면 본경(本經)에서부터 취하여 치료한다. 본경의 기(氣)가 왕성한 병맥(病脈)은 이 인영맥(人迎脈)이 촌구맥(寸口脈)에 비해서 3배로 크고 허한 인영맥은 도로 촌구맥보다 작다.

위족양명(胃足陽明)의 맥(脈)은 코에서 일어나 콧대(頞) 안에서 교류하고 옆쪽이 태양(太陽)의 맥(脈)에서 아래로 코 밖을 돌아 웃이빨 안으로 들어가 입술을 에워싸고 돌아나와 승장혈(承漿穴)에서 교류하고 물러서서 턱(頤) 뒤 하렴(下廉)으로 물러났다가 대영혈(大迎)로 나와 귀 아래 하악골(頰車)에서 위로 귀 앞에 이르러 족소양경(足少陽經)의 객주인혈(客主人)을 지나 발제(髮際)를 끼고 이마의 정수리(額顱) 부위에 이르른다. 그의 지맥(支脈)은 대영혈(大迎) 앞에서부터 아래로 인영혈(人迎)로 운행하고 목구멍(喉嚨)을 끼고 결분(缺盆)으로 들어가서 격막(膈)으로 내려가 본경(本經)에 속하는 위부(胃腑)에서 만나 본경(本經)의 서로 표리(表裏)가 되는 비장(脾臟)과 연결된다. 그 직행하는 경맥(經脈)은 결분(缺盆)으로부터 아래로 젖 안쪽으로 운행하고 다시 배꼽을 끼고 내려가 기가(氣街) 가운데로 내려간다. 그 가지(支)는 위구(胃口)에서 일어나 아래로 배속(腹裏)을 돌고 내려와 기가(氣街) 가운데서 합하여 비관(臂關)으로 내려가서 바로 복토혈(伏兎)에 닿이고 아래로 무릎 안으로 들어가 정강이뼈(脛骨) 외렴(外廉)으로 내려가 돌아서 발등(足跗)으로 내려 가운데 발가락 사이로 들어간다. 그 가지는 발등에서 갈라져 엄지 발가락 사이로 들어가고 그 끝으로 나온다. 본경맥(本經脈)이 외사(外邪)를 받아 발생하는 병증세는 물을 좔좔 쏟듯이 추어 떨고 허리를 펴고 발을 뻗기를 잘하고 하품을 자주 하고 얼굴이 검으며 병이 이르르면 사람을 만나기 싫어하고 불빛을 싫어하고 나무소리

(木音)를 들으면 두려워 하고 놀라며 심장이 뛰고 불안해 하며 홀로 문을 닫고 있으며 심하면 높은데 올라가서 노래하고 옷을 벗고 달리며 배가 부르니 이것이 한궐(骭厥)이다. 본부(本腑)의 혈(血)을 주관하여 발생하는 병증세는 고열로 정신이 혼미하고 발광하고 온병(溫淫)이 생기고 땀이 나고 코피가 나고 입이 비뚤어지고 입술에 부스럼이 나고 목구멍이 붓고 배가 크게 붓고 무릎이 부어서 아프고 가슴 젖 부위, 기가(氣街), 넓적다리, 복토(伏兎), 정강이뼈(骭)의 외렴(外廉)의 발등 위가 모두 아프고 가운데 손가락(中指)은 사용할 수 없다. 본경(本經)의 기(氣)가 왕성하면 몸의 앞과 배 부위가 모두 열이 나고 위에 남음이 있으면 수곡이 소화되어 배가 잘 고프고 얼굴빛이 노랗게 된다. 기가 부족하면 몸이 모두 차갑고 떨리며 위 속이 차가우면 배가 창만하다. 그러한 병증세를 치료할 때는 왕성하면 사(瀉)시키고, 허하면 보(補)하고, 열이 나면 빨리 찌르고 차가우면 천천히 찌르고 함몰하면 뜸뜨고 불성불허(不盛不虛)하면 경(經)을 취한다. 왕성한 것은 인영맥(人迎)이 촌구맥(寸口)보다 3배가 크고 허한 것은 인영맥이 도로 촌구맥보다 작다.

위(胃)의 경맥은 족양명경(足陽明經)이라 하고 코 옆에서 일어나서 여기서부터 위로 올라가 콧대 위의 오목하게 함몰된 곳에서 서로 교류하며, 옆으로 둘둘 말아 묶은 족태양경맥(足太陽經脈)이 눈 아래 정명혈(睛明穴)에 이르르고 여기서부터 아래로 운행하여 코 바깥쪽을 끼고 웃이빨로 들어가 다시 입술을 돌아나와서 임맥(任脈)의 승장혈(承漿穴)에서 서로 교류하고 다시 볼(腮) 부위 후방의 하연(下緣)으로 물러나서 대영혈(大迎穴)을 나와 귀 아래 협차(頰車)를 끼고 위로 행하여 귀 앞에 이르르고, 족소양경(足少陽經)의 객주인혈(客主人穴)을 지나 발제(髮際)를 끼고 이마의 정수리(額顱) 부위에 이르른다. 그 지맥(支脈)은 대영혈(大迎) 앞에서

부터 아래로 인영혈(人迎)로 운행하고 목구멍(喉嚨)을 끼고 결분
(缺盆)으로 들어가서 격막(膈膜)으로 내려가 본경(本經)에 속하는
위부(胃腑)에서 만나고 본경(本經)과 서로 표리(表裏)가 되는 비
장(脾臟)과 이어진다. 그 직행하는 경맥(經脈)은 결분(缺盆)으로
부터 아래로 유방 안쪽으로 운행하고 다시 아래로 향하여 배꼽을
끼고 모제(毛際) 양쪽의 기충(氣沖) 부위에 들어간다. 다른 한 지
맥(支脈)은 위구(胃口)로부터 일어나기 시작하여 아래로 향하여
배 안에 이르르고, 다시 아래로 이르러 기충(氣沖) 부위와 앞에서
직행한 경맥과 만난다. 이로부터 아래로 내려가 대퇴부 앞을 거쳐
비관(脾關)에 이르르고 바로 복토혈(伏兔穴)에 닿고 아래로 무릎
에 들어가 정강이 앞 바깥쪽을 끼고 발등에 이르러 가운데 발가락
(中趾) 안쪽에 이르른다. 또 하나의 지맥(支脈)은 무릎 아래 세 치
되는 곳에서부터 갈라져 나와 아래로 향해 가운데 발가락 바깥쪽
에 들어간다. 또 하나의 지맥(支脈)은 발등에서부터 족궐음(足厥
陰)의 바깥쪽으로 비스듬히 나와서 큰 발가락으로 나아가고 큰 발
가락 끝으로 바로 나와 족태음비경(足太陰脾經)과 서로 이어진다.
본경맥이 외사(外邪)를 받음으로 인해서 발병하는 증세는 몸에 서
늘한 물방울을 덮어쓰듯 냉기가 나고 허리를 펴고 발을 뻗는 것
같고 번번이 하품을 하고 이마 부위가 검고 병이 발생할 때는 사
람과 불빛을 보기 싫어한다. 나무 소리를 들으면 놀라고 무서워 하
고 심장이 뛰고 불안해 하며 홀로 문을 닫고 집안에 있다. 양(陽)
이 왕성하여 열이 지극한 때는 높은데 올라가서 노래 부르고 옷을
벗고 내 달린다. 또한 배가 창만하고 장(腸)에서 소리가 나는 증세
가 있으니 이를 한궐(骭厥)이라 한다. 본부(本腑)에서 주재하는
바의 혈(血)로 말미암아 발생하는 병증세는 고열(高熱)이 나타나
게 되면 정신이 혼미하고 발광하여 온병(溫病)이 나서 땀이 저절
로 나고 코가 막히고 혹은 코피가 난다. 입이 비뚜러지고 입술에
부스럼이 나고 목구멍이 붓는다. 그 때문에 물이 머물러서 배가 크
게 부으며 무릎이 부어 아프고 가슴쪽을 끼고 젖 부위, 복토(伏
兔), 족경외연(足脛外緣), 발등 부위가 고루 아프고 가운데 발가락
을 굽혔다 펴지를 못한다. 본경(本經)의 기(氣)에 남음이 있는 실

제 증세는 몸앞과 가슴과 배 부위가 모두 열이 난다. 위(胃)의 열이 왕성하면 수곡을 다 소화시켜서 배가 잘 고프고 여윈 얼굴색으로 다시 변한다. 본경(本經)의 기가 부족한 허한 증세는 몸 앞의 가슴과 배 부위가 차갑게 느껴져서 위 안이 한기가 있는 것 같고 배가 창만하여 진다. 그러한 증세를 치료할 때는 실(實)함에 속하면 사법(瀉法)을 쓰고 허(虛)함에 속하면 보법(補法)을 쓰고, 열이 나는데 속하면 속자법(速刺法)을 쓰고 차가운데 속하면 유침법(留針法)을 쓰고 양기(陽氣)가 안으로 쇠약하고 맥이 허하여 함몰되어 일어나지 못하면 구법(灸法)을 쓰고 부실불허(不實不虛)하면 본경(本經)에서 취하여 치료한다. 본경의 기가 왕성하고 병맥(病脈)이 인영맥의 촌구맥보다 3배 크고, 허한 인영맥은 촌구맥보다도로 작다.

비족태음(脾足太陰)의 맥(脈)은 엄지 손가락의 끝에서 일어나 손가락 안쪽 흰 육제(肉際)11)를 끼고 핵골(核骨) 뒤를 지나 위로 안쪽 복사뼈 전렴(前廉)으로 올라가 다시 장딴지 안쪽으로 올라가서 경골(脛骨) 뒤를 돌아 궐음(厥陰)의 앞을 사귀고 나와 무릎 넙적다리 안의 전렴을 돌아 올라가서 비락위(脾絡胃)에 속하는 배(腹)로 들어가 격막(膈)으로 올라가 목구멍을 끼고 혀뿌리(舌本)에 이어져 혀 아래에서 흩어진다. 그 가지는 다시 위부(胃)로부터 갈라져 격막으로 올라가 심장 안으로 흘러든다. 본경맥(本經脈)이 외사(外邪)로 인해서 발생하는 병증세는 혀뿌리가 딱딱해져서 먹으면 토(吐)하고 밥통부위(胃脘)가 아프고 배가 창만하고 트림(噫)을 잘 한다. 대변(大便과 矢氣)을 보고 나면 시원하다. 그러나 몸 전체가 무겁다. 본경(本經)이 주관하는 바의 비장(脾臟)이 발병하는 증세는 혀뿌리가 아프고 몸을 움직일 수 없으며 먹은 것이 내려가지 않고 마음이 번

---

11) 육제(肉際) : 적백육제(赤白肉際)는 수족(手足) 양쪽의 음양면(陰陽面)의 분계(分界)로 양면(陽面)은 적색(赤色) 음면(陰面)은 백색(白色)이다.

거룹고 심장 아래가 급히 아프고 때로는 당설(溏泄)하고 이질 설사(痰泄)를 하고 안으로 물이 막혀서 황달병이 들고 눕지를 못하고 억지로 서면 무릎 넙적다리가 안으로 부어서 궐역하고 엄지 발가락을 쓰지 못한다. 이 여러 병을 치료할 때는 왕성하면 사(瀉)시키고 허하면 보(補)하고 열나면 빠르게 침놓고 차가우면 유침법(留針法)을 쓰고 아래로 함몰하면 뜸질하고 불성불허(不盛不虛)하면 경맥을 취한다. 왕성한 것은 촌구맥(寸口)이 인영맥(人迎)보다 3배 크고 허한 것은 촌구맥이 도리어 인영맥보다 작다.

비장(脾臟)의 경맥을 족태음경(足太陰經)이라 하며 엄지발가락 끝에서 일어나며 엄지 발가락 안쪽의 적백(赤白) 육분(肉分)의 경계되는 곳을 끼고 엄지 발가락 본마디 뒤의 원골(圓骨)을 거쳐서 위로 올라가 발 안쪽 복사뼈의 앞면에 이르러 다시 작은 넙적다리의 배 안쪽에 들어가서 경골(脛骨) 후방을 끼고 족궐음경(足厥陰經)을 뚫고 지나가서 다시 족궐음(足厥陰)의 앞을 나와 다시 위로 향해 나아가 무릎 정강이 안쪽의 전연(前緣)을 지나서 바로 배 속으로 들어가 비장(脾)과 위장(胃)에 이어지고 다시 격막(膈膜)으로 올라가 목구멍을 끼고 혀뿌리와 연결되어 수소음경(手少陰經)과 서로 이어진다. 본경의 맥이 바깥 사기(外邪)를 받음으로 인해서 발생하는 병증세는 혀뿌리가 단단해지고 먹으면 구토하고 밥통(胃脘) 부위가 동통(疼痛)이 있고 배 안이 창만해지고 트림이 나오는 등 증세가 있다. 대변을 보거나 시기(矢氣)를 해결하면 비교적 상쾌해진다. 단지 온몸이 무겁게 가라 않는 듯이 무거움을 느낀다. 먹어도 음식이 내려가지 않고 마음이 번거롭고 심장 아래가 당기고 아프며 대변이 묽고 설사를 하며 혹은 안으로 물이 막혀 대소변이 불통하고 혹은 일신(一身)의 얼굴과 눈이 함께 노랗고 편안히 누워 있기를 좋아하고 고기를 먹으면 소화가 되지 않는다. 입술은 청자색(靑紫)이고 힘써서 일어설 때 정강이 무릎 안쪽이 부어서 아프고 엄지 발가락을 움직이지 못한다. 그러한 병증세를 치

료할 때는 실한데 속하는 것은 사법(瀉法)을 써야 하고 허한데 속
하면 보법(補法)을 써야 하고, 열나는데 속하는 것은 속자법(速刺
法)을 써야 하고, 차가운데 속하는 것은 유침법(留針法)을 써야
하고 양기(陽氣)가 안으로 쇠약해지고 맥이 허하여 함몰하여 일어
날 수 없으면 뜸법(灸法)을 써야 한다. 부실불허(不實不虛)한 것
은 본경(本經)을 좇아 취하여 치료한다. 본경(本經)의 기(氣)가
왕성한 병맥(病脈)은 이 촌구맥(寸口)이 인영맥(人迎)에 비하여 3
배 크고, 허한 촌구맥은 도리어 인영맥보다 작다.

  심장(心)의 수소음맥(手少陰脈)은 심장 안에서 일어나서 심계(心
系)12)로 나오고 아래로 격막(膈膜)을 지나 소장(小腸)과 이어진다.
그 가지(支)는 심계로부터 위로 목구멍(咽)을 끼고 목계(目系)13)로
이어진다. 직행하는 맥락은 다시 심계로부터 물러나 폐(肺)로 올라
가고 겨드랑이 아래로 나와서 아래로 팔꿈치 안의 후렴(后廉)을 돌
아 수태음과 수궐음 2경(手太陰心主)의 뒤로 운행하고 팔꿈치 안으
로 내려가 볼기 안의 후렴을 돌아서 본바닥 뒤의 예골(銳骨)의 끝
에 이르렀다가 손바닥의 내렴(內廉)으로 들어가 새끼 손가락 안을
돌아 그 끝으로 나온다. 본경맥이 외사(外邪)의 침범으로 인해서 발
병하는 증세는 목이 마르고, 심장이 아프고 갈증이 나서 물을 마시
려 하고 아울러 비궐(臂厥)의 현상이 있다. 본경이 주관하는 심장에
발생하는 증세는 눈이 노랗고 옆구리(脇)가 아프고 팔꿈치와 팔 안
의 후렴이 아프고 궐랭하고 손바닥이 열나고 아프다. 이 여러 병들
을 치료함에 있어서 왕성하면 사(瀉)시키고 허하면 보(補)하고 열이
나면 빨리 침을 놓고 차가우면 침을 머무르게 하고 함몰하면 뜸을
뜨고 불성불허하면 경맥을 취한다. 왕성한 촌구맥(寸口)은 인영맥

---

12) 심계(心系) : 심장과 폐, 비장, 간, 신장에 서로 연결되는 맥락
13) 목계(目系) : 안구(眼球) 안에서 뇌(腦)로 이어지는 맥락

(人迎)보다 두 배가 크고 허한 것은 촌구맥이 인영맥보다 도로 작다.

　　심장의 경맥을 수소음경(手少陰經)이라 하며 심장 가운데서 일어나며 심장과 그 장(臟)과 서로 이어지는 맥락에 속하는 대로 나와서 아래로 격막(膈膜)을 나와서 소장(小腸)과 이어진다. 그 지맥(支脈)은 심장과 그 장과 서로 이어지는 맥락으로부터 위로 목구멍을 끼고 안구(眼球)와 더불어 안으로 뇌의 맥락에 서로 이어진다. 직행하는 맥은 심장과 그 장이 서로 이어지는 맥락이 위로 폐(肺)에 이르르고 겨드랑이 아래로 가로질러 나와서 위로 팔 안쪽 후연(后緣)을 끼고 손바닥 안의 새끼 손가락 쪽 높은 뼈 끝에 이르러 손바닥 안쪽으로 들어가 새끼 손가락 안쪽을 끼고 첨단(尖端)에 이르러 수태양경(手太陽經)과 서로 이어진다. 본경맥이 외사(外邪)의 침범으로 인해서 발생하는 병증세는 목이 마르고 심장이 아프고 목 말라서 물 마시고 아울러 비궐(臂厥) 현상이 있다. 본경(本經)을 주관하는 바 심장에 발생하는 병증세는 눈동자가 노랗게 나타나고 옆구리 늑골이 창만(脹滿)하고 아프고, 위팔뚝과 아래팔뚝 안쪽의 후연(后緣)이 아프고 혹은 궐랭(厥冷)하고 손바닥 안이 열이 나는 등의 증세가 있다. 그러한 병을 치료할 때는 실한 데 속하면 사법(瀉法)을 써야 하고 허한데 속하면 보법(補法)을 써야 하고 열나는데 속하면 속자법(速刺法)을 써야 하고 차가운데 속하면 유침법(留針法)을 써야 하고 양기(陽氣)가 안으로 쇠약하고 맥이 허하며 함몰하여 일어나지 않으면 뜸법(灸法)을 써야 하고 불실불허(不實不虛)하면 본경(本經)을 따라 취하여 치료한다. 본경(本經)의 기(氣)가 왕성한 병맥(病脈)은 촌구맥(寸口)이 인영맥(人迎)에 비하여 두 배가 크고 허한 촌구맥은 도로 인영맥보다 작다.

　소장수태양(小腸手太陽)의 맥은 새끼 손가락의 끝에서 일어나 손바깥쪽 위팔목을 돌아 새끼 손가락 높은 뼈(踝) 안으로 나와 바로

위로 팔뼈(臂骨)의 하렴(下廉)을 돌아 팔꿈치 안쪽의 양뼈 사이를
나와 위로 팔꿈치 바깥(臑外) 후렴(后廉)을 돌아 견해(肩解)로 나와
견갑골(肩胛)을 에워싸고 어깨 위에서 교류하여 결분(缺盆)의 낙심
(絡心)으로 들어가 목구멍 아래 격막(膈膜)을 돌아 위(胃)에 속하는
소장(小腸)에 닿는다. 그 가지는 결분(缺盆)으로부터 목 위의 뺨을
돌아 눈 바깥 모서리(目銳眦)에 이르러 물러나 귀 속으로 들어간다.
그 가지는 뺨에서 갈라져 콧마루(頔)로 올라가 코에 다달았다가 다
시 눈 안의 초리(眦)에 이르러서 비스듬히 광대뼈(顴)에 이어진다.
본경맥이 외사(外邪)의 침범으로 인해서 발생하는 병증세는 목이
아프고 턱이 부어서 뒤돌아 볼 수 없고 어깨가 뽑히는 것 같고 팔
꿈치가 끊어지는 것 같다. 본경(本經)이 수액(液)을 주관하여 발생
하는 병증세는 귀가 안 들리고 눈이 노랗고 뺨이 붓고 목, 턱, 어깨,
팔꿈치, 팔밖의 후렴이 아프다. 이 모든 병을 치료함에는 왕성하면
사(瀉)시키고 허하면 보(補)하고 열이 나면 빨리 침 놓고 차가우면
침을 놓아 머무른다. 함몰하면 뜸질하고 불성불허(不盛不虛)하면 본
경(經)을 취한다. 왕성한 것은 인영맥(人迎)이 촌구맥(寸口)보다 두
배로 더 크고, 허한 것은 인영맥이 촌구맥보다 도로 작다.

　　소장(小腸)의 경맥을 수태음경(手太陰經)이라 한다. 새끼 손가
락 바깥쪽의 맨끝에서 일어나고 손바깥 쪽을 끼고 팔에 이르른다.
팔 뒤 새끼 손가락 쪽의 높은 뼈를 지나 다시 위로 올라가 앞팔 뒤
뼈의 하연(下緣)을 끼고 팔 뒤 안쪽의 뼈 중간을 나와서 다시 위
로 팔꿈치 뒤쪽을 기어 올라가 어깨 뒤 골봉(骨縫)을 나와서 견갑
골(肩胛)을 감싸고 운행하여 양 어깨 위에서 서로 교류하고 결분
으로 들어가 심장에 이어지고 목구멍을 끼고 격막(膈膜)으로 내려
가 위(胃)에 이르른다. 다시 아래로 내려가 본부(本腑)의 소장(小
腸)에 속하는 데서 만난다. 그 갈라지는 맥은 결분(缺盆)으로부터

목을 끼고 뺨으로 올라가서 눈바깥 모서리에 이르렀다가 돌아서 귀 안으로 들어간다. 또한 갈라진 맥은 뺨 부위로부터 갈라져 나와 눈자위(眶) 아래로 흘러 들어갔다가 코 부위에 이르른다. 다시 눈 안 모서리에 이르렀다가 족태양경(足太陽經)과 서로 이어진다. 본 경맥의 외사(外邪)의 침범으로 인한 병증세는 목구멍이 아프고 아래뺨이 붓고 머리와 목은 돌리지 못하고 어깨가 찢기고 빠지는 것처럼 아프다. 본경(本經)이 주관하는 수액(液)이 발생하는 증세는 귀머거리가 되고 눈앞이 노래지고 뺨이 붓고 목을 끼고 아래로 내려가서 뺨, 어깨, 팔꿈치, 팔, 등 부위의 뒤쪽이 아프다. 그러한 병증세를 치료할 때는 실한데 속하면 사법(瀉法)을 쓰고 허한데 속하면 보법(補法)을 써야 하고 열 나는데 속하면 속자법(速刺法)을 쓰고 차가운데 속하면 유침법(留針法)을 써야 한다. 양기(陽氣)가 안으로 쇠약해지면 맥이 허하여 함몰해서 일어나지 못하면 뜸법(灸法)을 사용하고 부실불허(不實不虛)하면 본경으로부터 취하여 치료하고 본경의 기(氣)가 왕성한 병맥(病脈)은 이 인영맥(人迎)이 촌구맥(寸口)보다 두 배로 크고 허하면 인영맥이 촌구맥보다 도로 작다.

방광(膀胱) 족태양(足太陽)의 맥(脈)은 눈 안 초리에서 일어나 이마에 올라가 정수리(巔)에서 교류한다. 그 가지는 정수리로부터 귀의 윗부분에 이르른다. 그 바른 것은 정수리로부터 뇌(腦)에 들어가 휘감고(絡) 아래목에서 갈라져서 돌아 나오고 견갑골 안을 돌아 등골뼈를 끼고 허리 속을 떠받치고 등골뼈 양 옆의 기육(肌肉)에 들어가고 신장에 속하는 방광(膀胱)을 휘감는다. 그 가지는 허리 가운데로부터 등골뼈를 끼고 내려와 볼기(臀)를 꿰뚫고 오금 안(膕中)으로 들어간다. 그 가지는 어깨(髆)에서 안으로 왼쪽으로 오른쪽으로 갈라져서 내려가 어깨뼈(胛)를 꿰뚫고 등골뼈(脊) 안을 끼고 대퇴부 끝의 비추14)(脾樞)를 지나고 대퇴부 밖의 후렴(后廉)을 돌아 오금 가운데서 합친다. 그 이하는 발꿈치 안을 꿰뚫고 바깥 복사뼈 뒤로 나와 경골(京骨)을 돌아 새끼 손가락 바깥쪽에 이르른다. 본경맥(本經脈)이 외사(外邪)의 침범을 받아 발생하는 병증은 눈동자가 튀어 나오는 것 같고 목을 당겨 뽑히는 것 같고 등골뼈가 아프고 허리가 꺾인 듯 해서 대퇴골(髀)을 굽히지 못한다. 오금(膕)은 맺힌 것 같고 발꿈치는 찢어질 것 같으니 과궐(踝厥)이라 한다. 이 힘줄을 주관하여 바로 생기는 병은 치질(痔), 학질(瘧), 광병(狂病)으로 머리와 목부분이 아프다. 눈은 노랗고 눈물이 나고 코피가 나고 목과 등, 허리, 엉덩이, 오금, 발꿈치, 다리가 모두 아프고 새끼 손가락을 쓰지 못한다. 이 모든 병을 치료함에는 왕성하면 사(瀉)시키고 허하면 보(補)한다. 열이 나면 빨리 침을 놓고 차가우면 침을 놓아 머무르게 한다. 함몰하면 뜸을 뜨고 불성불허(不盛不虛)하면 경(經)을 취한다. 왕성한 것은 인영맥(人迎)이 촌구맥(寸口)보다 배로 크고, 허한 것은 인영맥이 도로 촌구맥보다 작다.

　　방광의 경맥을 족태양경(足太陽經)이라 한다. 눈 안 모서리의 정명혈(睛明穴)에서 일어나 위로 이마 부위로 올라가 머리 꼭대기에서 만나 교류된다. 그 지맥(支脈)은 머리 꼭대기에서부터 귀 윗부리에 이르른다. 직행하는 맥은 머리 꼭대기에서 안으로 뇌(腦)에 이어진다. 다시 나와서 목 뒤로 내려 가고 어깨 안쪽으로 끼고 붙어서 등뼈 기둥 양쪽을 끼고 허리 부위에 이르러서 깊은 층에까지 들어가고 등골뼈 옆 기육(肌肉)을 끼고 운행하여 본경(本經)과 서로 표리(表裏)가 되는 신장(腎臟)과 이어지고 본부(本腑)에 속하는 방광에서 만난다. 또한 지맥은 허리 부위에서 등골을 끼고 팔 부위를 통과해서 바로 오금 안으로 들어간다. 또한 지맥은 견갑골을 꿰뚫고 등골뼈를 끼고 내려가서 비추(脾樞)를 지나 대퇴부 바깥쪽을 끼고 아래로 내려가 앞의 지맥과 오금 있는 자리 안에서

---

14) 비추(脾樞) : 넙적다리 상단(上端)의 관절 부위

만나고 여기에서 다시 아래로 내려가 작은 허벅지와 배(小腿肚)를 지나서 복사뼈 뒤쪽 밖으로 나와 작은 발 본마디 뒤의 원골(圓骨)을 끼고 작은발 바깥쪽 끝에 이르러 족소양경(足少陽經)과 서로 이어진다. 본경맥이 외사(外邪)의 침범으로 발생하는 병증세는 기(氣)가 위로 올라가 두통이 나고 눈앞이 튀어나올 것 같고 목이 당겨 뽑히는 것 같고 등골뼈와 등이 아프고 허리가 끊어질 것 같아서 대퇴부를 굽히지 못한다. 오금 있는 자리의 근맥(筋脈)이 두들겨 맞은 것 같아서 마음대로 움직이지 못한다. 작은 신다리와 배가 찢어질 것 같으니 그것을 과궐병(踝厥病)이라 한다. 본경(本經)이 주관하는 바의 힘줄에서 발생하는 병증세는 치질, 학질, 미친병, 머리와 목부위가 아프고 눈 앞이 노랗게 되고 눈물을 흘리고 코가 막혀 눈물이 나거나 피가 나오고 목, 등, 허리, 꽁무니, 오금, 장딴지 및 다리 부위가 모두 아픈 것을 깨닫게 되고 발가락을 움직이지 못한다. 그러한 병을 치료할 때는 실한데 속하면 사법(瀉法)을 써야 하고 허한데 속하면 보법(補法)을 써야 하고 열나는데 속하면 속자법(速刺法)을 쓰고 차가운데 속하면 유침법(留針法)을 써야 한다. 양기(陽氣)가 안으로 쇠약하면 맥(脈)이 허하고 함몰해서 일어나지 않는 것은 뜸뜨는 법을 사용해야 하고 부실불허(不實不虛)하면 본경(本經)으로부터 취하여 치료한다. 본경(本經)의 기(氣)가 왕성한 병맥은 인영맥(人迎脈)이 촌구맥(寸口脈)에 비해서 배로 크고 허한 인영맥은 촌구맥보다 도로 작다.

신족소양(腎足少陽)의 맥은 새끼 발가락 아래에서 일어나 발바닥(足心)으로 비스듬히 달려서 연골(然骨) 아래로 나와서 안쪽 복사뼈 뒤를 돌아 갈라져서는 발꿈치 안(跟中)으로 들어 갔다가 발뒤꿈치(踹) 안으로 올라갔다가 오금(膕)의 내렴(內廉)으로 나와서 신다리 안의 후렴(后廉)으로 올라갔다가 신장(腎) 부위의 등골뼈를 꿰뚫고 방광(膀胱)에 이어진다. 그 직행하는 경맥(經脈)은 신장으로부터 위로 간(肝)의 격막을 꿰뚫고 폐(肺) 안에 들어가고 목구멍을 돌아 혀

뿌리를 낀다. 그 지맥(支脈)은 폐로부터 나와 심장에 이어지고 가슴 속으로 흐른다. 본경맥이 외사(外邪)의 침법으로 발생하는 병증세는 배가 곱아도 먹고싶지 않고 얼굴색이 검고 광택이 없으며 야윈다. 기침을 하면 피가 나고 갈갈하면서 기침하고 앉았다가 일어나려 하면 눈이 흐릿하여 물건이 보이지 않고 심장이 매달린 것처럼 불안하고 기(氣)가 부족하니 잘 무서워하고 심장이 누가 잡으러 오는 것처럼 겁을 낸다. 이를 골궐(骨厥)이라 한다. 본경맥이 주관하는 바 신장에서 발생하는 병증세는 입에 열이 나고 혀가 마르고, 목이 붓고 기(氣)가 오르고, 목구멍이 붓고 아프고, 심장이 번거롭고 아프다. 황달(黃疸)과 장벽(臟澼)이 생긴다. 등골뼈와 신다리 안쪽 후렴이 아프고 위궐(痿厥)병으로 눕기를 좋아한다. 발 아래가 열이 나서 아프다. 이 여러 가지 병을 치료할 때는 왕성하면 사(瀉)시키고 열이 나면 침을 빨리 찌르고 차가우면 침을 머물게 하고 함몰되면 뜸질한다. 불성불허(不盛不虛)하면 본경(經)으로부터 취한다. 뜸을 뜨면 생고기를 억지로 먹어야 한다. 따스한 띠(帶)를 두르고 머리칼은 풀어헤치고 큰 작대기를 짚고 무거운 신을 신고 천천히 걷는다. 왕성하면 촌구맥(寸口)이 인영맥(人迎)보다 두 배로 크고, 허한 것은 촌구맥이 도로 인영맥보다 작다.

신장의 경맥은 족소음경(足少陰經)이라 한다. 새끼 발가락 아래에서 일어나 발 가운데로 나아가고 안쪽 복사뼈의 연곡혈(然谷穴) 아래쪽에서 나와서 안쪽 복사뼈의 후면에서 발뒤꿈치로 돌아 들어가고 여기서부터 작은 신다리의 배안쪽으로 올라가서 오금자리 안쪽으로 나와 다시 넙적다리 안쪽 후연(后緣)을 끼고 등골뼈 기둥을 꿰뚫고 신장의 부위에서 만나서 본장(本臟)과 서로 표리(表裏)가 되는 방광(膀胱)과 이어진다. 바로 나아가는 경맥은 신장으로부터 위로 올라가서 간장(肝臟)을 뚫고 지나가서 격막(膈膜)을 통과하여 폐(肺)에 들어가 목구멍(喉嚨)을 끼고 혀뿌리를 낀다. 그 지맥(支脈)은 폐(肺)에서부터 심장에 이어지고 가슴 속으로 흘러 들어 수궐음경(手厥陰經)과 서로 이어진다. 본경맥(本經脈)이 외사(外邪)의 침범으로 발생하는 병증세는 비록 배고픔을 느껴도 밥을 먹지 못하고 얼굴색이 어둡고 윤기가 없으며 야위고 기침하면 피가 나오고 천식하는 소리가 나면 편안히 눕지 못하고 앉았다가 일어나려고 하면 두 눈에 보이는 것이 흐리고 밝지 못하고 마음이 반공에 걸린 듯 불안하고 배가 고픈 듯한 느낌이 있다. 신기(腎氣)가 허하면 두려움이 쉽게 발생하고 심장 안이 두근두근 뛴다. 사람이 달려들어 잡아가는 듯 하니, 이것을 골궐(骨厥)이라 한다. 본경맥이 주관하는 바의 신장에 발생하는 병증세는 입에 열이 나고 혀가 마른다. 목 부위가 붓고 기(氣)가 위로 거스르고 목구멍이 마르니 아프다. 심장 안이 번거롭고 또 아프고 발 부위가 바람맞아 연약하니 궐랭(厥冷)이라 한다. 잠을 잘 자고 발바닥(足心)이 열이 나서 아프다. 그러한 병증세를 치료할 때는 실한데 속하면 사법(瀉法)을 써야 하고 허한데 속하면 보법(補法)을 써야 한다. 열나는데 속하면 침을 찌를 때 속자법(速刺法)을 써야 하고 차가운데 속하면 유침법(留針法)을 써야 한다. 양기(陽氣)가 안으로 쇠약하여 맥이 허하고 아래 함몰하여 일어나지 못하면 뜸질법을 써야 한다. 부실불허(不實不虛)하면 본경(本經)으로부터 취하여 치료한다. 뜸질법을 사용할 때는 마땅히 육류(肉類)를 많이 먹어서 영양을 증가시켜야 한다. 신장을 따뜻하게 하고 허함을 보(補)해야 한다. 거기에는 관송요대(寬松腰帶)가 필요하고 머리칼을 산발하고 나무 작대기를 쥐고 무거운 신을 신고 천천한 걸음으로 달려가서 기혈(氣血)이 잘 통하게 하고 근골(筋骨)이 펴지게 한다. 본경(本經)의 기(氣)가 왕성한 병맥(病脈)은 촌구맥(寸口)이 인영맥(人迎)에 비하여 배로 크고 허한 촌구맥은 인영맥보다 도로 작다.

 심장이 주관하는 경맥(經脈)을 수궐음심포경(手厥陰心包經)이라 한다. 가슴 속에서 일어난다. 심포락(心包絡) 부위에서 나와 격막(膈)으로 내려와서 가슴에서 배에 이르러 순서대로 상중하 3초(三

焦)에 이어진다. 그 가지는 가슴을 돌아 옆구리로 나오고 겨드랑이 3치(寸)에 내려온다. 위로 겨드랑이를 떠받치고 아래로 팔꿈치 안을 돈다. 태음(太陰), 소음(少陰) 사이로 운행하여 팔의 관절에 들어가서 팔뚝으로 운행하는 양 힘줄 사이를 돌아내려가서 손바닥 안으로 들어가고 새끼 손가락과 다음 손가락을 돌아 그 끝으로 나온다. 본경맥(本經脈)이 외사(外邪)의 침범으로 인해 발생하는 병증세는 손바닥(手心)이 열나고 팔뚝과 팔꿈치가 오그라들고 겨드랑이가 붓고 심하면 가슴과 옆구리가 그득하고, 가슴 안이 담담(澹澹)하고 편치 않다. 얼굴은 붉고 눈이 노라며 웃음이 끊이지 않는다. 본경(本經)이 주관하는 바 경맥(經脈)이 발생하는 병증세는 심중이 번열이 나고 심장이 아프고 손바닥 가운데에 열이 난다. 이 여러 병증세를 치료할 때는 왕성하면 사(瀉)시키고 허하면 보(補)해야 한다. 열이 나면 속자법(速刺法)을 쓰고 차가우면 유침법(留針法)을 써야 한다. 함몰하면 뜸질을 하고 불성불허(不盛不虛)하면 본경(本經)으로부터 취하여 치료한다. 왕성한 것은 촌구맥(寸口)이 인영맥(人迎)보다 배로 크고 허한 것은 촌구맥이 인영맥보다 도로 작다.

심장이 주관하는 경맥을 수궐음심포경(手厥陰心包經)이라 한다. 가슴 속에서 일어나 심포락 부위로 나오고 격막(膈膜)으로 내려가서 순서에 따라 상중하 3초(三焦)에 이어지고 그 지맥(支脈)은 가슴으로부터 옆구리로 나아가 겨드랑이 솔기 아래(縫下) 3치의 곳에서 겨드랑이 자리에 이르르고 아래로 향해 팔뚝 안쪽을 돌아 다시 올라가서 수태음경(手太陰經)과 수소음경(手少陰經)의 중간으로 운행하여 팔꿈치 안으로 들어가서 앞 팔뚝 양 힘줄 사이를 끼고 내려가서 손바닥 안으로 들어간다. 가운데 손가락을 끼고 바로 손가락 끝에 이르른다. 또한 지맥은 손바닥 안으로부터 무명지(無名指)를 끼고 바로 손가락 끝에 이르러 수소음경(手少陰經)과 서

로 이어진다. 본경맥이 외사(外邪)의 침범을 받아 발생하는 병증
세는 손바닥 안(手心)에 열이 나고 팔뚝과 팔꿈치 부위가 오그라
들고 겨드랑 밑이 붓고 심지어는 가슴 속이 그득해진다. 심장은 뛰
어서 편치 않고 얼굴이 붉고 눈이 노랗고 웃음이 그치지 않는다.
본경(本經)이 주관하는 바 경맥에 발생하는 병증세는 심중(心中)
이 번거롭고 급하고 심장이 아프고 손바닥 가운데가 열이 난다. 그
러한 병증세를 치료할 때는 실한 부위에는 사법(瀉法)을 써야 하
고 허한 부위에는 보법(補法)을 써야 한다. 열나는 부위에 침을 찌
를 때는 속자법(速刺法)을 써야 하고 차가운 부위에는 유침법(留
針法)을 써야 한다. 양기(陽氣)가 안으로 쇠약하여 맥이 허하여
함몰되어 일어나지 못하면 뜸질법을 써야 한다. 부실불허(不實不
虛)함은 본경으로부터 취하여 치료한다. 본경(本經)의 기(氣)가
왕성한 병맥(病脈)은 이 촌구맥(寸口)이 인영맥(人迎)보다 한 배
크고 허하면 촌구맥이 인영맥보다 도로 작다.

　3초(三焦)의 수소양맥(手少陽脈)은 새끼 손가락과 다음 손가락의
끝에서 일어나 위로 양손가락 사이로 나오고 손등을 끼고 손목 부
위를 돌아서 팔 바깥쪽 양뼈의 사이를 나와서 위로 팔꿈치를 꿰뚫
고 팔꿈치 바깥 위의 어깨를 돌아서 족소양(足少陽)의 뒤로 나와
교류하고 결분(缺盆)으로 들어가 젖가슴 속(膻中)으로 퍼지고 흩어
져서 심포락(心包)과 이어지고 격막(膈)으로 내려와 3초 부위를 두
루 퍼진다. 그 가지는 젖가슴으로부터 위로 결분(缺盆)으로 나와서
목으로 올라가고 귀 뒤를 끼고 바로 올라간다. 귀의 위 모서리를 나
와서 아래 뺨을 구부려서 콧마루(頔)에 이르른다. 그 가지는 귀 뒤
로부터 귀 속으로 들어가 귀 앞으로 달려 나와서 객주인혈(客主人
穴)을 지나 뺨에서 교류(交)하고 눈초리에 이르른다. 본경맥이 외사
(外邪)의 침범으로 발병하는 증세는 귀가 들리지 않고 멍하고 목이
붓고 목구멍이 저린다. 이 기(氣)를 주관하는 곳에서 발병하는 증세

는 땀이 나고 눈초리가 아프고 뺨이 아프고 귀 뒤 어깨 팔꿈치(膞) 팔뚝 바깥이 모두 아프고 새끼 손가락과 다음 손가락을 쓰지 못한다. 이 모든 병을 치료함에는 왕성하면 사(瀉)시키고 허하면 보(補)해야 한다. 열이 나면 속자법(速刺法)을 쓰고 차가우면 유침법(留針法)을 쓰고 함몰하면 뜸질을 한다. 불성불허(不盛不虛)하면 경(經)을 취한다. 왕성한 것은 인영맥(人迎)이 촌구맥(寸口)보다 한 배 크고 허하면 인영맥이 촌구맥보다 도로 작다.

3초(三焦)의 경맥을 수소양경(手少陽經)이라 한다. 무명지(無名指) 끝에서 일어나 위로 새끼 손가락과 무명지 중간으로 운행하고 손등을 끼고 위로 팔목(腕) 부위를 운행하여 팔꿈치 바깥쪽 양뼈의 사이로 앞을 나와 팔꿈치를 뚫고 들어가 팔꿈치 바깥쪽 위의 어깨를 끼고 족소양경의 후면에서 교류하고 결분(缺盆)으로 들어가 양 젖 사이의 젖가슴 안으로 운행하여 심포(心包)와 더불어 이어진다. 격막(膈膜)으로 내려가 차례대로 상중하 3초에서 만난다. 그 지맥(支脈)은 젖가슴으로부터 위로 결분으로 나오고 다시 위로 목으로 나가고 귀 뒤를 끼고 귀 윗부리(耳上角)로 올라가 여기서부터 돌아서 구부려 아래로 내려가 뺨 부위를 에워싸고 눈자위 아래에 이르른다. 또한 지맥(支脈)은 귀 뒤로부터 귀 속으로 들어가고 다시 귀 앞으로 나온다. 족소양경(足少陽經)의 객주인혈(客主人穴)의 앞을 지나 앞의 한 가닥 지맥이 뺨 부위에서 교류하여 만나서 눈 바깥 모서리까지 위로 운행하여 족소양경과 서로 가까이 한다. 본경맥이 외사(外邪)의 침범으로 발생하는 병증세는 귀가 먹어 멍하게 울리고 목구멍이 부어서 아프고 목이 저리는 등 증세가 있다. 본경의 주관하는 바 기(氣)가 발생하는 병증세는 스스로 땀이 나고 바깥 눈 모서리가 아프고 뺨이 붓고 귀 뒤 어깨, 팔뚝, 팔꿈치, 팔바깥쪽 등이 모두가 통증이 있고 무명지(無名指)를 움직이지 못한다. 그러한 증세를 치료할 때에는 실한 데에는 사법(瀉法)을 써야 하고 허한 데에는 보법(補法)을 써야 하고 열이 나는데에는 침을 찌를 때 속자법(速刺法)을 써야 하고 차가운데에는

유침법(留針法)을 써야 한다. 양기(陽氣)가 안으로 쇠약해져서 맥
이 허하고 아래로 함몰되면 뜸법으로 치료해야 하고 본경의 기
(氣)가 왕성한 병맥은 이 인영맥(人迎)이 촌구맥(寸口)보다 한 배
가 크고 허한 인영맥이 촌구맥보다 도로 작다.

담(胆)의 족소양(足少陽)의 맥은 눈초리에서 일어나서 위로 머리
모서리에 닿이고 귀 뒤로 내려와 목을 돌아 수소양(手少陽)의 앞으
로 운행하고 어깨 위에 이르렀다가 물러나 수소양의 뒤로 나와 교
류하여 결분(缺盆)으로 들어간다. 그 지맥(支脈)은 날카로운 눈초리
에서 갈라져 대영(大迎)으로 내려가 수소양에 합치고 가슴 속으로
내려와 담(胆) 부위의 간(肝)에 이어지는 격막(膈)을 꿰뚫고 옆구리
속으로 돌아 기가(氣街)로 나와 모제(毛際)를 에워싸고 비압(髀壓)
속에 가로 들어간다. 그 바로 나가는 맥(脈)은 결분으로부터 겨드랑
이로 내려와 가슴을 돌아 작은 갈비(季脇)를 지나 아래로 비압(髀
壓) 가운데 내려와서 아래로 비양(髀陽)을 돌아 무릎 외렴(外廉)을
나와 바깥 보골(輔骨)의 앞에 내려와 바로 아래 절골(絕骨)의 끝에
닿인다. 아래로 바깥 복사뼈의 앞으로 나와 발등 위를 돌고 새끼 손
가락과 다음 손가락 사이의 끝으로 나온다. 그 가지는 발등 위에서
갈라져 엄지 손가락 사이에 들어가고 엄지 손가락의 기골(歧骨)을
돌아 안으로부터 그 끝으로 나와 손톱을 돌아서 꿰뚫어 삼모(三毛)
로 나온다. 본경맥(本經脈)의 외사(外邪)의 침범으로 인해서 발병하
는 증세는 입이 쓰고 한숨(太息)을 잘 쉬고 가슴과 옆구리 부위가
아파서 옆으로 돌아 눕지 못하고 심하면 얼굴에 먼지가 끼고 몸체
에 기름기가 없으며 발바깥에 도로 열이 나니 이것을 양궐(陽厥)이
라 한다. 이 뼈를 주관한 곳에 생기는 병증세는 두통이 나고 아래턱
이 아프고 눈초리가 아프고 결분(缺盆) 안이 부어서 아프다. 겨드랑

이 밑이 붓고 겨드랑 밑이나 목 옆에 혹이 생기고 땀이 나서 추위에 떨고 학질(瘧)로 가슴, 옆구리, 늑골, 넙적다리와 무릎 밖의 정강이에 이르는 절골(絶骨) 바깥 복사뼈 앞과 모든 관절에 이르기까지 모두 아파서 새끼 손가락과 다음 손가락을 쓸 수 없다. 이 모든 병 증세를 치료함에는 왕성하면 사(瀉)시키고 허하면 보(補)하고 열이 나면 속자법(速刺法)을 쓰고 차가우면 유침법(留針法)을 쓰고 함몰하면 경(經)으로써 취한다. 왕성한 것은 인영맥(人迎)이 촌구맥(寸口)보다 한배로 크고 허한 것은 인영맥이 도로 촌구맥보다 작다.

담(胆)의 경맥(經脈)을 족소양경(足少陽經)이라 부른다. 눈 바깥 모서리에서 일어나 뺨 모서리로 올라가고 아래로 꺾어서 돌아 귀에 이르른다. 목을 끼고 수소양경(手少陽經) 앞면으로 달려 어깨 위에 이르르고 또 교차(交叉)하여 수소양경의 후면에 이르르고 결분(缺盆)에 들어간다. 그 지맥(支脈)은 귀 뒤로부터 귀 안으로 들어가고 다시 나와서 귀 앞을 달려 눈 바깥 모서리 후방에 이르른다. 또 하나의 지맥은 눈 바깥 모서리로부터 아래로 대영(大迎)으로 운행하고 수소양경(手少陽經)에서 만나서 눈자위 아래에 이르른다. 다시 협거(頰車)로 달려 내려가서 목 부위와 본경(本經) 앞으로 내려가서 결분(缺盆)의 맥으로 들어가서 서로 합친다. 그런 후에 아래로 가슴 속에 이르러 격막(膈膜)을 뚫고 들어가서 담(胆)과 더불어 표리(表裏)가 되는 간장과 서로 이어지고 다시 담부(胆腑)의 부위에서 만난다. 담(胆)에서부터 옆구리 속을 끼고 아래로 내려가 기가(氣街)를 지나 음모처(陰毛處)를 둘러서 환도(環跳)로 가로 들어간다. 직행하는 맥(脈)은 결분(缺盆)으로부터 겨드랑이로 내려가 가슴 부위를 끼고 계협(季脇)을 지나 아래로 향하여 앞의 한 지맥과 더불어 환도에서 합친다. 이로부터 대퇴부의 바깥측을 끼고 붙어서 아래로 내려가 무릎의 외연(外緣)에 이르른다. 아래로 향해 바깥 보골(輔骨)의 앞에 들어가고 다시 바로 아래 방향으로 내려가 바깥 복사뼈 위에 3치(三寸) 자리의 뼈가 오목하게 내려 앉은 곳에 이르러서 아래로 바깥 복사뼈 앞으로 나와 발등어리를 끼고 새끼 발가락과 넷째 발가락 끝으로 나온다. 또한 지맥(支脈)은 발등으로부터 큰 발가락으로 달리고 엄지 발가락과 검지 발가락의 골봉(骨縫)을 끼고 엄지 발가락의 끝에 이르르고 또 되돌아 발톱으로 들어가서 발톱 뒤의 두 마디 사이의 3모(三毛)와 족궐음경(足厥陰經)에 서로 이어진다. 본경맥(本經脈)이 외사(外邪)의 침범으로 인해서 발생하는 병증세는 입이 쓰고 때로는 항상 한숨 쉬고(嘆氣) 가슴과 옆구리 부위가 아파서 몸을 뒤척이지 못한다. 병이 중하면 얼굴 부위의 형상이 회색 기미가 끼고 검어서 광택이 없고 전신의 피부에 윤기가 하나도 없으며 발 바깥쪽에 열이 난다. 그러한 것을 양궐(陽厥)이라 이른다. 본경이 주관하는 뼈에서 발생하는 병증세는 이마 모서리와 아래턱 및 바깥 눈 모서리가 아프고 결분(缺盆)이 부어서 아프고 겨드랑이 아래가 붓고 겨드랑이 아래 혹은 목 옆에 혹이 생긴다. 저절로 땀이 나서 냉(冷)하고 학질, 가슴, 옆구리, 늑골, 넙적다리, 무릎 등 부위의 바깥쪽과 바른 목뼈와 절골(絶骨)과 바깥 복사뼈 앞과 모든 관절이 모두 아프고 넷째 발가락을 움직이지 못한다. 그러한 병증세를 치료할 때는 실한데 속하는 부위는 사법(瀉法)을 쓰고 허한데 속하는 부위는 보법(補法)을 쓰고 열이 나는데 속하는 부위는 침을 찌를 때 속자법(速刺法)을 쓰고 차가운데 속하는 부위는 유침법(留針法)을 쓰고 양기(陽氣)가 안으로 쇠약하여 맥이 허하여 함몰하여 일어나지 못하는데는 뜸질법을 쓰고 부실불허(不實不虛)한데는 본경으로부터 취하여 치료한다. 본경의 기가 왕성한 병맥(病脈)은 인영맥(人迎)이 촌구맥(寸口)에 비하여 한 배가 크고 허한 인영맥이 도로 촌구맥보다 작다.

간(肝)의 족궐음맥(足厥陰脈)은 엄지 발가락의 총모(叢毛)의 사이에서 일어나서 위로 발등의 상렴(上廉)을 돌아 안 복사뼈 앞 1치, 복사뼈 위로 8치, 떨어져서 태음(太陰)의 뒤로 나와 교류하고 오금의 상렴으로 올라가 넙적다리 안쪽을 돌아 털 속으로 들어가서 음기(陰氣)를 돌아 소복(少服)에 다다른다. 위(胃)를 끼고 간 부위와 담(胆)을 잇고 격막을 뚫고 올라가 옆구리와 늑막에 퍼지고 목구멍 뒤를 돌아 항상(頏顙)으로 올라 들어가서 목계(目系)에 연결되고 위로 이마로 나와서 독맥(督脈)과 정수리에서 만난다. 그 가지는 목계(目系)로부터 뺨 속(頰裏)으로 내려가고 입술 안을 돈다. 그 가지는 다시 간(肝)에서부터 갈라져 격막(膈膜)을 뚫고 폐(肺)로 흘러 들어간다. 본경맥(本經脈)이 외사(外邪)로 인해서 침범을 받아 발생하는 병증세는 허리가 아파서 쳐다 보지도 굽어 보지도 못하고 장부(丈夫)는 퇴산(㿗疝)병이 되고 부인(婦人)은 작은 배가 붓는다. 심하면 목이 마르고 얼굴에 기미가 끼고 원기가 없다. 이 간(肝)이 주관 하는 곳에 생기는 병은 가슴이 그득하고 구역질이 나고 손설(飱泄)하고, 호산(狐疝)병으로 오줌을 지리고 방광열석증(癃)을 앓는다. 이 병들을 치료함에는 왕성하면 사(瀉)시키고 허하면 보(補)하고 열 나면 속자법(速刺法)을 쓰고 차가우면 유침법(留針法)을 쓰고 함몰하면 뜸질법을 쓴다. 불성불허(不盛不虛)하면 (經)으로써 취한다. 왕성한 것은 촌구맥(寸口)이 인영맥(人迎)보다 한 배 크고 허한 것은 촌구맥이 도로 인영맥보다 작다.

　　간(肝)의 경맥을 족궐음경(足厥陰經)이라 한다. 엄지 발가락 두 마디 사이의 총모(叢毛)의 끝에서 일어나 발등의 상연(上緣)을 끼고 안쪽 복사뼈 앞 1치에 이르른다. 다시 복사뼈 위 8치를 들어가고 족태음경(足太陰經) 후면으로 나와 교류한다. 위로 오금 내연(內緣)으로 달리고 넙적다리 안쪽을 끼고 음모(陰毛) 속으로 들어가서 좌우로 교차(交叉)하고 음기(陰氣)를 돌아서 에워싼다. 위로 향해 소복(少腹)에 다다르고 위(胃)의 양옆을 끼고 운행하여 간장 부위에서 만나고 본경(本經)의 서로 표리가 되는 담부(胆腑)와 이어지고 위로 올라가 격막(膈膜)을 꿰뚫고 지나서 옆구리와 늑막으로 흩어진다. 다시 목구멍의 후면을 끼고 얼굴 부위를 에워싸고 이르러 목구멍의 윗구멍에 이르른다. 목계(目系)에 이어지고 이마 부위로 나와서 독맥(督脈)과 더불어 정수리의 백회(百會)에서 서로 만난다. 그 지맥(支脈)은 목계로부터 뺨 안으로 달려 내려가 입술 안으로 에워싸고 돈다. 또한 지맥은 간(肝)으로부터 갈라져서 격막(膈膜)을 뚫고 나와서 폐(肺) 안으로 흘러든다. 수태음경(手太陰經)과 서로 이어진다. 본경맥(本經脈)이 외사(外邪)에 침범을 받음으로 인해서 발생하는 병증세는 허리가 아파서 펴고 굽히지 못하고 남자는 퇴산(㿗疝)병을 앓고 부녀(婦女)는 작은 배 부위가 부어서 팽창한다. 병이 중하면 더욱 목구멍이 마르는 것을 볼 수 있다. 얼굴 부위는 기미가 끼어서 어둡고 윤기가 없다. 본경이 주관하는 바 간장(肝臟)에 발생하는 병증세는 가슴 속이 그득함을 볼 수 있고 구토하고 기가 거슬러 배는 설사하고 음식이 소화되지 않고 호산(狐疝)병으로 오줌을 지리거나 혹은 소변이 불통한다. 그러한 병증세를 치료할 때는 실한데 속하면 사법(瀉法)을 써야 하고 허한데 속하면 보법(補法)을 써야 하고 열나는데 속하면 속자법(速刺法)을 써야 하고 차가운데 속하면 유침법(留針法)을 써야 하고 양기(陽氣)가 쇠약하여 맥이 허하고 함몰해서 일어나지 못하면 뜸질법을 써야 한다. 부실불허(不實不虛)한 것은 본경(本經)으로부터 경(經)을 취하여 치료한다. 본경(本經)의 기(氣)가 왕성한 병맥은 이 촌구맥(寸口)이 인영맥(人迎)에 비하여 한 배로 크고 허한 것은 촌구맥이 도로 인영맥보다 작다.

수태음(手太陰)의 폐경(肺經)의 맥기(脈氣)가 끊어지면 피모(皮毛)가 탄다. 태음(太陰)은 피모에 운행하는 기(氣)가 따스하다. 그러므로 기가 왕성하지 못하니 피모가 탄다. 피모가 타면 진액(津液)이 없어지고, 진액(津液)이 없어지면 피부가 상한다. 피부가 상하면 곧 피부가 마르고 털이 분질러진다. 털이 분질러지면 기(氣)가 먼저 죽고 병일(丙日)에 위독하고 정일(丁日)에 죽는다. 화(火)는 금(金)을 이기는 것이다.

폐(肺)는 피모(皮毛)를 주관한다. 피모는 폐(肺)에 의지해서 기(氣)를 운행하고 진액(津液)을 퍼지게 해서 따스하게 양생(養)하고 피모를 윤택하게 한다. 피모가 마르고 탄다고 했다. 피모가 마르고 탄다는 것은 이 진액이 소모되고 없어진다는 것을 나타낸다. 진액이 소모되고 없어지면 피모(皮毛)가 타고 마를 뿐 아니라 기육(肌)의 거죽이 상함을 입게 되어 피부가 마르고 타게 하고 가는 털이 꺾이고 끊어져서 떨어지게 된다. 폐경(肺經)은 그 빛남이 털(毛)에 있다. 그 충실함은 피부(皮)에 있다. 가는 털이 분질러지고 끊어져서 떨어짐은 이 폐경과 정기(精氣)가 쇠약하여 다하는 증상이 되는 것이다. 이 종류의 병증세는 병일(丙日)에는 위중하고 정일(丁日)에는 죽는다. 그것은 폐(肺)가 5행(五行)에 있어서는 금(金)에 속하고 병정(丙丁)은 화(火)에 속하고 화(火)는 금(金)을 이기는 연고(緣故)이다.

수소음(手少陰)의 맥기(氣)가 끊어지면 맥이 통하지 않는다. 소양(少陽)은 심맥(心脈)이며, 심장은 맥(脈)이 합한 것이다. 맥이 통하지 않으면 혈(血)이 흐르지 않는다. 혈이 흐르지 않으면 털 빛깔이 윤택하지 못하다. 그러므로 그 얼굴색이 검어서 마치 검은 땔 나무 같으니 혈맥이 먼저 죽는다. 임일(壬日)에 위독하고 계일(癸日)에 죽는다. 수(水)가 화(火)를 이기는 것이다.

심장은 혈맥을 주관한다. 만약에 수소음심경(手少陰心經)의 맥기가 다하여 끊어지면 맥도(脈道)가 불통한다. 수소음경은 심장의 경맥이며, 심장과 혈맥은 서로 짝하여 합한다. 만약 맥도가 불통하면 혈의 흐름이 통하지 않는다. 혈이 잘 통하지 않으면 얼굴에 핏기가 없고 윤기가 없다. 심경(心經)은 그 화색(華)이 얼굴에 있다. 그 충실함은 혈맥에 있다. 그러므로 얼굴색이 검고 광택(澤)이 없으면 혈맥이 고갈된 증상이 나타날 것이다. 이런 류의 병증세는 임일(壬日)에 위중하고 계일(癸日)에 죽는다. 그것은 심장이 5행에 있어서 화(火)에 속하기 때문이다. 임계(壬癸)는 수(水)에 속한다. 수(水)는 화(火)를 이기기 때문이다.

족태음(足太陰)의 맥기(脈氣)가 끊어지면 맥이 그 입술에서 왕성하지 못한다. 입술이란 기육(肌肉)의 근본이다. 맥이 왕성하지 못하면 기육이 연약하다. 기육이 연약하면 혀가 위축되고 인중(人中)이 부어서 그득하다. 인중이 그득하면 입술이 뒤집힌다. 입술이 뒤집히면 기육이 먼저 죽는다. 갑일(甲日)에 위독하고 을일(乙日)에 죽는다. 목(木)은 토(土)를 이긴다.

비장(脾)은 기육(肌肉)을 주재한다. 그 영화는 입술에 있고 그 충실함은 기육에 있다. 만약 족태음경(足太陰經)의 맥기가 끊어지면 정미(精微)를 전수하고 퍼뜨리지 못한다. 정미(精微)가 부족하면 입술이 그 부드러운 양생을 잃는다. 입술은 이 기육의 근본이다. 기육은 그 영양을 다하여 없어지며 부드럽다. 기육이 부드러우면(松軟) 혀가 위축된다. 인중(人中) 부위가 부어서 그득하다. 인중 부위가 부어서 그득하면 입술이 밖으로 뒤집힌다. 입술이 밖으로 뒤집히면 이 기육이 위축되는 증상이 나타난다. 이런 종류의 증상은 갑일(甲日)에 위중하고 을일(乙日)에 죽는다. 그것은 비장(脾)이 5행에 있어서 토(土)에 속하기 때문이다. 갑을(甲乙)은 목(木)에 속하고 목은 토를 이기는 때문이다.

족소음(足少陰)이 맥기가 끊어지면 뼈가 마른다. 소음(少陰)은 겨울의 맥(冬脈)이다. 깊은 부위에 엎드려 운행해서 골수(骨髓)를 적신다. 그러므로 뼈가 젖지 않으면 기육이 뼈에 붙지 못한다. 뼈와 기육이 서로 친하지 못하면 기육이 연약해서 오그라진다. 기육이 연약하여 오그라지면 이빨이 길고 때가 낀다. 광택(澤)을 발하지 못한다. 광택을 발하지 못하면 뼈가 먼저 죽는다. 무일(戊日)에 위독하고 기일(己日)에 죽는다. 토(土)는 수(水)를 이긴다.

족소음신경(足少陰腎經)은 정(精)을 간직하고 뼈를 주관한다. 만약 맥기(脈氣)가 끊어지면 뼈가 바싹 시든다. 신장(腎)은 수(水)를 주관한다. 겨울에 응한다. 그러므로 신맥(腎脈)을 동맥(冬脈)이라 일컫는다. 그 맥은 깊은 부위에 엎드려 운행하여 골수(骨髓)를 따뜻하게 양생한다. 만약 골수를 잃으면 신기(腎氣)가 젖어서 기육이 뼈에 부착(附着)되지 못한다. 골육이 친하지 못하여 분리되고 기육이 연약해서 위축된다. 기육이 연약해서 위축되면 이빨이 자라고 때가 많아진다. 모발이 윤기를 잃어버린다. 족소음신경은 그 영화가 모발에 있다. 그 충실함은 뼈에 있다. 그러므로 모발이 광택(光澤)이 없음은 골기(骨氣)가 쇠약하여 없어지는 증상이 나타난다. 이런 종류의 병증세는 무일(戊日)에 위중하고 기일(己日)에 죽는다. 그것은 신장(腎)은 오행(五行)에 있어서 수(水)에 속하기 때문이다. 무기(戊己)는 토(土)에 속한다. 토(土)는 수를 이길 수 있기 때문이다.

족궐음(足厥陰)의 맥기(脈氣)가 끊어지면 힘줄(筋)이 오그라지고 음랑(卵)과 혀가 당긴다. 궐음(厥陰)이란 간맥(肝脈)이다. 간(肝)이란 힘줄의 합함이다. 힘줄은 음기(陰器)에 모이고 맥은 혀뿌리에 이어진다. 그러므로 맥이 왕성하지 못하면 힘줄이 조급해진다. 힘줄이 조급(急)하면 혀와 음랑(卵)이 당긴다. 그러므로 입술이 푸르고 혀가 말리고 음랑이 위축되면 힘줄이 먼저 죽는다. 경일(庚日)에는 위독하고 신일(辛日)에는 죽는다. 금(金)이 목(木)을 이긴다.

간(肝)은 힘줄을 주관한다. 피로를 이기는(罷極) 근본이다. 그 정화(華)는 손톱에 있고 그 충실함은 힘줄에 있다. 만약 족궐음간경(足厥陰肝經)의 맥기(脈氣)가 없어지면 경(經)과 힘줄(筋)이 조급하고, 음랑이 오그라들고 혀의 몸체가 오그라든다. 족궐음(足厥陰)은 간장(肝臟)의 경맥에 속한다. 간맥(肝脈)은 밖으로 힘줄과 합한다. 경맥과 힘줄의 취합(聚合)은 음기(陰氣)에 있으며 맥이 혀의 근본과 이어져 있다. 가령 간맥이 힘줄을 길러서 정미(精微)를 경영하여 움직이지 못하면 힘줄이 조급해진다. 힘줄이 조급해지면 음랑과 혀뿌리가 당기고 입술이 시퍼래지고 혀가 말려들고 음랑이 오그라드는 등의 증세가 나타난다. 이는 경맥과 힘줄이 장차 죽어 없어지는 증상이다. 이런 병증세는 경일(庚日)에 위중하고 신일(辛日)에 죽는다. 그것은 간(肝)이 5행에 있어서 목(木)에 속하고 경신(庚辛)은 금(金)에 속하고 금은 목(木)을 이기기 때문이다.

오음(五陰)의 맥기(脈氣)가 함께 끊어지면 목계(目系)가 선전(旋轉)한다. 선전(轉)하면 눈이 돈다. 눈이 돈다(目運)는 것은 5지(五志)가 먼저 죽는 것이다. 신지(志)가 먼저 죽으면 멀어도 하루 반이면 죽는다. 6부의 양기(六陽氣)가 함께 끊어지면 음(陰)과 양(陽)이 서로 떨어진다. 떨어지면 주리(腠理)가 새기 시작하여 땀이 나서 그치지를 않는다. 크기가 구슬을 꿴 것 같이 굴러 나와서 흐르지 않는다. 곧 기(氣)가 먼저 죽는다. 그러므로 아침에 미리 나타내고 저녁에 죽는다. 이것이 12경맥의 쇠약해져서 없어짐을 나타낸 것이다.

5장의 정기(精氣)는 모두 눈으로 흘러든다. 만약 5장의 정기가 다해서 끊어지면 안구(眼球)로 하여금 뇌(腦)의 맥락에 연결되어 선전(旋轉)하게 한다. 그러한 선전 때문에 눈이 침침하고 아찔하다. 5지(五志)는 모두 음(陰)에 간직된다. 사물을 보면 침침하고 아찔하여 맑지 못한 것은 장(臟)에 붙은 음의 기(氣)가 장차 끊어지고 신지(神志)가 이미 죽었음을 미리 보이는 것이다. 신지(神志)가 이미 죽었으면 멀어도 하루 반을 넘지 않아서 죽게 된다. 만약 6부의 양기가 죽어서 끊어지면 음기(陰氣)와 양기(陽氣)가 서로 분리된다. 음양이 분리되면 주리(腠理)가 닫히지 않고 정기가 밖으로 새어서 땀이 나와서 그치지 않음을 볼 수 있다. 크기가 구슬을 꿴 것 같으며, 엉겨서 흐르지 않는다. 기식(氣息)이 숨을 거두는(奄奄) 죽음의 형세가 이른 새벽에 위험한 증상으로 나타나면 이튿날 새벽에 죽는다는 것을 미리 나타낸 것이다. 이상의 기(氣)가 끊어지는 증세가 나타남은 모두가 12경맥이 쇠약해져서 죽는 것을 나타낸 것이다.

수족음양(手足陰陽)의 12경맥은 분육(分肉) 사이를 엎드려 운행(伏行)하여 깊어서 보이지 않는다. 그 항상 보이는 것은 족태음(足太陰)이 안 복사뼈 위를 지나는 부위로 그 숨을 곳이 없기 때문이다. 모든 맥이 떠서(浮) 항상 보이는 것은 모두가 낙맥(絡脈)이다. 수 6경(手六經)의 낙맥은 양명(陽明) 소양(少陽)의 큰 낙맥으로 다섯 손가락 사이에서 일어나 위로 팔꿈치 안에서 합친다. 술을 마시는 사람은 위기(衛氣)가 먼저 피부에 이르러 먼저 낙맥을 채우고 낙맥이 왕성해진다. 그러므로 위기(衛氣)가 왕성하고 가득하여 영기(營氣)가 곧 가득하니 경맥이 크게 왕성해진다. 맥(脈)이 돌연 이상 박동(動)을 일으키는 것은 모두가 사기(邪氣)가 머물러서 본말(本末)에 머무는 것이다. 가령 사기가 경맥에 모여서 박동하지 않으면 열이 나고 만약 맥형이 단단해지지 않으면 함몰하고 경기(經氣)가 텅비어 일반인의 맥상(脈象)과 같지 않다. 이 때문에 그 어떤 맥의 병인가를 알 수가 있다."

수족음양 12경맥은 분육(分肉)의 사이에 고루 숨어서 엎드려 운행한다. 위치는 비교적 깊다. 몸체 표면으로부터 쉽게 보이지 않는다. 통상 볼 수 있는 것은 단지 족태음경(足太陰經)이 발 안쪽 복사뼈의 윗쪽 부위에 지나가는 것이다. 그것은 피부가 얇기 때문에 은폐되지 않기 때문이다. 그 각각의 맥이 거죽에 얇게 떠서 드러나니 볼 수가 있는 것은 모두가 이 낙맥(絡脈)이다. 수 6경(手六經)의 낙맥은 양명(陽明) 소양(少陽) 2경이 가장 크다. 두 맥락은 다섯 손가락 사이에서 일어나 팔꿈치 우묵한 가운데에 모인다. 술은 익은 곡식의 액(液)이다. 그 성질은 재빠르고 미끄럽다. 위기(衛氣)와 서로 비슷하다. 낙맥이 먼저 차서 왕성해진다. 그러므로 위기(衛氣) 또한 왕성하여 가득하고 나아가서 영기(營氣)가 왕성하고 가득 차서 경맥 속으로 흘러서 경맥이 크게 왕성하게 된다. 12경맥 중의 임의의 어떤 한 가닥이 돌연 이상한 박동이 발생하는 것은 모두가 사기(邪氣)가 경맥 속에 머물러 있기 때문이다. 가령 사기(邪氣)가 경맥 속에 모여 있어서 움직이지 못하면 왕성해서 열이 나서 맥의 형체가 딱딱해질 수 있다. 만약 맥이 딱딱하지 않으면 이는 한사(寒邪)가 치우쳐 왕성하니 차가움이 왕성하면 사기가 깊이 함몰하고 경기(經氣)가 텅비어서 일반 사람의 맥의 형상과 같지 않다. 이것은 어떤 한 경맥이 나타내는 병태의 이치를 알 수 있는 것이다.'

뇌공(雷公)이 말한다. "경맥(經脈)이 낙맥(絡脈)과 다름을 어떻게 알 수 있는지요?" 황제(黃帝)가 말한다. "경맥은 항상 볼 수가 없다. 그 허실(虛實)은 기구(氣口)로써 알 수 있다. 맥(脈)이 나타내는 것은 모두 낙맥이다."

뇌공이 말한다. '경맥과 낙맥의 둘이 병의 변화가 다름을 어떻게 헤아려서 아는지요?' 황제가 말한다. '경맥이란 항상 볼 수 있는 것이 아니다. 그 허실(虛實)은 기구(氣口)로써 알 수 있다. 맥이 나타내는 것은 모두가 낙맥(絡脈)이다. '뇌공이 말하기를 '경맥과 낙맥의 병변(病變)이 같지 않음은 어떻게 알 수가 있는지요?' 황제가 말한다. '경맥은 깊게 엎드려 운행하므로 병변이 발생하면 항상 쉽게 알 수가 없으므로 그 허실의 정황(情況)을 알아야 한다. 촌구맥(寸口) 부위를 진찰해서 알 수 있다. 무릇 이것

은 밖에 들어나 있는 맥을 볼 수 있는 것이니 이는 모두가 낙맥
이다.

뇌공(雷公)이 말한다. "저(細子)15)는 아직 그것을 분명하게 구별
하지 못하겠습니다."

황제(黃帝)가 답한다. "모든 낙맥(絡脈)은 큰 관절 사이를 지나
칠 수가 없다. 반드시 세로의 경(縱經)이 가로로 끊어지는(橫截)
길(路經)로 나오고 피부 속에 들어가서 다시 합한다. 그 만남은 모
두가 밖으로 드러난다. 그러므로 모든 낙맥에 침 놓음에는 반드시
혈액이 맺히는 위(結上)에 찌른다. 만약에 그 사혈(邪)이 심한 사
람은 비록 모여서 맺힌(聚結) 형상이 없어도 급히 취하여 그 사혈
을 사(瀉)시켜서 피를 낸다. 그것이 머물러 있으면 비(痺) 증세가
된다.

> 뇌공(雷公)이 말한다. '저는 아직 그러한 구별이 분명치 못합니
> 다.' 황제(黃帝)가 답한다. '낙맥(絡脈)은 큰 관절을 지나갈 수 없
> 으므로 반드시 세로의 경(經)과 더불어 가로로 끊어지는 길로 나
> 와야 비로소 이 밖으로 나올 수 있으며 그 연후에 피부 안으로 다
> 시 뚫고 들어가 유통하는 작용을 일으킨다. 함께 만난 후에 모든
> 드러남이 바깥에 있다. 이 때문에 모든 침을 낙맥에 찌를 때에는
> 반드시 낙맥의 혈이 맺혀 있는 곳을 찌른다. 만약 그 사혈(邪血)이
> 비교적 심하면 비록 모여서 맺힌 현상이 없더라도 급히 낙맥을 찔
> 러서 나쁜 피를 내보내고 그 사기(邪)를 사(瀉)시킨다. 그렇지 않
> 으면 사혈이 머물러 맺혀서 없어지지 않는다. 모여서 발생하면 비
> 증(痺証)이 된다.

무릇 낙맥(絡脈)을 살펴보면 맥(脈)의 색깔이 푸르면 차갑고 또

---

15) 세자(細子) : 소자(小子)와 같은 자기 겸손의 말

아프다. 맥의 색깔이 붉으면 열이 있다. 위(胃) 속에 차가움(寒)이 있으면 손의 어제(手魚)의 낙맥에 푸른색이 많다. 위 속에 열(熱)이 있으면 어제(魚際)의 낙맥이 붉다. 그 어제(魚)가 검은 것은 오래 머물면 비병(痺)이 된다. 그 붉은 것이 있고 검은 것이 있고 푸른 것이 있는 것은 한열(寒熱)의 기(氣)이다. 무릇 한열에 침놓는데는 혈락(血絡)에 놓는 것이 많다. 반드시 하루 건너서 한 번 찔러야 한다. 혈(血)을 다 사(瀉)시키면 그친다. 곧 그 허실(虛實)을 조절한다. 그것이 작고 짧은 것은 기(氣)가 작아지고 심한 것은 사시키면 답답해진다. 답답함이 심하면 쓰러져서 말을 못한다. 답답하면 급히 앉혀야 한다.

진단함에 있어서 낙맥(絡脈)과 안색(顔色)을 살펴서 질병을 판단할 수 있다. 무릇 낙맥의 색깔이 푸른 것은 한사(寒邪)가 엉기고 막혀서 혈기가 동통(疼痛)이 생기는 것이다. 낙맥의 색깔이 붉으면 열이 있는 형상이다. 위 속에 한기(寒)가 있으면 손의 어제(魚際) 부위의 낙맥에 푸른색이 많이 나타난다. 위 속에 열(熱)이 있으면 어제(魚際) 부위의 낙맥에 붉은색이 나타난다. 만약에 손의 어제 부위의 낙맥이 검은색이 나타나면 사기(邪)가 머물러 오래되어 비병(痺)이 된다. 만약 낙맥과 안색(顔色)이 그대로 붉고 때로 검고 때로 푸르면 이는 한열(寒熱)이 착잡(錯雜)한 병변(病變)이다. 치료할 때에 있어서는 무릇 이 침을 놓음에 차가움이 발하고 열이 발하는 병증세에는 모두 혈락(血絡)의 거죽에 응해서 얕게 많이 찔러야 한다. 반드시 하루 건너서 한 번 찌르되 사기(邪)의 혈(血)을 다 사(瀉)시키면 그친다. 그런 후에 체질에 근거하여 허실을 조절하여 치료를 진행시킨다. 만약 손의 어제(魚際) 부위의 낙맥의 색깔이 푸르고 짧으면 이는 기(氣)가 허(虛)한 표현이고 그러한 병자에 대해서는 사법(瀉法)을 쓰고 번란(煩亂)이 발생할 때에 병자가 응하여 서면 붙들어 일으켜서 급히 구함을 시행한다.

수태음경(手太陰)의 갈래를 이름하여 열결(列缺)이라 한다. 팔 위의 분육(分肉)의 사이에서 일어나서 태음(太陰)의 경(經)과 나란히 바로 손바닥 안으로 들어가서 흩어져 어제(魚際)에 들어간다. 그 병이 실(實)하면 수예(手銳)16)와 손바닥에 열이 난다. 정기(正)가 허(虛)하면 입을 벌리고 하품한다. 소변을 자주 저리고 팔목 위 1치 반의 열결을 취하여 수양명경(陽明)으로 갈라져 나아간다.

수태음경(手太陰經)의 갈라져 나오는 낙맥(絡脈)을 열결(列缺)이라 부른다. 그것은 팔목 뒤 위쪽의 분육(分肉) 사이에서 일어나 본경(本經)의 경맥과 아울어 운행한다. 바로 손바닥 안쪽에 들어가서 어제(魚際)가 있는 곳에서 흩어진다. 가령 낙맥이 발병하면 사기(邪)가 실(實)한 팔목 뒤의 높은 뼈와 손바닥에 열이 난다. 정기(正)가 허(虛)하면 입을 벌리고 하품한다. 소변을 참지 못하고 혹은 자주 눈다. 치료할 때는 팔목 뒤 1치 반의 열결혈(列缺穴)을 취한다. 본경(本經)은 여기서 갈라져 나오고 수양명경(手陽明經)에 이어진다.

수소음경(手少陰經)의 갈래를 통리(通理)라고 한다. 팔목에서 1치를 떨어져 있으며 갈라져서 위로 운행하고 경(經)을 돌아 심장 안으로 들어가고 혀의 뿌리(舌本)에 이어지고 목계(目系)에 속한다. 병이 실(實)하면 가슴의 격막 사이에 지탱하여 펴지지 않는 감각이 있다. 정기가 허하면 말을 못하고 팔목 뒤 1치를 취한다. 본 낙맥은 여기서 갈라져 태양(太陽)으로 나아간다.

수소음경(手少陰經)의 갈라져 나온 낙맥은 이름하여 통리(通理)라고 한다. 그것은 팔 뒤 안쪽 1치 되는 곳에 있고 본 낙맥이 여기

---

16) 수예(手銳) : 손바닥 위의 새끼 손가락 쪽 높은 뼈

서 갈라져 나온다. 본경을 돌아 위로 운행하고 심장 안에 들어가서 다시 올라가 혀뿌리에 이어지고 목계(目系)에 속한다. 가령 낙맥(絡脈)에 발병하면 사기(邪)가 실하면 흉격(胸膈) 사이에 지탱하여 펴지지 않는 감각이 있다. 정기(正)가 허하면 말을 못한다. 치료할 때 팔목 뒤 안쪽 1치 자리의 통리혈(通理穴)을 취한다. 본 낙맥이 여기서부터 갈라져 나와 수태양경(手太陽經)에 이어진다.

수궐음심포락(手厥陰心包絡)의 갈라져 나온 낙맥을 내관(內關)이라 한다. 팔목에 두 치 떨어진데서 양 힘줄 사이에서 나와 갈라져 소양(少陽)으로 나아간다. 경(經)을 돌아 위로 운행하고 심포락(心包)에 이어지고 심계(心系)에 이어진다. 병이 실(實)하면 심장이 아프고 정기(正)가 허(虛)하면 마음 속이 번거롭다. 치료시에는 양 힘줄 사이를 취한다.

수궐음심포락경의 갈라져 나온 낙맥을 이름하여 내관(內關)이라 한다. 그것은 손바닥 뒤 팔목 위 2치 되는 곳에 있고 양 힘줄 사이로 나와 본락맥(本絡)은 여기에서 갈라져 수소양경(手少陽經)으로 나아간다. 본경(本經)과 아울러 돌아 뒤로 운행하고 심포락(心包)에 이어지고 심계(心系)에 이어진다. 가령 본락맥(本絡脈)에 병이 나서, 사기(邪氣)가 실하면 심장이 아프고 정기(正氣)가 허하면 마음 속이 번란(煩亂)하다. 치료 시에는 팔목 위 안쪽 2치에 있는 양 힘줄 사이의 내관혈(內關穴)을 취한다.

수태양(手太陽)의 갈래를 이름하여 지정(支正)이라 한다. 팔목에서 상거 5치 안으로 소음(少陰)에 흘러든다. 그 갈라진 것은 위로 팔꿈치로 나아가서 어깨 쭉지를 둘러싼다. 병이 실(實)하면 관절이 이완되고 팔꿈치가 쓸모없어져 움직이지 못한다. 정기(正)가 허하면 피부에 혹(肬)이 생긴다. 작은 것은 손가락에 헌데 같으니 치료시에는 갈라지는 데를 취한다.

　　수태양경의 갈라져 나온 낙맥은 이름을 지정(支正)이라 한다. 그것은 팔목 위 바깥쪽의 5치에서 일어난다. 안으로 수소음심경으로 흘러든다. 그 갈라져 나오면 위로 올라가 팔꿈치를 지나쳐서 어깨쭉지의 혈(穴)을 둘러싼다. 가령 낙맥에 발병하여 사기(邪)가 실(實)하면 골절(骨節)이 이완된다. 팔꿈치의 관절이 오그라들어 움직이지 못하게 한다. 정기(正)가 허하면 이는 기혈(氣血)이 운행되지 못하고 피부 위에 혹이 생긴다. 혹이 많이 생기는 곳은 손가락 사이의 헌데와 같다. 치료할 때는 본경(本經)에서 갈라져 나오는 낙혈(絡穴)인 지정(支正)을 취한다.

수양명(手陽明)의 갈래를 이름하여 편력(偏厲)라 한다. 팔목에서 3치 떨어져서 태음(太陰)으로 갈라져 나아간다. 그 갈라진 것은 위로 팔뚝을 돌아 어깨쭉지를 탄다. 위로 뺨을 돌아 이빨에 치우친다. 그 갈라진 것은 귀로 들어와 종맥(宗脈)에 합친다. 병이 실(實)하면 충치가 생기고 귀가 먹는다. 정기가 허하면 이가 시리고 격막 사이가 막히고 통하지 않는다. 치료시에는 그 갈라진 곳을 취한다.

　　수양명경의 갈라져 나온 낙맥을 이름하여 편력(偏厲)라 한다. 그것은 팔목 위 바깥쪽 3치의 곳에서 일어나 수태음경(手太陰經)으로 갈라져서 달려 들어간다. 그 갈라져 운행하여 팔 위의 어깨쭉지로 올라간다. 다시 위로 운행하여 목 부위를 돌아 곡협(曲頰)에 이르른다. 치근(齒根)에 치우쳐서 둘러싼다. 별도로 갈라져 나오는 낙맥은 귀 속으로 올라 들어가 그 부위의 주맥(主脈)에 합친다. 가령 낙맥에 발병하여 사기(邪)가 실(實)하면 이가 썩고 귀가 들리지 않는다. 정기가 허하면 이는 이를 시리게 한다. 격막 사이가 막혀서 통하지 않는다. 치료 시에는 본경에서 따로 나온 낙혈(絡穴)인 편려를 취한다.

수소양(手少陽)의 갈래는 일러 외관(外關)이라고 한다. 팔목에서 2치 거리에 밖으로 팔뚝 밖을 에워싼다. 가슴 속으로 흘러들고 심주(心主)에 합한다. 병이 실(實)하면 팔꿈치가 경련하고 정기가 허하면 수렴하지 못한다. 치료시에는 그 갈라지는 곳을 취한다.

수소양경의 따로 나온 낙맥(絡脈)은 이름하여 외관(外關)이라 한다. 그 일어남은 팔목 위 2치의 곳에서 일어나 신장(腎) 부위에 밖으로 향하여 에워싼다. 다시 위로 올라가 가슴 속과 수궐음심포경(手厥陰心包經)이 서로 만나 합한다. 가령 낙맥이 발병하여 사기(邪)가 심하면 이 팔꿈치 관절에 얽매어 경련하고 정기가 허하면 팔꿈치 부위가 이완되어 수렴하지 못한다. 치료할 때는 본경의 따로 나오는 낙혈(絡穴)인 외관을 취한다.

족태양(足太陽)의 갈래를 비양(飛陽)이고 한다. 복사뼈에 7치를 떨어져서 갈라져 소음(少陰)으로 나아간다. 병이 실하면 코가 막히고 머리와 등이 아프다. 정기가 허하면 코피가 난다. 치료시에는 그 갈라지는 곳을 취한다.

족태양경의 따로 나온 낙맥은 이름하여 비양이라 한다. 그것은 바깥 복사뼈 위 7치의 곳에서 갈라져 따로 운행하여 족소음경에 나아간다. 가령 낙맥에 발병하여 사기(邪)가 실하면 코가 막히고 통하지 않는 일이 나타난다. 머리와 등 부위가 아프고 정기(正)가 허하면 코막히고 눈물이 나고 혹은 코피가 나온다. 치료 시에는 본경에서 따로 나오는 낙혈(絡穴)인 비양을 취한다.

족소양(足少陽)의 갈래를 광명(光明)이라고 한다. 복사뼈에서 5치 떨어져 갈라져 궐음(厥陰)으로 나아간다. 본경(本經)과 아울러 발등

(足跗)에 내려가 둘러싼다. 사기(邪)가 실(實)하면 궐랭(厥)하고 정기(正)가 허(虛)하면 오그라들어 앉은뱅이(痿躄)가 된다. 앉아서 일어나지 못하면 갈라지는 곳을 취한다.

　　족소양경의 갈라져 나오는 낙맥은 이름하여 광명(光明)이라 한다. 그것은 바깥 복사뼈 위 5치에 있으며 따로 갈라져 족궐음경에 나아가고 본경과 아울러 아래로 발등 위로 내려가 둘러싼다. 가령 낙맥에 발병하여 사기가 실하면 이 4지(肢)가 차갑고 정기가 허하면 이 하지(下肢)가 오그라들어 연하여 힘이 없어서 나아가지 못하고 앉아서 일어서지를 못한다. 치료할 때에는 본경의 따로 나오는 경혈인 광명을 취한다.

족양명(足陽明)의 갈래를 풍륭(豊隆)이라고 한다. 복사뼈와 떨어진것이 8치이며 갈라져 태음(太陰)으로 나아간다. 그 갈라진 것은 목뼈의 외렴(外廉)을 돌아 위로 머리와 목을 올라가 휘감는다. 모든 경(經)의 기(氣)를 합쳐서 아래로 목구멍을 에워싼다. 그 병기(病氣)가 거스르면 목구멍이 마비되어 갑자기 피로하여 소리내지 못한다(瘁瘖). 병이 실하면 미치고(狂巓) 정기가 허하면 발을 거두지 못하고 목이 딱딱해지고 갈라진 곳을 취한다.

　　족양명경의 갈라져 나온 낙맥을 풍륭이라 한다. 바깥 복사뼈 위 8치의 곳에서 일어나 갈라져 운행하여 족태음경에 나아간다. 그 갈래는 나와서 위로 운행하니 경골(脛骨)의 바깥쪽을 붙어끼고 머리와 목을 에워싼다. 더불어 그곳의 모든 경(經)과 경기(經氣)가 만나 합쳐서 아래로 목구멍을 에워싸고 이어져 내려간다. 가령 낙맥이 발병하면 그 병기(病氣)가 위로 거슬러 목구멍이 마비되고 돌연 소리가 나지 않는다. 사기(邪)가 실하면 신지(神志)가 정상을 잃어버리고 미친다. 정기가 허하면 양다리가 풀리고 거두지 못한다. 경골(脛骨)에 붙은 기육(肌肉)이 말라서 오그라든다. 치료 시에는 본경에서 갈라져 나오는 낙혈(絡穴)인 풍륭(丰隆)을 취한다.

족태음(足太陰)의 갈래는 공손(公孫)이라 한다. 본 관절 뒤 1치에 있고 갈라져 양명(陽明)으로 나아간다. 그 갈라진 것은 장위(腸胃)에 들어가 에워싸고 기(氣)가 궐역하여 위로 거스르면 곽란(霍亂)이 된다. 병이 실하면 배 속이 끊어진 듯 아프고 정기가 허하면 배가 팽창한다. 갈라진 곳을 취한다.

족태음경(足太陰經)의 갈라져 나오는 낙맥은 공손(公孫)이라 부른다. 그것은 발등의(趾) 본마디 뒤의 1치의 곳에서 일어나며 갈라져 운행하여 족양명경(足陽明經)으로 나아간다. 그 갈라져 나와서 위로 운행하여서는 배로 들어가 장위(腸胃)를 에워싼다. 가령 낙맥에 발병하여 그 궐기(厥氣)가 위로 거스르면 발병하여 곽란(霍亂)이 된다. 사기(邪氣)가 실하면 배 속이 극열(劇烈)한 동통(疼痛)이 일어난다. 정기(正氣)가 허하면 배가 창만(脹)하여 북(鼓)과 같다. 치료할 때에는 본경에서 따로 나오는 낙혈(絡穴)인 공손(公孫)을 취한다.

족소음(足少陰)의 갈래는 대종(大鐘)이라고 한다. 복사뼈 뒤 발꿈치(跟)를 에워싸고 일어나 태양(太陽)으로 갈려서 나아간다. 그 갈래는 경(經)과 아울러 위로 심포락(心包)으로 나아간다. 아래로는 허리와 척추를 바깥으로 꿰뚫는다. 그 병기(病氣)가 거스르면 번거롭고 답답하다. 병기가 실(實)하면 막혀서 허리가 꼬부라진다. 정기가 허하면 허리가 아프고 치료 시에는 본경에서 갈라져 나오는 낙혈(絡穴)인 대종(大鐘)을 취한다.

족소음경(足少陰經)의 갈라져 나온 낙맥(絡脈)은 이름하여 대종(大鐘)이라 한다. 그것은 발 안쪽 복사뼈의 후면(后面)에서 일어나 발뒤꿈치로 돌아 에워싸고 족태양경에 나아간다. 그 갈라져 나와서 운행하는 낙맥과 본경은 위로 향해 올라가는 경맥과 서로 아우른다. 심포락(心包絡)으로 나아간 연후에는 아래로 허리와 척추를 꿰뚫는다. 가령 낙맥이 발병하면 그 병기(病氣)가 위로 거슬러 마음이 번거롭고 답답하고 어지러워진다. 사기(邪氣)가 실하면 두 변(二便)이 불통하고 정기(正氣)가 허하면 허리가 아프다. 치료 시에는 본경에서 갈라져 나온 낙혈인 대종(大鐘)을 취한다.

족궐음(足厥陰)의 갈래를 여구(蠡溝)라고 한다. 안쪽 복사뼈에서 5치 떨어져 있고 소양(少陽)으로 갈라져 나아간다. 그 갈래는 경(經)을 돌아 고환(睾)으로 올라가고 음경(莖)에서 맺힌다. 그 병기(病氣)가 거스르면 고환(睾)이 붓고 산병(疝)이 발생한다. 사기(邪)가 실(實)하면 음(陰)이 꼿꼿하고 정기(正氣)가 허(虛)하면 음의 부위가 매우 가렵다.(痒) 갈라진 곳을 취한다.

족궐음경(足厥陰經)의 갈라져 나온 낙맥을 일러 여구(蠡溝)라 한다. 그것은 안쪽 복사뼈 위의 5치에 있다. 갈라져 족소음경(足少陰經)으로 나아간다. 그것은 갈라져 나와 위로 행하는 낙맥은 본경이 도는 길을 지나 고환(睾丸)으로 이르러 음경(陰莖)에 모인다. 그 병기(病氣)는 위로 거슬러 돌연 산병(疝)이 발생한다. 고환이 붓고 아프다. 사기(邪氣)가 실하면 음(陰)이 꼿꼿하게 일어서고 정기(正氣)가 허하면 음의 부위가 매우 가렵다. 치료 시에는 본경에서 갈라져 나오는 낙혈(絡穴)인 여구를 취한다.

임맥(任脈)의 갈래를 미예(尾翳)라고 한다. 명치(鳩尾)로 내려가서 배에서 흩어진다. 사기가 실하면 배의 거죽이 아프고, 정기가 허하면 가려워서 긁는다. 그 갈라진 곳을 취한다.

임맥에서 갈라져 나온 낙맥은 미예(尾翳)라고 부른다. 이로부터 갈라져 나와서 아래로 내려가고 배 부위에 흩어진다. 가령 낙맥에 발병하여 사기(邪)가 실하면 배 거죽이 아프고 정기가 허하면 배 거죽이 가려워진다. 치료 시에는 본경에서 갈라져 나온 낙혈(絡 穴)인 미예를 취한다.

독맥(督脈)의 갈래를 장강(長强)이라고 한다. 등골뼈(脊)를 끼고 목으로 올라간다. 머리 위에서 흩어져 어깨 견갑골 좌우로 내려가서 갈라져 태양(太陽)으로 나아가서 등골뼈를 꿰뚫고 들어간다. 사기가 실하면 척추가 강하고 허하면 머리가 무겁다. 치료할 때는 갈라진 곳을 취한다.

독맥(督脈)의 갈라져 나오는 낙맥이 일어나는 시점(始點)을 장강(長强)이라 한다. 여기에서 갈라져서 위로 향해 척추와 어깨 양 옆의 기육(肌肉)으로 올라간다. 척추와 등골 뼈를 끼고 위로 목 부위에 이르른다. 머리 위에서 흩어지고 다시 돌아서 내려와 견갑골 부위의 좌우로 내려온다. 갈라져서 족태양방광경으로 나아간다. 척추 기둥의 양 옆에 있는 깊은 부위에 뚫고 들어간다. 가령 본 낙맥이 발병하며 사기(邪氣)가 실하면 척추 기둥이 강직해서 굽어보고 쳐다보지 못한다. 허하면 머리 부위에 침중감(沈重感)이 있다. 치료 시에는 본경(本經)에서 갈라져 나오는 낙혈(絡穴)인 장강을 취한다.

비장(脾)의 큰 낙맥(大絡)은 대포(大包)라고 한다. 연 맥(淵脈) 아래 3치에서 나와 가슴과 옆구리에 퍼진다. 사기(邪)가 실하면 전신이 모두 아프고 정기가 허하면 백절(百節)이 모두 이완된다. 이 낙맥이 모든 낙맥을 감싸서 벌일 수 있으면 모두가 비장의 큰 낙맥을 취한다.

　　비장(脾臟)의 큰 낙맥은 일어나기 시작하는 점을 일러 대포(大包)라 한다. 이 큰 낙맥은 연맥(淵脈) 아래 3치에 있고 가슴과 옆구리에 흩어져 퍼진다. 가령 본 낙맥에 병이 발생하여 사기(邪氣)가 실하면 전신이 모두 아픔을 느낀다. 허한데 속하면 정기(正氣)가 부족하다. 몸둘레의 골절이 모두 이완되어 무력하다. 그 한 지맥이 비교적 크면 각 낙맥의 혈을 감싸서 벌일 수 있다. 치료 시에는 가령 어혈(瘀血)이 엉기는 증상이 있으면 모두 비장의 큰 낙맥의 대포혈의 부위를 취할 수 있다.

무릇 이 15낙맥은 사기가 실하면 반드시 나타나고 정기가 허하면 반드시 내려가서 보아도 보이지 않아서 위 아래로 찾아야 한다. 사람의 경맥은 같지 않아서 낙맥이 갈라지는 곳이 다른 것이다.

　　이상의 15낙맥은 사기(邪氣)가 실하면 혈이 맥 안에 분명하게 나타남을 볼 수 있다. 정기(正氣)가 허하면 맥락이 함몰해서 쉽게 볼 수 없다. 단지 낙맥의 상하에서 찾을 수가 있다. 모든 개인의 신형(身形)과 체질이 같지 않으므로 그 경맥이 돌아 운행하고 갈라져 나오는 낙맥에 차이가 있으므로 융통성을 구함(需變活)이 상대적이다.

11. 경맥의 갈라짐(經別)

이 편은 12경별의 돌아 운행하는 길과 표리가 상응하는 음경(陰經)과 양경(陽經)이 이합출입(離合出入)하는 배합(配合)관계와 아울러 하늘과 사람이 결합하는 상응(相應)하는 관점의 주요한 것을 소개하고 12경맥의 의학상의 중요작용을 밝혔다.

황제(黃帝)가 기백(岐伯)에게 묻는다. "내가 듣기로는 사람은 천도(天道)에 합한다고 했습니다. 안에는 5장(五臟)이 있으니, 5음[17], 5색[18], 5시[19], 5미[20], 5위에 응합니다. 밖에는 6부(六腑)가 있으니, 6율(六律)[21]에 응합니다. 6률은 6음(六陰) 6양(六陽)으로 나뉘어 인체의 모든 경이 12월, 12진(十二辰)[22], 12절후(十二節), 12경수(經水),

---

17) 五音 : 각(角), 치(徵), 궁(宮), 상(商), 우(羽)
18) 五色 : 청(靑), 적(赤), 황(黃), 백(白), 흑(黑)
19) 五時 : 춘(春), 하(夏), 장하(長夏), 추(秋), 동(冬)
20) 五味 : 산(酸), 고(苦), 감(甘), 신(辛), 함(咸)
21) 六律 : 고대 음악의 율제(律制), 양율(陽律) 6, 음률(陰律) 6

12시(十二時)23)에 합합니다. 12경맥은 이 5장 6부의 천도에 응하는 까닭이 됩니다. 대저 12경맥이란 사람이 생존하는 까닭이요, 병이 생성하는 까닭이요, 사람을 치료하는 까닭이요, 병이 일어나는 까닭이요, 학문의 시작하는 곳이요, 의원이 머무는 곳입니다. 서투른 의원은 소홀히 여겨 예사롭게 생각하나 훌륭한 의원은 어렵게 여겨 그 변화에 응함이 무궁하다고 합니다. 청컨데 그 이합출입(離合出入)이 어떠한지 묻고자 합니다.”

기백(岐伯)이 머리를 조아려 재배하여 답한다. “밝으시도다, 그 물음이시여! 이는 서투른 의원은 쉽게 지나치지만 훌륭한 의원은 진지하게 연구합니다. 청컨데 상세하게 말씀을 다 드렸으면 합니다.”

황제가 기백에게 묻는다. '내가 듣기로는 사람과 천지간의 사물은 서로 응한다고 했습니다. 안으로는 5장이 있어서 5음, 5색, 5시, 5미, 5위에 응하고, 밖으로는 6부가 있어서 6률에 응합니다. 6률은 6음과 6양으로 나뉘어 인체의 모든 경에 합해서 시령(時令)의 12월, 12진, 12절, 12경수, 12시와 12경맥에 응하니 이는 5장 6부와 자연계의 사물이 서로 응하는 정황입니다. 12경맥은 인체기혈이 운행하는 통로입니다. 인체의 생존과 질병의 생성에 대해서 및 인체의 건강과 질병의 완쾌에 대해서 밀접한 관계가 있습니다. 때문에 처음 의학을 공부하는 사람은 이 경맥이론과 내용을 배우는 것으로 시작하여 학술의 조예를 깊게 하자면 반드시 깊이 연구해야 하고 질병 치료의 기술을 파악하는 재능이 있어야 합니다. 경맥의 이론에 관해서 서투른 의원은 배우는데 용이하고 쉬운 걸로 생각합니다. 때문에 소홀하게 종사합니다. 그러나 지식이 깊고 넓

---

22) 十二辰 : 子, 丑, 寅, 卯, 辰, 巳, 午, 未, 申, 酉, 戌, 亥
23) 十二時 : 夜牛, 鷄鳴, 平旦, 日出, 食時, 隅中, 日中, 日昳, 晡時, 日入, 黃昏, 人定

은 의원들은 심오한 뜻을 알고 정성들여 배우는 것이 어렵다고 생
각합니다. 청컨대 경맥이 인체에 있어서 어떻게 이합출입(離合出
入)하는지요? 듣고자 합니다.' 기백이 공경하여 땅에 엎드려 절하
고 답한다. '그 물으심이 자세하십니다. 경맥의 이합출입은 서투른
의원은 쉽게 여겨 소홀한 문제로 생각하나 고명한 의원은 진지하
게 연구합니다. 제가 상세하게 말씀드리겠습니다.'

"족태양(足太陽)의 정경(正)은 갈라져서 오금 안(膕中)에 들어가
서 그 한길은 궁둥이(尻)의 5치 되는 곳에 내려가서 갈라져 항문
(肛)에 들어가서 방광(膀胱)에 속하고 신장에서 흩어져서 등골뼈를
돌아 심장에 들어가서 흩어집니다. 바로 운행하는 것은 등골뼈로부
터 목으로 나와 다시 태양(太陽)에 속하니 이것이 하나의 경(經)입
니다. 족소양(足少陽)의 정경은 오금 안(膕)에 이르러 갈라져서 태
양(太陽)으로 나아가 합하고, 위로 신장에 이르르고 14번째 척추에
닿아서 대맥(帶脈)으로 나옵니다. 바로 운행하는 것은 혀뿌리에 이
어지고 다시 목으로 나와 태양에 합합니다. 이것이 '첫번째 합함(一
合)'입니다. 모든 음(陰)의 갈래를 이루니 모두가 정경이 됩니다.

족태양경맥에서 갈라져 나와 운행하는 정경(正經)은, 한 길은
오금있는 자리 안으로 들어가서 족소음경맥(足少陰經脈)과 합해서
위로 운행하고, 다른 한 길은 위로 궁둥이 아래 5치 되는 곳으로
운행합니다. 갈라져 운행하여 항문에 들어가고 안으로 향하여 배
속으로 운행하여 방광본장(膀胱本臟)에 속합니다. 다시 흩어져서
신장에 이르르고 등골 기육을 돌아 위로 운행하여 심장 부위에 닿
아서 분산합니다. 그 바로 운행하는 것은 등골 기육에서 위로 운행
하여 목 부위로 나옵니다. 다시 족태양본경경맥에 속하여 안과 밖
이 합해서 한 경(經)이 됩니다. 이것이 족태양경맥의 바깥에서 갈
라져 운행하는 한 경(經)입니다. 족소음경맥에서 갈라져 나와 운
행하는 정경은 오금이 있는 자리 가운데 이르러 갈라져나온 일맥

(一脈)과 태음경(太陰經)이 서로 합칩니다. 위로 신장에 이르러서 14번째 척추에 닿아서 대맥(帶脈)에 속하는 데로 나옵니다. 그 바로 운행하는 것은 신장으로부터 위로 올라가서 혀뿌리에 이어지고, 다시 나와 목 부위를 에워싸고 족태양경과 더불어 서로 합칩니다. 이는 음양표리가 서로 짝하는 첫째 합함입니다. 이는 하나의 음양표리가 2경(二經)과 이어지니 이 때문에 모든 양경(陽經)의 정경과 음경(陰經)이 나뉘어 서로 짝하는 것이니 모두를 일컬어서 '갈라서 나오는 정경'이라 합니다.

족소양(足少陽)의 정경(正)은 넓적다리를 에워싸고 모제(毛際)에 들어가서 궐음(厥陰)에서 합합니다. 갈라진 것은 마지막 갈비(季脇) 사이에 들어가 가슴 속을 끼고 돌아 담(胆)에 속하고 간(肝)에서 흩어지고 위로 심장을 꿰뚫고 목구멍을 끼고 올라가서 턱 가운데서 나와 얼굴에서 흩어지고 목계(目系)에 이어지고 바깥 눈초리에 있는 소양(少陽)에 합합니다. 족궐음(足厥陰)의 정경은 발등 위에서 갈라져 위로 모제(毛際)에 이르르고 소양(少陽)에 합치고 갈라진 것과 함께 운행합니다. 이것을 '두 번째 합함'이라 합니다.

족소양경맥이 갈라져나와 운행하는 정경(正經)은 위로 넓적다리 부위를 에워싸고 음모(陰毛)가 있는 곳에 들어가 족궐음경맥과 더불어 합쳐서 아우릅니다. 그 갈라져 나온 한 맥은 마지막 갈빗대(季脇) 사이에 들어가서 가슴 속을 끼고 돌아 본경(本經)의 담부에 속하고 간(肝)에서 흩어져 운행합니다. 위로 향해 심장 부위를 꿰뚫고 위로 목구멍의 양 옆을 끼고 올라가 운행하여 귀밑 뺨(腮)과 턱으로 나와 얼굴 부위에서 흩어지고 목계(目系)로 이어져서 족소양본경과 더불어 바깥 눈부리에서 만나 합칩니다. 족궐음경맥에서 갈라져 나와 운행하는 정경(正經)은 발등에서부터 갈라져 나와 위로 음모(陰毛)가 있는 곳에 이르러 족소양과 더불어 갈라져 나온 정경(正經)과 서로 합쳐서 위로 나란히 운행하니 이것이 음양표리가 서로 짝하는 '두 번째의 합함'입니다.

족양명(足陽明)의 정경(正經)은 위로 넙적다리에 이르러 배 속으로 들어가 위(胃)에 속하고 비장(脾)에서 흩어집니다. 위로 심장에 통하고 위로 목을 돌아 입으로 나옵니다. 콧대(頄)의 콧마루(頏)로 올라가 목계(目系)를 돌아 이어져서 양명(陽明)에 합치고 갈라져서 함께 운행하여 위로 목구멍(咽)에서 맺히고 혀 속을 꿰뚫으니 이것이 '셋째 합함'이라 합니다.

족양명경맥이 갈라져 나와서 운행하는 정경(正經)이 위로 넙적다리관맥(脾關)으로 올라가서 그 안으로 운행하는 것은 배 속으로 나아가 들어가서 본경(本經)의 위부(胃腑)로 속해 들어가서 흩어져 운행하여 비장(脾臟)에 이르러 위로는 심장에 통하고 위로 목구멍 부위를 끼고 운행하여 입으로 나옵니다. 다시 위로 운행하여 코기둥과 눈자위(眼眶) 아래 방향에 이르러 목계(目系)에 이어지고 족양명본경과 더불어 서로 합합니다. 족태음경맥이 갈라져 나와 운행하는 정경은 갈라져 나와서 넙적다리 부위에 이르르고 족양명경과 더불어 갈라져 운행하는 정경과 서로 합쳐서 위로 나란히 운행합니다. 목 부위를 에워싸고 혀뿌리를 꿰뚫고 들어가니 이것이 음양양표리와 서로 짝하는 '세 번째 합함'입니다.

수태양(手太陽)의 정경(正經)은 아래로부터 위로 운행하고 견해(肩解)에서 갈라져 겨드랑으로 들어가 심장으로 나아가고 소장(小腸)에 이어집니다. 수소음(手少陰)의 정경은 갈라져 연액혈(淵液)의 양 힘줄 사이에 들어갑니다. 심장에 속하고 위로 목구멍으로 나아갑니다. 얼굴로 나와서 눈 안쪽의 초리에 합합니다. 이것이 '네 번째 합함'입니다.

수태양경맥이 갈라져 나와서 운행하는 정경(正經)은 음(陰)에 속하니 아래로부터 위로 운행하니 어깨 뒤 골봉(骨縫)에서부터 갈라져 겨드랑 밑으로 들어가고 심장으로 나아가서 소장본부(小腸本腑)와 이어집니다. 수소음경맥에서 갈라져 나와 운행하는 정경은 겨드랑 밑 3치의 족소양경의 연액혈(淵液穴)이 있는 곳의 양 힘줄 사이로 나아가서 심장의 본장(本臟)에 들어가 속하는데 위로 목구멍으로 나아가 얼굴 부위로 나와서 수태양경의 한가닥 지맥(支脈)과 더불어 안쪽 눈초리에서 만나 합합니다. 이것이 음양표리(陰陽表里)가 서로 짝하는 '네 번째 합함'입니다.

수소양(手小陽)의 정경(正)은 하늘의 양(陽)에 속하니 땅의 밖으로 운행합니다. 정수리(巓)에서 갈라지고 결분(缺盆)으로 들어가 아래로 3초(三焦)에 나아가서 가슴 속(胸中)에서 흩어집니다. 수심주(手心主)의 정경은 아래연액(下淵液) 3치에서 갈라져 가슴 속으로 들어가고 갈라져 3초에 속합니다. 목구멍(喉嚨)을 돌아나와 귀 뒤(耳后)로 나와서 소양완골(少陽完骨)의 아래에서 합하니 이것이 '다섯번째 합함'이 됩니다.

수소양경맥(手少陽經脈)이 갈라져 나와서 운행하는 정경(正經)은 인체의 최고 높은 곳의 정수리로부터 갈라져서 결분(缺盆)으로 갈라져 들어가고 아래로 3초의 본부(本腑)로 나아가서 가슴 속에서 흩어집니다. 수궐음심포경맥(手厥陰心包經脈)이 갈라져 나와 운행하는 정경은 연액(淵液) 아래 3치 되는곳으로 갈라져 나와 가슴 속으로 들어가 3초본부(三焦本腑)에 이어져 속하고 나와서 위로 운행하여 목구멍을 끼고 귀 뒤(耳后)로 나와서 수소양 3초경과 더불어 완골(完骨)의 아래쪽에서 만나 합합니다. 이것이 음양표리(陰陽表裏)의 서로 짝하는 '다섯 번째 합함'입니다.

수양명(手陽明)의 정경(正)은 손으로부터 가슴의 유방을 돌아 어

깨쭉지뼈(髑)에서 갈라져서 주골(柱骨) 아래로 들어가 대장으로 나
아가고 폐(肺)에 속하고 목구멍(喉嚨)을 돌아 올라가서 결분(缺盆)
으로 나오고 양명(陽明)에서 합합니다. 수태음(手太陰)의 정경은 연
액(淵液)의 소음(少陰) 앞에 갈라져 들어가서 폐(肺)로 나아가 대장
(大腸)에서 흩어져 올라가서 결분(缺盆)을 나와 목구멍을 돌아 다시
양명에서 합칩니다. 이것이 '여섯 번째 합함'입니다.

　　수양명경맥이 갈라져 나와서 운행하는 정경(正經)은 손으로부터
위로 운행하여 옆가슴과 유방 부위의 사이로 운행하여 견우혈(肩
髃穴)에서 갈라져 나와 운행하여 주골(柱骨)에 들어간 뒤에 아래
로 향해 대장본부(大腸本腑)로 나아가서 들어 가고, 위로 향해 폐
장(肺臟)에 이어져 속하고 다시 위로 향해 목구멍을 끼고 결분(缺
盆)으로 나와서 수양명본경과 서로 합합니다. 수태음경맥에서 갈
라져 나온 정경은 갈라져 나와 연액(淵液) 부위의 수소음경의 앞
으로 들어가 폐(肺)의 본장(本臟)으로 들어가서 대장본부(大腸本
腑)로 흩어져 운행하여 위로 결분(缺盆)으로 나와서 목구멍을 끼
고 다시 수양명경(手陽明經)과 서로 합합니다. 이것을 음양표리가
서로 짝하는 '여섯 번째 합함'이라 합니다.

12. 경수와 경맥의 서로 응함(經水)

이 편은 비유적(比喩的) 방법으로 자연계(自然界)의 물의 대소(大小), 심천(深淺), 원근(遠近)을 설명하고, 인체 12경(十二經)의 기혈(氣血)의 다소(多少)와 안팎의 순행(循行)과 전신에 물을 대는 작용으로써 천인(天人)이 서로 응하는 이론을 구체적으로 표현했다. 동시에 12경맥의 침자(針刺)의 깊이, 유침(留針)의 오래이고 잠깐임을 서술하고 잠깐 있음의 시간은 반드시 인체의 장단(長短)과 살찌고 야윔의 같지 않음을 결합함에는 신속하게 처리해야 한다고 했다.

황제(黃帝)가 기백(岐伯)에게 묻는다. "경맥(經脈) 12맥은 밖으로는 12경수(經水)[24]에 합해서 안으로 5장 6부에 속합니다. 대저 12경수는 그것이 대소(大小)가 있고 심천(深淺)이 있고 광협(廣俠)이 있

---

24) 12경수(十二經水) : 청(淸), 위(渭), 해(海), 호(湖), 여(汝), 엄(淹), 회(淮), 탑(漯), 강(江), 하(河), 제(濟), 장(漳)의 12수

고 원근(遠近)이 있어서 각기 같지 않습니다. 5장 6부의 높고 낮음(高下), 작고 큼(小大), 수곡(水谷)을 받는 많고 적음(多少) 또한 동등하지 않으니 서로의 응함이 어떠한지요? 대체로 경수는 물을 받아 운행합니다. 5장은 신기(神氣)와 혼백을 합쳐서 간직합니다. 6부는 수곡(穀)을 받아서 운행하고 기(氣)를 받아서 드날립니다. 경맥(經脈)은 혈(血)을 받아 경영합니다. 이를 종합해서 치료를 어떻게 하는지요? 침을 놓는 깊고 얕음(深淺), 뜸질하는 장수(壯數)는 많아야하는지 작아야하는지 들을 수 있을런지요?"

기백(岐伯)이 답한다. "훌륭한 질문이십니다. 하늘은 지극히 높아서 헤아리지(度) 못하고 땅은 지극히 넓어서 헤아리지(量) 못함은 이를 말하는 것입니다. 또한 대저 사람은 천지사이 육합(六合)의 안에서 사는 것이 이 하늘의 높고 땅이 넓어서 사람의 힘으로는 정확하게 헤아릴 수 없는 데 이르는 것입니다. 만약 살아있는 인체가 있어서 피육(皮肉)이 여기에 있으면 밖으로 신체 각 부위를 손으로 지맥해서 헤아릴 수 있고, 그 죽은 시체는 해부(解剖)해 보아서 그 장(臟)의 단단하고 약함, 부(腑)의 크고 작음, 수곡(谷)의 많고 적음, 맥의 길고 짧음, 혈의 청탁, 기(氣)의 많고 적음, 12경(經)의 혈이 많고 기의 적음과 그 혈이 적고 기가 많음과 그 모두가 혈기가 많음과 그 모두가 혈기가 적음과 그 모두가 큰 수가 있음을 살필 수 있습니다. 침과 쑥으로 치료하면 각각 그 경기(經氣)를 조화시킴에 있어서 원래의 그 법칙에 합함이 있는지요?"

황제가 기백에게 묻는다. '인체의 12경맥이 밖으로는 지면 위(地面上)의 열두 갈래 하류(河流)에 합하고 안으로는 5장 6부에 이어집니다. 그 12가닥의 하류는 매 가닥의 크고 작음, 깊고 얕음, 넓고 좁음, 멀고 가까움이 서로 같지 않으며 5장 6부는 높고 낮은 위치, 형체의 대소와 음식을 받아들이는 많고 적음의 같지 않음이 있습니다. 그 양자(兩者)의 관계는 어떠한지요? 강하(江河)는 지면의 물을 받아 각지로 흘러갑니다. 5장은 신기(神氣), 혼백(魂魄) 등 정신활동을 간직하여 밖으로 나타냅니다. 6부는 수곡을 위로부터 받아 아래로 변화해서 전도(傳導)합니다. 수곡의 정미(精微)한 기(氣)를 섭취하여 온 몸의 안팎으로 수송하고 퍼져 나가게 합니다. 경맥은 혈액을 수납(受納)하여 온몬의 맥에 대어 줍니다. 이상의 여러 정황은 상응하고 짝이 되어 합쳐 왔는데 치료를 운용함에는 어떻게 하는지요? 침을 놓음에 있어서의 깊고 얕음, 뜸을 뜨는데 있어서의 장수(壯數)의 많고 적음에 대해서 들려 줄 수 있는지요?' 기백(岐伯)이 답하여 말한다. '참 훌륭하신 질문입니다. 하늘의 높이는 계산하기 어렵습니다. 땅의 넓이도 헤아리기 어렵습니다. 사람이 비록 하늘과 땅 사이에 생활하고 육합(六合)의 안에서 생활해도 단지 하늘의 높이와 땅의 넓이는 사람의 힘을 부려서 확실하게 헤아릴 수 없습니다. 산 사람은 밖으로부터 피육(皮肉)을 헤아리거나 혹은 손가락으로 신체 각 부위를 모색하면 그 척도를 알 수 있을 것입니다. 죽은 시체는 해부를 통해서 5장의 단단하고 약함과 6부의 크고 작음, 수곡을 받아들인 수량, 맥도(脈道)의 길고 짧음, 혈액의 청탁(淸濁), 12경이 이것은 다혈소기(多血少氣)하다거나 이것은 소혈다기(少血多氣)하다거나 이는 기혈이 모두 많다(氣血皆多)거나 도로 이는 기혈이 모두 적다는 등의 정황(情況)을 일정한 수자(數字)로 찾아냅니다. 인체에 침을 놓거나 쑥으로 떠서 병의 치료를 운용하고 경기(經氣)를 조절할 때 침을 깊이 놓거나 얕게 놓음, 수법의 가볍고 무거움, 쑥에 불붙이는 크고 작음, 많고 적음에 모두가 일정한 규율이 있습니다.

황제(黃帝)가 말한다. "그대의 말을 내가 듣건데 귀에는 빠르나 마음에는 와 닿지 않습니다. 바라건데 더 상세하게 말해 주었으면 합니다."

기백(岐伯)이 답한다. "이것은 사람이 천지에 참여하여 음양에 응하는 까닭에 살피지 않으면 안 됩니다. 족태양(足太陽)은 밖으로 청수(淸水)에 합하고 안으로는 방광(膀胱)에 속하니 수도(水道)에 통합니다. 족소양(足少陽)은 밖으로 위수(渭水)에 합하고 안으로는 담(膽)에 속합니다. 족양명(足陽明)은 밖으로 해수(海水)에 합하고 안으로는 위(胃)에 속합니다. 족태음(足太陰)은 밖으로 호수(湖水)에 합하고 안으로 비장(脾)에 속합니다. 족소음(足少陰)은 밖으로 여수(汝水)에 합하고 안으로 신장(腎)에 속합니다. 족궐음(足厥陰)은 밖으로 농수(瀧水)에 합하고 안으로 간(肝)에 속합니다. 수태양(手太陽)은 밖으로 회수(淮水)에 합하고 안으로는 소장(小腸)에 속하여 수도(水道)가 나옵니다. 수소양(手少陽)은 밖으로 탑수(漯水)에 합하고 안으로 3초(三焦)에 속합니다. 수양명(手陽明)은 밖으로 강수(江水)에 합하고 안으로 대장(大腸)에 속합니다. 수태음(手太陰)은 밖으로 하수(河水)에 합하고 안으로 폐(肺)에 속합니다. 수소음(手少陰)은 밖으로 제수(濟水)에 합하고 안으로 심장(心)에 속합니다. 수심주(手心主)는 밖으로 장수(漳水)에 합하고 안으로 심포(心包)에 속합니다. 무릇 이 5장 6부 12경수(經水)는 밖에 원천(源泉)이 있고 안으로 품수(稟)한 바가 있습니다. 이는 모두가 안팎이 서로 관통하여 고리처럼 끝이 없습니다. 사람 또한 그렇습니다. 그러므로 하늘은 양(陽)이고 땅은 음(陰)입니다. 허리 이상은 하늘이고 허리 이하는 땅입니다. 그러므로 해수(海) 이북은 음이 되고 하수(河) 이북에서 장수(漳)에 이르기까지는 양(陽) 가운데 음이고 탑수(漯) 이남에서 강수(江)에 이르기까지는 양 가운데 태양(太陽)입니다. 이는 한 모퉁이의 음양이니 사람과 천지가 서로 응하기 때문입니다."

황제가 말한다. '선생이 이상에 말한 그 이치(道理)는 듣기에는 분명하나 마음 속으로는 투철하게 이해되지 않습니다. 바라건데

다시 상세하게 설명해주시지요!' 기백이 답한다. '그것은 사람이 천
지음양과 더불어 서로 적응하는 이치이니 알지 않으면 안 됩니다.
족태양경은 밖으로 청수(淸水)와 서로 짝(配合)합니다. 안으로는
방광(膀胱) 본부(本腑)에 속하고 전신과 더불어 수액(水液)의 도
로로 운행하는 것과 상통합니다. 족소양경은 밖으로 위수(渭水)와
더불어 서로 짝하고 안으로 담부(膽腑)에 속합니다. 족양명경은
밖으로 해수(海水)와 더불어 서로 짝하고 안으로는 위부(胃腑)에
속합니다. 족태음경은 밖으로 호수(湖水)와 서로 짝하고 안으로는
비장(脾)에 속합니다. 족소음경은 밖으로는 여수(汝水)와 서로 짝
하고 안으로는 신장(腎)에 속합니다. 족궐음경은 밖으로 농수(瀧
水)와 서로 짝하고 안으로는 소장(小腸)에 속합니다. 소장부(小腸
腑)는 왕성한 위(胃)의 수액(水液)을 받습니다. 경비(經泌)는 청
탁(淸濁)으로 갈라지고 아래로 방광에 들어갑니다. 방광은 수부
(水腑)이고 기(氣)의 변화를 받아서 나옵니다. 그러므로 수도(水
道)를 통해서 조절합니다. 수소양경은 밖으로 탑수(漯水)와 더불
어 서로 짝하고 안으로는 3초(三焦)에 속합니다. 수양명경은 밖으
로 강수(江水)와 서로 짝하고 안으로는 폐장(肺)에 속합니다. 수
소음경은 밖으로 제수(濟水)와 서로 짝하고 안으로 심장(心)에 속
합니다. 수궐음경은 밖으로 장수(漳水)와 서로 짝하고 안으로는
심포락(心包)에 속합니다. 이상 설명한 바의 5장 6부는 12경수와
비슷하니 밖으로는 원천(源泉)이 있고 안에는 타고난 곳이 있습니
다.이 모두가 안팎이 서로 관통하니 고리(環)처럼 끝이 없습니다.
사람의 경맥(經) 또한 체내를 돌아 끝이 없음이 이와 같습니다. 하
늘은 가볍고 맑아서 양(陽)에 속하고 땅은 무겁고 탁해서 음(陰)
에 속합니다. 인체에 대해서 말하면 허리 이상은 하늘을 형상하고
허리 이하는 땅을 형상합니다. 만약 장부 부위를 살펴보면 상하남
북으로써 음양을 나누고 경수(經水)의 일에 응합니다. 해수(海水)
는 위(胃)를 형상하고 호수(湖水)는 비장(脾)을 형상합니다. 비위
(脾胃)는 가운데 머뭅니다. 소장과 담과 방광은 위의 북쪽 아래
(下)에 있으니 음(陰)입니다. 간, 신장은 비장의 북쪽 아래(下)에
있으니 음 중의 음입니다. 허리 이상은 양이 되니 가령 장수(漳水)

는 심주(心主)를 상징하고 심주의 위는 이 심장과 폐입니다. 장수(漳水) 이남은 (上)은 양이기 때문에 하수(河水)는 폐를 형상합니다. 폐의 아래에는 이 심장과 심주가 있습니다. 하수(河水) 이북에서(下) 장수(漳水)에 이르기까지는 양(陽) 중의 음(陰)이기 때문입니다. 안과 밖으로부터라는 말은 장부의 밖은 3초이고 3초의 밖은 피모(皮毛)가 되고 3초는 탑수(潔水)를 형상합니다. 대장은 강수(江水)를 형상합니다. 대장과 폐는 서로 합칩니다. 폐는 피모(皮毛)를 주관합니다. 탑수(潔水) 이남(上)에서 강수(江水)에 이르기 때문입니다. 장부 바깥 둘레는 피모의 부위에 이릅니다. 양중(陽中)의 태음(太陰)이 됩니다. 그것은 거의 한쪽 모퉁이의 음양을 들어서 사람과 천지가 상응하는 의의를 설명했습니다.

황제(黃帝)가 말한다. "대저 경수(經水)가 경맥(經脈)에 응함은 그 원근심천(遠近深淺)과 수혈(水血)의 많고 적음이 같지 않으니 이를 결합하여 침을 놓아 치료함은 어떻게 하는지요?"

기백(岐伯)이 답한다. "족양명(足陽明)은 5장 6부의 바다입니다. 그 맥(脈)은 크고 피가 많으며 기(氣)가 왕성하고 열(熱)이 씩씩합니다. 이를 침놓음에는 깊이 찌르지 않으면 사기(邪)가 흩어지지 않습니다. 머물러 있지(留) 않으면 사기(邪)를 사(瀉)시킬 수가 없습니다. 족양명을 침 놓는 깊이는 6푼(分). 머물기는 10호(呼)[25]입니다. 족태양(足太陽)의 깊이는 5푼, 머물기는 7호(呼)입니다. 족소양(足少陽)의 깊이는 4푼, 머물기는 5호(呼)입니다. 족태음(足太陰)은 깊이

---

25) 머물기는 10호(留十呼) : 기(氣)를 내 쉬는 것을 호(呼)라 하고 들이 쉬는 것을 흡(吸)이라 한다. 대개 1호(呼)는 1식(息)이다. 다만 보사(補瀉)에 있어서 다름이 있다. 호흡(呼吸)에 선후의 구분이 있다. 그러므로 사(瀉)를 쓰는 것은 반드시 병자(病者)의 흡(吸)을 살펴서 침을 찌르고 두 번 흡하여 침을 회전(轉)시키고 호(呼)를 살펴서 침을 뺀다. 무릇 보(補)를 쓰는 것은 반드시 호에 인해서 침을 찌르고 다시 호해서 침을 회전시키고 흡(吸)을 살펴서 침을 뺀다.

는 3푼, 머물기는 4호(呼)입니다. 족소음(足少陰)의 깊이는 2푼 머물기는 3호(呼)입니다. 족궐음(足厥陰)은 깊이는 1푼, 머물기는 2호(呼)입니다. 손의 음양(陰陽)은 그 기(氣)를 받는 길이 비교적 가까우므로 그 기(氣)가 오는 것이 빠릅니다. 그 침 놓는 깊이는 모두 2푼(分)을 넘지 않습니다. 그 머물음(留)은 1호(呼)를 넘지 않습니다. 다만 그 짧고 길고, 크고 작고 살찌고 야윔이 같지 않으니 이를 요량(料)해야 하니 '하늘을 따르는 떳떳함(法天之常)'이라 말합니다. 뜸을 뜨는 것도 또한 그러합니다. 뜸을 지나치게 뜨면 악화(惡火)를 얻게 되고 그러면 뼈가 메마르고(枯) 맥이 막혀서 원활치 못합니다. 침을 놓음에 지나치면 곧 탈기(脫氣)합니다."

　　황제가 말한다. '자연계(自然界)의 12경수(經水)는 인체의 12경맥에 응합니다. 경수와 경맥은 모두 원근(遠近), 심천(深淺) 및 수혈(水血)이 많고 적은 차이가 있습니다. 가령 양자를 결합해서 파악하여 침을 놓아 치료함은 어떻게 하는지요?' 기백이 답한다. '위(胃)에 수곡(水谷)을 받아들이면 변화하여 정미(精微)한 기혈(氣血)이 발생합니다. 그 사기(邪)가 치우쳐서 왕성하면 열(熱)의 세력이 반드시 심해집니다. 그러니 그 하나의 경(經)을 찌를 때는 깊이 찌르지 않으면 사기(邪)가 흩어지지 않습니다. 유침(留針)하지 않으면 사기(邪)를 사(瀉)시키지 못합니다. 족양명경은 혈(血)이 많고 기(氣)가 많은 경맥(經脈)이므로 침을 6푼 깊이로 찌르고 유침 시간은 10호(呼)입니다. 족태양경은 혈이 많고 기가 적은 경맥이므로 5푼 깊이로 침을 찌르고 유침 시간은 7호입니다. 족소양경은 혈이 적고 기가 많은 경맥이므로 4푼 깊이로 찌르고 유침시간은 5호입니다. 족태음경은 다혈소기(多血少氣)한 경맥이므로 3푼 깊이로 찌르고 유침시간은 4호입니다. 족소음경은 소혈다기(少血多氣)한 경맥이므로 2푼 깊이로 찌르고 유침시간은 3호입니다. 족궐음경은 다혈소기한 경맥이므로 1푼 깊이로 찌르고 유침시간은 2호입니다. 수3음3양경맥은 인체의 상반신을 고르게 돕니다. 그것

들은 혈기를 전수해서 전파하는(輸播) 혈기의 심폐(心肺) 양장의
거리와 비교적 가깝습니다. 기(氣)의 운행이 신속하고 그 돌아 운
행하는 길인 피육(皮肉)이 얇으며 혈(穴)의 위치가 얕으므로 깊이
찔러서는 안 되고 경맥이 짧으므로 오랫동안 유침해서는 안됩니
다. 침을 찌르는 깊이는 일반적으로 2푼을 넘지 않아야 하고 유침
시간은 일반적으로 1호를 넘어서는 안됩니다. 단지 사람은 노소의
구분이 있고 신체에도 길고 짧음, 살찌고 야윈 차이가 있습니다.
반드시 구체적인 정황을 근거로 해서 적당한 침자(針刺)의 수법을
운용하여, 병기(病氣)가 사라지기를 기다리고 정기(正氣)가 다시
회복된 연후에 침을 빼야 합니다. 그것은 자연의 이치에 순종하는
것으로 뜸뜨는 법도 이와 같습니다. 가령 이러한 법칙을 운용하지
못하고 뜸뜨는 것이 과도하면 도로 인체에 해로우니 그것을 악화
(惡火)라고 합니다. 골수가 마르고 시들게 되고 혈맥이 엉기고 막
히는 병변(病變)이 생깁니다. 침 놓는 것이 과도하면 원기(元氣)
가 탈설(脫泄)하는 좋지 않은 결과가 나타납니다.

황제(黃帝)가 말한다. "대저 경맥의 크고 작음, 혈(血)의 많고 적
음, 피부(膚)의 두텁고 얇음, 살(肉)의 단단하고 약함(堅脆) 및 사태
(䐃)의 크고 작음을 헤아릴 수 있는지요?"

기백(岐伯)이 답한다. "그것을 헤아릴 수 있음은 그 중간 정도(中
度)를 취합니다. 심하게 탈육(脫肉)하지 않으면 기(氣)가 쇠약해지
지 않는 사람을 표준으로 합니다. 만약 사람의 헤아림을 잘못하여
소갈병으로 야위고 기육(肉)이 빠지고 함몰된 사람은 같은 도량(度
量)의 침을 놓지 못합니다. 반드시 진맥(切)하고 촌척(寸尺)을 헤아
리고 만지고 문질러(捫按) 그 한온성쇠(寒溫盛衰)를 살피고 조절해
야 하는 것이니 이것이 치료의 진정한 법칙이라 하는 것입니다.

황제가 말한다. '인체의 경맥에는 크고 작은 것이 있고 혈기의
많고 적음이 있고 피부가 두텁고 얇음이 있고 살이 단단하고 약함

이 있고 사태가 크고 적음이 있음을 헤아릴 수 있는지요?' 기백이 답한다. 가령 그것들을 헤아릴 때 그 사람들 모두를 헤아릴 수는 없습니다. 중간 정도를 선택할 필요가 있습니다. 기육이 지나치게 소갈병으로 야위지 않고 혈기가 지나치게 쇠약하지 않은 사람을 표준으로 합니다. 만약 이 형체가 너무 야위고 살이 빠진 사람은 같은 표준의 도량(度量)으로 침을 놓아서는 안됩니다. 때문에 반드시 진맥하고 촌척을 헤아리고 만져보고 문질러 보는 등의 검사를 거쳐서 맥의 힘이 허(虛)한지 실(實)한지와 강하고 약한지와 피부가 두터운지 얇은지와 살이 단단한지 약한지와 및 경맥 기혈의 한온성쇠(寒溫盛衰) 등의 구체적 정황을 조사하고 치료해야 합니다. 그것이 다른 정황은 다른 방법을 사용해야하는 것이니 치료의 진정한 방법입니다.

권 4

13. 12경근(經筋)

이 편에서 소개하는 12경근(經筋)은 12경맥(經脈)에 예속된다. 인체의 거죽의 얇은 근육 사이에 서로가 연계(聯系)되는 순행계통(循行系統)이다. 그것은 4지(四肢) 맨 끝의 손톱(爪甲)에서 일어나 관절(關節)에서 맺히고 목으로 올라가 머리와 얼굴(頭面)에서 끝나고 내장과는 서로 이어지지 않는다. 글 가운데 경맥과 힘줄의 순행부위(循行部位)와 경맥이 많이들 서로 부합한다. 다만 그 기능(功能)은 다른 특징을 갖고 있다. 동시에 경근의 병증과 치료하는 원칙을 상세하게 기술했다.

족태양(足太陽)의 힘줄은 새끼발가락 위에서 일어나 복사뼈에서 맺힙니다. 사기(邪)는 무릎으로 올라가 맺히고 내려와서는 발바깥측을 돌아 발뒤꿈치에서 맺히고 뒤꿈치를 돌아 올라가서 오금에서 맺힙니다. 그 갈라진 것은 장딴지 밖에서 맺히고 오금 안의 내렴(內廉)으로 올라가 오금안의 내연(內緣)과 더불어 나란히 올라가 볼기(臀)에서 맺히고 위로 등뼈를 끼고 목뒤로 올라갑니다. 그 가지는

갈라져서 들어가 혀뿌리에 맺힙니다. 목 부위에 직행하는 한 가지
는 침골(枕骨)에서 맺히고 머리로 올라가고 얼굴로 내려와서 코에
서 맺힙니다. 그 가지는 눈 위의 망(網)이 되고 내려 와 광대뼈(頄)
에서 맺힙니다. 그 가지는 겨드랑이 뒤 외렴(外廉)으로부터 시작하
여 어깨쭉지 뼈에서 맺힙니다. 그 가지는 겨드랑이 밑으로 들어가
결분(缺盆)으로 올라가서 나오고 올라가 완골(完骨)에서 맺힙니다.
그 가지는 결분을 나와서 비스듬히 올라가 광대뼈(頄)로 나옵니다.
그 족태양경의 힘줄이 병이 나면 뒤꿈치가 붓고 아프고 오금이 오
그라들고 등골뼈가 반대로 꺾이고, 목의 힘줄이 당기고 어깨를 들
지 못하고 겨드랑이 부위가 당기고 결분 부위가 짜개지듯 아프고
좌우로 움직이지 못합니다. 치료는 번침(燔針)으로 빨리 찌르고 빨
리 빼는 겁자법(劫刺)으로 해야 하고 침을 놓는 회수(數)를 알고 아
픈 곳의 수혈(輸)을 알아서 치료해야 하니 중춘비(仲春痺)라고 합니
다.

　　족태양경의 힘줄은 발가락의 발톱의 바깥쪽에서 일어나 위로 향
해 올라가서 바깥복사뼈에서 모여 맺힙니다. 다시 비스듬히 올라
가 무릎부위에서 맺힙니다. 발등 아래에 있는 순행(循行)하는 한
가지는 발 바깥 복사뼈를 끼고 발꿈치에 모여 맺히고 발꿈치를 끼
고 위로 올라가 오금안에 모여 맺힙니다. 바깥 복사뼈에서 갈라져
나온 다른 한가지는 장딴지 바깥쪽에 모여서 맺힙니다. 위로 올라
가 오금 부위의 내연(內緣)에 이르러 발뒤꿈치와 더불어 위로 오
금 부위의 힘줄과 아울러 운행하여 맺히고 팔 부위에서 맺혀 위로
등골뼈 기둥을 끼고 목 부위에 이르릅니다. 여기서부터 나뉘어 나
오는 한가닥의 힘줄은 갈라져 나와 혀뿌리 안으로 들어가 맺히고,
몸 부위에서부터 바로 나온 한가지는 위로 침골(枕骨)로 올라가
모여서 맺힙니다. 위로 머리 정수리로 올라가 머리 앞으로 내려와
얼굴에 이르르고 코에서 모여 맺힙니다. 여기서 갈라져 나온 한가

닥의 가지 힘줄은 형상이 그물낙맥(網絡)의 모습으로 눈꺼풀(眼
胞)을 에워싸서 올라갑니다. 그런 후에 아래로 내려가 광대뼈(顴
骨) 있는데서 모여 맺히고 그 아래로 내려 가는 가지 힘줄은 겨드
랑이 뒤의 바깥쪽으로부터 어깨쭉지뼈에 모여서 맺힙니다. 갈라진
한가닥 가지 힘줄은 겨드랑이 위의 아랫방향으로 들어간 연후에
애워싸고 운행하여 결분(缺盆)에 이르릅니다. 위로 향해 귀 뒤의
완골(完骨) 부위에 모여서 맺힙니다. 다시 한 가닥의 가지 힘줄은
결분으로부터 나뉘어 나옵니다. 비스듬히 운행하여 광대뼈 부위로
올라가서 들어갑니다. 앞에 것과 더불어 아래로 내려가서 광대뼈
에서 맺힌 가지 힘줄과 더불어 서로 합칩니다. 족태양경의 힘줄에
발병하면 새끼발가락과 발꿈치 부위가 당기고 동통(疼痛)이 나고
오금 부위가 저리고 당기고 등골뼈와 등이 반대로 펴지고 목힘줄
이 당기고 어깨를 쳐 들지 못하고 겨드랑이 부위가 당기고 결분이
꺾이듯이 아파서 죄우로 움직이지 못합니다. 이 병을 치료하는데
는 마땅히 화침(火鍼)을 사용해서 빨리 찌르고 급히 빼냅니다. 침
을 찌르는 차수(次數)는 병이 낫는 차도가 됩니다. 아픈자리는 침
을 찌르는 혈(穴)의 자리입니다. 그러한 병증세를 중춘비(仲春痺)
라 합니다.

　족소양(足少陽)의 힘줄은 엄지발가락과 검지발가락에서 일어나
위로 바깥 복사뼈에서 맺히고 위로 정강이(脛) 외렴(外廉)을 돌아
올라가 무릎 외렴에서 맺힙니다. 그 가지는 갈라져 바깥 보골(輔骨)
에서 일어나, 위로 넙적다리로 운행하고 앞의 검은 복토(伏兎)의 위
에서 맺히고 뒤의 것은 엉덩이에서 맺힙니다. 그 바로 나가는 것은
위로 허구리(胠)와 계협(季脇)을 올라타고 위로 겨드랑이의 전렴(前
廉)을 운행하고 가슴과 유방에 이어지고 결분(缺盆)에서 맺힙니다.
그 바로 나아가는 것은 위로 겨드랑이로 나와서 결분을 꿰뚫고 태
양(太陽)의 앞으로 나와 귀 뒤를 돌고 뺨모서리로 올라가 정수리
위에서 교류합니다. 아래로 턱으로 내려가고 위로 광대뼈(頄)에서

맺힙니다. 그 가지는 눈에서 맺히고 눈초리(眦)는 외유(外維)가 됩니다. 그 병은 새끼손가락과 검지손가락으로 갈라져 도는 힘줄이 무릎밖으로 달려서 힘줄을 도니 무릎은 굴신(屈伸)하지 못하고 오금의 힘줄이 급해집니다. 넙적다리가 앞으로 당기고 뒤로는 엉덩이가 당깁니다. 곧 위로 타고 올라가 허구리와 갈빗대가 아프고 위로 결분과 가슴과 유방 목 앞 부위가 당깁니다. 유근(維筋)이 급해지고 왼쪽에서 오른쪽으로 오른쪽 눈을 뜨지 못하고 위로 오른쪽 이마 모서리를 지나 여러 맥(脈)과 아울러 올라가서 운행하여 왼쪽과 오른쪽이 서로 얽힙니다. 그러므로 왼쪽 모서리가 상하고 오른쪽 발을 사용하지 못하니 유근상교(維筋相交)라 합니다. 치료는 번침(燔針)으로 속히 찌르고 빨리 빼내는 법을 쓰고 침을 찌른 차수(次數)는 병이 낫는 차도(差度)로 하고 아픈 자리가 침을 놓는 혈위(穴位)가 됩니다. 그러한 병 증세를 맹춘비(孟春痺)라 합니다.

　　족소양경의 힘줄은 넷째 발가락 끝에서 일어나 위로 바깥보골(外輔骨)에 모여서 맺히고 정강이 뼈(脛骨) 바깥쪽을 끼고 올라가 무릎 부위의 외연(外緣)에서 맺힙니다. 그 갈래의 힘줄은 바깥 보골(輔骨)에서 갈라져 일어나 위로 넙적다리 부위로 운행하고 나뉘어 양갈래가 되어 앞면으로 운행하여 복토(伏兎) 위에서 모여 맺히고 뒷면으로 운행하여 엉덩이 부위에서 모여 맺힙니다. 그 바로 나아가는 것은 위로 갈빗대 아래 텅 빈데 이르르고 연한 갈빗대 부위와 더불어 다시 위로 겨드랑이 부위의 전연(前緣)을 향해 운행해 올라가 가슴 부위의 옆을 가로 질러서 결분(缺盆)에 맺힙니다. 그 직행하는 것은 위로 겨드랑이 부위로 나와 결분을 뚫고 나와 족태양경(足太陽經)의 힘줄의 앞면으로 운행해 나와서 귀뒤를 끼고 이마 모서리를 에워싸고 올라가서 정수리 위에서 교류합니다. 머리의 정수리 곁으로부터 턱부위까지 운행해 내려와 이르릅니다. 또 위로 향해 광대뼈의 부위에 모여 맺히고, 갈라져 나온 가지 힘줄은 눈 바깥모서리에 모여 맺혀서 눈의 외유(外維)가 됩니다. 족소양경의 힘줄에 병이 생기면 네 번째 발가락이 오그라져 뒤틀리고 당기고 아울러 무릎 바깥축이 오그라져 뒤틀리고 당겨서 무릎 부위를 마음대로 굴신(屈伸)하지 못합니다. 오금 부위의 힘줄이 얽매여 당깁니다. 앞면은 허벅지 부위가 당기고 뒷면은 엉덩이 부위가 당깁니다. 위로 올라가면서 당기고 갈빗대 아래가 텅 비고 연한데와 연한 갈빗대 부위가 아프고 위로 올라가면서 결분이 당기고 가슴쪽과 목 앞 부위의 끈이 이어지는 힘줄에 발생하면 얽매여 급합니다. 가령 왼쪽에서부터 오른쪽으로 향하여 끈이 얽혀서 힘줄이 얽매여 급할 때는 오른쪽 눈을 뜨지 못합니다. 이 때문에 힘줄 위로 오른쪽 이마 모서리와 오르는 맥(蹻脉)과 더불어 나란히 운행합니다. 음양제맥(陰陽蹻脉)은 여기서 서로 교차(交叉)합니다. 그러므로 왼쪽의 이마 모서리의 힘줄이 상합니다. 오른발에서 당겨 일어나 만나니 활동하지 못합니다. 그것은 유근상교(維筋相交)라 합니다. 본 병을 치료하는데는 마땅히 화침(火針)을 사용하고 속히 찌르고 빨리 빼내는 법을 써야 합니다. 침을 찌르는 차수(次數)가 병이 낫는 차도가 되고 아픈데가 침을 찌르는 혈위(穴位)가 됩니다. 그런 종류의 병 증세를 맹춘비(孟春痺)라 합니다.

족양명(足陽明)의 힘줄은 검지발가락과 셋째발가락에서 일어나 발등위에서 맺힙니다. 비스듬히 바깥으로 올라가 보골(輔骨)에 보태어 위로 무릎 외렴(外廉)에서 맺힙니다. 바로 올라가 넙적다리 뼈(髀骨)에서 맺힙니다. 위로 갈빗대를 돌아 등골뼈에 속합니다. 그 바로 나아가는 힘줄은 위로 정강이뼈(骭)를 돌고 무릎에서 맺힙니다. 그 갈래는 바깥보골에서 맺히고 소양(少陽)에 합칩니다. 그 바로 운행하는 힘줄은 위로 복토(伏兎)를 돌고 위로 허벅다리에서 맺힙니다. 음기(陰器)에서 모이고 배(腹)에 올라가서 퍼집니다. 결분(缺盆)에 이르러 맺힙니다. 목으로 올라가고 입을 끼고 올라가서 광대뼈(頄)에 합칩니다. 아래로 코에 내려가 맺힙니다. 위로 태양(太陽)에 합하니 태양은 눈 위의 그물(網)이 되고 양명(陽明)은 눈 아래 그물이 됩니다. 그 가지는 뺨으로부터 귀앞에서 맺힙니다. 족소양경의 힘줄에 발병하면 발가운데 발가락과 정강이 부위가 오그라져 뒤틀려서 발부위가 조동(跳動)하고 강경해져서 펼쳐지지 않는 느낌이 있고 복토가 갈라져 뒤틀리고 넙적다리 앞이 붓고 퇴산(㿉疝)병이 되어 배의 힘줄이 급합니다. 결분과 뺨이 당기고 갑자기 입이 비뚤어집니다(僻). 급하면 눈이 감기지 않고 열이 나면 힘줄이 느슨해져서 눈이 뜨이지 않습니다. 뺨의 힘줄에 한기가 있으면 급히 당겨 뺨이 입으로 옮깁니다. 열이 있으면 힘줄이 늘어집니다. 이겨서 수렴하지 못하니 치우칩니다. 치료는 말기름(馬膏)으로써 합니다. 그 힘줄을 기름으로 양생하여 백주(白酒)와 계피(桂)를 이완된 한쪽 뺨에 바르고 다시 뽕나무를 사용하여 그 입모서리를 뽕나무 갈고리로 잡아 당기고 곧 생겨난 뽕의 재(灰)를 움푹 파인 가운데 두어 높고 낮은 자리가 고르게 하고 말기름으로써 급한 뺨을 온위(溫熨)하고 또 좋은 술을 마시고 말을 단정히 하고 기육을 뜸질합니다. 술을 마시지 않은 사람은 스스로 강해지니 세 번 두드리면 낫습니다. 치료는 번침(燔針)과 겁자(劫刺)에 있으니 그 회수(數)로 알게되고 아픈데가 수혈(數穴)이 되니 이름하여 계춘비(季春痹)입니다.

　　족양명경의 힘줄은 검지발가락과 이어지는 가운데발가락 사이에서 일어나 발등위에서 맺히고 비스듬히 운행하여 발등의 바깥쪽으로부터 보골(輔骨)에 이릅니다. 무릎의 바깥쪽에 모여서 맺히고 다시 위로 향해 직행하여 넙적다리 뼈에 모여 맺힙니다. 또 위로 향하여 갈빗대 부위를 끼고 등골뼈에 이어져 속합니다. 그 직행하는 힘줄은 발등에서부터 바깥쪽으로 정강이뼈를 끼고 무릎 부위에 모여 맺힙니다. 이로부터 나뉘어져 나와서 갈라지는 힘줄은 바깥 보골에서 모여 맺힙니다. 족소양경의 힘줄과 서로 합칩니다. 그 바로 나가는 힘줄은 복토(伏兎)를 끼고 위로 운행하여 넙적다리 부위에서 맺혀 음기(陰器)에서 만납니다. 다시 위로 올라가 배 부위에서 흩어집니다. 위로 올라가 결분(缺盆)에 이르러 모여서 맺힙니다. 다시 목으로 올라가 입을 끼고 광대뼈 부위에서 합칩니다. 이어서 아래로 코에서 맺힙니다. 코 옆으로부터 위로 올라가 태양경의 힘줄과 서로 합칩니다. 태양경의 가는 힘줄은 위로 눈꺼풀에 올라가서 그물과 연결합니다. 양명경(陽明經)의 가는 힘줄은 아래 눈꺼풀에서 그물을 칩니다. 다른 하나는 광대뼈 부위에서부터 이어져 출발하는 가지 힘줄은 뺨부위를 통과하며 귀앞에서 맺힙니다. 족양명경의 힘줄에 발병하면 가운데 발가락과 정강이 부위가 오그라져 뒤틀립니다. 다리 부위가 조동하고 딱딱해져서 펴지 못하는 느낌이 있고 복토 부위가 오그라들고 뒤틀립니다. 넙적다리 부위가 붓고 산증이 있고 배힘줄이 당깁니다. 위로 올라가 결분 부위와 뺨 부위가 당기고 갑자기 입모서리가 비뚤어집니다. 힘줄이 당겨서 옆의 눈까풀이 감기지 않습니다. 가령 열이 있으면 힘줄이 늘어져서 눈을 뜨지 못합니다. 뺨의 힘줄에 한기(寒)가 있으면 구급(拘急)이 발생합니다. 뺨 부위가 당기고 입이 돌아갑니다. 열이 있을 때는 힘줄이 늘어져 수축(收縮)할 힘이 없어집니다. 그러므로 입의 삐뚤어짐이 나타납니다. 입모서리가 삐뚤어진 것을 치료하는 방법은 말기름(馬脂)을 구급(拘急)한 한쪽 얼굴과 뺨에 발라서 그 힘줄을 부드럽게 양생합니다. 백주(白酒)에 계피가루를 섞어서 늘어진 한쪽 얼굴과 뺨 부위에 발라서 맥락이 따뜻하게 통하게 합니다. 다시 뽕나무 갈고리로 입모서리를 잡아 당겨서 그 삐뚤어진 것을 조절합니다. 따로 땅구덩이 속에 있는 뽕나무 숯을 사용합니다. 구덩이의 높고 낮은데에 환자를 앉혀서 불을 쬘 수 있으면 뺨 부위가 발라지게 됩니다. 아울러 말기름으로 땅기는 얼굴과 뺨 부위를 따스하게 다리미질하고 동시에 환자가 약간의 술을 마시게 하고, 이 훈육(薰肉)한 고기류의 좋은 음식을 많이 먹이고 술을 못

마시면 애를 써서 조금 마시게 해서 혈을 살리고 힘줄을 펴지게
하고 아울러 손으로 아픈 곳을 마사지합니다. 그 병증세의 치료에
는 화침(火針)으로 속히 찌르고 빨리 빼는 법을 쓰고 침놓는 회수
로써 병이 낫는 차도를 보고 아픈자리가 침을 찌르는 혈자리가 됩
니다. 그런 종류의 병을 계춘비(季春痺)라 합니다.

족태음(足太陰)의 힘줄은 엄지손가락 끝의 안쪽에서 일어나 안쪽
복사뼈로 올라가 맺힙니다. 그 바로 나간 것은 무릎안 보골(輔骨)에
올라가 맺힙니다. 위로 넙적다리 안쪽으로 돌아 올라가 사타구니에
서 맺히고 음기(陰器)에 모여 배로 올라가 배꼽에서 맺히고 배속을
돌아 갈빗대에서 맺히고 가슴속에서 흩어집니다. 그 안의 것은 등
골뼈에 들어가고 그 병이 엄지발가락의 가지에 들면 안쪽 복사뼈가
아프고 오그라들고 뒤틀리는 아픔이 있고 무릎 안의 보골이 아픕니
다. 가슴속이 당기고 등골뼈 안이 아픕니다. 치료는 번침(燔針)으로
겁자(劫刺)함에 있고 차수(數)를 알아서 아픈자리가 수혈(腧)이 되
니 중추비(仲秋痺)라고 합니다.

족태음경(足太陰經)의 힘줄은 엄지발가락 끝 안쪽에서 일어나
위로 올라가 안쪽 복사뼈에 모여서 맺힙니다. 그 바로 운행하는 힘
줄은 위로 향해서 무릎 안 보골(輔骨)에서 맺힙니다. 넙적다리 안
쪽을 끼고 위로 운행해서 사타구니 부위에서 맺힙니다. 전음(前
陰)에 모여서 다시 위로 올라가 배 부위에 이르러 배꼽에 모여 맺
힙니다. 배속을 따라 위로 올라가 양 옆구리에 맺힙니다. 그런 후
에 위로 올라가 가슴속에 퍼져 흩어집니다. 그것은 안으로 운행하
여 등골뼈 옆에 붙습니다. 족태양경의 힘줄에 발병하면 엄지발가
락이 당기고 안쪽 복사뼈가 아프고 오그라들고 뒤틀립니다. 무릎
안의 전골(轉骨)이 아프고 사타구니 안쪽이 당기고 넙적다리 부위
가 아픕니다. 음기(陰器)가 꼬이고 아픕니다. 동시에 위로 올라가
배꼽이 아프고 양 옆구리가 아픕니다. 아울러 가슴이 당기고 등골

뼈안이 아픕니다. 치료에는 화침(火針)을 속히 찌르고 빨리 빼는 법을 취하고 침을 놓는 회수로써 병이 낫는 차도가 있고 아픈 곳이 침을 찌르는 혈자리가 됩니다. 그런 병을 중추비(仲秋痺)라 합니다.

족소음(足少陰)의 힘줄은 새끼손가락 아래에서 일어나고 아울러 족태음(足太陰)의 힘줄은 비스듬히 안쪽 복사뼈 아래로 운행하여 발뒤꿈치에서 맺히고 태양(太陽)의 힘줄과 더불어 합쳐서 안쪽 보골(輔骨) 아래에서 맺힙니다. 아울러 태음(太陰)의 힘줄이 위로 안쪽 사타구니를 돌아 음기(陰器)에서 맺힙니다. 척추안의 등골뼈를 끼고 뒷목에 이릅니다. 침골(枕骨)에서 맺히고 족태양(足太陽)의 힘줄과 합칩니다. 병이 나면 발아래가 오그라들고 뒤틀리며 통과하여 맺히는 곳은 모두 아프고 오그라들고 뒤틀립니다. 병이 여기에 있는 것은 지랄병(病)을 하고 경풍을 하고 경련을 일으킵니다. 밖에 있는 것은 내려다보지 못하고 안에 있는 것은 쳐다보지 못합니다. 그러므로 양병(陽病)은 허리를 반대로 꺾지 못하고 굽어다 보지 못합니다. 음병(陰病)은 쳐다보지 못합니다. 치료는 번침(燔針)으로 겁자(劫刺)함에 있으며 침 놓는 도수로 낫는 것을 알고 아픈 자리가 수혈(腧)이 됩니다. 안에 있는 것은 다림질하고 약을 먹여야 합니다. 이 힘줄이 꺾이어 끈이 얽히고, 자주 끈이 얽히게 되면 죽어서 낫지 못합니다. 이를 맹추비(孟秋痺)라 합니다.

족소음경(足少陰經)의 힘줄은 새끼손가락의 아래쪽에서 일어납니다. 발바닥(足心)으로 들어가 안쪽으로 운행하고 족태음경의 힘줄과 나란히 운행합니다. 다시 비스듬히 위로 올라가 안쪽 복사뼈 아래에 이르고 발뒤꿈치에서 맺힙니다. 내려가서 족태양경의 힘줄과 서로 합쳐서 위로 올라가 안쪽 보골(輔) 아래에서 맺힙니다. 여기서 족태음경의 힘줄과 나란히 운행하여 위로 향해 사타구니에 붙어끼고 안쪽으로 음기(陰器)에서 맺힙니다. 또 등골뼈의 깊은 부위에 붙어서 등골뼈 옆의 기육(肌肉)을 끼고 위로 올라가 목뒤에 이르릅니다. 머리 뒤 부위의 침골(枕骨)에 맺힙니다. 족태양경(足太陽經)의 힘줄과 서로 합칩니다. 족소음경의 힘줄에 발병하면 발 아래가 오그라들고 뒤틀리는 징후가 있습니다. 병이 족소음경에 있으면 주요한 것은 지랄병 증세가 있다는 것입니다. 쥐가 나고 목과 등이 반대로 펴지는 증세가 있는 것입니다. 병이 등결에 있으면 앞으로 굽어보지 못하고 병이 가슴과 배옆에 있으면 뒤로 우러러보지 못합니다. 등은 양(陽)이 됩니다. 배(腹)는 음(陰)이 됩니다. 양병(陽病)은 목과 등 부위의 힘줄이 당깁니다. 허리는 뒤를 향해 반대로 꺾입니다. 몸을 앞으로 굽히지 못하고 음병(陰病)이 복부의 힘줄에 급하면 몸이 뒤로 쳐다보지 못합니다. 본병의 치료에는 화침(火針)을 사용하고 속히 찌르고 빨리 빼는 법을 씁니다. 침을 놓는 차수(次數)로써 병이 낫는 차도를 알고 아픈 곳이 침을 놓는 수혈(穴)의 자리입니다. 병이 가슴과 배에 있으면 침을 놓기는 마땅치 않습니다. 아픈 자리를 다림질하고 약을 부치고 안마 도인(導引)으로써 힘줄을 펴야 합니다. 아울러 탕약을 먹여서 피를 양생해야 합니다. 만약 본경(本經)의 힘줄이 반대로 꺾이어 끈이 얽히면 또 발작하는 차수가 더 잦아집니다. 증상이 매우 심합니다. 왕왕이 병은 치료하지 못하고 죽는 수가 있습니다. 그러한 병 증세를 맹추비(孟秋痺)라 합니다.

족궐음(足厥陰)의 힘줄은 엄지손가락 위에서 일어나고 안쪽 복사뼈의 앞으로 올라가 맺힙니다. 위로 정강이를 돌아 안쪽 보골(輔) 아래에 올라가서 맺힙니다. 사타구니를 돌아 음기(陰器)에서 맺히고 모든 힘줄에 얽힙니다. 그 병은 엄지발가락의 갈라지는데와 안쪽 복사뼈 앞이 아프고 안쪽 보골이 아프고 사타구니가 오그라들고 뒤틀리는 것을 볼 수 있습니다. 음기를 사용하지 않으면 안쪽이 상해서 발기하지 않습니다. 한사에 상하면 음기가 오그라듭니다. 열(熱)

에 상하면 대롱이 풀어져서 수렴하지 못합니다. 치료는 물이 운행케하고 음기를 맑게 해야 합니다. 그 병이 오그라들고 뒤틀리는 것은 번침(燔針)으로 겁자(劫刺)하는데 있습니다. 차수(次數)로써 차도를 알 수 있고 아픈 곳이 수혈이 됩니다. 병명을 계추비(季秋痺)라 합니다.

　　족궐음경(足厥陰經)의 힘줄은 엄지발가락 위에서 일어납니다. 위로 올라가 안쪽 복사뼈앞에서 모여 맺힙니다. 다시 위로 정강이뼈에 달라 붙어서 끼고 올라가 안쪽 보골 아래에서 맺히고 또 사타구니 안쪽을 끼고 달라 붙어서 앞쪽 음기로 올라가 맺히고 아울러 족삼음(足三陰) 및 족양명의 여러 경맥(經)의 힘줄에 이어져 얽힙니다. 족궐음경의 힘줄에 발병하면 엄지발가락이 당기고 안쪽 복사뼈 앞부위가 아프고 안쪽 보골 있는 곳이 또한 아픈 것을 볼 수 있습니다. 사타구니 안쪽이 아프고 오그라들고 뒤틀립니다. 앞의 음기를 운용하지 못합니다. 만약 방사기 과도히면 음정(陰精)이 소모되고 상하여 음기가 발기하지 못합니다. 한사(寒邪)에 상하면 음기가 오그라들고 열(熱)에 상하면 음기가 늘어져서 수렴되지 못합니다. 본병의 치료는 운행하는 수(水)에 응해서 궐음(厥陰)의 기(氣)를 치료해야 합니다. 만약 이 병이 오그라들고 뒤틀리고 아픈 류의 병증이면 화침(火針)으로 속히 찌르고 빨리 빼는 법을 응용합니다. 침을 놓는 차수(次數)로써 병이 낫는 차도를 헤아릴 수 있고 아픈 자리는 침을 찌르는 혈위(穴位)가 됩니다. 그러한 병증세를 계추비(季秋痺)라 합니다.

　수태양(手太陽)의 힘줄은 새끼손가락 위에서 일어나 팔목에서 맺힙니다. 위로 팔의 내렴(內廉)을 돌아 팔꿈치 안의 예골의 뒤에서 맺힙니다. 튕겨서 새끼손가락 위에 응합니다. 겨드랑이 아래에 들어가 맺힙니다. 그 가지는 겨드랑이니 후렴의 뒤로 운행하여 위로 견갑골을 에워싸고 목을 돌아 족태양(足太陽)의 힘줄 앞으로 나와 귀

뒤의 완골(完骨)에서 맺힙니다. 그 가지는 귀속에 들어갑니다. 바로 나온 것은 귀위로 나와서 내려와 턱에서 맺히고 위로 눈바깥초리에 속합니다. 새끼손가락의 갈래에 병이 들면 팔꿈치 안의 예골 후렴(后廉)이 아픕니다. 팔의 안쪽을 돌아 겨드랑이 밑으로 들어가 겨드랑이 밑이 아프고 겨드랑이의 후렴이 아프고 견갑골을 에워싸고 목이 당기고 아픕니다. 귀 속이 응해서 소리나고 아픕니다. 턱이 당기고 눈이 어둡고 한참 있어야 볼 수 있고 목 힘줄이 급하면 힘줄이 오그라들고 목이 붓습니다. 한열(寒熱)이 목에 있는 것은 번침(燔針)으로 겁자(劫刺)함에 있습니다. 치료됨은 차수(次數)로서 알 수 있고 아픈데가 수혈(腧)이 되고 그 부은 것이 삭지 않은 것은 되풀이해서 날카로운 침으로 치료합니다. 이 병을 중하비(仲夏痺)라고 합니다.

　　수태양경(手太陽經)의 힘줄은 새끼손가락 위에 일어나 팔목에 모여 맺힙니다. 앞팔의 안쪽을 끼고 위로 올라가서 팔꿈치안의 높은 뼈의 뒤에 모여서 맺힙니다. 가령 손가락을 튕겨서 이곳의 힘줄을 뽑으면 몸이 시큰거리고 저린 느낌이 손가락 위에 반응합니다. 다시 위로 올라가서 겨드랑 밑에 들어가 맺힙니다. 그 갈래의 힘줄이 겨드랑 자리의 후연(後緣)뒤로 운행하여 견갑골을 올라가 에워싸고 목부위를 끼고 족태양경의 힘줄 앞으로 나와 귀뒤의 완골(完骨)에 모여 맺힙니다. 여기에서 나뉘어 나온 갈래 힘줄은 귀 안으로 들어갑니다. 그 바로 나아가는 힘줄은 귀 위로 올라와서 아래로 턱 부위로 내려가 맺힙니다. 또 위로 올라가 바깥눈 모서리에 이어져 속합니다. 족태양경의 힘줄에 발병하면 새끼손가락이 당기고 팔꿈치 안의 높은 뼈의 후렴(后廉)이 아픕니다. 팔의 안쪽을 돌아 겨드랑 밑과 겨드랑 아래 뒤쪽 등의 곳이 고루 아픕니다. 견갑골을 에워싸고 당기고 목부위가 아픕니다. 아울러 귀속이 소리나고 눌리고 또 아픕니다. 그 동통(疼痛)으로 턱부위가 당기고 또 눈이 감깁니다. 모름지기 오랜 시간이 지나야 물건을 분명히 볼 수 있으며 목 힘줄이 얽매여 급하면 힘줄이 마비되고 목이 붓는 등의 증세가 발병할 수 있습니다. 한열이 목 부위에 발생하면 그 치료는 화침 (火針)과 속히 찌르고 빨리 빼는 법으로써 하고 침을 놓는 차수 (次數)로써 병의 나음이 차도가 있으니 아픈 자리가 침을 놓는 수 혈(穴)의 자리입니다. 침을 놓은 후에도 그 부은 것이 삭아지지 않 는 것은 다시 예리한 침을 놓아 치료합니다. 그러한 병증세를 중하 비(仲夏痺)라 합니다.

수소양(手少陽)의 힘줄은 새끼손가락과 검지손가락 끝에서 일어 납니다. 팔목에서 맺히고 올라가 팔목을 돌고 팔꿈치에서 맺힙니다. 위로 팔꿈치의 외렴(外廉)을 에워싸고 어깨로 올라가 목으로 운행 하여 수태양(手太陽)에 합칩니다. 그 갈래는 곡협(曲頰)을 만나 혀 뿌리에 이어져 들어갑니다. 그 갈래는 곡아(曲牙)26)로 올라가 귀 앞 으로 돌고 눈바깥초리에 속합니다. 턱을 올라 타고 모서리에 맺힙 니다. 그 병이 지나가는 곳은 가지의 힘줄이 오그라져 뒤틀리고 혀 가 말립니다. 치료는 번침(燔針)으로 겁자(劫刺)함에 있으며 침을 놓는 차수(次數)를 알아서 아픈자리가 수혈(腧)이 됩니다. 이를 계 하비(季夏痺)라 합니다.

수소양경(手少陽經)의 힘줄은 무명지(無名指)를 가까이 기대는 새끼손가락 곁의 끝에서 일어납니다. 위로 올라가 팔목 부위에서 맺힙니다. 다시 팔을 끼고 위로 올라가 팔꿈치 부위에서 맺힙니다. 위로 향해 팔꿈치의 바깥쪽을 에워싸고 어깨를 지나 운행하여 목 에 이르릅니다. 수태양경의 힘줄과 더불어 서로 합칩니다. 목으로 부터 갈라져 나온 힘줄은 곡협(曲頰) 부위를 만나 깊이 들어가고 혀뿌리에 이어집니다. 또 한가닥 갈라진 힘줄은 위로 곡아(曲牙)

---

26) 곡아(曲牙) : 어금니 밑의 뼈 협거혈(頰車穴)이 있는 곳

로 올라가 운행하고 귀 앞을 끼고 바깥 눈모서리에 이어져 속합니다. 위로 향해 뺨부위를 지나서 이마 모서리에서 맺힙니다. 수소양경의 힘줄에 발병하면 본경(本經)의 힘줄이 순행(循行)하는 부위가 당기고 오그라져 뒤틀리고 혀가 말립니다. 치료할 때는 화침(火針)을 응용하고 속히 찌르고 빨리 빼내는 법을 응용합니다. 침을 찌르는 차수(次數)로서 병이 나아짐을 헤아립니다. 아픈 곳은 침을 찌르는 혈위(穴位)입니다. 그러한 병증세를 계하비(季夏痺)라고 합니다.

수양명(手陽明)의 힘줄은 엄지와 검지의 끝에서 일어나 팔목에서 맺히고 올라가 팔목을 돌아서 팔꿈치 밖으로 올라가 맺힙니다. 팔꿈치로 올라가 어깨쭉지뼈에서 맺힙니다. 그 가지는 견갑골을 에워싸고 등골뼈를 낍니다. 바로 나아가는 것은 어깨쭉지뼈로부터 목으로 올라갑니다. 그 가지는 뺨으로 올라가고 광대뼈에서 맺힙니다. 바로 나아가는 것은 올라가 수태양(手太陽)의 앞으로 나오고 왼모서리로 올라가 머리에 휘감아서 오른쪽 턱으로 내려갑니다. 그 병이 지나간 곳은 갈래가 아프고 오그라들고 뒤틀립니다. 어깨를 들지 못하고 목을 좌우로 돌아보지 못합니다. 치료는 번침(燔針)으로 겁자(劫刺)함에 있고 차수(次數)로써 알고 아픈 곳이 수혈(腧)이 되니, 이를 맹하비(孟夏痺)라 합니다.

수양명경(手陽明經)의 힘줄은 식지(食指)와 가까이 기댄 엄지쪽 끝에서 일어나 팔목에 모여 맺힙니다. 견갑골을 에워싸고 지나 등골뼈 양쪽을 낍니다. 바로 운행하는 힘줄은 어깨쭉지로부터 올라가 목에 이르릅니다. 이 나뉘어 나온 가지는 힘줄로부터 위로 뺨에 이르러 광대뼈 부위에 모여서 맺힙니다. 바로 운행하는 힘줄은 위로 향해 수태양경의 힘줄의 앞방면으로 나와서 위로 왼쪽 이마 모서리에 이르러 머리 부위에서 맺히고 아래로 오른쪽 턱으로 들어갑니다. 수양명경의 힘줄에 발병하면 본경이 순행(循行)하는 곳에 모여서 맺힌 부위가 당기고 오그라져 뒤틀리고 동통하고 어깨를 들지 못하고 목 부위를 좌우로 움직여 바라볼 수 없습니다. 치료할 때는 화침(火針)으로 속히 찌르고 빨리 빼내는 방법을 응용합니다. 침을 놓는 차수(次數)로써 병이 낫는 차도를 알고 아픈자리가 침을 찌르는 혈위(穴位)가 됩니다. 이러한 병증세를 맹하비(孟夏痺)라 합니다.

수태음(手太陰)의 힘줄은 엄지손가락 위에서 일어나고 손가락을 돌아 위로 올라갑니다. 어제(魚)뒤에서 맺히고 촌구맥(寸口) 바깥측으로 운행합니다. 위로 팔을 돌아 팔꿈치 안에서 맺힙니다. 위로 팔꿈치의 내렴(內廉)으로 올라가 겨드랑 아래로 들어가서 결분(缺盆)으로 나옵니다. 어깨앞 어깨쭉지뼈에서 맺힙니다. 올라가 결분에 맺힙니다. 내려가 가슴 속에 맺힙니다. 격막에 흩어집니다. 힘줄이 격막에 합칩니다. 아래로 내려 계협(季脇)부위에 닿습니다. 그 병이 발병하면 그 지나가는 자리와 가지에 오그라들고 뒤틀리는 아픔이 있고 심한 것은 천식통이 있고 옆구리가 급하고 피를 토합니다. 치료에 있어서는 번침(燔針)으로 겁자(劫刺)하고 차수(次數)로써 병이 나음을 알고 아픈 자리가 수혈(腧)이 되고 중동비(仲冬痺)라고 합니다.

수태음경의 힘줄은 엄지손가락의 끝에서 일어납니다. 손가락을 끼고 위로 올라가 손의 어제(魚)뒤에서 모여 맺힙니다. 촌구맥(寸口)의 바깥쪽으로 운행하여 팔을 끼고 위로 올라가 팔꿈치 안에서 맺힙니다. 위로 팔꿈치 안쪽으로 올라가 겨드랑 아래로 들어가 결분(缺盆)으로 나옵니다. 어깨쭉지뼈 앞에서 맺히고 다시 위로 향해 결분으로 나옵니다. 겨드랑 밑에서 아래로 내려간 힘줄은 가슴으로 들어가고 가슴안에서 맺힙니다. 격막안에서 흩어져 퍼지고 수궐음경의 힘줄이 격막 부위에서 합칩니다. 아래로 내려가 계협

(季脇)부위에 닿습니다. 수태음경에 발병하면 본경의 힘줄이 순행
(循行)하고 모여서 맺히는 부위가 당기고 오그라들고 뒤틀리고 동
통(疼痛)이 나는 것을 볼 수 있습니다. 심한 것은 식분병(息賁病)
이 이루어집니다. 혹은 갈빗대 아래가 구급(拘急)하고 피를 토합
니다. 치료할 때는 화침(火鍼)으로 사용하고 속히 찌르고 빨리 빼
는 방법을 사용하고 침을 놓는 차수(次數)로써 병이 낫는 정도를
헤아립니다. 아픈 자리가 침을 찌르는 혈위(穴位)가 됩니다. 그러
한 병증세를 중동비(仲冬痺)라 합니다.

수심주(手心主)의 힘줄은 가운데 손가락에서 일어나서 태음(太陰)
의 힘줄과 나란히 운행합니다. 팔꿈치의 내렴에서 맺힙니다. 팔의
안쪽으로 올라가 겨드랑이 아래에서 맺히고 내려가 앞뒤의 갈빗대
를 끼고 흩어집니다. 그 가지는 겨드랑이에 들어가 가슴안에서 흩
어집니다. 격막 부위에서 맺힙니다. 그 병이 발생하면 지나치는 곳
의 가지가 저리고 오그라들고 가슴이 아프고 천식이 일어납니다.
치료에는 번침(燔鍼)으로 겁자(劫刺)를 하고 차수(次數)로써 병이
나음을 헤어리고 아픈 곳으로 수혈(腧)을 삼고 이름하여 맹동비(孟
冬痺)라 합니다.

수궐음심포경(手厥陰心包經)의 힘줄은 가운데 손가락 끝에서 일
어납니다. 손가락을 끼고 위로 올라가서 손바닥 뒤를 통과하여 수
태음경과 서로 나란히 운행하여 팔꿈치 안쪽에 모여 맺힙니다. 위
로 팔의 안쪽으로 올라가 겨드랑이 밑에서 맺힙니다. 겨드랑이 아
래로부터 앞뒤로 퍼지고 흩어져 양 옆구리를 끼고 있습니다. 그 갈
래 힘줄은 겨드랑 밑에 들어가 가슴속에 흩어지고 격막부위에 맺
힙니다. 수궐음심포경의 힘줄에 발병하면 본경의 힘줄이 순행(循
行)하는 곳과 모여서 맺히는 부위가 당기고 오그라져 뒤틀려서 가
슴이 아프고 혹은 식분병이 걸리는 것을 볼 수 있습니다. 치료시에
는 화침(火鍼)으로 속히 찌르고 빨리 빼는 방법을 응용합니다. 침

을 찌른 차수(次數)는 병이 낫는 정도를 헤아리고 아픈 곳은 침을 놓는 혈위(穴位)가 됩니다. 그러한 병증세를 맹동비(孟冬痺)라 합니다.

수소음(手少陰)의 힘줄은 새끼손가락의 안쪽에서 일어나 예골(銳骨)에서 맺힙니다. 위로 팔꿈치의 내렴(內廉)에서 맺히고 위로 겨드랑이에 들어가 태음(太陰)과 교차하고 유방안에서 엎드리고 가슴속에서 맺히고 격막을 돌아 아래로 배꼽에 이어집니다. 그 병이 안으로 급하면 심장 아래를 이어 복량(伏梁)27)이 되고 아래는 주망(肘網)28)이 됩니다. 발병하면 지나가는 곳의 가지가 오그라들고 뒤틀리고 힘줄이 아픕니다. 치료는 번침(燔針)으로 겁자(劫刺)함에 있습니다. 차수(次數)로써 병이 낫는 것을 헤아리고 아픈 곳이 수혈(輸)이 됩니다. 그것이 복량이 되어 침에 피고름이 보이는 것은 죽어서 치료를 하시 못합니다. 이름하어 계동비(季冬痺)라 합니다. 경(經)의 힘줄의 병은 차가우면 힘줄이 급하고 열이 나면 힘줄이 이완되고 수렴하지 못합니다. 음기가 오그라져 쓰지 못합니다. 양(陽)이 급하면 도로 꺾입니다. 음(陰)이 급하면 굽어보지도 펴지도 못합니다. 소침(燒針)으로 찌르는 것은 침이 차갑고 급합니다. 열이 나면 힘줄이 늘어져서 수렴하지 못하니 번침은 사용하지 않습니다.

수소음경의 힘줄은 새끼 손가락의 안쪽에서 일어나 손가락을 돌아 위로 올라가서 손바닥 뒤 새끼 손가락옆의 높은 뼈에서 맺히고 다시 위로 올라가 팔꿈치의 안쪽에서 맺힙니다. 위로 올라가 겨드랑이 안으로 들어가고 수태음경의 힘줄과 더불어 서로 교차(交叉)합니다. 가슴으로 달려 유방안에 엎드립니다. 가슴속에 맺힙니다.

----

27) 복량(伏梁) : 5장병의 하나. 이 병은 심경기혈(心經氣血)이 엉켜서 일어난다.
28) 주망(肘網) : 팔꿈치 부위에 그물같이 급히 당기고 펴지지 않는 병

격막을 끼고 아래로 내려가 배꼽부위에 이어집니다. 수소음경에
발병하면 가슴안에 구애되어 급함(危急)이 일어나고 심장아래 덩
어리가 쌓여서 단단하게 잠복해 있으니 이름하여 복량(伏梁)입니
다. 팔의 힘줄에 병이 있으면 팔꿈치 부위가 당기고 굴신(屈伸)을
잘 못합니다. 수소음경의 힘줄에 발병하면 본경의 힘줄이 돌아 운
행하는 곳마다 모여서 맺히는 부위가 당기고 오그라지고 뒤틀려서
아픈 증세가 나타납니다. 치료할 때는 화침(火針)의 속히 찌르고
빨리 빼는 방법을 응용합니다. 만약 이미 복량을 이루어 농혈(膿
血)을 토하면 장기가 이미 상했으니 병증세가 더욱 심해져서 죽을
증세입니다. 그러한 병증세를 계동비(季冬痺)라 부릅니다. 대체로
모든 경의 힘줄의 병은 한기(寒)를 맞으면 힘줄이 구애되어 급하
고 열을 만나면 힘줄이 늘어지고 음기가 오그라져 일어서지 않습
니다. 등 부위의 힘줄이 급히 경련하면 등골뼈와 등이 뒤로 향해
도로 펴집니다. 복부의 힘줄이 급히 경련하면 신체가 앞으로 향해
구부정하고 펴지 못합니다. 불에 달군 침은 한기(寒)로 인한 병의
치료에 사용되어 왔고 만약 열로 인해 경의 힘줄이 늘어나면 화침
(火針)을 사용해서는 안됩니다.

족양명(足陽明)의 힘줄과 수태양(手太陽)의 힘줄이 구애되어 급하
면 눈과 입이 편벽(噼)되어 눈모서리가 구애되고 급하면 돌연 사물
을 보지 못합니다. 그러한 증세의 치료는 위에서 말한 번침(燔針)의
겹자법(劫刺)으로 하고 병이 낫는 것은 침을 놓는 차수(次數)로써
알고 아픈 자리가 수혈(腧)이 됩니다.

족양명경의 힘줄과 수태양경의 힘줄이 구애되고 급하면 입과 눈
이 삐뚤어지고 눈모서리가 구애되고 급해질 때는 돌연 사물을 보
지 못합니다. 그러한 병증세를 치료할 때는 모두가 위에서 말한 바
처럼 번침(燔針)으로 겹자법(劫刺)을 응용합니다. 병이 낫는 차도
는 침을 놓는 차수로써 헤아릴 수 있고 아픈 자리는 수혈(腧)이
됩니다.

14. 골절의 크기(骨度)

이 편은 상인(常人)을 예로 했다. 사람의 머리 둘레, 가슴 둘레, 허리 둘레의 척촌(尺寸)을 상세히 기술했다. 또한 머리와 얼굴, 앞뒤의 목부위, 가슴과 배, 팔다리(四肢) 등의 각부위의 뼈의 장단(長短)과 대소(大小)와 넓고 좁음을 상세히 설명했다.

황제(黃帝)가 백고(伯高)에게 묻는다. "맥도(脉度) 편에서 말하는 바 경맥의 장단(長短)은 무엇을 표준으로 해서 말하는가?"

백고(伯高)가 답한다. "먼저 그 골절(骨節)의 대소(大小) 광협(廣狹) 장단(長短)을 헤아려 맥도를 정합니다."

황제(黃帝)가 묻는다. "바라건데 일반인의 골도(度)를 알고 싶구려! 일반인의 키가 7자 5치가 표준인 것은 그 골절의 대소장단이 어떻게 되는가?"

백고(伯高)가 답한다. "머리의 큰뼈 둘레는 2자 6치, 가슴둘레는 4자 5치, 허리 둘레는 4자 2치입니다. 두발(頭髮)이 뒤덮고 있는 부위를 뇌두개(顱)라 합니다. 뇌두개에서 목뒤까지는 한자 2치, 두발 이하 턱까지의 길이는 1자이니 군자 삼절(君子參折)이라 합니다. 결후(結喉)이하 결분(缺盆) 가운데까지는 길이가 4치이고, 결분이하 갈우(髑骭)까지는 길이 9치인데 9치를 초과하면 폐(肺)가 크고 9치가 차지 않으면 폐가 적습니다. 갈우 이하 천추(天椎)까지의 길이는 8치 이를 초과하면 위(胃)가 크고 차지 않으면 위가 적습니다. 천추 이하 횡골(橫骨)까지는 길이 6치반, 횡골(橫骨)의 상렴(上廉)으로부터 내보(內輔)의 상렴까지는 길이 1자 8치, 내보의 상렴(上廉)이하 하렴(下廉)까지는 길이 3치반, 내보의 하렴 아래로 안쪽 복사뼈까지는 길이 1자 3치, 안쪽 복사뼈 이하 땅까지는 길이 3치, 무릎과 오금 이하 뒤꿈치 힘줄까지는 길이 1자 6치, 뒤꿈치 힘줄이하 땅에까지는 길이 3치, 그러므로 뼈 주위가 크면 태과(太過)하고 적으면 불급(不及)입니다. 뺨모서리 이하 주골(柱骨)까지는 길이가 한자. 주골에서 운행하여 겨드랑이밑의 숨은곳은 길이 4치, 겨드랑 이하에서 계협(季脇)까지는 길이 1자 2치, 계협이하 넙적다리 뼈까지는 길이 6치, 넙적다리 뼈 이하 무릎가운데까지는 길이 1자 9치, 무릎이하 바깥복사뼈까지는 길이 1자 6치, 바깥복사뼈 이하 경골(京骨)까지는 길이 3치, 경골 이하 땅까지는 길이 1치, 양쪽 귀 뒤 완골(完骨)사이의 넓이는 9치, 귀 앞 이문(耳門)은 너비 1자 3치, 양광대뼈 사이는 상거(相去)가 7치, 양 유방사이가 너비 9치반, 양넙적다리 사이는 너비 6치반, 발의 길이는 1자 2치, 너비는 4치반, 어깨에서 팔꿈치까지는 길이 1자 7치, 팔꿈치에서 팔목까지는 길이 1자 2치반, 팔목에서 중지(中指) 본마디까지는 길이 4치, 본마디에서 그 끝까지는 길이 4치반입니다. 목 뒤 발제(髮際)이하 등골뼈까지의 길이는 3치반, 등골뼈이하 미저골(尾骶骨) 21절의 길이는 3자, 상절(上節)의 길이는 1자 4푼 1리, 기분(奇分)이 아래에 있습니다. 그러므로 위의 7절(七節)에서 들골뼈까지는 9치 8푼 7리입니다. 이것은 일반사람들의 몸둘레의 뼈를 헤아려서 표준으로 했기 때문에 경맥(經脈)의 장단(長短)을 헤아립니다. 이 때문에 몸에 있어서의 경맥을 살핍니다. 그 뜨고 단단함이 나타나고 밝고 큰 것이 나타나는 것은 다혈(多血)합니다. 가늘고 잠기는 것은 다기(多氣)합니다.

    황제가 백고에게 묻는다. '맥도편(脈度篇)속에서 말하는 사람 몸의 경맥의 장단은 무엇으로 표준으로 하는가?' 백고가 답한다. '먼저 갑골절의 대소, 관착(寬窄)과 장단(長短)에서 나오는 것을 헤아리고 뒤에 그러한 표준을 사용하여 맥의 길이의 도수를 확정합니다.' 황제가 말한다. '나는 그대가 일반인의 골도(骨度)를 말해주기를 바라오, 일반인은 가령 신장은 7자 5치가 표준이 되는 것은 전신의 각 골절의 대소 장단이 어떻게 되는가?' 백고가 답한다. '두개골 둘레는 길이가 2자 6지, 가슴둘레는 4사 2치, 머리칼이 복개된 부위는 뇌두개(顱)라 합니다. 머리 뇌두개의 앞 발제(髮際)에서 목뒤까지는 실제 길이는 1자 2치, 앞 발제로부터 턱끝까지의 길이는 1자, 오관(五官)이 단정하고 체결이 고른 사람 얼굴 부위의 상중하 3정(三停)의 부위의 길이와 맥도는 서로 대등합니다. 목구멍의 우뚝한데서 결분(缺盆) 가운데까지(천돌혈이 있는 곳을 가리킨다)는 길이 4치, 결분 가운데에서 폐심골(蔽心骨)〔구미골(鳩尾骨)〕까지는 길이 9치, 만약 9치를 초과하면 폐장이 크며, 9치가 못되면 폐장이 작습니다. 흉골(胸骨)의 상연(上緣)으로부터 천추혈(天樞穴)까지의 (배꼽안) 길이는 8치, 8치를 초과하면 위(胃)가 크고 8치가 차지 않으면 위가 작습니다. 배꼽으로부터 횡골(橫骨)까지는 6치반, 6치반을 초과하는 것은 대장이 굵고 또 길고 6치반에 못미치는 것은 대장이 가늘고 또 짧습니다. 횡골의 길이는 6치반, 횡골의 상연으로부터 아래로 향해 고골(股骨) 안쪽 상연까지의 길이는 1자 8치 무릎뼈 안쪽 부위의 상연에서 하연(下緣)에 이르는 길이는 3치반입니다. 무릎뼈 안쪽 하연에서 아래로

향해 안쪽복사뼈까지는 길이 1자3치, 안쪽 복사뼈로부터 아래로
땅에 이르기까지는 3치입니다. 무릎 오금사이로부터 아래로 소퇴
(小腿)바깥쪽에서 발등까지는 길이 1자 6치, 발등에서 아래 땅까
지는 길이 3치입니다. 때문에 뼈둘레가 큰 것은 뼈가 크고 뼈둘레
가 작은 것은 뼈가 작습니다. 사람의 측면(側面)을 헤어려보면 관
자놀이에서 목의 앞뒤뿌리 부위까지는 길이 1자, 목뿌리에서 아래
로 향해 겨드랑 안의 횡문(橫紋)과 은복(隱伏)이 있는데까지는 길
이 4치, 겨드랑이 안에서부터 계협까지는 길이 1자2치, 계협(季
脇)에서 넙적다리 뼈까지는 길이 6치, 넙적다리 뼈에서 무릎가운
데까지는 길이 1자 9치, 무릎으로부터 바깥복사뼈까지는 길이 1자
6치입니다. 바깥복사뼈에서 경골(京骨)까지는 길이 3치, 경골에서
땅까지는 길이 1치입니다. 귀 뒤 양 높은뼈(高骨) 사이의 너비는
9치이고 귀앞 양 청궁(聽宮) 부위의 너비는 1자 3치, 양광대뼈 사
이의 너비는 7치반입니다. 양젖사이의 너비는 9치반, 양넙적다리
사이의 너비는 6치반입니다. 발의 길이는 1자2치이며 너비는 4치
반입니다. 어깨끝에서 팔꿈치까지의 길이는 2자7치, 팔꿈치에서
팔목까지의 길이는 1자2치반입니다. 팔목에서 중지(中指)끝마디
뿌리 부위의 길이는 4치입니다. 손가락 끝마디 뿌리 부위에서 손
가락끝까지의 길이는 4치반입니다. 사람의 등부위를 헤아리면 목
뒤 발제로부터 아래로 등골뼈 큰 척추까지의 길이는 3치반(尺)입
니다. 위로 7척추는 매 마디가 1치 4푼 1리입니다. 모구 길이가 9
치 8푼 7리이고 그 나머지 다하지 못한 수는 모두가 이하에 있는
모든 마디의 평균 계산이며, 이것은 일반인의 몸둘레의 골도(骨
度)이며 그러한 표준에 근거하여 인체 경맥의 장단(長短) 도수(度
數)를 확정합니다. 동시에 인체의 경맥을 관찰할 수 있으니 그 인
체의 표면이 뜨고 낮으며 견실(堅實)하게 드러나고 혹은 밝게 드
러나고 두텁고 큰 것은 다혈(多血)한 경(經)이며, 가늘고 깊고 엎
드린 것은 다기(多氣)한 경(經)입니다.

〈붙임〉 이편에 기술된 골도(骨度)는 멀리 2000년 이전에 체표
도량(體表度量)을 이미 작업한 것이다. 각 부위의 골도의 척촌(尺

寸)은 현재 침구(針灸) 치료에 실천중이다. 일정한 지도의 뜻을
갖춘 이 열표(列表)로서 참고(參考)를 제공한다.

보통사람의 골도표(常人骨度表)

부위(部位)	기지점(起止点)	길이의 헤아림(長度)	헤아리는 방법(度量方法)
머리, 목 부위(頭頸部)	머리의 큰 뼈 둘레(頭之大骨圍)	2자6치	가로의 양(橫量)
	앞발제에서 뒤발제까지	1자2치	세로의 양
	발제이하 턱에 이르기까지	1자	세로의 양
	결후(結喉)이하에서 결분(缺盆) 가운데까지	4치	세로의 양
	귀뒤(耳后) 양 높은뼈 사이	9치	가로의 양
	귀앞 양 청궁혈 사이	1자	가로의 양
	양 광대뼈 사이	7치	가로의 양
	모서리 이하 주골(柱骨)까지	1자	세로의 양
	목 발제이하에서 등골뼈까지	3치5푼	세로의 양
가슴 배 등 부위(胸腹背部)	등골뼈이하 미저골(尾骶骨)까지	3자	세로의 양
	목뿌리에서 겨드랑까지	4치	세로의 양
	가슴둘레	4자5치	가로의 양
	허리둘레	4자2치	가로의 양
	결분(缺盆)이하 결분골(缺盆骨)까지	9치	세로의 양
	천추(天樞) 이하 횡골(橫骨)까지	6치5푼	가로의 양
	횡골(橫骨)의 길이	6치5푼	가로의 양
	양젖사이	9치5푼	가로의 양
	겨드랑 이하 계협(季脇)까지	1자2치	세로의 양
	계협(季脇)이하 넙적다리 지도리까지	6치	세로의 양

사지부위 (四肢部)	어깨에서 팔꿈치까지	1자7치	세로의 양
	팔꿈치에서 팔목까지	1자2치5푼	세로의 양
	팔목에서 중지(中指)본마디까지	4치	세로의 양
	본마디에서 끝까지	4치5푼	세로의 양
	횡골(橫骨) 상렴 이하 내보(內輔) 상렴까지	1자8치	세로의 양
	내보상렴이하 하렴까지	3치5푼	세로의 양
	내보하렴이하 안쪽 복사뼈까지	1자3치	세로의 양
	안쪽 복사뼈 이하 땅까지의 길이	3치	세로의 양
	양대퇴골 사이	6치5푼	가로의 양
	대퇴골이하 무릎중간까지	1자5치	세로의 양
	무릎 오금이하 발에 속하는데까지	1자6치	세로의 양
	무릎이하 바깥 복사뼈까지	1자6치	세로의 양
	벌에 속하는데서 땅까지의 길이	1자6치	세로의 양
	바깥복사뼈이하 경골(京骨)까지	3치	세로의 양
	경골이하 땅까지의 길이	1치	세로의 양
	발길이	1자2치	세로의 양
	발너비	4치	가로의 양

15. 50영의 운행(五十營)

이 편은 경맥(經脈)의 기(氣)가 인체내에서 영운(營運)하
는 정황을 소개했다.

황제(黃帝)가 말한다. "오십영(五十營)이 무엇인지 듣고자
합니다."

기백(岐伯)이 답한다. "하늘을 도는 것은 28수(宿)이고, 수는 36푼
(分), 사람의 기(氣)가 한바퀴 운행하는데는 천팔푼(分)입니다. 하루
28수를 운행합니다. 사람의 경맥은 상하좌우전후가 28맥(脈)입니다.
몸둘레는 16장(丈)2자(尺)로 28수에 응합니다. 물이 아래로 흐르는
(漏水) 백각(百刻)으로 주야(晝夜)를 나눕니다. 그러므로 사람의 1호
기(呼)는 맥은 두 번 뛰고 기는 3치를 운행합니다. 1흡(吸)은 또한
두 번 뛰고 기는 3치를 운행합니다. 호흡(呼吸)의 1식(息)은 기가 6
치를 운행합니다. 10식은 기가 2자 운행하고 기가 안에서 교통하고
운행하여 몸을 한바퀴 돕니다. 아래로 2각을 내려가면 하루 운행에

20푼(分)의 기수가 있습니다. 540식을 하면 기가 몸을 두 번 돌아 운행하고 아래로 물이 4각 흘러 내려가면 하루에 40푼 운행합니다. 2700식을 하면 기가 몸을 열 번 돌아 운행하고 아래로 20각을 흘러 내리면 하루에 5수 20푼을 운행합니다. 13,500식을 하면 기가 몸을 50영을 운행하고 물이 100각을 흘러내리면 하루에 28수를 운행하고 누수(漏水)가 다 되면 맥이 끝납니다. 이른바 교통(交通)이란 것은 한차례 나란히 운행하는 것입니다. 그러므로 50영을 갖추면 천지(天地)의 수명을 얻으며 기는 무릇 810장을 운행합니다.

　　황제가 말한다. '경맥의 기가 인체에 운행함에 있어서 50주를 하는 정황에 대해서 들을 수 있겠는지요?' 기백이 답한다. '하늘을 도는데는 28수가 있습니다. 매수(宿)의 거리는 36푼, 인체 경맥의 기(氣)는 주야에 50주(周)를 운행합니다. 합해서 1008푼입니다. 주야중에서 하루 운행은 엄격히 28수를 마칩니다. 인체의 경맥은 상하좌우전후 분포되어 모두가 28맥(脉)이며 맥기(脉氣)는 전신운행에 있어서 모두 16장(丈)2자(尺)이니 흡사 28수(宿)에 서로 웅함과 같습니다. 아울러 구리병에 물방울을 떨어뜨려 100각(刻)을 표준으로 하여 주야로 나누어 반바퀴 도는데 소요되는 시간을 헤아립니다. 그 때문에 사람의 1호기(呼氣)는 맥이 두차례 뛰고 맥기는 3치를 운행합니다. 1흡기(吸氣)는 맥이 두차례 뛰고 맥기 또한 3치를 운행합니다. 1호 1흡은 1식(息)이라 하고 기의 운행은 모두 6치를 운행합니다. 10식의 기운행은 합계 6자입니다. 27식 함으로써 기의 운행은 1장 6자 2치를 헤아립니다. 하루 운행은 2푼의 기수(奇)가 있습니다. 270식은 매식이 6치이니 맥기 운행은 16장2자입니다. 이 시간내에 있어서 기의 운행은 상하교류하고 경맥안에서 안과 밖으로 관통합니다. 전신에 한바퀴 운행함에 있어서 누수(漏水)가 아래로 2각을 흐르면 하루에 20푼을 운행하고 기수(奇)가 있습니다. 2700식 하면 맥기의 전신운행에 있어서 10주를 합니다. 누수(漏水)가 아래로 20각을 흐르면 하루 5수 20푼을 운행하고 기수(奇)가 있습니다. 13,500식을 하면 맥기는 전신운행에 있어서 50주를 합니다. 누수가 아래로 100각을 흐르면 하루 28수를 운행합니다. 100각의 누수로 물방울이 다 흐르면 맥기가 50주를 운행하기를 마칩니다. 앞에서 설명한 바 상하교류와 내외 관통하는 의미는 28맥이 전신운행에 있어서 1주하는 총수(總數)입니다. 사람의 맥기는 가령 경상으로 1주야에 50주를 운행한다고 하면 신체가 건강하여 병이 없고 하늘에서 품부한 나이를 살 수 있습니다. 맥기는 인체의 운행에 있어서 50주의 총길이가 810장입니다.

16. 영기의 형성과 순행(營氣)

이 편의 주요 논의는 영기(營氣)의 형성과 순행(循行)의 정황이다. 그 수포(輸布)는 수태음경(手太陰經)에서 시작하여 일어나고 흘러드는 차례는 12경맥과 일치한다. 최후에는 간(肝)으로부터 폐(肺)에 들어간다. 독임(督任)2맥 뒤로 운행하고 폐안으로 흘러든다. 다시 폐로부터 나와서 전과 같은 모습으로 계속 순행한다.

황제(黃帝)가 묻는다. "영기(營氣)의 도(道)는 수곡을 수납하는 것(內谷)이 보배입니다. 수곡(水谷)은 위(胃)에 들어가고 기(氣)는 폐(肺)에 전하고 안에서 흘러 넘칩니다. 바깥으로 퍼져 흩어지고 가장 정순(精純)한 부분은 경수(經隧)로 운행하고 항상 쉬지 않고 마지막엔 다시 시작합니다. 이를 천지의 법도(紀)라 합니다. 그러므로 기(氣)가 태음(太陰)으로부터 나와서 양명(陽明)에 흘러들고 위로 얼굴에 이르르고 족양명(足陽明)에 흘러들고 아래로 발등에 이르르고 엄지 손가락 사이에 흘러들고 태음(太陰)과 더불어 합하고 위로 운행하여 비장(脾)에 닿습니다. 비장으로부터 심장 속으로 흘러들어 수소음(手少陰)을 돌아 겨드랑이 밑에서 나와 팔로 내려갑니다. 새끼손가락 끝으로 흐르고 수태양(手太陽)에 합합니다. 위로 겨드랑이를 타고 콧마루 안으로 나와서 눈안의 초리에 흐르고 정수리에 올라가고 목으로 내려갑니다. 족태양(足太陽)에 합하고 등골뼈를 돌아 꽁무니로 내려와 아래로 새끼손가락 끝으로 흘러내리고 발바닥을 돌아 족소음(足少陰)으로 흐르고 위로 신장으로 운행하여 흐릅니다. 신장으로부터 심장으로 흘러들어 가슴속에서 흩어집니다. 심주맥(心主脉)을 돌아 겨드랑이를 나와 팔로 내려가고 두 힘줄 사이로 나와 손바닥 안에 들어갑니다. 중지(中指)의 끝에서 나와 돌아서 새끼손가락과 검지손가락의 끝을 돌아 흘러 수소양(手少陽)에 합합니다. 위로 젖가슴안으로 흘러듭니다. 3초(三焦)에서 흩어지고 3초로부터 담(膽)으로 흘러듭니다. 옆구리로 나와 족소양에 흘러들고 아래로 운행하여 발등위에 이르릅니다. 다시 발에서부터 큰 발가락 사이에 흐르고 족궐음(足厥陰)에 합합니다. 위로 운행하여 간(肝)에 이르르고 간으로부터 위로 폐에 흐르고 올라가 목구멍을 돌아 목과 이마의 구멍에 들어가 코안의 구멍으로 들어갑니다. 그 가지는 이마로 올라가 정수리를 돌아 목안으로 내려갑니다. 등골뼈를 돌아 엉덩이로 들어가니 이것이 독맥(督脉)입니다. 음기(陰器)를 휘감고 올라가 털속을 지나서 배꼽안으로 들어가 위로 배속을 돌고 결분(缺盆)으로 들어갑니다. 아래로 폐속으로 들어가 다시 태음(太陰)으로 나옵니다. 이 영기(營氣)의 운행은 서로가 거스르고 순행하는 것이 정상의 정황입니다.

　　황제(黃帝)가 말한다. '영기(營氣)는 받아들임으로 말미암은 수곡정기(水穀精氣)가 변화하고 생성하여 폐(肺)가운데로 운행합니다. 사람이 수곡을 받아들일 수 있으면 영기(營氣)가 왕성합니다.
수곡을 받아들일 수 없으면 영기가 쇠약합니다. 때문에 수곡을 받
아들임(內谷)은 보배라고 합니다. 수곡(水谷)이 위(胃)에 들어가
면 정미(精微)한 기(氣)로 변화하여 생겨서 먼저 위로 흘러 폐
(肺)에 이르릅니다. 다시 가운데에 흘러넘쳐서 장부의 영양(營養)
이 되어 밖으로 퍼져서 흩어져 4지백해(四肢百骸)에 물을 대고 그
정순(精純)한 부분의 운행은 경맥(經脉)가운데 있습니다. 경(經)
은 항상 쉬지 않고 전신을 영기가 운행합니다. 마지막엔 다시 시작
하여 순환(循環)합니다. 그것과 자연계의 일월이 쉬지 않고 운전
하는 것과 같은 이치(道理)입니다. 영기의 운행은 먼저 수태음경
(手太陰經)으로부터 발하여 나옵니다. 팔안쪽의 상연(上緣)을 끼
고 엄지손가락 맨 끝에 이르러 열결혈(列缺穴)을 거쳐서 폐경(肺
經)과 더불어 서로 표리가 되는 수양명경(手陽明經)으로 흘러 들
어갑니다. 그런 뒤에 위로 얼굴 부위에 운행합니다. 족양명경(足陽
明經)에 흘러들어서 다시 경을 돌아 아래로 내려가 발등에 이르릅
니다. 엄지발가락 사이에 흘러들어 족태음경(足太陰經)과 서로 합
칩니다. 비경(脾經)을 끼고 발로부터 복부(腹部)로 올라가서 비장
에 이르릅니다. 내장으로부터 심장속에 흘러듭니다. 이곳으로부터
수소음경(手少陰經)을 끼고 겨드랑이 부위로 가로로 나옵니다. 아
래를 향해 팔안쪽 후연(后緣)을 끼고 새끼손가락 맨 끝에 흘러들
어 족태음경에 서로 합칩니다. 여기서 다시 나와 손과 팔의 바깥측
을 끼고 위로 겨드랑이 부위를 넘어서 위로 향해 눈자위 아래로
나와 눈의 안쪽모서리에 흘러듭니다. 그런 후에 위로 정수리에 흘
러들고 목으로 내려가서 족태양경(足太陽經)과 서로 합칩니다. 등
뼈기둥(脊柱) 양옆을 끼고 붙어서 아래로 향하고 엉덩이 부위를
지나서 아래로 새끼발가락 맨 끝에 흘러듭니다. 다시 발바닥(足
心)을 끼고 족소음경(足少陰經)에 흘러듭니다. 그 후 경(經)을 돌
아 위로 올라가 신장(腎臟)에 흘러들어 신장으로부터 심포락(心包
絡) 안쪽으로 나옵니다. 내려와 팔 안 손바닥쪽으로 운행합니다.
양힘줄 사이로 나와 손바닥안으로 나아갑니다. 바로 중지(中指)의
맨끝으로 나오고 다시 돌아서 무명지의 맨끝으로 흘러들어 수소양

경(手少陽經)과 서로 합칩니다. 위로 향해 양젖사이의 젖가슴으로 흘러듭니다. 상·중·하의 3초(三焦)로 흩어져서 다시 3초로부터 담부(膽腑)로 흘러듭니다. 갈빗대 부위에서 나와 족소양경(足少陽經)에 흘러들고 아래로 향해 경(經)을 돌아 발등 부위에 이르릅니다. 또 발등부위로부터 엄지발가락 사이에 이르러 족궐음경(足厥陰經)에 서로 합칩니다. 달라붙어 간경(肝經)을 돌아 위로 올라가 간장(肝臟)에 이르릅니다. 다시 간장을 경유하여 위로 폐(肺)에 흘러들어 이르르고 위로 향해 목구멍을 끼고 얼굴 뒷면에서 코의 안쪽 구멍으로 들어가 코의 바깥 코구멍에서 끝납니다. 간(肝)으로부터 갈라져서 운행하는 갈래는 위로 이마 부위에 이르르고 정수리와 목을 돌아 내려가 목뒤의 중간에 이르릅니다. 등골뼈를 끼고 미저골(尾骶) 부위에 들어갑니다. 그것은 독맥(督脉)이 순행하는 도로입니다. 계속 돌아 운행하여 그 맥은 또 음기(陰器)를 휘감고 올라가 터럭사이를 지나 배꼽안에 들어가고 위로 향해 배속에 들어갑니다. 이는 임맥(任脉)을 끼고 운행하는 곳입니다. 다시 결분(缺盆)부위로 나아간 연후에 아래로 폐안(肺中)으로 흘러들어가 다시 수태음폐경(手太陰肺經)에서 발하여 나와서 새로운 1주 순행을 진행합니다. 이상 기술한 바는 영기(營氣)가 돌아 운행하는 경로(經路)입니다. 위로부터 아래로 또 아래로부터 위로 음에서 나와 양으로 들어갑니다. 또 양에서 나와 음으로 들어갑니다. 서로가 거스르고 운행하는 정상의 정황입니다.

〈붙임〉 이 편은 영기(營氣)는 수곡(水谷)으로부터 정기(精氣)가 변화하여 생기며 그것이 흘러드는 길은 12경(經)의 순서와 일치한다는 것을 논술하였다. 같지 않은 점은 12경의 순행(循行)은 폐(肺)에서 시작하여 점차 간(肝)에 전해 흐르고, 간(肝)에서부터 다시 폐(肺)에 들어가니 이같은 순행은 쉬지 않는다. 영기의 순행(循行)은 이 간(肝)으로부터 따로 나와서 위로 향해 운행하여 이마, 정수리를 거쳐 목으로 내려와 독맥(督脉)으로 들어간다. 다시 음기(陰器)를 둘러싸고 임맥(任脉)과 교류한다. 임맥(任脉)에서 폐(肺)에 흘러들고, 다시 새로운 순환(循環)을 개시한다. 이 영기는 14경(經)이 순행하는 차례가 있다.

영기(營氣)가 흘러드는 차례와 순서의 표

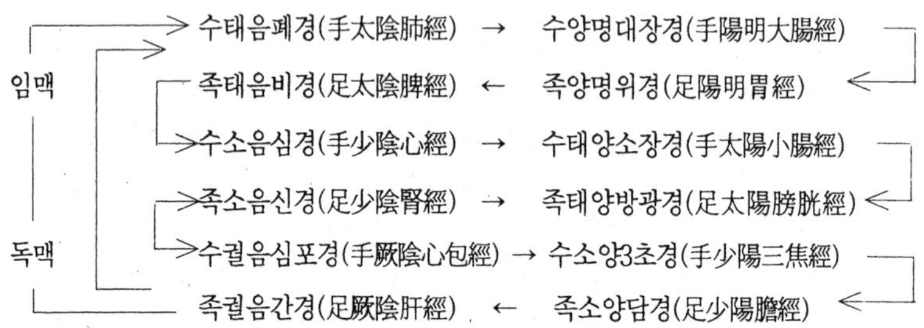

17. 경맥의 길이(脉度)

이 편의 내용은 수족 3음 3양 경맥 내외에 제맥(蹄脉), 독맥(督脉), 임맥(任脉)의 길이 외에 아울러 장부 경맥의 생리병리의 정황 및 음양이 치우쳐 왕성하여 형성하는 관격(關格)에 대하여 간단히 서술하고, 최후에 제맥의 순행작용 및 남자는 양제(陽蹄)가 경(經)이 되고 여자는 음제(陰蹄)가 경(經)이 되는 문제를 구체적으로 분석했다.

황제(黃帝)가 말한다. "경맥의 길이(脉度)에 대하여 듣고자 합니다."

기백(岐伯)이 답한다. "손의 6양(六陽)은 손으로부터 머리까지 길이 5자(尺), 5.6이 합해서 3장(丈)입니다. 손의 6음(六陰)은 손으로부터 가슴가운데까지 3자5치 3.6이 1장(丈) 8자(尺)이고 5.6이 3자이니 합해서 2장 1자입니다. 발의 6양은 발위에서부터 머리까지 8자이니 6.8이 4장 8자입니다. 발의 6음은 발로부터 가슴가운데 이르기까지 6자 5치이니 6.6이 3장 6자 5.6이 3자 합해서 3장 9자입니다. 제맥

(蹻脉)은 발로부터 눈까지 7자 5치 2.7은 1장 4자 2.5는 1자이니 합해서 1장 5자입니다. 독맥(督脉)과 임맥(任脉)은 각각 4자5치 2.4는 8자이고 2.5는 1자이니 합해서 9자입니다. 무릇 도합 16장 2자이니 이것이 기(氣)의 큰 경수(經隧)입니다. 경맥(經脉)은 속(裏)이 되고 갈래져서 가로(橫)인 것은 낙맥(絡)입니다. 낙맥의 갈래는 손락(孫絡)이 되고 손락이 왕성한 것은 빨리 제거해야(疾誅)하니 왕성한 것은 사(瀉) 시키고 허한 것은 약을 미치게 하여 보(補) 하여야 합니다.

　　황제가 말한다. '내가 바라기는 맥의 길이(長度)를 듣고자 합니다.' 기백이 답한다. '수태양(手太陽), 수소양(手少陽), 수양명(手陽明)은 좌우 모두가 6가닥의 수양경(手陽經)입니다. 손으로부터 머리에 이릅니다. 매 가닥의 경맥(經脉)은 길이가 3자5치, 3.6은 1장 8자, 5.6은 합해서 3장입니다. 수태음(手太陰), 수소음(手少陰), 수궐음(手厥陰)은 좌우 모두가 6가닥의 수음경(手陰經)입니다. 손으로부터 가슴안(胸中)까지 이르르면 매 가닥의 경맥의 길이는 3자5치. 3.6은 1장 8자 5.6은 3자 모두 합해서 2장 1자입니다. 족태양(足太陽), 족소양(足少陽), 족양명(足陽明)은 좌우 모두가 6가닥의 족양경(足陽經)입니다. 발로부터 머리에 이르르니 매 가닥의 경맥의 길이는 8자 6.8은 4장 8자입니다. 족태음(足太陰), 족소음(足少陰), 족궐음(足厥陰)은 좌우 모두 6가닥의 족음경(足陰經)입니다. 발로부터 가슴안(胸中)에 이르르니 매 가닥의 경맥(經脉)의 길이는 6자5치 6.6은 3장 6자 5.6은 3자 모두 합해서 3장 9자입니다. 좌우 제맥(蹻脉)은 발로부터 눈에 이르기까지 매 가닥의 길이는 7자5치 2.7이 1장 4자이며 2.5는 1자이니 모두 합해서 1장 5자입니다. 독맥(督脉) 임맥(任脉)은 매 가닥의 길이 4자 5치 2.4는 8자이며 2.5는 1자 9척이니 양가닥의 경맥은 모두 합해서 9자입니다. 이상 28가닥의 경맥의 총길이(總長度)는 16장 2자이니 이는 영기(營氣)가 순행(循行)하는 큰 수도(大隧道)입니다. 경맥(經脉)은 숨어 엎드려서 인체의 깊은 부위를 순행합니다. 경맥으로부터 갈라져 나온 가지는 손락(孫絡)이 됩니다. 손락이 왕성하여 가득하면 어형(瘀血)이 있으니 응당 곧 혈을 내보내는 법(放血法)으로 어혈을 제거해야 합니다. 사기(邪氣)가 왕성하면 사법(瀉法)을 사용하고 정기(正氣)가 허하면 응당 복약하여 조절하고 보(補)함을 진행해야 합니다.

5장은 항상 위의 7규(七竅)에서 안을 살핍니다. 그러므로 폐기(肺氣)는 코(鼻)에 통합니다. 폐(肺)가 조화로우면 코가 냄새와 향기를 분별할 수 있습니다. 심기(心氣)가 혀(舌)에 통합니다. 심장이 조화로우면 혀는 5미(味)를 분별할 수 있습니다. 간기(肝氣)는 눈에 통합니다. 간(肝)이 조화로우면 눈은 5색(色)을 분별할 수 있습니다. 비기(脾氣)는 입에 통합니다. 비장(脾)이 조화로우면 입은 5곡(五谷)을 분별할 수 있습니다. 신기(腎氣)는 귀에 통합니다. 신장이 조화로우면 귀가 5음을 분별할 수 있습니다. 5장이 조화롭지 못하면 7규가 통하지 않습니다. 6부(六腑)가 조화롭지 못하면 머물러 맺혀서 악성종기(癰)가 됩니다. 그러므로 사기(邪)가 부(腑)에 있으면 양맥(陽脉)이 조화롭지 못하고 양맥이 조화롭지 못하면 기(氣)가 머무르고 기가 머무르면 양기(陽氣)가 왕성합니다. 양기가 지나치게 왕성하면 음맥(陰脉)이 조화롭지 못하고 음맥이 조화롭지 못하면 혈(血)이 머뭅니다. 혈이 머물면 곧 음기(陰氣)가 왕성합니다. 음기가 지나치게 왕성하면 양기가 왕성하지 못합니다. 그러므로 관격(關格)이라 합니다. 음양이 함께 왕성하면 서로 영화롭지 못합니다. 그러므로 관격이라 합니다. 관격은 그 명을 다하지 못하고 죽습니다.

5장의 정기(精氣)는 항상 체내(體內)로부터 갈라져 나와 밖으로 얼굴 부위의 7규(七竅)에 통합니다. 폐기(肺氣)는 밖으로 코에 통합니다. 폐장(肺臟)의 기능[功能]이 정상(正常)이 되면 코가 향기와 냄새를 구별할 수 있습니다. 심기(心氣)는 밖으로 혀(舌)에 통합니다. 심장(心臟)의 기능이 정상이 되면 혀가 5미를 구분할 수 있습니다. 간기(肝氣)는 밖으로 눈에 통합니다. 폐장(肺臟)의 기능[功能]이 정상이 되면 눈이 5색을 분별할 수 있습니다. 비기(脾氣)는 밖으로 입에 통합니다. 비장(脾臟)의 기능[功能]이 정상이 되면 입은 음식의 맛을 분별할 수 있습니다. 신기(腎氣)가 밖으로 귀에 통하고 신장(腎臟)의 기능[功能]이 정상이 되면 귀가 5음을 분별할 수 있습니다. 가령 5장이 조화로움을 잃으면 곧 그 상통하는 7규가 시원하게 통하지 못하고 사기(邪)가 머물러 막히고 기혈(氣穴)이 엉겨 맺혀서 종양(腫瘍)이 발생합니다. 그 때문에 사기(邪)가 6부(腑)에 있고 양(陽)에 속하는 경맥(經脉)이 조화롭게 통하지 못하게 됩니다. 양맥이 조화를 잃으면 기(氣)의 운행이 머물러 막힙니다. 기(氣)의 운행이 머물러 막히면 양기(陽氣)가 치우쳐서 왕성합니다. 가령 양기가 치우쳐 왕성하면 음에 속하는 경맥에 영향을 주어 조화롭고 잘 통하지 못하게 됩니다. 음맥이 조화로움을 잃으면 곧 혈의 운행이 머물러 막힙니다. 혈이 머물러 막히면 음기가 치우쳐서 왕성하게 합니다. 가령 음기(陰氣)가 지나치게 왕성하면 양기에 영향을 미쳐서 기(氣)가 안으로 들어와 영화롭게 운행하여 음기와 서로 교류하지 못합니다. 그것을 일러 관(關)이라 합니다. 만약 양기가 지나치게 왕성하면 양이 왕성하면 음(陰)이 병들고 음기(陰氣) 또한 영화로운 운행을 하여 밖으로 나와 양기(陽氣)와 서로 교류하지 못합니다. 이것을 격(格)이라 합니다. 만약 음양의 기가 함께 왕성하면 겉과 속(表裏)이 서로 격리되어서 피차가 영운(營運)해서 서로 교류하지 못합니다. 그것을 관격(關格)이라 합니다. 관격은 이 음양(陰陽)의 이결(離決)입니다. 양쪽이 서로 격거(格拒)하는 표현은 그러한 정황으로 나타납니다. 사람들은 제명대로 살지 못하고 일찍이 죽습니다.

황제(黃帝)가 말한다. "제맥(蹄脉)은 어디서부터 일어나서 어디서 그치는지요? 어떤 기(氣)가 형수(滎水)인지요?"

기백(岐伯)이 답한다. "제맥이란 소양(少陽)의 갈래입니다. 연골(然骨)의 뒤에서 일어나 안쪽복사뼈 위로 올라가 바로 사타구니를 돌아 음(陰)에 들어갑니다. 위로 가슴속을 돌아 결분(缺盆)에 들어갑니다. 위로 인영맥(人迎) 앞으로 나와서 광대뼈(頄)로 들어가 눈 안쪽 초리에 이어집니다. 태양(太陽)과 합해서 양재맥(陽蹻脉)을 만나서 위로 운행하고 기(氣)가 아울러 서로 돌면 젖은 눈(濡目)이 됩니다. 기(氣)가 영화롭지 못하면 눈에 합하지 못합니다."

황제(黃帝)가 말한다. "기가 홀로 5장(五臟)에 운행하여 6부(六腑)가 영운(榮運)하지 못함은 어째서인가요?"

기백(岐伯)이 답한다. "기를 만나지 못하면 영운(榮運)하지 못합니다. 수(水)의 흐름처럼 일월(日月)의 운행처럼 쉬지 않습니다. 그러므로 음맥(陰脉)은 5장정기(五臟精氣)를 영운하고 양맥(陽脈)은 6부정기(六腑精氣)를 영운합니다. 가령 옥고리(環)는 끝이 없어서 그 벼리(紀)를 알 수 없듯이 끝나면 다시 시작합니다. 그 넘치는 기는 안으로 장부(臟腑)에 물을 대고 밖으로 주리(腠理)를 적십니다."

황제(黃帝)가 말한다. "제맥에는 음양(陰陽)이 있습니다. 어느 맥이 그 총수(數)에 해당합니까?"

기백(岐伯)이 답한다. "남자의 수(數)는 그 양(陽)입니다. 여자의 수는 그 음(陰)입니다. 그 수에 해당하는 것은 경맥(經)입니다. 그 수에 해당하지 않는 것은 낙맥(絡)입니다."

황제가 말한다. '제맥(蹻脉)은 어데서 일어나서 어데서 그치는지요? 무슨 경(經)의 기(氣)가 흐르는 물과 같이 영운(榮運)하는지요?' 기백이 답한다. '양제맥(陽蹻脉)은 이 족소음신맥(足少陰腎脉)의 갈래맥(別脉)으로 연골(然骨) 뒤의 조해혈(照海穴)에서 일어나 위로 안쪽복사뼈의 윗부면으로 운행하여 바로 위로 대퇴부 안쪽을 끼고 올라가 앞음(前陰)으로 들어갑니다. 그 뒤로 배 부위에 달라붙어서 끼고 가슴 안으로 들어가서 결분(缺盆)으로 들어갑니다. 위로 향해서 인영맥(人迎)의 앞면으로 나옵니다. 광대뼈 부위에 들어가서 눈안모서리에 이어집니다. 족태양경(足太陽經)과 더불어 양제맥(陽蹻脉)을 만나서 합쳐서 위로 운행합니다. 음제(陰蹻)와 양제(陽蹻)의 맥기(脉氣)가 아울러 운행하여 되돌아와서 눈이 젖어서 넘칩니다. 만약 맥기가 영운(榮運)하지 않으면 눈에 합하지 않습니다.' 황제가 말한다. '음제의 맥기가 5장에 홀로 운행하여 육부(六腑)에 영운하지 못함은 어째서인지요? 기백이 답한다. '장기(臟氣)의 흘러 운행함은 정지하여 쉬지 않고 물의 흘러 운행함과 같이 해와 달의 운전(運轉)은 영원히 쉬어서 정지하지 않습니다. 그러므로 음맥(陰脈)은 5장 정기(五臟精氣)를 영운(營運)하고 양맥(陽脈)은 6부정기(六腑精氣)를 영운합니다. 가령 옥고리(環)는 끝이 없으니 마지막에 다시 시작합니다. 그 시작하는 점의 법을 알지 못하면 그 옮겨 흐르는 차수(次數)를 헤아리는 법이 없습니다. 제맥의 기(氣)는 안으로 흐르고 5장 6부에 물을 대면 밖으로 넘치고 기주피부(肌腠皮膚)에 적셔서 불어납니다. 황제가 말한다. '제맥에는 음제와 양제의 구별이 있는데 제맥이 모두 길이 1장 5자의 길이(長度)임을 어떻게 계산하는지요?' 기백이 답한다. '남자는 양제맥(陽蹻脈)의 길이를 계산하고 여자는 음제맥(陰蹻脈)의 길이를 계산합니다. 남자는 양제로써 경맥(經)으로 하고 음제로써 낙맥(絡)으로 합니다. 여자는 음제로써 경맥으로 하고 양제로써 낙맥으로 합니다. 앞서 말한 바 제맥은 모두 길이 1장(丈) 5자(尺)입니다. 이에 따라 경(經)의 각도(角度)는 계산적이고 낙맥(絡)은 총 길이(長度)의 안에서 계산적이 아닙니다.

28맥장도표(二十八脈長度表)

경맥명칭(經脉名稱)	경맥장도(經脉長度)	합계(合計)
수태양경(手太陽經)	손에서부터 머리까지, 5자(尺)	좌우 2맥 모두 길이가 1장(丈)
수소양경(手少陽經)	손에서부터 머리까지, 5자(尺)	좌우 2맥 모두 길이가 1장(丈)
수양명경(手陽明經)	손에서부터 머리까지, 5자(尺)	좌우 2맥 모두 길이가 1장(丈)
수태음경(手太陰經)	손에서부터 가슴까지, 3자 5치	좌우 2맥 모두 길이가 7자(尺)
수소음경(手少陰經)	손에서부터 가슴까지, 3자 5치	좌우 2맥 모두 길이가 7자(尺)
수궐음경(手厥陰經)	손에서부터 가슴까지, 3자 5치	좌우 2맥 모두 길이가 7자(尺)
족태양경(足太陽經)	발에서부터 머리까지, 8자(尺)	좌우 2맥 모두 길이가 1장 6자(尺)
족소양경(足少陽經)	발에서부터 머리까지, 8자(尺)	좌우 2맥 모두 길이가 1장 6자(尺)
족양명경(足陽明經)	발에서부터 머리까지, 8자(尺)	좌우 2맥 모두 길이가 1장 6자(尺)
족태음경(足太陰經)	발에서부터 가슴까지, 6자 5치	좌우 2맥 모두 길이가 1장 3자(尺)
족소음경(足少陰經)	발에서부터 가슴까지, 6자 5치	좌우 2맥 모두 길이가 1장 3자(尺)
족궐음경(足厥陰經)	발에서부터 가슴까지, 6자 5치	좌우 2맥 모두 길이가 1장 3자(尺)
제맥(蹄脉)	발에서 눈까지, 7자 5치	좌우 2맥 모두 길이가 1장 5자(尺)
독맥(督脈)	회음(會陰)에서 후뇌(后腦)까지, 4자 5치	4자 5치
임독(任脉)	회음(會陰)에서 목까지, 4자 5치	4자 5치
		28맥 모두의 길이는 16장 2자(尺)

18. 영위의 생성분포와 작용(營衛生會)

이 편은 영위(營衛)의 생성(生成), 분포(分布)와 작용(作用)에 대한 주요함을 소개하고, 아울러 늙은이로써 밤눈이 어두움을 예로하여 영위 협조의 중요성을 설명하고 동시에 3초(三焦)의 부위 및 생리활동의 정황(情況)을 서술했다.

황제(黃帝)가 기백(岐伯)에게 묻는다. "사람의 정기(精氣)는 어데서부터 받는지요? 음양 2기는 어떻게 만나는지요? 무엇을 영(營)이라 하고 무엇을 위(衛)라 하는지요? 영기(營氣)는 어데서 생기며 영기와 위기는 어떻게 만나는지요? 노년(老)과 장년(壯)은 기(氣)가 같지 않고 음양(陰陽)의 자리(位)가 다른데 그것이 어떻게 만나는지를 듣고 싶습니다."

기백(岐伯)이 답한다. "사람의 정기는 수곡(谷)으로부터 받습니다. 수곡이 위(胃)에 들어가서 폐(肺)에 전하고 5장 6부가 모두 기를 받아서 그 깨끗한 것은 영기(營)가 되고 탁한 것은 위기(衛)가 됩니다.

영기는 맥 안(脉中)에 있고 위기는 맥 밖(脉外)에 있습니다. 둘은 온몸을 돌아 흐르니 쉬지 않습니다. 주야에 각기 50주차(周次) 운행합니다. 구분하면 주야가 됩니다. 그러므로 위기가 양(陽)에 이르면 일어나고 음(陰)에 이르면 쉽니다. 그러므로 한낮(日中)에는 양이 왕성하여 중양(重陽)이 됩니다. 한밤중(夜半)에는 음이 왕성하고 한밤 이후에는 음이 쇠(衰)합니다. 아침(平旦)에는 음이 다하고 양이 기를 받습니다. 한낮에는 양이 왕성합니다. 해가 지면(日西) 양기가 쇠하고 황혼(日入)이 되면 양이 다하여 음이 기를 받습니다. 한밤중(夜半)에 크게 만나니 만인이 모두가 잡니다. 이를 합음(合陰)이라 합니다. 아침(平旦)에는 음이 다하여 양이 기를 받습니다. 이와 같이 쉬지 않으니 천지와 더불어 같은 법(同紀)입니다."

    황제가 기백에게 묻는다. '사람의 정기(精氣)는 어데서 오는지요? 음양 2기는 어떻게 만나는지요? 영기(營)란 무엇이며 위기(衛)란 무엇인지요? 영기란 어데서 생기는지요? 위기와 영기는 어떻게 만나는지요? 노년의 사람과 장년의 사람의 기(氣)의 성쇠(盛衰)는 같지 않습니다. 음양의 기가 순행(循行)하는 위치는 서로 다릅니다. 그것이 어떻게 만나는지요?' 기백이 답한다. '사람의 정기는 수곡의 정미한 화생(化生)에 의한 것이니 음식이 위(胃)에 들어가면 소화흡수를 거쳐서 그 정미(精微)한 것은 폐(肺)에 흘러 들고 폐는 백맥(百脉)이 조회(朝會)합니다. 그러므로 5장 6부 모두에 영양이 공급됩니다. 수곡이 화생(化生)한 정미(精微)는 그 가운데 깨끗한 것은 영기라 하고 탁한 것은 위기라 합니다. 영기는 맥 안(脉中)으로 운행하고 위기는 맥 밖(脉外)으로 운행하고 있습니다. 양자는 온몸으로 돌아 흐르고 쉬지 않고 운행합니다. 1주야는 각기 50주차(周)를 순행(循行)합니다. 그 후 한 차례 만나서 합칩니다. 그러한 12경맥의 음양표리의 승접순서(承接順序)에 의해서 차례로 순행하고 마지막에 다시 시작하니 옥고리처럼 끝이 없습니다. 위기는 밤에는 음으로 25주차(周次)를 운행하고 낮에는 양으로 25주차를 운행합니다. 나누면 주야(晝夜)가 각기 반입니다. 운행하여 양에 이르르면 사람이 일어나고 음에 이르르면 사람이 잠을 잡니다. 때문에 위기는 대낮(白晝)에는 양경(陽經)에 운행하고 한낮에는 양기가 가장 왕성한 것을 일컬어서 중양(重陽)이라 합니다. 늦은 밤에는 음경(陰經)을 운행하고 함밤에는 음기(陰氣)가 가장 왕성하니 중음(重陰)이라 일컫습니다. 영기와 위기의 순행은 영기는 안에 있고 위기는 밖에 있습니다. 영기의 순행은 수태음경(手太陰經)에서 시작하고 다시 수태음경에서 만납니다. 그러므로 태음(太陰)이 안을 주관합니다. 위기의 운행은 족태양경(足太陽經)에서 만납니다. 그러므로 태양(太陽)이 밖을 주관하고 영기는 12경을 돌아 흘러서 주야로 각기 25주차(周次)를 합니다. 위기는 낮에는 양으로 운행합니다. 밤에는 음으로 운행합니다. 또한 각기 25주차를 합니다. 영위(營衛)가 각기 50주차를 하니 구분하면 주야로 각기 반입니다. 한밤에는 음기(陰氣)가 점차 쇠약해집니다. 여명(黎明)이 이르기를 기다리면 음기는 이미 다 쇠해버립니다. 양기는 점차 왕성해집니다. 한낮에는 양기(陽氣)가 가장 왕성하여 양롱(陽隴)이 됩니다. 석양(夕陽)이 서쪽으로 기울 때 양기는 점차 쇠약해집니다. 황혼녘에는 양기가 이미 쇠진하여 음기가 점차 왕성해집니다. 한밤에는 영기(營氣)와 위(衛氣)가 모두 음분(陰分)에 있습니다. 이 서로가 만나 합치는 때에는 사람은 잠을 자야 합니다. 영기와 위기가 한밤에 왕성함이 지극하면 점차 쇠진함에 이릅니다. 이때에 양기 또한 점차로 왕성함으로 전변합니다. 그러한 낮과 밤으로 순행하여 쉬지 않고 형상은 천지일월이 운전(運轉)됨과 같으니 이를 규율적이라 합니다.

황제(黃帝)가 말한다. "노인이 밤에 깊이 잠들지 못함은 어떤 기(氣)가 그렇게 하는지요? 소년과 장년이 밤에는 잠을 깨지 못하는 것은 어떤 기가 그렇게 하는지요?"

기백(岐伯)이 답한다. "소년과 장년의 기혈(氣血)은 왕성합니다. 기육(肌肉)은 원활하고, 기도(氣道)는 통합니다. 영기와 위기의 운행이 그 상도(常)를 잃지 않습니다. 그러므로 낮에는 정력이 충만하고 (晝精) 밤에는 잠자려 합니다(夜瞑). 늙은이의 기혈은 쇠약하여 그 기육(肌肉)이 마르고 기도(氣道)는 막힙니다. 5장(五臟)의 기가 서로 협조하지 않습니다. 그 영기는 쇠약해져 줄고 위기(衛氣)는 안으로 어지럽습니다. 그러므로 낮에는 정력이 충만하지 못하고 밤에는 충분히 잠들지 못합니다."

　　황제가 말한다. '늙은 사람은 밤 사이에 숙면(熟眠)하지 못하는 것은 어떤 기(氣)가 그렇게 하는지요? 소년과 장년은 대낮에 정력이 충만하고 밤에는 깊이 잠들어 깨지 못하는 것은 또 어떤 기가 그렇게 하는지요?' 기백이 답한다. '소년과 장년의 기혈(氣血)은 왕성하여 기육(肌肉)이 원활하고 기도(氣道)가 밝게 통합니다. 영기(營氣)와 위기(衛氣)의 운행이 모두 정상입니다. 때문에 한낮에는 정력이 충만하고 밤사이에는 깊이 잠이 들어 깨기가 어렵습니다. 노년(老年)의 기혈은 이미 경(經)이 쇠약하고 작아져서 그 기육(肌肉)이 마르고 시들어서 기도가 막히고 5장의 기능이 협조하지 않습니다. 영기는 쇠소하고 위기는 안으로 어지러워져서 영위(營衛)가 고르지 못합니다. 정상의 운행을 하지 못합니다. 그러므로 한낮에는 정력이 충만하지 못하고 정신이 채워지지 못하고 밤에는 깊이 잠들지 못합니다.'

황제(黃帝)가 말한다. "영위(營衛)의 운행은 어느길로 오는지요? 말씀해주시면 합니다."

기백(岐伯)이 답한다. "영기(營氣)는 중초(中焦)에서 나오고 위기(衛氣)는 상초(上焦)에서 나옵니다."

황제(黃帝)가 말한다. "3초(三焦)의 나오는 곳을 듣고자 합니다."

기백(岐伯)이 답한다. "상초는 위(胃)의 상구(上口)에서 나옵니다. 나란히 식도를 끼고 위로 꿰뚫어 가슴 안(胸中)에 흩어집니다. 다시 겨드랑이로 운행하여 태음(太陰)의 분(分)을 돌아 운행하여 수격양명(手膈陽明)으로 돌아 흐릅니다. 위로 혀(舌)에 이르르고 아래로 족양명(足陽明)에 흘러듭니다. 항상 영기(營氣)와 더불어 함께 양(陽)으로 25도(度)를 운행합니다. 음(陰)으로의 운행 또한 25도(度)를 1주(一周)합니다. 그러므로 50도(度)에 다시 수태음(手太陰)에서 크게 만납니다."

황제(黃帝)가 말한다. "사람이 열(熱)이 있으면 음식이 위(胃)에 내려가도 그 정기(精氣)가 화성(化成)하지 못합니다. 땀이 나오니 때로는 얼굴에 나오고 혹은 등으로 나옵니다. 혹은 반신(半身)에 나와서 그것이 위기(衛氣)의 도(道)를 돌지 못하고 어데로 나오는지요?"

기백(岐伯)이 답한다. "이는 밖으로 풍(風)에 상하고 안으로 주리(腠理)를 열고 피모(毛)에서 증발하여 누설됩니다. 위기(衛氣)가 운행함에 그 도는 길을 얻지 못하면 이 기(氣)는 표한하게 운행하므로 열린 것을 보고는 나옵니다. 그러므로 그 길로 가지 못합니다. 그러므로 누설(漏泄)이라고 말합니다."29)

　　황제가 말한다. '영위(營衛)의 기(氣)의 운행이 어느 부위에서 나오는지 듣고 싶습니다. 기백이 답한다. '영기(營氣)는 중초(中焦)에서 나오고 위기(衛氣)는 상초(上焦)에서 나옵니다.' 황제가 말한다. '3초(三焦)의 기는 어데서 나오고 흩어지는 범위는 어떠한지 듣고자 합니다', 기백이 답한다. '상초의 기는 위(胃)안의 수곡(水谷)의 정미(精微)하게 화생한데서 위(胃)의 상구(上口)로 나오고, 식도(食道)를 끼고 격막(膈膜)을 꿰뚫고 가슴속으로 흩어집니다. 다시 겨드랑 밑으로 가로로 운행하고 수태음경(手太陰經)의

───────────────

29) 이 부분은 3초(三焦)의 설명이 아니고 상초(上焦)의 설명으로 보인다. 본편 후단(後段)에 중초(中焦)와 하초(下焦)의 설명이 보인다.

길을 끼고 아래로 손에 이르르면 손으로부터 수양명경(手陽明經)
에 흘러들고 이로부터 위로 혀에 이르릅니다. 아래로 향해 족양명
위경(足陽明胃經)에 흘러들면 영기에 닿아서 한낮에 양(陽)으로
25도를 밀어움직이고 밤에는 음(陰)으로 25도를 운행합니다. 일
주야를 함께 50도를 운행하니 1주(一周)가 됩니다. 모두가 수태음
경(手太陰經)에서 만납니다.' 황제가 말한다. '사람이 열이 날 때
음식이 위(胃)에 들어가서 아직 정기(精氣)로 화성(化成)되기 전
에 땀이 납니다. 얼굴부위에도 나고 등부위에도 나고 반신(半身)
에 나기도 합니다. 아울러 그것이 위기로 운행하는 도로로 나오지
못할 때를 비추어 이것은 어느길로 나오는지요?' 기백이 답한다.
'그것은 바깥의 풍열(風熱)에 상합니다. 주리(腠理)가 열려 배설
되고 땀이 바깥으로 증발되어 올라갑니다. 위기가 운행하여 기표
(肌表)의 성근 지방에 다다르면 통상적인 길로 운행하지 못합니
다. 위기의 성질은 강하고 난폭하여 행동이 빠릅니다. 열려서 배설
하는 간극(間隙)을 만나면 이로부터 나와서 원래의 길로 운행하지
못하는 까닭에 이런 현상을 누설(漏泄)이라 합니다.'

황제(黃帝)가 말한다. "중초(中焦)의 나오는 곳을 듣고 싶습니다."

기백(岐伯)이 답한다. "중초의 기(氣) 또한 상초의 기와 같이 위
(胃)의 상구(上口)로 나옵니다. 다만 상초의 뒤로 나와서 수납하는
곡기(谷氣)는 찌꺼기(糟粕)를 분비하고 진액(津液)을 증발하여 그
정미(精微)를 변화시켜 폐맥(肺脉)으로 흘러들어 곧 변화하여 피가
됩니다. 전신을 양생함을 받들어서 이보다 더 귀한 것이 없습니다.
그러므로 홀로 12경맥에 운행하니 이를 일컬어 영기(營氣)라 합니
다."

황제(黃帝)가 말한다. "대저 혈(血)과 기(氣)는 이름은 다르나 류
(類)는 같습니다. 그것은 어째서입니까?"

기백(岐伯)이 답한다. "영위(營衛)란 정기(精氣)입니다. 혈(血)은

신기(神氣)입니다. 그러므로 혈(血)과 기(氣)는 이명동류(異名同類)
입니다. 그러므로 혈이 뺏기면 땀이 없고 땀이 뺏기면 혈(血)이 없
습니다. 그러므로 사람이 사는데에는 양사(兩死)는 있으나 양생(兩
生)은 없습니다.”

　　황제가 말한다. '중초(中焦)의 기(氣)는 어느 부위에서 나옵니
까?' 기백이 답한다. '중초(中焦)의 기는 상초의 기와 같이 위(胃)
의 상구(上口)에서 나옵니다. 다만 그것은 상초의 뒤로 나와서 수
납하는 바 곡식의 기가 찌꺼기의 분비를 거쳐야 하고 진액(津液)
을 증발하는 소화과정을 필요로 하여 음식의 정화(精華)부분을 위
로 향해 폐맥(肺脉)에 부어 넣습니다. 동시에 음식의 정미(精微)
와 진액(津液)이 서로 화합하여 화생하여 혈액이 되어 전신을 받
들어 양생할 수 있습니다. 그것은 사람의 생명을 가장 귀한 물질로
유지 시킵니다. 홀로 12경맥에 운행할 수 있으니 그것을 영기(營
氣)라고 합니다.' 황제가 말한다. '혈(血)과 기(氣)는 동속일류(同
屬一類)이나 명칭은 다릅니다. 그것은 어째서인지요?' 기백이 답한
다. '영기와 위기(衛氣)는 모두가 수곡(水谷)의 정기(精氣)가 화생
(化生)한 것이고, 혈액은 이 수곡(水谷)의 정미(精微)가 심장을
거치는 작용으로 말미암아 붉게 변화하여 이루어집니다. 그 때문
에 혈(血)과 기(氣)의 명칭이 비록 같지 않으나 그 근원이 동속일
류(同屬一類)입니다. 이 때문에 혈액이 소모되어 과도하게 상한
사람은 다시 그 땀을 나게 해서는 안되고 땀이 과다하게 나온 사
람은 다시 그 혈을 상하게 해서는 안됩니다. 가령 피와 땀의 소모
와 상함이 과도하면 망음(亡陰) 망양(亡陽)이 만들어지고 망양이
죽음을 만나고 망음이 죽음을 만납니다. 양이 있으나 음이 없으면
생존할 수 없고, 음(陰)이 있으나 양(陽)이 없으면 생존할 수 없습
니다.'

황제(黃帝)가 말한다. “하초(下焦)의 나오는 곳을 듣고 싶습니다.”
기백(岐伯)이 답한다. “하초란 별회장(別回腸)입니다. 방광(膀胱)

에 흘러들어 스며듭니다. 그러므로 수곡(水谷)이 항상 위속(胃中)에 나란히 머물러서 찌꺼기를 이루고 함께 대장(大腸)으로 내려와서 하초를 이루고 스며서 함께 내려갑니다. 여과하고 분비하여 청탁(清濁)으로 나누어져서 하초를 돌아 방광에 스며듭니다."

황제(黃帝)가 말한다. "사람이 술을 마시면 술 또한 위(胃)에 들어가고 수곡이 익지 않으면 소변이 홀로 어데로 내려가는지요?"

기백(岐伯)이 답한다. "술이란 익은 곡식의 액(液)입니다. 그 기(氣)는 사납고 맑습니다. 그러므로 후곡(后谷)이 들어가면 선곡(先谷)은 액으로 나옵니다."

황제(黃帝)가 말한다. "좋습니다! 내가 듣기로는 상초(上焦)는 안개(霧)와 같고, 중초(中焦)는 거품(漚)과 같고, 하초(下焦)는 도랑(瀆)과 같다는 것은 이를 말하는 것입니다."

황제가 말한다. '하초(下焦)의 기(氣)는 어느 부위에서 발생하는지요?' 기백이 답한다. '하초의 분비(泌)는 위(胃)에서 갈라져 아래로 내려오는 수곡(水谷)입니다. 찌꺼기를 갈라서 회장(回腸)으로 가게 합니다. 후음(后陰)으로 배출함으로써 수액(水液)이 방광(膀胱)에 스며 드니 저음(前陰)으로 배출합니다. 그러므로 수곡(水谷)이 동시에 위속(胃中)으로 들어가서 위(胃)의 부숙소화(腐熟消化)를 거쳐서 소장(小腸)을 통과하여 청탁(清濁)으로 나뉘어져 그 이루어진 찌꺼기는 대장(大腸)으로 들어가고 수액(水液)은 이에서 방광에 스며듭니다.' 황제가 말한다. '사람이 술을 마시면 술은 위에 들어가서 먼저 위에 들어간 음식물(飲食物)은 아직 소화되지 않았는데 술은 단독으로 소변으로 배설되는 것은 어째서인지요?' 기백이 답한다. '술은 곡류(谷類)로서 발효로 제조된 액체입니다. 술기(酒氣)의 성질은 몹시 사납고 원활하니 비록 음식물보다 늦게 위에 들어와도 음식물의 소화 이전에 배출됩니다. 황제가 말한다. '좋습니다! 내가 말한 상초(上焦)의 작용은 승화하여

증기가 올라가는 것입니다. 안개와 이슬처럼 자욱하여 전신에 물
을 대고, 중초(中焦)의 작용은 음식을 소화하니 정미(精微)를 흡
수하고 비장의 전수(轉輸)를 통과하여 전신(全身)에 영양을 공급
합니다. 형상은 거품과 같아서 음식물을 하나같이 변화시킵니다.
하초의 작용은 배설(排泄)입니다. 그것은 도랑과 같아서 수액(水
液)과 찌꺼기를 몸밖으로 내보냅니다. 3초(三焦)의 정황은 이와
같습니다.'

19. 4시의 기후변화(四時氣)

이 편은 4시의 기후 변화가 인체에 미치는 영향에 대하여 주요 논의를 했다. 침으로 치료할 때는 시령 기후의 같지 않음에 근거할 필요가 있고 적당한 혈위를 선택하고 침을 놓는 깊고 얕은 수법을 파악해야 함을 지적했다. 동시에 소장, 위, 방광, 담 등에 대한 부(腑)의 병리 치료에 대하여 설명했다.

황제(黃帝)가 기백(岐伯)에게 묻는다. "대저 4시(四時)의 기(氣)는 각기 형체가 다르고 백병(百病)이 일어남은 모두가 생기는 곳이 있는데 뜸뜨고 침 놓는 도(道)는 무엇으로 정하는지요?"

기백(岐伯)이 답한다. "4시의 기는 각기 있는 자리가 있습니다. 뜸뜨고 침놓는(灸刺) 도는 각기 기혈(氣穴)로써 정합니다. 그러므로 봄에는 경(經)을 취하고 혈맥(血脉)을 취하고 분육(分肉)의 사이를 취합니다. 심한 것은 깊이 찌르고 가벼운 것은 얕게 찌릅니다. 여름에는 양맥(陽脉)의 손락(孫絡)을 취하고 피부 사이의 분간(分間)을 취하고 가을에는 수혈(輸)을 취하고 사기(邪氣)가 부(腑)에 있으면 합혈(合)을 취합니다. 겨울에는 정혈(井)과 형혈(滎)을 취하고 반드시 깊이 찔러 머물러야 합니다.

> 황제가 기백에게 묻는다. '4시 기후의 변화는 각기 서로 다른 성질이 있습니다. 인체의 각종 질병의 발생은 그 기후와 더불어 일정한 관계가 있습니다. 어떻게 침구(針灸) 치료의 원칙을 결정합니까?' 기백이 답한다. '4시 기후가 인체에 영향을 미칠 때 각기 일정한 발병 부위가 있습니다. 침자(針刺)로 질병을 치료하는 원칙은 응당 같지 않은 발병 계절을 근거로 하여 확실히 관계있는 혈위(穴位)가 있습니다. 봄에 침을 놓는데는 마땅히 경락(經絡)을 취하고 혈맥과 분육 사이의 간극을 취합니다. 병증세가 비교적 무거우면 깊이 찌르는 방법을 쓰고 병증세가 비교적 가벼우면 얕게 찌릅니다. 여름의 침자(針刺)는 응당 수족 3양경의 피부 사이의 갈라지는 낙맥(支絡)을 취합니다. 혹은 분육(分肉)의 사이를 찔러서 피부(皮膚)를 투과(透過)하는 천자법(淺刺法)을 씁니다. 가을의 침자는 각 경(經)의 수혈(輸穴)을 취합니다. 사기(邪氣)가 6부(六腑)에 있는 것은 양경(陽經)의 합혈(合穴)을 취합니다. 겨울철의 침자는 마땅히 각경(經)의 정혈(井穴)과 형혈(滎穴)을 취합니다. 단지 깊이 찌르고 침을 머무는 시간이 비교적 깁니다.

온학(溫瘧)은 땀이 나오지 않고 59개 치료열병의 수혈을 취할 수 있습니다. 풍수(風病)병은 피부가 팽창하니 57개 치료수병(水病)의 주요 수혈이 됩니다. 피부의 혈(血)을 취하는 것은 다 취합니다. 손설(飱泄)은 3음(三陰)의 위를 보(輔)하고 음릉천(陰陵泉)을 보(輔)하니 모두 오랫동안 머물러야 합니다. 열이 운행하면 곧 그쳐야 합니다. 만약에 양(陽)에 전근(轉筋)이 있으면 그 양을 치료합니다. 음(陰)에 전근이 있으면 그 음을 치료합니다. 모두 번침(燔針)으로 찔러서 치료합니다.

　　온학(溫瘧)을 앓으면 땀이 나지 않습니다. 59개의 열병을 치료하는 주요 수혈(輸穴)을 취합니다. 풍수병을 앓으면 피부가 늘어집니다. 57개의 수병(水病)을 치료하는 주요 수혈을 취할 수 있습니다. 가령 피부에 혈락(血絡)이 있으면 모두 침을 놓아 피를 내보냅니다. 비기(脾氣)가 허한(虛寒)하여 손설(飧泄)하는 증세가 있으면 응당 비경(脾經)의 합혈(合穴)인 음릉천(陰陵泉)을 보(輔)합니다. 모두가 응당 장시간 머물러야 합니다. 침 아래 열이 운행함을 느끼기를 기다려 다시 침을 머무릅니다. 만약 전근(轉筋)부위가 바깥측에 있으면 응당 3음경(三陰經)의 수혈을 취하여 치료를 진행합니다. 또 모두 화침(火針)으로 찌릅니다.

　도수(徒痲)는 먼저 환곡(環谷) 아래 3치(三寸)를 취해서 피침(鈹針)30)으로 찌릅니다. 연후에 통침(䈽針)31)으로 그곳을 찌르고 반복해서 찌르면 그 부증(痲)이 없어지고 반드시 기육(肌肉)이 단단해집니다. 단단함이 느리면 번거로워 잊어버리고 단단함이 급하면 안정(安靜)되니 하루건너 한번 찌르면 부증(痲)이 곧 그칩니다. 소변이 원활하게 하는 약을 마시면 다시 붓는 것을 방지합니다. 침을 처음 놓을 때는 약을 마셔도 됩니다. 단지 약을 마실때는 음식물을 먹지 않아도 되고 음식을 많이 먹었을 때는 약을 마시지 않아도 됩니다. 다른 음식물을 먹지 않고도 135일을 견딥니다. 착비(著痺)가 제거되지 않고 오랫동안 차가워서 낫지 않으면 쉬침(焠針)으로 3리혈(三里)을 취합니다. 뼈가 마르고 장중(腸中)이 불편하면 3리혈을 찌릅니다. 왕성하면 사(瀉)시키고 허하면 보(輔)합니다. 여풍(癘風)은 그

---

30) 피침(鈹針) : 고대 9침(九針)의 하나. 침 아래 끝이 보검(寶劍形)이고 양면에 칼날이 있다.
31) 통침(䈽針) : 통(䈽)과 같다. 가운데가 비어 통(䈽)과 같은 침.

종기(腫起)의 부위를 찌릅니다. 찌른 후에는 다시 예리한 침으로 아픈 자리를 찔러 그 나쁜 피를 제거하면 부기가 그칩니다. 보통 상식(常食)을 하고 다른 음식은 먹지 말아야 합니다.

수종병(水腫病)을 앓고 풍사(風邪)를 겸하지 않는 것은 먼저 환곡(環谷) 아래에 있는 3치(三寸)의 부위를 피침(鈹針)으로 찌릅니다. 연후에 가운데가 빈 통(筒)같은 침으로 그 자리를 찌릅니다. 반복해서 찌르면 수(水)를 다 내 보낼 수 있습니다. 원래 수종(水腫)시에 느슨한 기육(肌肉)을 단단하게 회복하게 합니다. 동시에 포대(布帶)를 사용하여 그 허리와 배 부위를 묶습니다. 가령 느슨하게 묶으면 환자가 번민하는 감각을 느껴서 펼치지 못합니다. 단단하게 묶으면 적합하게 펼쳐서 안정이 됩니다. 침을 사용하여 찔러서 방수(放水)치료를 합니다. 매 격일(隔日)에 한번씩 시행하여 수종이 없어지면 그칩니다. 여전히 통하고 막히는 약물을 음복해야 하며 그 소변을 원활하게 하여 다시 수종을 방지합니다. 침을 찌르는 초기에는 통폐(通閉)하는 약을 같이 먹어도 됩니다. 단지 바로 복약할 때는 음식물을 먹을 필요가 없습니다. 억지로 음식물을 먹으면 약을 먹을 필요가 없습니다. 또한 그 비장을 상하고 습기를 도우는 음식물을 135일을 먹을 필요가 없습니다. 습사(濕邪)가 편중하는 착비(著痺)는 오랫동안 낫지 않습니다. 이 한습(寒濕)이 안에 머물러 있으면 속자법(速刺法)을 씁니다. 발의 3리혈(三里)을 취하여 찌릅니다. 장위(腸胃)가 상하면 그 화물(化物)들을 분비하여 청탁(淸濁)으로 갈라지고 찌꺼기는 전도(傳導)하는 기능〔功能〕이 이상해지면 위경(胃經)의 합혈(合穴)인 족3리혈(足三里)을 취하여야 하니 사기(邪氣)가 심하면 사법(邪)을 쓰고 정기(正氣)가 허하면 보법(輔法)을 씁니다. 마풍(瘋風)의 병을 앓는 사람은 일반적으로 마땅히 종기(腫起)의 위를 찌릅니다. 침을 놓은 후에 다시 예리한 침을 사용하여 아픈 곳을 찌릅니다. 연후에 손으로 눌러 독기(毒氣)와 나쁜 피를 짜내면 바로 종기가 없어지고 그칩니다. 찌른 후에 응당 음식조양(飮食調養)에 주의하고 음식물을 보통 일상의 음식물로 하고 그 다른 풍(風)이 발하는 독한

식물을 먹지 말아야 합니다.

배 속이 늘 소리가 나고 기(氣)가 거스르고 가슴이 텅비고 숨이 차서 오래 서 있지 못하면 사기(邪)가 대장(大腸)에 있습니다. 명치(肓)의 근원은 거허(巨虛) 상렴(上廉)과 3리(三里)에 있습니다. 작은 배와 고환(睾丸)이 당기고 허리와 척추가 당깁니다. 위로 심장을 거스르면 사기(邪)가 소장(小腸)에 있고 고환에 이어지고 등골뼈에 속하고 간(肝)과 폐(肺)를 꿰뚫고 심계(心系)를 얽습니다. 기(氣)가 왕성하면 궐역(厥逆)의 혈이 배꼽에 맺힙니다. 그러므로 명치(肓)의 근원을 취하여 흩어지게 합니다. 태음경(太陰經)을 찔러서 폐의 허함을 보(輔)하고 족궐음(足厥陰)을 취하여 사(瀉)시킵니다. 거허(巨虛)의 하렴(下廉)을 찔러서 제거하고 그 소장맥이 경과하는 경(經)을 취하여 조절합니다.

배속에 늘 소리가 나고, 기(氣)가 거슬러 가슴 부위를 향해 충동질하면 숨이 차서 앉지 못합니다. 그것은 사기(邪)가 대장(大腸)에 있는 때문입니다. 그 치료는 마땅히 기해(氣海)와 위 거허(巨虛)쪽 및 족3리혈(足三里穴)을 찔러야 합니다. 작은 배가 당기고 고환(睾丸)이 아프고 아울러 허리와 등골뼈가 당기고 위로 심장과 가슴을 거스르면 그것은 사기(邪)가 소장(小腸)에 있는 것입니다. 소장은 고환 계통에 이어지고 뒤로 등골뼈에 부속합니다. 그 경맥(經脉)은 간(肝)과 폐(肺)를 꿰뚫고 심장계통에 둘러쌉니다. 그러므로 소장(小腸)에 사기(邪氣)가 왕성하면 궐기(厥氣)가 위로 거스릅니다. 장위(腸胃)를 위로 거스르면 간장(肝臟)을 찔러 혼란케합니다. 황막(肓膜)에 흩어지고 배꼽부위에 모여 맺힙니다. 그러므로 명치(肓)의 근원(氣海穴)을 사용하여 배꼽 부위에 맺힌 것을 흩어져 없애게 합니다. 수태음경(手太陰經)을 침을 놓아 폐허(肺虛)를 보(輔)하고 다시 족궐음경(足厥陰經)을 찔러서 간(肝實)

을 사(瀉)시킵니다. 아울러 아래 거허(巨虛) 아래쪽을 찔러서 소장(小腸)의 사기(邪氣)를 제거하고 동시에 또 소장맥(小腸脉)을 누르고 문질러서 지나가는 경(經)의 자리에 그 기(氣)를 조절합니다.

구토를 잘하고 구토(嘔吐)에 신물을 내놓고 한숨쉬기를 잘하고 마음속이 움직여 누가 잡아가는 듯 하면 사기(邪)가 담(膽)에 있고 거스름이 위(胃)에 있습니다. 담액(膽液)을 배설하니 입이 쓰고 위기(胃氣)를 거스르니 쓴 것을 구토합니다. 그러므로 구담(嘔膽)이라 합니다. 3리혈(三里)을 취하여서 위기(胃氣)의 거스름을 내려가게 하려면 소양(少陽)의 혈락(血絡)을 찔러서 담의 거스름을 닫고 그 허실(虛實)을 물리치고 조절하여서 그 사기(邪)를 없앱니다. 음식(飮食)이 내려가지 않으면 격막이 막혀 통하지 않고 사기(邪)가 밥통에 있습니다. 병이 상완(上脘)에 있으면 침을 놓으면 억눌려 아래로 내려갑니다. 병이 하완(下脘)에 있으면 곧 흩어져 없어집니다. 작은 배가 아프고 부으면 소변이 원활하지 못합니다. 사기가 3초(三焦)에 묶여 있으면 태양(太陽) 대락(大絡)을 취합니다. 낙맥(絡脉)과 궐음소락(厥陰小絡)을 살펴서 어혈(瘀血)이 부은 위나 밥통에 모여 맺힌 것은 3리혈을 취합니다. 치료할 때 그 얼굴색을 보고 그 눈을 살펴서 정기(正氣)가 흩어졌거나 회복됐음을 압니다. 눈빛의 변화를 살펴서 병사(病邪)의 있고 없음을 압니다. 병인의 형체와 동정(動靜)을 살피고 다시 기구(氣口)와 인영맥(人迎脉)을 진찰하여 단단하고 또 왕성하고 원활한 것은 병이 날로 진행중입니다. 가령 맥상이 연약하면 병이 장차 물러감을 나타내고 모든 경(經)이 실한 것은 3일이면 낫습니다. 기구맥(氣口)은 음(陰)을 살피고 인영맥(人迎)은 양(陽)을 살핍니다.

병인이 때로 늘 구토(嘔吐)하고 구토물이 쓴물(苦水)을 띠고 아울러 늘 한숨을 쉬고 심중이 두려워서 편치 않고 마치 누가 잡아 가는 듯 하면 그것은 병이 담(膽)에 있는 것입니다. 양기(陽氣)가 위로 위(胃)에 거스르기 때문에 담액(膽液)이 바깥으로 배설된 뒤 그 기(氣)가 위로 거스르면 입이 쓴 것을 깨닫습니다.

위기(胃氣)가 거스를 때 구토하여 쓴 물이 나오면 그것은 구담병(嘔膽病)입니다. 치료할 때는 위경(胃經)의 족3리혈(足三里)을 취하여 위기가 내려가고 구토(嘔吐)를 그치는데 씁니다. 아울러 족소양경(足少陽經)의 부위의 혈락(血絡)을 침을 찔러서 담기(膽氣)가 위로 거스름을 억제합니다. 아직은 허실(虛實)의 정황에 근거하여 조절하고 치료하여 병사(病邪)를 제거할 필요가 있습니다. 음식이 목으로 내려가지 않거나 가슴이 막혀 불통함을 느끼면 그것은 병사가 밥통에 머무는 때문입니다. 병이 상완(上脘)에 있으면 곧 상완을 찔러서 위로 거스르는 위기를 억제하고 병이 하완(下脘)에 있으면 마땅히 저체된 한체(寒滯)를 따스하게 흩어지게 합니다. 작은 배 부위에 종통(腫痛)이 있고 소변이 원활치 못하면 이는 병사가 방광에 있기 때문입니다. 치료시에는 응당 족태양경의 대락(大絡)인 위양혈(委陽穴)을 취합니다. 족태양경(足太陽經)의 낙맥(絡脉)과 족궐음경(足厥陰經)의 소락(小絡)을 살펴서 어혈(瘀血)이 맺힌 것이 있으면 침을 놓아 그 어혈을 제거시켜야 합니다. 가령 작은 배 부위의 붓고 아픈 것이 위로 밥통(胃脘)에 미치면 응당 족3리혈(足三里)을 취하여 치료합니다. 침을 놓을 때는 병인의 기색(氣色)을 살피고 환자의 눈을 살펴서 정기(正氣)의 흩어졌거나 회복되었음을 알 수 있습니다. 눈색깔의 변화를 보아 병사의 있음과 흩어져 없음을 알 수 있습니다. 병인의 형태(形態) 동정(動靜)을 살펴서 기구맥(氣口)과 인영맥(人迎脉)을 다시 진찰하여 맥상(脉象)이 견실(堅實)하고 또 넓고 크고 원활하면 이는 병증세가 날로 더욱 심한 것입니다. 가령 맥상이 연약하고 부드러우면 이는 병사가 장차 물러나는 것을 나타내는 것입니다. 모든 경맥이 실하고 힘이 있으면 이는 정기(正氣)가 왕성한 것이고 사기(邪

氣)가 장차 쇠약해지는 것이니 병이 3일 좌우가 되면 좋아질 것입
니다. 기구맥(氣口)은 폐맥(肺脉)에 속하고 안을 주관해서 수족
(手足)의 각맥의 음(陰)을 살핍니다. 인영맥(人迎)은 위맥(胃脉)
이 되고 바깥을 주재해서 수족각맥의 양(陽)을 살핍니다.

권 5

20. 오장에 침입하는 사기(五邪)

이 편은 사기(邪氣)가 5장(五臟)에 침입하여 일으키는
병증세 및 치료시에 취하는 경혈(經穴)을 소개했다.

사기(邪氣)가 폐(肺)에 있으면, 피부에 통증이 생기고 한열(寒熱)
이 납니다. 기(氣)가 거슬러 숨이 가쁘고 땀이 나며 기침하면 어깨
와 등이 당기고 아픕니다. 가슴 안의 바깥 측 중부혈(中府)을 취하
고 등 부위의 삼추혈(三椎)의 옆을 손으로 빨리 문지르면 시원해집
니다. 곧 침을 놓아 천돌혈(天突穴)32)을 취해 폐 안의 사기(邪)를
흩어지게 합니다.

사기(邪)가 간(肝)에 있으면 양 옆구리 안이 아프고 중초에 한기
가 치우쳐 왕성하고(寒中) 나쁜 피(惡血)가 안에 있습니다. 정강이
(胻)가 당기기를 자주 하고 관절이 붓고 아픕니다. 치료할 때는 행

---

32) 여기서는 결분혈(缺盆穴)이 아니고 양 결분 사이의 천돌혈(天突穴)을 가리킨
  다.

간(行間)을 취해서 옆구리가 당기는 것을 없애고 3리혈(三里)은 보(補)하며 위속(胃中)을 따스하게 합니다. 혈맥(血脉)을 취하여 나쁜 피(惡血)를 제거하고 귀 사이의 청맥(靑脉)을 취하여 잡아당김을 없앱니다.

사기(邪)가 비위(脾胃)에 있으면 기육(肌肉)이 병들어 아픕니다. 양기(陽氣)가 남음이 있고 음기(陰氣)가 부족하면 곧 열이 적중하여 배가 잘 고픕니다. 양기가 부족하고 음기가 남음이 있으면 한기가 적중하여 장(腸)이 우굴거리고 배가 아픕니다. 음양이 함께 남음이 있고, 만약 함께 부족하면 한기도 있고 열도 있습니다. 모두 3리혈을 조절합니다. 사기(邪)가 신장(腎)에 있으면 뼈가 아파서 음비(陰痺)33)가 됩니다. 음비란 것은 진맥해서 알 수가 없습니다. 배가 창만하고 허리가 아픕니다. 대변이 어려우며 어깨 등 목 앞뒤가 뻣뻣하여 아프고 때로는 어지럽고 눈이 침침(肬)합니다. 용천혈(涌泉)과 곤륜혈(昆侖)을 취하고 피가 들어나는 곳은 다 취합니다. 사기(邪)가 심장에 있으면 심장이 아파서 희비(喜悲)가 상합니다. 때로는 어지러워 쓰러집니다. 남음이 있고 부족함이 있는 것을 살펴서 그 수혈(輸穴)을 조절합니다.

사기(邪氣)가 폐(肺)에 있으면 피부가 아픈 증세가 나타납니다. 오한발열(惡寒發熱)합니다. 기(氣)가 거슬러서 숨이 가쁩니다. 땀이 납니다. 기침하여 어깨와 등이 당기고 아픕니다. 치료할 때는 가슴 부위의 바깥쪽의 중부혈(中府) 운문혈(云門穴)과 등 부위의 제 3추(椎) 옆의 1치 반의 폐수혈(肺輸穴)을 취합니다. 침을 놓기 전에 먼저 손으로 빠르게 문지릅니다. 만약에 시원한 감각이 있으면 곧 그 자리에 침을 놓기를 진행시키고 그런 후에 다시 임맥(任

---

33) 음비(陰痺) : 아픈 자리가 일정치 않고 진맥해서 알 수 없다. 통비(痛痺)라고 도 한다.

脉)의 천돌혈(天突穴)을 취해서 폐중(肺中)의 사기(邪氣)를 흩어
내립니다. 사기가 간(肝)에 있으면 양 옆구리에 통증이 있습니다.
간기(肝氣)가 비장(脾)에 올라타서 목(木)이 왕성하고 토(土)가
허(虛)하고 중초(中焦)에 한기(寒氣)가 치우쳐서 왕성하여 비위
(脾胃)가 허한(虛寒)한 증세가 나타납니다. 간장혈(肝臟血)은 간
(肝)이 병들어 어혈(瘀血)이 몸 안에 머물러 막히게 하는 것입니
다. 간은 힘줄을 주관합니다. 만약에 근맥(筋)에 영양이 없으면 아
랫다리(小腿)의 힘줄이 경련하고 잡아 당깁니다. 관절이 때로는
붓고 아픕니다. 치료시에는 족궐음간경(足厥陰肝經)의 형혈(榮穴)
행간(行間)을 취해서 기(氣)를 당겨 내려서 옆구리의 통증을 풀어
줍니다. 족양명위경(足陽明胃經)의 3리혈(三里穴)을 보(補)하여
위(胃)가 따스하고 속이 따끈하게 해 줍니다. 아울러 본경(本經)
의 혈락(血絡)에 침을 놓아서 나쁜 피를 흩어지게 합니다. 족소양
경(足少陽經)의 가까운 귀뿌리의 청락(靑絡)을 취해서 그 당기는
아픈 감각을 제거합니다. 사기(邪氣)가 비장(脾)에 있으면 기육
(肌肉)의 통증이 발생합니다. 가령 양기가 남음이 있으면 음기(陰
氣)가 부족합니다. 양사(陽邪)가 부(腑)에 들어가서 위열(胃熱)이
지나치게 왕성하면 음식을 오래 먹지 못하여 배고픈 증상이 나타
납니다. 가령 양기(陽氣)가 부족하고 음기가 남음이 있으면 비장
(脾臟)이 허한(虛寒)하여 건강한 운동을 못하니 장이 우굴거리고
배가 아픈 증세가 나타납니다. 만약 음양이 모두 부족하고 비위
(脾胃)의 정기(正氣)가 함께 부족하면 병이 나서 한열(寒熱)이 납
니다. 단지 이것이 한기(寒)이든 열(熱)이든 간에 모두 족양명경
(足陽明經)의 합혈(合穴)인 3리혈을 조절하여 치료하는 것이 좋습
니다. 사기(邪)가 신장(腎)에 있으면 곧 골통(骨痛) 음비(陰痺)가
발생합니다. 이른바 음비란 그 아픈 곳이 일정한 자리가 없습니다.
손으로 진맥해도 확정한 자리가 없고 구체적 부위가 없습니다. 동
시에 배가 팽창하고 허리에 통증이 있고 대변이 어려우며 어깨 등
목이 뻣뻣하고 아픕니다. 때로는 머리가 어지럽습니다. 치료시에
는 족소음경(足少陰經)의 용천혈(涌泉穴)과 족태양(足太陽經)의
곤륜혈(昆侖穴)을 취하는 것이 좋습니다. 가령 피가 막히는 증상

이 나타나면 고르게 응해서 찔러 피를 냅니다. 사기(邪)가 심장에 있으면 심장에 통증이 발생하고 희비(喜悲)가 상합니다. 때로는 늘 현기증이 나고 어지러워 넘어지는 증세가 있습니다. 병의 허실을 살펴서 본경(本經)의 수혈(輸穴)을 취하고 허함을 보하고 실(實)함을 사(瀉)시키는 방법을 진행하여 치료를 조절해야 합니다.

21. 피부, 기육, 뼈의 한열(寒熱病)

이 편은 피부(皮)의 한열(寒熱), 기육(肌)의 한열, 뼈(骨)의 한열 및 골비(骨痺)와 열비(熱痺)의 증후와 치료와 예후(豫后)에 대한 주요한 것을 소개했다. 천유(天牖) 5부(五部)의 부위와 주치(主治)를 논의하고 멸궐(滅厥) 한궐(寒厥) 등의 증세의 나타남 및 이런 류의 질병의 실제 증세와 허증(虛症)의 치료법칙(治則) 및 치료법(治法)을 서술하고 마지막에는 사시(四時)의 취혈(取穴)하는 일상의 규칙과 인체의 5개 중요한 침놓는 부위를 서술하고 병에 적중(中病)하면 곧 그치는 원칙적 운용 및 침을 놓는 태과(太過)와 불급(不及)이 이루는 결과를 서술했다.

피부(皮)가 한열(寒熱)한 것은 아파서 자리에 앉지 못합니다. 모발(毛髮)이 타고 콧구멍이 마르고 땀이 나지 않습니다. 치료시에는 3양(三陽)의 낙혈(絡)을 취해서 수태음(手太陰)을 보(補)합니다. 기육(肌)이 한열한 것은 기육(肌)이 아프고 모발이 타서 입술이 마르고 땀이 나지 않습니다. 3양(三陽)의 아래를 취해서 그 어혈(瘀血)

을 제거해서 족태음(足太陰)을 보하여 그 땀을 냅니다. 뼈(骨)가 한열한 것은 그 병이 사람으로 하여금 번거롭고 불안하게 하니 땀이 흘러 쉬지 않습니다. 이빨이 말라 치료해도 낫지 않는 것은 사타구니의 낙혈에 있는 소음(少陰)을 취합니다. 이빨이 이미 말라 죽은 것은 죽어서 치료하지 못합니다. 골궐(骨厥)에 이르르면 또한 그러합니다. 골비(骨痺)는 모든 골절(骨節)의 활동이 이루어지지 못하고 아픕니다. 땀이 흐르고 마음이 버거롭습니다. 치료시에는 3음(三陰)의 경(經)의 혈위(穴)를 취하고 보합니다. 몸에 상한 곳이 있어서 혈(血)이 많이 나오고 풍한(風寒)에 적중하고 만약에 낙상한 데가 있어서 4지(四肢)가 게으르고 피로해서(解休) 수렴하지 못하면 이름하여 체해(体解)라 합니다. 치료시에는 그 작은배 배꼽 아래 3치의 관원혈(關元)을 취합니다. 궐비(厥痺)란 궐기(厥氣)가 위로 배에 미치는 것입니다. 음양(陰陽)의 낙혈(絡)을 취하여 주병(主病)을 살펴야 합니다. 양(陽)을 사(瀉)시키고 음(陰)의 경혈(經)을 보합니다.

　　외사(外邪)가 피모(皮毛)에 침입하면 피부에 한열(寒熱)이 발생합니다. 그 동통(疼痛)으로 자리에 앉지 못합니다. 폐(肺)는 모피(毛皮)를 주관합니다. 코(鼻)로 구멍을 엽니다. 피모가 상함을 입으면 폐의 진액이 퍼지지 않습니다. 그러므로 모발(毛髮)이 타고 코 안이 메마르고 땀이 나오지 않습니다. 치료할 때는 족태양경(足太陽經)의 낙혈(絡穴)인 비양혈(飛揚穴)을 취해서 거죽의 열을 배설시키고 다시 수태음경(手太陰經)을 찔러서 폐기(肺氣)를 보(補)합니다. 비장(脾)은 기육(肌肉)을 주관합니다. 그 형혈(榮)은 입술에 있습니다. 기육이 사기(邪)의 침입을 받으면 모발이 타서 마르고 입술이 마르고 땀이 나지 않습니다. 치료시에는 족태양경(足太陽經)의 아래 부위의 낙혈(絡穴)인 비양혈(飛揚)을 취하여 어혈(瘀血)을 배설시킵니다. 다시 족태음비경(足太陰脾經)을 보해서 그 땀을 냅니다. 뼈(骨)가 한열(寒熱)을 발하면 이 사기(邪)는

소음신기(少陰腎氣)를 상하게 하고 그 병은 사람으로 하여금 번조
(煩躁)하고 불안하게 하여 땀이 나와 흘러서 그치지 않습니다. 가
령 어금니가 없고 시들고 마르는 현상이면 음기(陰氣)가 오히려
충만함을 나타냅니다. 치료시에는 마땅히 족소음경(足少陰經)의
낙혈(絡穴)인 대종혈(大鐘)을 취합니다. 가령 어금니가 이미 매우
말랐으면 이는 음기가 이미 다 없어진 것이니 치료할 수 없는 죽
음의 증세입니다. 골궐(骨厥)에 이르르면 이빨에 근거해서 손톱이
말랐는지 피부의 진행을 진단해서 질병의 길흉을 치료하고 판단합
니다. 골비(骨痺)의 병은 전신의 각 골절의 활동이 자유롭지 못하
고 또 아픕니다. 땀이 흐르듯 하고 심중(心中)이 번잡하고 어지럽
습니다. 치료시에는 3음경(三陰經)의 혈위(穴位)를 취하는 것이
옳습니다. 병이 어데 있는가를 살펴서 침을 놓음에는 보법(補法)
을 씁니다. 만약 신체에 찢어진 상처가 있어서 출혈이 매우 많고
또 풍한(風寒)의 침습(侵襲)을 받아서 높은데서 떨어져서 팔다리
에 상처가 있으면 풀어져 힘이 없어집니다. 그것은 체해병(体解
病)이라 이릅니다 치료시에는 배꼽 아래 작은 배 부위의 3결교
(三結交)를 취합니다. 이른바 3결교(三結交)란 이 위경(胃經) 비
경(脾經)과 임맥(任脉)의 3경(經)이 서로 교류하는 곳의 관원혈
(關元穴)입니다. 궐비(厥痺)는 이 궐역(厥逆)의 기(氣)가 하지(下
肢)로부터 위로 올라가 전해서 배 부위에 이르는 것입니다. 치료
시에는 본병(本病)에 유관한 음경(陰經) 혹은 양경(陽經)의 낙혈
(絡穴)과 더불어 취함이 옳습니다. 단지 모름지기 그 주병(主病)
이 음에 속하는지 아니면 양에 속하는지를 살핀 연후에 다시 혈
(穴)을 취하고 양경에 있으면 사법(瀉法)을 쓰고 음경에 있으면
보법(補法)을 씁니다.

목 옆의 동맥(動脈)을 인영맥(人迎)이라 합니다. 인영맥은 족양명
(足陽明)입니다. 영근(嬰筋)34)의 앞에 있습니다. 영근의 뒤는 수양명
(手陽明)입니다. 이름하여 부돌(扶突)이라 합니다. 다음 맥은 수소양

---

34) 영근(嬰筋) : 목 옆의 힘줄

맥(手少陽脈)입니다. 이름하여 천유(天牖)라 합니다. 다음 맥은 족태
음(足太陰)입니다. 이름하여 천주(天柱)라 합니다. 겨드랑이 밑의 동
맥(動脈)은 비태음(臂太陰)입니다. 천부(天府)라고 말합니다.

    목 부위의 결후(結喉) 양쪽 동맥 부위의 혈(穴)을 인영맥(人迎)
이라고 부릅니다. 족양명경(足陽明經)에 속합니다. 영근(嬰筋)의
앞면에 있습니다. 영근의 후면은 수양명경(手陽明經)의 수혈(輸
穴)이며 부돌(扶突)이라 합니다. 다시 뒤로 향한 이 수양명의 수
혈(輸穴)을 천유(天牖)라 합니다. 천유의 후면은 이 족태양경(足
太陽經)의 수혈입니다. 이름하여 천추(天椎)라 합니다. 겨드랑이
아래 3치의 곳의 동맥은 이 수태음경의 수혈이니 이름하여 천부
(天府)라 합니다.

  양(陽)이 거스르면 두통(頭痛)이 나고 가슴이 가득하면 숨쉬지 못
합니다. 치료시에는 인영맥(人迎)을 취합니다. 돌연 귀가 어두우면
후설(喉舌)이 강경해 집니다. 치료함에는 부돌(扶突)과 혀뿌리(舌本)
를 취하여 피를 냅니다. 돌연 말을 못하면 경기(經氣)가 막혀서 통
하지 않습니다. 귀나 눈이 어두우면 천유(天牖)를 취합니다. 돌연
저리고 간질로 어지러우면 다리가 몸을 지탱하지 못합니다. 치료할
때는 천주(天柱)를 취합니다. 돌연 황달이 들어 안으로 거스르면 간
(肝)과 폐(肺)가 서로 핍박하여 피가 코와 입에 넘칩니다. 치료시에
는 천부(天府)를 취합니다. 이는 천유 오부(五部)[35]가 됩니다.

    양사(陽邪)가 양경(陽經)에 거스르면 두통이 생깁니다. 가슴 안
이 그득하면 호흡이 원활치 못합니다. 치료시에는 족양명경(足陽

---

35) 천유오부(天牖五部) : 인영(人迎), 부돌(扶突), 천유(天牖), 천주(天柱), 천부(天
   府)

明經)의 인영혈(人迎穴)을 취합니다. 돌연 실음(失音)하면 후설(喉舌)이 강경(强硬)하니 부돌혈(扶突穴)을 찌릅니다. 아울러 혀 뿌리를 침놓아 피를 냅니다. 돌연 귀가 먹으면 경기(經氣)가 막혀서 통하지 않아서 청력(聽)을 잃고 눈이 보이지 않으니 천유혈(天牖穴)을 취합니다. 돌연 경련이 나고(拘攣) 지랄병(癎癎)을 하고 현기증(眩暈)이 나고 두 다리가 연약해서 힘이 없고 신체를 지탱하지 못하면 천주혈(天柱穴)을 취합니다. 돌연 열병을 앓으면 안에 있는 기기(氣機)가 위로 거슬러서 간폐(肝肺) 2경(二經)의 안으로 품고 있는 화사(火邪)가 서로 어지러워서 혈(血)이 거슬러 망령된 행동에 이르르고 입과 코에 피가 나면 천부혈(天府穴)을 취합니다. 이상 5혈(五穴)을 취하는 바 천유혈(天牖穴)이 안에 있고 그 수혈(輸穴)은 그 네 둘레에 있습니다. 그러므로 천유5부(天牖五部)라고 일컫습니다.

비양명(臂陽明)36)이 광대뼈에 들어가 이빨에 퍼져 휘감는 것을 이름하여 대영맥(大迎)이라 합니다. 그러므로 아랫이가 벌레 먹어 아프면 수양명경(手陽明經)의 어떤 작은 혈위(穴)를 취하여 치료합니다. 팔뚝에 오한(惡寒)이 있으면 보(補)해야 하고 오한(惡寒)이 없으면 사(瀉)시켜야만 합니다. 족태양경(足太陽經)이 광대뼈에 들어가 이빨에 두루 휘감는 것을 이름하여 각손(角孫)이라 합니다. 웃이가 벌레 먹으면 코와 광대뼈 앞의 혈위(穴位)를 취하여 치료합니다. 바야흐로 병을 앓을 때에는 그 맥(脉)이 왕성합니다. 왕성하면 사(瀉)시키고 허하면 보(補)합니다. 다른 설명으로는 또한 코 바깥측의 혈위를 치료한다고 합니다.

수양명대장경(手陽明大腸經)이 광대뼈 부위로 들어가 이빨에 둘러싸서 휘감으니 그 혈명(穴名)을 대영(大迎)이라 합니다. 그러므

---

36) 비양명(臂陽明) : 수양명 대장경(手陽明大腸經)

로 아랫이가 충치가 되면 응당 수양명경(手陽明經)의 어떤 작은 혈위를 취하여 치료합니다. 팔뚝에 오한이 있으면 많이 허합니다. 그러므로 보법(補法)을 씁니다. 오한이 없으며 많이 실하면 사법(瀉法)을 씁니다. 족태양방광경이 광대뼈 부위에 들어가 이빨에 둘러싸서 휘감으면 혈명(穴名)을 각손(角孫)이라 합니다. 웃이빨이 치통이 나면 응당 코와 광대뼈 앞의 혈(穴)을 취하여 치료합니다. 강(剛)한데 있으며 병이 날 때는 그 맥기가 왕성함을 나타내고 사법을 써야 합니다. 맥이 허약하면 보법을 써야 합니다. 다른 한 가지 설은 또한 코 바깥측의 혈위를 취하여 치료한다고 합니다.

족양명(足陽明)이 코를 끼고 얼굴 부위에 들어가는 것을 현로(縣顱)라 합니다. 입에 속하고 눈 뿌리(目本)에 들어가 이어집니다. 두통이 나고 아래턱 부위가 당기면 발병 부위의 수혈을 취합니다. 살펴서 지나친 것은 취하여 남음이 있는 것은 덜어내고 부족한 것은 더합니다. 이에 반(反)하는 것은 더욱 병이 심합니다. 족태양(足太陽)방광경이 목 부위를 통과하여 뇌(腦)에 들어가는 것은 바로 눈뿌리에 이어집니다. 이름하여 안계(眼系)라 합니다. 머리와 눈이 아픈 데를 취하니 목 안의 양 힘줄 사이에 있는 이 혈을 치료합니다. 이 맥이 목으로부터 뇌에 들어가서 곧 음제(陰蹻)와 양제(陽蹻)로 나뉘어져 그 양 가닥 맥의 음양이 서로 교류하여 양(陽)은 들어오고 음(陰)은 나가니 음양이 눈의 날카로운 눈초리에서 교류하고 양기(陽氣)가 왕성하면 눈을 부릅뜨고 음기(陰氣)가 왕성하면 눈을 감습니다.

족양명경맥(足陽明經脉)은 코 옆을 끼고 얼굴 부위에 들어가서 족소양경(足少陽經)과 더불어 교회(交會)하는 것을 일러 현로(縣顱)라 합니다. 경맥(經脉)이 아래로 내려가 입으로 이어집니다. 위로 올라가 입과 마주하여 눈뿌리에 이어집니다. 두통이 나서 아래

턱 부위가 당기니 또한 아픕니다. 치료할 때는 발병 부위의 수혈
(輸穴)을 찌르는 것이 좋습니다. 무릇 입과 눈과 머리 부위에 병이
낫는가를 살펴서 본경(本經)을 취하여 치료하는 것이 좋습니다.
그 남음이 있는 것은 사(瀉)시키고 부족한 것은 보(補)합니다. 이
에 반하는 것은 병의 정황을 더욱 가중시킵니다. 족태양방광경은
목부위의 옥침혈(玉枕穴)을 통과하여 뇌에 들어가 휘감아서 직접
눈뿌리에 이어집니다. 이름하여 안계(眼系)라 합니다. 머리와 눈
의 동통(疼痛)은 목 안의 양 힘줄 사이의 이 혈(穴)을 취하여 치
료합니다. 이 맥은 목에서 뇌로 들어갑니다. 나뉘어져 음제(陰蹻)
와 양제(陽蹻)로 갈라져 들어가고 그 두 가닥의 맥의 음양이 서로
교류하여 양기(陽氣)는 안으로 들어가고 음기(陰氣)는 바깥으로
나옵니다. 음양기(陰陽氣)의 출입이 눈바깥 초리에서 교류하니 마
땅히 양기가 치우쳐 왕성하면 양제가 가득하여 음(陰)이 양(陽)으
로 나올 때 두 눈이 부릅떠지고 음기가 치우쳐 왕성하여 음제가
가득하여 음이 양으로 들어갈 때 두 눈이 감깁니다.

열궐(熱厥)은 족태음(足太陰), 족소양(足少陽)을 취하여 모두 침을
오래 머물게 합니다. 한궐(寒厥)은 양명(陽明)과 발의 소음(少陰)을
취하고 침을 오래 머물게 합니다. 만약 혀가 느슨하여 침이 흐르고
가슴 속이 답답하면 족소양(足少陽)을 취합니다. 오한(惡寒)이 나서
떨리고 양턱이 고동치면 땀이 나지 않고 배가 창만하고 가슴이 답
답하면 수태음(手太陰)을 취합니다. 침을 놓아 정기(正氣)가 허(虛)
한 증후는 기(氣)가 가는 방향으로 보법(補法)을 쓰고 침을 놓아 사
기(邪氣)가 실(實)한 증후는 기(氣)가 오는 방향으로 사법(瀉法)을
씁니다. 봄에는 낙맥(絡脉) 사이의 혈(穴)을 많이 취하고 여름에는
분주(分腠) 사이의 혈위(穴位)를 많이 취하고 가을에는 기구(氣口)
부위의 혈을 많이 취하고 겨울에는 각 경맥(經脉)의 혈위를 많이
취합니다. 무릇 이 4시(四時)는 침을 놓는 부위(部位)와 깊고 얕음

(深淺)이 4시의 기후 변화에 따라서 조정합니다. 경맥(經脈)은 피부를 치료하고 분주(分腠)는 기육(肌肉)을 치료하고 기구(氣口)는 근맥(筋脈)을 치료하고 각 경맥의 수혈(輸穴)은 골수(骨髓)와 5장의 병을 치료합니다.

양사(陽邪)에 대하여 남음이 있고 음기(陰氣)가 부족한 열궐(熱厥)은 마땅히 족태음비경(足太陰脾經)을 보(補)하고 족소양담경(足少陽胆經)을 사(瀉)시킵니다. 아울러 모두 비교적 긴 시간을 침을 머무르게 합니다. 음사(陰邪)에 대하여 남음이 있고 양기(陽氣)가 부족한 한궐(寒厥)은 마땅히 족양명위경(足陽明胃經)을 보하고 족소음신경(足少陰腎經)을 사시켜야 합니다. 아울러 모든 다리 부위에 있는 혈(穴)을 취하고 또한 비교적 긴 시간을 유침(留鍼)합니다. 만약 혀가 느슨해서 수렴하지 못하면 입모서리로 침이 흐릅니다. 가슴이 답답하니 이것은 신장(腎)이 허(虛)하여 위로 심장에 교류하지 못합니다. 마땅히 족소음신경(足少陰腎經)을 보해야 합니다. 오한(惡寒)이 들고 떨리며 양턱이 덜덜떨리고 땀이 나지 않고 배가 창만(脹)하고 답답하면 양기가 부족한 것이니 마땅히 수태음경(手太陰經)을 보해야 합니다. 침을 찔러 정기(正氣)가 허한 증후이면 순착(順着)하는 맥기(脈氣)가 가는 방향으로 사법(瀉法)을 씁니다. 곧 '추적하여 구제함'입니다. 침을 놓아 사기(邪氣)가 실(實)한 증후에는 응당 맞이하여 도착하는 맥기(脈氣)의 오는 방향으로 사법(瀉法)을 시행합니다. 곧 '맞이하여 빼앗음'입니다. 인체의 음양기혈(陰陽氣血)과 4시의 기후는 서로 응하는 것입니다. 4계(四季)의 침놓는 혈위 및 침을 밀어 넣는 깊고 얕음은 모두가 같지 않기 때문에 모두가 같지 않은 계절에 따라서 결정합니다. 봄 계절에는 낙맥 사이의 혈위를 많이 취합니다. 여름 계절에는 분육(分肉)과 주리(腠理) 사이의 혈위를 많이 취합니다. 가을 계절은 기구(氣口) 부위의 혈위를 많이 취합니다. 겨울 계절은 각 경맥의 혈위를 많이 취합니다. 낙맥 사이의 혈위를 침놓으면 피부의 병을 치료할 수 있습니다. 분육과 주리 사이를 침 놓으면 기육(肌肉)의 병을 치료할 수 있습니다. 기구 부위의 혈위를 침 놓으면 근맥(筋脉)의 병을 치료할 수 있습니다. 각 경맥의 혈위를 찌르면 골수(骨髓)와 5장의 병을 치료할 수 있습니다.

몸에는 5부(五部)가 있습니다. 1은 복토(伏兎) 부위이고 2는 종아리(腓) 부위이고 종아리는 장딴지(腨)입니다. 3은 등(背) 부위이고 4는 5장의 수혈(輸穴)입니다. 5는 목(項)입니다. 이 5부(五部)에 옹저(癰疽)가 있으면 죽습니다. 병이 팔에서 시작하는 것은 먼저 수양명(手陽明)을 취하고 태음(太陰)을 취해서 치료하고 땀을 냅니다. 병이 머리에서 시작하는 것은 먼저 목의 태양(太陽)을 취하고 땀을 냅니다. 병이 다리에서 시작하는 것은 먼저 족양명(足陽明)을 취하고 땀을 냅니다. 팔의 태음이 땀이 나면 다리의 양명(陽明)에 땀이 납니다. 그러므로 음을 취하여 땀 나오는 것이 심한 것은 양에 땀남을 중지하고 양을 취하여 땀나는 것이 심한 것은 음에 땀나는 것을 중지합니다. 무릇 침놓는데 해로운 것은 적중하여 제거되지 않으면 정설(精泄)하고 적중하지 않고 제거되는 것은 치기(致氣)합니다. 정설(精泄)하면 병이 심하고 겁냅니다(怯). 치기(致氣)하면 옹양(癰瘍)이 생깁니다.

신체에는 5곳의 중요 부위가 있습니다. 1은 복토(伏兎) 부위이고 2는 작은 장딴지(小腿) 부위이고 3은 등 부위의 독맥(督脉)과 방광경(膀胱經)이 운행하는 곳입니다. 4는 등 부위의 5장 수혈(五臟輸穴)이 머무는 부위입니다. 5는 목 부위입니다. 25개 부위는 경맥이 통행하는 중요한 길입니다. 장부 가까이 결핍(离)이 있으면 가령 옹저(癰疽)가 있으면 독기(毒氣)가 매우 쉽게 안으로 함몰하여 5장에 미칩니다. 그 때문에 죽음에 이르는 위험이 있습니다. 질병이 손과 팔에서 발생하면 먼저 수양명대장경(手陽明大腸經)과 수태음폐경(手太陰肺經)의 혈위(穴位)를 취하여 침을 놓고 치료를 진행하고 땀을 내면 됩니다. 질병이 머리 부위에서 먼저 발생하면 목 부위의 족태양방광경의 혈위를 취하여 침을 놓고 치료를 진행하여 그 땀을 내게 하면 됩니다. 질병이 발과 다리에서 처음 발생하면 먼저 족양명위경(足陽明胃經)의 혈위를 침을 놓고 치료를 진행하여 땀을 내면 됩니다. 수태음경(手太陰經)의 혈위를 침 놓으면 땀을 낼 수 있습니다. 족양명경(足陽明經)의 혈위를 침 놓으면 땀을 낼 수 있습니다. 음경(陰經)과 양경(陽經)은 안팎으로 서로 통하기 때문에 음경에 침을 놓아 땀이 지나치게 나오면 양경에 침을 놓아 땀을 중지시킬 수 있습니다. 양경에 침을 놓아 땀이 지나치게 나오면 음경을 침 놓아서 땀을 중지시킬 수 있습니다. 잘못된 침놓음은 인체를 조성하는 데 위해(危害)를 줍니다. 이미 침놓음이 병에 적중하고 이어 침을 머물러 제거하지 않으면 사람의 정기(精氣)가 소모되어 배설(耗泄)됩니다. 침이 병에 적중되지 않고 곧 빼버리면 사기(邪氣)로 하여금 엉겨 모여서 흩어지지 못하게 됩니다. 정기(精氣)의 소모와 배설이 과도하면 병의 정황이 가중(加重)되고 형체가 야윕니다. 사기가 엉겨 흩어지지 않으면 옹양(癰瘍)이 생길 수가 있습니다.

22. 전광의 발병과 치료(癲狂)

이 편은 전광(癲狂)의 발병원인과 각종 유형의 증투와 침놓고 뜸질하는 치료 방법과 그 가운데 어떤 전병(癲病)의 예후(豫后)에 이르기까지를 서술하고 이밖에 풍역(風逆)과 궐역(厥逆) 등 병의 증세와 치료에 대하여 간단하고 중요한 것을 서술했다.

눈초리(目眥)가 밖으로 얼굴에 터진 것을 날카로운 눈초리(銳眥)라 합니다. 안으로 있는 코에 가까운 것을 안초리(內眥)라 하고 위에 있는 것을 바깥초리(外眥)라 하고 아래것을 안초리라 합니다.

눈모서리(眼角)가 밖으로 향해 얼굴의 뺨 한 쪽으로 열려서 찢어진 것을 날카로운 초리(銳眥)라 합니다. 눈모서리가 안으로 향해 코가 가까운 한 쪽에 열려 찢어진 것을 안초리(內眥)라 합니다. 위의 안포(眼胞)에 속하는 것이 바깥초리(外眥)이고 아래 안포에 속하는 것은 안쪽초리입니다.

　전질(癲疾)이 처음 발생할 때는 먼저 정신이 억눌리고 마음이 답답하고 머리가 무겁고 아픕니다. 눈을 치뜨고 붉고 그 발작이 일어난 후에 마음이 어지럽고 편치 못합니다. 사색(邪色)이 반드시 얼굴에 나타납니다. 치료시에는 수태양(手太陽), 수양명(手陽明), 수태음(手太陰)을 취합니다. 혈색이 정상으로 돌아오면 그칩니다. 전질이 발작할 때 입이 당겨 비뚤어지고 큰소리로 울고 외치며 혹은 숨을 헐떡거리는 증세가 있습니다. 치료시에는 수양명과 수태양의 2경(二經)의 혈위(穴位)를 취하고 그 병의 소재를 살펴서 왼쪽이 강하면 그 오른쪽을 침놓고 오른쪽이 강하면 그 왼쪽을 침놓아서 혈색이 정상으로 변하면 그칩니다. 전질이 발작하여 반대로 넘어지면 그 때문에 등골뼈가 아픕니다. 족태양(足太陽), 족양명(足陽明), 족태음(足太陰), 수태양(手太陽)을 살핍니다. 혈색이 정상으로 변하면 그칩니다.

　　전질병이 발작할 때 병인은 먼저 정신이 억눌려 막히고 답답하여 머리가 무겁고 아프며 두 눈을 치뜨고 눈알이 붉은 증세가 나타납니다. 그 엄중한 발작이 있는 후에 마음이 어지럽고 편치 못합니다. 진단시에는 천정(天庭) 부위의 색택(色澤)을 살피고 관찰하여 병이 발작할 것을 추측합니다. 치료시에는 수태양경(手太陽經)의 지정(支正), 소해(小海)혈, 수양명경(手陽明經)의 편려(偏勵), 온류(溫溜)혈, 수태음경(手太陰經)의 태연(太淵), 열결(列缺)혈 등을 취하고 침을 놓아 사혈(邪血)을 사(瀉)시켜 제거합니다. 그 혈색(血色)이 변하여 정상으로 이르기를 기다려서 침놓기를 그칩니다. 전병(癲病)이 발작을 시작하면 입모서리가 항상 당겨서 비뚤어집니다. 큰소리로 울고 외치며 혹은 숨을 헐떡이고 가슴이 뛰는 증세가 나타납니다. 치료시에는 수양명(手陽明), 수태양(手太陽) 2경의 혈위(穴位)를 취하고 그 병이 있는데를 살펴서 무자(繆刺)를 채용하여 왼쪽을 향해서 당기면 그 오른쪽을 찌르고 오른쪽을 향해서 당기면 그 왼쪽을 찌릅니다. 그 혈색이 정상으로 변할 때를 기다려 침놓기를 그칩니다. 전병이 발작하기 시작하면 먼저 등이 뻣뻣하고 반대로 뻗쳐서 신체가 강직해져서 등골뼈와 등이 동통(疼痛)합니다. 치료할 때는 족태양경(足太陽經) 족양명경(足陽明經) 족태음경(足太陰經)과 수태양경(手太陽經)의 혈위(穴位)를 취하고 그 병의 소재(所在)를 살펴서 침을 놓되 그 혈색이 정상으로 변하는 것을 기다려 침놓기를 그칩니다.

전질(癲疾)을 치료하는 것은 항상 함께 머물러서 마땅히 그 취할 곳을 살펴야 합니다. 병이 이르르면 살펴서 그 지나친 것은 사(瀉)시키고 그 혈(血)을 표주박(葫芦) 속에 두어 그 발병시에 이르르면 그 혈(血)이 혼자 움직입니다. 만약 움직이지 않으면 궁골(窮骨)에 뜸을 20장(壯)을 뜹니다. 궁골이란 미저골(骶骨)입니다.

　　전질을 앓는 사람을 치료함에는 응당 언제나 병인과 함께 머물러서 발병시의 정황과 변화를 관찰해야 합니다. 그리하여 침자의 혈위를 마땅히 확정해야 합니다. 장차 병이 발병할 때 병이 있는 경맥을 살펴 보아서 침을 놓아 혈(血)을 사(瀉)시키고 침을 놓아 나온 혈이 표주박 속에 왕성하여 발병할 때에는 그 혈이 홀로 움직입니다. 만약 움직이지 않을 때는 궁골(窮骨)에다 뜸을 20장(壯) 뜨는 것이 옳습니다. 이른바 궁골은 미저골(尾骶骨) 장강혈(長强穴)을 가리킵니다.

골전질(骨癲疾)은 뺨(䫴) 부위의 각 수혈(輸穴)의 사이에 사기(邪氣)의 침입을 받아 엉기고 부어서 골격이 강직하고 땀이 나고 마음이 답답합니다. 구토하고 침을 흘리고 기(氣)가 아래로 배설되면 치료하지 못합니다. 근전질(筋癲疾)은 몸이 나른하고 경련이 구급(拘急)하고 맥이 커지니 목의 큰 경맥의 대서혈(大杼)을 찌릅니다. 구토가 많고 침을 흘리고 기(氣)를 하설(下泄)하면 치료하지 못합니다. 맥전질(脉癲疾)은 갑자기 넘어지고 사지(四肢)의 맥이 모두 붓고 늘어집니다. 가령 맥이 그득하면 모두 침을 놓아 출혈케 해야 하고 그득하지 않으면 목을 끼고 있는 태양(太陽)을 뜸뜨고 허리에서 3치 떨어진 대맥(帶脉)을 뜸뜹니다. 모든 경(經)은 분육의 사이 4지의 수혈에 있습니다. 구토를 많이 하고 침을 질질 흘리며 기(氣)가 하설(下泄)하면 치료하지 못합니다. 전질(癲疾)이란 미친 병과 같이 발생해서 치료하지 못하고 죽습니다.

　　병이 뼈에 깊이 드는 골전병(骨癲病)은 뺨(腮)과 이(齒)의 각 수혈(輸穴)의 분육(分肉)사이에 있고 사기(邪氣)의 침입을 받아 엉기고 부으며 골격이 강직하고 땀이 나며 마음이 번거롭고 답답합니다. 만약 구토가 심하고 침 흘리며 기(氣)가 아래로 함몰되어 내려가면 비장과 신장이 함께 망가지니 이것은 치료할 수 없는 죽음의 증세입니다. 병이 힘줄에 들어간 근전병(筋癲病)은 신체가 권태롭고 경련이 일어나고 맥이 커지면 족태양경(足太陽經)의 목 뒤 제 1척추의 대서혈(大杼穴)을 침 놓습니다. 만약 구토가 심하고 침을 질질 흘리고 기(氣)가 아래로 배설되면 비장과 신장이 함께 망가지니 이것은 치료할 수 없는 죽음의 증세입니다. 병이 맥(脉)에 들어간 맥전병(脉癲病)은 갑자기 넘어지고 4지의 맥이 모두 붓고 늘어집니다. 가령 맥이 창만(脹滿)하면 모두 침을 놓아 피를 내야 합니다. 맥이 창만하지 않으면 목을 낀 양옆의 족태양경의 천주혈(天柱)과 대서혈(大杼) 등을 뜨고 다시 족소양담경(足少陽胆經)의 대맥혈(帶脉穴)을 뜹니다. 이 혈(穴)은 허리 사이 3치 정도 떨어진 부위에 있습니다. 각 경(經)의 분육(分肉) 사이와 4지의 수혈(輸穴)은 각기 정황을 참작하여 취하여 쓸 수 있습니다. 만약 구토가 심하고 침을 질질 흘리고 기(氣)가 아래로 내려가면 비장과 신장이 함께 망가져서 치료하지 못하는 증상이 됩니다. 전병(癲病)의 병 앓음이 이와 같이 돌연 발작하는 증상은 치료하지 못하고 죽는 증상입니다.

전광(癲狂)이 처음 발생할 때는(狂始生) 환자가 먼저 슬퍼하는 심정이 되고 잊어버리기를 잘 하고 심하게 성내고 잘 두려워합니다. 그것은 과도한 걱정과 배고픔 때문이며 치료시에는 응당 먼저 수태음경(手太陰經)과 수양명경(手陽明經)의 혈위(穴位)를 취하고 침을 놓아 사혈(邪血)을 사(瀉)시켜 제거시킵니다. 혈색이 변하여 정상으로 변하는 것을 기다린 후에 침 놓기를 그칩니다. 또한 족태음경(足太陰經)과 족양명경(足陽明經)의 혈위를 취해서 찔러 치료를 배합하는 것이 좋습니다. 미친 병이 발작을 시작할 때 환자는 항상 수면이 적고 배가 고프지 않습니다. 스스로 일어나지 않고 스스로 가장 총명합니다. 스스로 가장 현명하다고 하고 스스로 변론하여 지혜롭다고 스스로 존귀하다고 하고 욕을 잘 하며 낮밤을 쉬지 않습니다. 수양녕(手陽明), 수내양(手太陽), 수태음(手太陰)과 혀 아래 소음(少陰)을 취하여 치료합니다. 맥이 왕성한 것은 살펴서 다 취하고 왕성하지 않는 것은 취하지 않습니다.

전광이 발생하기 시작할 때 환자는 항상 먼저 서러운 심정을 지닙니다. 잊어버리기를 잘 하고 쉽게 성내고 때로는 두려워합니다. 대다수는 과도한 걱정(憂愁)과 배가 고프기 때문입니다. 치료시에는 응당 먼저 수태음경(手太陰經)과 수양명경(手陽明經)의 혈위(穴位)를 취해서 침을 놓아 사혈(邪血)을 사(瀉)시켜 제거하고 혈색(血色)이 정상(正常)에 이르기를 기다린 후에 침놓기를 그쳐야 합니다. 또 족태음경(足太陰經)과 족양명경(足陽明經)의 혈위를 취하여 침을 놓아 배합해서 치료하면 됩니다. 미친 병의 발작이 시작될 때 환자는 항상 수면이 적고 배고픈 줄 모르고 스스로 일어나지 않고 스스로 가장 총명하고 가장 존귀하다는 등의 이지(理智)가 정상을 잃으면 미치고 망녕된 표현을 합니다. 아울러 또 정상인을 욕합니다. 낮과 밤을 떠들고 시끄러워서 쉬지 않습니다. 치료시에는 수양명경, 수태양경, 수태음경(手太陰經)의 혈위(穴位)와 염천혈(廉泉穴), 수소음심경(手少陰心經)의 신문(神門) 소충(少沖) 등의 혈(穴)을 마땅히 취합니다. 위에서 말한 각 경맥을 관찰하여 무릇 왕성하면 침을 놓아서 출혈(出血)시키고 왕성하지 않으면 취하여 침을 놓지 않아도 됩니다.

미친 환자는 말이 광망(狂妄)하고 잘 슬퍼하고 잘 웃고 노래하기를 좋아합니다. 망녕된 행동을 쉬지 않는 것은 크게 두려워서 얻는 것이니 치료시에는 수양명(手陽明), 수태양(手太陽), 수태음경(手太陰)의 혈위를 취합니다. 미친 환자가 망녕된 것이 보이고 망녕된 것이 들리고 소리지르는 것은 기(氣)가 쇠약하고 정신이 두려운 때문입니다. 치료시에는 수태양, 수태음, 수양명과 족태음경(足太陰)과 머리 부위 양뺨 부위의 혈위를 취합니다. 미친 환자는 많이 먹고 귀신을 잘 보고 냉소하여 소리를 내지 않습니다. 그것은 과도한 희락(喜樂)이 정신을 상했기 때문입니다. 치료시에는 족태음, 족태양(足太陽), 족양명혈(足陽明)을 취하고난 후에 수태음, 수태양, 수양명혈을 취합니다. 미친병이 새로 일어나서 이상과 같은 증세가 나타나지 않는 것은 먼저 곡천혈(曲泉)의 좌우 동맥(動脈)을 취하고 각각의 왕성한 경맥을 찔러서 출혈(出血)시키고 병이 낫거나 좋지 않으면 전술한 방법으로 혈(穴)을 취하여 침을 놓고 아울러 미저골(骶骨)의 장강혈(長强穴)을 20장(壯)을 뜹니다.

미친 병의 환자는 말이 광망(狂妄)하고 슬퍼하기를 잘 하고 잘 웃고 기뻐하여 노래하며 날뛰어서 쉬지 않습니다. 이는 크게 슬프고 크게 두려워서 그 신지(神志)가 상했기 때문입니다. 치료시에는 수양명경(手陽明經), 수태음경(手太陰經), 수양명경의 혈위(穴

位)를 찌릅니다. 미친병이 새로 일어날 때에 이상에서 말한 미친
병의 각 증세가 나타나지 않을 때는 먼저 족궐음경(足厥陰經)의
좌우 곡천혈(曲泉穴)을 취해서 각각 왕성한 경맥(經脉)에 미쳐서
는 그곳을 찔러 출혈(出血)시키면 병이 잘 낫습니다. 가령 그렇게
해도 잘 낫지 않으면 앞에서 말한 미친병을 치료하는 방법에 비추
어 그 혈(穴)을 취하여 침을 놓아서 치료하고 아울러 미저골(骶
骨)의 장강혈(長强穴) 20장(壯)을 뜹니다.

　풍역(風逆)은 갑자기 4지(四肢)가 붓고 전신(全身)에 냉(冷)이 발
하여 추워서 떨고 입에서 소리지르며 탄식하는 소리를 냅니다. 배
고플 때는 번열증이 나고 배 부르면 잘 변합니다. 치료시에는 수태
음경(手太陰經)과 그 서로 표리가 되는 수양명경(手陽明經)의 혈위
(穴位)를 찔러서 풍사(風邪)를 제거합니다. 또 족소음경(足少陰經)과
족양명경(足陽明經)을 찔러서 거스르는 기(氣)를 조절합니다. 가령
기육(肌肉)이 청랭(淸冷)하면 형혈(滎穴)을 취하고 한랭(寒冷)이 뼈
에 들어가면 정혈(井穴)과 경혈(經穴)을 취합니다.

　밖으로 풍사(風邪)에 감촉되고 궐기(厥氣)가 안으로 거스르는
병은 돌연 4지(四肢)가 붓고 전신에 냉(冷)이 발생하고 부들부들
떨며 입에서 소리지르고 탄식하는 소리를 냅니다. 배가 고플 때는
번열증이 나고 배가 부르면 움직임이 편치 않습니다. 치료시에는
수태음경(手太陰經)과 그 서로 표리가 되는 수양명경(手陽明經)의
혈위(穴位)를 찔러서 풍사(風邪)를 제거시킵니다. 또 족소음경(足
少陰經)과 족양명경(足陽明經)의 혈위(穴位)를 찔러서 거스르는
기(逆氣)를 조절합니다. 가령 기육(肌肉)이 청랭(淸冷)하면 위에
서 말한 4경(四經)의 형혈(滎穴)을 침놓아서 그 한기(寒)를 제거
합니다. 한랭(寒冷)이 뼈에 들어가면 위에서 말한 4지(四肢)의 정
혈(井穴)과 경혈(經穴)을 취하여 침을 놓아서 그 수사(水邪)를 사
(瀉)시킵니다.

궐역(厥逆)은 병입니다. 다리가 갑자기 청랭(淸冷)하고 가슴이 찢어지는 것 같고 장(腸)이 칼로 도려내는 것 같고 부어올라서 식사를 못하고 맥박이 크고 작은 것이 모두 원활치 못하고(澁) 몸이 따스하면 족소음(足少陰)을 취하고 청랭(淸)하면 족양명(足陽明)을 취합니다. 청랭하면 보(補)하고 따스하면 사(瀉)시킵니다.

   역궐(逆厥)은 병입니다. 안 다리가 돌연 청랭(淸冷)하면 가슴 부위가 찢어지듯이 어려움을 받고 배 부위가 칼로 짜개듯이 아프고 부어올라서 식사를 하지 못하고 맥박이 대소를 막론하고 원활치 못합니다. 그러한 병은 가령 신체가 더우면 족소음경(足少陰經)의 혈위를 취하고 신체가 청랭하면 족양명경(足陽明經)의 혈위를 취하여 침을 놓습니다. 청랭하면 보법(補法)을 쓰고 온난하면 사법(瀉法)을 씁니다.

궐역(厥逆)하여 가슴이 그득하고 장(腸)이 소리나고 가슴이 그득하여 숨을 쉬기에 원활하지 못하면 가슴 아래 양 갈빗대의 혈위(穴位)를 취합니다. 기침하게 하여 움직여서 손에 응하는 곳이 그 혈(穴)입니다. 손으로 눌러서 쾌감을 느끼는 것이 이것입니다. 안으로 막혀서 소변을 보지 못하면 족소음(足少陰)과 족태양(足太陽)을 찌르고 더불어 미저골(骶) 끝의 장강혈(長強穴)을 장침(長針)으로 찌릅니다. 기(氣)가 거스르면 그 태음(太陰) 양명(陽明)을 취하고 궐역이 심하면 소음(少陰)과 양명(陽明)의 움직이는 경(經)을 취합니다. 소기(少氣)한 병인은 신체에 한기와 전율(戰慄)이 발하고 말이 때로 끊겼다가 때로 이어져서 연접되지 않습니다. 골절이 시그럽고 아프고 신체가 무거우며 게을러 움직이지 못하면 족소음(足少陰)을 보(補)해야 합니다. 단기(短氣)한 환자는 호흡이 촉박하고 동작시에

호흡곤란을 느끼면 치료시에 마땅히 족소음경(足少陰經)을 취하여
침을 놓습니다. 혈락(血絡)을 제거시킵니다.

  궐기(厥氣)가 위로 거스르면 가령 복부(腹部)가 창만(脹滿)하
고, 장(腸)에 소리가 나고 가슴이 그득하여 호흡이 원활하지 못합
니다. 치료시에는 마땅히 가슴 아래 좌우 양 옆구리의 혈위(穴位)
를 침놓습니다. 병인을 기침하게 하여 움직여서 손에 응하는 곳이
곧 그 혈(穴)입니다. 다시 등 부위(背部)의 혈위(穴位)를 침놓아서
손으로 안마하여 쾌감이 있는 부위가 이것입니다. 하초(下焦)의 신
장(腎)과 방광(膀胱)의 기화(氣化)하는 기능〔功能〕의 정상(常)을
잃으면 소변이 원활치 못하니 마땅히 족소음경(足少陰經)의 혈위
(穴位)와 족태양경(足太陽經)의 혈위를 취하여 찌릅니다. 다시 미
저골(骶骨) 끝에 있는 장강혈(長强穴)을 장침(長針)을 사용하여 침
놓습니다. 기(氣)가 위로 거스르면 마땅히 족태음비경(足太陰脾經)
과 족양명위경(足陽明胃經)과 족궐음간경(足厥陰肝經)의 혈위를 취
하여 침놓습니다. 기의 거스름이 비교적 심하면 족소음신경(足少陰
腎經)과 족양명위경의 혈위를 배합하여 치료합니다. 아울러 나타나
는 증후의 경맥(經脉) 위에 침을 놓아서 그 거스르는 기(逆氣)를
내리게 합니다. 소기(少氣)하는 병인은 신체에 한기(寒)와 전율이
발생하고 언어가 끊겼다 이어졌다 해서 잘 이어지지 못합니다. 골
절이 산동(酸疼)하고 신체가 곤하고 무거우며 4지(四肢)에 힘이 없
고 동작이 게으릅니다. 그러한 병을 치료함에는 마땅히 족소음경의
혈위를 취하여 침 놓아서 보법(補法)을 씁니다. 기(氣)가 짧은 환
자는 호흡이 촉박하여 접속되지 않습니다. 동작시에 다시 호흡의
곤란을 느끼면 치료시에는 또한 족소음경을 취하여 침놓아서 보법
을 씁니다. 가령 혈락(血絡)이 나타나면 마땅히 침을 놓아 혈(血)
을 제거합니다.

23. 열병의 진단과 치료(熱病)

이 편은 열병(熱病)의 증투진단과 치료와 예후에 대하여 주요한 논술을 하고 각종 열병의 침놓기(施刺)와 금침(禁針)에 대하여 논술했다. 특별히 이 피모(皮毛) 기육(肌肉) 혈맥(血脉) 근골(筋骨) 등 각종 열병(熱病)은 5행 상극의 (五行相克的) 관계에 의함을 밝히고, 간(肝) 심장(心) 비장(脾) 폐(肺) 신장(腎)에 있어서 각 경(經)에 시행하는 침놓기와 금침(禁針)의 정황(情況)에 대하여 상세히 설명했다. 동시에 59개 열병을 치료하는 혈위(穴位)와 기(氣)가 가슴 속에 그득하여 천식(喘息)하고 심장이 산통하는(心疝)데 대한 치료방법에 대하여 논술했다.

편고(偏枯)[37]의 증상은 반신불수(半身不遂)하여 기육이 치우쳐 쓰지 않아도 아픕니다. 가령 언어는 정상이고 신지(神志)는 분명합니다. 병이 분주(分腠)의 사이에 있으므로 치료시에는 마땅히 따스

---

37) 편고(偏枯) : 뜻은 편풍(偏風)과 같다. 반신불수(半身不遂)로 풍(風)의 유(類)이다.

하게 눕혀서 땀을 내게 하고 큰침(大針)으로 침을 놓습니다. 그 부
족함을 더하고 그 남음을 덜어내면 회복됩니다. 풍비(痱)38)의 증상
은 신체에 아픈 감각이 없고 4지(四肢)를 거두어들이지 못하고 지
혜의 어지러움이 심하지 않고 그 말을 미약하게 알지마는 치료할
수 있고 심하면 말을 할 수 없으니 치료할 수 없습니다. 병은 먼저
양(陽)에서 일어나고 뒤에 음(陰)으로 들어가는 것은 먼저 그 양을
취하고 뒤에 그 음을 취해야 합니다. 반드시 그 기(氣)의 부침(浮
沈)을 살펴서 취해야 합니다.

    편고(偏枯)의 증상(症狀)은 반신이 불수(半身不遂)하여 아픕니
다. 가령 환자(患者)의 언어는 정상(正常)이고 신지(神志)가 분명
한 것은 그 병사(病邪)가 아직 장(臟)에 들어가지 않고 겨우 분주
(分腠)의 사이에 있습니다. 치료시에는 병자를 따뜻이 눕히고 땀
을 내게합니다. 다시 9침의 하나인 대침(大針)으로 침놓아 치료를
진행합니다. 허(虛)함에 속하면 보법(補法)을 써서 기(氣)의 부족
함에 심장을 더 보(補)합니다. 실(實)함에 속하면 사법(瀉法)을
써서 남음이 있는 사기(邪氣)를 덜어내 배설시킵니다. 그렇게 하
여 정상(正常)을 회복합니다. 풍비(痱)의 증상은 신체가 통증의
감각이 없고, 4지가 이완되어 거두어들이지 못합니다. 가령 환자
(患者)의 신지(神志)는 심하게 어지럽지 않습니다. 그 언어는 비
록 미약하고 모호하나 단지 사람으로 하여금 알아듣게 합니다. 이
병세가 비교적 가벼우면 오히려 치료할 수가 있습니다. 가령 병증
세가 심해서 말을 알아 듣지 못하게 되면 치료할 수 없게 됩니다.
풍병이 가령 먼저 양분(陽分)에서 일어나서 뒤에 음분(陰分)에 깊
이 들어가면 응당 먼저 거죽의 양경(陽經)에 속하는 데를 취하여
찌르고 후에 속의 음경(陰經)에 속하는 데를 취하여 찌릅니다. 단
지 반드시 청초한 풍기(風氣)가 거죽에 있고 속에 있음을 살핀 연

---

38) 비(痱) : 풍비(風痱), 편고(偏枯)는 그 반신(半身)의 기형(氣榮)의 운행이 없고
    비(痱)는 수족(手足)이 폐질(癈)이 되어 오그라 들이지 못함.

후에 침을 놓는 데가 깊고 얕음을 확정해야 합니다.

열병(熱病)이 3일이 지나면 가령 기구맥(氣口)의 맥상이 조용하고 인영맥(人迎) 부위의 맥상(脉象)이 조급히 움직이면 모든 양(陽)을 취합니다. 59혈을 침 놓아서 그 열(熱)을 사(瀉)시키고 땀을 냅니다. 그 음(陰)이 실해서 그 부족함을 보(補)하는 것입니다. 몸에 열이 심하여 음양(陰陽)이 모두 고요한 것은 침을 놓지 말아야 합니다. 그 침을 놓을 수 있는 것은 급히 취하여 땀이 나지 않으면 곧 사시킵니다. 이른 바 침을 놓지 말라는 것은 죽음의 증상이 있다는 것입니다.

열병이 3일을 지나면 가령 기구색(氣口)의 맥상(脉象)이 평정하여 인영색(人迎) 부위의 맥상(脉象)이 빨리 움직입니다. 그것은 사기(邪)가 오히려 거죽에 있는 것입니다. 치료시에는 증세를 따라 각 양경(陽經)의 열병을 치료하는 59혈(穴)을 가려서 취하여 그 거죽에 있는 열(熱)을 사(瀉)시키고 사기(邪氣)로 하여금 땀으로 나오게 합니다. 이에 응하여 충실한 음경(陰經)의 침법(針法)을 사용해서 그 부족함을 보익(補益)합니다. 가령 병인(病人)이 몸에 고열(高熱)이 발열하면 기구맥(氣口)과 인영맥(人迎)의 맥상(脉象)이 모두 가라 앉아 고요합니다. 그러한 양(陽)의 증세는 음맥(陰脉)의 현상을 만난 것이니 침을 놓아서는 안되는 것입니다. 만약에 그것이 침을 놓을 가능성이 있으면 응당 급히 침을 놓아서 비록 땀이 나지 않아도 단지 그 병사(病邪)를 배설시킬 수 있습니다. 이른 바 침을 놓아서 안되는 것은 맥증(脉症)이 서로 반대되기 때문에 죽음의 증상이 있다는 것입니다.

열병(熱病)이 7일 8일이 되어 맥구(脉口)가 숨가쁘게 움직여서 눈이 침침한 것은 급히 침을 놓아서 땀이 또 스스로 나오게 하고 엄지손가락 사이를 얕게 찌릅니다.

열병이 이미 7일 8일이 되면 기구맥(氣口脉)의 형상이 빨리 작
동하여 아울러 기(氣)가 헐떡이며 머리가 아찔하면 급히 침을 놓
아 치료하여 그 땀이 나와서 열이 발산하게 합니다. 응당 수태음경
(手太陰經)의 엄지손가락 사이의 소상혈(少商穴)을 취하여 적당히
얕게 찌릅니다.

열병(熱病)이 7일 8일이 되면 맥상이 미소(微小)해져서 병자가 피
오줌(溲血)을 눕니다. 입안이 마르고 하루반이면 죽습니다. 만약 대
맥(代脉)이 나타나면 하루만에 죽습니다. 열병으로 땀을 낸 이후에
는 맥(脉)이 오히려 조급하게 박동하고(躁動) 숨가쁘고(喘) 또다시
열이 나면 이때는 침을 놓아서는 안됩니다. 숨가쁨이 심하면 죽습
니다.

열병이 7, 8일 경과하면 맥상(脉象)이 미소(微小)해집니다. 이
는 정기(正氣)가 부족함을 나타냅니다. 가령 병인이 요혈(尿血)이
있으면 입안이 마르는 등의 증상이 있습니다. 이는 열이 왕성하고
음(陰)이 다하여 죽는 증상이니 하루 반이면 죽습니다. 만약 대맥
(代脉)이 나타나면 이는 장기(臟氣)가 쇠약해서 끊어진 것이니 하
루 안에 죽습니다. 열병으로 땀을 낸 이후 맥의 형상은 평정(平靜)
해집니다. 곧이어 조급하게 박동하는(躁動) 현상이 나타납니다.
또한 기(氣)가 가쁘고 전신에 열이 나니 이때는 침을 놓아서는 안
됩니다. 그 정기가 다시 상하는 것을 방지해야 합니다. 만약 기가
가빠져서 더욱 심하면 죽습니다.

열병(熱病)이 7, 8일이 지나면 맥(脉)이 조급하게 박동하는 형상
이 없습니다. 약간 조급하게 하는 뜻은 있으나 흩어지지 않고 빠르

지 않습니다. 다시 3일을 경과한 후에 땀이 나면 나을 수 있으나 3
일 뒤에 땀이 나지 않으면 4일만에 죽습니다. 땀이 나지 않는 열병
은 침을 놓아서는 안됩니다.

열병이 7, 8일이 경과하여 맥이 조급히 박동하는 형상이 나타나
지 않게 되면 곧 간략하게 조급한 뜻은 있으나 흩어지지 않고 빠
르지 않습니다. 이는 사기(邪氣)가 아직 물러가지 않은 형상입니
다. 그러한 정황이 다시 3일을 경과하면 땀이 나오고 열이 땀을
따라 풀리면 병이 나을 수 있습니다. 가령 3일 있은 후에 땀이 나
지 않으면 이는 정기(正氣)가 이미 쇠약해져서 4일째 되는 날 죽
습니다. 그러한 정기가 쇠약하여 땀이 나지 않는 열병은 침을 놓아
서는 안됩니다.

열병(熱病)이 처음에 피부(皮膚)가 아프고 코가 막히고 얼굴 부위
가 붓는 등의 증세가 있으면 피부(皮)를 얕게 찔러서 치료합니다.
제 1침을 사용하여 치료함에는 59개 혈위가 있습니다. 만약 코에 작
은 습진(疹)이 생기면 사기(邪)가 피부(皮)에 있는 것이니 피부 표
면을 얕게 찌르고 폐경(肺經)을 치료해야 합니다. 화(火)의 심경(心
經) 혈위(穴位)는 침놓을 수 없으니 화(火)는 심장(心)입니다.

열병이 처음 일어나면 피부(皮膚)에 통증이 있고 코가 막히고
얼굴 부위가 붓는 등의 증상이 있습니다. 그 치료는 마땅히 피부
부위를 얕게 침놓아 9침 중의 제 1침 참침(鑱針)을 쓰는데 59개
치료가 있습니다. 열병(熱病)과 피부표면은 유관(有關)한 혈위(穴
位)이므로 침놓기를 진행합니다. 만약 코에 작은 부스럼이 생기면
이는 사기(邪氣)가 피부에 있는 것이며 폐경(肺經)의 병환에 속합
니다. 폐(肺)와 피모(皮毛)는 배합(合)됩니다. 그 때문에 피부표
면에 얕게 찌르면 곧 폐경을 치료합니다. 단지 화(火)의 심경혈위
(心經穴位)에는 침을 놓지 못합니다. 그러므로 심화(心火)는 폐금

(肺金)을 이길 수 있습니다.

열병(熱病)이 처음 일어나면 신체가 막히고 마음 속이 번민하고 열이 나고 입술과 목구멍이 마르는 증세가 나타납니다. 마땅히 혈맥(脉)을 취하고 9침 중의 제 1침(鑱針)을 사용하는 것은 59개 열병의 치료가 혈맥(血脉)의 혈위(穴位) 위에 침놓기를 진행하는 것과 관련이 있기 때문입니다. 만약 배가 창만하고 입이 마르고 식은 땀이 나면 이는 사기(邪)가 혈맥에 있는 것입니다. 그러므로 혈맥을 침놓는 것은 심경(心經)을 치료하는 것입니다. 다만 수(水)를 찾아서는 안되니 수는 신장(腎)입니다.

열병이 처음 일어나면 신체가 막히고 상쾌하지 못하고 심중이 번민하여 발열하고 입술과 목구멍이 마르는 등의 증세가 있습니다. 이는 열이 혈맥(血脉)에 있는 것이니 마땅히 혈맥을 쳐하여 치료합니다. 9침 중의 제 1침(鑱針)을 사용하니 59개 열병의 치료는 혈맥의 혈위(穴位) 위에 침놓음을 진행하는 것과 관련이 있습니다. 만약 배가 붓고 입이 마르면 식은 땀이 나옵니다. 이는 사기(邪氣)가 혈맥에 있는 것입니다. 이는 심경(心經)의 병에 속하니 이 때문에 심장이 혈맥에 머뭅니다. 혈맥을 침놓으면 심경을 치료하는 때문입니다. 단지 수(水)의 신경혈위(腎經穴位)에 속하면 침놓아서는 안됩니다. 원인은 신수(腎水)가 심화(心火)를 이길 수 있기 때문입니다.

열병(熱病)으로 목구멍이 마르면 물을 많이 마십니다. 때로는 언제나 놀라서 가슴이 두근거리고(惊悸) 누워서도 편안하지 않습니다. 피부 기육(肌肉)을 취하여 제 6침(圓利針)을 사용하니 59개 혈위에 침놓습니다. 만약 눈 모서리의 색이 푸르면 비경(脾經)의 기육을 주관합니다. 때문에 기육을 침놓아 치료하면 곧 비경을 치료하는 것

입니다. 다만 목(木)의 간경혈위(肝經穴位)는 찾지 못하니 목(木)은
간(肝)입니다.

　　열병이 일어나면 목구멍이 마르고 물을 많이 마시고 때로는 언
제나 놀라서 가슴이 두근거리고 편치않고 편안히 눕지 못하는 등
의 증세가 있습니다. 이는 사기(邪)가 기육(肌肉)에 머무는 것이
니 마땅히 육분(肉分)을 찌르고 9침 중의 제 6침(圓利針)을 사용
합니다. 59개 열병의 치료와 기육의 치료는 혈위(穴位) 상의 침놓
는 진행에 관련이 있습니다. 만약 눈 모서리가 푸르면 비경(脾經)
을 앓는데 속하니 그 때문에 비장(脾)이 기육을 주관합니다. 그러
므로 기육을 침놓아 치료하는 것은 비경을 치료하는 것입니다. 단
지 목(木)의 간경혈위(肝經穴位)에 속하는 것은 침을 놓아 치료하
지 못합니다. 이유는 간목(肝木)이 비토(脾土)를 이길 수 있기 때
문입니다.

　열병으로 얼굴에 푸른 색을 띠고 뇌가 아프고 수족(手足)이 조동(
躁動)하는 증세가 있습니다. 힘줄 사이를 취하여 제 4침(鋒針)으로
4지의 궐역을 침놓아 치료합니다. 다리를 움직이지 못하고 눈물을
수렴하지 못하면 간경(肝經)을 침놓지 못하는 것은 폐금(肺金)이 간
목(肝木)을 이기기 때문입니다.

　　열병(熱病)으로 얼굴색이 푸르고 뇌가 아프고 수족이 조동(躁
動)하는 등의 증세가 있습니다. 이는 사기(邪)가 힘줄에 머문 것
입니다. 마땅히 힘줄이 맺혀 있는 사이를 침놓습니다. 9침 중 제
4침(鋒針)을 써서 4지(四肢)를 찔러서 그 궐역(厥逆)을 치료합니
다. 만약 걸음을 걷지 못하고 눈물이 나오는 것을 수렴하지 못하면
간경(肝經)의 병환에 속합니다. 간(肝)은 힘줄을 주재합니다. 그
때문에 힘줄의 맺힌 데를 침놓아 간경을 치료합니다. 다만 금(金)
의 폐경혈위(肺經穴位)에는 침을 놓지 못하니 그 이유는 폐금(肺

金)이 간목(肝木)을 이길 수 있기 때문입니다.

열병으로 자주 놀라고 경풍을 하고 미치면 혈맥(血脉)을 취하여 제 4침(鋒針)으로 침을 놓아서 남음이 있는 것은 급히 사(瀉)시키고 전질(癲疾)로 모발이 빠지면 혈맥을 침놓아 심경(心經)을 치료합니다. 수(水)의 신경(腎經)을 침놓을 수 없음은 수(水)는 신장(腎)인 것입니다.

> 열병으로 자주 놀래고 경기를 하고 수족이 당기고 정신이 광란하는 등의 증세가 있습니다. 이는 사열(邪熱)이 심장에 들어간 것이니 마땅히 혈락(血絡)을 찌릅니다. 9침 중 제 4침(鋒針)을 사용하여 남음이 있는 열사(熱邪)를 급히 사(瀉)시키고 만약 양(陽)이 지극하고 음(陰)이 허하면 전질(癲疾)이 나타나서 모발(毛髮)이 빠지니 심경(心經)의 병환에 속합니다. 마땅히 혈맥을 찌릅니다. 심장은 혈맥을 주관하기 때문에 혈맥을 찌르면 곧 심경을 치료하는 것입니다. 단지 수(水)의 신경혈위(腎經穴位)에 속하는 것은 침을 놓아 치료할 수 없으니 신수(腎水)가 심화(心火)를 이길 수 있기 때문입니다.

열병으로 몸이 무겁고 뼈가 아프고 귀가 들리지 않고 눈이 감기는 등의 증세가 있으면 뼈를 취해서 제 4침(鋒針)으로 59개 혈위(穴位)를 침놓습니다. 골병(骨病)으로 먹지 못하고 열이 왕성하여 이를 갈고 귀가 푸른색이면 신장(腎)에 있는 골분(骨分)을 치료합니다. 다만 기육(肌肉)의 비경혈위(脾經穴位)에 속하는 것은 침을 놓지 못합니다. 토(土)는 비장(脾)인 것입니다.

> 열병으로 몸이 무겁게 가라 앉으며 골절이 아프고 귀가 먹고 눈을 감으려는 등의 증세가 있으면 이는 열사(熱邪)가 신장(腎)에

들어간 것이니 마땅히 뼈에 침을 놓아 치료해야 합니다. 9침 중에
제 4침(鋒針)을 사용하여 59개 치료에 있는 열병(熱病)과 뼈에 유
관(有關)한 혈위 위에 침을 놓습니다. 만약 뼈에 병이 있어 먹지
못하면 이를 갈고(叹牙) 귀에 푸른 색(靑色)이 드러나면 신경(腎
經)의 병환에 속하니 마땅히 골분(骨分)에 침놓습니다. 신장(腎)
이 뼈를 주관하기 때문에 골분에 침놓는 것은 곧 신경을 치료하는
것이 됩니다. 단지 기육(肉)의 비경(脾經) 혈위(穴位)에 속하는
것은 침을 놓아 치료할 수가 없습니다. 비토(脾土)는 신수(腎水)
를 이길 수 있기 때문입니다.

열병으로 동통(疼痛)이 있으나 아픈 곳을 모르고 귀가 들리지 않
고 스스로 4지(四肢)를 수렴하지 못하고 입이 마르고 양열(陽熱)이
심하고 음(陰氣)가 자못 한기(寒)가 있는 것은 사열이 골수(髓)에
있는 것이니 치료하지 못하고 죽는 증세입니다.

열병으로 동통(疼痛)이 있으나 아픈 곳을 모르고 귀가 들리지
않고 4지가 이완(弛緩)되어 수렴하지 못하고 입이 마르는 것은 양
기(陽氣)가 치우쳐 왕성할 때에 열이 나고 음기(陰氣)가 치우쳐
왕성할 때에 냉을 두려워하는 (怕冷) 등의 증세가 있습니다. 이는
사열(邪熱)이 골수(骨髓)에 깊이 들어가서 치료할 수 없는 죽음의
증세입니다.

열병으로 두통(頭痛)이 나고 섭유(顳顬)[관자놀이] 부위와 눈가의
맥이 당겨서 아프고 코피가 잘 나는 것은 궐열병(厥熱病)입니다. 취
(取)하여 제 3침으로 침놓아 치료합니다. 남음이 있고 부족함에 있
음을 살펴서 치료합니다.

열병으로 두통이 있고 관자놀이 부위와 눈가의 근맥(筋脉)이 당
겨서 아프며 코에 열이 나서 피가 나오면 이는 열이 위로 거스릅

니다. 마땅히 9침 중의 제 3침(鍉針)을 사용하여 침놓아 치료합니다. 병정의 허실을 근거하여 남음이 있는 실사(實邪)를 사(瀉)시키고 그 정기(正氣)의 부족함을 보(補)합니다.

열병으로 몸이 무겁고 장(腸) 안에 열이 나면 9침 중의 제 4침(鋒針)을 이용해서 그 수혈(輸穴)과 아래에 있는 여러 손가락 사이의 혈위(穴位)를 찔러서 위경(胃經)의 낙혈(絡穴)에 침을 놓아 치료하여 사기(邪氣)를 배설시킵니다.

열병으로 사기(邪)가 비장(脾)에 있으면 신체가 무겁게 가라 앉습니다. 사기가 위(胃)에 있으면 장 안(腸中)에 열이 납니다. 9침의 제 4침(鋒針)을 사용하여 비위(脾胃) 2경(二經)의 수혈(輸穴)인 태백혈(太白)과 함곡혈(陷谷)과 하부(下部)에 있는 각 발가락 사이의 혈위(穴位)인 여태혈(厲兌) 내정혈(內庭)을 침놓아서 치료합니다. 동시에 위경(胃經)의 낙혈(絡穴)〔풍륭(丰隆)〕을 침을 놓아 치료해서 비위(脾胃) 2경(二經)의 사기(邪氣)를 배설시킵니다.

열병으로 배꼽을 끼고 급히 아프고 가슴과 갈비가 그득하면 용천혈(涌泉)과 음릉천혈(陰陵泉)을 취해서 제 4침으로 목구멍 안을 찌릅니다.

열병으로 배꼽 주위가 급히 당기고 아프면 이는 사기(邪)가 족소음경(足少陰經)에 있습니다. 치료시에는 9침 중의 제 4침(鋒針)을 사용하여 신경(腎經)의 용천혈(涌泉穴)과 비경(脾經)의 음릉천혈(陰陵泉穴)을 분별하여 침놓아 치료합니다. 신장(腎)으로 인해서 비이경(脾二經)의 맥(脉)이 고루 목구멍에 올라가 휘감습니다. 그러므로 또 혀 아래 부위의 염천혈(廉泉穴)을 찌르는 것이 옳습니다.

열병으로 땀이 또 나오고 맥(脉)이 순행(順)하여 땀이 나오는 것은 어제(魚際), 태연(太淵) 등의 혈(穴)과 대도(大都) 태백(太白) 등의 혈(穴)을 취하고 사(瀉)시키면 열(熱)이 제거되고 보(補)하면 땀이 나옵니다. 땀이 나오는 것이 너무 심하면 안쪽 복사뼈 위의 횡맥(橫脉)을 취해서 그치게 합니다.

열병은 양기(陽氣)가 바깥으로 이르름으로 인해서 땀이 납니다. 맥이 조급히 왕성한 것은 이 양증(陽症)이 양맥(陽脉)을 만나서 맥(脉)과 증세(証)가 서로 순행(順)해서 땀이 나오게 해서 열을 제거시킵니다. 수태음경(手太陰經)의 어제혈(魚際)과 태연혈(太淵)과 족태음경(足太陰經)의 대도혈(大都)과 태백혈(太白) 등을 취해서 침을 놓을 때 사법(瀉法)을 쓰면 곧 열을 물리칠 수 있고 보법(補法)을 쓰면 땀이 나오게 할 수 있습니다. 오히려 땀이 과다하면 안쪽 복사뼈 위의 비경(脾經)의 3음교혈(三陰交穴)을 찌르면 됩니다. 사(瀉)시키는 수법을 쓰면 땀이 그치게 할 수 있습니다.

열병으로 땀이 나고 맥(脉)이 오히려 조동하고 왕성(躁盛)하면 이는 음맥(陰脉)이 지극한 것이니 곧 죽습니다. 그 땀이 나서 맥(脉)이 조용한 것은 삽니다. 열병으로 맥이 오히려 왕성하고 조동(躁)하여 땀이 나지 않는 것은 죽습니다. 그 땀이 나도 맥이 조용한 것은 삽니다. 열병으로 맥이 오히려 왕성하고 조동하여 땀이 나지 않는 것은 이 양맥(陽脉)이 지극한 것이니 죽습니다. 맥이 왕성하고 조동하여 땀이 나고 조용한 것은 삽니다.

열병으로 땀이 난 이후 사열(邪熱)이 물러가면 맥(脉)이 평정(平靜)됩니다. 만약 맥이 조동하고 왕성하면(躁盛) 이는 고양(孤陽)으로 수렴하지 못하여 음맥(陰脉)이 허약함이 지극합니다. 이는 양(陽)이 있고 음(陰)이 없는 증상이니 죽음의 증상이 됩니다.

열병으로 만약 땀이 난 뒤에 맥상(脉象)이 평정(平靜)으로 돌아오면 이는 사기(邪)가 가고 정기(正)가 회복되는 증상이고 예후(預后)가 좋습니다. 열병으로 만약 맥이 조급한 형상이 나타나고 땀이 나지 않으면 이는 양열(陽熱)이 지극한 것이니 음(陰)이 허(虛)하여 땀을 밖으로 내보내지 못하는 죽음의 증상입니다. 만약 맥이 비록 조동하고 왕성해도(躁盛) 땀을 낸 후에 맥상이 평정으로 돌아오면 이는 순행(順)의 증상이고 예후(預后)가 좋습니다.

열병에 침을 놓아서 안되는 것이 아홉이 있습니다. 그 1은 땀이 나지 않고 광대뼈가 붉고 구역질하면 죽습니다. 그 2는 설사하고 배가 팽창함이 심하면 죽습니다. 그 3은 눈을 보지 못하고 사물이 흐릿하여 열이 그치지 않으면 죽습니다. 그 4는 그 늙은이(老人)와 어린이(嬰儿)가 열이 나고 배가 그득하면 죽습니다. 그 5는 땀이 나지 않고 토하고 하혈(下血)하는 사람은 죽습니다. 그 6은 혀뿌리(舌本)가 썩어 문드러져서(潰爛) 열이 그치지 않으면 죽습니다. 그 7은 기침하여 코피가 나고 땀이 나지 않아서 땀이 발에까지 이르르지 못하면 죽습니다. 그 8은 골수(髓)에 열이 나면 죽습니다. 그 9는 열이 나서 경련을 일으키면 죽습니다. 열이 나서 경련을 일으키는 것은 허리가 꺾이고 경풍(瘛瘲)이 일어나고 입다물고 이를 가는(噤齘) 것입니다. 무릇 이 아홉은 침을 놓지 못합니다.

열병에는 9가지 사증(死証)이 있으니 이는 침을 놓지 못합니다. 1은 땀이 나지 않고 광대뼈 부위가 붉어지고 토하니 음액(陰液)이 부족하고 허양(虛陽)이 위로 넘쳐 위기(胃氣)가 망가지는 죽음의 증상입니다. 2는 설사하는 것이니 배 부위의 팽창이 심하면 열병으로 설사하고 비기(脾氣)가 망가지는 죽음의 증상입니다. 3은 두 눈이 사물을 봄에 밝지 못하고 발열이 물러나지 않으니 장부정기(臟腑精氣)가 쇠갈(衰渴)하는 증상입니다. 4는 늙은 사람과 어린이가 열이 나서 배가 창만(脹滿)하는 것입니다. 사열(邪熱) 때문에 비장(脾臟)이 상하게 됩니다. 그러므로 죽음의 증상이 됩니다. 5는 열병으로 땀이 나지 않으며 구토와 겸하여 하혈(下血)하니 음액(陰液)의 손상이 매우 심한 죽음의 증상입니다. 6은 혀뿌리가 썩어 문드러지는 것이니 발열이 물러가지 않으니 3음이 함께 줄어드는 죽음의 증세입니다. 7은 피를 토하고 코피가 나며 땀이 나지 않습니다. 땀이 낮서 발에까지 이르르지 않으니 진양(眞陽)이 고갈하는 죽음의 증세입니다. 8은 열사(熱邪)가 이미 골수(骨髓)에 깊이 들어간 것이니 신기(腎氣)가 무너져 없어지는 증세입니다. 9는 열이 나서 경련이 일어나는 병이니 음혈(陰血)이 모상(耗傷)하고 열이 지극하여 풍(風)이 생기는 증세이니 이른바 발열하여 일어나 경병(痙病)은 허리가 꺾이고 수족이 당기고 입을 다물고 이를 가는 등의 증상입니다. 무릇 위에 말한 9가지 증상이 나타나면 모두가 열사(熱邪)가 매우 심하여 정기음혈(精氣陰血)이 말라 없어지는 죽음의 증상이니 그 때문에 침을 놓지 못하는 것입니다.

이른 바 59자(刺)란 양손 밖과 안에 각기 셋이 있으니 무릇 12침 구멍(痏)이 있습니다. 다섯 손가락사이에 각기 하나씩 무릇 8유(痏)입니다. 발 또한 이와 같습니다. 머리 부위의 발제에 드는 앞의 1치 옆 세 군데에 각기 셋이니 무릇 8유입니다. 다시 발제에 들어가는 세 치 가에 다섯 군데에 무릇 10유가 있습니다. 귀 앞 뒤에 각 1유, 입 아래에 각 1유, 목 가운데 1유 무릇 6유입니다. 정수리 위에 1유 신회(顖會)[정수리]에 1유 전후 발제(髮際)에 각 1유 염천(廉泉)에 1유 풍지(風池)에 2유, 천주(天柱)에 2유입니다.

이른바 열병의 치료에 침놓을 수 있는 59개 혈위는 양손의 손가락 바깥 쪽에 각기 3혈(穴)이 있고 안쪽에 또한 각기 3혈이니 좌우에 모두 12혈이 있습니다. 다섯 손가락 사이에 각기 하나의 혈이 있으며 수태음(手太陰) 수궐음(手厥陰) 2경(經)의 본마디 뒤에는 고루 혈위(穴位)가 없습니다. 때문에 좌우 양손에 모두 8혈입니다. 다섯 발가락의 본마디 뒤에는 손가락과 같이 각기 하나의 혈이 있습니다. 족소음맥(足少陰脉)은 발가락에 운행하지 않으니 족궐음경(足厥陰經)의 본마디에는 혈(穴)이 없습니다. 그러므로 양발에 모두 8혈이 있습니다. 머리 부위의 발제(髮際)에 들어가는 앞 1치에 독맥(督脉) 위의 성혈(星穴)의 양 옆에 각기 3혈이 있으니 좌우에 모두 6혈이 있습니다. 다시 사람의 발제의 가운데로 들어감에 따라 뒤로 3치를 가면 양 옆에 각기 5혈이 있으니 좌우에 모두 19혈입니다. 귀 앞뒤에 각기 1혈, 입 아래 1혈 목 가운데 1혈 모두 6혈입니다. 정수리에 1혈 신회(囟會)에 1혈 앞 발제에 1혈 뒤발제에 1혈 염천(廉泉)에 1혈 좌우풍지(風池)에 모두 2혈 좌우천주(天柱)에 모두 2혈 모두 합계 9혈입니다. 위에서 기술한 각 부위를 합하니 59혈이 됩니다.

기(氣)가 가슴에 가득하고 천식(喘息)이 발생하면 족태음(足太陰)의 엄지 손가락의 끝을 취합니다. 부추잎 넓이 같은 빌톱 모시리가 떨어져서 차가우면 유침법(留針法)을 쓰고 열이 나면 질자법(疾刺)을 써 기(氣)가 내려가면 그칩니다.

가슴 속에 기(氣)가 그득하고 천식이 급하면 치료시에 족태음경(足太陰經)의 은백혈(隱白穴)을 취하는 것이 옳습니다. 혈위(穴位)는 엄지발가락 안쪽 끝에 있습니다. 부추잎 같이 넓게 발톱 모서리가 떨어집니다. 차가운데 속하면 침을 놓아 치료시에는 응당 유침법(留針)을 사용하고 열이 나는데 속하면 침을 놓아 치료시에는 질자법(疾刺)을 사용합니다. 위로 거스른 기가 내려오고 천식하지 않기를 기다려서 그칩니다.

심산(心疝)으로 갑자기 아프면 족태음(足太陰) 족궐음(足厥陰)을 취합니다. 그 혈락(血絡)에 침을 놓아 그 사기(邪)를 제거합니다.

심산(心疝)으로 갑자기 아프면 치료시에 족태음경(足太陰經)과 족궐음경(足厥陰經)을 취합니다. 2경의 혈락(血絡) 위에 침을 놓아서 그 사기(邪)를 사(瀉)시킵니다.

후비(喉痺)는 혀가 말리고(舌卷) 입안이 마릅니다. 마음이 번열(心煩)하니 심장이 아픕니다. 팔 안쪽이 아파서 머리까지 올릴 수 없습니다. 치료시에는 엄지손가락과 검지손가락의 손톱 아래를 침 놓아야 하니 그 혈위는 후추잎 넓이 만큼의 거리에 있습니다.

후비(喉痺)는 혀가 말려 들어 펴지 못합니다. 입안이 마르고 마음이 번열이 나서 심장이 아픕니다. 팔 안쪽이 아파서 머리 부위까지 들어올리지 못합니다. 치료시에는 수소음경(手少陰經)의 관충혈(關沖穴)을 취하면 됩니다. 그 혈위(穴位)는 무명지(無名指)의 새끼손가락 쪽에 손톱 모서리에 후추잎 너비만큼에 있습니다.

눈 안이 붉고 아픈 것이 안쪽 안각(眼角 : 眦)에서 시작하면 음제맥(陰蹻)을 취합니다.

눈이 붉고 아픈 것이 안쪽 안각(眼角)에서 시작하면 안쪽 안각(眼角)은 이 음제(陰蹻)와 양제(陽蹻)가 만나는 곳에 있습니다. 치료시에는 음제맥의 기점(起點)에 있는 조해혈(照海穴)을 취하는 것이 옳습니다.

풍경(風痙)은 몸이 반대로 꺾입니다(反折). 먼저 족태양경(足太陽)의 오금 안(膕中)의 혈락(血絡)에 있는 혈(穴)을 찔러서 피가 나게 합니다. 속에 한기(寒)가 있으면 삼리혈(三里)을 취합니다.

풍경(風痙)은 목(頸項)이 뻣뻣하고 각궁(角弓)이 반대로 펴지는 (反張) 등의 증세가 나타납니다. 이는 사기(邪)가 등 부위의 태양경(太陽經)에 적중하기 때문입니다. 치료시에는 태양경의 팔꿈치 움푹한 가운데 있는 위중혈(委中穴)을 취하고 아울러 거죽의 얕은 데 있는 혈락(血絡) 위를 찔러 그 피(血)를 내어서 그 사기(邪)를 사(瀉)시킵니다. 안에 한기(寒)가 있으면 응당 족양명경(足陽明經)의 3리혈(三里穴)을 취하여 속을 덥게 해서 한기를 없앱니다 (祛寒).

허리가 굽어지는 병(癃)은 음제(陰蹻) 및 삼모(三毛) 위의 대돈혈(大敦穴) 및 혈락(血絡)을 침놓아 피가 나게 합니다.

소변(小便)이 통하지 않으면 음제(陰蹻)가 시발(始發)하는 부위 즉 족소음경(足少陰經)의 조해혈(照海穴)과 엄지발가락 바깥쪽의 대돈혈(大敦穴)의 족궐음경(足厥陰經)의 혈위(穴位)를 침 놓아야 합니다.

남자(男子)는 고창병(蠱脹病)같고 여자(女子)는 월경이 막혀서 신체가 허리와 등골뼈가 쪼개지는 것 같아서 음식을 먹고 싶지 않으면 먼저 용천혈(涌泉)을 취하여 피가 나게 하고 다시 발등 위의 왕성한 것을 살펴서 피를 나게 합니다.

남자는 산하병(疝瘕)을 앓는 형상이고 여자는 월경이 막히는 병을 앓아서 그 증세가 허리와 척추가 쪼개지는 것 같이 아파서 어려움을 받고 또 음식이 먹고 싶지 않으면 치료시에 먼저 족소음경(足少陰經)의 용천혈(涌泉穴)을 취하여 침을 놓아서 그 피가 나오게 하고 다시 발등 위의 혈락(血絡)이 그득한 데를 같은 모양으로 침을 놓아 피가 나게 하고 병사(病邪)를 제거합니다.

24. 거스르는 병(厥病)

이 편은 경기(經氣)가 위로 거슬러서 일어나는 두통(頭痛)과 심통(心痛)의 증세와 치료를 개술(概述)하고 겸해서 충하(虫瘕)와 회충(蛟蛕) 등의 장(腸)의 기생충병 및 풍비(風痺) 이명(耳鳴) 이롱(耳聾)의 침 놓는 법을 기술했다.

궐두통(厥頭痛)은 얼굴이 붓고 심장이 번열하는 등의 증세가 있습니다. 족양명(足陽明)과 족태음(足太陰)을 취합니다.

경기(經氣)가 어지럽게 거슬러 위로 부딪쳐서 이루어지는 두통이 얼굴부위에 부종(浮腫)을 겸함이 있고 심장이 번열하는 등의 증세가 있으면 족양명위경(足陽明胃經)과 족태음비경(足太陰脾經)과 유관한 혈위(穴位)를 선택하여 침 놓기를 진행하면 됩니다.

궐두통(厥頭痛)과 두맥통(頭脉痛)은 마음이 슬퍼져서 잘 웁니다. 머리 부위의 동맥이 도로 왕성한데를 살펴서 침을 놓아 피를 다 제거하고 뒤에 족궐음(足厥陰)을 조절합니다.

경기(經氣)가 어지럽게 거슬러서 머리 부위가 무겁게 가라 앉으면(深重) 아파서 옮기지를 못합니다. 응당 머리 위에 있는 독맥(督脉)의 족태양방광경(足太陽膀胱經)과 족소양담경(足少陽膽經)의 혈위(穴位)를 가려서 국부(局部)에 침 놓기를 진행하고 동시에 수소음심경(手少陰心經)을 사(瀉)시키고난 후에 족소음신경(足少陰腎經)을 조절하고 보(輔)하여 수(水)를 씩씩하게 하고 화(火)를 억제합니다.

궐두통(厥頭痛)은 기억력이 감퇴되어 잘 잊어버립니다. 아픈 자리를 만지지 못합니다. 머리와 얼굴의 좌우의 동맥을 취하여 침을 놓습니다. 연후에 족태음(足太陰)을 취합니다.

경기(經氣)가 어지럽게 거슬러서 두통에 이르러서 손으로 만져보아 머리가 아픈데를 찾지 못하고 기억력이 감퇴됩니다. 치료함에는 머리와 얼굴 좌우의 동맥을 취하여 침 놓기를 진행합니다. 연후에 다시 족태음비경(足太陰脾經)을 찔러서 조리(調理)를 더합니다.

궐두통(厥頭痛)은 목이 먼저 아프고 후에 허리와 척추가 아픕니다. 먼저 천추혈(天樞)을 취하고 뒤에 족태양(足太陽)을 취합니다.

경기(經氣)가 어지럽게 거슬러서 머리가 아픈데 이르르면 목부위가 아프고 연후에 허리와 등골뼈에 상응(相應)하여 아픈 것입니다. 먼저 족태양방광경(足太陽膀胱經)의 천추혈(天樞穴)을 취하여 국부(局部)를 침놓습니다. 연후에 다시 그 경(經)과 기타 상응하는 혈위(穴位)를 취하여 진일보한 조리로 치료합니다.

궐두통(厥頭痛)이 심하면 귀의 앞 뒤 맥락이 왕성하게 솟아 열이 나면 그 혈(血)을 사출(瀉出)시키고 연후에 족소양(足少陽)을 취합니다.

경기(經氣)가 어지럽게 거슬러서 두통에 이르러서 그 두통이 극렬하면 귀의 앞 뒤 맥락이 차고 왕성하여 열나는 느낌이 있으면 먼저 맥락을 찔러서 피가 나게 하고 다시 족소양담경(足少陽膽經)과 유관(有關)한 혈위(穴位)를 취하여 진일보(進一步)하여 조리하고 치료합니다.

진두통(眞頭痛)39)은 두통이 심하고 뇌(腦)가 모두 아픕니다. 수족이 차가워서 마디(節)에 이르르면 치료하지 못하고 죽습니다.

진두통(眞頭痛)은 아파서 몹시 사납습니다. 환자가 모든 뇌가 모두 아픔을 느낍니다. 수족의 차가움이 팔꿈치와 무릎의 관절에 이르름을 느끼면 그것은 사기(邪氣)가 왕성하고 정기(正氣)가 지치니 죽는 증세가 됩니다.

두통(頭痛)으로 수혈(輸)을 취하지 못하는 것은 부딪쳐서 넘어져서 나쁜 피가 안에 있거나 하면 그러합니다. 만약 기육(肉)이 상해서 동통이 그치지 않으면 침을 놓아서 그치게 할 수 있는데 멀리 있는 수혈을 취해서 치료해서는 안됩니다.

두통(頭痛)이 있으나 맨끝의 수혈을 취하여 침을 놓아 치료하지 못하는 것은 부딪쳐서 넘어지는 류(類)의 외상(外傷)으로 어혈(瘀

---

39) 진두통(眞頭痛) : 경기(經氣)가 어지럽게 거슬러 머리에 치받아 생기는 두통이 아니고 뇌(腦)에 있는 사기(邪)로 인해서 극렬한 두통에 이르는 것을 말함.

血)이 안에 있는 경우가 이에 해당합니다. 만약 기육(肌肉)이 손
상되어 동통(疼痛)이 그치지 않으면 가까운 국부(局部)를 침을 놓
아 그치게 할 수 있고 멀리 있는 수혈을 치료할 수는 없습니다.

두통(頭痛)에 침을 놓을 수 없는 것은 엄중한 비증(大痺)으로 나
날이 발작하는 경우는 침을 놓아 조금은 나을 수 있으나 완전한 치
료는 할 수 없습니다.

두통(頭痛)에 침을 놓아 쉽게 효과를 취할 수 없는 것은 가령
엄중한 비증(痺)이 만들어내는 두통이니 만약 매일 발작하면 침을
놓은 후에 다만 조금 나아진 것이 있을 뿐이지 근치(根治)는 되지
않습니다.

머리가 반쪽이 차갑고 아프면(半頭寒痛) 먼저 수소양(手少陽)과
수양명(手陽明)을 취하고 연후에 족소양과 족양명을 취합니다.

편두통(偏頭痛)으로 반쪽이 차가우면 먼저 수소양3초경(手少陽
三焦經)과 수양명대장경(手陽明大腸經)의 수혈(輸穴)을 가려서 침
놓고 다시 족소양담경(足少陽膽經)과 족양명위경(足陽明胃經)의
수혈을 침을 놓아 치료합니다.

궐심통(厥心痛)40)은 등(背)과 더불어 서로 당기고 경기(驚)를 잘
합니다. 가령 등으로부터 심장에 닿으면 곱사등이(傴僂)는 신장과
심장이 아픕니다. 먼저 경골(京骨)과 곤륜(昆侖)을 취하고 침을 놓
은 후에 낫지 않으면 연곡(然谷)을 취합니다.

---

40) 궐심통(厥心痛) : 5장의 기기(氣機)가 어지럽게 거슬러 이루어진 심통(心痛)

궐심통(厥心痛)은 등까지 당깁니다. 아울러 경련하는 현상이 있습니다. 등 뒤로부터 그 심장에 접촉하여 움직이면 그 사람은 허리가 굽고 등이 굽습니다. 그것은 신경(腎經)의 사기(邪氣)가 심장을 침범하는 것입니다. 그러므로 신심통(腎心痛)이라고 일컫습니다. 치료시에는 먼저 족소음경(足少陰經)과 서로 표리(表裏)가 되는 족태양방광경(足太陽膀胱經)의 경골(京骨)과 곤륜혈(昆侖穴)을 가려서 침 놓습니다. 만약 침을 놓은 후에도 동통이 그치지 않으면 족소양신경(足少陽腎經)의 연곡혈(然谷穴)을 취합니다.

궐심통(厥心痛)으로 배가 창만하고 가슴이 그득하면 심통(心痛)이 더욱 심해져 위심(胃心)이 아픕니다. 대도(大都)와 태백혈(太白)을 찌릅니다.

궐심통(厥心痛)은 가슴과 배가 창만(脹滿)하고 심통(心痛)이 특별히 심하면 위경(胃經)의 사기(邪氣)가 심장을 범하여 간여하는데 속하면 위심통(胃心痛)이라 합니다. 치료시에는 족양명위경(足陽明胃經)과 서로 표리(表裏)가 되는 족태음비경(足太陰脾經)의 대도(大都)와 태백(太白) 2혈을 취합니다.

궐심통(厥心痛)에 아프기를 그 심장을 송곳과 침으로 찌르듯하여 심통(心痛)이 심한 것은 비심통(脾心痛)입니다. 연곡혈(然谷)과 태계혈(太溪)을 취합니다.

궐심통(厥心痛)이 아픈 형상이 송곳과 침을 찌르는 것이 한 모양으로 견디기 어렵습니다. 비기(脾氣)가 심장을 범한 때문에 일컬어 비심통(脾心痛)이라 합니다. 마땅히 족소음신경(足少陰腎經)의 연곡혈(然谷)과 태계혈(太溪) 2혈을 찌릅니다.

궐심통(厥心痛)으로 얼굴색이 푸르러서 죽은 모습 같으며 종일 깊고 긴 호흡을 하지 못하면 간심통(肝心痛)입니다. 행간(行間)과 태충(太冲) 2혈을 취합니다.

궐심통(厥心痛)으로 얼굴색이 푸르기를 죽은 회색 같으며 기식(氣息)이 원활하지 못하고 깊은 호흡을 하고 싶어하여 동통(疼痛)이 그치지 않으면 이는 간기(肝氣)의 역궐(逆厥)로 말미암아 심장을 범하여 아픈 것으로 간심통(肝心痛)이라 이릅니다. 족궐음간경(足厥陰肝經)의 행간(行間) 태충(太沖) 2혈을 침놓아 치료합니다.

궐심통(厥心痛)으로 혹 누워서 한가롭게 정양(靜養)하면 심통(心痛)이 조금 완화됩니다. 동작시에는 동통(疼痛)이 더하고 얼굴색이 변하지 않으면 폐심통(肺心痛)입니다. 어제(魚際)와 태연(太淵) 두 혈(二穴)을 취합니다.

궐심통(厥心痛)으로 자리에 누워 휴식하거나 혹은 조용히 정양하게 되면 심통이 조금 풀리게 됩니다. 움직일 때는 동통이 더욱 심하고 얼굴색이 변치 않으면 폐기(肺氣)가 어지럽게 거슬러 심장을 침범하여 이루어지니 폐심통(肺心痛)이라 합니다. 응당 수태음폐경(手太陰肺經)의 어제(魚際)와 태연(太淵) 두 혈(穴)을 침놓아 치료합니다.

진심통(眞心痛)은 발작시에 수족(手足)이 마디에 이르기까지 궐랭(冷)합니다. 심통(心痛)이 심하면 아침에 발작하면 저녁에 죽고 저녁에 발작하면 아침에 죽습니다.

사기(邪氣)가 심장을 침범하여 일어난 진심통(眞心痛)은 발작시에 팔꿈치와 무릎에 이르기까지 궐랭(厥冷)합니다. 이는 지극히 엄중한 질병으로 항상 새벽에 발작이 나타나면 저녁에 사망하고 저녁에 발작하면 이틀을 지나지 않아서 사망하는 현상이 있습니다.

심통(心痛)으로 침을 놓지 못하는 것은 가령 적취(積聚) 어혈(瘀血) 등이 있는 경우이니 수혈(輸穴)을 취하지 못합니다.

　심통(心痛)이 있으나 침을 놓아 치료하지 못하는 것은 가령 안에 적취(積聚)가 있고 어혈(瘀血) 등이 있는 경우로 그러한 심통은 형체가 있고 실(實)한 사기(邪)가 영향을 준 결과이기 때문에 수혈(輸穴)에 침을 놓아 치료하지 못합니다. 경기(經氣)를 조리(調理)하는 방법으로 치료합니다.

장중(腸中)에 충하(虫瘕)가 있고 회충(蛟蛕)이 있으면 모두 소침(小針)으로 취하지 못합니다. 심복(心腹)이 동통(疼痛)하고 괴로워서 견디기 어려우니 혹은 덩어리(腫聚)가 모여 상하로 움직이니 때로는 아프고 때로는 안아픕니다. 아울러 배에 열이 나고 목마르고 침이 나오는 것은 회충입니다. 손을 모아 눌러서 단단히 잡아서 이동하지 못하게 하고 대침(大針)으로 찔러서 오래 있으면 충(虫)이 움직이지 않으면 곧 침을 뺍니다. 배가 그득하고 괴롭고 아프면 혹(腫物)이 상하로 움직이는 충병입니다.

　장중(腸中)의 기생충병은 혹은 충(虫)이 모이거나 기생충병(瘕)이 생겨 움직이는 것이니 모두 소침(小針)으로 치료하는 것은 마땅하지 않습니다. 충병(虫病)은 항상 배가 아프고 괴로워서 견디기 어렵습니다. 혹은 상하로 이동하는 덩어리(腫物)를 이루어 때로는 아프고 때로는 그칩니다. 아울러 배속에 열이 나니 입이 마르고 침을 흘리는 증세가 있습니다. 치료시에는 혹은 덩어리가 있는 곳이나 아픈 자리를 손으로 문지릅니다. 이동하지 못하게 하고 대침(大針)을 써서 단단히 잡고 충(虫)에 이르게 찔러서 움직이지 않게 되면 연후에 침을 뺍니다. 무릇 이러한 배가 그득하고 아프면 괴로움을 감당하지 못하고 덩어리가 상하로 이동하는 충병(虫病)은 이같이 치료하는 방법을 많이 씁니다.

귀가 먹어(耳聾) 들리지 않으면 귀속(耳中)을 취합니다. 귀에 소리가 나면(耳鳴) 귀앞의 동맥(動脉)을 찌릅니다. 귀가 아파도 침을 놓지 못하는 것은 귀속에 고름(膿)이 있는 경우이니 귀에지(耵聍)가 있으면 들리지 않습니다. 귀가 들리지 않으면 수족(手足)의 무명지 끝의 바깥쪽 손톱 모서리와 기육이 서로 교류하는 관충혈을 취합니다. 먼저 손을 취하고 뒤에 발을 취합니다. 귀에 소리가 나면 먼저 수족(手足)의 중지(中指)의 손발톱 위를 취하되 왼쪽이 소리가 나면 오른쪽을 오른쪽이 소리가 나면 왼쪽을 취합니다. 먼저 손을 취하고 뒤에 발을 취합니다.

귀가 먹어서 소리가 들리지 않으면 귀속의 청궁혈(聽宮穴)을 찌릅니다. (수태양소장경에 속한다) 귀에 소리가 나면 귀앞의 동맥혈의 이문혈(耳門穴)을 찌릅니다. (수소양삼초경에 속한다) 귀부위에 통증에 있으나 침을 놓지 못하는 경우는 가령 귀안에 고름(膿)이 있는 경우이고 혹자는 귀에 때가 꽉 막고 있어서 청각이 꽉 막혀서 아픈 경우가 있으니 이러한 경우입니다. 일반적으로 귀가 들리지 않으면 무명지끝 바깥쪽의 손톱 모서리와 기육(肉)이 서로 교류하는 곳의 관충혈(關沖穴) (수소양삼초경에 속한다) 족규음혈(足竅陰穴) (족소양담경에 속한다)을 찌릅니다. 다음에는 먼저 관충혈을 찌르고 뒤에 규음혈(竅陰)을 찌릅니다. 이명(耳鳴)의 치료는 일반적으로 손의 중지(中指) 끝의 손톱모서리의 중충혈(수궐음심포경에 속한다)과 엄지 발가락 바깥쪽 발톱 모서리 부위의 대동혈(족궐음간경에 속한다)을 취합니다. 왼쪽이 이명)하면 오른편의 혈위(穴位)를 취하고 오른쪽이 이명하면 왼편의 혈위를 취합니

다. 침을 놓을 때는 먼저 중충혈(中沖穴)을 취하고 뒤에 대돈혈
(大敦穴)을 취합니다.

넙적다리 부위(髀)를 들지 못하면 눕혀서 취합니다. 추합(樞合)중
에 있으니 원리침(圓利針)으로 취하고 대침(大針)으로 침 놓아서는
안됩니다.

넙적다리(髀)를 움직이지 못하면 병인(病人)을 옆으로 눕혀서
대전자(大轉子) 부위의 환도혈(環跳穴)을 취해서 원리침(圓利針)
으로 찔러야 합니다. 대침(大針)을 사용할 필요는 없습니다.

대변을 설사하여 하혈(下血)하면 곡천혈(曲泉穴)을 취합니다.

대변을 설사하여 하혈(下血)하는데는 족궐음간경(足厥陰肝經)
의 곡천혈(曲泉穴)을 취합니다.

풍비병(風痺)이 침음(浸淫) 발전하여 점차 고질병(痼病)이 되어
병이 낫지 못하게 된 것은 발이 얼음을 밟은 듯 하고 때로는 끓인
물 속에 들어가듯 넙적다리와 정강이가 젖고 마음이 괴롭고 머리가
아프며 때로는 구토하고 때로는 괴로워하고 눈이 침침하고 땀이 납
니다. 오래되면 눈이 침침하고 슬퍼서 놀라기를 잘합니다. 기식(氣
息)이 짧아서 즐겁지 못하니 3년이 못되어 죽습니다.

풍비병(風痺)이 침음 발전하여 엄중한 단계에 이르러서 심하면
치료할 수 없는 지경에 이르고 때로는 발이 얼음을 밟는듯하고
때로는 뜨거운 탕수(湯水)에 잠긴 듯한 형상으로 냉열(冷熱)이 일
정하지 않습니다. 하지(下肢)가 엄중하게 병이 변하면 체내로 향
하여 발전해서 마음이 괴롭고 두통이 나고 구토하고 속이 그득합

니다. 이런 증세가 지난후에 눈이 어지러워지고 데이면 땀이 나고
정서가 물결쳐서 움직여 때로는 슬프고 괴롭고 때로는 기뻐하고
때로는 두렵고 답답하여 즐겁지 못하고 기식(氣息)이 짧아서 약합
니다. 그렇게 발전해 아래로 내려가면 3년이 못되어서 죽게 됩니
다.

25. 병의 근본 치료(病本)

이 편은 질병을 치료할 때 응당 먼저 주요한 모순(矛盾)을 해결해서 순서가 뒤바뀌지 않게 하고 경중(輕重)이 거꾸로 놓이지 않도록 함을 논술했다. 아울러 이에 의거해서 질병이 발전하는 중에 서로 다르게 나타남을 열거하고 선후 차례의 순서를 예시(例示)해서 계몽된 학자(學者)들이 분석하고 질병을 치료하는 표본적인 개념으로 운용해서 중점(重點)을 파악하는데 이롭고 때로는 관건문제(關鍵問題)를 해결하도록 했다. 그러한 논술은 전통의학의 치료하는 원칙의 중요한 구성부분이다. 본편의 내용과 소문(素問)의 표본병전론(標本病傳論)의 부분적인 내용은 대체로 서로 같다.

먼저 병이 들고 뒤에 거스르는 것은 그 근본(本)을 치료합니다. 먼저 거스르고 뒤에 병이 드는 것은 그 근본을 치료합니다. 먼저 한병(寒)이 들고 뒤에 병이 생기는 것은 그 근본을 치료합니다. 먼저 병이 들고 뒤에 한병(寒)이 생기는 것은 그 근본을 치료합니다. 먼저 열(熱)이 나고 뒤에 병이 생기는 것은 그 근본을 치료합니다. 먼저 병이 들고 후에 열이 나는 것은 그 근본을 치료합니다. 먼저 병이 들고 뒤에 설사하는 것은 그 근본을 치료합니다. 먼저 설사가 나고 뒤에 다른 병이 생기는 것은 그 근본(本)을 치료하고 반드시 또 조절해야 곧 그 다른 병을 치료합니다. 먼저 병이 난 후에 속이 그득한 것은 그 끝(標)을 치료합니다. 먼저 속이 그득하고 후에 마음이 번거로운 것은 그 근본을 치료합니다.

먼저 모종(某種)의 질병이 있고 이어서 4지(四肢)의 궐역이 나타나면 이 원래의 본병을 치료합니다. 먼저 궐역하는 증상이 있고 난 후에 그 질병이 나타나면 응당 먼저 이 본병의 궐역을 치료합니다. 먼저 한병(寒病)이 있고 그 병의 변화(病度)가 이끌려 일어나면 그 본병의 한병을 치료합니다. 먼저 모종(某種)의 질병이 있은 후에 한증(寒症)이 생기면 먼저 근원에 발생한 이 본병(本病)을 치료합니다. 먼저 열병(熱病)이 있고 후에 병의 변화(病度)가 생기면 이 본병의 열병을 치료합니다. 먼저 모종의 질병이 있은 후에 열증(熱症)이 발생하면 그 원래 발생한 그 본병을 치료합니다. 먼저 모종의 질병이 있은 후에 설사가 발생하면 그 원래 발생한 본병을 치료합니다. 먼저 설사가 있은 후에 다른 질병으로 나타나면 모름지기 먼저 이 본병의 설사를 치료하고 다시 계속해서 발하는 병의 변화의 치료를 계속해야 합니다. 먼저 모종의 질병이 있은 후에 발생하는 속이 그득함은 이 끝병(標病)의 속이 그득함을 치료할 필요가 있습니다. 먼저 속이 그득한 병증이 발생하고 후에 이어 심증이 괴로운 증세가 발생하면 응당 먼저 이 본병의 속이 그득함을 치료해야 합니다.

사람의 몸에 객기(客氣)41)가 머물러 있고 동기(同氣)42)가 머물러

---

41) 객기(客氣) : 외계(外界)의 풍(風) 한(寒) 서(暑) 회(火) 6음(六淫)의 기(氣)가 비시(非時)에 이르러 체내(體內)에 머물러 있음.

있으면 대소변이 원활치 못하니 그 끝(標)을 치료합니다. 대소변이
원활하면 그 근본을 치료합니다.

사람이 외계로부터 시(時)가 아닌데 이르르는 6음사기(六淫邪
氣)가 이르러 감촉하여 발병하는 것과 제시간에 적응하여 이르르
지 못하는 6기(六氣)로 인하여 발병하는 것은 어떤 정황을 막론하
고 대체로 대소변의 원활치 못한 증상이 나타나서 모두가 응당 먼
저 그 긴급한 끝의 병(標病)을 치료해야 합니다. 가령 대소변이 원
활케 통하여 이런 긴급한 증상이 없으면 먼저 그 근본의 병을 치
료합니다.

질병이 발작한 후 유여(有余)하면 근본이 끝이 되니(本而標之) 먼
저 그 근본을 치료하고 후에 그 끝을 치료합니다. 질병이 발작한 후
부족하면 끝이 근본이 되니(標而本之) 먼저 그 끝을 치료하고 후에
그 근본을 치료합니다. 삼가 병의 얕고 깊음(間甚)을 살펴서 마음을
써서 조절하니 가볍고 얕은 것(間)은 아울러 나아가고 무겁고 깊은
것(甚)은 홀로 나아갑니다. 먼저 소대변이 원활치 못하고 후에 다른
병이 생기는 것은 그 근본을 치료합니다.

질병이 발작한 후 실한 증세(實證)가 나타나면 일반적으로 먼저
그 근본을 치료하여 병사(病邪)를 제거합니다. 그 후에 그 끝(標)
을 치료하여 병증(病症)을 해결합니다. 질병이 발작한 후 허(虛)
함을 보(輔)한 후에 그 근본을 치료하여 병사를 제거합니다. 의원
(医者)은 응당 객관적 정황에 근거하여 병정(病情)의 얕고 깊고
가볍고 무거움을 신중히 살피고 상세히 관찰하고 주관적인 노력을
발휘하여 마음을 써서 조절하고 치료해야 합니다. 병이 가볍고 느

---

42) 동기(同氣) : 시(時)에 응해서 이르르는 6기(六氣), 춘풍(春風), 하서(夏暑), 장
    하습(長夏濕), 추조(秋燥), 동한(冬寒) 등

리면 끝과 근본(標本)을 함께 치료할 수 있고 병이 깊고 무거우면
관건(關鍵)의 있는 곳을 한쪽 방면으로 치우쳐서 정확히 살펴야
합니다. 먼저 대소변이 원활치 못하여 뒤에 다른 병증세가 나타나
면 먼저 대소변이 원활치 못한 그 근본병을 치료할 필요가 있습니
다.

26. 잡병의 치료법(雜病)

이 편은 여러 가지 질병의 증상의 진단과 치료방법을
논술했다. 논한 바의 질병은 궐기상역(厥氣上逆), 심통(心
痛), 후비(喉痺), 학질(瘧疾), 치통(齒痛), 이롱(耳聾), 비뉵
(鼻衄), 이마(額), 목(項), 허리(腰) 무릎(膝)의 동통(疼痛),
배가 창만함(腹脹), 대소변의 원활치 못함(大小便不利) 등
을 포괄하고 마지막에는 위궐병(痿厥病)의 도인(導引)과
딸꾹질(呃逆)의 코침놓기(刺鼻), 폐기(閉氣) 등의 치료법을
소개하는 등 논술범위가 비교적 넓어서 증세에 임할 때에
참고 할만하다.

경기(經氣)가 궐역해서 등뼈 기둥의 양 옆의 허리와 등 부위가
아파서 머리와 목 부위가 당기고 머리 부위의 감각이 침중(沈重)하
고 눈은 잘 보이지 않고 허리와 등골뼈가 뻣뻣하면 족태양(足太陽)
의 오금안의 혈락(血絡)을 취합니다.

경기가 궐역하여 척추 양 옆의 허리와 등부위가 아프면 머리와 정수리 부위에 이어서 당깁니다. 머리 부위가 침중(沈重)하고 눈이 침침하여 사물을 잘 보지 못하고 허리와 등골뼈가 뻣뻣하면 이는 족태양경(足太陽經)의 병의 변화(病度)입니다. 치료시에는 마땅히 족태양경을 취하여 오금안의 위중혈(委中穴) 부위의 혈락(血絡)을 침놓아 피를 냅니다.

경기(經氣)가 궐역해서 가슴이 그득하고 얼굴이 부어오르고 입술이 부어오르면(脣漯漯)43) 돌연 말하기 어려우며 심하면 말하지 못합니다. 치료시에는 족양명(足陽明)을 취합니다.

경기가 궐역(厥逆)하면 가슴이 그득하게 됩니다. 얼굴과 입술이 부어올라 침이 나오면 수렴하지 못합니다. 돌연 말하기가 곤란해지고 심지어 말을 못하게 됩니다. 병이 족양명위경(足陽明胃經)에 있습니다. 치료시에는 응당 그 경(經)의 혈위(穴位)에 침을 놓아서 치료합니다.

어지럽게 거스른 경기(經氣)가 목(喉)으로 운행하면 말을 하지 못하고 수족이 청냉(淸冷)하고 대변이 원활하지 못하면 족소음(足少陰)을 취합니다.

경기가 궐역하여 위로 목(喉)을 치받으면 말을 할 수가 없고 수족(手足)이 청냉(淸冷)하고 대변이 잘 통하지 않으면 그것은 족소음경(足少陰經)의 병리현상입니다. 치료할 때는 마땅히 그 경(經)의 혈위(穴位)를 취하여 침놓기를 진행합니다.

---

43) 순탑탑(脣漯漯) : 부어 오르는 모습. 침이 나오지만 거두지 못함. 입술이 부르터서 침을 거두어들이지 못함.

족소음경(足少陰經)은 목구멍을 돌고 혀의 뿌리를 낍니다. 그러므로 궐기(厥氣)가 위로 거스르면 말을 못합니다. 신장(腎)은 생기(生氣)의 근원입니다. 신기(腎氣)는 궐역(厥逆)으로 인해서 퍼지지(布達) 못합니다. 그러므로 수족(手足)이 천냉(淸冷)합니다. 신장(腎)은 대소변(二便)을 주관합니다. 기(氣)가 거스르면 대변(大便)이 원활하지 못합니다.

경기(經氣)가 궐역해서 배가 창만(脹滿)하고 한기(寒氣)가 많고 배속이 골골하고 대소변이 원활치 못하면 족태음(足太陰)을 취합니다.

경기(經氣)가 궐역(厥逆)하여 배 부위가 창만(脹滿)하고 한기(寒氣)가 안으로 왕성하고 장(腸)이 굴굴거리고 대소변이 원활하지 못하는 등의 증세가 있으면 그 병은 족태음비경(足太陰脾經)에 있습니다. 응당 그 경(經)의 혈위(穴位)를 취해서 침으로 치료합니다.

목이 마르고 입안이 열이 나서 아교처럼 끈적끈적하면 족소음(足少陰)을 취합니다.

목안이 마르고 입안이 열 남을 느끼고 침이 아교처럼 끈적끈적하면 이는 족소음신경(足少陰腎經)의 병리현상(病度)이니 치료는 응당 이 경(經)의 혈위(穴位)를 침 놓습니다.

무릎안 관절부위가 아프면 독비혈(犢鼻)을 취하여 원리침(圓利針)으로 침을 놓고 침을 뺀 뒤 일정한 간격을 두고 낫지 않으면 다시 찌릅니다. 원리침의 크기는 소꼬리만하여 무릎부위에 침놓기에 적당합니다.

　　무릎관절 부위가 아프면 원리침(圓利針)을 사용하여 족양명위경
(足陽明胃經)의 독비혈(犢鼻穴)을 찌릅니다. 침을 뺀 후 일정시간
의 간격을 두어 낫지 않을 것 같으면 다시 침 놓아도 좋습니다. 원
리침(圓利針)의 크기는 소꼬리의 긴털(長毛)과 같아서 무릎 부위
를 침 놓기에 알맞습니다. 기탄없이 토로하는데 사용할 수 있으니
의심을 품을 필요는 없습니다.

　목구멍이 마비되어(喉痺) 말을 하지 못하면 족양명(足陽明)을 취
합니다. 말을 할 수 있으면 수양명(手陽明)을 취합니다.

　　목구멍이 마비되는 병(喉痺病)이 만약 엄중해서 말을 할 수 없
으면 응당 족양명경의 혈위(穴位)를 침놓습니다. 만약 말을 할 수
있으면 수양명경의 혈위(穴位)를 침 놓습니다.

　학질(瘧)이 목마른 증상이 없고 하루 건너 발작(作)하면 족양명
(足陽明)을 취합니다. 목 마른 증세가 있으면서 매일 한번씩 발작하
면 수양명(手陽明)을 찌릅니다.

　　학질이 입이 마르는 증상이 없이 격일(隔日)로 한번 발작하면
응당 족양명위경(足陽明胃經)을 침 놓고, 갈증나는 증상이 매일
한번씩 발작하면 응당 수양명대장경(手陽明大腸經)을 침 놓습니
다.

　이가 아픈데(齒痛) 청량음료(淸飮)를 싫어하지 않으면 족양명(足
陽明)을 취하고 청량음료(淸飮)를 싫어하면 수양명(手陽明)을 취합
니다.

이빨이 아픈데 청량음료를 싫어하지 않으면 족양명위경(足陽明胃經)의 혈위(穴位)를 침놓아 치료하고 청량음료를 싫어하면 수양명대장경(手陽明大腸經)의 혈위(穴位)를 침놓아 치료합니다.

귀가 들리지 않으면서(耳聾) 아프지 않은 것은 족소양(足少陽)을 취하고 귀가 들리지 않으면서 아픈 것은 수양명(手陽明)을 취합니다.

귀가 어두우면서 통증이 없는 것은 마땅히 족소양담경(足少陽膽經)의 혈위(穴位)를 침놓고 귀가 어두우면서 아픈 것은 마땅히 수양명대장경(手陽明大腸經)의 혈위를 침 놓습니다.

코피가 나서 그치지 않고 엉긴 피가 흐르면 족태양(足太陽)을 취합니다. 엉긴 피는 수태양(手太陽)을 찌릅니다. 낫지 않으면 완골(完骨) 아래를 찌릅니다. 낫지 않으면 팔꿈치 안을 찔러 피를 냅니다.

코안에 피가 나서 그치지 않고 아울러 흘러나와 피가 덩어리지면 응당 족태양방광경(足太陽膀胱經)의 혈위(穴位)를 침 놓습니다. 만약 출혈이 많지 않고 겸해서 피덩어리가 많으면 응당 수태양소장경(手太陽小腸經)의 혈위(穴位)를 침 놓습니다. 그래도 그치지 않으면 수태양소장경의 완골혈(腕骨穴)을 침 놓는 것이 좋습니다. 만약 다시 그치지 않으면 족태양방광경의 위중혈(委中穴)을 찔러서 출혈시키는 것이 좋습니다.

허리가 아파서(腰痛) 만약 아픈 데가 위로 차가우면 족태양양명(足太陽陽明)을 취합니다. 아픈 부위의 위로 열이 나면 족궐음(足厥陰)을 취합니다. 만약 허리가 아파서 부앙(俯仰)을 못하면 족소양(足少陽)을 취합니다. 만약 안으로 열이 나고 기(氣)가 헐떡이면 족소음(足少陰)을 침 놓고 팔꿈치 안의 혈락(血絡)을 취합니다.

허리가 아픈데 만약 아픈데의 위로 서늘하면 족태양방광경(足太陽膀胱經)을 취하고 족양명위경(足陽明胃經)의 혈위(穴位)를 침 놓아 치료합니다. 만약 윗 부위(上部)가 발열하면 곧 소양담경(少陽膽經)을 침놓아 치료합니다. 만약에 겸해서 내열(內熱)이 있고 기(氣)가 헐떡거리면 한편으로 족소음신경(足少陰腎經)의 혈위(穴位)를 찌르면 됩니다. 한편 오금안의 위중혈(委中穴) 주위의 혈락(血絡)을 찌르면 됩니다.

성을 잘 내어 음식이 먹고 싶지 않고 말이 더욱 작아지면 족태음(足太陰)을 찌릅니다. 성을 잘 내고 말이 많아지면 족소양(足少陽)을 찌릅니다.

쉽게 성을 내고 음식을 먹고 싶지 않으며 또 말을 많이 하기 싫어하면 이는 수(水)가 왕성하여 토(土)를 이기고 간(肝)은 강하고 비장(脾)은 약합니다. 응당 족태양비경(足太陽脾經)의 혈위(穴位)를 찌릅니다. 쉽게 성을 내고 또 말이 많으면 이는 간담(肝膽)의 기가 왕성하니 응당 족태양담경(足太陽膽經)의 혈위(穴位)를 찔러서 치료합니다.

뺨 부위가 아프면 수양명(手陽明)과 뺨 부위의 왕성한 맥을 침 놓아 출혈(出血)시킵니다.

뺨 부위가 아프면 응당 수양명대장경(手陽明大腸經)의 혈위(穴位)와 뺨 부위의 박동(博動)이 강렬한 맥락(脈絡)을 침을 놓아 피가 나게 합니다.

목이 아파서 앙부(仰俯) 하지 못하면 족태양(足太陽)을 찌릅니다. 돌아볼 수가 없으면 수태양(手太陽)을 찌릅니다.

목부위가 동통(疼痛)하여 내려다보지도 못하고 우러러보지도 못하면 응당 족태양방광경(足太陽膀胱經)의 혈위(穴位)를 침 놓아 치료합니다. 좌우로 목을 돌리지 못하면 응당 수태양소장경(手太陽小腸經)의 혈위(穴位)를 침놓아 찌릅니다.

작은 배(小腹)가 크게 창만(滿大)하여 위로 위(胃)로 운행하여 심장에 이르르면 으스스하여 온몸이 춥고 열이 나서 소변이 원활치 못합니다. 치료시에는 족궐음(足厥陰)을 취합니다.

작은 배가 크게 팽창하고 불러서 답답한 느낌이 위완(胃脘)과 심흉(心胸)에 올라가면 전신이 오한이 들고 오무라들어 불타면 소변이 원활치 못합니다. 마땅히 족궐음간경(足厥陰肝經)의 혈위(穴位)를 취하고 침으로 치료를 진행합니다.

배가 그득하고 대변이 원활하지 못하고 배가 커져서 또한 위로 가슴과 목구멍으로 운행하고 천식(喘息)하여 갈갈(喝喝)하면 족소음(足少陰)을 취합니다.

배가 창만(脹滿)하고 대변이 통하지 않으면 창만하여 답답한 감각이 위로 가슴 부위에 미치고 심하면 목구멍 부위에 이르고 천식(喘息)하여 입을 열면 갈갈 소리를 내면 응당 족소음신경(足少陰腎經)의 혈위(穴位)을 침 놓아 치료합니다.

배가 그득하여 음식이 소화되지 않고 배안이 울리는 소리가 있고, 대변이 원활하지 못하면 마땅히 족태음비경(足太陰脾經)의 혈위

(穴位)를 취하여 침을 놓아 치료합니다.

　　복부가 창만(脹滿)하고 음식물을 소화시키지 못하고 배 안에 울리는 소리가 있으며 대변이 원활하지 못하면 마땅히 족태음비경(足太陰脾經)의 혈위(穴位)를 취하여 침을 놓아 치료합니다.

　심장이 아프고 허리와 등골뼈가 당기고 구토하려 하면 족소음(足少陰)을 취합니다.

　　심장이 아프고 허리와 척추가 당기고 아프면 오심(惡心)하여 토하려 합니다. 치료시에는 족소음맥(足少陰脉)의 수혈(輸穴)을 취하여 침을 놓아 치료합니다.

　심장이 아프고 배가 창만(脹滿)하여 정상의 호흡을 못하면 족소음(足少陰)을 찌르고 낫지 않으면 수소음(手少陰)을 취합니다.

　　심장이 아프고 등 부위가 당겨사 정상적 호흡에 방해가 되면 응당 족소음신경(足少陰腎經)의 혈위(穴位)를 침놓고 만약 낫지 않으면 수소양3초경(手少陽三焦經)의 혈위(穴位)에 침놓아 치료합니다.

　심장이 아프고 작은 배가 당기고 아픈 것이 상하가 일정한 자리가 없고 대소변이 어려우면 족궐음(足厥陰)을 침 놓습니다.

　　심장이 아프고 작은배가 당기고 아울러 작은배가 창만(脹滿)하고 그 동통(疼痛)부위가 상하에 일정한 자리가 없으며, 대소변이 곤란하면 족궐음간경(足厥陰肝經)의 혈위(穴位)를 침 놓습니다.

심장이 아프고 아울러 단기(短氣)하여 호흡이 부족하면 수태음(手太陰)을 침 놓습니다.

심장이 아프고 아울러 기(氣)가 짧고 호흡이 곤란하면 수태음폐경(手太陰肺經)의 혈위(穴位)를 침 놓습니다.

심장이 아프면 마땅히 아홉번째 마디(節)에 침 놓습니다. 낫지 않으면 침 놓은 뒤에 손으로 눌러주면 동통(疼痛)이 그칩니다. 낫지 않으면 위아래의 마디에 이 법을 다시 구사합니다. 이런 방법으로 치료하면 낫습니다.

심장이 아프면 아홉번째 척추 아래의 근축혈(筋縮穴)을 침 놓습니다. 만약에 동통(疼痛)이 그치지 않으면 마땅히 침 놓은 뒤에 손으로 눌러주면 일반적으로 즉시 동통이 그칩니다. 만약 손으로 누른 후에 곧 묵은 동통이 있으면 마땅히 근축혈 위의 여덟째 마디 아래 혹은 근축혈 아래의 열번째 마디 아래에 다시 이 법으로 치료를 구사하면 상당한 혈위(穴位)에 이릅니다. 이 방법의 치료를 하면 즉시 아픈 것이 그칩니다.

뺨 부위(顑)가 아프면 족양명(足陽明)의 굽은 둘레의 동맥(動脉)에 피가 나게 하면 동통(疼痛)이 즉시 낫습니다. 낫지 않으면 경(經)에 있는 인영혈(人迎)을 누르면 곧 낫습니다.

뺨 부위가 아프면, 족양명위경(足陽明胃經)의 협거혈(頰車穴) 주위의 동맥(動脉)을 침을 놓아서 출혈(出血)하게 하면 통증을 즉시 그치게 합니다. 만약 그치지 않으면 인영혈(人迎) 옆의 동맥을 눌러주면 손으로 누른 것이 경과한 후 곧 통증이 그치게 됩니다.

기(氣)가 위로 가스르면 가슴속의 오목한데와 아래 가슴의 동맥
(動脉)을 침 놓습니다.

　　기(氣)가 거슬러 위로 치받으면 가슴 앞의 족양명위경(足陽明胃
　經)의 응창(膺窗) 혹은 옥예혈(屋翳穴)에 침 놓아서 가슴 아래 동
　맥이 있는 곳에 미치게 합니다.

배가 아프면(腹痛) 배꼽 좌우 동맥을 찌릅니다. 침을 놓은 후에는
손으로 억누르면(指壓) 곧 낫습니다. 낫지 않으면 기가혈(氣街)을
침 놓고 침 놓은 후에는 손으로 눌러 지압을 하면 곧 낫습니다.

　　배가 아프면 배꼽 양옆의 천추혈(天樞穴)이 있는 곳의 동맥을
　침 놓습니다. 침 놓은 후에는 손으로 억누르면 곧 통증이 그칩니
　다. 만약 통증이 그치지 않으면 다시 족양명위경(足陽明胃經)의
　기충혈(氣冲穴)을 침 놓습니다. 침 놓은 후에 손으로 억누르면 곧
　통증이 그치게 됩니다.

위궐(痿厥)은 4지(四肢)가 속박되어 흐려짐을 느끼면(束悗) 곧 빨
리 풀어주어야 합니다. 반나절을 걸려서 또 풀어지는 때문입니다.
속박이 오래 되어 감각이 흐려짐을 느끼는 것은(不仁者) 이 치료를
한 후 10일이면 감각을 느낄 수 있습니다. 계속 이런 치료를 하면
병이 나아서 그치게 됩니다.

　　기(氣)가 거슬러 4지가 연약하여 무력해지는 위병(痿病)이 되
　면 치료할 때에는 환자의 4지가 속박되어 흐려짐을 느끼게 하여
　참기 어렵게 되면 신속히 풀어주어야 합니다. 매일 두 번씩 해야
　합니다. 환자가 속박되어 흐려짐을 깨닫지 못하고 마비되어 감각
　이 없으면(麻木不仁)이 치료 방법을 쓴 후에 10일 좌우에 감각을

느낄 수 있습니다. 계속 이 치료를 하면 병이 나아서 그치게 됩니
다.

딸꾹질(噦)은 풀로써 코를 자극해서 재채기 하게 하여 재채기하
면 낫습니다. 숨을 죽이고(無息) 재채기가 위로 치받음을 기다리면
곧 낫습니다. 크게 놀라면 또 나을 수 있습니다.

딸꾹질(噦)은 풀로써 비도(鼻道)를 자극하여 재채기하게 하여
재채기한 뒤에는 곧 낫습니다. 숨을 죽여서 재채기가 위로 치받는
것을 기다려서 빨리 기(氣)를 정지한 후에 기를 내쉬어 기를 아래
로 내려가게 하여 급히 숨을 죽일 수 있습니다. 혹은 재채기 날 때
돌연 큰소리를 하여 놀라게 하면 치료할 수 있습니다.

27. 주비와 중비의 치료 원칙(周痺)

이 편은 발병의 특성, 병의 변화, 치료 방법에 따라 각 방면을 분석하여 주비(周痺)와 중비(衆痺)로 구별하고 아울러 주비를 예를 들고 같은 류의 질병의 치료 원칙을 개괄해서 보였다.

황제(黃帝)가 기백(岐伯)에게 묻는다. "사람이 주비(周痺)에 걸리면 상하로 이동하고 혈맥을 따라 상하좌우로 서로 응하여 때때로 전이(轉移)하고 또 연속하여 끊이지 않아 잠시의 틈도 없습니다. 이러한 동통(疼痛)이 혈맥에서 발생하는지요? 분육(分肉)의 사이에서 발생하는지요? 어떻게 그러한 병이 이루어지는지요? 그러한 동통의 이동이 빨라 아픈 자리에 침을 놓지 못하여 그 비교적 집중하여 아플 때 어떻게 치료할지 결정하지 못하면서 아픈 것이 그칩니다. 어떤 이치가 그렇게 하는지요? 그 연유를 듣고자 합니다."

기백(岐伯)이 답한다. "이는 중비(衆痺)입니다. 주비(周痺)가 아닙니다."

황제(黃帝)가 말한다. "중비에 대해서 듣고자 합니다."

기백(岐伯)이 답한다. "이는 각기 그 자리가 있습니다. 다시 발생하고 다시 그치고 다시 머무르고 다시 일어나서 오른쪽으로 왼쪽에 응하고 왼쪽으로 오른쪽에 응하니 온몸을 돌아서 아프지 않습니다. 다시 발병하고 다시 쉬는 것입니다."

황제(黃帝)가 말한다. "좋도다. 어데를 침 놓습니까?"

기백(岐伯)이 답한다. "여기에 침을 놓는 것은 아픈 것이 나아서 그쳐도 반드시 그곳을 침 놓아서 다시 일어나지 않게 합니다."

　　황제가 기백에게 묻는다. '사람이 주비(周痺)에 걸리면 병사(病邪)가 혈맥을 따라 상하로 이동하고 동통(疼痛)의 부위가 상하좌우로 서로 응합니다. 때로는 옮기고 또 이어져서 끊어지지 않아서 잠시 동안의 쉴 시간도 없습니다. 내가 알기로는 그러한 동통은 혈맥(血脉)에서 발생한다고 생각하는데 이는 분육(分肉)의 사이인가요? 어떤 종류의 병이 그렇게 되는지요? 그러한 동통의 이동이 그렇게 빠르면 아픈 자리에 침을 놓아서도 미치지 못하여 비교적 집중적으로 아픈 부위에 어떻게 치료할지 결정하지 못할 때　아픈 것이 없어지는 것입니다. 그것은 어떤 이치인지요? 그 가운데는 분명히 연고가 있다고 생각합니다.' 기백(岐伯)이 답한다. '그러한 병은 중비(衆痺)이며 주비가 아닙니다.' 황제가 말한다. '중비에 대해서 듣고자 합니다.' 기백이 답한다. '중비는 그 병사(病邪)가 신체 각 부위에 분포되어 사기(邪氣)가 수시로 머물러 있고 수시로 이동합니다. 증상 상으로 나타나는 것은 수시로 동통이 있고 수시로 머물러서 서로가 영향을 주고 서로가 대응합니다. 단지 온몸을 돌아 아프지는 않습니다.' 황제가 말한다. '맞습니다. 어데를 침 놓아 치료하는지요?' 기백이 답한다. '주의할 것은 그러한 병에 침을 놓는데는 동통이 발작하는 부위가 나은 뒤에도 반드시 그 부위에 다시 침을 놓아서 재발하지 않도록 해야 합니다.'

황제(黃帝)가 말한다. "좋습니다. 주비(周痺)는 어떠한지 듣고자 합니다."

기백(岐伯)이 답한다. "주비는 사기(邪氣)가 혈맥(血脉) 안에 있으며 혈맥에 달라붙어 상하로 순행(循行)하여 온몸에 두루 미칩니다. 좌우로 서로 영향을 미치지 못하고 각기 그 자리에 해당(當) 합니다."

황제(黃帝)가 말한다. "침을 어떻게 놓는지요?"

기백(岐伯)이 답한다. "통증(痛)이 상하로 나타나는 것은 먼저 그 아래를 침 놓아 저지하고 뒤에 그 위를 침놓아 해제합니다. 통증이 아래에서 위로 나타나는 것은 먼저 그 위를 침 놓아서 저지하고 후에 그 아래를 침 놓아 해제합니다."

황제(黃帝)가 말한다. "좋습니다. 이 병은 어떻게 생깁니까? 어떤 원인으로 주비라 합니까?"

기백(岐伯)이 답한다. "풍(風) 한(寒 습(濕) 3기(氣)가 밖으로부터 침입하여 바깥의 분육(分肉) 사이에 머물러서 핍박하여 거품이 되고 거품이 차가움(寒)을 만나면 엉기고 엉기면 분육(分肉)에서 밀려나 분열됩니다. 분열되면 아프고 아프면 심신(神)이 돌아오고 심신이 돌아오면(神歸) 열이 납니다. 열이 나면 아픈 것이 풀리고 아픈 것이 풀리면 궐역(厥)하고 궐역하면 다른 비병(痺)이 발생하고 발생하면 이와 같습니다."

황제가 말한다. '좋도다. 주비(周痺)가 어떠한지를 다시 듣고자 합니다.' 기백이 답한다. '주비는 이 사기(邪氣)가 혈맥 가운데 있고 혈맥에 따라 붙어서 상하로 순행(循行)하여 온몸에 두루 미칩니다. 그 발병은 좌우에 상호 영향을 주거나 대응(對應)하지 않습니다. 이 사기가 어느 곳으로 운행하여 어느 곳에서 발병합니다.'

황제가 묻는다. '침을 어떻게 놓는지요?' 기백이 답한다. '동통(疼痛)이 상부에서 하부로 발전하면 먼저 그 하부를 침 놓아서 병사(病邪)가 진일보하여 발전하는 것을 저지합니다. 뒤에 그 상부를 침 놓아서 병통(病痛)을 해제합니다. 동통이 하부로부터 발전하여 상부에 이르르면 먼저 그 상부를 침 놓아서 병사(病邪)의 진전을 저지하고 후에 그 하부를 침 놓아서 병통을 해제합니다.' 황제가 말한다. '좋도다. 이 동통은 어떻게 생기는지요? 어째서 그런 병을 주비라 하는지요?' 기백이 답한다. '충(風) 한(寒) 습(濕) 3기(氣)가 밖에서부터 침입하여 한걸음 한걸음 깊이 들어가 분육(分肉) 사이에 이르릅니다. 장차 분육(分肉) 사이의 진액(津液)이 압박하여 거품이 됩니다. 거품은 다시 한기(寒)로 인하여 엉깁니다. 진일보하여 분육에서 배제되어 분열됩니다. 따라서 동통에 이르릅니다. 모처(某處)에 동통이 발생하면 곧 심신(心神)이 어느 부위에 집중됩니다. 이 때문에 심신이 사람의 양기(陽氣)를 부릴수 있습니다. 때문에 심신(心神)이 모인 곳에는 양기가 모여서 열이 납니다. 열이 나면 동통이 풀리게 합니다. 모처(某處)의 동통이 풀리는 동안에 사기(邪氣)는 또 그곳을 향해 역행(逆行) 발전하여 이 사기가 이르르는 곳에 위에서 말한 병리변화(病理變化)가 발생하여 동통이 발작합니다. 이것이 일어서면 저것이 떨어지니 발병이 이와 같습니다.'

황제(黃帝)가 말한다. "좋도다! 내가 이미 그 이치(道理)를 알았습니다."

기백(岐伯)이 이어서 말한다. "그 병의 사기(邪氣)가 일어남으로 인해서 안으로는 장부에 깊이 들지 않고 밖으로는 피부에 이르러 흩어져서 발생하지 않습니다. 홀로 분육(分肉)의 사이에 머물러서 인체의 진기(眞氣)가 정상으로 흐르지 못합니다. 그 때문에 이름하여 주비(周痺)라 합니다. 그러므로 비명(痺病)을 침 놓는 것은 반드시 그 아래의 6경의 경맥을 진맥하여 그 허실(虛實)을 살피고 그 큰 낙맥(大絡)의 혈맥이 맺혀서 불통하는가를 살피고 경맥이 허공에 함몰하는 것은 조절하고 위법(熨法)으로 통하게 하고 경풍으로 딱딱해진 것을 안마 도인하여 그 기혈을 운행하게 합니다."

황제(黃帝)가 말한다. "좋도다! 내가 이미 그 병의 이치를 알았습니다. 그 병의 치료 방법을 알았습니다. 9침(九針)은 경기(經氣)를 순행시키고 12경맥을 치료함은 음양(陰陽)의 병입니다."

황제가 말한다. '훌륭하도다! 내가 이미 그 병의 이치를 알았습니다.' 기백이 이어서 말한다. '그 병의 사기(邪氣)가 일어남으로 인해서 안으로는 깊이 장부에 들지 않고 밖으로는 피부에 이르러 흩어져 발생하지 않습니다. 홀로 분육 사이에 머물러 있기 때문에 인체의 진기(眞氣)로 하여금 정상적인 주류(周流)를 하지 못하게 합니다. 그러므로 그러한 병을 주비(周痺)라 합니다. 이로 인해서 비병(痺病)에 침 놓는 방법은 반드시 먼저 발병하는 부위의 경맥을 끼고 진맥을 하고 허(虛)에 속하는지 실(實)에 속하는지를 관찰하여 대락(大絡)의 혈액(血液)이 엉기고 맺혀서 통하지 않는지 경맥(經脉)이 허공에 함몰하는지 여부를 살펴서 허실(虛實)을 안마하고 조절하여 치료합니다. 혹은 위법(熨法)을 써서 경락(經絡)을 따스하게 통하게 하고 사기(邪氣)를 없애고 당기고 딱딱해진 정황이 있으면 안마로 인해서 기혈이 운행케 합니다.' 황제가 말한다. '좋도다. 내가 그 병의 기리(肌理)를 분명히 알고 그 치료 방법이 명백해졌도다. 9침은 경기(經氣)를 순달(順達)케 하고 12경맥의 허실(虛實)을 치료함은 음양(陰陽)의 각종 병 증세가 아닌가요!'

28. 상부 구멍의 병과 치료(口問)

이 편은 발병의 원인을 밖으로 6음(淫)에 감촉되고, 안으로 7정(精)이 상하고, 생활규율의 정상을 잃음(失常)이 병인(病因)의 3개 중요 방면임을 개술(概述)했다. 이에 기초하여 상부(上部) 구멍(空竅)의 어떤 병리현상(病度)과 그 병리현상의 원인(原因) 기리(機理) 치료 등을 분석하고 논하는 바 질병이, 하품(欠) 딸꾹질(噦) 탄식(唏) 추워서 떰(振寒) 트림(噫) 재채기(嚏) 늘어짐(軃) 한숨(太息) 침흘림(涎下) 귀울림(耳鳴) 혀깨물음(嚙舌) 등을 포괄해서 논하고 아울러 상기(上氣) 중기(中氣) 하기(下氣)의 부족한 증상의 나타남을 논했다.

황제(黃帝)가 한가히 머물며 죄우를 피하고 기백(岐伯)에게 묻는다. "나는 이미 9침의 경에 대해서 들었고 그 경맥의 음양역순(陰陽逆順)의 문제를 연구했습니다. 6경(六經)을 이미 마쳤습니다. 바라건데 구문(口問)을 알고자 합니다."

기백(岐伯)이 자리를 피하여 재배하여 말한다. "좋습니다. 그 질문이시여! 이는 선사(先師)께서 구전(口傳)하신 바입니다."

황제(黃帝)가 말한다. "구전(口傳)을 듣고자 합니다."

기백(岐伯)이 답한다. "대저 백병(百病)의 처음 발병함은 모두가 풍우한서(風雨寒暑)와 음양희노(陰陽喜怒), 음식거처(飲食居處) 대경졸공(大驚卒恐)에서 생깁니다. 곧 혈기(血氣)가 분리(分離)되고 음양(陰陽)이 서로 궐역(厥逆)하고 위기(衛氣)가 머무르고(稽留) 경맥(經脉)이 텅비고 혈기(血氣)가 질서가 없으니 곧 그 정상을 잃습니다. 경(經)에서 논하지 않은 한 작은 유관한 의학의 이치를 말씀드리고자 합니다."

황제가 한가히 머물어 좌우 사람들을 물리치고 기백에게 말한다. '나는 이미 침술 방면에 기재된 이치와 12경맥의 음양역순 등의 문제에 대한 연구를 마쳤습니다. 바라건데 구문(口問)에 대하여 알고자 합니다.' 기백이 자리를 뜨며 재배하여 답한다. '좋습니다. 그 물으심이여! 이는 선사(先師)께서 구전(口傳)한 바입니다.' 황제가 말한다. '구전 한 의학지식을 듣고자 합니다.' 기백이 답한다. '각종 질병의 발생은 대다수가 풍우한서(風雨寒暑)에 의해서 바깥에서 병의 인소(因素)가 침습(侵襲)하여 체내에 음양(陰陽)의 실조(失調)가 일어나서 혹은 이것이 희노공경(喜怒恐驚)의 정신 자극이 일어나고 거처(居處)의 부적당함이 나타나고 음식이 고르지 못함을 원인으로 하여 혈기(血氣)가 분리되어 협조가 순행하지 못하고 음양이 평형을 잃고 경락(經絡)이 막혀서 맥도(脉道)가 밝게 통하지 않으며 음양이 거슬러 어지러우며 위기(衛氣)가 정상으로 퍼지지 못하고 경맥(經脉)이 공허(空虛)하고 기혈(氣血)의 순행(循行)이 문란하여 이 때문에 인체(人體)가 정상(正常)을 잃어서 병이 생깁니다. 바라건데 경전에서 논하지 않은 작은 유관한 의학지식을 아래에서 말씀 드리고자 합니다.'

황제(黃帝)가 말한다. "사람의 하품(欠)은 어떤 기(氣)가 그렇게 하는지요?"

　기백(岐伯)이 답한다. "위기(衛氣)는 대낮에 양분(陽)으로 운행하고 한밤중엔 음분(陰)으로 운행합니다. 음은 밤을 주관하고 밤은 잠을 주관합니다. 양은 위를 주관하고 음은 아래를 주관합니다. 그러므로 음기(陰氣)가 아래에 쌓이면 양기(陽氣)가 다하지 않으며 양기는 위로 끌어 올리고 음기는 아래로 끌어 내립니다. 음양이 서로 당기니 그러므로 자주 하품(欠)을 합니다. 양기가 다하면 음기가 왕성하니 곧 눈이 어둡습니다. 음기가 다하면 양기가 왕성하니 곧 잠을 깹니다. 족소음(足少陰)을 사(瀉)시키고 족태양(足太陽)을 보(輔)해야 합니다."

　　황제가 말한다. '사람이 하품을 하니 이는 어떤 기(氣)가 만들어 내는지요?' 기백이 답한다. '위기(衛氣)는 대낮에 양분(陽分)으로 운행하고 야간(夜間)에는 음분(陰分)으로 운행합니다. 양(陽)은 낮을 주관하고 동(動)을 주관합니다. 음(陰)은 밤을 주관하고 정(靜)을 주관합니다. 그러므로 백주(白晝)에는 일반적으로 맑게 깨어 있고 밤이 들면 많이들 수면(睡眠)합니다. 양기(陽氣)는 오르고 피어나서 위로 향하는 것을 주관합니다. 음기(陰氣)는 잠겨 내려가서 아래로 향함을 주관합니다. 사람이 장차 잠이 드려는 때에 음기는 원래의 아래에 모입니다. 양기는 처음 열려서 음분(陰分)에 들어갑니다. 단지 아직 다 들어가지 않으면 양이 음기를 당겨서 위로 향하고 음이 양기를 당겨서 아래로 내려갑니다. 음양(陰陽)이 상하로 서로 당겨서 이에 잇달아 하품합니다. 함께 이르른 양기가 음분(陰分)에 다 들어가서 음기가 왕성할 때 눈을 감고 편안히 잠길 수 있습니다. 만약 하늘이 밝고 음기가 점점 쇠퇴하여 양기가 밖으로 왕성하면 사람이 맑게 잠을 깹니다. 그러한 병에 대하여 응당 족소음심경(足少陰腎經)을 사(瀉)시켜서 음을 억제하고 족태양방광경(足太陽膀胱經)을 보(輔)하여 양을 도웁니다.'

황제(黃帝)가 묻는다. "사람의 딸꾹질(噦)은 어떤 기(氣)가 그렇게 하는지요?"

기백(岐伯)이 답한다. "곡식이 위에 들어가면 위기(胃氣)가 올라가서 폐(肺)에 주입(注) 됩니다. 이에 묵은 한기(寒氣)와 새 곡기(新谷氣)가 있으므로 함께 도로 위(胃)로 들어가니 새것과 옛것이 서로 뒤섞여서 진기(眞)와 사기(邪)가 서로 공격하니 기가 뒤섞이고 서로 거슬러 다시 위(胃)로 나옵니다. 그러므로 딸꾹질(噦)이 됩니다. 수태양(手太陽)을 보(輔)하고 족소음(足少陰)을 사(瀉)시킵니다."

황제가 묻는다. '사람이 딸꾹질을 하는 것은 무슨 이유인가요?' 기백이 답한다. '정상(正常)의 정황(情況) 아래에 있어서는 음식물이 위(胃)에 들어가면 위(胃)의 부숙(腐熟) 소화(消化)를 거칩니다. 비기(脾氣)의 추동(推動) 아래에서는 장치 정미(精微)한 것이 폐(肺)로 주입(注)됩니다. 만약 위안(胃中)에 원래 한기(寒氣)가 안에 있으면 새로이 화생(化生)하게 하여 음식이 정미하게 되어 위속에 머물러 있고 새로이 수곡(水谷)의 기(氣)와 원래 있던 한기 사이에는 사기(邪)와 정기(正)의 서로 다툼이 일어납니다. 서로 뒤섞인 상황에서 함께 위로 거스르니 위중(胃中)에서부터 거꾸로 운행하여 밖으로 나와서 딸꾹질이 됩니다. 치료시에는 응당 수태음폐경(手太陰肺經)을 보(輔)하여 그 기화(氣化)의 기능(功能)을 강화해서 수곡(水谷)의 정미한 기의 포화(布化)를 원활케하고 족소음신경(足少陰腎經)을 사(瀉)시켜서 그 음한(陰寒)의 기의 엉겨 막힘을 감약(減弱)시킵니다.'

황제(黃帝)가 말한다. "사람의 한숨(唏)은 어떤 기가 그렇게 하는지요?"

기백(岐伯)이 답한다. "이는 음기(陰氣)가 왕성하고 양기(陽氣)가 허(虛)하고 음기가 빠르고 양기가 느려져서 음기가 왕성하면 양기가 끊어집니다. 그러므로 한숨(唏)이 됩니다. 족태양(足太陽)을 보(輔)하고 족소음(足少陰)을 사(瀉)시킵니다.”

황제가 묻는다. '사람이 때로 한숨 쉬고 흐느끼고 목구멍을 당기는 일이 발생하는데 그것은 어떤 원인으로 이루어지는지요?' 기백이 답한다. '그것은 음기(陰氣)가 왕성하고 양기(陽氣)가 허(虛)하고 음기의 운행이 쾌속(快速)하고 양기가 음기에 막혀서 운행이 도로 완만(緩慢)합니다. 심지어 음기가 지나치게 왕성하면 양기가 쇠미해지게 됩니다. 치료 시에는 응당 족태양경(足太陽經)을 보(輔)해서 양기를 펼쳐서 발(發)합니다. 족소음경(足少陰經)을 사(瀉)시켜서 음기를 억제합니다.

황제(黃帝)가 말한다. “사람이 추워서 떠는 것(振寒)은 어떤 기(氣)가 그렇게 하는지요?”

기백(岐伯)이 답한다. “한기(寒氣)가 피부(皮膚)에 머물면 음기(陰氣)가 왕성하고 양기(陽氣)가 허해집니다. 그러므로 추워서 떱니다. 한기를 발하여 추워서 떨면(振寒寒慄) 모든 양(陽)을 보(輔)합니다.”

황제가 묻는다. '한기로 떠는 것은 무엇이 발생하는가요?' 기백이 답한다. '이는 한사(寒邪)가 기육과 피부(肌膚)에 침입하여 음한(陰寒)의 기(氣)가 치우쳐 왕성(旺盛)하여 몸의 거죽(體表)에 양기(陽氣)가 치우쳐 허(虛)하여 따뜻하게 하는 작용(溫熱作用)을 발휘하지 못하기 때문에 한기를 발하고 추워하고 떠는(振寒寒慄) 증상이 나타나는 것입니다. 치료시에는 응당 각 양경(陽經)을 온보(溫補)해서 양기를 발하는 방법을 씁니다.

황제(黃帝)가 말한다. “사람이 트림(噫)을 하는 것은 어떤 기(氣)가 그렇게 하는지요?”

기백(岐伯)이 답한다. "한기(寒氣)가 위(胃)에서 머물러 아래로부터 위로 궐역(厥逆)해서 흩어지고 다시 위(胃)로 나옵니다. 그러므로 트림(噫)이 됩니다. 족태음(足太陰)과 족양명(足陽明)을 보(補)합니다."

　　황제가 묻는다. '사람이 트림(噫)을 하는 것은 무슨 원인인지요?' 기백이 답한다. '한기(寒氣)가 위속에 침입하여 위기(胃氣)를 어지럽히니 순강(順降)하지 못하고 역궐(逆厥)이 발생합니다. 역기(逆氣)가 아래로부터 위로 흩어지고 또 위안에서부터 입에 이르니 거꾸로 운행하여 나옵니다. 그것이 트림이 됩니다. 치료시에는 응당 그 족태음비경(足太陰脾經)과 족양명위경(足陽明胃經)을 온보(溫補)하여 치료합니다.'

황제(黃帝)가 말한다. "사람의 재채기(嚔)는 어떤 기(氣)가 그렇게 하는지요?"

기백(岐伯)이 답한다. "양기(陽氣)가 부드럽고 원활하면(和利) 가슴이 그득하여 코로 나옵니다. 그러므로 재채기(嚔)가 됩니다. 족태양형혈(足太陽滎穴)과 눈썹뿌리부위를 보(補)합니다."

　　황제가 말한다. '재채기는 어떻게 이루어지는지요?' 기백이 답한다. '양기(陽氣)가 부드럽고 원활하며 가슴에 가득히 퍼져서 코로 나오면 재채기가 됩니다. 치료시에는 응당 족태양형혈(足太陽滎穴)의 통곡(通谷)과 눈썹 뿌리 부위의 찬죽혈(攢竹穴)을 보(補)합니다.'

황제(黃帝)가 말한다. "사람이 늘어짐(嚲)은 무슨 기(氣)가 그렇게 하는지요?"

기백(岐伯)이 답한다. "위(胃)가 부실(不實)하면 모든 맥(脉)이 허

(虛)하고 모든맥이 허하면 근맥(筋脉)이 게을러집니다. 근맥이 게을
러지면 음(陰)이 운행하고 힘을 씀에 있어서 기가 회복되지 않습니
다. 그러므로 늘어집니다. 그러므로 그 있는 곳의 분육(分肉)사이를
보(補)합니다."

　　황제가 묻는다. '사람이 전신무력(全身無力)증이 발생하여 피곤
　하고 게을러 늘어지는 증세(症)가 나타나는 것은 원인이 무엇인
　지요?' 기백이 답한다. '위기(胃氣)가 허(虛)하면 각 경맥(經脉)에
　충족된 영양을 공급하지 못해서 각 경맥이 모두 허(虛)해집니다.
　경맥이 허해지면 근골기육(筋骨肌肉)이 게으르고 무력한 증세에
　이르르게 됩니다. 그러한 정황 아래에서 만약에 다시 강력하게 입
　방(入房)하면 원기(元氣)가 손상되어 신속하게 회복되지 못합니
　다. 이때에 게으르고 무력하여 늘어지는 증세(軃症)가 나타납니
　다. 치료시에는 병변(病變)이 발생하는 중점 부위에 근거하여야
　하니 분육 사이에 보법(補法)을 시행해야 합니다.'

　황제(黃帝)가 말한다. "사람이 슬퍼서 눈물을 흘리는 것은 무슨
기(氣)가 그렇게 하는지요?"

　기백(岐伯)이 답한다. "심장(心)은 5장6부(五臟六腑)의 주재(主)입
니다. 눈(目)은 종맥(宗脉)이 모이는 곳입니다. 상액(上液)의 길44)입
니다. 입과 코(口鼻)는 기(氣)의 문호(門戶)입니다. 그러므로 슬퍼서
근심이 움직이면(悲哀愁擾) 심장이 움직입니다. 심장이 움직이면 5
장6부가 다 흔들립니다. 흔들리면 종맥(宗脉)이 감동됩니다. 종맥이
감동되면 액도(液道)가 열립니다. 액도(液道)가 열리면 눈물이 나옵
니다. 액(液)이란 정미한(精) 물질을 관수(灌輸)하여 빈 구멍을 적시

---

44) 상액(上液)의 길 : 大小便은 하액의 길(下液之道)요 눈물흘림(涕泣)은 상액(上
　液)의 길이다.

는 것입니다. 그러므로 상액의 길(上液)이 열리면 울고 울음이 그치지 않으면 액이 고갈됩니다. 액이 고갈되면 정미(精)한 것을 물대지(灌) 못하고 정미(精)한 것을 물대지 못하면 보이는 것이 없습니다. 그러므로 이름하여 탈정(奪情)이라 하고 천주경(天柱經)의 목을 끼고 있는 천주혈(天柱穴)을 보(補)해야 합니다."

　　황제가 묻는다. '사람이 슬퍼서 마음이 상할 때 눈물이 함께 나오는 것은 무엇이 원인인지요?' 기백이 답한다. '마음은 이 정돈된 장부(臟腑)를 주재(主宰)하니 두 눈은 많은 경맥(經脈)이 모이는 곳입니다. 5장6부의 정기(精氣)는 모두 눈에 흘러듭니다. 이 정액(精液)이 위로부터 바깥으로 배설되는 도로입니다. 입과 코에 이르러서는 기(氣)의 통로이고 문호(門戶)입니다. 사람이 슬퍼하고 근심하는 등 정지(精志)가 변화하면 먼저 심신(心神)을 격동(激動)시킵니다. 따라서 눈 및 입과 코의 액도(液道)를 열어서 폅니다. 이에 눈물이 나옵니다. 인체의 액(液)인 정미한 물질은 빈구멍에 물대어 젖게하는 작용이 있습니다. 그 때문에 상액(上液)의 길이 열려서 눈물을 흘릴 때 정액이 손상되고 소모되어서 소리내어 우는 것이 그치지 않으면 정액이 소모되고 고갈되어 정미(精微)함을 물대어서 빈 구멍을 적시지 못합니다. 정기(精氣)의 주입(注入)이 없으므로 눈에 보이는 바가 없습니다. 그것을 탈정(奪情)이라 합니다. 치료시에는 응당 족태양경(足太陽經)의 뒷목부위의 천주혈(天柱穴)을 보(補)합니다.'

　황제(黃帝)가 묻는다. "사람이 한숨(大息)을 쉬는 것은 어떤 기가 그렇게 하는지요?"

　기백(岐伯)이 답한다. "근심(憂思)하면 심계(心系)가 급하고 심계가 급하면 기도(氣道)가 줄어듭니다. 줄어들면 원활치 못합니다. 그러므로 심호흡으로 그 기(氣)를 폅니다. 수소음(手少陰)과 심주(心

主)를 보(補)하고 족소음(足少陰)을 유침(留針)하는 방법이 있습니
다."

　　황제가 말한다. '사람이 때로 늘 탄식하면 이는 무엇이 원인이
되어 이루어지는지요?' 기백이 답한다. '근심으로 헛된 생각을 하
면 심계(心系)가 급해지고 심계와 폐(肺)는 연결되고 폐와 기도
(氣道)는 서로 통합니다. 심계(心系)가 급박하면 기를 묶어서 줄
어드니 그것을 밝게 통하지 못하게 합니다. 때문에 불시에 길게 한
숨을 쉬고 심호흡을 해서 그 기(氣)를 펴서 늘입니다. 치료시에는
응당 수소음경(手少陰經)과 수궐음심포락경(手厥陰心包絡經)과 족
소양담경(足少陽膽經)을 보(補)하고 유침(留針)의 방법을 채용합
니다.'

　황제(黃帝)가 말한다. "사람의 침이 흘러내리는 것(涎下)은 어떤
기(氣)가 그렇게 하는지요?"
　기백(岐伯)이 답한다. "음식이 모두 위(胃)에 들어가면 위중(胃中)
에 열이 있으면 기생충이 열로 인하여 꿈틀거리게(虫動) 되는데 기
생충이 꿈틀거리면 위가 늘어집니다. 위가 늘어지면 염천(廉泉)이
열려서 침이 흐릅니다. 족소음(足少陰)을 보(補)합니다."

　　황제가 묻는다. '사람이 때로 입으로 침을 흘리는 것은 무슨 원
인으로 그러한지요?' 기백이 답한다. '음식이 위에 들어가서 만약
에 위에 열이 있으면 기생충이 열로 인하여 꿈틀거립니다. 꿈틀거
리면 위기(胃氣)가 늘어집니다. 위(胃)는 입에 통합니다. 위가 늘
어지면 혀아래 염천(廉泉)이 열려서 입으로 침이 흘러내립니다.
신장은 위와 유관하므로 그 맥이 혀뿌리에 이어집니다. 그러므로
치료시에는 응당 족소음신맥(足少陰腎脉)을 보(補)하면 하나는 수
(水)로서 보하여 화(火)를 물리치고 하나는 염천을 줄어지게 하여
침이 흐르는 것을 스스로 그칩니다.'

황제(黃帝)가 말한다. "사람이 귀속에 소리가 나는 것(耳鳴)은 무슨 기(氣)가 그렇게 하는지요?"

기백(岐伯)이 답한다. "귀(耳)란 종맥(宗脉)이 모이는 곳입니다. 그러므로 위속이 비면 종맥(宗脉)이 허(虛)합니다. 허하면 내려갑니다. 흘러가는 맥이 고갈되는 곳이 있습니다. 그러므로 귀에 소리가 납니다. 객주인혈(客主人)과 엄지손가락의 손톱 모서리의 살과 교류하는데를 보(補)합니다."

황제가 묻는다. '사람이 귀에 소리가 나는 것은 무슨 원인으로 그렇게 되는지요?' 기백이 답한다. '귀 부위는 종맥(宗脉)이 모이는 곳으로 종맥의 허실은 위(胃)안의 수곡정기(水谷精氣)의 공양(供養)의 정황이 결정합니다. 만약 위(胃)안이 공허하여 수곡정기(水谷精氣)의 공급이 부족하면 종맥이 반드시 허(虛)합니다. 종맥이 허하면 양기(陽氣)가 올라가지 못하고 정미(精微)가 위를 받들지 못하고 위로 귀부위의 경맥에 들어가면 기혈(氣血)이 충분치 못하여 소모되고 고갈되는 추세(趨勢)가 있습니다. 때문에 귀속에 소리가 울립니다. 치료시에는 응당 족소양담경(족少陽膽經)의 객주인혈(客主人) 및 엄지 손가락 손톱 모서리의 수태음폐경(手太陰肺經)에 있는 수상혈(手商穴)에 보법(補法)을 시행해서 승양익기(升揚益氣)합니다.

황제(黃帝)가 말한다. "사람이 스스로 혀를 깨무는 것(齧舌)은 어떤 기(氣)가 그렇게 하는지요?"

기백(岐伯)이 답한다. "이는 궐역(厥逆)하여 위로 달린 맥기(脉氣)가 위로 거슬러 이르르는 것입니다. 소음기(少陰氣)가 이르르면 혀를 깨물고 소양기(少陽氣)가 이르르면 뺨을 깨물고(齧頰) 양명기(陽明氣)가 이르르면 입술을 깨뭅니다(齧脣). 발병 부위를 살펴서 보법

(補法)을 씁니다.

황제가 말한다. '사람이 때로 스스로 혀를 깨무는 것은 무슨 원인으로 그렇게 되는지요?' 기백이 답한다. '그것은 하나의 질병입니다. 이는 궐역하는 기(厥氣)가 위로 거슬러서 영향이 각 경의 맥기(脉氣)에 나뉘어져 위로 가슬러서 이루어집니다. 가령 소음맥기(少陰脉氣)가 위로 거슬러서 족소양신맥(足少陽腎脉)이 혀의 뿌리 부위에 이르르면 그 때문에 사람이 혀를 깨뭅니다. 소양맥기(少陽脉氣)가 위로 거스르면 그 때문에 사람이 혀를 깨뭅니다. 양명맥기가 위로 거스르면 그 때문에 양명맥(陽明脉)이 입과 입술 둘레를 돕니다. 그 때문에 사람이 입술을 깨뭅니다. 치료시에는 응당 발병부위를 진찰하여 어떤 경(經)에 속하는가를 확정하여 부정거사(扶正祛邪)하는 방법으로써 시행합니다.

무릇 이 12사(邪)란 것은 모두가 기사(奇邪)의 빈구멍(空竅)으로 운행하는 것입니다. 그러므로 사기(邪)의 있는 자리가 모두 부족(不足)합니다. 그러므로 상기(上氣)가 부족하면 뇌(腦)가 가득차지 못합니다. 귀는 잘 울리고 머리는 괴롭게 기울어지고 눈은 흐립니다. 중기(中氣)가 부족하면 대소변이 변합니다. 장(腸)이 장 우굴거립니다. 하기(下氣)가 부족하면 곧 위궐(痿厥)하고 마음이 흐립니다. 발 바깥 복사뼈 아래를 유침(留)합니다.

위에서 말한 12종의 병은 모두가 사기(邪氣)가 빈구멍(空竅)에 침입해서 생긴 것입니다. 사기가 그 부위에 침입했기 때문입니다. 많이들 정기(正氣)의 부족 때문입니다. 무릇 상기(上氣)가 부족하면 뇌수(腦髓)가 불충분하여 공허(空虛)한 느낌이 있으면 귀에 소리가 납니다. 머리 부위는 지탱할 힘이 없어서 아래로 드리워지고 두 눈이 흐려집니다. 중기(中氣)가 부족하면 오르고 내리는데 장애가 되어 대소변이 정상을 잃습니다. 또 장중(腸中)에 울리는 소리가 있습니다. 하기(下氣)가 부족하면 두 다리가 위약(痿弱)하고 무력해서 궐랭(厥冷)합니다. 양기(陽氣)가 펼쳐서 운행치 못하여 가슴이 답답해집니다. 족태양경(足太陽經) 자리에 유침법(留針法)을 쓰고 발바깥 복사뼈 뒷부위의 곤륜혈(昆侖穴)위에 보법(補法)을 씁니다.'

황제(黃帝)가 말한다. "치료는 어떻게 하는지요?"

기백(岐伯)이 답한다. "신장(腎)이 주관하는 것은 하품(欠)이니 족소음(足少陰)을 취합니다. 폐(肺)가 주관하는 것은 딸꾹질(噦)이니 수태음(手太陰)과 족소음을 취합니다. 한숨(唏)은 음(陰)이 왕성하고 양(陽)이 끊어집니다. 그러므로 족태양(足太陽)을 보(補)하고 족소음을 사(瀉)시킵니다. 추워서 떠는 것은 모든 양을 보합니다. 트림은 족태음(足太陰) 족양명(足陽明)을 취합니다. 재채기는 족태음 눈썹 근본(眉本)을 보합니다. 늘어짐은 그 있는 곳의 분육사이(分肉間)를 보합니다. 눈물이 나오는 것은 목앞을 끼는 천주경(天柱經)을 보합니다. 목앞을 끼는 것은 머리 중간을 나눕니다. 태식에는 수소양(手少陽)과 심주(心柱)를 보하고 족소양(足少陽)에 유침법(留針法)을 사용합니다. 침이 흘러 내리면 족소음(足少陰)을 보합니다. 귀에 소리가 나면 객주인혈(客主人)을 보(補)하고 엄지 손가락 손톱위와 살이 교류하는 곳을 보합니다. 스스로 혀를 깨무는 것은 주병(主病)을 진맥하는 것이니 곧 보하는 것입니다. 눈이 아찔하고 머리가 기울어지면 바깥복사뼈 아래를 유침(留針)합니다. 위궐(痿厥)하고 마음이 흐리면 엄지발가락 사이 2치를 유침하고 하나는 발바깥 복사뼈 아래를 유침합니다."

황제가 말한다. '상술(上述)한 각 병은 치료를 어떻게 하는지요?' 기백이 답한다. '신기(腎氣)가 허(虛)해서 주로 하품이 됩니다. 응당 족소음신경(足少陰腎經)을 보(補)합니다. 위 중(胃中)의 수곡정기(水谷精氣)가 폐(肺)에 돌아오지 못하여 딸꾹질(噦逆)이 됩니다. 응당 수태음폐경(手太陰肺經)과 족소음신경(足少陰腎經)을 보해야 합니다. 목안을 가리어 한숨 쉬고 슬퍼하면 이는 음(陰)이 왕성하고 양(陽)이 쇠한 때문입니다. 그러므로 족태양방광경(足太陽膀胱經)을 보할 필요가 있으며 족소음신경을 사(瀉)시켜서 양(陽)을 도우고 음(陰)을 억제합니다. 신상(身上)에 냉기(冷)가 발하면 각 가닥(條)의 양경(陽經)의 혈(穴)을 고르고 보를 시행할 필요가 있습니다. 트림(噫氣)은 응당 족태음비경(足太陰脾經)과 족양명위경(足陽明胃經)을 보해야 합니다. 때로 재채기하면 마땅히 족태양방광경(足太陽膀胱經)의 찬죽혈(攢竹穴)을 보합니다. 머리 부위와 4지체(肢體)가 늘어지고 쇠약하여 무력하면 각기 발병 부위에 있어서 분육간(分肉間)을 보합니다. 소리내어 슬피울어 눈물이 함께 나오면 마땅히 목 뒤 가운데로 운행하는 양열의 족태양경(足太陽經)의 천주혈(天柱穴)을 보합니다. 때로 한숨(嘆氣) 쉬면 마땅히 수소음심경(手少陰心經)과 수궐음심포경(手厥陰心包經)과 족소양담경(足少陽膽經)을 보하여 유침법(留針法)을 씁니다. 입에서 침이 흘러내리면 족소음신경을 보합니다. 귀에 소리가 나면 족소음담경(足少陰膽經)의 객주인혈(客主人穴) 및 엄지 손가락 손톱 모서리의 수태음폐경(手太陰肺經)의 소상혈(少商穴)을 보합니다. 스스로 그 혀를 깨물면 발병 부위를 근거로 한 소속경맥(所屬經脉)을 분별하여 보법(補法)을 시용(施用)합니다. 두 눈이 어둡고 흐리고 머리가 드리워져 무력하면 발바깥 복사뼈 뒤의 곤륜혈(昆侖穴)을 보하여 유침법(留針法)을 씁니다. 따로 이 병을 치료하는데 쓰는 발바깥 복사뼈 뒤의 곤륜혈(昆侖穴)의 침을 놓는데 쓰는 법은 유침법(留針法)을 쓰는 것입니다.

권 6

29. 스승의 전수하심(師傳)

이 편은 여하히 진맥하는가 따라서 병인(病人)의 나쁜 욕심(惡欲)을 거쳐서 병이 오는지 그 특질을 이해하고 병기(病機)의 추론(推論)에 따라서 정확하고 적절한 의료방법을 소개하고 논술하는 가운데 어떤 질병의 증상을 열거해서 임상(臨床)에 확정된 병기시의 참고(參考)로 삼았다. 편중(篇中)에 변증한 말은 나쁜 욕심(惡欲)과 질병 치료상의 수요(需要)가 서로 모순(矛盾)될 때 의원(醫生)은 마땅히 정확한 치료법을 취해야 한다고 했다. 이밖에도 외부형태의 관찰을 통해서 논술하고 내부장기(内部臟氣)의 성쇠(盛衰) 상변(常變)하는 일반 규율을 헤아려 망진(望診)은 진단(診斷)중에 중요한 작용임을 강조했다.

황제(黃帝)가 말한다. "내가 선사(先師)에게 들은 바는 마음에 간직한 바가 있는 것이지 기재(記載)된 목판(木板)으로 있는 것이 아닙니다. 원컨데 간직한 바를 들어서 곧 행하여 위로는 백성을 다스리고 아래로는 몸을 다스려서 백성으로 하여금 병이 없게 하고 상하가 화친하고 덕택(德澤)이 아래로 흘러 자손이 근심이 없고 후세에 전하여 끝나는 시기가 없도록 들을 수 있겠는지요?"

기백(岐伯)이 답한다. "물으심이 심원하십니다. 대저 백성을 다스림과 자신을 다스림은 저쪽을 다스리고 이쪽을 다스림이요 작은 것을 다스리고 큰 것을 다스림이요 나라를 다스리고 집을 다스림이니 거스름(逆)이 없어야 다스릴 수 있는 것입니다. 대저 오직 순종(順)이 있을 따름입니다. 순종(順)이란 음양맥론(陰陽脉論)만이 아니고 기(氣)의 역순(逆順)입니다. 백성들은 모두 그 뜻을 순종하려 합니다."

황제가 말한다. '내가 듣기로는 선사(先師)께서는 한 작은 학습심득(學習心得)이 있을 것이지 들은 것은 저작(著作)중에 기재되어 온 것이 아니라고 했습니다. 심득(心得)을 이해한다는 것은 단단히 기록되어 준칙(準則)을 삼아 받들어 행해지는 것입니다. 이와같이 이미 남의 질병을 치료할 수 있고 또 자기 의료보건의 참고가 되는 것으로써 백성으로 하여금 모두가 질병의 고통을 받지 않고 상하가 친화하고 유쾌하여 덕택이 후세 사람에게 끼쳐서 자자손손(子子孫孫)이 질병으로 근심하지 않고 후세에 그 경험이 영원히 그치지 않게 하기 위하여 그 심득을 들려줄 수 있겠습니까?' 기백이 답한다. '물으심이 매우 심원하십니다! 백성을 다스림, 몸을 다스림, 저것을 다스림, 이것을 다스림을 막론하고 다스리는 이치는 소범위의 문제가 여전히 큰 범위의 문제입니다. 나라 다스림은 여전히 집을 다스리는 이치입니다. 역행해서는 나라를 다스릴 수 없습니다. 단지 객관규율을 순응해야 하지 재능(才能)으로 통하겠습니까. 이른바 순행(順)이란 단순히 의학상의 음양(陰陽) 경맥(經脉) 기혈(氣血)의 역순이 아니라 정치방면의 문제도 아울러 이와 같습니다. 관원(官員)과 보통의 늙은 백성도 대등(對等)합니다. 모두가 순응하는 것은 그들의 의지(意志)입니다.'

황제(黃帝)가 말한다. "순종(順)이란 무엇인지요?"

기백(岐伯)이 답한다. "나라에 들어가서는 풍속을 묻고 집에 들어가서는 기휘(忌諱)하는 것이 무엇인지 묻고 정실(正室)에 올라가서는 예(禮)를 묻고 병인(病人)에 임해서는 그 편한 바(所便)를 묻습니다."

황제(黃帝)가 말한다. "병인(病人)의 편한 바는 무엇인지요?"

기백(岐伯)이 답한다. "대저 열에 적중(中熱)하여 소갈병이 들면 차가움이 편합니다.(便寒) 한사(寒邪)가 안으로 침입하는 병에 속하면 열이 편합니다.(便熱) 위 속(胃中)에 열이 있으면 곡식이 소화되어 밥통(胃脘)이 공허한 느낌이 들어 배가 잘 고프고 배꼽 위의 피부에 열이 납니다. 장 속(腸中)에 열이 나면 황색분변(糞便)이 나오고 배꼽아래의 피부가 차갑습니다. 위 속(胃中)이 차가우면 장(腸)에 소리가 나고 손설(殞泄)합니다. 위속이 차가우면 장 속에 열이나고 창만(脹)하고 또 설사합니다. 위속에 열이 나면 장중이 차갑고 쉽게 배고픈 병이 생기고 작은배가 아프고 창만(脹)합니다."

황제가 말한다. '순종한다고 헤아리는 것은 무엇인지요?' 기백이 답한다. '한 나라에 이르러서는 먼저 그곳의 풍속습관을 알 필요가 있고 한 가정에 이르러서는 먼저 그 집에서는 어떤 기휘(忌諱)가 있는지 알고 정실(正室)에 이르러서는 예절을 물어야 하고 증세에 임해서는 병인의 악욕(惡欲)을 물어서 질병의 성질을 확정합니다.' 황제가 말한다. '병인의 편한 바와 질병의 성질을 통해서 어떻게 분명히 이해하는지요?' 기백이 답한다. '내열로 인해서 많이 먹고 쉽게 배고픈 소갈병에 이르르면 병인이 춥고자 하면 한기(寒)를 만나면 펴집니다. 한사(寒邪)에 속하여 안으로 침범하는 한 종류의 병은 병인(病人)이 덥고자하면 열을 만나면 곧 펴집니다. 위 속(胃中)에 열이 있으면 곡식(谷食)이 쉽게 소화되어 항상 배고픈 느낌이 있어서 밥통이 공허하여 견디기 어렵고 배꼽 이상의 배부위에 열이 납니다. 장 속(腸中)에 열이 쌓이면 황색의 분변(糞)

便)을 배설하고 배꼽 아래 작은 배 부위에 열이납니다. 위속이 차가우면 배가 창만(脹)해집니다. 장속이 차가우면 장에 소리가 나고 변이 설사하고 분변(糞便)중에 소화된 곡식이 없습니다. 위 속이 차갑고 장 속에 열이 나서 한열이 뒤섞인 증세이면 배가 창만하고 또 변을 설사합니다. 위 속이 열이 나고 장 속이 차가운 복잡한 증세가 있으면 쉽게 배 고프고 작은배가 창만하고 아픕니다. 그런 것은 모두 질병의 성질을 참고하여 판정할 수 있습니다.'

황제(黃帝)가 말한다. "위(胃)는 차가운 것을 마시려 하고 장(腸)은 뜨거운 음식을 먹으려 하니 양자가 서로 거스르니 편함(便)이 어떠하겠습니까? 또 대저 왕공대인(王公大人)은 혈식지군(血食之君)45)이라 욕심으로 교만 방자하고 사람이 경솔하여 금하지 못합니다. 금하면 그 뜻함(志)을 거스르고 순종(順)하면 그 병을 더하니 편함이 어떠하겠습니까? 치료는 무엇을 먼저 해야 하는지요?"

기백(岐伯)이 답한다. "사람의 일상적인 감정은 죽음을 싫어하고 살기를 좋아하지 않을 수 없습니다. 그 몸이 망가짐을 알리고 그 편안한바의 도(道)를 말하고 그 괴로운바를 깨우치면 비록 무도한 사람이라도 지켜야할 것을 말하고 듣지 않는 나쁜 사람이 있겠습니까?"

황제가 말한다. '위 속(胃中)에 열이 있으면 찬 것을 마시고자 합니다. 장 속(腸中)에 차가움이 있으면 더운 음식을 먹고 싶어합니다. 본신(本身)의 병은 성질상 서로 모순됩니다. 어떻게 재능(才能)을 병인(病人)의 수요(需要)에 적응하는가요? 또 그들 고관후록(高官厚祿)은 높은 지위에서 부유한 생활을 누리고 온종일 고량후미(膏粱厚味)를 먹는 대인들(大人)은 교만하고 멋대로 행동하니

---

45) 혈식(血食) : 고기를 먹음. 생활이 넉넉하여 음식 중 동물성 음식물을 많이 먹는 것

그들을 보고 일어날 수가 없고 일점 약속을 받지 않고는 견디지 못합니다. 의원(醫生)의 부탁을 만약 사양하여 준수하지 않으면 그의 뜻을 거스르게 됩니다. 다만 그의 욕망대로 맡겨 놓으면 그의 병이 가중되니 그러한 경우에는 어떠한 조치를 하는지요?' 기백이 답한다. '살려고 하지 죽으려고 하지 않는 것이 인지상정(人之常情)입니다. 우연히 위에서 말한 정황(情況)이 있으면 응당 병인(病人)을 대하여 설복(說服)하고 일깨웁니다. 그 의원의 부탁을 존중하지 않는 위험을 알립니다. 의원의 부탁에 따라 분명하게 따르면 건강을 회복하는 처리가 쉽습니다. 동시에 병정에 적응하지 못함이 장차 다시 큰 아픔을 당할 것을 꾸짖습니다. 이렇게 한 후에 곧 정리(情理)가 통하지 않는 사람이라 해도 어떻게 다시 귀담아 듣지 않고 가겠습니까?'

황제(黃帝)가 말한다. "치료는 어떻게 하는지요?"

기백(岐伯)이 답한다. "봄과 여름에는 먼저 그 끝(標)을 치료하고 후에 그 근본(本)을 치료합니다. 가을과 겨울에는 먼저 그 근본(本)을 치료하고 뒤에 그 끝(標)을 치료합니다."

황제(黃帝)가 말한다. "입에 맞는 것은 몸에 해롭고 마음에 거스르는 것은 몸에 이로운 것은 어찌 하는지요?"

기백(岐伯)이 답한다. "이에 편한 것은 음식 의복 분야로서 또한 춥고 따스함에 적응하려 합니다. 추위에는 처참함이 없고 더위에는 땀을 내지 않습니다. 음식을 먹는 것은 더워도 뜨겁지 않고, 추워도 차갑지 않아서 차갑고 따스함이 알맞습니다. 그러므로 기(氣)를 장차 유지하여 곧 사벽(邪僻)에 이르지 않게 합니다."

황제가 말한다. '어떻게 치료하는지요?' 기백이 답한다. '봄과 여름에는 응당 먼저 그밖에 있는 끝의 병(標病)을 치료하고 후에 그 안에 있는 근본병(本病)을 치료합니다. 그러므로 이때에 인체(人

體)가 천시(天時)에 적응하여 양기(陽氣)가 밖으로 향해 발생합니
다. 가을 겨울의 시기에는 응당 먼저 그 안에 있는 근본병(本病)을
치료합니다. 후에 그밖에 있는 끝의 병을 치료합니다. 그러므로 이
때에 인체가 천시(天時)에 적응하여 정기(精氣)를 수렴(收斂)하여
닫아 감춥니다.' 황제가 말한다.'그러한 종류의 의지(意志)와 병정
(病情)의 모순된 정황(情況)을 어떻게 조치해야 비로소 적절한지
요?' 기백이 답한다.'그러한 병인(病人)에 순응함에는 음식 의복
방면이 있고 응당 그 한온(寒溫)에 적중하도록 주의해야 합니다.
날씨가 추울때는 의복을 두텁게 해야 하고 서늘해서는 안됩니다
날이 더울때는 의복이 간편하게 하고 그 열을 만나 땀이 나게 해
서는 안됩니다. 음식은 지나치게 차갑고 지나치게 뜨거워서는 안
됩니다. 한열(寒熱)에 적중(適中)하면 병인(病人)은 정기(正氣)를
지치지 않게 지탱하고 사기(邪氣)는 진일보하여 침입하지 못하게
해야 합니다.

  황제(黃帝)가 말한다. "본장편(本臟篇)에서 사람의 형체(身形), 4
지(四肢), 관절(關節) 사태(腘肉) 등의 정황으로 5장6부의 크고 작음
을 헤아릴 수 있습니다. 오늘날의 왕공대인(王公大人)과 조정에 임
한 통치자 자신의 정황을 묻는다면 누가 진맥(按循)하고 안마하고
난 후 답하겠는가요?" 기백(岐伯)이 답한다. "사람의 형체(身形)와 4
지(四肢) 관절(關節)은 장부(臟腑)의 덮개(盖)입니다. 얼굴부위의 검
사(閱)가 아닙니다." 황제(黃帝)가 말한다. "5장(五臟)의 기(氣)를
얼굴을 살펴서 안다는 것은 내가 이미 알고 있습니다. 4지(肢)와 관
정을 알아서 살피는 것은 무엇인지요?"

  기백(岐伯)이 답한다. "5장6부란 폐(肺)의 덮개(盖)가 됩니다. 큰
어깨 가라앉은 목구멍 등 그 바깥을 살핍니다."

  황제(黃帝)가 말한다. "맞습니다."

  기백(岐伯)이 계속 답한다. "심장은 5장 6부의 주재(主宰)이고 결

분(缺盆)은 혈맥(血脉)의 길입니다. 괄골(骷骨)46)이 남음이 있는지의 거리를 살펴서 심장의 작고 큰지 단단하고 무른지의 정황을 헤아릴 수 있습니다."

황제(黃帝)가 말한다. "맞습니다!"

기백(岐伯)이 답한다. "간(肝)은 장군의 벼슬아치입니다. 밖을 살펴서 간장의 단단함을 알기 위해 눈의 대소를 살핍니다."

황제(黃帝)가 말한다. "맞습니다."

기백(岐伯)이 답한다. "비장(脾)은 위생(衛)을 주관합니다. 수곡(粮)의 받아들임을 주관합니다. 입술과 혀의 좋고 나쁨을 살펴서 길흉(吉凶)을 압니다."

황제(黃帝)가 말한다. "맞습니다."

기백(岐伯)이 답한다. "신장(腎)은 바깥을 주관합니다. 멀리를 듣게 합니다 좋고 나쁨을 보아서 그 성품을 알 수 있습니다."

황제(黃帝)가 말한다. "맞습니다. 6부(六腑)의 살핌에 대해서 듣고자 합니다."

황제가 말한다. '본장편(本臟篇) 중에 사람의 형체, 4지(四肢), 관절(關節), 사태(䐃肉)등의 정황에 근거하여 설명함에 이르러 5장6부의 크고 작음을 헤아려서 알 수 있습니다. 단지 이는 지금의 조정의 통치자와 왕공대인(王公大人)들이 생각하는 자기의 신체정황들을 의원(醫生)들은 또 쉽게 안마하고 진맥하여 검사하여 편하게 따를 수 없습니다. 그들이 어떻게 회복하는지요?' 기백(岐伯)이 답한다. '사람의 형체(身形)와 4지(四肢)와 관절은 5장6부(五臟六腑)의 바깥을 덮어서 내장과 더불어 일정한 관계가 있습니다. 이를 관찰하여 확실히 내장(內臟)의 정황을 알 수 있습니다. 단지 사람의 형체(身形)와 4지(四肢)와 관절(節)을 관찰하여 아울러 얼굴

---

46) 괄골(骷骨) : 흉골(胸骨 위쪽 쇄골(鎖骨)안쪽 끝부분

색을 관망(觀望)해서 5장정기(五臟精氣)의 허실(虛實)을 그렇게 간단하게 살펴서 바라보지는 못합니다.' 황제(黃帝)가 말한다. '얼굴 부위의 색깔과 광택(色澤)으로 5장정기의 성쇠(盛衰)를 살펴서 아는 그러한 이치는 나도 이미 알고 있습니다. 다만 4지와 관절 형체의 표현으로 내장의 정황을 살펴서 안다는 것은 결국 무엇입니까?' 기백이 답한다. '폐(肺)는 가장 높은 자리에 있습니다 5장6부의 일산(日傘)입니다. 어깨부위의 상하동태(動態)와 목부위의 오르고 내리는 정황을 근거로 해서 폐(肺)의 허실을 헤아릴 수 있습니다.' 황제가 말한다. '좋도다!' 기백이 계속 답한다. '심장(心)은 5장6부를 주재(主宰)합니다. 결분(缺盆)은 혈맥(血脉)의 통로입니다. 결분(缺盆) 양 옆의 어깨끝의 뼈가 멀고 가까움을 관찰하고 다시 가슴뼈 아래 검돌(黔突)부위의 장단(長短) 등을 배합하여 심장의 적고 큼과 단단하고 연함 등의 정황을 헤아릴 수 있습니다.' 황제가 말한다. '맞습니다.' 기백이 답한다. '간(肝)은 장군(將軍)의 벼슬아치가 됩니다. 눈으로 구멍(竅)을 엽니다. 간장(肝臟)의 견고한 정황을 알려면 눈(眼睛)의 크고 작음을 살피면 됩니다.' 황제가 말한다. '맞습니다.' 기백이 답한다. '비장(脾)은 수곡(水谷)의 정미(精微)한 운화(運化)와 수포(輸布)를 주관합니다. 충실한 인체의 호위 능력에 따라서 그 강약(強弱)은 직접 표현이 식욕 방면에 있고 입술과 혀의 입맛의 좋고 나쁨을 알 수 있기 때문에 비장의 허실(虛實)과 비병(痺病)의 길흉(吉凶)을 알 수 있습니다.' 황제가 말한다. '맞습니다!' 기백이 또 답한다. '신장(腎臟)의 기능〔功能〕은 표현이 밖에 있는 사람의 청각(聽覺)에 있습니다. 때문에 신장은 귀(耳)에 구멍(竅)을 엽니다. 귀의 청력의 강약에 근거해서 신장의 허실을 판단할 수 있습니다.' 황제가 말한다. '좋도다! 바라건데 6부를 헤아려 살핌에 대하여 더 듣고 싶습니다.'

기백(岐伯)이 답한다. "6부(六腑)를 헤아려 살피는 방법은 이렇습니다. 위(胃)는 수곡(水谷)의 바다입니다. 가령 뺨부위의 살이 풍만하고 목부위가 큼직하며 가슴 부위가 널찍하면 위(胃)의 수곡(水谷)

을 받아들이는 양이 큽니다. 비도(鼻道)의 길이로서 대장의 상황을 헤어릴 수 있습니다. 입술의 두께와 인중(人中)의 길이로서 소장(小腸)을 살필 수 있습니다. 하안포(下眼胞)가 크면 그 담기(膽)가 강하고 코구멍이 바깥으로 드러나면 방광(膀胱)이 누설되고 코기둥의 가운데가 우뚝하면 3초(三焦)가 정상이니 이것이 6부를 살피는 까닭입니다. 얼굴부위가 상하3등(上下三等)47)이면 내장이 편안하고 좋습니다.

기백이 답한다. '6부의 헤어려 살피는 방법은 이러합니다. 위(胃)는 수곡(水谷)의 바다입니다. 만약에 뺨 부위의 기육(肌肉)이 풍만하고 목 부위가 큼지막하고 가슴 부위가 열리고 넓으면 위의 수곡을 받아들이는 양이 많습니다. 비도(鼻道)가 깊고 기냐 아니냐에 의해서 대장(大腸)의 상황을 헤어릴 수 있습니다. 입술(口脣)의 두꺼움과 얇음, 인중(人中)의 길고 짧음으로 소장(小腸)을 헤아릴 수 있습니다. 하안포(下眼胞)가 크면 담기(膽氣)가 강하고 콧구멍이 밖으로 높이 쳐들고 있으면 방광이 누설(漏泄)되기 쉽고 코기둥이 높이 섰으면 3초(三焦)가 정상이라는 등 이것이 6부를 헤아리는 일반적인 정황입니다. 얼굴부위의 상, 중, 하 3개 부위의 거리가 서로 대등하면 일반적으로 말해서 내장(內臟)이 편안하고 좋다고 합니다.'

---

47) 상하3등(上下三等) : 3(三)은 얼굴부위의 3개 구역이다. 발제(髮際)에서 인당(印堂)은 상부(上部), 산근(山根)에서 비준(鼻准)은 중부(中部), 인중(人中)에서 아래턱(頦) 부위 하연(下緣)이 하부(下部)이다. 이 세 개 부위의 거리가 서로 같으니 상하3등(上下三等)이라 한다.

30. 6기의 생성 기능과 병리(決氣)

이 편은 인체(人體)의 정(精), 기(氣), 진(津), 액(液), 혈(血), 맥(脉) 6기(氣)의 생성, 기능〔功能〕 및 병리(病理)의 나타남을 논술했다.

황제(黃帝)가 말한다. "내가 듣기로는 사람의 정(精), 기(氣), 진(津), 액(液), 혈(血), 맥(脉)은 모두가 한 기(氣)의 낳은 바라고 알고 있습니다. 현재는 그것이 여섯 개 명칭이니 나로서는 그 까닭을 모르겠습니다."

기백(岐伯)이 답한다. "남녀가 교합한(相搏)후 합해서 형체를 이루어 항상 신체에 앞서 생기니 이것이 정(精)입니다."

황제(黃帝)가 말한다. "무엇을 기(氣)라 합니까?"

기백(岐伯)이 답한다. "상초(上焦)가 장차 음식(飮食)의 정미(精微)함을 개발(開發)하여 오곡(五谷)의 맛을 펴고 피부를 따스하게 하고 형체를 충실하게 하고 터럭을 윤택하게 합니다. 마치 안개와 이슬(霧露)을 물데는 것 같은 이것을 기(氣)라 합니다."

황제(黃帝)가 말한다. "무엇을 진(津)이라 합니까?"

기백(岐伯)이 답한다. "살결(腠理)이 배설하고 땀이 나와 젖는 것 이를 진(津)이라 합니다."

황제(黃帝)가 말한다. "무엇을 액(液)이라 합니까?"

기백(岐伯)이 답한다. "수곡(水谷)이 위(胃)에 들어간 후 정기(氣)가 충만하고 젖어서 윤택함이 뼈에 흘러 들어 뼈가 굴신하기에 자연스럽고 뼈에 스며들어 뇌수(腦髓)가 윤택하게 젖고 피부가 윤택하니 이를 일러 액(液)이라 합니다."

황제(黃帝)가 말한다. "무엇을 혈(血)이라 하는지요?"

기백(岐伯)이 답한다. "중초(中焦)가 기(氣)를 받아 즙액(汁)을 취하고 변하여 붉으니 이것을 혈(血)이라 합니다."

황제(黃帝)가 말한다. "무엇을 맥(脉)이라 합니까?"

기백(岐伯)이 답한다. "영기(營氣)가 막히면 피할 곳이 없게하니 이것을 맥(脉)이라 합니다."

> 황제가 말한다. '사람의 정(精), 기(氣), 진(津), 액(液), 혈(血), 맥(脉)은 내가 알기로는 모두가 한기(一氣)에서 생긴 것입니다. 오늘날 파악 되기로는 6가지의 명칭으로 나뉩니다. 나로서는 그 답을 이해할 수 없습니다.' 기백이 답한다. '남녀가 교합(交合)한 후에 새 생명을 낳을 수 있습니다. 형체가 나타나기 전에 형성되는 물질을 정(精)이라 부릅니다.' 황제가 묻는다. '무엇을 기(氣)라 합니까?' 기백이 답한다. '상초(上焦)가 장차 음식(飲食)의 정미(精微)함을 펼쳐서 전신의 각 부위(全身各部)에 이르르게 해서 피부(皮膚)를 따뜻하게 하고 형체를 충실하게 하고 모발(毛髮)을 윤택하게 하니 안개와 이슬이 각종 생물에 물대는 형상과 같은 것을 기(氣)라고 합니다.' 황제(黃帝)가 묻는다. '무엇을 진(津)이라 합니까?' 기백이 답한다. '살갗에서 새어 나와 흘러내리는 많은

양의 땀, 그 땀을 진(津)이라 합니다.' 황제가 묻는다. '무엇을 액
(液)이라 합니까?' 기백이 답한다. '수곡(水谷)이 위(胃)에 들어간
이후 정미로 화생(化生)하여 온몸을 향해 흩어져서 온몸의 정기
(精氣)를 가득히 채워주고 골수(骨髓)를 적셔서 골격(骨胳)과 관
절(關節)을 자유롭게 굴신(屈伸)케하는 뇌(腦)와 피부(皮膚)의 정
미한 물질을 액(液)이라고 합니다.' 황제가 묻는다. '무엇을 혈(血)
이라 합니까?' 기백이 답한다. '중초(中焦)의 비위(脾胃)가 음식물
을 소화시킵니다. 그 중의 정미한 물질이 기화작용(氣化作用)을
거쳐서 붉은색 액체로 변화하여 이루어지니 이것을 혈(血)이라 합
니다.' 황제가 묻는다. '무엇을 맥(脉)이라 합니까?' 기백이 답한
다. '영혈(營血)을 제한하여 그것이 바깥으로 넘치지 않게 하는 관
도(管道)를 맥이라 합니다.'

황제(黃帝)가 말한다. "6기(六氣)의 유여부족(有余不足), 기(氣)의
많고 적음(多少), 뇌수(腦髓)의 허하고 실함(虛實), 혈맥(血脉)의 맑
고 탁함(淸濁)은 어떻게 아는지요?"

기백(岐伯)이 답한다. "정(精)이 허(虛)하면 귀가 들리지 않고(耳
聾), 기가 허(虛)하면 눈이 밝지 못하고(目不明), 진(津)이 허하면 살
결(腠理)이 열려서 땀이 많이 나오고(汗大泄), 액(液)이 허하면 뼈의
굴신(屈伸)이 원활치 못하여 얼굴색이 파리해서 윤택치 못하고 뇌
수(腦髓)가 차지 않아서 정강이(脛)가 저리고(痠) 귀가 자주 소리가
납니다(耳鳴). 혈(血)이 허하면 피부색이 창백하고 매말라 윤택하지
않고 맥(脉)이 허하면 그 맥(脉)이 공허한 것이 그 징후입니다."

황제가 묻는다. '위에서 말한 정(精), 기(氣), 진(津), 액(液),
혈(血), 맥(脉)의 6기(六氣)의 남음이 있고 부족함(有余不足), 기
(氣)의 다소(多少), 뇌수(腦髓)의 허실(虛實), 혈맥(血脉)의 청탁
(淸濁) 등을 어떻게 아는지요?' 기백이 답한다. '정(精)이 허하면
이롱(耳聾)이 발생하고, 기(氣)가 허하면 눈에 보이는 사물이 깨

끗하지 못하고, 진(津)이 허하면 살결이 열려서 땀이 많이 나고, 액(液)이 허하면 골격(骨胳)에 이어지는데의 관절(關節)의 굴신(屈伸)이 원활치 못하고 얼굴색이 초췌해져서 윤기가 없고 뇌수(腦髓)가 꽉차지 못해서 정강이가 저리고 때로는 이명(耳鳴)이 일어납니다. 혈(血)이 허하면 피부색이 창백하고 초췌합니다. 맥(脉)이 허하면 맥도(脉道)가 공허(空虛)해서 아래로 함몰됩니다. 그러한 병변에 따라서 6기의 유여부족(有余不足) 등의 문제를 이해하는 것입니다.'

황제(黃帝)가 말한다. "6기(六氣)의 중요성(貴賤)은 어떠한지요?"

기백(岐伯)이 답한다. "6기란 각기 주관하는 장기(臟器)가 있습니다. 그 귀천호오(貴賤好惡)는 고정적인 장기가 있습니다. 5곡(五谷)과 위(胃)는 큰 바다(大海)입니다."

황세가 묻는다. '6기의 중요싱은 각기 어떻게 다른지요?' 기백이 답한다. '6기에는 모두 자기의 통제하여 거느리는 장기(臟器)가 있습니다. 때문에 그들은 인체중에 있어서의 중요성이 정상(正常)과 정상을 잃음(失常)에 미칩니다. 모두가 그러한 고정적으로 주관하는 장기의 정황으로 정해집니다. 비록 이러해도 다만 6기는 모두가 5곡(五谷)의 정미(精微)가 변화해서 생긴 바이고 그러한 정미가 모두 위(胃)에서 변화하여 생깁니다. 때문에 위(胃)는 6기화생(六氣化生)의 원천(源泉)입니다.'

31. 장위의 크기와 부위(腸胃)

이 편은 소화도(消化道)의 각 기관의 크고 적음(大小), 길고 짧음(長短)과 부위(部位)를 서술하고 소화도로 인해서 장위(腸胃)가 위주가 됨을 서술했다. 그러므로 장위(腸胃)를 편명(篇名)으로 했다.

황제(黃帝)가 백고(伯高)에게 묻는다. "6부(六腑)의 수곡의 전수(傳輸)에 있어서 장위(腸胃)의 소대장단(小大長短), 수곡을 받는 많고 적음(多少)은 어떠한지 듣고 싶구려!"

백고(伯高)가 답한다. "청컨데 상세히 말씀드리고자 합니다. 수곡(水谷)의 출입은 천심, 원근, 장단(淺深, 遠近, 長短)의 정도에 따르는 것입니다. 입술에서부터 어금니와 이빨(牙齒)까지는 길이 9푼(分)입니다. 입의 너비는 2치반입니다. 어금니와 이빨의 뒤에서부터 회염(會厭)에 이르기까지는 길이가 3치반, 전체 입안은 크게 5합(合)을 수용할 수 있습니다. 혀의 무게는 10량(兩), 길이는 7치, 너비는 2치반입니다. 목구멍 문(喉門)은 무게가 10량(兩), 너비는 1치 반입니다. 목구멍 문에서 위(胃)에 이르기까지는 1자 6치가 됩니다. 위(胃)의 형체는 꼬불꼬불하여 바로 뻗치면 길이가 2자 6치이고 둘레가 길이 1자 5치, 직경 5치, 용적(容積) 2말 5되입니다. 소장(小腸)의 뒤 부위는 등뼈 부위에 붙어 있고 왼쪽에서 오른쪽으로 둘레를 돌아 번갈아 쌓인(迭積) 아래로 회장(回腸)에 이어지고 흘러드는 것은 바깥으로 배꼽위에 붙어 있으니 함께 16개 굽이가 있습니다. 크기는 2치반, 직경은 8푼에 반푼이고 길이는 3장 2자입니다. 회장은 배꼽에 닿아 있고 오른쪽으로 향하여 둘레를 돌아 상하로 화합하여 쌓입니다. 16개 굽이를 돌고 크기는 4치 직경은 1치와 1치의 적은 반. 길이는 2장(丈)이다. 광장(廣腸)은 등뼈에 붙어서 회장의 내용물을 받고 왼쪽을 향하여 둘레를 돌아 상하로 화합하여 쌓입니다. 둘레는 8치 직경은 2치반이 남고 길이는 2자 8치입니다. 장위(腸胃)의 음식물이 입에 들어가는데서 나오는데까지의 길이는 6장(丈) 4치(寸) 4푼(分) 구불구불한 길이는 32구비입니다.

황제가 백고에게 묻는다. '내가 생각하기로 6부(六腑)중에 음식물을 소화시키고 전도(傳導)하는 일을 맡은 기관(器官)인 장위(腸胃) 등의 대소(大小), 장단(長短), 수곡(水谷)을 받는 많고 적음은 어떠한가 알고 싶구려!' 백고가 답한다. '청컨데 상세히 말씀 드리게 해 주십시오! 음식물의 입구(入口)로부터 폐물(廢物)을 배출하는데 바로 이르름에는 거쳐가는 바의 소화도(消化道)의 심천(深淺), 원근(遠近), 장단(長短) 등의 상황이 있는 바인 것입니다. 입술로부터 어금니 이빨에 이르기까지는 길이 9푼, 입의 너비는 2치반, 어금니 이빨의 뒤로부터 회염(會厭)에 이르기까지는 깊이 3치반, 모든 구강(口腔)이 5합(合)의 식물(食物)을 수용할 수 있습니다. 혀의 중량(重量)은 10량(兩)이 되고 길이는 7치, 너비는 2치반입니다. 목구멍문(喉門)의 무게는 10량(兩), 너비는 1치반입니다. 목구멍문(喉門)에서 위(胃)에 이르기까지는 1자 6치가 됩니다. 위체(胃體)는 꼬불꼬불하여 바로 뻗치면 길이 2자 6치이고 둘레는 길이 1자 5치, 직경은 5치, 용적(容積)은 2말(斗) 5되(升)입니다. 소장(小腸)의 뒷부위는 등골뼈 부위에 붙었고 왼쪽에서 오른쪽으로 향하여 둘레를 돌아 번갈아 쌓입니다. 아래는 회장(回腸)에 이어지고 바깥은 배꼽의 위쪽에 붙어서 모두 16개 구비가 있으며 둘레가 2치반 직경은 8푼반이 안되고 길이가 3장(丈) 2자(尺)입니다. 회장은 배꼽 부위에 있어서 오른쪽으로 향해 둘레를 돌기 시작하여 번갈아 겹칩니다. 16개의 구비가 있는데 둘레가 4치(寸)이고 직경이 1치반에 이르지 못하고 길이가 2장(兩丈) 1자(尺)입니다. 광장(廣腸)은 등골뼈 부위에 붙어서 회장의 내용물을 접수하고 왼쪽을 향해 둘레를 돌아 등골뼈 부위를 상하로 휘감아 돕니다. 둘레가 8치 직경이 2치반이 넘으며 길이가 2자 8치입니다. 모든 소화도(消化道)는 식물(食物)의 입구(入口)로부터 헤아려서 일어나 바로 찌꺼기를 배출하는데 이르릅니다. 총길이 6장(丈) 4치(寸)이니 굽이 되는데가 32곳 있습니다.'

32. 생명을 유지하는 관건(平人絶谷)

이 편은 건강한 사람이 연속 7일을 음식을 먹지 않으면 사망에 이르른다는 일반 정황으로 나아가, 위장(胃腸)이 음식을 섭취하고 영양을 보충하는 것이 생명을 유지하는 관건(關鍵)이 있는 바를 설명했다. 편중(篇中)에 위장 각 부위의 대소와 용적(容積)을 지적하고 평인(平人)의 정곡(絶谷) 7일에 죽는 원인을 분석하고 더욱이 '위(胃)가 그득하면 장(腸)이 허(虛)하고 장(腸)이 그득하면 위(胃)가 허하니 다시 허하고 다시 그득하다. 그러므로 기(氣)가 오르고 내림을 만나면 5장(五臟)이 안정되고 혈맥(血脉)이 부드럽고 원활하고 정신(精神)이 이내 머문다.' 는 관점(觀點)을 논술하고 위장(胃腸)의 소화계통(消化系統)이 창통(暢通)함을 유지하면 인체 건강의 중요 의의가 가득하여 막히지 않고 임상치료에 매우 큰 지도작용이 있음을 강조했다.

황제(黃帝)가 말한다. "사람이 먹지 않고 7일이 되면 죽는 것은 어째서인지 듣고자 하오!"

백고(伯高)가 답한다. "신(臣)이 그 이유를 말하고자 합니다. 위(胃)는 크기가 1자(尺) 5치(寸), 직경이 5치, 길이 2자(尺) 6치(寸), 가로로 구부려서 수곡(水穀)을 3말(斗) 5되(升) 받아들입니다. 그 가운데의 수곡(水穀)이 항상 2말(斗)이 머무르고 물 1말(斗) 5되(升)가 가득합니다. 상초(上焦)의 기(氣)가 배설되면 그 정미(精微)함이 나오고 성질이 표한(慓悍)하고 활질(滑疾)한 성질을 형성하고 나머지는 하초(下焦)에 있어서 모든 장(腸) 속에 스며듭니다.

황제가 말한다. '그대가 한 말을 생각해 보면, 사람이 7일을 먹지 않으면 죽게 된다고 하니 그것은 결국 무슨 이유인가?' 백고(伯高)가 답한다. '제가 그 이유를 설명토록 하겠습니다. 위(胃)의 둘레는 길이가 1자(尺) 5치(寸), 직경이 5치(寸), 길이가 2자(尺) 6치(寸)이고 그 위치는 가로 벌렸고 모양은 구불어졌으니 수곡(水穀) 3말(斗) 5되(升)를 받아들일 수 있습니다. 보통의 정황 아래서는 음식물을 2되(升)가 남아 있고 물 1말(斗) 5되(升)가 그득합니다. 음식(飮食)이 소화 되어서 정미(精微)가 형성되도 상초(上焦)를 지난 기(氣)를 개발(開發)하여 새나가서 온몸에 퍼집니다. 그중 일부분은 표한(慓悍)하고 매끄럽고 빠른(滑疾) 양기(陽氣)를 형성하고 남은 것은 하초(下焦)에 있어서 모든 장(腸) 속에 스며듭니다.

소장(小腸)의 크기는 2치(寸)반, 직경 8푼(分)반보다 적고 길이가 3장(丈) 2자(尺)입니다. 수곡(水穀) 2말(斗) 4되(升)를 받아들이며 물 6되(升) 3합(合)보다 조금 많이 수용합니다. 회장(回腸)은 크기가 4치(寸), 직경 1치(寸)반보다 작고 길이 2장(丈) 1자(尺) 수곡(水穀) 1말(斗)을 받아들이고 물은 7되(升)반을 받아들입니다. 광장(廣腸)은 크기가 8치(寸), 직경이 2치(寸)반 조금 넘고, 길이가 2자(尺) 8치(寸) 수곡 9되(升) 3합(合)과 또 8푼의 1합(合)을 받아들입니다. 장위(腸胃)의 길이는 무릇 5장(丈) 8자(尺) 4치(寸)이고 수곡은 9말(斗) 2되(升) 1합(合)반을 조금 넘습니다. 이는 장위의 수곡을 받아들이는 바의 수(數)입니다.

소장의 둘레 길이는 2치반, 직경은 대략 8푼(分)반보다 작습니다. 길이는 3장(丈) 2자(尺), 음식물을 받아들일 수 있는 용량은 2말(斗) 4되(升), 물은 6되(升) 3합(合)반을 조금 넘게 받아들입니다. 회장(回腸)의 둘레 길이는 4치(寸) 직경은 대략 1치(寸)반 길이 2장(丈) 1자(尺) 음식물을 받아들이는 용량은 1말(斗) 물은 7되(升)반입니다. 광장(廣腸)은 둘레길이가 8치(寸) 직경 2치(寸)반 조금 넘고 길이가 2자(尺) 8치 음식물을 받아들일 수 있는 용량이 9되(升) 3합(合)이고 8푼(分)의 1합(合)입니다. 장위(腸胃)의 총장도(長道)는 합계 5장(丈) 8자(尺) 4치(寸) 음식물을 받아들임은 9말(斗) 2되(升) 1합(合)반을 조금 넘습니다. 이것이 장위가 받아들이는 수곡(水谷)의 총량입니다.

평인(平人)은 그렇지 않습니다. 위(胃)가 그득하면 장(腸)이 허(虛)하고 장(腸)이 그득하면 위(胃)가 허합니다. 이것이 허하면 저것이 그득합니다. 그러므로 기(氣機)의 재능이 상하로 밝게 통하면 5장(五臟)이 안정되고 혈맥(血脉)이 부드럽고 원활하며 정신(精神)이 곧 머무릅니다. 그러므로 신(神)이란 수곡(水谷)의 정기(精氣)입니다 그러므로 장위(腸胃)속에는 항상 음식물(谷)이 2말(斗) 머무르고 수(水)가 1말(斗) 5되(升)가 머무릅니다. 그러므로 보통 사람은 매일 두 차례 변(便)을 봅니다. 매차례 2되(升)반을 배출합니다. 하루에 5되(升)를 배출하고 7일에 5,7이 3말(斗) 5되(升)를 배출합니다. 머무르는 수곡을 모두 배설하는 것입니다. 그러므로 평인(平人)이 7일간을 먹지 않으면 죽는다는 것은 수곡정기진액(水谷精氣津液)을 다

소모하여 없애기 때문입니다.

　평상인은 수곡(水谷)의 받아들임과 실제적인 장위용량은 아울러 서로 같지 않습니다. 그러한 원인 때문에 마땅히 위(胃)중에 음식이 충만시에는 장(腸)이 텅비고 음식이 아래로 내려갈때는 위속이 텅 빕니다. 이와 같이 장위(腸胃) 사이에는 이것이 그득하면 저것이 비고 저것이 그득하면 이것이 빕니다. 사람의 기기(氣機)의 재능(才能)이 상하로 밝게 통하면 5장의 재능이 안정되고 부드러우며 혈맥의 재능이 원활하게 통하고 고르고 순행하며 정신(情神)의 재능이 건강하고 왕성합니다. 그러므로 말하기를 사람의 신기(神氣)는 이 때문에 수곡(水谷)의 정미(精微)가 변화하여 생긴다고 합니다. 사람의 장위(腸胃) 안에는 통상 2말(斗)의 음식물이 머무르고 수액(水液) 한 말(斗) 5되(升)가 머뭅니다. 평상인은 매일 대변을 2차례 봅니다. 매 차례에 2되(升)반을 배출합니다. 하루에 5되(升)를 배출하니 7일이면 3말(斗) 5되(升)를 배출합니다. 이와 같이 장위가 원래 보유하는 수곡은 모두 배설하는 것입니다. 그러므로 평상인이 만약 7일을 음식을 먹지 않으면 죽게 된다는 것은 근본원인이 이 수곡정기진액(水谷精氣津液)이 다 소모되어 버리기 때문입니다.

33. 인체 4해의 기능(海論)

이 편은 비유적(比喩的) 방법으로 인체(人體)의 4해(四海)(수곡(水谷)의 바다 : 위(胃), 혈해(血海) : 충맥(冲脉), 기해(氣海) : 전중(膻中), 수해(髓海) : 뇌(腦))가 생명 활동 가운데 중요함을 제시하고 4해(四海)의 경기운행(經氣運行)의 수혈(輸穴) 및 그 남음이 있고(有餘) 부족함(不足)을 나타내는 것을 논술했다. 아울러 4해의 정상적인 기능을 유지하려면 응해서 따르는 바의 원칙이 있음을 제시했다.

황제(黃帝)가 기백(岐伯)에게 묻는다. "내가 선생(夫子)에게 침놓는 법(刺法)에 대해서 들었거늘 선생이 말한 바는 영위혈기(營衛血氣)에서 떠나지 않았습니다. 대저 12경맥(經脉)이란 안으로 부장(腑臟)에 속하고 밖으로 4지와 관절(肢節)에 연결됐습니다. 선생은 곧 4해(四海)와 부합하는지요?"

기백(岐伯)이 답한다. "사람 또한 4해와 12경수(經水)가 있습니다. 경수(經水)란 모두 바다로 흘러듭니다. 바다에는 동서남북이 있고 이름하여 4해라 합니다."

황제(黃帝)가 말한다. "사람으로서 응하는 것은 무엇인지요?"

기백(岐伯)이 답한다. "사람에게는 수해(髓海)가 있고 기해(氣海)가 있고 혈해(血海)가 있고 수곡(水谷)의 바다가 있습니다. 무릇 이 4해는 자연의 4해와 서로 응합니다."

황제가 기백에게 묻는다. '내가 듣기로는 선생이 자법(刺法)을 논했는데 선생이 말하는 바의 전체 뜻은 영위혈기(營衛血氣)를 열지 않는 것과는 거리가 있고 영위혈기의 12경맥을 운행하고 내부로는 장부(臟腑)에 이어지고 외부로는 4지와 관절(肢節)과 연결되어 있습니다. 선생은 12경맥의 작용과 4해가 이어져 합한다고 말할 수 있는지요?' 기백이 답한다. '자연계에는 동서남북 4개의 바다가 있습니다. 일컬어 4해라 합니다. 경수(經水)는 모두 바다 속으로 흘러듭니다. 사람에게는 외계(外界) 4해와 더불어 상응(相應)하는 4해와 12경수가 상응하는 12경맥이 있습니다.' 황제가 말한다. '사람이 도대체 어떻게 그들과 서로 응하는지요?' 기백이 답한다. '사람 몸에는 골수의 바다(髓海)가 있고 피의 바다(血海)가 있고 기의 바다(氣海)와 수곡(水谷)의 바다가 있습니다. 이 4해가 자연계의 4해와 서로 응할 수 있습니다.'

황제(黃帝)가 말한다. "멀고 깊도다! 선생의 사람과 천지간의 4해가 합치함이여! 바라건데 그 서로 응함이 어떠한지 듣고 싶습니다."

기백(岐伯)이 답한다. "반드시 먼저 음양표리(陰陽表裏) 형수(滎輸)의 있는 곳을 알고 4해가 확정돼야 합니다."

황제가 말한다. '이 문제는 실제로 심원(深遠)합니다. 선생은 사람과 천지간의 4해가 연결되었다고 파악하는데 그들은 결국 어떻게 서로 응하는지요?' 기백이 답한다. '먼저 반드시 사람 몸의 음양(陰陽)의 표리(表裏), 경맥(經脉)의 형혈(滎穴) 수혈(輸穴) 등의

구체적인 분포를 알아야 하고 연후에 사람 몸의 4해(四海)를 확정
해야 합니다.'

황제(黃帝)가 말한다. "어떻게 확정하는지요?"
기백(岐伯)이 답한다. "위(胃)란 수곡(水谷)의 바다입니다. 그 수
혈(輸)은 위로는 기가(氣街)에 있고 아래로는 3리(三里)에 이르릅니
다. 충맥(冲脉)이란 12경(經)의 바다(海)가 되고 그 수혈(輸)은 위로
는 대서(大杼)에 있고 아래로는 거허(巨虛)의 상하렴(上下廉)으로
나뉩니다. 전중(膻中)이란 기(氣)의 바다(海)가 됩니다. 그 수혈(輸)
은 위로는 주골(柱骨)의 상하에 있고 앞으로는 인영(人迎)에 있습니
다. 뇌(腦)는 뇌수(腦髓)의 바다(海)가 됩니다. 그 수혈(輸)은 위로는
그 덮개(盖)에 있고 아래로는 풍부(風府)에 있습니다."

황제가 말한다. '4해 및 그 경맥(經脉)의 중요 혈위(穴位)는 어
떻게 확정하는지요?' 기백이 답한다. '위(胃)의 기능은 이 음식물
을 받아들입니다. 그러므로 수곡(水谷)의 바다(海)라고 합니다.
그 기혈(氣血)을 수주(輸注)하는 중요 수혈(輸穴)은 위로는 이 기
충혈(氣冲穴)에 있고 아래로는 이 족3리혈(足三里穴)에 있습니다.
충맥(冲脉)과 12경(經)은 모두 밀접한 관계에 있습니다. 그러므로
12경의 바다는 그 기혈을 수주하는 중요 수혈이위로는 대서혈(大
杼穴)에 있고 아래로는 이 상거허(上巨虛) 하거허(下巨虛) 양혈
(兩穴)에 있습니다. 전중(膻中)은 종기(宗氣)가 쌓여 모이는 곳입
니다. 그러므로 기해(氣海)라 부릅니다. 그 기혈이 수주하는 중요
수혈은 위로는 천주골(天柱骨)〔제 7경추(頸推)〕위의 아문혈(瘂門
穴)과 천주골 아래의 대추혈(大推穴)에 있으며 앞으로는 인영혈
(人迎穴)에 있습니다. 골수(髓)가 뇌(腦)에 충만하니 뇌를 일컬어
수해(髓海)라 하는 까닭입니다. 그 기혈을 수주하는 중요 수혈은
위로는 뇌덮개(腦盖)의 중앙의 백회혈(百會穴)에 있고 아래로는
이 풍부혈(風府穴)에 있습니다.'

황제(黃帝)가 말한다. "무릇 이 4해(四海)는 무엇이 이롭고 무엇이 해로우며 또 무엇이 사람을 생기있게 하고 무엇이 망가지게 하는지요?"

기백(岐伯)이 답한다. "순행을 만나는 것은 생기있고 역행을 만나는 것은 망가집니다. 조절할 줄 아는 것은 이롭고 조절할 줄 모르는 것은 해롭습니다."

　　황제가 말한다. '저 4해의 기능은 무엇이 이롭게 하고 무엇이 해롭게 하는지요? 또 어떻게 사람의 생명활동을 촉진할 수 있으며, 무엇이 생명활동을 손해보게 하는지요?' 기백이 답한다. '4해의 기능이 순조롭게 순행하여 정상적이면 사람의 생명 기능을 건강하고 왕성하게 하며 4해의 기능이 정상을 발휘할 수 없으면 생명이 쉽게 망가지게 됩니다. 4해를 조양(調養)하는 도(道)를 알면 건강에 이롭고 4해를 조양하는 도(道)를 알지 못하면 건강에 해롭습니다.'

황제(黃帝)가 말한다. "4해의 역순(逆順)은 어떠한지요?"

기백(岐伯)이 답한다. "기해(氣海)가 남음이 있으면(有餘) 기(氣)가 그득하여 가슴 속이 흐리고 숨이 가빠서 얼굴이 붉습니다. 기해가 부족하면 기가 작아서 부족하다고 하고 혈해(血海)가 남음이 있으면 항상 신체(身體)가 크다고 생각하고 발끈 화를 내어(怫然) 그 병이 있는 곳을 모릅니다. 혈해(血海)가 부족하면 항상 그릇이 적음을 생각하여 좁아져서(狹然) 그 아픈 바를 모릅니다. 수곡(水谷)의 바다가 남음이 있으면 곧 배가 그득합니다. 수곡의 바다가 부족하면 배 곯아도 곡식을 받아먹지 않습니다. 수해(髓海)가 남음이 있으면 힘씀이 가벼워도 힘이 많아서 스스로 그 도(度)를 넘칩니다. 수해가 부족하면 두뇌(腦)가 돌고 귀에 소리가 나면 정강이가 시큰거

리고 눈이 아찔합니다. 눈에 보이는 것이 없으니 게을러져서 편안
히 누워 있습니다."

　　황제가 말한다. '사람 몸의 4해가 정상적이고 비정상적인 정황
은 어떠한지요?' 기백이 답한다. '기해가 남음이 있으면 기(氣)가
왕성하여 가슴 속이 막혀 그득하고, 번민(煩悶)하고 숨이 차고 얼
굴색이 붉어집니다. 기해가 부족하면 기가 작아지고 말이 없으며
힘이 없습니다. 혈해(血海)가 남음이 있으면 항상 신체가 방대(庬
大)함을 자각하고 마음이 답답하고 그 두드러진 증상은 없습니다.
혈해가 부족하면 항상 신체가 야위고 작은 것을 자각하고 긴장하
여 오그라들고(緊歛) 다시 두드러진 병태(病態)가 없습니다. 수곡
의 바다가 남음이 있으면 복부가 창만(脹滿)합니다. 수곡(水谷)의
바다가 부족하면 배가 곯아도 어떤 음식도 수용하지 못합니다. 수
해(髓海)가 남음이 있으면 신체가 가볍고 튼튼하고 동작에 힘이
있고 그 길이가 초과합니다. 수해가 부족하면 두뇌(頭腦)가 어지
럽게 돌고(旋暈), 귀에 소리가 나고(耳鳴) 정강이와 무릎이 시큼
거리고 연하고(痠軟) 눈에 보이는 것이 사물이 분명치 못하고 느
낌이 흐리고 신체가 게을러서 움직이지 않고 항상 조용하게 누워
있습니다.'

　황제(黃帝)가 말한다. "내가 이미 역순(逆順)에 대하여 들었거니
와 조절하여 치료함은 어떻게 하는지요?"
　기백(岐伯)이 답한다. "그 수혈(輸穴)을 살펴 지켜서 그 허실(虛
實)을 조절하고 그 해로움으로 범하지 않으니 순행하는 것은 회복
하고 거스르는 것은 반드시 망가집니다."
　황제(黃帝)가 말한다. "훌륭하도다."

　　황제가 말한다. '내가 이미 4해의 역순(逆順)하는 정황을 알았
　거니와 병태(病態)가 나타난 후에는 어떻게 조절하여 치료하는지

요?' 기백이 답한다. '병의 정황에 근거하여 4해 기혈이 수주(輸注)하는 각개의 중요한 수혈(穴)을 파악하여 보허사실(補虛瀉實)에 위배되지 않고 허하면 보(補)하고 실(實)하면 사(瀉)시키는 치료원칙에 해로운 결과를 낳아 위배할 필요가 없습니다. 그러한 원칙에 따라서 그 기능이 순조로우면 신체의 건강을 회복할 수 있으며 위에서 말한 치료원칙에 위배하여 그 기능이 정상적으로 회복할 수 없으면 망가지는 위험이 있을 것입니다.'

34. 기가 어지러운 다섯가지(五亂)

　이 편은 영위(營衛)가 역행(逆行)하고 청탁(淸濁)이 상관하고(相干) 기기(氣機)가 문란하고 음양(陰陽)이 서로 모순되어(相悖) 이루어지는 병증(病症)과 치료에 대해서 논술했다. 본편 가운데 기(氣)가 심장에 어지럽고, 기가 폐(肺)에 어지럽고, 기가 장위(腸胃)에 어지럽고, 기가 팔(臂)과 정강이(脛)에 어지럽고, 기가 머리(頭)에 어지러운 것 등의 5개 방면을 5란(五亂)이라 부르는 이유가 된다.

　황제(黃帝)가 말한다. "경맥(經脉) 12란 나누면 5행(五行)이 되고 가르면 4시(四時)가 되는 밀접한 관계인데 어떻게 실조(失調)하여 문란해지며 어떻게 치료가 되는지요?"

　기백(岐伯)이 답한다. "5행에는 차례가 있고 4시에는 규율이 있습니다. 서로 순행하면 치료되고 서로 거스르면 어지럽습니다."

　황제가 말한다. '사람의 12경맥은 5행으로 나누어집니다. 아울러 4시와 더불어 변화함에 밀접하게 서로 응합니다. 어떻게 조절함을 잃어서 기능이 문란해지는지요? 어떻게 정상(正常)에 이르를 수 있는지요?' 기백이 답한다. '목(木) 화(火) 토(土) 금(金) 수(水)의 5행의 상생과 상극(生克)은 각기 일정한 질서가 있습니다. 춘(春) 하(夏) 추(秋) 동(冬) 4계의 변화는 각기 일정한 규율이 있습니다. 사람의 경맥(經脉) 기혈(氣血)의 활동과 5행, 4시의 변화규율은 서로 부합합니다. 서로 적응하고 정상(正常)을 만나고 서로 어긋나 등지고(違背) 기능이 정상에 반하고 문란해집니다.'

황제(黃帝)가 말한다. "서로 순행하여 치료함은 무엇을 이르는지요?"

기백(岐伯)이 답한다. "경맥 12란 12월에 응합니다. 12월이란 나뉘어서 4시가 됩니다. 4시란 춘하추동(春夏秋冬)이니 그 기(氣)가 각기 다릅니다. 영위(營衛)의 기는 안팎이 서로 다르고 운행(運行)에 질서가 있으며 음양(陰陽)이 이미 부드러우니 청탁(淸濁)이 서로 상관하지 않습니다. 이와 같이 순행(順)하여 치료한다고 합니다."

황제가 말한다. '무엇을 서로 순행하여 치료한다고 하는지요?' 기백이 답한다. '사람 몸의 12경맥은 1년의 12개월과 서로 응합니다. 12개월은 또 4계(四季)로 나뉩니다. 이는 춘하추동(春夏秋冬)이며 4계의 기후가 각기 서로 같지 않습니다. 인체와 더불어 서로 적응(適應)함은 서로 응하는 차별이 있습니다. 가령 그 자연 변화의 영향 아래 영위(營衛)의 기(氣)는 안과 밖이 서로 다르고 운행에 질서가 있으며 음양(陰陽)이 화합하면 청탁(淸濁)의 오르고 내림이 서로 상관하지 않습니다. 그 적응이 자연스럽고 경맥의 기능이 이르름이 정상이니 서로 순행하여 치료한다고 합니다.'

황제(黃帝)가 말한다. "서로 거슬러서 어지러움은 무엇을 이르는지요?"

기백(岐伯)이 답한다. "청기(淸氣)는 음(陰)에 있고 탁기(濁氣)는 양(陽)에 있습니다. 영기(營氣)는 순행하는 맥(順脉)이고 위기(衛氣)는 거슬러 운행하고 청탁을 서로 상관하여 가슴 속에 어지러우니 이것은 사람으로 하여금 크게 고민하게 합니다.

황제가 말한다. '서로 거슬러서 어지러운 것은 무엇이라 하는지요?' 기백이 답한다. '청양(淸陽)의 기(氣)는 위로 올라가는데 응하고 상부(上部)와 외부(外部)에 머물고, 탁음(濁陰)의 기(氣)는 잠겨서 내려오는데 응하고 하부(下部)와 내부(內部)에 머무릅니다. 만약 청기(淸氣)가 올라가서 흩어지지 못하고 도로 하부와 내부에 머무르고 탁기(濁氣)가 잠겨서 가라앉지 못하고 도로 상부와 외부에 머물면 이는 이 경기(逆氣)가 거슬러 어지러움이 나타나는 것입니다. 영기(營氣)가 순맥(順脉)으로 운행아여 위기(衛氣)의 순행(循行)이 도로 일상규범을 지키지 않습니다. 이것과 위에서 설명한 정황은 갇습니다. 모두가 청탁(淸濁)이 뒤섞이고 음양(陰陽)이 어지러운데 있습니다. 가슴 속이 어지러우면 사람들로 하여금 매우 번민(煩悶)하게 합니다.'

그러므로 기(氣)가 심장(心)에 어지러우면 마음이 초조하고 침묵하고 말이 적으며 머리 숙여 조용히 엎드려 있습니다. 폐(肺)에 어지러우면 호흡이 원활치 못하고 숨이 차서 큰 소리치고 두손을 가슴 부위에 교차(交叉)해서 숨을 내쉽니다. 장위(腸胃)에 어지러우면 곽란(癨亂)을 합니다. 팔과 정강이에 어지러우면 4궐(四厥)이 됩니다. 머리에 어지러우면 궐역(厥逆)이 됩니다. 머리가 무겁고 눈이 아찔하여 쓰러집니다.

기(氣)가 심장에 어지러우면 심신이 초조하여 말이 적어지며 머리를 숙이고 힘이 없어집니다. 기가 폐(肺)에 어지러우면 호흡이

원활하지 못하고 숨이 차서 소리를 지르고 부앙(俯仰)하여 불안해
하고 두 손을 가슴에 가로놓고 큰 숨을 내쉽니다. 기가 장위(腸胃)
에 어지러우면 위로 토하고 아래로 설사합니다. 오르고 내림이 정
상을 잃어버린 곽란 증세입니다. 기가 4지(四肢)에 어지러우면 4
지 궐랭(四肢厥冷)이 됩니다. 기가 머리에 어지러우면 기가 궐역
해서 위로 치받습니다. 머리가 무겁고 다리에 힘이 없으니 눈이 아
찔하여 넘어지는 병증세가 됩니다.

황제(黃帝)가 말한다. "5란(五亂)이란 침을 놓음에 일정한 규율이
있는지요?"

기백(岐伯)이 답한다. "병이 남에는 일정한 규율이 있으니 병을
없앰에도 일정한 규율이 있습니다. 그 병이 발생하는 규율과 치료
하는 규율을 밝게 탐구하는 것이 생명을 보배스럽게 간직하는 것이
라 하겠습니다."

황제(黃帝)가 말한다. "훌륭합니다! 그 규율을 듣고자 합니다."

기백(岐伯)이 답한다. "기(氣)가 심장에 있으면 수소음(手少陰) 심
주(心主)의 수혈(輸穴)을 취합니다. 기가 폐(肺)에 있으면 수태음형
혈(手太陰滎穴)과 족소음수혈(足少陰輸穴)을 취합니다. 기가 장위
(腸胃)에 있으면 족태음(足太陰)과 족양명(足陽明)을 취합니다. 그래
도 내려가지 않으면 3리혈(三里)을 취합니다. 기가 머리에 있는 것
은 천주혈(天柱) 대서혈(大杼)을 취합니다. 낫지 않으면 족태양형수
혈(足太陽滎輸穴)을 취합니다. 기가 팔과 다리(臂足)에 있으면 먼저
혈맥(血脉)의 어혈(瘀血)을 제거하고 뒤에 그 수양명(手陽明)과 수
소양(手少陽)의 형수혈(滎輸穴)을 취합니다."

황제가 말한다. '5란의 병증세에 대해서 침을 놓을 때는 일정한
규율이 있는지요?' 기백이 답한다. '질병의 발생 발전에는 규율이

있습니다. 그 병을 제거함에도 일정한 규율을 따릅니다. 질병의 발생 발전과 및 치료의 규율을 밝게 찾아내어 정상적 생명기능을 지켜서 유지하는 것이 매우 귀한 것입니다.' 황제가 말한다. '훌륭합니다! 치료하는 규율에 대해서 듣고자 합니다.' 기백이 답한다. '기가 심장에 어지러우면 마땅히 수소음심경(手少陰心經)의 수혈(輸穴) 신문(神門)과 수궐음심포경(手厥陰心包經)의 수혈 대릉(大陵)을 침을 놓아 치료합니다. 기가 폐(肺)에 어지러우면 마땅히 수태음폐경(手太陰肺經)의 형혈(榮穴) 어제(魚際)와 족소음신경(足少陰腎經)의 수혈 태계(太溪)를 침놓아 치료합니다. 기가 장위(腸胃)에 어지러우면 마땅히 족태음비경(足太陰脾經)과 족양명위경(足陽明胃經)을 침놓아 치료합니다. 그래도 낫지 않으면 다시 족3리혈(足三里穴)을 침놓아 치료하면 됩니다. 기가 머리에 어지러우면 마땅히 족태양방광경(足太陽膀胱經)의 천주혈(天柱)과 대서혈(大杼)을 침놓아 치료합니다. 그래도 낫지 않으면 다시 족태양방광경의 형혈(榮穴)인 통곡(通谷)과 수혈인 속골(束骨)을 다시 침놓아 치료하면 됩니다. 기가 팔다리 4지에 어지러우면 가령 국부(局部)에 어혈(瘀血)현상이 나타나면 응당 먼저 침을 놓아 어혈의 맥락(脉絡)을 없애고 연후에 수양명대장경(手陽明大腸經)의 형혈 둘 사이(二間)나 수혈 셋사이(三間) 및 수소양3초경(手少陽三焦經)의 형혈(榮穴)인 액문(液門)과 수혈인 중저(中渚)를 취하여 손과 팔의 병환을 치료하고 족양명위경(足陽明胃經)의 형혈인 내정(內庭)과 수혈인 함곡(陷谷) 및 족소양담경(足少陽胆經)의 형혈인 협계(俠溪)와 수혈인 임읍(臨泣)을 취해서 다리와 정강이의 병환을 치료합니다.'

황제(黃帝)가 말한다. "보사(補瀉)는 어떻게 하는지요?"

기백(岐伯)이 답한다. "천천히 침을 꽂아 넣고 천천히 침을 빼는 그런 수업을 도기(導氣)라 합니다. 보사(補瀉)는 형체가 없으니(无形) 동정(同精)이라 합니다. 옳고 그름(是非)에 남음이 있고 부족함이 있습니다. 어지러운 기(亂氣)의 서로 거스름(相逆)입니다."

황제(黃帝)가 말한다. "이 논술의 확실함은 아주 흡족하고 진정 명백합니다. 청컨데 그것을 옥판(玉板)에 새겨 두어서 이름하여 침란(治亂)이라 했으면 합니다."

황제가 말한다. '보사(補瀉)의 수법은 어떻게 하는지요?' 기백이 답한다. '느리게 침을 놓고 빠르게 침을 빼는 그러한 수법을 도기(導氣)라 부릅니다. 이는 인도(引導)하고 귀순(歸順)하는 경기(經氣)가 그것을 정상(正常)이게 합니다. 정기(正)를 도우고(扶) 사기(邪)를 제거하는 조정작용을 하고 분명히 나타나는 보사수법(補瀉手法)의 정황 아래 발휘(發揮)가 나타나는 것이 아닌데에 있습니다. 그것을 일러 동정(同精)이라 합니다. 상술한 5란병(五亂病)이 이미 남음이 있는 실증(實証)이 아니고 부족한 허증(虛証)이 아닌 것입니다. 단지 이는 기기(氣機)가 거슬러 어지러운 것입니다. 때문에 그러한 방법을 채용합니다.' 황제가 말한다. '그러한 논술의 확실함은 매우 적절합니다. 위에서의 분석은 진실로 명백하고 확실합니다. 청컨데 그것을 옥판(玉板)에 적어두어 어지러움을 치료했으면 합니다.'

35. 창병의 원인과 치료(脹論)

이 편은 창병(脹病)의 병인(病因), 병기(病機)를 진단하
고 치료하는 일상 규율을 논술하고 아울러 병증(病証)의
같지 않음에 비추어 장차 창병이 이루는 간단한 분류를
논술했다. 그러니 편중에서 논한 바의 창병과 유관하다.
그러므로 '창론(脹論)'으로 편명(篇名)으로 했다.

황제(黃帝)가 말한다. "맥(脉)의 촌구(寸口)에 응함에 있어서 어느
맥상(脉象)이 창병(脹)이 있는지요?"

기백(岐伯)이 답한다. "그 맥(脉)이 크게 나타나고 단단해서 원활
치 못한 것(濇)의 창(脹)입니다."

황제(黃帝)가 말한다. "장부(臟腑)의 창만(脹)함을 어떻게 아는지
요?"

기백(岐伯)이 답한다. "음(陰)은 장(臟)이 되고 양(陽)은 부(腑)가
됩니다."

황제(黃帝)가 말한다. "대저 기(氣)가 사람을 창만케 하는 것은

혈맥 가운데 있는가요? 장부의 안에 있는가요?”

기백(岐伯)이 답한다. “혈맥(血脉), 장(臟), 부(腑) 모두에 있습니다. 그러나 창병(脹)의 발생 부위가 아닙니다.”

황제(黃帝)가 말한다. “바라건데 창병의 발병 부위를 알고 싶습니다.”

기백(岐伯)이 답한다. “대저 창병은 모두가 장부(臟腑)의 밖에 있습니다. 안으로 장부를 배제하고 밖으로 가슴과 옆구리(胸脇)를 열어 펼쳐서 사람의 피부를 창만(脹)케 하니 그러므로 창만이라 합니다.”

> 황제가 말한다. '촌구(寸口)에 나타나는 어떤 맥상(脉象)에 창병(脹)이 있는지요?' 기백이 답한다. '맥상이 크게 나타나고 단단하며 또 원활치 못하여 막히는 것에 이 창병(脹)이 있습니다.' 황제가 말한다. '어떻게 창병이 장(臟)에 있는지 부(腑)에 있는지를 아는지요?' 기백이 답한다. '음맥(陰脉)이 나타나면 이 창병이 장에 있고 양맥(陽脉)이 나타나면 이 창병이 부에 있습니다.' 황제가 말한다. '기(氣)의 정상을 잃음은 사람으로 하여금 창병(脹病)이 일어나게 합니다. 그 발병은 혈맥 안에 있는 것이 아닌가요? 그것은 이 장부(臟腑)의 이면(裏面)에 있는가요?' 기백이 답한다. '혈맥(血脉), 장, 부 모두가 정상적이 아닌 기(氣)가 있습니다. 다만 그곳은 창병의 발병 부위가 아닙니다.' 기백이 답한다. '창기(脹氣)의 발병은 모두가 장부의 밖에 있어서 안으로 향하여 장부와 등져 누릅니다. 밖으로 향해 가슴과 옆구리에 열어 펼쳐서 사람의 피부(皮膚)를 창만케 하니 때문에 창병이라고 합니다.'

황제(黃帝)가 말한다. “장부(臟腑)는 가슴과 옆구리 배 속의 안에 있습니다. 귀중한 물건은 갑궤(匣匱)에 감추어 금하는 그릇인 것 처럼 각기 차례로 넣어줍니다. 이름은 다르나 한 곳입니다. 한 지역

안에 그 기(氣)가 각기 다릅니다. 원컨데 그 연고를 듣고자 합니다."

기백(岐伯)이 답한다. "대저 가슴과 배란 것은 장부의 바깥 성곽(郭)입니다. 전중(膻中)이란 심장(心臟)의 궁성입니다. 위(胃)란 태창(太倉)입니다. 목 구멍(咽喉)과 소장(小腸)은 식물을 전송하는 길입니다. 위(胃)의 5규(五竅)는 시골의 문호(門戶)입니다. 염천(廉泉) 옥영(玉英)이란 진액(津液)의 길입니다. 그러므로 5장6부란 각기 가장자리의 경계(畔界)가 있으며 그들의 병은 각기 같지 않은 형상이 있습니다. 만약 영기(營氣)가 맥안에서 순행(循行)하고 위기(衛氣)가 맥 밖에서 거스르면 맥창(脉脹)이 발생하고 위기(衛氣)가 맥 속에 아울어 들어가 분육(分肉)의 사이에서 순행(循行)하면 부창(腑脹)이 됩니다. 치료시에는 3리혈(三里)을 취하여 사(瀉)시키고 가까우면 한 차례 멀면 세 차례 취하고 허실(虛實)을 묻지 말고 의원은 빨리 사시켜야 합니다."

황제가 말한다. '장부(臟腑)는 가슴과 갈비 복강(腹腔) 안에 있으며 귀중한 물건들을 상자 안에 감춰두는 모양과 같으니 가슴 안의 장기(臟器)는 모두 일정한 부위가 있으며 이미 같지 않은 명칭이 있으며 또한 같지 않은 기능이 있습니다. 발생하는 창병(脹病)도 각기 다르게 나타납니다. 청컨데 그 이치를 설명해 주시면 합니다.' 기백이 답한다. '가슴과 배는 장부의 외곽(外廓)입니다. 전중(膻中)은 심장의 궁성입니다. 위(胃)는 이 수곡(水谷)을 저장하는 창고입니다. 목 부위와 소장(小臟)은 음식물을 전송하는 길입니다. 소화도(消化道)의 연문(咽門), 분문(賁門), 난문(闌門), 백문(魄門), 이 5개 관잡(關卡)을 5규(五竅)라 합니다. 시골의 문과 같습니다. 염천(廉泉), 옥명(玉莫)은 이 진액(津液)의 통로입니다. 5장 6부는 각기 그 고정적인 위치와 경계가 있습니다. 그들의 병 증세는 같지 않게 나타납니다. 만약 영기(營氣)가 맥 안에서 정상으로 순행(循行)하고 위기(衛氣)가 맥 밖에서 역행(逆行)하면 맥창(脉脹)이 발생하고, 위기가 아울어 맥 속에 들어가고 분육(分肉)의 사이에 순행(循行)하면 부창(腑脹)이 발생합니다. 치료시에는 응당 족양명위경(足陽明胃經)의 3리혈(三里穴)을 취하여 사법(瀉法)을 씁니다. 만약 창만(脹)한 부위의 떨어진 거리가 비교적 가까우면 한차례 취하면 되고, 만약 비교적 멀면 침을 세 차례 놓으면 치료됩니다. 허실(虛實)을 묻지 말고 창병(脹病)이 처음 일어날 때는 모두가 빨리 사법을 써서 그 끝을 치료해야 합니다.

황제(黃帝)가 말한다. "창형(脹形)에 대해서 듣고자 합니다."

기백(岐伯)이 답한다. "대저 심창(心脹)이란 마음이 번거롭고 기(氣)가 짧으며 누워서 불안해합니다. 폐창(肺脹)이란 허(虛)함이 그득하고 숨을 헐떡거리고 기침합니다. 간창(肝脹)이란 옆구리 아래가 그득하고 작은 배가 당기고 아픕니다. 비창(脾脹病)은 딸꾹질을 잘하고 4지(四肢)가 부어서 펴지지 않고 몸이 무거워서 옷을 이기지 못하고 누워서 불안해 합니다. 신창병(腎脹)은 배가 그득하고 등이 당겨 막히고 원활하지 못하는 요비통(腰髀痛)이 됩니다. 6부의 창병(六腑脹)에서 위창병(胃脹病)은 배 부위가 창만하고 밥통(胃脘)이 아픕니다. 코 안이 항상 타는 냄새의 기미(氣味)를 맡고 정상의 식욕에 방해가 되기 때문에 대변이 원활하게 통하지 않습니다. 대장창(大腸脹病)은 장(腸)이 탁탁(濯濯)하고 소리 나고 배가 아프며 겨울에는 한기에 무겁게 감촉하여 소화되지 않고 손설(飧泄)합니다. 소장창(小腸脹)은 작은 배가 창만(脹)하고 허리가 당기고 아픕니다. 방광창(膀胱脹)은 작은 배가 그득하고 기가 막혀서 소변이 불통합니다. 3초창(三焦脹)은 피부(皮膚) 가운데 기가 가득하여 창만(脹滿)하여 단단하지 못하고 뜹니다. 담창(膽脹)은 옆구리 아래가 통창(痛脹)하고 입 안이 쓰고 한숨을 잘 쉽니다. 무릇이 모든 창(脹)은 그 발생과 치료하는 도(道)가 하나에 있으니 그 역순(逆順)을 분명히 알아야 하고 침을 놓는 기술이 정확하고 합당해야 합니다. 허(虛)함을 사시키고 실(實)함을 보하고 신기(神)가 없어지고 사기(邪)가 이르러 정기(正)를 잃고, 진기(眞)가 안정되지 못하고 신체가 손상을 입으면 일러서 수명이 짧다(夭命)고 합니다. 허함을 보하고 실함을 사시키고 신기(氣)를 안으로 지키고 그 텅빈 것을 오래도록 막아주어야 좋은 의원(良工)이라고 말합니다.”

황제가 말한다. '창병(脹病)의 나타남에 대해서 듣고자 합니다.' 기백이 답한다. '심창병(心脹病)은 심장이 번열나고 기(氣)가 짧습니다. 누워 있으면 불안해 합니다. 폐창병(肺脹病)은 호흡함에 힘이 없고 가슴 속이 그득하고 붓습니다. 숨이 가쁘고 기침을 거스릅니다(咳逆). 간창병(肝脹病)은 옆구리 아래가 붓고 아프며 작은 배가 당깁니다. 비창병(脾脹病)은 딸꾹질을 많이 하고 4지(四肢)가 갑갑하고 부어서 펴지 못하고 신체가 무겁고 의복까지도 모두 무겁게 느껴지고 동시에 수면(睡眠)이 안정되지 못합니다. 신창병(腎脹病)은 배가 창만(脹滿)하고 등 부위까지 당기고 막히고 답답하여 펴지지 않으며 허리와 넙적다리(腰脾) 부위까지 아픔을 느낍니다. 6부(六腑)의 창병에 있어서는 위창병(胃脹病)은 복부(腹部)가 창만(脹滿)하니 밥통(胃脘)이 아프고 코 안에는 항상 단내(焦息)의 기미(氣味)가 나고 정상적인 식욕을 방해하고 대변이 시원하게 통하지 않습니다. 대장창병(大腸脹病)은 장(腸)이 굴굴 소리가 나고 배가 아픕니다. 만약 겨울철에 다시 한기(寒)를 받으면 수곡(谷)이 완전히 소화되지 못하는 손설(飧泄)이 나타납니다. 소장창병(小腸脹病)은 작은 배가 창만하고 허리 부위가 당기고 아픕니다. 방광창병(膀胱脹病)은 작은 배(少腹)가 그득하고 소변이 원활하지 못합니다. 3초창병(三焦脹病)은 기(氣)가 피부 이면에 충만하여 창만하여 들뜨고 눌러도 텅비고 물렁물렁합니다. 담창병(膽脹病)은 옆구리 아래가 붓고 아프고 입이 쓰며 항상 깊고 긴 숨을 쉬면 탄식하는 소리가 납니다. 위에 말한 장부(臟腑)에 유관한 창병(脹病)은 그 발생과 치료에 모두 똑같은 규율이 있습니다. 단지 기혈(氣血) 운행에 역순(逆順)의 이치를 명확히 알아야 할 필요가 있고 아울러 침 놓는 기술이 정확하고 합당해야 치유가 될 수 있습니다. 가령 허한 증세에 사법(瀉法)을 사용하고 실한 증세에 보법(補法)을 사용하면 그 증세에 대하여 치료하지 못하고 신기(神氣)는 흩어지고 진기(眞氣)가 안정되지 못하고 신체가 손상을 입어서 쉽게 사람으로 하여금 성명(性命)이 요절(夭折)하게 합니다. 그러한 치료상의 타당하지 않음은 조잡한 의술이 만들어낸 나쁜 결과입니다. 가령 정확한 보허사실법(補虛瀉實)을 쓴다면 신기를 안으로 지키고 기육과 살갖(肉膜)이 충실하여 궐역(厥逆)이 발생하지 않으니 그러한 사람을 우수한 의생(医生)이라고 합니다.'

황제(黃帝)가 말한다. "창병(脹病)은 어떻게 발생하며 그 원인은 어떤 것인지요?"

기백(岐伯)이 답한다. "위기(衛氣)가 인체 내에 있으면 언제나 경맥(經脉) 옆에 붙어서 분육(分肉)의 사이를 순행(循行)합니다. 그 순행에는 역행(逆)과 순행(順)이 있으며 음양(陰陽)이 서로 따르니 곧 천지와 더불어 조화를 이루고 5장이 다시 운전되고 4시(四時)의 변화가 일정한 질서가 있고 5곡(五谷)이 곧 소화되어 정상으로 흡수됩니다. 그러나 궐기(厥氣)가 아래로 내려오고 영위(營衛)가 머물러 그쳐서 정상으로 유통하지 못하고 한기(寒氣)가 위로 거스르고 진기(眞氣)와 사기(邪氣)가 서로 침공하여 양기(兩氣)가 서로 부딪치면 곧 창병(脹)이 이루어집니다."

황제(黃帝)가 말한다. "훌륭합니다! 좀더 분명하게 의혹(惑)을 풀 수 있는지요?"

기백(岐伯)이 답한다. "진기(眞)에 합치니 혈맥, 5장 6부의 세 곳에 있음을 분별합니다."

황제(黃帝)가 말한다. "훌륭합니다."

황제가 말한다. '창병(脹病)은 어떻게 발생하는지요? 무슨 원인이 창병의 병변(病變)을 일으키게 하는지요?' 기백이 답한다. '위기(衛氣)가 인체 내에 있어서 항상 경맥(經脉)에 붙어서 분육(分肉)의 사이를 순행(循行)합니다. 그 순행은 역행(逆行)과 순행(順行)이 있어서 같지 않습니다. 영위(營衛)의 기(氣)는 맥안(脉內)과 맥밖(脉外)을 서로 따라서 순행합니다. 곧 천지의 음양의 규율과 서로 부합하여 5장의 경기(經氣)가 수주(輸注)하고 운전(運轉)합니다. 그것은 4계절의 변화와 같이 일정한 순서가 있습니다. 이렇게 생명기능이 정상 발휘해야 음식물이 정상으로 소화흡수될 수 있습니다. 만약 음양이 서로 따라서 순행하지 않으면 영위(營衛)의 기(氣)의 순행이 문란해지고 기가 아래로 거스르면 한사(寒邪)가 모인 바 되어 영위가 정상으로 유통(流通)되지 못하고 엉기고 막혀서 한기(寒氣)가 위로 거스르고 사기(邪氣)와 정기(正氣)가 서로 부딪쳐서 그것이 창병을 이루는 것입니다.' 황제가 말한다. '훌륭합니다. 좀더 분명하게 할 수 있는지요?' 기백이 답한다. '확실하게 말하면 이 사기(邪氣)가 영위의 기의 역란(逆亂)을 타고 인체에 침입하여 정기(正氣)와 더불어 서로 부딪혀서 혈맥(血脉), 5장(五臟) 6부(六腑)의 3개 부위에 나뉘어서 존재하는 것입니다.' 황제가 말한다. '좋습니다.'

황제(黃帝)가 기백(岐伯)에게 묻는다. "앞서 말씀하기는 창병(脹病)이 처음 일어나면 허실(虛實)을 묻지 말고 의원은 신속히 사법(瀉法)을 써서 치료하고 병이 있는 자리로부터 비교적 가까우면 한 번 침을 놓고 먼 것은 세 차례 놓습니다. 그 세 번을 놓아도 효험이 없는 것은 그 원인이 어데 있는지요?"

기백(岐伯)이 답한다. "이는 침이 육황(肉肓)48)에 함몰하여 기혈(氣穴)49)에 적중한 것을 말합니다. 기혈에 적중하지 않으면 기 안이

---

48) 육황(肉肓) : 이 곳은 기육(肌肉) 사이의 빈틈(空隙)이다.

닫힙니다. 침(針)이 황(肓)에 빠지지 않으면 기가 운행되지 못하고 사기(邪)가 안에 머물러 있으며 하물며 위로 넘어서 기육(肉) 안에 적중하면 위기(衛氣)가 서로 어지러워지고 음양이 서로 다투어 쫓습니다(爭逐). 그 창병(脹)에 대해서 말하면 사(瀉)시켜도 사하지 못하고 궐역(厥逆)한 기가 내려가지 못하니 그 때문에 병이 낫지 않습니다. 침(針)을 3번 놓아도 기가 내려가지 않으면 반드시 그 침 놓는 자리를 옮겨서 침 놓으면 기가 내려가서 곧 그치고 내려가서 다시 시작하지 않으며 완전히 나을 수 있으니 어찌 위험함이 있겠습니까? 그 창병에 있어서는 반드시 신중히 그 증세를 진찰하여 응당 사(瀉)시켜야 할 것은 사시키고 보(補)해야 할 것은 보해야 하니 가령 북이 북채(桴)에 응하듯이 나쁜 것이 내려가지 않는 것이 있겠습니까?"

황제가 기백에게 묻는다. '앞서 설명했듯이 창병(脹病)이 처음 생기면 허실(虛實)을 묻지 않고 모두 신속히 사법(瀉法)의 침치료를 채취하여 병자리에서 가까이 떨어진 곳을 한 번 침을 놓고 병자리에서 비교적 먼 곳을 사법의 침치료를 세 번 치료하면 곧 낫게 됩니다. 단지 이 연속 세 차례 침을 놓아도 효과가 없는 것은 도대체 그 원인은 어데 있는지요?' 기백이 답한다. '앞서 설명한 사법의 침을 한 차례 혹은 세 차례의 사법 침을 놓으면 완전히 낫는다는 설법은 침을 놓을 때 기육(肌肉)의 빈틈(空隙)에 확실히 깊이 이르러야 가능하다는 것을 가리킵니다. 침을 기혈(氣血)을 수주(輸注)하는 혈위(血位)에 적중하지 못하면 경기(經氣)는 곧 원활하게 운행되지 못하고 사기(邪)가 안에서 닫혀서 머뭅니다. 심지어 위로 뛰어넘어 기육(肌肉)에 망녕되이 적중하여 곧 위기(衛氣)가 다시 역란(逆亂)을 만나고 영위(營衛) 음양(陰陽)의 기가 서로 다투고 배척하여 순행(順)에 따르지 못하기 때문에 병이 낫

---

49) 기혈(氣穴) : 침을 놓는 혈위(穴位)

지 않습니다. 침을 3차례 놓아서도 기가 곧 내려가지 않으면 창병이 줄어들지 않고 침을 놓는 위치를 변경하여 정할 필요가 있고 궐역(厥逆)의 기가 아래로 내려가면 창병이 완전히 나을 수 있습니다. 가령 창병이 곧 낫지 않으면 위치를 다시 조정하여 새로운 위치에 겹쳐서 침을 놓습니다. 이와 같이 하면 병이 결국 치료되고 또 어떤 해로운 곳도 만나지 않습니다. 그것들이 급히 발생한 창병이 아닌 것은 근본적 방법을 채취하여 치료할 필요가 있습니다. 그 증상을 신중하게 진찰하여 마땅히 사(瀉)시킬 것은 사시키고 보(補)할 것은 보해야 하니 가령 북이 북채에 응하듯이 효험을 보지 않을 수 있겠습니까?'

37. 5장과 관규의 살핌(五閱五使)

이 편은 5장(五臟)과 관규(官竅)의 서로 응하는 관계 및 5관(五官) 5색(五色)을 관찰해서 5장의 항상 이 변화하는 방법을 헤아림을 논술했다. 내용이 진단(診斷)과 관계있는 것이 많다. 5열(五閱)은 바깥 살핌을 가리킨다. 5사(五使)는 5장의 항상 변하는 곳에서 발생케 하는 장기 변화를 가리킨다. 그러므로 본편의 주요 논술은 5관(五官) 5색(五色)을 관찰하여 5장이 항상 변하는 방법의 주요한 것을 논술했다. 그러므로 이름을 5열 5사편(五閱五使篇)이라 했다.

황제(黃帝)가 기백(岐伯)에게 묻는다. "내가 듣건데 침에는 5관(五官) 5열(五閱)이 있어서 5기(五氣)를 살핍니다. 5기란 5장의 부리는 바입니다. 이는 5시(五時)와 유관합니다. 바라건데 그 5사(五使)가 마땅히 어떻게 나오는지 듣고자 합니다."

기백(岐伯)이 답한다. "5관(五官)이란 5장(五臟)의 바깥살핌(閱)입니다."

으나 그 어떤 이유로 변화하는 지는 모릅니다. 원컨데 그 이치를 듣
고자 합니다."

　　황제가 기백에게 묻는다. '수곡(水谷)이 입에 들어가 위(胃)와
장(腸)에 전수(轉輸)되어 이르르면 화생(化生)하는 바의 진액(津
液)이 다섯 종으로 나뉘어집니다. 가령 날씨가 차가운데 의복이
홋지고 얇을 때는 많이들 오줌(尿)과 기(氣)로 변화합니다. 날씨
가 더운데 의복이 두터우면 많이들 땀으로 변화합니다. 정서(情
緒)가 슬프면 기(氣)가 위로 아울어 눈물로 변화합니다. 중초(中
焦)가 열이 있어서 위(胃)가 늘어지면 침(唾液)으로 변화합니다.
사기(邪氣)가 안을 막아 양기(陽氣)가 막히면 수기(水氣)를 펼쳐
서 흩어지게 하지 못하고 수창(水脹)이 됩니다. 내가 그 정황은 알
고 있으나 그 화생(化生)하는 이치를 모릅니다. 청컨데 그에 대한
이치를 듣고 싶습니다'.

　　기백(岐伯)이 답한다. "수곡(水谷)이 모두 입에 들어가면 그 맛이
다섯가지가 있습니다. 각기 그 바다(海)50)에 흘러들고 진액(津液)은
각기 그 길로 나아갑니다. 그러므로 3초(三焦)에 기(氣)가 나오고
기육(肌肉)을 따스하게 해서 피부(皮膚)를 충양(充養)하니 진(津)이
됩니다. 그 흘러서 운행하지 못하는 것은 액(液)이 됩니다. 날씨가
더운데 옷이 두터우면 살결(腠理)이 열립니다. 그러므로 땀이 납니
다. 한기(寒)가 분육(分肉)의 사이에 머물어 엉겨 모여 거품(沫)이
되면 아픕니다. 날씨가 추우면 살결이 닫힙니다. 기(氣)가 습(濕)해
서 운행되지 못하고 수(水)가 내려가 방광(膀胱)에 머무르면 오줌
(溺)과 기(氣)가 됩니다. 5장 6부는 심장(心)이 임군(主)이 됩니다.
귀(耳)는 소리를 듣습니다. 눈(目)은 고관대작(候)이 되고, 폐(肺)는

---

50) 바다(海) : 4해(四海)를 말함, 기해(氣海), 혈해(血海), 수해(髓海), 수곡지해(水
　　谷之海)

재상(相)이 되고, 간(肝)은 장수(將)가 되고, 비장(脾)은 호위(衛)하고 신장(腎)은 바깥을 주관합니다. 그러므로 5장 6부의 진액(津液)은 모두 위에 있는 눈(目)으로 스며듭니다. 사람이 슬퍼지면 기(氣)가 위로 올라가 심장에 아우릅니다. 심계(心系)가 급해지고 심계(心系)가 급하면 폐엽(肺葉)을 위로 들어올립니다. 폐엽(肺葉)을 들어올리면 액(津液)이 위로 넘칩니다. 대저 심장은 폐(肺)와 이어져 있습니다. 항상 들어올리지는 못합니다. 잠깐 들어올리고 잠깐 내립니다. 그러므로 입을 벌리면(呿) 눈물이 나옵니다. 중초(中焦)에 열이 있으면 위(胃) 속에 수곡이 소화됩니다. 수곡이 소화되면 기생충(虫)이 상하로 작동하고 장위(腸胃)가 널리 가득해지므로 위(胃)가 늘어집니다. 위가 늘어지면 기(氣)가 거스릅니다. 그러므로 침이 나옵니다."

    기백이 답한다. '음식물은 모두 입으로 들어갑니다. 그 가운데 포괄된 시고(酸) 쓰고(苦) 달고(甘) 맵고(辛) 짠(咸) 다섯 가지 맛이 화생(化生)하는 바의 정미(精微)가 나뉘어서 상응(相應)하는 장기(腸器) 및 인체 4해(四海)에 들어가서 온 몸을 영양(營養)합니다. 음식물이 소화된 바의 진액(津液)은 나뉘어져서 일정한 길로 분산됩니다. 3초(三焦)를 거쳐서 흩어진 정기(精氣)는 기육(肌肉)을 따스하고 윤기있게 해서 피부를 충실하게 양생하니 진(津)이라 합니다. 그것들이 장부(腸腑)와 관규(官竅)에 흘러들고 뇌수(腦髓)를 보익(補益)하여 흩어지지 않는 것을 액(液)이라 합니다. 더운 날에 의복이 비교적 두터우면 살결이 열려서 배설되어 땀이 납니다. 가령 한사(寒邪)가 분육(分肉)의 사이에 머물러 있으면 진액이 엉겨서 거품이 됩니다. 양기(陽氣)의 유통을 저지하여 막혀서 아픔이 생깁니다. 날씨가 차가우면 살결이 막혀서 땀이 나지 않습니다. 양기가 막히고 닫혀서 물과 습기가 증기로 변화해서 펼쳐서 운행되지 못합니다. 수액(水液)이 아래로 방광에 흐르면 변화해서 오줌과 기(氣)가 됩니다. 5장 6부 가운데 심장은 임군(主)이 됩니다. 그 장기들은 모두가 심장의 지배 아래서 활동합니다. 귀의 소리들음, 눈의 사물을 봄, 모두가 심장에게 복무(服務)합니다. 폐(肺)는 백맥(百脉)의 조회(朝會)를 받고 모든 관절의 치료를 주관합니다. 일어나 재상(宰相)의 작용을 하고 간(肝)은 꾀하고 생각하고 결단하는 것을 주관하니 마치 장군(將軍)과 같습니다. 신장(腎)은 뼈를 주관하여 전신의 활동을 지탱합니다. 그러니 바깥을 주관합니다. 5장 6부의 진액(津液)은 모두 눈으로 스며듭니다. 사람이 슬퍼지면 기(氣)가 위로 향하여 심장에 아우릅니다. 심계(心系)가 급하기 때문에 폐엽(肺葉)이 따라 붙어 위로 들어 올려서 액도(液道)가 크게 열려서 진액이 위로 넘칩니다. 심계(心系)와 폐엽이 정상으로 땅겨서 위로 들어 올리지 못하며 때로는 위로 올라가고 때로는 내려가니 그 때문에 목구멍의 수축이 발생하여 눈물이 납니다. 중초(中焦)에 열이 있으면 곡식이 잘 소화되어 위 속이 쉽게 텅비어 기생충이 음식물을 찾아내느라 상하로 위장을 교란해서 그 때문에 위장이 널리 충만해서 위의 이완이 생깁니다. 기(氣)가 위로 거스름으로 인해서 진액이 딸아 붙어서 올라갑니다. 이때 발생하는 침(唾液)이 입 밖으로부터 흐르는 침의 현상이 발생합니다.'

5곡(五谷)의 진액(津液)이 화합(和合)하여 지방(膏)이 된 것은 안으로 골공(骨空)에 스며 들어서 뇌수(腦髓)를 보익(補益)하여 사타구니(陰股)에 흘러듭니다. 음양(陰陽)이 불화(不和)하면 액(液)이 넘쳐 흘러 음(陰)으로 흐릅니다. 수액(髓液)은 모두 줄어서 흐릅니다. 흐르는 것이 과도(過度)하면 허(虛)합니다. 허하므로 허리와 등이 아파서 정강이가 시큰시큰합니다(脛痠). 음양의 기도(氣道)가 통하지 않으면 4해(四海)가 닫히고 막혀서 3초(三焦)를 사(瀉)시키지 못하면 진액이 퍼져서 변화하지 못하고 수곡(水谷)이 장위(腸胃) 속으로 나란히 운행하여 회장(回腸)으로 나뉘어져서 하초(下焦)에 머물고, 방광(膀胱)에 스며들지 못하면 곧 하초(下焦)가 창만(脹)하고 수(水)가 넘치면 수창(水脹)이 됩니다. 이것이 진액이 5별(五別)하는 역순(逆順)입니다."

　　5곡(五谷)이 소화된 바의 진액(津液)은 화합하여 지방의 형상을 이룹니다. 체내(體內)의 골공(骨空)에 스며들어 아울어서 뇌수(腦髓)를 보충합니다. 음양에 있어서 불화(不和)하면 양기(陽氣)가 단단함을 섭취하지 못할 때는 정액(精液)이 음규(陰竅)로 흘러내려서 수액(髓液)이 감소케 합니다. 정액이 흘러내려서 수액의 감소가 과도하면 음허(陰虛)가 이루어져서 허리와 등 등골뼈가 아프고 다리와 정강이가 시큼시큼해집니다. 음양(陰陽)의 기도(氣道)가 막혀서 통하지 않으면 4해(四海)의 닫히고 막힘이 발생하고, 3초(三焦)가 수설(輸泄)되지 못하여 진액이 퍼져서 변화하지 못합니다. 수곡(水谷)과 함께 장위(腸胃) 가운데 전수되고 운행되면 회장(回腸)에 쌓이고 하초에 머물고 스며 흘러서 방광에 이르르지 못합니다. 이에 하초(下焦)가 창만(脹滿)하여 물이 넘쳐서 수창(水脹)이 됩니다. 이것이 이 진액이 나뉘어서 5로(五路)로 운행하는 순역(順逆)의 정황입니다.'

36. 진액의 기능과 구별(五癃津液別)

  이 편은 진(津)과 액(液)의 기능 및 그 구별을 지적하고 인체의 수액(水液) 대사과정(代謝過程) 중의 어떤 분야를 설명했다. 아울러 진액(津液)의 활동이 가령 땀이 나고 오줌을 싸고 눈물이 나고 침이 나오고 수액(髓液)이 유동(流動)하는 등을 해석하고 기도(氣道)가 불통하고 3초(三焦)가 사(瀉)시키지 못하여 수창(水脹)이 이루어지는 과정 등을 설명했다.

  황제(黃帝)가 기백(岐伯)에게 묻는다. "수곡(水谷)이 입으로 들어가 장위(腸胃)를 전수(輸)함에 그 수액(液)이 다섯으로 갈라집니다. 날이 춥고 옷이 얇으면 오줌(溺)과 기(氣)가 되고 날이 덥고 옷이 두터우면 땀이 됩니다. 슬퍼져서 기(氣)가 아우르면 눈물(泣)이 됩니다. 중초(中焦)에 열이 있어서 위(胃)가 늘어지면 침(唾液)이 됩니다. 사기(邪氣)가 안으로 거스르면 기가 막혀서 운행되지 않고 운행되지 않으면 수창(水脹)이 됩니다. 나는 그렇게 되는 것을 알고 있황제(黃帝)가 말한다. "바라건데 그 나온 곳을 듣고서 진단하는 일상의 규율로 삼고자 합니다."

기백(岐伯)이 답한다. "맥(脉)은 기구(氣口)에서 나옵니다. 색깔(色)은 명당(明堂)에 나타납니다. 5색(五色)이 다시 나와서 5시(五時)에 응합니다. 모두가 일정한 일상 규율이 있으니 경기(經氣)가 장(臟)에 들어가면 반드시 속(裏)을 치료해야 합니다."

　　황제가 기백에게 묻는다. '내가 듣기로는 침놓는 법에는 5관(五官)5열(五閱)로써 5장의 기(氣)를 살피는데 관한 설명법이 있다고 했는데, 5기의 성쇠(盛衰)는 이 5장이 명령하여 부리는 바입니다. 5장본신(五臟本身)의 변화와 시령(時令)이 유관하므로 말미암아 5기의 성쇠는 이 5시(五時)와 더불어 서로 배합(配合)이 됩니다. 바라건데 5장의 기의 변화가 어떻게 나타나는지를 좀 알았으면 합니다.' 기백이 답한다. '5관(五官)은 5장의 바깥을 살피는 것입니다.' 황제가 말한다. '청컨데 5관(五官)의 바깥 부위에 나타남과 5장의 관계를 설명해주시지요. 이를 진단 중의 일상 규범으로 삼을까 합니다.' 기백이 답한다. '5장의 변화는 이미 기구맥(氣口脉)의 변화 상에 나타날 수 있습니다. 코 부위의 색택(色澤)은 변화 상에 나타날 수 있습니다. 저 5색(五色)의 변화와 5시(五時)의 다시 교대하여 서로 적응함은 모두 일정한 일상 규범이 있어서 일상에 반(反)하는 정황으로 나타납니다. 5장에 발생하는 질병을 설명하면 사기(邪氣)가 경내(經內)를 돌아 5장에 전수(傳)되면 곧 응해서 5장을 치료합니다.'

황제(黃帝)가 말한다. "좋습니다! 5색(五色)은 명당(明堂) 부위에서만 결정되는지요?"

기백(岐伯)이 말한다. "건강인의 5관(五官)은 색, 냄새, 맛, 소리 등으로 판별할 수 있습니다. 궐정(闕庭)은 비교적 넓어야 명당(明

堂)이 섭니다. 명당이 넓으면 무성하고 가리는 것이(蕃蔽) 밖으로
나타나고 얼굴부위의 기육(肌肉)이 두텁고 귓불이 밖으로 볼록하게
들어나고 5색이 정상으로 나타나서 평평하고 넓으면 백세를 살 수
있습니다. 이것이 나타나면 침을 놓으면 낫습니다. 이런 사람은 혈
기(血氣)가 남음이 있고 기육이 단단하니 침을 놓아 치료할 수가
있습니다.”

　　황제가 말한다. ‘좋습니다. 그렇게 5색의 표현이 단지 이 **명당**
(明堂) 부위에서 결정되는지요?’ 기백이 답한다. ‘건강한 사람의 5
관(五官)은 색, 냄새, 맛, 소리 등으로 구별할 수 있으며 천정(天
庭)과 미우(眉宇)가 비교적 넓습니다. 그밖에 명당부위를 헤아려
살필 때 만약 명당이 넓고 크고 뺨 부위 및 그 바깥쪽 이문(耳門)
부위에 이르는 기육(肌肉)이 두툼하고 불록하고 아래턱이 높고 두
툼하고 길고 큰 귓불(耳垂)에 이어져 얼굴 부위의 바깥쪽에 드러
나고 5관(五官)의 위치가 평정(平正)하고, 균형잡히고, 넓으며,
얼굴 부위의 5색이 정상으로 나타나면 100세까지 살 수 있습니다.
그러한 사람의 기혈(氣血)은 충만하고 왕성하며 기육이 단단하고
살결이 치밀합니다. 그 때문에 침을 놓아 치료하는 법에 적용할 수
있습니다.’

　황제(黃帝)가 말한다. “5관(五官)에 대해서 듣고자 합니다.”
　기백(岐伯)이 답한다. “코(鼻)는 폐(肺)의 벼슬아치입니다. 눈(目)
은 간(肝)의 벼슬아치입니다. 입술(口脣)은 비장(脾)의 벼슬아치입니
다. 혀(舌)는 심장(心)의 벼슬아치입니다. 귀(耳)는 신장(腎)의 벼슬
아치입니다.”
　황제(黃帝)가 말한다. “5관으로써 무엇을 살핍니까?”
　기백(岐伯)이 답한다. “5관으로써 5장(五臟)을 살핍니다. 그러므로
폐병(肺病)은 숨이 가쁘고 콧방귀를 뀝니다. 간병(肝病)은 눈초리

(眦)가 푸릅니다. 비병(脾病)은 입술이 노랗고, 심장병(心病)은 혀가 말려 짧고 광대뼈가 붉습니다. 신장병(腎病)은 광대뼈와 얼굴이 검습니다."

황제가 말한다. '바라건데 5관이 무엇인지 알고자합니다.' 기백이 답한다. '코(鼻)는 폐(肺)의 관규(官竅)입니다. 눈(眼睛)은 신장(腎)의 관규입니다. 입술(口脣)은 비장(脾)의 관규입니다. 혀(舌)는 심장(心)의 관규입니다. 귀(耳)는 신장(腎)의 관규입니다.' 황제가 말한다. '5관으로부터 무엇을 헤아려 살핍니까?' 기백이 답한다. '5장의 발병정황을 살필 수 있습니다. 폐병시에는 숨 쉬는 것이 가쁘고, 코 방귀를 뀝니다. 간병시에는 눈초리가 푸릅니다. 비병시에는 입술이 노랗습니다. 심장병 시에는 혀가 말리고 짧습니다. 양쪽 뺨이 붉습니다. 신장병시에는 양볼과 관자놀이(額角)와 눈썹 사이가 검습니다.'

황제(黃帝)가 말한다. "5맥(五脉)이 어찌 나오며 5색(五色)이 어찌 나타나며 그 정상 색깔이 위태로운 것은 어떠한지요?"

기백(岐伯)이 답한다. "5관(五官)을 분간하지 못하고 궐정(闕庭)이 넓지 않고 그 명당(明堂)이 작고 우거짐(蕃蔽)이 나타나지 않고 또 그 담장이 낮고 담장 아래가 터(基)가 없고 귓부리(耳垂)와 귀의 위 모서리(上角)가 뽀족하고 좁아서(尖窄) 외롭게 밖으로 향해 도로 나와 있습니다. 이같은 사람은 비록 평상시 정상이나 건강하지 못하니 하물며 질병을 피해서야 어떻겠습니까?"

황제가 말한다. '사람이 평시에 정상이나 병이 들어서 비교적 해로움을 겪으면(歷害) 이것을 어떻게 회복하는지요(回事)?' 기백이 답한다. '5관의 기능이 정상을 잃으면 색깔(色), 맛(味), 냄새(嗅), 소리(聲), 미우(眉宇), 천정이 좁고 작으며 뺨 부위와 귀 윗

모서리가 뾰족하고 좁아서 외로이 밖을 향해 도로 나오니, 이러한 사람은 비록 평시에 색맥(色脉)이 정상이나 다만 품부(稟賦)함이 박약해서 평시에 건강하지 못합니다. 어찌 하물며 그 위에 질병을 보태겠습니까?'

황제(黃帝)가 말한다. "5색(五色)이 명당(明堂)에 나타나서 5장의 기(氣)를 살피면 좌우 상하에 각기 형체가 있는지요?"

기백(岐伯)이 답한다. "부장(腑臟)은 가운데 있어서 각각 일정한 위치가 있습니다. 좌우상하에 일정한 분속 부위가 있습니다."

황제가 말한다. '5색이 명당 부위에 나타나면 이에 근거해서 5장의 기의 변화가 명당의 좌우 상하에 있고 일정한 분속 부위가 있는지요?' 기백이 답한다. '장부는 가슴과 배속에 깊이 있으며 각기 일정한 위치가 있습니다. 때문에 5장기(五臟氣)의 성쇠한 5색이 반영되어 얼굴 부위의 좌우 상하에 일정한 분속부위가 있습니다.

〈붙임〉 본편에서 논한 바는 망진(望診)할 때 참고가 된다. 단지 5관의 위치에 구애되어 건강정도를 설명해서는 안 된다. 그러한 이론은 아직 연구를 기대한다.

38. 경맥의 역순과 살찌고 야윔의 치료(逆順肥瘦)

이 편은 서로 다른 생리(生理)를 갖춘 특정인의 서로 다른 침 놓는 방법을 논술하고 살찌고 야윔(肥瘦)과 장사(壯士)와, 갓나아이(嬰几), 혈(血)이 깨끗하고 기(氣)가 탁(濁)함, 기(氣)가 막히고 혈(血)이 탁(濁)함 등의 여러 방면을 들어 분별하고 설명하여 침을 놓아 치료하는 법의 운용을 밝게 나타내고 사람의 적당한 억제로 응함에 인하여 민첩한 처리를 함을 논술했다. 이밖에 본편에서는 12경맥의 나아가 향하는 규율과 기혈(氣血) 상하의 역순(逆順) 원칙을 설명해서 임증시침(臨症施針)과 음양을 조리하는 지도(指導)로 삼았다.

황제(黃帝)가 기백(岐伯)에게 묻는다. "나는 침을 놓는 도(針道)를 선생(夫子)에게 들어서 많은 것을 다 압니다. 선생의 도(道)는 응용해 보아서 항상 손이 닿으면 병이 낫고 저항하여 단단한 것은 없습니다. 선생의 학문이 무르익은 것입니까? 사물을 관찰하는 과정에서 하나 하나 체험한 것입니까?"

기백(岐伯)이 답한다. "경인(經人)의 도(道)란 위로 하늘에 부합하고 아래로 땅에 합하고 가운데로 인사(人事)에 합합니다. 때문에 모두 일정한 법도(法度)와 표준(標準)에 비추어 행동을 지도하고 그것은 법칙과 규율이 되어 후세에 전해집니다. 그러므로 장인(匠人)은 척촌(尺寸)을 해석하지 못하고 길고 짧음을 추축합니다. 버려진 먹줄(繩墨)은 평평하고 곧은 것을 찾으려고 합니다. 의원은 규범을 모나고 둥글게 해서는 안되고 규구(規矩)를 모나고 둥글게 할 수는 없습니다. 그것이 자연 사물의 일반 도리이고 이것이 이해와 응용에 쉬우며 역순(逆順)의 정상(常)입니다."

황제가 기백에게 묻는다. '내가 선생의 침도(針道)를 들어서 이해하는 것이 많고 자세합니다. 선생이 말한 대로 응용해서 항상 손이 닿는 대로 병이 나았습니다. 심지어는 어떠한 중병고질(沈病痼疾)이라도 저항하여 침을 놓는 효력이 그지지 않습니다.(不仕) 선생의 지식은 부지런히 배우고 묻기를 좋아해서 얻은 것이며 그것은 사물의 관찰 과정에 따라서 한걸음 한걸음 사고(思考)가 얻어진 것입니까?' 기백이 답한다. '경인(經人)의 도리는 천지자연 및 사회인사의 변화 규율에 부합합니다. 그러므로 모두 일정한 법도와 표준이 있습니다. 그러한 법도와 표준에 비추어 행동을 지도하고 그것이 사람들의 마땅히 따르는 원칙이 되어 후세에 전해주는 것입니다. 장인(匠人)은 척촌(尺寸)을 해석하지 못하고 길고 짧음을 추측합니다. 버려진 먹줄은 평평하고 곧은 것을 찾습니다. 의원(工人)은 규범을 모나고 둥근 것(方圓)으로 해서는 안 됩니다. 그것은 자연 사물의 일반 도리입니다. 이것은 이해와 응용하는데 쉬우며 사람의 생리는 역순(逆順)하여 항상 변화하는 생리가 있으며 그것을 파악하면 치료하는 가운데 보태어 운용하면 좋아질 수 있습니다.'

황제(黃帝)가 말한다. "청컨데 침도(針道)의 자연(自然)에 어떻게 적응하는지 들려주시면 합니다."

기백(岐伯)이 답한다. "깊은 곳에서부터 제방을 터뜨려 물을 빼는 데 매우 큰 공력(功力)을 쓰지 않아도 물을 다 방수(放水)할 수 있습니다. 굴(堀)을 따라 길을 열면(決冲) 길은 열릴 수 있습니다. 이는 기(氣)의 원활함과 막힘(滑澁), 혈(血)의 청탁(淸濁) 운행의 역순(逆順)입니다."

황제가 말한다. '청컨데 그렇게 자연에 적응함을 곧 말씀해 주시지요?' 기백이 답한다. '깊은 곳에서부터 제방을 터서 방수(放水)하면 매우 큰 공력(功)을 쓰지 않고도 물을 다 방수(放水)할 수 있습니다. 지하의 굴(空穴)을 따라 순서대로 닿으면 물길을 열 수 있으며 그 통행이 아주 쉽습니다. 사람의 생리 또한 그러합니다. 기(氣)에는 매우 원활함과 막히는 구별이 있고 혈(血)에는 청탁(淸濁)의 차이가 있으며 경맥(經脉)운행에는 역순(逆順)의 변화 등이 있습니다. 모든 개인적 객관정황은 모두가 서로 같지 않습니다. 치료시에는 세력으로 인해 잘 이끌 필요가 있습니다.'

황제(黃帝)가 말한다. "바라건데 사람의 희고 검고 살찌고 야위고 젊고 늙음(白黑肥瘦少長)에는 각기 침 놓는 깊고 옅음과 차수(次數)에 표준이 있는지요?"

기백(岐伯)이 답한다. "장년(壯年)인 사람이 혈기(血氣)가 충분히 왕성(充盛)하고 피부(皮膚)가 단단한데 바깥 사기(邪)를 감촉해 받았을 때는 응당 깊이 놓아서(深刺) 오래 머무르는 방법을 취합니다. 이 살찐 사람(肥壯人)은 어깨와 겨드랑이(肩腋)가 넓고 목살이 엷고 가죽이 두텁고 검으며 입술이 두터워서 그 혈(血)이 검고 탁하며 그 기(氣)는 느립니다(遲滯). 그 사람됨이 진취적인데 탐(貪)하면 이런 사람은 침을 깊이 놓고 오래 머무는 방법을 취합니다. 그 차수

(次數)는 많을수록 좋습니다."

황제(黃帝)가 말한다. "야윈 사람은 어떻게 침을 놓는지요?"

기백(岐伯)이 답한다. "야윈 사람은 피부가 얇고 안색이 맑고 기육(肌肉)이 수척(消瘦)하고 입술이 얇아 말이 가볍습니다. 그 혈은 맑고 기(氣)는 원활하여 기가 쉽게 흩어지고 혈이 쉽게 소모됩니다. 이런 사람을 침 놓는데는 얇게 놓고 빠르게 침을 뺍니다."

    황제가 말한다. '사람은 흑백(黑白)이 있고 살찌고 야윔(胖瘦)이 있고 나이가 많고 작은 차이가 있습니다. 침을 놓음에 얕고 깊음과 차수(次數)에 일정한 표준이 있는지요?' 기백이 답한다. '장년은 일반적으로 기혈(氣血)이 왕성하고 피부가 단단하고 바깥의 사기(邪)를 감촉해 받을 때 응당 깊이 침을 놓고 유침(留針)하는 시간이 긴 방법을 씁니다. 뚱뚱한 사람(肥壯)은 어깨와 겨드랑이가 넓으며 목살이 엷고 가죽이 두텁고 색깔이 검으며 입술이 살찌고 크며 혈(血)이 검고 탁합니다. 기(氣)는 느리고 막히며 성격은 이기는 것을 좋아하고 진취적이며 용감하고 기개가 있고 즐거이 배풉니다. 그러한 사람에게 침을 놓을 때는 깊이 침을 놓고 유침(留針)하는 시간이 길어야 합니다. 또한 침 놓는 차수(次數)를 느려도 좋습니다.' 황제가 말한다. '야윈 사람을 침 놓을 때는 어떻게 하는지요?' 기백이 답한다. '야윈 사람은 일반적으로 피부가 얇고 얼굴색이 맑고 기육(肌肉)이 수척하고 입술이 얇고 말하는 음성이 가볍고 약합니다. 혈은 맑고 적으며 기는 원활합니다. 기는 쉽게 흩어지고 혈은 쉽게 소모됩니다. 그러한 사람은 응당 얕게 침을 놓고 빨리 침을 뺍니다.'

황제(黃帝)가 말한다. "정상인에게는 침을 어떻게 놓는지요?"

기백(岐伯)이 답한다. "그 피부의 흑백을 살펴서 각기 조절합니다. 그 단정돈후(端正敦厚)한 사람은 그 혈기(血氣)가 조화롭습니다. 이런 사람을 침 놓을때는 일반적인 정상 규범의 침자법을 넘을 필요는 없습니다.”

황제가 말한다. ‘정상인에게는 어떻게 침 놓는지요?’ 기백이 답한다. ‘피부안색의 흑백에 근거하여 분별하고 치료를 조절합니다. 그 단정돈후(端正敦厚)한 사람에게는 혈기가 조화로우므로 침을 놓을 때는 일반적인 정상규범을 넘을 필요가 없습니다.

황제(黃帝)가 말한다. “강장한 사람에게는 침을 어떻게 놓는지요?”

기백(岐伯)이 답한다. “장사(壯士)는 뼈가 단단하고 기육(肌肉)이 느슨하고 골절(節)이 분명(淸晰)합니다. 이런 사람은 동작이 느리고 기(氣)가 막히고 혈(血)이 탁(濁)합니다. 이런 사람은 침을 깊이 찌르고 오래 머물게 합니다. 아울러 침을 자주 놓을수록 좋습니다. 동작이 힘이 있으면 기가 원활하고 혈이 맑습니다. 이런 사람을 침을 놓는데는 얕게 찌르고 빨리 침을 뺍니다.”

황제가 말한다. ‘강장(强壯)한 사람은 어떻게 침을 놓는지요?’ 기백이 답한다. ‘체격이 강장한 사람은 골격(骨胳)이 견실하고 기육(肌肉)이 느슨하고 골절이 분명히 밖으로 드러납니다. 그 중에 동작이 무겁고 느리면 많이들 기(氣)가 막히고 혈(血)이 탁해서 응당 침을 놓을 때 깊이 찌르고 오래 머무는 방법을 쓰고 아울러 침 놓는 차수(次數)를 더할수록 좋습니다. 동작이 가볍고 힘이 있으면 많이들 기가 원활하고 혈이 맑습니다. 침을 놓을 때는 얕게 찌르고 빨리 빼는 것입니다.’

황제(黃帝)가 말한다. “갓난애(嬰兒)는 침을 어떻게 놓는지요?”

기백(岐伯)이 답한다. “갓난애는 그 기육(肉)이 약하고 혈(血)이 적고 기(氣)가 약합니다. 이를 침 놓는 것은 호침(毫針)으로써 얕게 찔러서 빨리 침을 뺍니다. 하루에 두 번 놓아도 됩니다."

황제가 말한다. '갓난애에게는 어떻게 침을 놓는지요?' 기백이 답한다. '갓난애는 기육(肌肉)이 약하고 얇으며, 혈(血)이 적고 기(氣)가 약하여 침을 놓을 때는 응당 비교적 가느다란 호침(毫針)으로 침을 놓고 빨리 뺍니다. 하루에 두 번 침을 놓아도 됩니다.'

황제(黃帝)가 말한다. "침 놓는 것과 앞에 말한 깊은 곳에서 제방을 터서 방수(放水)하는 것과 유사한 정황은 어떠한지요?"

기백(岐伯)이 답한다. "혈(血)은 맑고 기(氣)가 원활하면 빨리 사(瀉)시키면 곧 기가 다 합니다."

황제(黃帝)가 말한다. "굴(堀)을 따라 길을 여는 것은 어떠한지요?"

기백(肌伯)이 답한다. "혈이 탁(濁)하고 기가 막히면 빨리 사시키면 곧 경맥(經)이 통할 수 있습니다."

황제가 말한다. '침을 놓는 것과 앞서 말한 깊은 곳에서 제방을 터서 방수하는 것의 서로 유사한 것의 정황은 어떠한지요?' 기백이 답한다. '혈이 맑고 기가 원활한 사람은 만약 빨리 사(瀉)시키는 방법을 취하면 곧 쉽게 진기(眞氣)를 이끌어내어 다 소모시킵니다.' 황제가 말한다. '그런 굴(堀)을 따라 길을 여는 정황과 서로 유사한 것은 또 어떠한지요?' 기백이 답한다. '혈이 탁하고 기가 막히는 사람은 빈 구멍을 따라 돌아 물길을 솟아 오르게 하는 것은 적합한 경혈(經穴)을 찾아 이르는 것이니 급하고 빨리 사법(瀉法)을 가려 취하면 그 경맥 기혈이 밝게 통하여 질병이 또한 매우 잘 나을 것입니다.'

황제(黃帝)가 말한다. "맥(脉)이 운행하는 역행과 순행은 어떻게 구별하는지요?”

　기백(岐伯)이 답한다. “손의 3음(三陰)은 장(臟)으로부터 손으로 운행합니다. 손의 3양(三陽)은 손으로부터 머리로 운행합니다. 발의 3양은 머리로부터 발로 운행합니다. 발의 3음은 발로부터 배(腹)로 운행합니다.”

　　　황제가 말한다. ‘경맥(經脉)이 돌아 운행하는 역순(逆順)은 어떻게 구별하는지요?’ 기백이 답한다. ‘정상의 정황은 이 수3음경(手三陰經)은 모두 흉부경(胸部經)에서부터 위로 팔로 올라가 손가락을 향해 운행합니다. 수3양경(手三陽經)은 손가락 부위로부터 상지(上肢)를 거쳐 어깨 부위의 머리에 이르릅니다. 족3양경(足三陽經)은 머리부위로부터 몸통(軀干)과 하지(下肢)를 거쳐 발 부위에 이르릅니다. 족3음경(足三陰經)은 발 부위로부터 위로 올라가 배 부위에 이르릅니다.’

　황제(黃帝)가 말한다. “소음(少陰)의 맥(脉)은 홀로 내려가 어데로 가는지요?”

　기백(岐伯)이 답한다. “아닙니다. 대저 충맥(冲脉)은 5장6부의 바다입니다. 5장6부는 모두 품수(禀受)합니다. 그 위에 것은 목구멍과 이마로 나오고 모든 양(陽)에서 스며들고 모든 정(精)에 부어넣습니다. 그 아래 것은 소음(少陰)의 큰 맥락(大絡)으로 흐르고 기가(氣街)로 나와서 사타구니(陰股)의 내렴(內廉)을 돌아 오금 안으로 들어가 한골(骭骨) 안으로 업드려 운행하고 아래로 안 복사뼈 뒤에 이르러 갈라져 나옵니다. 그 아래것은 소음(少陰)의 경맥에 아우르고 3음(三陰)에 스며들고 그 앞에 것은 업드려 운행하여 발뒤꿈치뼈(跟骨) 상연(上緣)으로 나와 발등 부위에 내려와 돌고 큰 손가락 사이에 들어가서 모든 낙맥에 스며 들어 기육(肌肉)을 따스하게 합니다. 그러므로 갈라진 낙맥(絡脉)이 맺히면 발등 위가 움직이지 않습니다. 움직이지 않으면 궐역하고 궐역하면 차갑습니다."

황제(黃帝)가 말한다. "어떻게 해서 경맥기혈(經脉氣血)의 역순(逆順)을 조사하는지요?"

기백(岐伯)이 답한다. "검사할 때 말로써 실마리를 찾아내고 자세하게 시험하고 그것이 반드시 움직이지 않으면 연후에 곧 역순의 운행을 밝힐 수 있습니다."

황제(黃帝)가 말한다. "궁색하도다! 사람을 경영하는 도리가 됨이여! 일월(日月)이 밝게 비추는 듯 지극히 적은 것(毫厘)도 지나치지 않으니 선생이 아니더면 누구가 그 이치(道)를 알겠는지요?"

족3음경맥(足三陰經脉)이 이미 모두 위로 올라가 배(腹)에 이르렀는데 어찌 유독 족소음경(足少陰經)이 아래로 운행하는지요?' 기백이 답한다. '아닙니다. 그것은 족소음경이 아니고 충맥(冲脉)입니다. 충맥은 5장6부 12경맥의 바다입니다. 5장6부는 모두 그 기혈(氣血)의 유양(濡養)입니다. 그 가닥의 경맥(經脉)이 상행(上行)하는 한 가지는 목구멍 위의 입 위의 상악골(上顎骨) 옆의 비도(鼻道)에서 나와 모든 양경(陽經)을 향하고 정기(精氣)에 물대어 스며듭니다. 그 아래로 향한 한 가지는 족소음신경(足少陰腎經)의 대락(大絡)에 흘러들고 기가(氣街) 부위로부터 떠서 나옵니다. 허벅지의 안쪽을 끼고 붙어서 아래로 운행하여 무릎과 오금 안으로 들어갑니다. 다시 내려와 소퇴부(小腿) 깊은 부위의 정강이뼈(脛骨) 부위의 안쪽으로 가서 발 안쪽 복사뼈 위의 발뒤꿈치뼈(跟骨) 상연(上緣)에 바로 이르러 두 가지로 나뉘어 나와서 아래로 향해 가지가 나뉘어지고 족소음경과 더불어 서로 아울어 운행하고 동시에 장차 정기(精氣)가 3음경(三陰經)에 흐릅니다. 앞에 순행하는 나뉘어진 가지는 안쪽 복사뼈 뒤로부터 깊은 부위의 발뒤꿈치뼈 상연의 곳에서 밖으로 향해 떠서 나오고 발등을 끼고 붙어서 엄지발가락 사이로 나아가서 장차 정기(精氣)가 크고 작은 낙맥으로 물대어 스며들어 기육(肌肉)을 온양(溫陽)합니다. 그러므로 충맥(冲脉)이 하지(下肢)에서 나뉘어 나온 낙맥이 어혈(瘀)이 되어 불통하듯이 발등의 맥(脉)이 조동(躁動)이 감퇴하여 약해지고 기혈(氣血)이 궐역(厥逆)하면 국부(局部)가 당겨서 서늘해집니다.' 황제가 말한다. '어떻게 해서 경맥기혈의 역순(逆順)을 조사하는지요?' 기백이 답한다. '검사할 때는 먼저 병인을 향하여 도리를 밝히고 그의 협력(合作)을 얻어서 연후에 세밀하게 눌러서 순행시킵니다. 가령 궐역하지 않으면 그 발등의 동맥(動脉)이 일정하게 박동하고 만약 병사(病邪)의 존재가 있어서 아울러 나타나서 경기(經氣)가 궐역하는 정황이 나타나면 박동이 감해서 약해집니다. 그것은 경맥기혈의 역순하는 정황을 명백하게 할 수 있습니다.' 황제가 말한다. '그러한 문제는 실제로 답하기 어렵도다! 경인연구(經人硏究)의 그러한 이치는 일월이 밝게 비추듯 호리(毫厘)도 놓치지 않으니 만약에 선생이 아니면 누가 그 도리를 알겠는지요!'

39. 어혈 맥락에 침놓음(血絡論)

　　이 편은 어혈(瘀血)의 맥락(脉絡)에 침 놓을 때 나타나는 바의 각종 정황(情況)을 중점적으로 논술했다. 아울러 서로 다른 정황의 생겨나는 원인을 분석했다. 편말에는 육착(肉著) 즉 체침(滯針)의 원인에 대하여 말했다.

　　황제(黃帝)가 말한다. "원컨데 그 기사(奇邪)가 경맥(經)에 있지 않는데 일어나는 질병은 무엇인지요?"

　　기백(岐伯)이 말한다. "혈락(血絡)이 그것입니다."

　　황제(黃帝)가 말한다. "혈락을 침 놓아서 쓰러지는 것은 어째서 아는지요? 침을 빼고 난 후 혈맥이 분출해 나오는 것은 어째서인지요? 혈(血)이 나옴에 검고 탁한 것은 어째서인지요? 혈이 나옴에 맑고 반은 집액(汁)인 것은 어째서인지요? 침을 놓아서 붓는 것은 어째서인지요? 피가 나면 많기도 하고 작기도 한데 얼굴색이 창백한 것은 어째서인지요? 피가 많이 나와도 동요하지 않는 것은 어째서인지요? 그 연유를 묻고자 합니다."

　　　황제가 말한다. '어떤 경맥에 침입하지 않는 기사(奇邪)가 질병
을 일으키는데 대하여 듣고자 합니다.' 기백이 답한다. '병사(病邪)
가 낙맥(絡脉)에 머물러 있으면 낙맥에 어혈(瘀血)을 일으키니 어
떤 병이 됩니다.' 황제가 말한다. '침을 놓을 때 혈락(血絡)을 파괴
하여 병인이 혼도(昏倒)하는 것은 어째서인지요? 침을 놓은 후에
피가 솟아나오고 진하고 탁하게(濃濁) 검은색이 나고 맑지 않고
묽은 담박(淡薄)색으로 한 반은 수액(水液) 모양인 것은 어째서인
지요? 침을 뺀 후 피부가 붓는 것은 어째서인지요? 피가 나옴에
많기도 하고 적기도 하지만 침을 놓고 뺀 후에 얼굴색이 창백해지
는 것은 어째서인지요? 침을 뺀 후 얼굴색이 변치 않고 가슴 속이
답답한 느낌이면 비록 출혈이 많으나 병인이 어떤 어려움도 느끼
지 못하면 그것은 도대체 어떤 원인입니까? 그 연유를 알았으면
합니다.'

　기백(岐伯)이 답한다. "맥기(脉氣)가 왕성하고 혈(血)이 허(虛)한
것은 침을 놓으면 탈기(脫氣)합니다. 탈기(脫氣)하면 넘어집니다. 혈
기(血氣)가 함께 왕성하고 음기(陰氣)가 많은 것은 그 혈이 원활하
여 침을 놓으면 곧 뿜어냅니다(射). 양기(陽氣)가 축적되어 오래 머
물러서 사(瀉)시키지 못하면 그 혈이 검어서 탁합니다. 그래서 뿜어
낼 수 없습니다. 바로 지금 물을 과하게 마시면 물이 혈락(血絡) 중
에 스며들어 아직 혈과 더불어 뒤섞이지 못합니다. 그러므로 피가
나오면 집액(汁)이 나뉘어집니다. 만약 이것이 바로 지금 물을 과하
게 마신 때문이 아니라면 피가 나오는 가운데 비교적 많은 수분이
있는 것이니 날이 오래 되면 수기(水氣)가 엉겨서 수종(水腫)이 발
생합니다. 음기(陰氣)가 양(陽)에 쌓이면 그 기가 낙맥(絡脉)에 쌓이
기 때문에 침을 놓은 뒤의 피가 나오기 전에 기가 선행(先行)합니

다. 그러므로 수종(腫)이 됩니다. 음양(陰陽)의 2기(氣)가 바로 지금 서로 만나서 화합하지 못하므로 인해서 사(瀉)시킵니다. 곧 음양이 함께 탈기(脫)하여 거죽과 속(表裏)이 서로 떨어집니다. 그러므로 얼굴색이 탈색(脫)해서 창백해집니다. 침을 찌르고 난 후에 피가 많이 나와서 얼굴색이 변치 않고 가슴이 답답한 것은 낙맥을 찌르니 경(經)이 허한 것이니 경이 허한 것은 음에 속하는 것이고 음이 탈기하니 답답한 것입니다. 음양사기(陰陽邪氣)가 서로 만나 체내(體內)에 마비된 것은 안으로 경맥에 넘치고 밖으로 낙맥(絡)에 흘러든 것입니다. 이와 같은 것은 음양이 함께 남음이 있는 것이니 비록 출혈이 많아도 허할 수 없습니다."

기백이 답한다. '경맥 중 기(氣)가 왕성하고 혈(血)이 허(虛)하면 낙맥을 찌르면 혈이 방출됩니다. 혈을 잃으면 기 또한 쉽게 따라 탈실(脫失)합니다. 기가 탈실되면 혼도(昏倒)하게 됩니다. 혈과 기(血氣)가 함께 왕성하면 경맥 중의 음기(陰氣)가 비교적 많고 또 답답하게 막힘이 없으면 그 혈의 운행이 원활하고 낙맥을 찌를 때 혈이 내뿜게 됩니다. 만약 양기(陽氣)가 축적되면 혈락(血絡)에 머물러 막힙니다. 오랫동안 펼쳐서 배설되지 못하면 혈이 검고 농탁(濃濁)한 정황이 나타납니다. 때문에 혈이 내뿜지 못합니다. 바로 지금 물을 과하게 마셔서 물이 혈락 중에 스며들면 아직 혈과 혼합되기 전에 흘러내린 혈수(血水)의 혼합물을 만나면 맑고 묽으며(淸稀) 옅은(淡薄) 물을 얻습니다. 만약 이것이 방금 과하게 마신 물로 말미암은 것이 아니고 피가 나오는 가운데 비교적 수분이 많은 것이니 그것은 원래 체내에 수기(水氣)가 있어서 오래 된 수기(水氣)가 엉기고 막혀서 배설되지 않고 수종(水腫)이 발생한 것입니다. 음기(陰氣)가 양분(陽分)에 축적되면 피곤하며 막혀서 낙맥에 있습니다. 때문에 낙맥을 찌름에 있어서 피가 나오지 않고 기가 이미 혈에 앞서 운행되고 음기가 살갗에서 닫혀 종기(腫)가 생깁니다. 음양 2기(二氣)가 바로 지금 만나서 아직 조화되지 않는 일이 이미 이루어진 시간이니 망녕되이 사법(瀉法)을 사용하여 음양(陰陽)이 서로 벗어나 기혈(氣血)이 소모되어 흩어 져서 얼굴색이 창백한 현상이 나타납니다. 낙맥을 찔러서 출혈이 과다하면 얼굴색은 변하지 않고 가슴이 답답하니 그것은 낙맥을 사(瀉)시킬 때 경맥이 또한 따라서 허(虛)하니 가령 저 허약한 경 맥이 음경(陰經)으로 또 진일보하여 끌어당겨 상응하는 5장의 음 정(陰精)이 허탈해질 수 있습니다. 따라서 가슴이 답답한 현상이 나타납니다. 음양사기가 서로 합쳐서 체내에서 꽉 막히면 마비되 는 증세를 이르켜 사기(邪氣)가 안으로 경맥(經)에 넘치고 밖으로 낙맥에 흘러들어 경락(經絡) 안에 사기가 왕성하고 그득하여 침을 놓은 후 비록 출혈이 많아도 사(瀉)시킨 바가 많은 것이 사기이니 그 때문에 허약한 현상을 이끌어 내는데 이르르지 않습니다.'

황제(黃帝)가 말한다. "어떻게 혈락(血絡)을 살피는지요?"

기백(岐伯)이 답한다. "혈맥(血脉) 중에 사기(邪氣)가 왕성하면 혈 락이 단단하여 색갈이 붉으며 상하에 일정한 자리가 없습니다. 작 은 것은 침만하고 큰 것은 젓가락만합니다. 곧 사(瀉)시켜서 만전을 기해야 하는 것이니 그러므로 실수가 없어야 합니다. 실수하게 되 면 각기 좋치 않은 결과가 생깁니다."

황제가 말한다. '어떻게 혈락(血絡)을 살피는지요?' 기백이 답한 다. '혈맥 중에 사기(邪氣)가 왕성하면 혈락이 단단해지고 충만하 여 붉은 색을 띱니다. 혹은 위에 있고 혹은 아래에 있어 고정된 부 위가 없으며 작은 것은 침만하고 큰 것은 젓가락만합니다. 그러한 정황을 보게되면 그 자리에 침을 놓아 출혈(出血)시키고 만에 하 나 실수가 없어야 합니다. 치료할 때에 치료하는 원칙을 위반해서 는 절대 안됩니다. 만약 원칙을 위반시에는 위에서 설명했듯이 각 종 좋치 않은 결과가 나타납니다.'

황제(黃帝)가 말한다. "침을 놓는데 살이 말라 붙는 것은 어떻게 하는지요?"

기백(岐伯)이 답한다. "침을 놓을 때 열기(熱氣)를 만나면 곧 침 신에 열이 납니다. 열이 나면 기육(肌肉)과 침(針)이 달라 붙어 같이 일어납니다. 그러므로 단단해야 합니다."

　　황제가 말한다. '침을 놓은 후에 기육(肌肉)이 단단히 침신(針身)을 싸고 있으면 그것은 어떤 이치인지요?' 기백이 답한다. '그것은 침을 놓을 때 열기를 만나기 때문에 침신에 열이 납니다. 기육과 침이 달라붙어서 같이 일어납니다. 때문에 십분 단단해야 합니다.'

40. 청기 탁기와 침 놓는 법(陰陽淸濁)

이 편은 인체(人體)의 청기(淸氣) 탁기(濁氣)가 지닌 성질과 분포(分布)등의 분야를 구별 논술하고 아울러 그러한 서로 다른 성질과 분포 등의 정황을 근거로 하여 상응하는 부위에 발병할때의 일반적인 침 놓는 법을 논술했다.

황제(黃帝)가 묻는다. "내가 듣기로 12경맥으로써 12경수(經水)에 응한다고 들었습니다. 12경수란 그 5색이 각기 다르며 청탁(淸濁)이 같지 않은데 사람의 혈기(血氣)는 하나 같으니 상응(應)함이 어떠한지요?"

기백(岐伯)이 답한다. "사람의 혈기가 만약 참으로 모두가 하나 같으면 천하가 하나가 될터이니 매우 어지러움이 있지 않겠습니까?"

황제(黃帝)가 말한다. "내가 물은 것은 한 사람의 정황이지 천하의 무리(衆)를 물은 것이 아닙니다."

기백(岐伯)이 답한다. "대저 한 사람에게도 또한 어지러운 기(氣)

가 있고 천하의 무리(衆)들도 또한 어지러운 사람이 있는 그것은
합해서 하나일 따름입니다."

　　황제가 말한다. '내가 듣기로는 사람의 12경맥과 자연계의 12가
닥의 대하(大河)가 상응한다 그랬습니다. 그 12가닥의 대하(大河)
의 색깔과 청탁(淸濁)은 같지 않음에 있습니다. 사람몸(人身)의
12경맥 기혈은 모두가 하나 같으면 어떻게 서로 응하는지요?' 기
백이 답한다. '사람의 기혈이 만약 참으로 모두가 하나 같으면 온
천하 사람을 모두 획일적으로 가지런히 할 수 있으니 그 어지럽게
하는 사람이 없을 수 있겠습니까?' 기백이 답한다. '내가 들은 것은
이 한 개인의 정황이지 온 세상 사람의 정황이 아닙니다.' 기백이
답한다. '한 개인 신상에 난기(亂氣)가 있음을 만나는 것은 천하
사람 모두가 어지러운 사람을 만나는 것과 같습니다. 그것이 하나
의 이치입니다.'

　　황제(黃帝)가 말한다. "사람의 기의 청기(淸氣)와 탁기(濁氣)의 정
황을 들고자 합니다."

　기백(岐伯)이 답한다. "인체가 받는 수곡(谷)은 탁하고 받는 기는
맑습니다. 맑은 것은 음(陰)으로 흐르고 탁(濁)한 것은 양(陽)으로
흐릅니다. 탁하면서 맑은 것은 위로 목구멍으로 나옵니다. 밝으면서
탁한 것은 곧 아래로 내려갑니다. 청탁(淸濁)이 상관[相干]하면 이
를 난기(亂氣)라고 합니다.

　　황제가 말한다. '사람의 청기(淸氣)와 탁기(濁氣)의 정황에 대
해서 듣고자 합니다.' 기백이 답한다. '인체에 받아들이는 수곡(水
谷)의 기가 청기(淸氣)입니다. 천양(天陽)의 기는 장(臟)에 흘러
들고 수곡의 탁기(濁氣)는 부(腑)에 흘러듭니다. 수곡(水谷)의 탁
기(濁氣)가 화생(化生)된 바의 청양(淸陽)의 기는 위로 올라가 목
구멍으로 나오고 천공(天空)의 기 속의 탁기는 곧 아래로 내려옵

니다. 만약 청기(淸氣)와 탁기가 서로 상관하여 정상의 오르내림
이 불가능하면 난기(亂氣)라고 합니다.'

황제(黃帝)가 말한다. "대저 음(陰)이 청(淸)하고 양(陽)이 탁(濁)
하니 탁한 것에 청이 있고 청한 것에 탁이 있으니 구별을 어떻게
하는지요?"

기백(岐伯)이 답한다. "기의 큰 구별은 맑은 것은 위로 폐(肺)에
들어가고 탁한 것은 아래로 위(胃)로 나아갑니다. 위의 청기(淸氣)
는 위로 입으로 나옵니다. 폐(肺)의 탁기(濁氣)는 아래로 경맥(經)에
흘러들어 안으로 바다(海)에 쌓입니다."

황제가 말한다. '청기(淸氣)는 장(臟)으로 흐르고 탁기(濁氣)는
부(腑)에 흘러 탁한 가운데 청이 있고 청한 가운데 탁이 있으니
그러한 정황은 어떻게 구별하는지요?' 기백이 답한다. '청탁(淸濁)
의 기(氣)의 구별은 이와 같습니다. 천공(天空)의 청기(淸氣)는
위로 폐장(肺臟)으로 흐릅니다. 수곡(水谷)의 탁기(濁氣)는 아래
로 위부(胃腑)로 흐릅니다. 위(胃) 안의 수곡탁기(水谷濁氣) 중의
청기는 위로 입으로 나옵니다. 폐(肺) 중의 탁기는 곧 아래로 경맥
(經脉) 속으로 흘러들고(輸注) 아울러 가슴 속의 기해(氣海)에 쌓
입니다.'

황제(黃帝)가 말한다. "모든 양(陽)은 다 탁(濁)함에 어떤 양이 유
독 심한지요?"

기백(岐伯)이 답한다. "수태양(手太陽)이 유독 양의 탁(濁)함을 받
고 수태음(手太陰)은 유독 음(陰)의 맑음(淸)을 받습니다. 그 맑은
것은 위로 빈 구멍(空竅)으로 나아가고 그 탁한 것은 아래로 모든
경맥(經)으로 내려가 운행합니다. 모든 음(陰)은 다 맑으며 족태음

(足太陰)이 유독 그 탁함을 받습니다.”

　　황제가 말한다. '모든 양(陽)의 경맥(經脉)은 탁기(濁氣)의 스며 흐르는 것을 받습니다. 그 가운데 어떤 한 경맥이 탁기를 가장 심하게 받는지요?' 기백이 답한다. '소장(小腸)은 위(胃)의 수곡(水谷)을 받아 장차 청탁(淸濁)이 분리됩니다. 때문에 그것으로써 및 그것이 속하는 바의 수태양소장경(手太陽小腸經)이 받는 바의 탁기(濁氣)가 가장 많습니다. 폐장(肺)은 기를 주관하고 호흡을 맡습니다. 그러므로 그것은 그 소속하는 수태음폐경(手太陰肺經)이 받는 청기가 가장 많습니다. 대체로 청기는 모두 위로 빈 구멍(空竅)으로 운행하고 탁기는 모두 아래 양경(陽經) 속으로 흘러듭니다. 5장이 비록 모두 청기를 수납(受納)해도 비장이 운화수곡(運化水谷)의 정미(精微)를 주관하고 위(胃)와 더불어 관계가 가장 밀접합니다. 때문에 오직 비장(脾臟) 및 그 소속하는 태음비경(太陰脾經)이 홀로 탁기를 받습니다.'

　황제(黃帝)가 말한다. “치료는 어떻게 하는지요?”

　기백(岐伯)이 답한다. “맑은 것은 그 기(氣)가 원활하고 탁한 것은 그 기가 막힙니다. 이것이 그 기의 정상(常)입니다. 그러므로 양(陽)에 침 놓는 것은 깊이 놓아 머무릅니다. 음(陰)에 침 놓는 것은 얕게 놓아 빨리 뺍니다. 청탁이 서로 상관해서 자주 조절합니다.”

　　황제가 묻는다. '음양청탁은 치료 상에 있어서 어떻게 처리하는지요?' 기백이 답한다. '청기(淸氣)는 원활하고(滑利) 탁기는 원활치 못하고 막힙니다. 그것이 일반적인 정황입니다. 그러므로 양경(陽經)이 탁기(濁氣)를 받습니다. 그러므로 침으로 치료할 때에 응당 깊게 찌르고 침을 머무르는 시간은 오래이게 합니다. 음경(陰經)은 청기를 받습니다. 그러므로 침으로 치료할 때는 응당 얕게 찌르고 빨리 침을 뺍니다. 가령 청탁이 상관하면 오르고 내림이

정상을 잃습니다. 응당 맑은 병정(病情)을 살펴서 병기(病機)를
파악하여 청탁혼란의 병위(病位)와 정도를 알아서 상응(相應)하는
방법으로 조절해야 합니다.'

권 7

41. 음양속성과 침 놓는 법(陰陽系日月)

이 편은 천인(天人)이 상응(相應)하는 관점으로써 인체(人體)의 상부(上部)와 하부(下部), 수경(手經)과 족경(足經), 좌측(左側)과 우측(右側) 등과 해(日), 달(月), 천간(天干), 지지(地支)와 더불어 상대가 응하는 바에 나타나는 음양속성(陰陽屬性)을 언급하고, 아울러 이에 근거하여 침을 놓는 방면의 주의사항을 제시했다.

황제(黃帝)가 말한다. "내가 듣기로는 하늘은 양(陽)이요 땅은 음(陰)이고 해는 양이요 달은 음이라 했습니다. 그것이 사람에게 부합하는 것은 어떠한지요?"

기백(岐伯)이 답한다. "허리(腰) 이상은 하늘이요 허리(腰) 이하는 땅입니다. 그러므로 하늘은 양이고 땅은 음입니다. 발(足)의 12경맥으로써 12월에 응하고 달(月)은 수(水)에서 생깁니다. 그러므로 아래에 있는 것은 음입니다. 손의 10손가락으로써 10일에 응합니다. 해(日)는 화(火)에서 생깁니다. 그러므로 위에 있는 것이 양입니다."

황제가 말한다. '내가 들으니 하늘은 양이고 땅은 음이고 해는 양이고 달은 음이라 했습니다. 저 하늘, 땅, 해, 달은 사람과 상대하여 응하는 관계가 어떠한지요?' 기백이 답한다. '인체의 허리 이상은 양이고 허리 이하는 음이 되어서 천지에 응합니다. 족3양(足三陽)과 족3음(足三陰)은 좌우를 합계해서 모두 12가닥의 경맥이 아래에 있습니다. 1년 중의 12개월과 더불어 서로 대응하고 달은 수(水)에서 생기고 음에 속합니다. 그러므로 아래에 있는 것은 음에 속합니다. 손의 열 손가락은 위에 있으며 10일과 더불어 서로 대응합니다. 해는 화(火)에서 생기고 양에 속합니다. 그러므로 위에 있는 것은 양이 됩니다.'

황제(黃帝)가 말한다. "경맥(經脈)과의 합함(合)은 어떻게 되는지요?"

기백(岐伯)이 답한다. "인(寅)이란 정월의 양(陽)이 처음 생기는 것입니다. 왼발의 소양(少陽)을 주관합니다. 미(未)는 6월입니다. 오른발의 소양(少陽)을 주관합니다. 묘(卯)란 2월입니다. 왼발의 태양(太陽)을 주관합니다. 오(午)는 5월입니다. 오른발의 태양을 주관합니다. 진(辰)은 3월입니다. 왼발의 양명(陽明)을 주관합니다. 사(巳)란 4월입니다. 오른발의 양명을 주관합니다. 이 두 양(兩陽)은 앞에서 합합니다. 그러므로 양명이라 합니다. 신(申)은 7월의 음이 생기는 것입니다. 오른발의 소음(少陰)을 주관합니다. 축(丑)은 12월입니다. 왼발의 소음을 주관합니다. 유(酉)는 8월입니다. 오른발의 태음(太陰)을 주관합니다. 자(子)는 11월입니다. 왼발의 태음을 주관합니다. 술(戌)은 9월입니다. 오른발의 궐음(厥陰)을 주관합니다. 해(亥)는 10월입니다. 왼발의 궐음을 주관합니다. 이 양음(兩陰)이 교회(交會)를 다합니다. 그러므로 궐음이라 합니다."

황제가 말한다. '위에서 설명한 12월과 10일은 어떻게 경맥(經脉)과 서로 합하는지요?' 기백이 답한다. '12지지(地支)의 대표인 12월로써 그들의 짝함 및 족부(足部) 12경맥의 상응관계(相應關係)가 이와 같습니다. 정월은 지지(地支) 상으로 인(寅)에 짝(配)하여 정월건인(正月建寅)이라 합니다. 이때는 양기(陽氣)가 처음 생기고 왼발의 소양경맥(少陽經)을 주관합니다. 6월은 미(未)입니다. 오른발의 소양경맥을 주관합니다. 2월은 묘(卯)입니다. 왼발의 태양경맥(太陽經)을 주관합니다. 5월은 오(午)입니다. 오른발의 태양경맥을 주관합니다. 3월은 진(辰)입니다. 왼발의 양명경맥(陽明經)을 주관합니다. 3, 4월 사이, 이는 자연계의 양기(陽氣)가 왕성한 단계입니다. 그 앞면과 뒷면은 소양(少陽)과 태양(太陽)의 정월 2월 및 5월 6월을 분별해서 주관합니다. 이 때문에 3, 4월 양개월은 2양(兩陽)의 중간에 끼어서 2양의 합명(合明)이 됩니다. 때문에 양명(陽明)이라 부릅니다. 7월은 신(申)입니다. 자연계의 음기(陰氣)가 점차 생깁니다. 오른 발이 소음경맥(少陰經)을 주관합니다. 12월은 축(丑)입니다. 오른발의 태음경맥(太陰經)을 주관합니다. 9월은 술(戌)입니다. 오른발의 궐음경맥을 주관합니다. 10월은 해(亥)입니다. 왼발의 궐음경맥(厥陰經)을 주관합니다. 7, 8월은 11, 12월과 더불어 소음과 태음경맥을 나누어 주관하고 9, 10월은 중간에 끼어서 음기(陰氣)가 교회(交會)하는 시간이 됩니다. 때문에 궐음이라 합니다.'

〈붙임〉 본 단락(本段)의 12월과 발의 좌우 각 6경맥이 서로 짝함은 일정한 규율이 있어서 질서정연하다고 기술한 바, 1년 중의 상반(上半)은 양(陽)이 된다. 그러므로 전 6개월은 나뉘어 양경(陽經)을 주관하고 하반(下半)은 음(陰)이 된다. 그러므로 후 6개월은 나뉘어 음경(陰經)을 주관한다. 상반년(上半年)의 정, 2, 3월은 양기(陽氣)가 점차 왕성하고 양중의 양이 되니 왼쪽은 양이고 오른쪽은 음이다. 그러므로 그 3개월은 나뉘어 왼발의 양경맥을 주관하고 4, 5, 6월은 양기가 왕성하므로 말미암아 점차 쇠약

해지니 양중의 음이 된다. 그러므로 그 3개월은 나뉘어 오른발의
양경맥을 주관한다. 7, 8, 9월은 음기(陰氣)가 점차 나아가니 음
중의 음이 된다. 때문에 그 3개월은 나뉘어 오른발의 음경맥을 주
관한다. 10, 11, 12월은 음기가 점차 쇠퇴해지고 양기가 점차 생
기니 음중의 양이 된다. 그러므로 그 3개월은 왼발의 음경맥을 주
관한다.

갑(甲)은 왼손의 소양(少陽)을 주관하고 기(己)는 오른 손의 소양
을 주관하고 을(乙)은 왼손의 태양(太陽)을 주관하고 무(戊)는 오른
손의 태양을 주관하고 병(丙)은 왼손의 양명(陽明)을 주관하고 정
(丁)은 오른손의 양명을 주관합니다. 이는 2화(兩火)가 아울러 합합
니다. 그러므로 양명이 됩니다. 경(庚)은 오른손의 소음(少陰)을 주
관하고 계(癸)는 왼손의 소음을 주관하고 신(辛)은 오른손의 태음
(太陰)을 주관하고 임(壬)은 왼손의 태음을 주관합니다.

천간(天干)으로써 대표하는 바의 고정된 날짜(日子)와 팔(上肢)
의 10가닥(枚) 경맥이 나뉘어서 상응(相應)하는 관계가 이와 같습
니다. 갑일(甲日)은 왼손의 소양경맥(少陽經)을 주관하고 기일(己
日)은 오른손의 소양경맥을 주관하고 을일(乙日)은 왼손의 태양경
맥(太陽經)을 주관하고 무일(戊日)은 오른손의 태양경맥을 주관하
고 병일(丙日)은 왼손의 양명경맥(陽明經)을 주관하고 정일(丁日)
은 오른손의 양명경맥을 주관하고 10천간(十天干)을 5행을 근거
로 삼아서(按) 분류합니다. 병(丙)정(丁)은 모두 화(火)에 속합니
다. 그러므로 병일(丙日) 정일(丁日)은 그렇게 2화(兩火)가 합병
한 것입니다. 이 때문에 양명(陽明)이라 합니다. 경일(庚日)은 오
른손의 소음경맥(少陰經)을 주관하고, 계일(癸日)은 왼손의 소음
경맥을 주관하고 신일(辛日)은 오른손의 태음경맥(太陰經)을 주관
하고 임일(壬日)은 왼손의 태음경맥을 주관합니다.

〈붙임〉 10천간(天干)의 날(日)에 짝함(配)은 이 시간 순서에 의존해서 매 10일마다 한 순배(循环)한다. 왕복에 끝이 없다. 10천간(天干)은 단지 팔의 좌우 각 5경맥에 배합하니 수궐음심포경(手厥陰心包經)이 없다. 장개빈(張介賓)이 말하기를 '발은 궐음(厥陰)이라 하나 손은 말하지 않는 것은 대개 한해를 말함(歲言)으로써 족하다. 세기(歲氣)에는 여섯이 있다. 손으로써 열흘을 말한다. 열흘은 오직 5행이 있을 따름이다. 그러므로 말하지 않을 뿐이다.' 했다.

그러므로 발의 양(陽)이란 음(陰) 중의 소양(少陽)입니다. 발의 음이란 움중의 태음(太陰)입니다. 손의 양이란 양 중의 태양(太陽)입니다. 손의 음이란 양 중의 소음(少陰)입니다. 허리 이상은 양이 되고 허리 이하는 음이 됩니다.

발은 아래에 있고 음(陰)에 속합니다. 때문에 발의 양경(陽經)은 양 중의 소양(少陽)이 되고 양기(陽氣)가 미약합니다. 발의 음경(陰經)은 음 중의 태음(太陰)이 되고 음기(陰氣)가 겹쳐 왕성합니다. 손은 위에 있고 양에 속합니다. 그러므로 손의 양경맥은 양 중의 태양(太陽)이 되고 양기가 융성합니다. 손의 음경맥은 양 중의 소음(少陰)이 되고 음기가 미약합니다. 전반적으로 말하면 허리 이상은 양위에 속하고 허리 이하는 음위(陰位)에 속합니다. 양위(陽位)의 양경맥(陽經)에 있어서는 양기가 왕성해지니 곧 이 음경맥(陰經脉)으로 하여금 음기가 미약하고 희박하게 합니다. 음위의 음경맥(陰經)에 있어서는 음기가 겹쳐서 왕성합니다. 곧 이 양경맥(陽經脉)으로 양기(陽氣)가 미약하게 합니다.

그 5장(五臟)에 있어서는 심장은 양(陽) 중의 태양(太陽)입니다. 폐(肺)는 양 중의 소음(少陰)입니다. 간(肝)은 음(陰) 중의 소양(少陽)입니다. 비장(脾)은 음 중의 지음(至陰)입니다. 신장은 음의 지음입니다. 신장(腎)은 음 중의 태음(太陰)입니다."

이렇게 음양을 구분하는 것은 5장에 결부하여 얘기돼 왔습니다. 심폐(心肺)는 횡격막(膈) 위에 있으며 양(陽)에 속합니다. 심장은 화(火)에 속합니다. 그러므로 양 중의 태양(太陽)이 됩니다. 폐(肺)는 금(金)에 속합니다. 그러므로 양 중의 소음(少陰)이 됩니다. 간(肝), 비장(脾), 신장(腎)은 횡격막(膈) 아래에 있고 음(陰)에 속합니다. 간(肝)은 목(木)에 속합니다. 그러므로 음 중의 소양(少陽)에 속하고 비장(脾)은 토(土)에 속합니다. 때문에 음 중의 지음(至陰)이 됩니다. 신장(腎)은 수(水)에 속합니다. 때문에 음 중의 태음(太陰)이 됩니다.'

황제(黃帝)가 말한다. "치료는 어떻게 하는지요?"

기백(岐伯)이 답한다. "정월, 2월, 3월은 사람의 기(人氣)가 왼쪽에 있으니, 왼발의 양(陽)을 침 놓지 말고, 4월, 5월, 6월은 사람의 기가 오른쪽에 있으니 오른발의 양(陽)을 찌르지 말고, 7월, 8위, 9월은 사람의 기가 오른쪽에 있으니 오른발의 음(陰)을 찌르지 말고, 10월, 11월, 12월은 사람의 기가 왼쪽에 있으니 왼발의 음을 찌르지 말아야 합니다."

황제가 말한다. '경맥으로써 12월의 음양과 더불어 배속(配屬)하는 관계는 치료상 어떻게 하는지요?' 기백이 답한다. '정월, 2월, 3월은 왼발의 소양, 태양 양명 경맥을 나누어 주관하니 이 때는 사람의 양기(陽氣)가 왼쪽에 편중(偏重)되어 있기 때문에 왼발의 3양경맥에 침 놓는 것은 마땅치 않음을 설명했습니다. 4월, 5월, 6월은 오른발의 양명(陽明) 태양(太陽) 소양경맥(少陽經)을 나누어 주관하니 이때 사람의 양기(陽氣)는 오른쪽에 편중되어 있기 때문에 오른발의 3양경맥(三陽經)을 침놓는 것은 마땅치 않음을 설명했습니다. 7월, 8월, 9월은 오른발의 소음, 태음, 궐음경맥(厥

陰經)을 나누어 주관한다. 이때는 사람의 음기(陰氣)가 오른쪽에 편중되어 있기 때문에 오른발의 3음경맥(三陰經)에 침 놓는 것은 마땅치 않음을 설명했습니다. 10월, 11월, 12월은 왼발의 궐음 태음 소음경맥(少陰經)을 나누어 주관합니다. 이 때는 사람의 음기가 왼쪽에 편중되어 있으므로 왼발의 3음경맥에 침 놓는 것은 마땅치 않음을 설명했습니다.

황제(黃帝)가 말한다. "5행을 따라 분류해서 말하면 동방(東方)은 갑을(甲乙)이요 목(木)이 왕성하니 봄입니다. 봄은 푸른색(蒼色)이요 간(肝)을 주관하고 간(肝)은 족궐음(足厥陰)입니다. 지금은 갑(甲)으로써 왼손의 소양(少陽)에 배속(配屬)하니 5행과 더불어 천간(天干)의 규율에 배속함에 부합하지 않는 것은 어째서인지요?"

기백(岐伯)이 답한다. "이는 천지의 음양(陰陽)입니다. 4시 5행의 순차적 운행이 아닙니다. 또 대저 음양이란 이름(名)은 있고 형체(形)가 없습니다. 그러므로 열(十)을 헤아릴 수 있고, 백(百)을 떠나게 하고(离), 천(千)을 분해하고(散), 만(萬)을 추측(推)할 수 있음은 이것을 이름입니다."

황제가 말한다. '5행으로부터 분류하여 설명하면 방위상으로는 동방(東方)이고 천간(天干)으로는 갑(甲), 을(乙)이고 목(木)에 속합니다. 목기(木氣)는 봄계절에 왕성하며, 얼굴 색깔은 푸른색(蒼色)이 있으며 내장에 있어서는 간(肝)에 응하니 간의 경맥(經脉)은 족궐음(足厥陰)입니다. 지금은 갑으로써 왼손의 소양(少陽)에 짝하여 5행(五行)과 더불어 천간에 짝하는 규율(規律)에 부합하지 않습니다. 그것은 어째서인지요?' 기백이 답한다. '그것은 천지 음양 소장(消長) 변화의 규율에 근거해서 간지(干地)에 배합(配合)해서 수족경맥(手足經脉)의 음양 속성을 설명하니 4시의 순서에 의한 5행의 속성이 간지(干支)와 배합하여 음양으로 나뉘어진 것이 아닙니다. 그러므로 이것은 되는 일이 아닙니다. 또한 음양은 추상적 개념입니다. 이름은 있고 형체가 없습니다. 그것을 사용하여 일체 사물의 대립적 속성을 설명하여 어떠한 사물을 개괄할 수 있습니다. 그러므로 그것의 운용은 광범위하여 범위가 없습니다. 한두개 사물을 설명할 수 있으면 열, 백, 천, 만 내지 무수한 사물에 확대할 수 있습니다.

〈붙임〉: 본편에서 말한 바는 손의 10경맥(十經)과 발의 12경맥(十二經)의 분별(分別)과 일서(日序)와 월서(月序)의 배합하는 관계를 강조하는데 중요함이 있고 천지 4시(天地四時)의(日序와 月序에 미쳐서) 음양소장(陰陽消長)이 그러한 경맥 맥기(經脉脉氣)의 쇠왕(衰旺)에 응해 합침은 각 경맥의 쇠왕(衰旺)과 시간의 순서 사이의 연계(聯系)를 설명한다. 이 출발로 말미암아 임상침자(臨床針刺)를 지도하고 사람들을 깨우칩니다. 치료시에 있어서는 구체적 병증의 고려만이 아니라 시제(時制)의 적당함이 중요한 원인이니 같지 않은 시간, 인체경맥기혈의 쇠왕(衰旺)의 자연변화가 풍요한 원인이니 치료 중 더욱 고려해야 한다. 이와 같이 인체경맥기혈의 영향적 관점에 대하여 시서(時序) 자연변화를 중시할 때 침을 놓는 기술상에 있어서 한걸음 한걸음의 발전이 후세의 자오유주침법(子午流注針法)이 되었다. 그러한 관점에서 중국의학은 천인(天人)이 상응하는 모든 정신에 부합한다. 단지 구체 운용 중에 있어서 만약 저 한 방면에 과분한 강조를 하여 구체적 병증의 변증론의 치료를 갑자기 생략하면 이는 일방적이다. 그러한 천간(天干)과 일서(日序)의 배합으로써 어떤 날의 음양 속성을 구분하면 이론상에 있어서 자못 구체적 특성이 있다. 이로 인해서 그것은 학습과 연구 가운데서 수요가 진일보하여 탐구와 검토를 더해야 하는 것이다.

42. 사기가 밖에서 장부로 들어옴(病傳)

이 편은 질병이 바깥으로부터 안으로 차츰 장부로 들어
오는 단계를 논술하고 다시 장부질병의 전변규율을 논술
하여 질병의 예후(予后)에 대한 같지 않은 전변방식(傳變
方式)에 미쳐서 이야기했다.

황제(黃帝)가 말한다. "나는 선생으로부터 9침(九針)의 지식을 학
습했습니다. 또 여러 방서(方書)를 열람하니 혹은 도인행기(導引行
氣), 안마(按摩), 뜸(灸), 다리미질(熨)하고 침을 놓고, 화침(火針) 및
복약(服藥)의 하나로 하나만 견지하는지 아니면 전부를 시행하는지
요?"

기백(岐伯)이 답한다. "모든 방서(方)들은 모든 사람들의 치료방
법입니다. 한 사람을 위해서 하는 것이 아닙니다."

황제가 말한다. '나는 선생으로부터 9침의 지식을 학습했습니
다. 또한 스스로 한 방서(方書)를 읽었습니다. 그 가운데는 가령

도인(導引)행기(行氣), 안마(按摩), 뜸(灸), 다리미질(熨), 침놓음, 불침(火針) 및 복약(服藥) 등의 요법이 있으니 하나가 아니고 많습니다. 그에 대한 치료법을 응용할 때에 있어서는 이는 단지 한 가지만을 견지해 나갈 것인지 동시에 모두를 사용할 것인지요?' 기백이 답한다. '방서(方書)에 언급된 바 각종 치료법은 서로 다른 사람의 서로 다른 질병의 치료 방법에 적응합니다. 어느 한 사람을 위한 치료법이 아닙니다. 당연히 일개인의 신상에 쓰이는 것이 아닙니다. 단지 선택적 치료 방법의 일종으로 논하지 않고 전체적 치료 원칙은 결국 일정합니다.

황제(黃帝)가 말한다. "이는 곧 이른바 수일(守一)하여 잃지 않음이며 최선을 다하여 실수가 없는 것입니다. 지금으로서는 음양(陰陽)의 요점, 허실(虛實)의 이론, 경이(傾移)의 허물(過)로써 질병 치료의 적절한 방법으로 듣고 있습니다. 바라건데 체내(體內)의 전변(傳變)이 발전하여 장기(腸氣)가 망가져서 치료할 수 없는 것은 들을 수 있는지요?"

기백(岐伯)이 답한다. "질문이 매우 중요하십니다! 이치(道)는 밝기가 아침에 술깨는 것 같고 군색하기로 어두운 밤 같습니다. 익숙해지면 신(神)을 스스로 만나고 신묘(神)한 이치가 생깁니다. 응당 죽백(竹帛)에 새겨서 후세에 전해야 하니 자기 자손에게만 전해서는 안됩니다."

황제가 말한다. '이는 하나의 전체적 원칙에 정통해서 이른 지도(指導)로 삼아서 갖가지의 복잡한 구체적 사물의 이치를 해결할 수 있습니다. 현재 내가 이미 아는 것은 음양(陰陽)의 요점, 허실(虛實)의 이론, 조절과 보호(調護)를 잃음으로 말미암아 정기(正)가 상하고 사기(邪)가 침입해서 이루어진 질병의 일반 정황으로 질병을 치료하는 적합한 방법 등의 지식에 미칩니다. 내가 희망하

는 것은 질병 변화의 정황을 알아서 사기(邪氣)가 체내에 있어서
의 전변(傳變) 발전이 장기(腸氣)가 망가지게 해서 쉽게 치료하지
못하는 이치에 미치는 것이니 선생은 나에게 이를 들려줄 수 있는
지요?' 기백이 답한다. '그 문제는 매우 중요합니다. 이러한 의학의
이치는 밝기가 대낮에 두뇌가 맑게 깨는 것 같고 사물이 일목요연
합니다. 어둡기는 깜깜한 밤중에 눈을 깜는 것 같아서 모든 것을
살피기 어렵습니다. 그러므로 다만 그러한 이치를 받아들이고 익
숙해질 필요가 있을 뿐 아니라 또한 실제 운용하고 학습하고 운용
하는 가운데 정(精)을 모우고 신(神)을 만나는 체험과 탐색에 있
어서 전부 이해하는 경지에 이르르면 꺾이지 않고 빼지 않고 잘
살펴 그 이치를 실제 운용하는 과정 중에 요령을 파악하게 되고
출신입화(出神入化)하여 마음을 얻어 손에 응하면 실제 문제를 해
결합니다. 그러한 신묘한 이론은 죽백(竹帛) 위에 새겨서 후세에
전해야 하리니 사유물로 하여 단지 자기 자손에게만 전해서는 안
됩니다.

황제(黃帝)가 말한다. "아침에 술깸(旦醒)이란 무엇을 말하는지
요?"

기백(岐伯)이 답한다. "음양(陰陽)에 밝고 의혹을 푼 것 같고 취
한 것이 깬 것 같습니다."

황제(黃帝)가 말한다. "밤이 어둡다(夜暝)는 것은 무엇인지요?"

기백(岐伯)이 답한다. "그 소리 없음에 벙어리(瘖)요, 그 형체가
없음에 막막함(漠)이니 모발(毛髮)이 손상되어 꺾어지고 정기(正氣)
가 크게 상해서 음사(淫邪)가 만연(蔓延)하고 혈맥이 전해 떨어지고
(傳溜) 대기(大氣)가 장(臟)으로 들어가니 배가 아프고 아래가 음심
하니 죽음에 이를 수 있고 사는데 이르지는 못합니다."

황제가 말한다. '단성(旦醒)이란 무엇인지요?' 기백이 답한다.
'음양(陰陽)의 이치에 명백하고 미혹(迷惑)한 난제(難題)가 투철한

풀이를 얻은 것 같고 술취한 중에 맑게 술이 깬 것과 같은 것입니다.' 황제가 말한다. '무엇이 밤의 어둠인지요?' 기백이 답한다. '병사(病邪)가 인체(人體)에 침입한 후 당겨 일어나는 내부 변화로 이미 소리가 들리지 않고, 형체가 없어서 보아도 보이지 않고 만져도 닿지 않아서 깜깜한 밤에 눈을 감은 듯이 완전히 모습을 드러내지 않고 까마득하여 항상 부지불각 중에 모발이 손상되어 꺾어지고 살결이 열려 땀이 많아 배설되는 등의 증상이 있습니다. 이는 사기(邪氣)가 피부와 살갗에 침범한 것입니다. 만약 정기(正氣)가 크게 상하면 사기가 만연하고 지나가는 혈맥이 내장에 전도(傳到)되어 복통을 일으키고 정기(精氣)가 새나가는 등의 증세가 일어납니다. 사기(邪)가 왕성하고 정기(正氣)가 허(虛)한 엄중한 단계에 이르르면 쉽게 치료하지 못하게 됩니다.'

황제(黃帝)가 말한다. "대기(大氣)가 장(腸)에 들어가면 어떻게 되는지요?"

기백(岐伯)이 답한다. "병이 먼저 심장에서부터 발생하면 하루밤을 지나면 폐(肺)에 이르르고, 3일을 지나면 간(肝)에 이르르고, 5일이면 비장(脾)에 이르르고, 다시 3일이 지나도 낫지 않으면 죽게 됩니다. 겨울에는 한밤중에 죽고 여름에는 한낮에 죽습니다."

황제가 말한다. '창궐(猖厥)하는 사기(邪氣)가 내장에 들어가면 어떻게 되는지요?' 기백이 답한다. '사기가 장(臟)에 들어가면 만약에 질병이 먼저 심장으로부터 발생하기 시작하면 하룻밤을 지나서는 폐(肺)에 전해 이르르고, 3일을 지나면 간(肝)에 전해 이르르고, 5일이면 비장(脾)에 이르릅니다. 다시 3일이 지나서도 낫지 않으면 죽게 됩니다. 겨울에는 한밤중에 죽고 여름에는 한낮에 죽습니다.'

병이 먼저 폐(肺)에서 발생하기 시작하면 3일이 지나면 간(肝)에 이르르고 하루가 지나면 비장(脾)에 이르르고, 5일이 지나면 위(胃)에 이르르고, 10일이 되어도 낫지 않으면 죽습니다. 겨울에는 일몰시간에 여름에는 해 뜨는 시간에 죽습니다.

만약 질병이 먼제 폐(肺)에서 발생하면 3일이 경과하면 간(肝)에 전해서 이르르고 다시 하루가 경과하면 비장(脾)에 이르르고 다시 5일이 경과하면 위(胃)에 이르르고, 만약 10일이 경과해도 완전히 낫지 않으면 죽게됩니다. 겨울철에는 해가 지는 시간에 죽고 여름에는 해가 뜨는 시간에 죽습니다.

병이 먼저 간(肝)에서 발생하기 시작하면 3일을 경과하면 비장(脾)에 이르르고, 5일이 경과하면 위(胃)에 이르르고, 3일이 경과하면 신장(腎)에 이르르고, 3일이 지나도 낫지 않으면 죽습니다. 겨울에는 해가 지는 시간에 죽고 여름에는 조반(朝飯)을 먹는 시간에 죽습니다.

만약 질병이 먼저 간(肝)에서 발생하면 3일이 경과한 후면 비장(脾)에 전도(傳到)되고, 5일이 경과한 후에는 위(胃)에 전도되고 다시 3일이 경과하면 신장(腎)에 전도되고, 다시 3일이 경과해도 낫지 못하면 죽음을 만납니다. 겨울철에는 해가 지는 시간에 죽고 여름철에는 조반 먹는 시간에 죽습니다.

병이 먼저 비장(脾)에서 발생하기 시작하면 하루가 경과하면 위(胃)에 전도되고 2일이 경과하면 신장(腎)에 이르르고, 다시 3일이 경과하면 등(脊背)과 방광에 전도되고 다시 10일이 경과해도 낫지 않으면 죽습니다. 겨울에 인정(人定) 시간에 죽고 여름에는 아침 늦은 시간(晏食)에 죽습니다.

만약 질병이 먼저 비장(脾)에 발생하기 시작하면 하루 밤이 지난 후에 위(胃)에 전도되고 다시 이틀이 경과한 후에는 신장(腎)에 전도됩니다. 다시 3일이 경과한 후에 등과 방광에 전도되고 열흘이 지나도 곧 낫지 않으면 죽음을 맞습니다. 겨울에는 황혼에 죽고 사람들이 늦은 밥 먹을 시간에 죽습니다.

병이 먼저 위(胃)에서 발생하기 시작하여 5일이 경과하면 신장(腎)에 전도되고 3일이 경과하면 등(脊背)과 방광에 전도되고 5일이 경과하면 심장(心)으로 올라가고 다시 2일이 경과해도 낫지 않으면 죽습니다. 겨울은 한 밤에 죽고 여름에는 해가 기울녘(日映)에 죽습니다.

만약 질병이 먼저 위장에서 발생하기 시작하면 5일이 경과하면 간(肝)에 전도되고 다시 3일이 경과하면 등과 방광에 전도되고 다시 5일이 경과하면 위로 심장에 이릅니다. 또한 2일이 경과하여도 낫지 않으면 죽게 됩니다. 겨울에는 한 밤 중에 죽고 여름에는 오후에 죽습니다.

병이 먼저 신장(腎)에 발생하기 시작하면 3일이 경과하면 등(脊背)과 방광에 전도되고 3일이 경과하면 심장으로 올라가고 다시 3일이 경과하면 소장(小腸)에 전도되고 다시 3일이 지나도 낫지 않으면 죽습니다. 겨울에는 새벽에 죽고 여름에는 황혼녘에 죽습니다.

만약 질병이 먼저 신장에 발생하기 시작하면 3일이 경과하면 등과 방광에 전도되고 다시 3일이 경과하면 위로 심장에 전도됩니다. 다시 3일이 경과하면 소장에 전도되고 3일이 경과해도 낫지 않으면 죽습니다. 겨울철에는 새벽에 죽고 여름철에는 황혼녘에 죽습니다.

병이 먼저 방광에 발생하면 5일이 경과하면 신장에 전도되고 하루가 경과하면 소장(小腸)에 전도되고 다시 하루가 경과하면 심장에 전도되고 다시 2일이 경과해도 낫지 않으면 죽습니다. 겨울에는 학이 우는 시간에 죽고 여름에는 오후에 죽습니다.

만약 병이 먼저 방광에서 발생하면 5일이 경과하면 신장에 전도되고 다시 1일이 경과하면 소장에 전도되고 또 하루가 경과하면 심장에 전도되고 만약 이틀이 경과한 후에도 낫지 않으면 죽습니다. 겨울철에는 학이 우는 시간에 죽고 여름철에는 오후에 죽습니다.

모든 병은 차례에 따라서 전도됩니다. 이와 같은 것은 모두가 죽는 시기가 있습니다. 그러므로 침을 놓아서는 안됩니다. 가령 질병이 전변(傳變)하는 차례가 간격이 1장(腸)에서 2, 3, 4 장에 미치면 곧 침을 놓아도 됩니다.

위에서 말한 각 장기(臟)에서 발생한 질병은 모두 상극(相克)하는 차서(次序)에 의하여 서로 전도됩니다. 이와 같이 모두는 일정한 죽는 시기가 있습니다. 그러므로 침을 놓아서는 안됩니다. 가령 질병이 전변(傳變)하는 차례(次序)는 이 간격 1장(臟)의 차례(次序)이면 위험이 없으니 침을 놓아 치료할 수 있습니다.

〈붙임〉 본편에서는 논한 바 질병 전변의 차례와 일수(日數) 및 죽는 시기의 추정은, 오랜 옛날의 고인(古人)들의 국부적인 경험의 총결이니 임상실제를 검증하면 들어맞기가 어려운 것 같다. 그러므로 이는 단지 참고할 따름으로 구애될 필요는 없다. 더욱이 그

치료 과정 중에 약물과 기체(機體) 양쪽의 상호작용의 복잡한 정
황으로 말미암아 이 결론은 다시 기계적이고 실제적이지 못하다는
결론이 나타났다.

43. 사기의 허실로 꾸는 꿈(淫邪發夢)

이 편은 사기(邪氣)의 교란[干擾] 및 장부(臟腑)의 허실 등의 원인으로 인해 일어 나는 바의 서로 다른 꿈의 경지를 토론하고 풍부한 진단과 자료의 구체적인 방법으로써 몽경(夢境)을 분석 제시했다.

황제(黃帝)가 말한다. "음사(淫邪)가 만연하면 어떻게 되는지요?"

기백(岐伯)이 답한다. "정기와 사기(正邪)가 밖으로부터 체내로 엄습해 들어와서 고정적 침입 부위를 정하지 못할 때 도로 내장(內臟)으로 흘러 넘칩니다. 일정한 자리를 얻지 못하고 영위(營衛)와 더불어 함께 운행하고 혼백과 더불어 함께 높이 오르니 사람으로 하여금 누워서 편안한 좋은 꿈을 꾸지 못하게 합니다. 사기(邪)가 부(腑)에 넘치면 밖으로 남음이 있고 안으로 부족합니다. 사기(邪)가 장(臟)에 넘치면 안으로 남음이 있고 밖으로 부족합니다."

황제가 말한다. '사기가 체내에 넘쳐서 확산되어 일으키는 반응에 관해서 듣고 싶습니다. 그것들은 도대체 어떻게 되는지요?' 기백이 답한다. '정사(正邪)가 밖으로부터 체내로 침습하면 때로는 고정적 침범 부위가 없으면 도로 내장(內臟)으로 흘러 넘칩니다. 또 영위(營衛)의 기(氣)와 더불어 함께 일어나 흐릅니다. 일정한 처소가 없으면 혼백(魂魄)을 따라서 함께 일어나 높이 오르고 따라서 사람으로 하여금 잠이 들어서도 편치 못하여 꿈이 많게 합니다. 만약 사기(邪氣)가 부(腑)에 침입하여 어지럽게 하면 밖에 있는 양기(陽氣)가 남음이 있고 안에 있는 음기(陰氣)가 부족하게 됩니다. 만약 사기가 장(臟)에 침입하여 어지럽히면 안에 있는 음기가 남음이 있고 밖에 있는 양기가 부족해집니다.'

황제(黃帝)가 말한다. "남음이 있고 부족함이 있음은 형체가 있습니까?"

기백(岐伯)이 답한다. "음기(陰氣)가 왕성하면 꿈에 큰 물을 건너며 두려워하고, 양기(陽氣)가 왕성하면 꿈에 큰 불을 만나 타오릅니다. 음양이 함께 왕성하면 꿈에 서로 살벌하고 위로 왕성하면 꿈에 나르고 아래가 왕성하면 꿈에 아래로 떨어집니다. 심하게 배고프면 사람에게서 물건을 취하고 심하게 배부르면 꿈에서 다른 사람에게 무엇을 줍니다. 간기(肝氣)가 왕성하면 꿈에서 성내고 폐기(肺氣)가 왕성하면 꿈에서 두려워하고 소리내어 울고 높이 오릅니다. 심기(心氣)가 왕성하면 꿈에서 잘 웃고 두려워하고 겁을 냅니다. 비기(脾氣)가 왕성하면 꿈에서 노래하고 오락하고 신체가 무거워서 쳐들지 못합니다. 신기(腎氣)가 왕성하면 허리와 척추가 분리되어 이어지지 못합니다. 무릇 이 12개 왕성한 것은 사(瀉)시키면 병이 낫습니다.'

황제가 말한다. '남음이 있고 부족함이 있음은 어떤 나타남이 있는지요?' 기백이 답한다. '음기(陰氣)가 왕성하면 꿈에 큰 물을 건너며 두렵고 무서움이 나타나고, 양기(陽氣)가 왕성하면 꿈에 큰 불이 나서 타오르는 것을 느끼고, 음양이 모두 왕성하면 꿈에 서로 살벌함을 보게되고, 상부에 사기(邪)가 왕성하면 꿈에 위로 향해 날아오름을 보고, 하부에 사기가 왕성하면 꿈에 아래로 향해 떨어지는 것을 봅니다. 과도하게 배고픈 때에는 꿈에 사람을 향해 물건을 찾아 취하고 과도하게 배부를 때에는 꿈에 다른 사람에게 물건을 주는 것을 봅니다. 간기(肝氣)가 왕성하면 분노하는 꿈이 있고, 폐기(肺氣)가 왕성하면 꿈에 두려워하고 소리내어 우는 꿈이 있고 심기(心氣)가 왕성하면 꿈에 기뻐서 웃는 것을 보고 두려워하고 겁남을 봅니다. 비기(脾氣)가 왕성하면 꿈에 노래를 부르고 오락을 즐기는 것을 보고 혹은 신체가 무거워서 쳐들지 못합니다. 신기(腎氣)가 왕성하면 꿈에 허리와 등골뼈가 분리되어 서로 이어지지 못함을 봅니다. 이상에 말한 12종의 왕성한 병은 꿈의 경지에서 12병사(病邪)가 있는 곳을 찾아낸 것을 근거로 하여 분별합니다. 침을 놓을 때에 상응하는 부위에 사법(瀉法)을 사용하면 다 낫습니다.'

궐기(厥氣)가 심장에 머무르면 꿈에 산언덕에 불지피는 것을 봅니다. 폐(肺)에 머무르면 꿈에 날아서 오름을 보고 금과 쇠붙이(金鐵)의 기이한 물건(奇物)을 봅니다. 간장(肝)에 머무르면 꿈에 산림수목을 봅니다. 비장(脾)에 머무르면 언덕(丘陵)에 큰 못(大澤)과 풍우(風雨)에 무너진 집을 봅니다. 신장(腎)에 머무르면 몸이 못가에 있거나 수중(水中)에 침몰해 머무름을 봅니다. 방광(膀胱)에 머무르면 꿈에 정처없이 떠돌아다니는 것을 봅니다. 위(胃)에 머무르면 음식을 꿈꾸고, 대장(大腸)에 머무르면 밭과 들을 꿈꾸고, 소장(小腸)에 머무르면 사람이 많이 모인 곳의 교통요충을 꿈꿉니다. 담(胆)에 머무르면 투쟁하고 스스로를 자할(自割)합니다. 음기(陰氣)에 머무르면 꿈에 성교(接內)를 하고 목에 머무르면 참수(斬首)를 꿈꿉니다. 정강이(脛)에 머무르면 꿈에 달려가나 앞으로 나아가지 못하고 혹은 깊은 곳의 움(窌)이나 우리(苑中)에 머무릅니다. 다리와 팔(股肱)에 머무르면 꿈에 무릎을 꿇고 절을 합니다. 요도와 직장(胞腫)에 머무르면 꿈에 소변과 대변을 합니다. 무릇 이 15가지 부족한 것은 상응하는 부위에 보법(補法)을 사용하면 다 낫습니다.

정기(正氣)가 허약함으로 인해서 사기(邪氣)가 방해[干擾]하여 심장(心)에 머무르면 꿈에 산악(山岳)에 연기와 불(煙火)이 자욱함을 봅니다. 폐장(肺)에 머무르면 꿈에 날아오르고 금속류(金屬類)의 기괴한 물건을 보게 됩니다. 간장(肝)에 머무르면 꿈에 산림수목을 봅니다. 비장(脾)에 머무르면 꿈에 이어지는 구릉(丘陵)과 거대한 호수와 연못을 보고 바람 불고 비 오는 가운데의 허물어져 비가 새는 방과 집을 봅니다. 신장(腎)에 머무르면 꿈에 몸이 깊은 못에 임(臨)하거나 혹은 물 속에 가라앉는 것을 봅니다. 방광(膀胱)에 머무르면 꿈에 정처없이 떠돌아다니는 것을 봅니다. 위 속(胃中)에 머무르면 꿈에 음식(飮食)을 봅니다. 대장(大腸)에 머무르면 꿈에 광활한 밭과 들(田野)을 봅니다. 소장(小腸)에 머무르면 꿈에 사람이 많이 모인 곳의 교통의 요충(要冲)을 봅니다. 담(胆)에 머무르면 꿈에 사람들과 싸우고 구타하거나 성난 가운데 자해함을 봅니다. 생식기관에 머무르면 꿈 속에 성교(性交)를 합니다. 머리 부위에 머무르면 꿈에 참수(斬首)함을 봅니다. 정강이(脛)에 머무르면 꿈에 달려가야 하나 앞으로 나아가지 못하고 혹은 깊은 움(窌)이나 정원(苑)에 머뭅니다. 다리와 팔에 머물면 꿈 속에 무릎 꿇고 절하는 예절을 행합니다. 요도(尿道)나 직장(直腸)에 머무르면 꿈에 소변과 대변을 합니다. 이상 15가지 종류의 정기(正)가 허(虛)하여 사기(邪)가 방해하는 질병은 몽경(夢境)에 근거하여 그 병사(病邪)가 있는 곳을 살펴서 분별해 낼 수 있습니다. 침을 놓을 때는 그 상응하는 부위에 사법(瀉法)을 사용하면 완전히 나을 수가 있습니다.

44. 순기 1일이 4시가 됨(順氣一日分爲四時)

이 편은 질병이 아침에 총명하고(旦慧) 낮에 편안하고 (晝安) 저녁에 더하고(夕加) 밤에 심한(夜甚) 이치를 논했다. 질병을 진맥하지 않은 상술(上述)한 규율 발생의 경중 (輕重) 변화의 원인을 논술했다. 다음으로 장(臟), 색(色), 시(時), 음(音), 미(味) 등 다섯가지 변하는 의의 및 5변(五變)의 주병(主病)과 침으로 치료하는 5수(五輸)의 상응하는 관계로써 임상치료시에 참고함을 말했다.

황제(黃帝)가 말한다. "대저 백병의 처음 생기는 바란 것은 반드시 모두가 조습한서풍우(燥濕寒暑風雨)에서 말미암고 음양희노(陰陽喜怒)와 음식거처(飮食居處)에 규율이 없어져서 사기(邪氣)가 내장에 침입하여 각종 병이 나고 아울러 모두는 일정한 병명이 있습니다. 이러한 정황을 이미 알고 있습니다. 대저 백병(百病)이란 것이 대다수는 아침 일찍이 병이 가볍고(旦慧), 낮은 비교적 안정되고 (晝安), 저녁에는 더 심하고(夕加), 밤에는 더 심한 것은(夜甚)은 어째서인지요?"

기백(岐伯)이 답한다. "그것은 4시(四時)의 기(氣)가 그렇게 하는 것입니다."

황제가 말한다. '각종 질병의 발생은 모두 조습한서풍우(燥濕寒暑風雨) 등의 바깥 사기(外邪)의 침범으로 인해서 발생하고 희노(喜怒)가 조절되지 못하는 등의 감정과 뜻함(情志)이 자극되고 음식기거(飲食起居)가 정상을 잃어 생활에 규율이 없어지는 때문에 사기(邪氣)가 내장(內臟)에 침범한 후에 각종 병태(病態)가 나타납니다. 아울러 또 모두는 일정한 병명이 있습니다. 그러한 정황을 내가 이미 알고 있거니와 질병이 발생한 후 병인은 대다수 새벽 이른 시기에 병정(病情)이 가볍고 신기(神氣)가 상쾌하고 대낮에는 비교적 안정되고 저녁녘에는 병세가 점점 무거워지고 야간에는 병세가 더욱 심합니다. 이러한 것은 어떠한 이치〔道理〕인지요?' 기백이 답한다. '그것은 4시의 서로 다른 변화로 인해서 사람의 양기(陽氣)가 발생하는데 상응하여 이루어지게 하는 것입니다.'

황제(黃帝)가 말한다. "4시(四時)의 기(氣)에 대해서 듣고자 합니다."

기백(岐伯)이 답한다. "춘생(春生) 하장(夏長) 추수(秋收) 동장(冬藏) 이것이 기의 정상(正常)입니다. 사람 또한 이에 응합니다. 하루를 4시로 나누면 아침은 봄, 한낮(日中)은 여름, 해가지면(日入) 가을, 한밤중(夜半)은 겨울입니다. 아침은 사람의 기가 생기기 시작하고 병기는 쇠약해집니다. 그러므로 단혜(旦慧)라 합니다. 한낮(日中)은 사람의 기(氣)가 자랍니다. 자라면 사기를 이깁니다(勝邪). 그러므로 편안합니다. 저녁은 사람의 기가 쇠약하기 시작하고 사기(邪氣)가 생기기 시작합니다. 그러므로 더합니다. 한밤(夜半)은 사람의 기가 장(臟)에 들어갑니다. 사기가 홀로 몸에 머뭅니다. 그러므로 심합니다."

　　황제가 말한다. '선생의 4시의 기에 관한 문제를 들었으면 합니다.' 기백이 답한다. '봄날에는 양기(陽氣)가 발생하고 여름날에는 양기가 융성하고 가을날에는 양기가 수렴(收斂)되고 겨울날에는 양기가 막히고 닫힙니다. 그것은 1년 중 자연계의 4시 양기의 일반 규율입니다. 인체의 양기변화는 이와 상응(相應)합니다. 1주야를 4시로 나누면 이른 새벽(早晨)은 봄날(春天)을 형상하고 한낮은 여름날(夏天)을 형상하고 해질무렵(傍晚)은 가을날(秋天)을 형상하고 한밤중(夜半)에는 겨울날(冬天)을 형상합니다. 사람의 양기 변화는 이와 더불어 서로 적응합니다. 새벽(早晨)은 양기가 발생하고 기능이 점차 활발하게 오르고 사기가 쇠퇴합니다. 그러므로 병인이 새벽이 되면 맑고 산뜻함을 느낍니다. 한낮(日中)은 사람의 양기(陽氣)가 점차 융성하고 정기(正氣)가 사기(邪)를 누를 수 있습니다. 그러므로 병의 정황이 안정됩니다. 해질무렵(傍晚)은 사람의 양기가 수렴하기 시작합니다. 기능이 점점 쇠되하면 사기가 상응하는 곳에 증강을 개시합니다. 그러므로 병의 정황은 갈수록 무거워집니다. 야반(夜半)에 이르르면 사람의 양기가 내장에서 막히고 닫히고 사기가 물러나 승기(乘機)가 크게 떨어져서 시끄러운 형세에 놓입니다. 그러므로 질병이 깊고 무겁게 드러납니다.'

　　황제(黃帝)가 말한다. "질병의 경중변화(輕重變化)와 앞서 말한 단혜(旦慧) 주안(晝安) 석가(夕加) 야심(夜甚)의 규율(規律)이 같지 않음은 어째서인지요?"

　　기백(岐伯)이 답한다. "이 4시의 기(氣)에 불응하고 그 병을 주관하여 홀로 간직하는 것은 이는 반드시 장기(臟氣)의 이기지 못하는 곳에서 시(時)를 만나면 가중(加重)하고 그 이기는 곳에서 시를 만나면 일어납니다."

황제(黃帝)가 말한다. "치료는 어떻게 하는지요?"

기백(岐伯)이 답한다. "하늘에 순종하는 시는 병이 나을 희망이 있습니다. 순행은 고명한 의원(工)이 되고 거스리는 것은 용열한 의원이 됩니다."

황제가 말한다. '질병이 하루 중에 있어서의 경중변화(輕重變化)가 선생이 말한 아침에는 총명하고(旦慧) 낮에는 편안하고(晝安) 저녁에는 더하고(夕加) 밤에는 심함(夜甚)과는 같지 않은 정황이 있으니 이는 어째서인지요?' 기백이 답한다. '이는 질병의 변화가 4시의 서로 응함과는 불화하는 때문입니다. 이러한 정황이 나타나는 것은 어느 한 내장이 단독으로 질병의 발생을 결정하는 성향의 시후(時候)에 있으니 이러한 질병은 그 변화와 시간이 일정한 관계에 있습니다. 마땅히 병을 받은 내장의 5행의 속성이 병을 입은 시일의 5행을 이기는 바의 시후이니 병이 더욱 무거워지고, 병을 받은 내장의 5행 속성이 이기고 억제하는 시일의 5행 속성일 시에는 질병은 가벼워집니다.' 황제가 말한다. '치료시에는 어떻게 하는지요?' 기백이 답한다. '치료시에는 시일(時日)과 병을 받은 내장의 5행관계를 근거로 하여 적당한 시후에 있어 보사(補瀉)를 실시하여 병든 내장이 시일(時日)의 극벌(克伐)이 태과(太過)하지 않게 하면 질병의 치료에 큰 희망이 있습니다. 그렇게 할 수 있으면 고명한 의원(醫生)이요 그렇게 할 수 없으면 용열한 의원입니다.'

황제(黃帝)가 말한다. "좋도다! 내가 듣건데 침을 놓는데는 5변(五變)이 있어서 5수(五輸)로써 주관한다고 하는데 그 수(數)를 듣고 싶습니다."

기백(岐伯)이 답한다. "사람은 5장(臟)이 있고 5장에는 5변이 있고, 5변에는 5수(輸)가 있습니다. 그러므로 5·5 25수(輸)로써 5시(時)에 응합니다."

황제(黃帝)가 말한다. "5변을 듣고자 합니다."

기백(岐伯)이 답한다. "간(肝)은 모장(牡臟)이 됩니다. 색은 푸르고(靑) 시(時)는 봄(春)이고 그 날(日)은 갑을(甲乙)이고 소리(音)는 각(角), 맛은 산(酸)입니다. 심장은 모장(牡臟)입니다. 그 색은 붉고(赤) 그 시(時)는 여름(夏)이고 그 날(日)은 병정(丙丁)이고 그 음(音)은 치(徵) 그 맛은 씁습니다(苦). 비장(脾)은 빈장(牝臟)으로 그 색은 노랗고(黃) 그 시(時)는 장하(長夏)이고 그 날(日)은 무기(戊己)이고 그 음(音)은 궁(宮)이고 그 맛은 답니다.(甘) 폐(肺)는 빈장(牝臟)으로 그 색은 희고(白) 그 시(時)는 가을(秋)이고 그 일(日)은 경신(庚辛)이고 그 음(音)은 상(商)이고 그 맛(味)은 맵습니다(辛). 신장(腎)은 빈장(牝臟)으로 그 색(色)은 검고(黑) 그 시(時)는 겨울(冬)이고 그 날(日)은 임계(壬癸)이며 그 음(音)은 우(羽)이고 그 맛(味)은 짭니다(鹹). 이것이 5변입니다."

황제가 말한다. '좋도다! 내가 듣기로는 침놓는 법(刺法)에는 5변(變)을 근거로 해서 정(井), 형(滎), 수(輸), 경(經), 합(合) 5종의 수혈(輸穴)의 정황으로 결정된다고 하는데 그 안의 규율(規律)에 대해서 듣고자 합니다.' 기백이 답한다. '사람에게는 5장(臟)이 있고 5장에는 각기 상응하는 색(色), 시(時), 일(日), 음(音), 미(味)의 5종 변화가 있으며 매종 변화에는 모두가 정(井), 형(滎), 수(輸), 경(經), 합(合)의 5종 수혈(輸穴)로 나뉘어져 더불어 서로 응합니다. 5·5 상승(相乘)하니 그 때문에 그러한 수혈(輸穴)은 25가지가 있으며 또한 5계절과 더불어 서로 응합니다.' 황제가 말한다. '5변이 무엇인지 듣고자 합니다.' 기백이 답한다. '간(肝)은 목(木)에 속합니다. 음(陰) 중의 소양(少陽)입니다. 그러므로 모장(牡臟)이라 합니다. 색에 있어서는 푸르고 시(時)에 있어서는 봄(春)이고 날(日)에 있어서는 갑을(甲乙)이고 소리(音)에 있어서는 각(角)이고 맛(味)에 있어서는 십니다.(酸) 심장(心)

은 화(火)에 속하고 양(陽) 중의 태양(太陽)이 됩니다. 그러므로 모장(牡臟)이라 합니다. 색(色)에 있어서는 붉고(赤) 시(時)에 있어서는 여름(夏)이고 날(日)에 있어서는 병정(丙丁)이고 음(晉)에 있어서는 치(徵) 맛(味)에 있어서는 씁니다(苦). 비장(脾)은 토(土)에 속합니다. 음중(陰中)의 지음(至陰)입니다. 그러므로 빈장(牝臟)이라 합니다. 색에 있어서는 노랗고(黃) 시(時)에 있어서는 장하(長夏)이고 날(日)에 있어서는 무기(戊己) 소리에 있어서는 궁(宮) 맛에 있어서는 답니다(甘). 폐(肺)는 금(金)에 속하고 양중(陽中)의 소음(少陰)입니다. 그러므로 빈장(牝臟)이라 합니다. 색에 있어서는 희고(白) 시(時)에 있어서는 가을(秋) 날(日)에 있어서는 경신(庚辛)이고 소리에 있어서는 상(商) 맛에 있어서는 맵습니다(辛). 신장(腎)은 수(水)에 속하고 음중(陰中)의 태음(太陰)입니다. 때문에 빈장이라 합니다. 색에 있어서는 검고(黑) 시(時)에 있어서는 겨울(冬) 날(日)에 있어서는 임계(壬癸) 소리에 있어서는 우(羽) 맛에 있어서는 짭니다(咸). 이것이 5변입니다.'

황제(黃帝)가 말한다. "5변(五變)으로써 5수혈(輸穴)을 나누어 주관한다는 것은 어떻게 하는지요?"

기백(岐伯)이 답한다. "장(臟)은 겨울을 주관하니 겨울철에는 정혈(井穴)에 침놓습니다. 색(色)은 불을 주관하니 불에는 형혈(滎穴)을 찌릅니다. 시(時)는 여름을 주관하니 여름에는 수혈(輸穴)을 침놓습니다. 음(音)은 장하(長夏)를 주관하니 장하는 경혈(經穴)을 침놓습니다. 맛은 가을을 주관하니 가을철에는 합혈(合穴)을 침놓습니다. 이를 일러 5변으로써 5수혈(輸穴)을 주관한다고 합니다."

황제가 말한다. '5변으로써 5수혈(五輸穴)을 나누어 주관한다는 것은 어떻게 하는지요?' 기백이 답한다. '5장은 겨울을 주관합니다. 겨울철에는 정혈(井穴)을 찌릅니다. 5색은 봄을 주관합니다. 봄철에는 형혈(滎穴)을 침놓습니다. 5시는 여름을 주관합니다. 여름철에는 수혈(輸穴)을 침놓습니다. 5음은 장하(長夏)를 주관합니다. 장하는 경혈(經穴)을 침놓습니다. 5미는 가을을 주관합니다. 가을철에는 합혈(合穴)을 침놓습니다. 이것을 5변이 5수혈을 나누어 주관하는 정황입니다.'

황제(黃帝)가 말한다. "모든 원혈(原)과 합혈(合)로써 6수혈(輸)에 이르르는지요?"

기백(岐伯)이 답한다. "원혈은 홀로 5시에 응하지 못해서 경혈(經)에 합해서 그 수(數)에 응합니다. 그러므로 6·6이 36 수혈입니다."

황제가 말한다. '위에서 말한 5수(輸)의 분별과 5시(時)의 서로 응함은 정(井), 형(榮), 수(兪), 경(經), 합(合)혈의 밖에 있으며 6부에는 본래 원혈(原穴)이 있어서 6수혈(輸)의 수(數)에 이르릅니다. 이러한 원혈(原穴)은 어떻게 배합하는지요?' 기백이 답한다. '6부(六腑)의 원혈은 홀로 5시(時)와 더불어 서로 배합하지 않으니, 경혈(經穴) 속에 돌아와 5시에 응하여 배합합니다. 이러한 6부는 각기 정(井), 형(榮), 수(輸), 경(經), 합(合)의 6혈(穴)이 있으니, 6·6이 36개의 수혈이 있으며 자주 눈이 가득 찹니다. 또한 모두가 5시와 더불어 대응의 연계(聯系)가 발생할 수 있습니다.'

황제(黃帝)가 말한다. "어떻게 장(臟)은 겨울을 주관하고, 시(時)는 여름을 주관하고 음(音)은 장하(長夏)를 주관하고, 맛은 가을을 주관하고 색은 봄을 주관한다고 할 수 있는지요? 그 수(數)를 듣고자 합니다."

기백(岐伯)이 답한다. "병이 장(臟)에 있는 것은 정혈(井)을 취합니다. 병이 색으로 변하는 것은 형혈(榮)을 취하고 병이 때로 가볍고 때론 심한 것은 수혈(輸)을 취합니다. 병이 음(音)으로 변하는 것은 경혈(經)을 취합니다. 경맥(經)이 가득해서 어혈(瘀血)의 형상이 있고 병이 그 위(胃)에 있고, 음식이 조절되지 않아 병을 얻은 것은 합혈(合)을 취합니다. 그러므로 맛은 합혈을 주관하니 이를 일러 5변(五變)이라 한다고 합니다."

황제가 묻는다. '장(臟)은 겨울을 주관하고 시(時)는 여름을 주관하고, 음(音)은 장하(長夏)를 주관하고 맛(味)은 가을을 주관하고 색(色)은 봄을 주관하는 것은 무엇인지요? 그 가운데의 이치를 듣고자 합니다.' 기백이 답한다. '병이 장에 있으면 사기(邪氣)가 깊습니다. 치료시에는 응당 정혈(井穴)에 침놓습니다. 질병의 변화는 얼굴색에 나타나니 치료시에는 응당 형혈(滎穴)을 침놓습니다. 병의 정황이 때로는 가볍고 때로는 무거우니 치료시에는 응당 수혈(輸穴)에 침놓습니다. 질병의 영향이 성음(聲音)에 이르러 변화가 발생하면 응당 경혈(經穴)에 침놓습니다. 경맥(經脈)이 왕성하여 어혈(瘀血)이 나타나는 형상이 있으면 병이 족양명위(足陽明胃)에 있고 어떤 음식으로 인해서 소화가 조절되지 못하고 영양방면의 병의 하나이니 치료시에는 모두 합혈(合穴)에 침놓습니다. 양명위부(陽明胃腑) 및 음식을 조절하지 못해서 생기는 병은 모두 5미(味)와 더불어 영양의 소화흡수와 관련이 있습니다. 그러므로 맛이 합혈(合)을 주관한다고 말합니다. 그것은 5변(變)이 나타내는 같지 않은 특징으로써 5수혈(輸)에 상응하는 침놓는 법칙입니다.'

45. 외부의 변화를 파악함(外揣)

이 편은 음양내외(陰陽內外)의 밀접한 관계와 상호영향을 강조하고 밖을 살펴서 안을 알고 안을 알아서 밖을 헤아리는 이치를 설명해서 이미 밖에 있는 객관적인 임상표현을 중시하는 사람들을 계발(啓發)하고 또 내부의 질병이 밖으로 나타내는 이론을 명확히 해서 병의 정황을 분석하는 법칙으로 삼았다.

황제(黃帝)가 말한다. "내가 9침 9편에 대해서 듣고 있으며 친히 그 지혜와 재략이 결정된 이론을 받은 바가 있어서 자못 그 뜻을 터득했습니다. 대체로 9침(九針)이란 하나에서 시작하여 9에서 끝이 납니다. 그러나 그 중요한 이치(要道)를 터득하지 못했습니다. 대저 9침이란 작은 것은 안이 없고 큰 것은 밖이 없으며, 깊은 것은 더 아래가 될 수 없고, 높은 것은 더 높은 덮개가 될 수 없습니다. 황홀무궁(恍惚無窮)하고 흘러 넘침(流溢)이 끝이 없어서 그것이 천도(天道)와 인사(人事)와 4시(時)의 변화에 부합함을 압니다. 그러니

내가 바라는 것은 호모(豪毛)같이 많은 논술을 귀납해서 한 개의
계통적 이론으로 들을 수 있는지요?"

　　황제가 말한다. '나는 9침(九針)의 9편에 관한 논문을 들었습니
다. 친히 그러한 충만한 지혜 있는 이론은 터득한 바가 적지 않습
니다. 9침의 내용은 이와 같이 풍부하고 1에서 9까지의 이치가 복
잡하고 품은 뜻이 심각하여 나는 아직도 그 중요한 정신을 파악하
지 못합니다. 9침의 이론은 정밀하여 다시 더 정밀할 수 없고 많
음에 더 많을 수 없고 깊음에 더 깊을 수 없고 높음에 더 높을 수
가 없습니다. 이치가 현묘하고 번잡하고 산만해서 천도(天道), 인
사(人事), 4시 변화 등등에 모두가 관련이 있습니다. 내가 듣고자
하는 것은 가는 털 같이 논술이 많아서 귀납하여 1개 계통의 이론
이 되게 들려줄 수 있겠는지요?'

기백(岐伯)이 답한다. "상세하도다! 그 물으심이여. 침도(針道)는
홀로 침도가 아니라, 대체로 나라 다스리는 이치가 또한 그러합니
다."

황제(黃帝)가 말한다. "내가 듣고자 하는 것은 침도에 관해서이지
나라 다스리는 일이 아닙니다."

기백(岐伯)이 답한다. "대저 나라 다스린다는 것은 오직 도(道)입
니다. 도가 아니고서야 어떻게 적고 크고 얕고 깊으며 잡스런 것이
하나로 통합되겠습니까?'

　　기백이 답한다. '물음이 참되시도다! 단지 9침의 이치가 귀납하
여 강령성(綱領性)이 강한 통일된 이론일 뿐 아니라 국가를 다스
리는 이치인 것입니다. 마땅히 그렇게 돼야 합니다.' 황제가 말한
다. '내가 듣고자 하는 것은 이 침을 사용하는 이치입니다. 나라
다스리는 방략(方略)이 아닙니다.' 기백이 답한다. '나라 다스리는

이치도 좋고 침을 사용하는 이치도 좋습니다. 모두가 반드시 원칙과 법도가 있습니다. 법도가 없이 어떻게 적고 크고 얕고 깊은 잡된 일을 통일시켜 하나로 말하겠습니까?'

황제(黃帝)가 말한다. "모두를 듣고자 합니다."

기백(岐伯)이 답한다. "해와 달과 같으며 물과 거울과 같으며 북(鼓)과 울림(響)과 같습니다. 해와 달이 물체에 비치면 그 그림자를 잃지 않습니다. 물과 거울을 살피면 그 형체를 잃지 않습니다. 북과 울림의 응함은 그 소리의 뒤가 없습니다. 동요(動搖)는 화합에 응하는 것입니다. 그 정(情)을 다 얻습니다."

황제가 말한다. '관련있는 문제를 모두 듣고자 합니다.' 기백이 답한다. '사물의 사이에 이는 밀접한 관련이 있습니다. 비유하면 해와 달과 같고 물과 거울과 같고 북과 울림과 같습니다. 해와 달이 물체를 비추면 곧 그림자가 나타남을 알게 됩니다. 물과 거울은 물체의 형상을 분명하게 반영합니다. 북을 칠 때 울림소리가 즉시 새겨집니다. 그 소리와 북치는 동작이 거의 동시에 발생합니다. 이는 모두 하나의 문제를 설명합니다. 한 개의 변화가 나타납니다. 곧 일정한 반응이 일어남을 알게 됩니다. 곧 그림자(影), 형체(形), 소리의 변화가 한결같습니다. 이 이치를 알면 그러한 침을 놓는 이론을 파악하게 됩니다.'

황제(黃帝)가 말한다. "궁색하도다! 빛나는 밝음은 가릴 수가 없습니다. 그것을 가릴 수가 없는 것은 음양(陰陽)을 잃지 않은 것입니다. 임상적 각종 현상을 종합해 살피면 진맥하고 맥상(脉象)을 조사해보면 마치 맑은 물과 밝은 거울이 그 형체를 잃지 않은 것과 같습니다. 5음이 두드러지지 않고(不彩), 5색이 밝지 않고 5장(臟)이 흔들리면 마치 이는 안과 밖이 서로 영향을 미치는 것 같으니 북이

북채(桴)에 응하고 울림(響)이 소리에 응하고 그림자가 형체와 유사
함과 같습니다. 그러므로 먼것(遠)은 밖을 맡아 안을 추측하고 가까
운 것은 안을 맡아 바깥을 추측합니다. 이를 일러 음양(陰陽)의 절
정(極), 천지의 덮개(蓋)라 합니다. 청컨데 영난지실(靈蘭之室)에 간
직해 두어서 흩어져 누설(泄)되지 않게 해 주시면 합니다."

　　황제가 말한다. '이러한 문제를 제기하는 것은 진실로 어려운 일
입니다. 모든 문제가 복잡하고 심각해서 안에 있는 이치는 해와 달
의 광망(光芒)과 같아서 가리는 법이 없습니다. 그것은 가리지 않
음을 말합니다. 이 때문에 그 이론의 기초는 천지 사이의 규율 유
양 그런 것을 총망라함을 떠나서는 없는 것입니다. 임상적 각층 현
상을 종합하여 관찰하고 진맥하고 맥상의 변화를 검사해서 망진
(望診)하며 외부의 증상을 파악한 후에 음양(陰陽)으로 분석 귀납
하여 맑은 물 밝은 거울에 물체를 비추는 형상과 같이 분명하게
나타납니다. 가령 사람의 목소리가 침체하여 우렁차지 않고 빛깔
과 광택이 어두우면 그러한 외부의 현상은 5장에 병변이 있음을
설명합니다. 그것은 인체의 음양내외의 상호 영향의 결과이며 내
장의 병변(病變)이 외부에 나타난 때문입니다. 북채로 북을 치는
것과 같아서 울리는 소리가 반드시 치는데 따라서 나오니 그림자
의 모습과 형체가 서로 따르고 또한 서로 비슷한 모양입니다. 외부
로부터 말하면 외부의 변화를 파악해서 내장의 질병을 헤아릴 수
있고 내부로부터 설명하면 내장의 질병을 살피고 알아서 외부의
증후를 헤아릴 수 있습니다. 이러한 이치는 음양이론의 중점과 천
지의 크기가 모두 이러한 규율을 떠나서는 열릴 수 없으니 청컨데
영난(靈蘭)의 방에 귀하게 감춰서 흩어져 누설되지 않게 해주시면
합니다.'

46. 5종 병변의 내인(五變)

이 편은 자연현상을 빌려서 사물의 변화는 이 바깥 원인이 안의 원인을 통과하여 일어나는 작용임을 설명하고 나아가서 질병의 생겨남과 발전은 이 내외상득(內外相得)임을 추론하고 단지 외계(外界)로부터의 병인(病因)의 각도에서 인식할 따름이 아니라는 것이다. 동시에 5종병변(病變)으로써 예를 들어 한 걸음 나아가 내인(內因)이 이 발병 과정 중의 결정적인 인소(因素)임을 설명했다.

황제(黃帝)가 소유(少兪)에게 묻는다. "내가 듣기로 모든 질병의 발생 시기에는 반드시 풍우한서(風雨寒暑)에서 생겨나서 가는 털구멍을 돌아 살결에 침입하여 혹은 전변(傳變)하고 혹은 머물러 있고 혹은 풍종(風腫)으로 땀이 나고 혹은 소갈병[消癉]이 되고 혹은 한열(寒熱)이 되고 혹은 유비(留痺)가 되고 혹은 적취(積聚)가 된다고 했습니다. 기사(奇邪)가 넘쳐서 헤아릴 수 없으니 그 이유를 듣고 싶구려. 대저 동시에 병을 얻고도 혹은 이 병이고 혹은 저 병이니 의도하는 것이 하늘이 사람에게 풍사(風邪)가 있게 하는가? 어떻게 그것이 다른가?"

소유(少兪)가 답한다. "대저 하늘이 풍사를 일으키는 것은 어떤 개인적인 백성으로서가 아니고 풍사(風)의 활동은 공평정직 하여 침범하면 누구나 병을 얻고 피하면 누구나 위태롭지가 않습니다. 사람들이 구하지 않고 스스로 범하는 것입니다."

황제가 소유에게 묻는다. '내가 듣기로 각종 질병이 발생할 시기에는 모두가 풍우한서(風雨寒暑)와 같은 바깥 사기(外邪)로 말미암아서 털구멍(毛竅)을 끼고 붙어서 인체에 침입하여 살결에 이르러서 전변(傳變)이 발생하기도 하고 일정한 부위에 머물러 있기도 합니다. 사기(邪氣)가 머무른 이후 발전하여 여러 가지 질병이 생깁니다. 혹은 풍종(風腫)이 생겨 땀이 나고 혹은 소갈병[消癉]이 발생하고 혹은 한열(寒熱)이 왕래하고 혹은 유비(留痺)가 되고 혹은 적취(積聚)가 되어 서로 다릅니다. 도처에 침입하여 소란하니 그 행동규율의 사기가 만연하여 무성하고 어지러워서(滋擾) 체내에 왕성하여 헤아릴 수 없는 각양각색의 병증세가 일어난 것을 헤아리지 못합니다. 그것은 결국 무엇 때문인지 듣고자 하오. 더욱이 그러한 정황에서 함께 병을 얻어서 저런 병이 되기도 하고 이런 병이 되기도 하니 내가 생각하기로는 설마 이 자연이 마음대로 사람을 어찌 각종 서로 다른 성질의 풍사(風邪)를 배열하겠는가? 그렇지 않으면 어떻게 그런 큰 차별이 있을 수 있는가?' 소유가 답한다. '자연계의 풍사(風邪)의 생김은 그러한 개인적인 설정이 아니고 풍사의 활동은 객관존재로서 개인에 대해서는 어떤 편의(偏倚)도 없습니다. 누구에게도 침범하고 누구든 병을 얻습니다. 누구든 예방할 수 있고 풍사의 습격으로부터 몸을 피할 수 있고 누구든 위해(危害)를 받지 않을 수 있습니다. 아울러 일정한 개인적 침범이 아니고 이는 사람들이 자기가 예방하지 않아서 병에 감촉된 것이 그 원인인 것입니다.'

황제(黃帝)가 말한다. "일시에 풍사(風)를 만나 동시에 병을 얻었는데도 그 병이 각기 다르니 그 연고를 듣고자 하오!' 소유(少兪)가 답한다. '질문하심이 훌륭하십니다. 장인(匠人)에 비유해서 설명드리겠습니다. 장인이 도끼날을 깎(刀削)에 칼을 갈고(硏) 재목(材木)을 찍으니 나무의 음양(陰陽)이 오히려 단단하고 연함(堅脆)이 있어서 단단한 것은 쉽게 찍히지 않고 연한 것은 껍질이 연해서 그 마디에 이르러서는 도끼날이 빠지게 됩니다. 대저 한 나무 중에도 단단하고 연함이 같지 않으니 단단한 것은 강(剛)하고 약한 것은 상하기 쉬운데 하물며 그 재목의 같지 않음, 껍질의 두텁고 얇음, 집액(汁)의 많고 적음이 각기 다른 것입니다. 대저 수목 중에 꽃이 일찍 피고 잎이 자라는 것을 봄에 서리와 모진 바람을 만나면 꽃이 떨어지고 잎이 시듭니다. 오랫동안 햇볕에 쬐고 크게 가물면 연한 나무 얇은 껍질은 가지가 가늘고 길고 즙액이 적어서 잎이 시들고 오래 음달지고(陰) 과도한 비를 맞으면 껍질이 얇고 즙액이 많은 것은 껍질이 터지고 젖어듭니다. 빠른 바람이 갑자기 일어나면 강하고 연한 나무는 뿌리가 흔들려서 잎이 떨어집니다. 무릇 이 다섯 가지는 각기 상하는 바가 있으니 하물며 사람이겠습니까?"

황제가 말한다. '동시에 풍사(風邪)에 감촉되고 또한 동시에 병을 얻었는데도 생긴 바의 병이 물러감도 같지 않음은 그 무슨 이유인지요? 그 이치를 듣고자 하오.' 소유가 답한다. '물으심이 훌륭하십니다. 공인(工人)이 장작을 패는 것을 예로 들어서 그 문제를 설명하겠습니다. 공장(工匠)이 도끼날을 갈고 나무를 패면 나무 본신의 양명(陽面)과 음면(陰面)이 단단한 것과 연하고 얇은 차별이 있습니다. 단단한 것은 쉽게 갈라지지 않고 연하고 얇은 소나무는 쉽게 갈라져서 나무를 패는데 힘과 기(氣)가 쓰이지 않습니다. 나무를 패는 것이 수목의 가장귀(枝枔)와 마디(交節) 부위에는 다시 더 단단해져서 잇단 도끼의 날이 모두 망가져 이가 빠지곤(缺口)합니다. 같은 나무라 해도 그 각 부분에 딱딱함과 연하고 얇은 구분이 있습니다. 딱딱한 부위와 연하고 얇은 부위의 결실 정도는 크게 서로 다릅니다. 수목 중에 꽃이 피고 잎이 자라는 것이 비교적 빠른 것은 이른 봄에 큰 바람과 찬 서리를 만나게 되어 꽃이 지고 잎이 시듭니다. 나무의 질이 연하고 바깥 껍질이 얇은 것은 뜨거운 햇볕이 장기간 내리쬐이고 크게 가물면 가늘고 긴 나뭇가지가 드리워 떨어지고 수분의 증발이 과다하여 시들고 나뭇잎이 노랗게 시듭니다. 가령 장마가 계속되면 어떤 껍질이 얇고 물먹은 양이 많은 수목은 나무껍질이 짓무르고 물에 흠뻑 젖습니다. 가령 광풍이 몰아 일어나면 강하고 연한 수목이 잘리고 가지가 마르고 나뭇잎이 떨어집니다. 가을철의 엄한 서리와 큰 바람을 만나면 강하고 연한 수목은 나무 뿌리가 흔들리고 나뭇잎이 떨어집니다. 저 다섯 가지 정황의 설명은 같지 않은 수목이 외계의 기후의 영향을 받아 손상됨이 저렇게 큰 구별이 있는 것인데 하물며 같지 않은 사람에 있어서랴!'

황제(黃帝)가 말한다. "사람으로서 나무에 응하면 어찌되는고?"

소유(少兪)가 답한다. "나무의 상하는 바는 모두 그 가지가 상한 것입니다. 가지가 강하고 단단하면 아직 손상되지 않은 것입니다. 사람이 항상 병이 있음은 또한 그 골절(骨節), 피부(皮膚), 살결(腠理)이 단단하지 못한 때문에 사기(邪氣)가 머무르는 것입니다. 그러므로 항상 병이 됩니다."

황제가 말한다. '사람과 위에서 설명한 수목의 정황과 서로 비교하면 결국에는 어떻게 되는고?' 소유가 답한다. '수목의 손상이 주요하게 나타나는 것은 나뭇가지가 손상되어 꺾인 것이니 가령 나뭇가지가 단단하고 강하면 아직 손상을 입지 않은 것입니다. 사람도 이와 같습니다. 사람이 항상 병이 생기는 것은 그 골절(骨節), 피부(皮膚), 주리(腠理) 등 부분이 단단하지 못한 때문입니다. 그

러므로 외사(外邪)가 침입하여 그 속에 머물러 있어서 항상 발병
합니다.'

황제(黃帝)가 말한다. "사람이 병이 잘 걸리고 풍사(風邪)가 몸거
죽에 거슬러 침입해서 땀이 나서 그치지 않는 것은 어떻게 살필 수
있는가?"

소유(少兪)가 답한다. "살이 단단하지 못하고 살결(腠理)이 성글
면 풍병(風)에 잘 걸립니다."

황제(黃帝)가 말한다. "어떻게 기육(肌肉)이 단단하지 못함을 헤
아릴 수 있는가?"

소유(少兪)가 답한다. "사태살(䐃肉)이 단단하지 못하고 살결이
분명하지 못한 것은 전신의 살이 단단하지 못한 것이고 피부가 거
칠고 성글어 치밀하지 못하고 살결이 성급합니다. 이것이 그 대체
적인 정황입니다."

황제가 말한다. '사람이 늘상 병이 잘 걸리고 풍사(風邪)가 몸
거죽에 침입하여 땀이 나서 그치지 않는 것은 어떻게 거죽으로 살
필 수 있는가?' 소유가 답한다. '기육(肌肉)이 단단하지 않고 살결
이 푸석푸석(疏松)하면 쉽게 풍병(風病)이 걸립니다.' 황제가 묻는
다. '기육이 단단하지 못함은 어떻게 헤아리는가?' 소유가 답한다.
'기육이 튀어나온 부위를 살펴서 그 이치를 압니다. 가령 그 부위
가 박약하고 또한 맑지 못한 피부의 무늬 살결을 보이면 전신의
기육이 단단하지 못함을 나타냅니다. 피부가 거칠고 치밀하지 못
하여 살결이 푸석푸석합니다. 그것은 기육이 단단하고 또 그렇지
않은 대체적인 정황을 살피는 것입니다.'

황제(黃帝)가 말한다. "사람이 소갈병[消癉病]에 잘 걸리는 것은
어떻게 살피는가?"

소유(少兪)가 답한다. "5장이 모두 유약(柔弱)한 것은 소갈병(消癉)에 잘 걸립니다."

황제(黃帝)가 말한다. "어떻게 5장이 유약함을 아는가?"

소유(少兪)가 답한다. "대저 유약한 것은 반드시 강함(剛强)이 있습니다. 강한 것은 성을 잘 냅니다. 부드러운 것은 쉽게 상합니다."

황제(黃帝)가 말한다. "유약하고 강함을 어떻게 살피는가?"

소유(少兪)가 답한다. "사람이 피부가 약하고 눈이 단단하고 깊은 것은 눈썹 위가 길고 또 바릅니다. 그 마음이 강하면, 성을 잘 내고 성을 내면 기(氣)가 위로 거스르고, 가슴이 답답하게 쌓이고 혈기가 거슬러 머무르고, 피부 기육이 충만하고 팽창하여 혈맥이 운행되지 않고, 전수(轉)하여 열이 나고, 열이 나면 진액이 소멸되어 기육과 피부가 야위고 얇아집니다. 그러므로 소갈병이 됩니다. 이는 그 사람이 포악하고 강해서 기육이 약한 정황인 것입니다.'

　　황제가 말한다. '사람이 늘상 소갈병을 잘 앓는 것은 어떻게 살피는가?' 소유가 답한다. '5장이 모두 유약한 사람은 쉽게 소갈병에 걸립니다.' 황제가 말한다. '어떻게 5장이 유약한 것을 아는가?' 소유가 답한다. '5장이 유약한 사람은 반드시 강인한 성정이며 성정이 강포한데 원인이 있습니다. 정지(情志)가 변동한 때문에 다시 5장이 상합니다.' 황제가 말한다. '어떻게 밖으로부터 5장이 유약하고 성기(性氣)가 강한 것을 알 수 있는가?' 소유가 답한다. '사람이 피부가 얇고 약하고 두 눈의 움직임이 재빠르지 못하고 눈알이 눈자위의 움푹한 데 깊이 함몰하여 양미간 위가 길고 바르고 성난 빛을 띠고 있습니다. 그러한 사람의 성정(性情)은 강직하고 성을 많이 내고 성내면 기(氣)가 거스르고 혈(血)을 따라 기가 오르고 가슴 속에 쌓입니다. 피부기육이 차서 팽창하게 되고 혈맥의 통행이 원활치 못하고 막혀서 열이 나고 열은 진액이 바르게 하여 기부(肌膚)가 야위고 얇아집니다. 때문에 소갈병(消癉病)이 됩니

다. 이상 말한 바는 이 성정이 포악하고 기육이 연약한 사람의 정
황입니다.'

황제(黃帝)가 말한다. "사람이 한열(寒熱)에 잘 걸리는 것은 어떻
게 살피는가?"

소유(少兪)가 답한다. "뼈가 적고 살이 약한 사람이 한열에 잘 걸
립니다."

황제(黃帝)가 말한다. "어떻게 뼈의 작고 크고 살의 단단하고 약
함, 색이 하나같지 않음을 살피는가?"

소유(少兪)가 답한다. "광대뼈(顴骨)란 뼈의 근본입니다. 광대뼈가
크면 뼈가 크고 광대뼈가 적으면 뼈가 적습니다. 피부가 얇고 그 살
이 사태(䐃)가 없으면 그 팔뚝이 나약하여 힘이 없고 아래턱의 색
깔이 광택이 없고 천정부위의 색택과 같지 않아서 깨끗지 못하고
다릅니다. 이것이 그 살핌입니다. 그러니 팔이 얇은 것은 그 골수가
가득차지 못합니다. 그러므로 한열(寒熱)에 잘 걸립니다."

　　황제가 말한다. '사람이 항상 냉(冷)을 발하고 열(熱)을 발하는
　그러한 병이 있는 것은 어떻게 헤아리는가?' 소유가 답한다. '골격
　(骨胳)이 적고 기육(肌肉)이 약한 사람은 냉(冷)하고 열(熱)나는
　병에 쉽게 걸립니다.' 황제가 말한다. '골격의 대소와 기육의 강약
　과 기색(氣色)의 불일치를 어떻게 헤아리는가?' 소유가 답한다.
　'광대뼈(顴骨)는 사람몸의 골격의 기본 표준입니다. 광대뼈가 크면
　전신의 골격이 크고 광대뼈가 적으면 전신의 골격이 모두 적으며
　피부가 얇고 기육이 야위고 약합니다. 두드러지게 드러나는 살덩
　어리가 없고 양팔이 나약하여 힘이 없습니다. 턱 부위의 색택(色
　澤)이 어둡고 더러워서 광택이 없으며 천정부위 색택과 같지 않습
　니다. 이것이 기육의 강약을 살피는 것이니 색택이 하나 같지 않은
　외부 표현입니다. 팔 부위의 기육이 얇고 약해서 무력한 것은 골수

가 많이 왕성해서 차지 못한 것이니 그것은 그 음정(陰精)이 부족함을 설명합니다. 때문에 쉽게 발열하는 병에 잘 걸리는 것입니다.'

황제(黃帝)가 말한다. "사람이 비병(痺病)에 잘 걸리는 것은 어떻게 살피는가?"

소유(少兪)가 답한다. "살결이 거칠고 기육(肉)이 단단하지 않는 것은 비병에 잘 걸립니다."

황제(黃帝)가 말한다. "비병이 높고 낮은 것은 자리가 있는가?"

소유(少兪)가 답한다. "그 높고 낮은 것을 알고자 하면 각 그 부위를 살펴야 합니다."

황제가 말한다. '사람이 비병증세(痺症)에 잘 걸리는 것은 어떻게 헤아리는가?' 소유가 답한다. '피부 살결이 거칠고 성글어서 기육이 또한 단단하지 않은 사람은 쉽게 비병에 잘 걸립니다.' 황제가 말한다. '비병 부위의 상하는 고정된 부위가 있는가?' 소유가 답한다. '비병의 발병 부위의 상하를 알고파 하면 각 부위의 정황을 살펴야 하는 것이니 허한 부위는 쉽게 병에 걸립니다.'

황제(黃帝)가 말한다. "사람이 장중(腸中)에 쌓이는 병에 잘 걸리는 것은 어떻게 살리는가?' 소유(少兪)가 답한다. '피부가 얇으면 윤택하지 않고, 기육이 단단하지 않으면 습윤(濕)한 것이니, 이와 같으면 장위(腸胃)가 좋지 않으며, 좋지 않으면 사기(邪氣)가 머물고 있으니 적취(積聚)가 이루어져 비위(脾胃)의 사이에 한온(寒溫)이 차례가 없어서 사기가 조금 이르러 축적(蓄積)되어 머무르니 큰 적취가 곧 일어납니다."

황제가 말한다. '사람이 장중(腸中)에 적취병(積聚)이 생기면 어떻게 헤아리는가?' 소유가 답한다. '피부가 얇고 윤택하지 못하면 기육이 비록 윤택하지 않고 단단하지 못함을 느끼면 그것은 장위(腸胃)가 좋지 않음을 설명하는 것으로서 영양진액이 부족한데 이르르고 장위의 기능이 차이가 나며 쉽게 사기(邪氣)가 안에 머물러 있게 되고 적취가 이루어집니다. 마땅히 한온의 음식을 맞아 정상적인 질서를 잃어버리면 사기가 비위(脾胃) 사이에 조금씩의 침범이 있으면 쉽게 축적되어 머무르고 비교적 무거운 적취병(積聚病)을 이룹니다.'

황제(黃帝)가 말한다. "내가 병의 형체(病形)를 들어서 이미 알고 있도다! 그 시(時)에 대하여 듣고 싶구려!"

소유(少兪)가 답한다. "먼저 그 해를 세워서 그 시(時)를 알아야 합니다. 시가 높으면 곧 일어나고(時高則起) 시가 낮으면 위태롭습니다(時下則殆). 비록 아래에 함몰치 않아도 (當午)에 힘차게 통한(冲通)이 있으면 그 병이 반드시 일어나니 이를 형태로 인해서 생긴 병이요 5변(五變)의 강기(紀)라 합니다."51)

---

51) 시고즉기, 시하즉태(時高則起, 時下則殆) : 질병의 발생 발전과 외계 기후의 인소(因素)가 밀접한 관계가 있으니 운기학설(運氣學說)에 근거하여 기후의 변화는 또한 각 해의 같지 않은 시서(時序)에 결정된다고 대체로 말할 수 있다. 같지 않은 연분(年分)은 같지 않은 전년(全年) 기후의 총 특징이 있다. 그러한 연도적 총 특징을 대운(大運)이라 일컫는다. 기년(紀年)의 간지(干支)를 근거로 해서 또한 매년 각기 서로 같지 않은 시서(時序)에 의하여 나타나는 5종의 비고정기후가 있으니 객운(客運)이라 일컫는다. 이밖에 1년 안에 또 6개 계단으로 나뉘어진다. 매 계단에는 영원불변의 고정적 기후 인소(因素)가 있다. 일컬어 객기(客氣)라 한다. 이 영향으로 인해서 모년의 모시계(時季)의 기후에 대한 영향을 주어서 기(氣)와 운(運)의 관계와 주기(主氣)와 객기 사이의 관계 상황이 가장 중요하다. 그러한 관계는 5행의 생극(生克)을 표현하는데 근거하는 것이다. 어느 한 시서(時序)의 기후인소(氣候因素)는 더욱이 주기와 객기의 상호작용으로써 인체에 대하여 영향이 다시 크다. 만약 주기와 객기가 합쳐서 일어남을 파악하면 다시 1년 기후의 역순(逆順) 등 정황을 주체적으로 추측할 수 있어서 인체의 영향을 헤아려 알고 매년 돌아 다니는 객기가 고정

황제가 말한다. '질병이 밖으로 나타남을 알고 있거니와 외부로부터의 질병의 변화의 상실을 어떻게 헤아리는지를 이미 알고 있도다. 시서(時序)의 인소(因素)가 질병에 대하여 영향을 미치는 정황(情況)에 대하여 알고 싶구려.' 소유가 답한다. '먼저 대표(代表)의 어느 1년의 간지(干支)로부터 오는 매년의 객기(客氣)가 주기(主氣)에 가임(加臨)할 때의 순역정황(順逆情況)을 추산(推算)합니다. 일반적으로 말해서 객기가 주기를 이겨서 지나가면(過主氣) 위가 아래를 이기니 순행(順)에 속합니다. 이때는 질병이 가볍고 느린 경향이 있고 완전히 낫습니다. 반대로 주기가 객기를 이겨서 지나가면(勝過) 아래가 위를 이기니 거스름(逆)에 속합니다. 이때는 질병이 쉽게 위태롭게 전향합니다. 때로는 비록 주기가 객기를 이기는 아래가 위를 이기는 정황에 속하지 않더라도 단지 연운(年運)의 영향으로 말미암아 발병하는데 이는 각 사람의 같지 않은 신체 기질(氣質)의 유형과 연운(年運)의 5행 속성(五行屬性)의 생극(生克) 반모(反侮) 등의 관계를 초래합니다. 이는 모두가 5변(五變)의 강령성(綱領性)의 인식(認識)입니다.'

〈붙임〉 이 구절의 글은 후인들이 5운6기(五運六氣)의 학설에 따라 해석하고 있으나 부당한 곳은 아는이의 바로 잡음을 기다린다.

불변하는 주기 위에 더해져서 객주가임(客主加臨)이라고 편리하게 부른다. 만약 객기가 주기를 이겨서 지나치면 순(順)이라 일컫고 객기가 위가 되고 주기가 아래가 되면 그러한 객기가 주기에 가임(加臨)하는 위의 정황(情況)은 위가 아래를 이기는 것이니 위가 아래를 이기는 순행(順)은 실제로 표지(標志) 당시의 기후변화가 비교적 적고 강렬함(烈)에 근거하지 않고 인체에 대해서 말하면 기체(機體)의 정상 활동에 유리하고 발병이 가볍고 느리며 질병이 쉽게 낫는다. 그러한 정황을 "시고즉기(時高則起)"라 한다. 반대로 만약 주기가 객기에 이겨서 지나치면 곧 거스른다(逆)하고 이는 아래가 위를 이긴다. 표지(標志)는 당시의 기후변화가 크고 열렬함에 근거하여 인체의 발병이 무겁고 크고 병은 쉽게 낫지 않는다. 그것을 "시하즉태(時下則殆)"라는 뜻이다.

47. 생리기능과 장부의 체표(本臟)

이 편은 혈(血), 기(氣), 정(精), 신(神), 장(臟), 부(腑) 등의 생리기능(生理功能) 및 장부(臟腑)와 체표(體表) 조직의 관계에 대하여 논술했다. 장부의 대소와 단단하고 연함 등의 서로 다른 상황이 인체의 바깥 환경에 적응하는 능력의 영향을 지적했다. 동시에 진단의 각도에 따라서 색깔의 윤택함(色澤) 피부의 무늬(膚紋) 기육(肌肉) 등의 외부의 나타남에서 장부의 상태를 헤아리는 방법을 언급하여 임상진단과 치료의 지표[指導]로 삼았다.

황제(黃帝)가 기백(岐伯)에게 묻는다. "사람의 혈기정신(血氣精神)이란 봉양생명(奉養生命)해서 정상적인 생리기능을 유지하는 물질입니다. 경맥(經脉)이란 혈기(血氣)를 운행하고 음양(陰陽)의 영양이 되고 근골(筋骨)을 적셔서 관절(關節)을 원활하게 합니다. 위기(衛氣)란 분육(分肉)을 따뜻하게 하고 피부(皮膚)를 충실하게 하고 살결(腠理)을 살찌게 하고 땀구멍의 관합(關合)을 맡습니다. 지의(志

意)란 정(精)과 신(神)을 통솔하기 때문에 혼백(魂魄)을 거두고 한온(寒溫)에 적응하고 기쁨과 성냄(喜怒)을 화합하는 것입니다. 이때문에 혈(血)이 부드러우면 경맥이 흘러 운행하고 음양을 왕복운행하니 근골이 굳세고 강하며(勁强) 관절이 맑고 원활합니다. 위기가 부드러우면 분육을 원활하게 펴고(解利) 피부가 조화롭고 부드러우며(調柔) 살결이 치밀합니다. 지의(志意)가 부드러우면 정신이집중되어 사유(思惟)가 민달(敏達)하고 혼백이 흩어지지 않고 참회하고 분노하는 생각이 일어나지 않고 5장에 사기(邪)의 침입을 받지 않습니다. 한온이 조화로우면 6부(六腑)의 수곡 운화의 기능이정상이고 풍비(風痺)가 일어나지 않고 경맥이 원활히 통하고 4지와관절이 정상으로 활동합니다. 이것이 인체의 정상 생리 활동입니다. 5장이란 정신기혈(精神氣血)을 저장하고 6부는 수곡을 운화해서 진액이 운행케 하는 것이기 때문입니다. 이는 사람이 하늘로부터 갖추어 품수했기 때문입니다. 어리석거나 지혜롭거나 어질고 어질지않음을 막론하고 두 가지로 나타나지 않습니다. 다만 천수(天壽)를다 할 수 있으려면 바깥 사기(外邪)를 받지 않고 몸에 병이 없고 나이 들어도 늙지 않고 비록 풍우(風雨)와 졸한대서(卒寒大暑)가 범해도 오히려 해치지 못합니다. 그와는 달리 사람이 비록 집문을 나오지 않고 엄밀한 방에 거처하여 풍우(風雨)의 침입과 시끄러움이 없고 근심과 놀람과 두려움의 정지(情志)의 자극이 없어도 병을 면치못하는 것은 어째서인지요? 그 까닭을 듣고자 합니다."

황제가 기백에게 묻는다. '인체의 혈기정신(血氣精神)은 생명을 받들어 양생하여(奉養生命) 정상으로 생리기능을 유지하는 물질입니다. 경맥(經脉)은 기혈(氣血)을 통행할 수 있게 하고 아울러 통과기혈의 부단한 왕복운행은 신체의 내부와 외부의 영양이 되고 근골을 적시고 관절이 원활하게 통하게 합니다. 위기(衛氣)는 기육(肌肉)을 따스하게 양생하고 피부를 부드럽게 하고 살결을 충실하게 하고 동시에 땀구멍의 관합(關合)을 파악합니다. 사람의 지의(志意)는 정신활동을 통솔할 수 있어서 혼백(魂魄)을 수습하고 인체의 냉열자극에 대한 적응능력과 감정과 의기의 변화를 조절합니다. 이 때문에 혈맥이 조화롭고 정상을 유지하면 곧 기혈(氣血)이 원활히 운행되고 온몸의 안과 밖이 모두 그 왕복 순행하는 과정 중에 충분한 영양을 얻을 수가 있고 따라서 근골이 힘이 세고 관절이 원활하여 자유롭습니다. 위기의 기능이 정상이면 기육의 펼침이 원활하고 탄력이 있습니다. 피부가 조화롭고 부드러우면 살결이 치밀해집니다. 지의가 부드럽고 순하면 정신이 집중되고 사유가 민달하고 혼백의 활동이 일사분란하고 참회하고 분노하는 등의 과도한 감정과 뜻의 자극이 없으며 따라서 5장이 안정되고 정기(正氣)가 건강하고 왕성하며 사기(邪氣)의 간섭에 의한 병이 생기지 않습니다. 만약 사람이 기후와 음식의 냉난(冷暖)에 대해서 잘 적응하고 조섭(調攝)할 수 있으면 6부의 수곡 운화(運化)의 기능이 정상이고 기혈(氣血)의 충당이 왕성하고 경맥의 운행이 원활히 통하면 쉽게 외사(外邪)를 받아 풍병(風病) 비병(痺病)이 발생하지 않고 지체(肢體)와 관절(關節)이 모두 정상적 활동을 유지할 수가 있습니다. 이런 것들은 인체의 정상 생리상태입니다. 5장은 이 정신기혈 혼백을 저장하고 6부는 수곡(水谷)을 전화(傳化)하고 진액을 운행함으로 인해서 그들의 활동이 매우 중요한 것입니다. 이러한 기능은 모두가 선천적으로 품수(稟受)한 것이니 어리석고 총명한 사람이나 좋은 사람이나 나쁜 사람을 논할 것 없이 다른 것이 없습니다. 단지 천수(天年)를 누릴 수 있고 바깥의 사기(邪)에 상하는 바가 없고 몸에 질병이 없고 나이 들어도 늙지 않고 비록 큰 추위 큰 더위와 급한 바람 폭우(暴雨)의 격렬한 병을 이루는 인소(因素)에 감촉함을 받아도 상해를 입지 않는 사람이 있습니다. 그밖에 비록 집 안에서 외출하지 않고 엄밀한 방에 머무르고 풍우(風雨)의 침요(侵擾)를 받지 않고 근심하고 슬퍼하고 놀라고 두려워하는 정지(情志)의 자극이 없는데도 병을 면하지 못하

는 것은 어째서인지요? 그 이유를 들었으면 합니다.'

기백(岐伯)이 답한다. "실로 그 물으심에 군색합니다. 5장(五臟)의 기능이란 천지자연과 더불어 서로 적응하고 음양의 유별과 배합하고 4시(四時)와 더불어 연결되어 통하고 5계절의 5행 변화와 서로 적응합니다. 5장이란 원래 소대(小大), 장단(長短), 후박(厚薄), 결직(結直), 완급(緩急)이 있습니다. 무릇 이 25가지는 각기 같지 않고 혹은 착하고 혹은 악하고 혹은 길(吉)하고 혹은 흉(凶)함으로 분별됩니다. 청컨데 이를 분별하게 해 주십시오."

기백이 답한다. '이는 참으로 어려운 문제입니다. 5장의 기능은 천지 자연과 더불어 서로 적응하고 음양의 유별과 더불어 서로 배합하고 4시와 더불어 서로 연통(連通)하고 5계절의 5행 변화와 더불어 서로 적응합니다. 5장 본신은 원래 대소(大小), 고저(高低), 견취(堅脆) 및 단정(端正), 편사(偏斜)의 구별이 있습니다. 6부는 대소(大小), 장단(長短), 후박(厚薄), 곡직(曲直), 느슨하고 느리고(松緩) 조이고 급한(斂急) 구별이 있습니다. 이 25종의 정황은 상징〔標志〕이 선악길흉(善惡吉凶)으로 분별됩니다. 청컨데 분별함을 더 설명하게 해 주시면 합니다.'

심장이 작으면 신기가 안정되고 수렴되어 사기(邪)가 상쾌하지 못합니다. 단지 조심함으로 인해서 근심하는 마음의 변화에 상하기 쉽습니다. 심장이 크면 신기(神氣)가 널리 소통되어 우환으로 인해서 쉽게 상하지 않습니다. 도리어 그 널리 소통됨으로 인해서 쉽게 외사(外邪)에 상합니다. 심장의 위치가 높으면 폐장을 압박하여 폐기를 막히게 합니다. 때문에 번민을 풀지 못하고 기가 막히고 정신이 흐려서 잘 잊어버리고 일을 당하여 말을 잘 끄집어 내지 못합니

다. 심장이 아래에 있으면 심양(心陽)이 풀어져서(逸散) 한사(寒邪)
에 잘 감촉됩니다. 동시에 두려워해서 말을 잘 못합니다. 심장이 단
단하면 장(臟)이 안정되고 단단함을 지킵니다. 심장이 취약(脆弱)하
면 소갈병[消癉]에 잘 걸리고 중초의 열증세에 잘 걸립니다. 심장이
단정하면 부드럽고 조화스러워 쉽게 상해를 받지 않고, 심장이 치
우쳐서 바르지 못하고 신지(神志)가 불안정하면 일에 있어서 일정
한 견해가 없습니다.

심장이 적으면 신기(神氣)가 안정되고 수렴되어 외사(外邪)가
쉽게 상해(傷害)를 입히 못하여 단지 그 수렴으로 인해서 우환의
정지(情志) 변화에 쉽게 상합니다. 심장이 크면 신기가 널리 소통
되어(疏闊) 우환 때문에 쉽게 상하지 않습니다. 도리어 널리 소통
됨으로 인해서 외사(外邪)에 쉽게 상합니다. 심장의 위치가 치우
치게 높으면 위로 폐장을 압박하고 폐기를 막히게 합니다. 때문에
번민이 풀리지 않는 일이 많고 기가 막히고 신기(神)가 어리석어
서 잊어버리기를 잘합니다. 일을 만나면 입을 열기가 어려워 합니
다. 심장의 위치가 치우치게 낮으면 심양(心陽)이 떨치지 못하여
풀어져 흩어지기 쉬워서 신기로 하여금 겁약으로 인해서 한사(寒
邪)에 쉽게 감촉되게 합니다. 동시에 경맥이 일어나지 않아 말이
으르렁거립니다. 심장이 견실하면 신기가 안정되어 단단함을 지킵
니다. 심장이 취약(脆弱)하면 안으로 지킴이 단단하지 못하고 심
화(心火)가 쉽게 움직여서 소갈병과 중초(中焦)의 열증(熱症)에
잘 걸립니다. 심장이 단정하면 신기와 혈맥이 조화롭고 원활하여
상해를 쉽게 받지 않습니다. 심장이 치우쳐서 바르지 못하면 신지
(神志)가 안정되지 못하고 몸가짐이 단단하지 못하여 일에 있어서
일정한 견해가 없습니다.

폐(肺)가 작으면 사기(邪)를 적게 마시므로 천식하는 병(喘喝)에
걸리지 않습니다. 폐가 크면 사기를 많이 마시므로 흉비병(胸痺)과

후비병(喉痺) 역기(逆氣) 등 병에 잘 걸립니다. 폐의 자리가 높으면 기기(氣機)가 거슬러서 어깨를 들먹이고 기침을 하는 등의 병이 있습니다. 폐의 위치가 낮으면 횡경막(橫鬲)에 접근해서 거처하므로 옆구리 아래가 잘 아픕니다. 폐가 단단하면 기침병이나 기가 거스르지 않습니다. 폐가 취약하면 소갈병에 고생하고 쉽게 상합니다. 폐가 단정하면 조화롭고 원활하여 상하기 어렵습니다. 폐가 치우쳐서 기울어지면 가슴이 치우쳐서 아픕니다.

폐장이 적으면 사기(邪)를 마신 것이 아주 적게 머물기 때문에 천식병에 걸리지 않습니다. 폐장이 크면 사기를 마셔서 머무르기 쉬우므로 흉비병(胸痺)이나 후비병(喉痺) 및 기(氣)가 거스르는 병 등에 쉽게 걸립니다. 폐의 위치가 높으면 기기(氣機)가 위로 거슬러서 천식하여 어깨가 들먹이고 기침하는 등의 병이 있습니다. 폐의 위치가 낮으면 거처가 횡경막에 가까워서 위완(胃脘)이 위로 폐를 압박하여 옆구리 아래가 잘 아픕니다. 폐장이 단단하면 외사(外邪)에 어지러워지지 않습니다. 그러므로 기침하고 상기(上氣)하는 병에 걸리지 않습니다. 폐장이 취약하면 기기가 쉽게 퍼지는 데 이르르지 않고 막혀서 쉽게 열이 나고 소갈병이 됩니다. 폐장이 단정하면 폐기가 부드럽고 원활해서 잘 통하고 상해를 받지 않는다. 폐장이 치우쳐 기울어지면 기가 퍼지지 않고 가슴 안에 치우친 통증이 있습니다.

간(肝)이 작으면 장(臟)이 편안하고 옆구리 아래에 병이 없습니다. 간이 크면 위(胃)와 목구멍을 핍박합니다. 목구멍을 핍박하면 음식이 내려가지 않는 격중병(膈中)이 됩니다. 또한 옆구리 아래가 아픕니다. 간이 높으면 횡경막 부위를 위로 받치고 또한 옆구리 부위를 긴밀히 붙여서 그것이 답답해지게 하고 식분병(息賁)이 됩니다. 간의 위치가 낮으면 위(胃)를 핍박합니다. 옆구리 아래가 텅비고 옆구리 아래가 텅비면 쉽게 사기(邪)를 받습니다. 간이 단단하면 장(腸)이 안정되어 상해를 받기 어렵습니다. 간이 취약하면 소갈병에 잘 걸리고 사기를 받기 쉽습니다. 간이 단정(端正)하면 조화롭고 원활하여 상해받기 어렵습니다. 간이 치우쳐 기울어지면 옆구리 아래가 아픕니다.

간이 작으면 장기(臟氣)가 안정됩니다. 옆구리 아래의 통증이 발생하지 않습니다. 간이 크면 밥통을 압박하고 식도(食道)를 견제하여 음식이 내려가지 않아서 격중증(膈中症)이 형성되고 양옆구리가 아픕니다. 간의 위치가 치우쳐서 높으면 위로 횡경막 부위를 지탱하여 또한 옆구리 부위에 달라 붙어 답답하고 붓는 증세가 발생케 하고 식분병(息賁病)이 일어나게 합니다. 간의 위치가 치우치게 낮으면 밥통에 바짝 접근하여 옆구리 아래가 텅비게 합니다. 이는 쉽게 사기(邪氣)의 침습을 불러들이게 합니다. 간장이 견실하면 장기가 안징되어 상해를 쉽게 빈지 않습니다. 간징이 취약하면 간양(肝陽)이 쉽게 움직입니다. 막혀서 열이 안으로 발생하여 항상 소갈병이 생깁니다. 간장의 위치가 단정하면 간기(肝氣)가 가늘게 통달하여 쉽게 사기를 받지 않습니다. 간장의 위치가 치우체게 기울어지면 기기(氣機)가 원활치 못하여 옆구리 아래가 아픕니다.

비장(脾)이 작으면 장기가 안정됩니다. 사기(邪)에 상해받기가 어렵습니다. 비장이 크면 옆구리 아래가 비어 연한 곳이 채워져서 아프고 빨리 달리지를 못합니다. 비장의 위치가 치우쳐서 높으면 옆구리 아래가 비어 연한 곳이 당겨서 계협(季脇)이 아픕니다. 비장의 위치가 치우쳐서 낮으면 대장(大腸) 위를 아래로 눌러서 사기에 손상되기 쉽습니다. 비장이 단단하면 장(腸)이 안정되어 상해받기 어렵고, 비장이 취약하면 소갈병에 잘 걸리고 상해받기 쉽습니다. 비장이 단정하면 조화롭고 원활하여 상해받기 어렵고 비장이 치우쳐서 기울어져 있으면 배가 불러서 창만하기 쉽습니다.

비장이 작으면 장기가 안정되어 상해를 받기가 어렵습니다. 비장이 크면 옆구리 아래 비고 연한 곳이 채워져서 동통(疼痛)이 생겨서 빨리 달리지 못합니다. 비장의 위치가 치우쳐 높으면 옆구리 아래 비고 연한 곳이 당겨서 계협(季脇)에 동통이 생깁니다. 비장의 위치가 치우쳐서 낮으면 대장 위로 향해 보태어 임하여(加臨) 사기(邪氣)에 상하는 바가 됩니다. 비장이 견실하면 장기가 안정되고 조화로워서 외사(外邪)가 쉽게 침범하지 못하고 상해를 받지 않습니다. 비장이 취약하면 장기(腸氣)가 운행하지 못하고 소갈병에 걸립니다. 비장의 위치가 단정하면 장기가 편안하고 원활하게 통해서 쉽게 상해를 받지 않습니다. 비장의 위치가 치우치게 기울면 장기가 원활치 못하여 운화(運化)하는 직무를 잃고 쉽게 창만(脹滿)이 생깁니다.

신장(腎腸)이 작으면 장기가 안정되고 상하기 어렵습니다. 신장이 크면 허리통증(腰痛)이 잘 걸립니다. 면앙(俛仰)을 하지 못해서 사기(邪)에 쉽게 상합니다. 신장이 높으면 배여통(背膂痛)으로 괴로워하고 면앙하지 못합니다. 신장이 낮으면 허리와 엉덩이가 아파서 면앙(俛仰)하지 못하고 호산병(狐疝)이 발생합니다. 신장이 단단하면 요배통(腰背痛)이 발병하지 않습니다. 신장이 취약하면 소갈병에 잘 걸리고 상하기 쉽습니다. 신장이 단정하면 조화롭고 원활하며 상하기 어렵습니다. 신장이 치우쳐 기울어지면 허리와 엉덩이가 통증으로 괴로워합니다. 무릇 이 25가지 병변(病變)은 사람들이 늘상 걸려서 괴로워하는 바의 병입니다.

신장이 작으면 장기가 안정되어 쉽게 외사(外邪)에 상함을 입지 않습니다. 신장이 크면 항상 요통(腰痛)이 발생합니다. 앞뒤로 부앙(俯仰)하지 못하고 또한 쉽게 외사의 손상을 입습니다. 신장의 위치가 치우쳐서 높으면 경상으로 배여통(背膂痛)이 발병하여 부앙하지 못합니다. 신장의 위치가 치우쳐서 낮으면 허리와 엉덩이 부위에 동통(疼痛)이 발생하여 부앙하지 못합니다. 동시에 호산병(狐疝)이 발생합니다. 신장이 견실하면 정기(精氣)가 왕성하고 허리와 등의 동통이 발생하지 않습니다. 신장이 취약하면 곧 음정(陰精)이 부족하고 상화(相火)가 망동하여 소갈병에 잘 걸립니다. 또한 외사(外邪)에 상하는 바가 됩니다. 신장의 위치가 단정하면 정기(精氣)가 융화되어 상함을 받지 않습니다. 신장의 위치가 치우쳐 기울어지면 허리와 엉덩이의 동통이 발생합니다. 이상에서 말한 바의 이 25종의 병변(病變)은 5장의 대소(大小), 견취(堅脆), 고저(高低), 단정(端正), 경사(傾斜) 등의 보통 원인이 조성한 바로서 이 때문에 사람이 경상(經常)으로 발생하는 병증세입니다.

황제(黃帝)가 말한다. "어떻게 그러함을 아는지요?"

기백(岐伯)이 답한다. "피부 색깔이 붉고 무늬와 결이 치밀한 것은 심장이 작습니다. 무늬와 살결이 성근 것은 심장이 큽니다. 갈우(髑骬)가 없는 것은 심장이 높습니다. 갈우가 짧고 작고 처든 것은 심장이 낮습니다. 갈우가 긴 것은 심장이 단단하고 갈우가 약하고 작고 얇은 것은 심장이 취약합니다. 갈우가 한 방향으로 기울어진 것은 심장이 치우쳐서 기울어졌습니다.

황제가 말한다. '어떻게 5장의 대소(大小), 견취(堅脆) 등의 정황을 아는지요?' 기백이 답한다. '피부 색깔이 붉고 피부의 무늬와 살결이 치밀하면 심장이 작습니다. 피부의 무늬와 살결이 성글면 심장이 큽니다. 가슴뼈가 날카롭게 튀어나오지 않으면 심장의 위치는 치우쳐 높고, 가슴뼈가 튀어나온 것이 짧고 작으면 높아서 닭

가슴처럼 튀어나오며 심장의 위치가 치우쳐서 낮습니다. 가슴뼈가 날카롭고 길게 튀어나오면 심장이 견실합니다. 가슴뼈가 날카롭게 튀어나온 것이 얇고 작으면 심장이 취약합니다. 가슴뼈 바로 아래로 향해 날카롭게 튀어나와서 돌기(突起)가 없으면 심장의 위치가 단정합니다. 가슴뼈의 날카롭게 튀어나온 것이 비스듬하면 심장의 위치가 치우쳐 기울어서 바르지 않습니다.

피부색이 희고 무늬와 살결이 희면 폐장(肺)이 적습니다. 살결이 성글면 폐장이 큽니다. 양어깨가 크고 가슴 부위가 튀어나오고 목구멍이 함몰된 것은 폐장의 위치가 치우쳐 높습니다. 양 겨드랑이 사이가 좁고 가슴 부위가 오그라들고 아래 부위가 벌어진 것은 폐장이 낮습니다. 어깨 부위의 발육이 고르고 등 부위의 기육(肌肉)이 두텁고 심하면 폐장이 단단합니다. 어깨와 등 부위가 야위고 얇으면 폐장이 취약합니다. 가슴과 등 부위의 기육이 두텁고 실하면 폐가 단정합니다. 늑골이 비스듬하고 성글면 폐가 치우쳐서 기울어진 것입니다.

피부색깔이 희고 무늬와 살결이 치밀하면 폐장이 작습니다. 무늬와 살결이 성글면 폐장이 큽니다. 양 어깨가 높이 일어서 있고 가슴 부위가 튀어나오고 목 부위가 아래로 함몰하면 폐의 위치가 치우쳐서 높습니다. 양 겨드랑이 사이가 좁고 가슴팍 상부가 좁고 늑골 부위가 벌어졌으면 폐의 위치가 치우쳐서 낮습니다. 어깨 부위의 발육이 균형이 잡히고 등 부위의 살이 두텁고 실하면 폐장이 단단합니다. 어깨와 등 부위가 야위고 얇으면 폐장이 취약합니다. 가슴과 등의 살이 두텁고 실하여 균형이 잡히면 폐의 위치가 단정하고 늑골이 비스듬하고 두드러지게 나와 성글고 고르지 않으면 폐의 위치가 치우쳐서 바르지 않습니다.

피부가 푸른색을 띠고 살결이 치밀한 것은 간(肝)이 작습니다. 살결이 성근 것은 간이 큽니다. 가슴 부위가 넓고 늑골이 높고 퍼진 것은 간이 높습니다. 늑골이 낮게 토끼처럼 합친 것은 간의 위치가 치우쳐 낮습니다. 가슴과 늑골의 발육이 고르게 건장한 것은 간장이 견실하다고 합니다. 늑골이 연약한 것은 간장이 취약합니다. 가슴 부위와 배 부위의 발육이 양호한 것은 간장이 단정합니다. 늑골이 치우쳐서 기울고 튀어나온 것은 간장이 치우쳐 기운 것입니다.

피부색이 푸르고 살결이 치밀하면 간장이 적습니다. 기육의 무늬와 살결이 성글면 간장이 큽니다. 가슴 부위가 넓고 늑골이 높고 퍼지며 튀어나오면 간장의 위치가 치우쳐서 높습니다. 늑골이 낮게 안으로 오그라들면 간장의 위치가 치우쳐 낮습니다. 가슴과 늑골의 발육이 건장하다고 하면 간장이 견실합니다. 늑골이 연약하면 간장이 취약합니다. 가슴 부위와 배 부위의 발육이 양호하고 비례적으로 균형이 잡히면 간장이 단정합니다. 늑골이 치우쳐 튀어나오면 간장이 치우쳐 비스듬합니다.

피부색이 노랗고 살갗의 무늬와 살결이 치밀하면 비장(脾)이 작습니다. 살갗의 무늬와 살결이 성글면 비장이 큽니다. 입술이 들리고(翹) 밖으로 뒤집히면 비장의 위치가 치우쳐서 높습니다. 입술 아래가 처지고 늘어진 것은 비장의 위치가 치우치게 낮습니다. 입술이 단단한 것은 비장이 단단합니다. 입술이 크고 단단하지 않는 것은 비장이 취약합니다. 입술이 아래 위가 단정한 것은 비장이 단정합니다. 입술이 치우쳐서 들린 것은 비장이 치우쳐서 기울어졌습니다.

피부색이 노랗고 무늬와 살결이 치밀하면 비장이 적습니다. 무늬와 살결이 성글면 비장이 큽니다. 입술이 들어올리고 밖으로 뒤집히면 비장의 위치가 치우치게 높습니다. 입술이 낮고 늘어져 있으면 비장의 위치가 치우치게 낮습니다. 입술이 단단하면 비장이 견실합니다. 입술이 크고 늘어져서 단단하지 못하면 비장이 취약합니다. 입술이 아래 위가 단정하고 균형이 잡히고 발육이 양호하면 비장의 위치가 단정합니다. 입술이 바르지 못하고 한쪽이 치우쳐서 높으면 비장의 위치가 비스듬합니다.

피부색깔이 검고 살결이 작은 것은 신장(腎)이 작습니다. 살결이 성근 것은 신장이 큽니다. 귀(耳)의 위치가 치우치게 높은 것은 신장이 높습니다. 귀가 뒤로 함몰한 것은 신장의 위치가 치우치게 낮습니다. 귀(耳)가 단단한 것은 신장이 단단합니다. 귀가 얇고 단단하지 못한 것은 신장이 취약합니다. 귀의 발육이 완전하고 단정하며 전방(前方)의 위치에 협거(頰車)에 바짝 접근하면 신장이 단정합니다. 귀가 치우쳐서 높은 것은 신장이 치우쳐서 기울어졌습니다. 무릇 이 여러 병변(病變)이 유리하면 편안합니다. 만약 손해를 입으면 병이 납니다."

피부색이 검고 무늬와 살결이 치밀하면 신장이 작습니다. 무늬와 살결이 성글면 신장이 큽니다. 귀의 위치가 치우치게 높으면 신장의 위치가 치우치게 높습니다. 귀의 방향이 후방으로 함몰되었으면 신장의 위치가 치우치게 낮습니다. 귀가 단단하고 곧으며 두텁고 실하면 신장이 단단하고 실합니다. 귀가 야위고 얇으며 단단하고 실하지 못하면 신장이 취약합니다. 귀의 발육이 양호하고 단정하고 전방(前方)의 위치가 협거(頰車)에 바짝 다가서면 신장이 단정합니다. 양귀가 치우쳐 기울어져서 바르지 못하고 높낮이가 균형잡히지 않으면 신장이 치우치게 기울어집니다. 위에 말한 각종의 5장의 강약 위치 등과 관련 있는 같지 않은 정황(情況)이 비록 일정한 차이가 있게 나타나지만 다만 평범하게 조섭하는데 주

의하여 정상의 기능을 유지하면 모두 질병이 발생하지 않고 편안
하고 병이 없을 수가 있습니다. 다만 손해를 입게 되면 어떤 각종
질병들이 생기게 되는 것입니다.'

황제(黃帝)가 말한다. "훌륭하도다! 그러나 그것은 내가 물은 바
의 답변이 아닙니다. 내가 듣고자 하는 것은 사람이 여태까지 병이
들지 않고 천수(天壽)를 누리는 사람이 있습니다. 그러나 걱정하고
두려워하고(憂恐) 놀라고 두려워하는(惊惕) 등의 커다란 감정과 뜻
의 자극과 무서운 추위와 지극한 더위에도 감촉되지 않고 상해를
입지 않습니다. 그 방 안에서 병풍으로 덮어 가리우고 또 두려워하
고 마음이 편하지 않음(怵惕)이 없는데도 병을 면치 못하는 것은
어째서인지요? 그 이유를 듣고자 합니다."

기백(岐伯)이 답한다. "5장 6부는 사기(邪)의 집(舍)입니다. 청컨
네 그 이치를 말씀드리고자 합니다. 5장이 모두 작으면 외사(外邪)
가 안으로 침범하여 병이 되는 원인이 비교적 적습니다. 다만 오히
려 언제나 마음이 초조하고 걱정하고 근심이 많으면 감촉을 잘 합
니다. 5장이 모두 크면 일에 느리고 그 근심은 부리기가 어렵습니
다. 5장이 모두 높은 것은 행동거지가 높은 것을 좋아합니다. 5장이
모두 낮은 것은 의지가 약하고 남의 아래 있기를 좋아합니다. 5장
이 모두 단단한 것은 병이 없습니다. 5장이 모두 취약한 것은 병이
몸에서 떠나지 않습니다. 5장이 모두 단정한 것은 장기가 조화롭고
순행하여 인심을 얻습니다. 5장이 모두 치우쳐서 기울어진 사람은
마음이 사특하여 도적질을 좋아하고 저자에서 공평하게 물가를 평
정하지 못하고 같은 말을 반복합니다."

황제가 말한다. '훌륭합니다! 그러나 내가 요구하는 질문의 답변

이 아닙니다. 내가 알고자 하는 것은 사람이 종래(從來)에 병들지
않고 천수(天壽)를 누리는 사람은 비록 두려워하고 놀라는 등의
커다란 감정의 자극과 무서운 추위와 혹독한 더위와 외사(外邪)의
방해에도 결국은 상해를 입지 않는 사람이 있는가 하면, 그밖에 바
로 온종일 밀실에 깊이 거처하고 병풍과 장막에 둘러싸서 지극히
보호하고 놀라고 두려워하는 등의 정상적 자극이 없는데도 더욱이
병이 드는 것을 못 면하는 사람이 있으니 그 연유를 듣고 싶습니
다.' 기백이 답한다. '사람의 5장 6부는 내외의 사기(邪氣)가 머물
러 쉬는 매우 중요 지역입니다. 청컨데 이러한 문제들에 대하여 그
이치를 상세하게 말씀드렸으면 합니다. 5장이 모두 작으면 외사가
안으로 침범해서 병을 이루는 원인이 적습니다. 그런가 하면 오히
려 언제나 근심하고 초조하여 근심이 많으면 감촉이 잘 됩니다. 5
장이 모두 크면 일에 조용하고 느려서 정신이 널리 열려서 그 근
심을 부리기가 어렵습니다. 5장의 위치가 치우치게 높으면 행동거
지가 높고 멀리 질주하여 공상(空想)이 스스로 크고 실제에 절실
하지 않습니다. 5장의 위치가 치우쳐서 낮으면 의지가 낮고 약하
고 사람의 아래에 있기를 좋아하고 진취(進取)를 구하지 않습니
다. 5장이 모두 단단하면 내외의 사기가 침범하지 못하여서 질병
이 발생하지 않습니다. 5장이 모두 취약하면 병사(病邪)의 침습을
쉽게 받기 때문에 병이 몸에서 떠나지 않습니다. 5장의 위치가 모
두 단정하면 장기가 고르고 조화로와 성정이 부드럽고 순하고 사
람들에게 평정(平正)하고 일을 처리함에(辦事) 쉽게 인심을 얻습
니다. 5장의 위치가 치우쳐서 기울었으면 사상이 단정치 못하고
오직 이익을 도모하고(利図) 언제나 도둑질 하여 시장에서 교역하
는 물가를 주관하는 일을 할 수 없습니다. 그러한 사람은 반복무상
(反覆無常)하고 말하는 것을 책임지지 않습니다.

〈붙임〉 5장의 고저(高低) 편사(偏斜)로써 사상행위의 특점을
추단하는 것이다. 이는 사회 실천적 사상의식이 생리적 특징으로
원인이 돌아오고 두드러지게 비타협적이다. 생리방면의 차이가 성
격 특징의 차이를 야기하는 것은 가능하다.

황제(黃帝)가 말한다. "6부(六腑)의 상응관계를 듣고자 합니다."

기백(岐伯)이 답한다. "폐(肺)와 대장(大腸)이 서로 합하고 대장은 밖으로 피부(膚)에 응합니다. 심장(心)은 소장(小腸)과 합하고 소장은 밖으로 맥(脉)에 응합니다. 간(肝)은 담과 합하고 담(膽)은 밖으로 힘줄(筋)에 응합니다. 비장(脾)과 위(胃)가 서로 합하고 위는 밖으로 기육(肉)에 응합니다. 신장(腎)은 방광(膀胱) 3초(三焦)에 서로 합하고 삼초 방광은 밖으로 주리(腠理) 호모(毫毛)에 응합니다."

황제가 말한다. '6부와 신체의 어떤 부위의 상응관계를 듣고자 합니다.' 기백이 답한다. '폐와 대장이 서로 합하고 대장은 밖으로 피부(膚)에 응합니다. 심장과 소장이 서로 합하고 소장은 밖으로 맥(脉)에 응합니다. 간(肝)과 담(胆)이 서로 합하고 담은 밖으로 힘줄(筋)에 응합니다. 비장(脾)과 위(胃)가 서로 합하고 위장은 밖으로 기육(肉)에 응합니다. 신장(腎)과 방광(膀胱) 3초(三焦)가 서로 합하고 3초 방광은 밖으로 살결(腠理)과 호모(毫毛)에 응합니다.'

황제(黃帝)가 말한다. "응함은 어떠합니까?"

기백(岐伯)이 답한다. "폐(肺)는 피부(膚)에 응하고 피부가 두꺼운 것은 대장(大腸)이 두껍습니다. 피부가 얇은 것은 대장이 얇습니다. 피부가 느슨하고 배 둘레가 큰 것은 대장이 느슨하고 깁니다. 피부가 팽팽한(緟急) 것은 대장이 팽팽하고 짧습니다. 피부가 부드럽고 미끄러우면 대장이 순리로 통하고 피부와 기육(肉)이 덧붙어 있지(附麗) 않은 것은 대장이 맺혀서 원활하지 못합니다."

황제가 말한다. '5장 6부와 각 조직의 상응관계는 어떻게 나타나는지요?' 기백이 답한다. '폐와 피부가 서로 응하고 또 대장(大腸)과 서로 합합니다. 피부가 두터우면 대장이 두껍습니다. 피부가 얇으면 대장이 얇습니다. 피부가 느슨하면 배 둘레가 크고 대장이 느슨하고 또 깁니다. 피부가 팽팽하면 대장이 팽팽하고 짧습니다. 피부가 원활하고 부드러우면 대장이 순하게 통합니다. 피부가 건조(干燥)하고 찌꺼기를 벗으면 기육(肉)과 더불어 덧붙어 있지 않으면 대장이 맺히어 원활하지 못합니다.'

심장이 맥(脉)과 더불어 서로 응하고 피부가 두터우면 맥이 두텁고 맥이 두터운 것은 소장(小腸)이 두텁습니다. 피부가 얇은 것은 맥이 얇고 맥이 얇은 것은 소장이 얇습니다. 피부가 느슨한 것은 맥이 느리고 맥이 느린 것은 소장이 크고 깁니다. 피부가 얇고 맥이 허하고 적은 것은 소장이 작고 짧습니다. 모든 양경맥(陽經脉)이 모두 많이 구불구불한 것은 소장이 맺힙니다.

심장과 맥은 서로 응하고 또한 소장과 서로 합합니다. 피부가 두터우면 맥체가 두터움을 입증하고 맥이 두터우면 소장이 두텁습니다. 피부가 얇으면 맥체가 얇음을 입증하고 맥이 얇으면 소장이 얇습니다. 피부가 느슨하면 맥체가 느슨함을 입증하고 맥체가 느슨하면 소장이 넓고 느슨하고 굵직하고 깁니다. 피부가 얇고 연하고 얇고 작고 약하면 소장은 잘고 짧습니다. 3양경맥의 부위가 꾸불꾸불한 혈락(血絡)이 보이면 소장이 맺히고 막힙니다.

비장(脾)과 기육(肉)은 서로 응합니다. 때문에 기육(肌肉)의 사태(䐃)가 단단하고 큰 것은 위(胃)가 두텁습니다. 기육의 사태가 가늘고 작은 것은 위가 얇습니다. 기육의 사태가 작고 가는 것은 위가 단단하지 않습니다. 기육의 사태가 몸에 어울리지 않는 것(不称)은 위의 위치가 낮고 위가 낮은 것은 위의 아래가 압박을 받아 원활치 못합니다. 기육의 사태가 단단하지 않는 것은 위가 느슨합니다. 기육의 사태 주위에 작은 알이 여러겹 이어진 것이 없으면 위의 위체(胃體)가 팽팽하게 수렴됩니다. 기육의 사태가 작은 알이 겹친 것이 많은 것은 위(胃)가 맺히고 위가 맺힌 것은 위의 입구가(上口)가 긴축되어 음식이 원활히 아래로 내려가지 않습니다.

비장과 기육이 서로 응하고 비위(脾胃)가 서로 합칩니다. 때문에 기육의 사태가 단단하고 크면 위체(胃體)가 두텁습니다. 살의 사태가 가늘고 엷으면 위체가 엷습니다. 살과 사태가 가늘고 작고 얇고 약하면 위(胃)가 얇고 약하고 단단하지 못합니다. 살과 사태가 야위고 얇으며 전체의 신체가 서로 협조되지 않으면 위의 위치가 치우치게 낮아서 아울러 그 위치가 치우치게 낮아서 위의 하구(下口)가 압박을 받음으로 꽉 조임으로 인해서 음식물이 순하고 원활하게 통과되지 못합니다. 살과 사태가 견실하지 못하면 위체가 싹 조입니다. 살과 사태 주위에 많은 작은 일이 겹겹이 이어있으면 위기(胃氣)가 맺히고 막히고 위기가 맺히고 막히면 그 상구(上口)가 긴축(緊縮)되어 음식이 순조롭고 원활하게 내려가지 않습니다.

간(肝)은 손톱과 서로 응합니다. 손톱이 두텁고 색이 노란 것은 담(胆)이 두텁습니다. 손톱이 얇고 색이 붉은 것은 담이 얇습니다. 손톱이 단단하고 색깔이 푸른 것은 담이 팽팽하게 조입니다. 손톱이 젖어서 색깔이 붉은 것은 담이 느슨합니다. 손톱이 바르고 색깔이 희고 무늬가 없는 것은 담이 바릅니다. 손톱이 기형적이고 색깔이 검고 무늬가 많으면 담기(膽氣)가 막히고 맺혀서 통하지 않습니다.

간은 손톱과 서로 응하여서 간(肝)과 담(胆)이 서로 합합니다.

때문에 손톱변화를 관찰해서 담의 상황을 살펴서 알 수 있습니다. 손톱이 두텁고 색깔이 누르면 곧 담이 두텁습니다. 손톱이 얇고 색깔이 붉으면 담이 얇습니다. 손톱이 단단하고 색깔이 푸르면 담이 팽팽하게 조입니다. 손톱이 젖어서 연하고 색깔이 붉으면 담이 느슨합니다. 손톱이 똑바르고 색깔이 희고 무늬가 없으면 담기가 원활히 퍼지고 부드럽고 순합니다. 손톱이 기형적이고 색깔이 검고 무늬가 많으면 담기가 막혀서 통하지 않습니다.

신장(腎)과 뼈는 서로 응합니다. 무늬와 살결이 빽빽하고 피부가 두터운 것은 3초(三焦)와 방광(膀胱)이 두텁습니다. 무늬와 살결이 성글고 피부가 얇은 것은 3초 방광이 얇습니다. 살결이 성근 것은 3초 방광이 느슨합니다. 피부가 빽빽하고 호모(毫毛)가 없는 것은 3초 방광이 빽빽합니다. 호모(毫毛)가 아름다우나 성근 것은 3초 방광이 바릅니다. 호모가 드문 것은 3초 방광이 맺힙니다.

신장과 뼈는 서로 응하여 방광(膀胱) 3초(三焦)와 서로 합합니다. 방광 3초는 또 밖으로 피모(皮毛)에 응합니다. 무늬와 살결이 치밀하고 피부가 두터우면 3초 방광이 두렵습니다. 무늬와 살결이 성글면 피부가 깎여서 얇으면 3초 방광이 얇습니다. 살결이 푸석푸석(疏松)하면 3초 방광이 느슨합니다. 피부가 팽팽하여 호모가 없으면 3초 방광이 긴급(緊急)합니다. 호모가 아름답고 윤기 있으며 굵으면(粗) 3초 방광의 기(氣)가 순행하고 잘 통합니다. 호모가 드물고 성글면(稀疏) 3초 방광의 기가 막히고 맺혀서 잘 통하지 않습니다.

황제(黃帝)가 말한다. "두텁고 얇고 아름답고 보기 싫은 것(厚薄美惡)이 모두 형체가 있습니다. 바라건데 병드는 바를 듣고자 합니다."

기백(岐伯)이 답한다. "그 바깥에 응함을 살펴서 그 내장(內臟)을 알면 아픈 바를 알게 됩니다."

황제가 말한다. '장부(臟腑)의 두텁고 얇음과 좋고 나쁨(好坏)이 모두 일정한 형적(形迹)이 있으니 그들의 발생하는 병변(病變)의 결말(究意)이 어떠한지 그것이 알고 싶습니다.' 기백이 답한다. '그들이 각자 밖에서 응하는 피육근골(皮肉筋骨) 등의 조직을 살펴서 그 부분적인 변화를 보아서 장부의 상황을 알 수 있고 장부의 같지 않은 상황을 근거로 하여 앞에서 말한 바를 결합하여 발생하는 바 병변을 알 수 있습니다.'

권 8

48. 복약을 금하는 경우(禁服)

　　이 편은 침을 놓는데는 경맥(經脉)의 순행(循行)하는 규율과 위기(衛氣)와의 관계를 반드시 알아야 한다는 것을 설명했다. 동시에 인영맥(人迎)과 촌구맥상(寸口脉象)의 변화를 통하여 인체(人體)의 경맥과 장부의 병변(病變)을 헤아려 알 수 있고 아울러 질병의 허실(虛實)과 한열(寒熱) 성질의 서로 다름에 근거하여 응해서 보사(補瀉)의 치료법을 확정해서 뜸(灸) 침(刺) 음약(飲藥) 등의 다른 치료 방법을 시행한다는 것을 지적했다.

　　뇌공(雷公)이 황제(黃帝)에게 묻는다. "소자(細子)[52]는 학업(業)을 받음에 9침(九針) 60편을 통해서 전수를 받은 이후 아침 일찍부터 저녁 늦게까지 부지런히 학습했는데 근자에는 절편(絶編)이 되고 죽간(竹簡)이 오래되어 때가 묻도록 오히려 끊임없이 읽고 외웠으나 이처럼 그 중의 정밀한 뜻을 완전히 이해하지 못합니다. <외취

---

52) 세자(細子) : 속칭 소자(小子), 스스로를 겸손하는 말

(外揣)>에서 말한 '혼속위일(渾束爲一)'은 아직 그 말하는 바 뜻을 모릅니다. 9침(九針)의 이치는 대저 크기(大)는 다시 더 큰데 이르지 못하고 세밀함도(小) 더 세밀할 수 없어서 그 크고 적음에 지극함(極)이 없고 높고 낮음이 헤아릴 수 없으니 묶어서 어찌하느지요? 하물며 사람들의 재능(才力)은 혹은 후(厚)하고 혹은 박(薄)하고 지려(智慮)가 좁고 낮아서 소자(細子)와 같이 박대(薄大) 심오(深奧)함을 스스로 학습해도 이해하지 못하겠습니다. 소자는 후세에 그 깊은 학술이 흩어져 없어져서 자손대에서 끊어질까 두려워 그 대략이 어떠한지를 묻는 것입니다."

황제(黃帝)가 답한다. "그 물음이 훌륭하구려! 이는 선사(尤師)께서 신중히 전수하지 않으면 죄(罪)가 된다고 했느니라. 팔을 그려 삽혈(歃血)하는 맹세였노라. 그대가 만약 얻고자 하면 어째서 재계(齋戒)하지 않는가?"

뇌공(雷公)이 다시 절하고 일어나서 말한다. "이에 명하심을 듣고자 합니다." 이어 3일을 지성으로 목욕재계하고 청한다. "감히 오늘 정오(正陽)에 소자가 맹세하기를 청합니다." 황제는 곧 함께 재실(齋室)에 들어가 팔을 베고 삽혈했다.

황제(黃帝)는 친히 축을 읽고 말한다. "오늘 정오에 삽혈하여 방술을 전수하니 감히 이 말을 배신하는 자는 반드시 재앙을 받으리라!"

뇌공(雷公)이 다시 절하고 말한다. "소자[細子]가 맹세를 받아들입니다."

황제(黃帝)는 왼손으로 뇌공의 손을 잡고 오른손으로 책을 전수하면서 말한다. "삼가고 삼가라! 내가 그대에게 그 이치를 말하노라!"

뇌공이 황제를 향해 이치를 묻는다. '저는 스스로 황제가 전수하신 9침(九針) 60편을 전수 받은 이후 아침 일찍부터 저녁 늦게까지 부지런히 학습했는데 모두가 편절(絶編)이 되고 죽간(竹簡)이 때묻어서 끊임없이 읽고 외웠으나 이와 같이 그 중 정교한 뜻을 완전히 이해하지 못합니다. 외취(外揣)에서 말하는 혼속위일(渾束爲一)은 아직 그 뜻을 알지 못합니다. 이미 말씀한 9침(九針)의 이치는 크기가 더 큰데 이르지 못하고 세밀함이 더 세밀한데 이르지 못하고 그 크고 적음은 이미 그 극점(極點)에 이르렀습니다. 그 지고무상(至高無上)함과 지심무하(至深無下)함은 헤아리는 법이 없는 경지에 이르렀습니다. 이와 같은 박대정심(博大精深)함은 어떻게 귀납(歸納)하여 총결되는지요? 하물며 또한 사람들의 총명재지(聰明才智)는 후(厚)함이 있고 박(薄)함이 있고 지혜가 지나친 사람, 사려(思慮)가 주밀(周密)한 사람이 있고 천견박식(淺見博識)한 사람이 있어서 그 높고 깊은 이치를 이해하지 못합니다. 또한 저의 한결같은 가고(刻苦)의 노력과 학습에도 이해할 수 없습니다. 저는 이러한 일이 장시간이 되면 이 하나의 정교하고 깊은 학술이 흘러가 흩어지고 잃어버려 자손들에게 대를 이어 계승하지 못할까 두렵습니다. 이로 인해 저는 황제께 이에 대한 학술이 일어나 내려온 개괄을 가르쳐 주실수 있는지를 청하옵니다.' 황제가 말한다. '그대의 물음이 매우 훌륭하도다! 이는 바로 선사(先師)가 재삼 경고하여 중요한 내용을 쉽게 전수하는 것을 금지한 것이다. 반드시 팔을 갈라 삽혈(歃血)하는 맹세를 거친 후에야 전수할 수 있다고 했도다. 그대가 깨닫고자 한다면 어찌 지성으로 제계(齋戒)하지 않는가!' 뇌공이 다시 예를 갖추고 말한다. '저는 황제의 말씀을 따르고자 합니다.' 이 때 3일을 목욕재계하고 청한다. '감히 오늘 정오에 맹세를 하고 비방을 전수받고자 합니다.' 황제와 뇌공은 함께 재실(齋室)로 들어갔다. 팔을 그려 삽혈하는 의식을 거행했다. 황제가 친히 축(祝)을 읽고 말했다. '오늘 정오시간에 삽혈하는 의식을 거행하여 의학의 요도(要道)를 전하노라. 가령 누구든지 오늘 맹세한 바를 어기면 반드시 재앙을 만나리라!' 뇌공이 말한다. '저는 맹세와 재계를 받아들이겠습니다.' 황제가 왼손으로 뇌공의 손을 잡고 오른손으로 방서를 뇌공에게 전수해 주었다. 아울러 또 말한다. '삼가고 삼가라. 내가 그대에게 그 중의 이치를 말하노라'

"모든 침 놓는 이치는 경맥(經脈)을 먼저 알아야 한다. 그 순행(循行)하는 규율을 파악하고 그 장단(長短)과 모든 경맥(每經)의 기혈(氣血)의 많고 적음을 알아야 한다. 안으로 5장의 차례를 알고 밖으로 6부의 기능을 분별하고 동시에 위기(衛氣)의 변화를 살펴서 백병(百病) 발생 원인의 근거를 연구하여 그 허실(虛實)을 조절하고 허실이 곧 그치면 그 혈락(血絡)을 사(瀉)시켜서 사혈(瀉血)을 다 내보내면 병의 정황이 호전된다."

뇌공(雷公)이 말한다. "이 이치는 소자(細子)가 알고 있습니다만 단지 그 요령을 알지 못합니다."

황제(黃帝)가 답한다. "대저 약방(約方)53)이란 것은 주머니를 묶는 것(約囊)과 같으니 주머니가 차면 가령 주머니 입구를 묶지 않으면 담긴 물건이 새나와 떨어진다(漏掉). 바야흐로 불약(弗約)이 이루어지면 신(神)을 전할 수가 없다."

뇌공(雷公)이 말한다. "원하는 것은 하등 인재(下材)를 만드는 것이지 가득하게 약방(約方)을 하는 것이 아닙니다."

황제(黃帝)가 말한다. " 가득하지 않고 대략을 아는 것은 단지 일반적 의원(醫生)을 만드는 것이지 고명한 의원을 만드는 것이 아니다. 천하에 사표가 될 수 있는 것이 아니다."

---

53) 약방(約方) : 의도(醫道)중의 허다한 진단(診斷)과 치료방법의 요령을 파악하여 귀납이 떠오름.

'모든 침을 놓아 병을 치료하는 이치를 아는 것은 먼저 경맥(經脈)을 잘 알아야 하고 그 순행(循行)의 규율을 파악하고 그 장단(長短)과 모든 경맥의 기혈(氣血)이 많고 적은 차이를 알아야 하고 안으로는 5장의 차례를 알아야 하고 밖으로는 6부의 기능을 분별해야 하고 동시에 위기(衛氣)의 변화를 살펴서 백병(百病)의 발생원인의 근거를 연구해서 나아가 적당한 방법을 사용하여 질병의 허실을 조절하고 치료하여 만약 치료가 되면 곧 허실(虛實)로 말미암아 나타나는 병변(病變)은 모두 발전이 정지된다. 병이 혈락(血絡)에 있으면 낙맥에 침을 놓는 법을 써서 그 혈락을 사(瀉)시켜 사혈(瀉血)을 제거하게 하여 병정(病精)이 호전(好轉)된다.' 뇌공이 말한다.' 이 이치는 제가 알고 있습니다. 단지 그것은 그 요령을 파악해서 귀압(歸納)하지 못할 따름입니다.' 황제가 말한다. '약방(約方)이란 장차 한 개의 주머니 입구를 묶는 것과 같으니 주머니가 차면 가령 주머니 입구를 묶지 않으면 담겨 있는 물건이 새나와 떨어진다. 학습한 허다한 진단과 치료방법이 가령 요령을 파악해서 귀납을 충격하지 못하면 잡되고 정교하지 못하여 출신입화(出神入化)하지 못하고 운용이 자유자재이다.' 뇌공이 말한다. '바라건데 하등 인재의 사람을 만들어 주시지요. 학식의 연박(淵博)을 구하지 않고 학습의 완비는 같지 않습니다. 정교하고 간략하게 귀납해 주시기 바랍니다. 그 결과는 어떠한지요?' 황제가 답한다. '이것은 사람이 단지 일반적 의생이 되는 것이지 고명한 의생이 되는 것이 아니다. 다시 천하의 사표(師表)가 될 수 없는 것이다.'

뇌공(雷公)이 말한다. "일반 의원의 이치를 아는 이론에 응하는 바를 듣고자 합니다."

황제(黃帝)가 말한다. "촌구맥(寸口脈)은 안을 주로 살피고 인영맥(人迎脈)은 밖을 주로 살핀다. 촌구맥과 인영맥 2맥은 서로 응하여 함께 오고 함께 간다. 그 박동역량(博動力量)이 이론상 설명에 따라서 크고 작은 것이 서로 같아야 한다. 봄 여름에는 인영맥이 조금 커지고 가을 겨울에는 촌구맥이 조금 커진다. 이와 같은 사람을 이름하여 평인(平人)이라 한다.

　　뇌공이 말한다. '제가 바라기는 일반 의생의 이치를 아는 이론에 응하는 바에 따라서 듣고자 합니다.' 황제가 답한다. '촌구맥(寸口脈)은 안에 있는 5장의 변화를 주관하여 살피고 목부위의 인영맥(人迎脈)은 밖에 있는 6부(六腑)의 변화를 주관하여 살핀다.' 촌구맥 인영맥 2맥은 겉과 속이 서로 응하여 왕래하여 쉬지 않는다. 그 박동의 역량 이론상의 설명에 따라 마땅히 크고 작은 것이 서로 동등해야 한다. 다만 봄과 여름에는 양기(陽氣)가 왕성하고 인영맥(人迎脈)이 조금 커진다. 가을 겨울에는 음기(陰氣)가 왕성하고 촌구맥이 조금 커진다. 이는 병이 없는 사람의 표현이다.

인영맥(人迎脈)의 크기는 촌구맥(寸口脈)보다 배(倍)가 크면 이 병이 족소양경(足少陽)에 있으며 배(倍)로 크고 성급하면 이 병이 소양경(少陽)에 있다. 인영맥이 촌구맥의 2배이면 이 병은 족태양경(足太陽經)에 있다. 2배로 크고 성급하면 이 병이 수태양경(手太陽經)에 있다. 인영맥이 3배로 크면 이 병은 족양명경(足陽明經)이 있다. 3배로 크고 성급하면 이 병이 수양명경(手陽明經)에 있다. 인영맥이 왕성하게 크고 양기(陽氣)가 안으로 왕성하면 열이 난다. 인영맥이 허하고 작으면 양기(陽氣)가 안으로 허하여 한기가 난다. 인영맥이 팽팽하면 통비(痛痺)가 된다. 대맥(代脈)이 나타나면 홀연 아프다가 홀연 그친다. 치료시에는 인영맥이 왕성하면 사법(瀉法)을 쓰고 인영맥이 허하면 보법(補法)을 쓴다. 맥이 팽팽하여 아프면 분육(分肉) 사이의 혈위(穴位)를 취한다. 맥(脈)이 대신하면 혈락(血絡)을 취하여 피를 내고 아울러 복약(服藥)을 배합한다. 맥(脈)이 함몰해서 일어나지 않으면 뜸질한다. 왕성하지 않고 허하지 않으면 본경(本經)을 취하여 치료한다. 이름하여 경자(經刺)라 한다. 인영맥이 촌구맥보다 4배로 크고, 또 크고 또 잦으면 이름하여 일양(溢陽)이라 하고 일양(溢陽)은 외격(外格)이 되니 죽어서 치료하지 못한다. 반드시 그 본말(本末)을 살펴서 그 한열(寒熱)을 살펴서 그 장부(臟腑)의 병을 증험해야 한다.

인영맥이 촌구맥에 비하여 맥상(脈象)이 배로 크면 이 병은 족소양경에 있다. 한 배로 크고 성급하면 이 병은 수소양경에 있고 인양맥이 촌구맥보다 2배로 크면 이 병은 족태양경에 있다. 2배로 크고 성급하면 이 병은 수태양경에 있다. 인영맥이 촌구맥보다 3배로 크면 이 병은 족양명경에 있다. 3배로 크고 성급하면 이 병은 수양명경에 있다. 인영맥이 왕성하게 크고 양기가 안으로 왕성하면 열이 난다. 맥이 허하고 작고 양기가 안으로 허하면 한기가 된다. 맥이 팽팽하고 통비(痛痺)가 되어 대맥(代脈)이 나타나면 홀연 아프고 홀연 그치니 때로는 가볍고 때로는 중한 병증세이나. 치료시에는 맥이 왕성하면 사법(瀉法)을 쓰고, 맥이 허하면 보법(補法)을 쓰고 맥이 팽팽하여 동통(疼痛)이 나면 곧 분육의 사이의 혈위에 침을 놓고 맥(脈)이 대신하면 혈락(血絡)을 취하여 피를 나게 한다. 아울러 복약을 배합한다. 맥이 함몰하여 일어나지 않으면 한체(寒滯)가 있으니 뜸질법을 써서 치료한다. 왕성하지 않고 허하지 않으면 정경(正經)이 스스로 병난 것이니 곧 병이 있는 본경(本經)을 취하여 치료한다. 그것을 일러 경자(經刺)라 한다. 인영맥이 촌구맥에 비하여 4배로 크고 또 잦으면 양맥(陽脈)이 매우 왕성하니 이름하여 일양(溢陽)이라 한다. 일양은 이 음기(陰氣)가 밖으로 격양(格陽)하는 현상이니 음양(陰陽)이 장차 이결(离決)해야 하니 불치의 죽는 증세이다. 반드시 상세하게 그 질병의 전과정을 연구하여 맑음에 속하고(淸屬) 한기에 속함을(寒屬) 구분하여 장부의 병변을 판명해서 아울러 근거하여 치료를 진행한다.

촌구맥(寸口)이 인영맥(人迎)보다 한 배 크면 이 병은 족궐음(足厥陰)에 있다. 한 배 크고 성급하면 수심주(手心主)에 있다. 촌구맥(寸口)이 2배 크면 병이 족소음(足少陰)에 있으며 2배 크고 성급하면 병이 수소음(手少陰)에 있다. 촌구맥(寸口)이 3배이면 병이 족태음(足太陰)에 있으며 3배 크고 성급하면 수태음(手太陰)에 있다. 촌구맥이 왕성하면 곧 창만(脹滿)하고 한체(寒滯)가 중초(中焦)에 있으면 음식이 소화되지 않고 촌구맥이 허하면 장위중(腸胃中)에 열이 나고 변이 메기장죽(糜粥) 같으며 소기(少氣)하며 오줌색깔이 변하여 노랗고 맥이 팽팽하면 차가움에 속하고 통비(痛痺)가 나타나며 대맥(代脈)이 나타나면 잠깐 아프다가 잠깐 그치곤 한다. 치료시에는 맥이 왕성하면 사법(瀉法)을 쓰고 맥이 허하면 보법(補法)을 쓴다. 맥이 팽팽하면 먼저 침을 놓고 뒤에 뜸법(灸法)을 쓰고 맥이 대신하면 혈락(血絡)을 찔러서 사혈(邪血)을 배설시키고 후에 약물로 조절하고 치료한다. 맥이 허하여 함몰되고 일어나지 않으면 가까스로 뜸질한다. 맥이 허하여 함몰한 것은 일어나지 않는 것은 맥중의 혈의 운행이 응결되어 아울러 어혈(瘀血)이 있어서 맥중에 달라붙어서 이것이 혈을 차게 한다. 그러므로 마땅히 뜸질하고 왕성하지 않고 허하지 않으면 본경(本經)에서 혈위(穴位)를 취한다. 촌구맥(寸口)이 4배인 것은 이름하여 내관(內關)이라 한다. 내관이란 또한 크고 또한 잦으니 죽어서 치료하지 못한다. 반드시 그 본말의 한온(寒溫)을 깊이 살펴서 그 장부(臟腑)의 병변을 판명하여 치료한다.

촌구맥이 인영맥보다 한 배 크면 병이 족궐음경에 있다. 한 배가 크고 더하여 성급하면 병이 수궐음경에 있다. 촌구맥이 인영맥보다 2배로 크면 병이 족소음경에 있고 크기 2배이고 더하여 성급

하면 병이 수소음경에 있다. 촌구맥이 인영맥보다 3배로 크면 병
이 족태음경에 있다. 크기가 3배이고 덧붙어 성급하면 병이 수태
음경에 있다. 촌구맥은 음을 주관한다. 촌구맥이 왕성하고 크게 나
타나면 이는 음기(陰氣)가 지나치게 왕성한 것이니 창만(脹滿)이
나타날 수 있고 중초(中焦)가 한체(寒滯)하여 음식이 소화되지 않
는 등의 증세가 있다. 촌구맥이 허약하게 나타나면 이는 음(陰이)
허한 것이니 음이 허하면 양기(陽氣)가 와서 올라 타고 장위중(腸
胃中)에 열이 나타난다. 배출되는 대변이 메기장죽 같고 소기(少
氣)하고 오줌색깔이 노랗게 변한다. 맥이 팽팽하면 차가움에 속하
고 통비(痛痺)가 나타난다. 맥이 대신하면 이는 혈맥이 조화롭지
못하며 때로는 아프고 때로는 그친다. 치료시에는 맥이 왕성하면
사법(瀉法)을 쓰고 맥이 허하면 보법(補法)을 쓰고 맥이 팽팽하면
먼저 침을 놓고 뒤에 뜸을 뜬다. 맥이 대신하면 혈락(血絡)을 찔러
서 사혈(邪血)을 배설시키고 후에 약물로 치료를 조절한다. 맥이
허하여 함몰하여 일어나지 못하면 뜸질하는 법을 취하여 치료한
다. 맥이 허하여 함몰하여 일어나지 않음은 이 맥중의 혈의 유행이
응결된 것이다. 아울러 어혈(瘀血)이 붙어서 맥중에 있다. 이로 인
해서 한기(寒氣)가 깊이 혈(血)에 들어간다. 혈은 한기(寒)로 인
해서 막힌다. 그러므로 마땅히 뜸질법을 쓰면 양(陽)이 통하고 한
기(寒)가 흩어진다. 왕성하지 않고 허하지 않은 본경(本經)이 스
스로 병이 나면 본경으로부터 혈(穴)을 취하여 치료한다. 촌구맥
(寸口脈)이 인영맥(人迎脈)보다 4배로 크면 내관(內關)이라 부른
다. 내관(內關)은 이 음기가 지나치게 왕성하여 양기(陽氣)로 하
여금 음기와 더불어 서로 교류하여 밖으로 넘친다. 내관(內關)의
맥상(脈象)은 이에 크고 또 잦아서 음양(陰陽)이 떨어져 끊어지기
때문에 이는 쉽게 치료하지 못하는 죽음의 증상이다. 반드시 상세
하게 병이 이루어진 본말 및 그 한열(寒熱)의 같지 않음을 상세히
살펴서 장부(腸腑)의 병변(病變)을 판명함에 따라서 치료를 가
(加)한다.

경맥(經脈) 운행의 밝게 통함과 수주(輸注)의 이치는 큰법(大數)

으로 전할 수 있다. 큰법이란 이르기를 맥(脈)이 왕성하면 사법(瀉法)을 쓰고 맥이 허하면 보법(補法)을 쓴다고 한다. 맥이 팽팽하면 뜸뜨고 침 놓고 복약하는 세 가지를 아울러 쓸 수 있다. 함몰하면 뜸을 뜬다. 맥이 왕성하지 않고 허하지 않으면 본경의 혈위(穴位)를 취해서 치료한다. 이른바 본경을 치료하는 것은 혹은 복약(服藥)하고 혹은 뜸 뜨고 침을 놓는다. 맥이 급하면 도인(導引)하고 맥이 크면 약하게 해서 안정(安靜)하게 하여 힘씀이 과도하고 수고함이 과도할 필요가 없다."

반드시 맥의 운행과 수주(輸注)의 이치를 밝게 통하고 재능(才能)이 진일보하여 침과 뜸으로 병을 치료하는 큰법을 전수한다. 큰법의 원칙은 이것이다. 맥이 왕성하면 사법(瀉法)을 쓰고 맥이 허하면 보법(補法)을 쓴다. 맥이 팽팽하면 뜸, 침, 복약 셋을 아울러 쓸 수 있다. 맥이 허하여 함몰하여 일어나지 못하면 뜸질법을 쓴다. 맥이 왕성하지 않고 허하지 않은 본경(本經)이 스스로 병이 나면 본경에서부터 혈위(穴)를 취하여 치료한다. 이른바 경(經)의 치료는 혹은 복약을 하고 혹은 뜸을 뜨고 침을 놓는다. 그 경맥을 따라 마땅한 바를 가려써서 치료방법을 베푼다. 맥이 급하면 이는 사기(邪)가 왕성하다. 도인법(導引法)과 겸해 사용하여 병을 제거한다. 맥이 크고 약해서 음부족(陰不足)에 속하면 마땅히 안정(安靜)으로써 양음(養陰)한다. 힘을 지나치게 쓰고 수고를 과도하게 할 필요가 없다.'

49. 얼굴 부위의 색택(五色)

이 편은 색의 진맥(色診)의 대강이다. 편중에서는 장부(臟腑)와 지절(肢節)의 병변(病變)이 얼굴 부위에 반응할 때 각기 분포하는 위치 및 5색의 배합관계를 설명하여 얼굴부위의 색택(色澤)의 변화가 질병을 판단할 수 있음을 지적하고 질병의 전귀(轉歸) 예후(豫后)등을 추단(推斷)했다. 동시에 맥의 진단(脈診)과 연계해서 색맥(色脈)의 결합운용과 병의 낫고 심함(間甚)의 살핌이 임상진단상(臨床診斷上) 지극히 큰 지표(指導)의 뜻이 있다고 했다.

뇌공(雷公)이 황제(黃帝)에게 묻는다. "5색의 선악변화가 단독으로 명당(明堂)의 부위를 결정하는지요? 저는 그 이치를 알지 못하겠습니다."

황제(黃帝)가 말하다. "명당(明堂)이란 코(鼻)다. 궐(闕)이란 미간(眉間)이다. 정(庭)이란 얼굴(顔)이다. 번(蕃)이란 양빰의 바깥쪽이다. 폐(蔽)란 귀문(耳門)이다. 이들 부위의 사이는 방대(方大)해야 한다. 열걸음 밖으로 모든 명당을 청초하게 볼 수 있으면 수명을 백세(百歲)할 수 있음을 상징(象徵)한다."

뇌공이 황제에게 묻는다. '5색의 선악 변화는 단독으로 명당부위를 결정하는지요? 저는 아직 그 이치를 분명히 알지 못합니다.' 황제가 답한다. '명당(明堂)은 코(鼻)이다. 궐(闕)은 양미간(兩眉)의 중간 부위이다. 정(庭)은 천장(天庭)이다. 곧 이마(額) 부위이다. 번(蕃)은 양뺨(兩頰)의 바깥쪽이다. 폐(蔽)는 이문(耳門) 앞의 부위이다. 이들 부위의 사이는 풍륭(豊隆) 단정(端正) 관대(寬大)해야 한다. 10보 밖에 있어도 모두 분명하고 뚜렷하게 볼 수 있으면 수명을 반드시 백수(百壽)할 수 있다는 상징이다.

뇌공(雷公)이 말한다. "5관(五官)의 분별은 어떻게 합니까?"

황제(黃帝)가 답한다. "코뼈(鼻骨)는 높이 일어서야 하고 평정하고 곧아야 한다. 5장은 차례에 의해서 중앙(中央)에 위치하고 6부는 그 양옆을 끼고 있어야 한다. 머리와 얼굴은 궐중(闕中)과 천정(天庭) 위에 있고 심장(王宮)은 하극(下極)에 있다. 만약 5장이 화평하고 흉중(胸中)에 편안히 머무르면 진색(眞色)이 나타나고 병색은 보이지 않는다. 명당(明堂)은 윤택하여 맑으니 5관은 구별하기가 어렵지가 않다."

뇌공(雷公)이 말한다. "진일보한 판별은 어떻게 하는지요? 들을 수 있겠습니까?"

황제(黃帝)가 답한다. "5색의 나타남은 각기 일정한 부위가 있다. 그 부위의 뼈가 함몰한 것은 반드시 병을 면하지 못한다. 그 색의 부위가 승습(乘襲)54)하는 것은 비록 병이 심해도 죽지 않는다."

---

54) 승습(乘襲) : 이는 모자상승(母子相承)을 가리킨다. 즉 어미(母)의 부위에 아들(子)의 색이 나타난다. 장지총(張志聰)은 「승습(乘襲)은 자습모기(子襲母氣)

뇌공(雷公)이 말한다. "5색을 주관하는 바의 병 증세는 어떠한지요?"

황제(黃帝)가 답한다. "청흑(靑黑)은 아픔을 주관하고 황적(黃赤)은 열(熱)을 주관하고 백(白)은 한사(寒)를 주관하니 이것이 5관(五官)이 주관하는 바인 것이다."

　　뇌공이 말한다. '5관(官)의 응함은 어떻게 판별됩니까?' 황제가 답한다. '코뼈(鼻骨)는 높이 일어서야 하고 평평하고 바르고(平正) 단정하고 곧아야(端直) 한다. 5장은 차례에 의하여 분포되어 코의 중간 부위에 있어야 한다. 6부는 코의 양옆에 있어야 하고 위에 있는 궐중(闕中)과 천장(天庭)은 이 머리 부분의 부위에 있다. 심장은 양 눈 사이의 아래 끝 부위에 있다. 만약 5장이 화평하고 편안히 흉중(胸中)에 편안히 머무르면 곧 정상적 5색이 나타나고 병색이 나타나지 않고, 코 부위의 색택(色澤)은 반드시 윤택하고 청명하다. 때문에 5관은 판별하기에 어렵지 않다고 한다.' 뇌공이 말한다. '어떻게 진일보한 판별을 하는지 아르켜 주셨으면 합니다.' 황제가 답한다. '5색의 나타남은 각기 일정한 부위가 있다. 가령 일정한 부위상에 변화가 있으면 이는 발병의 증상이 있어야 한다. 그 부위의 위에 있어서 승습(乘襲)의 색은 병이 비록 엄중해도 죽을 위험이 없다.' 뇌공이 말한다. '5색이 주관하는 바의 병 증세는 무엇인지요?' 황제가 답한다. '청(靑)과 흑(黑)은 통증을 주관하고 황(黃)과 홍(紅)은 열(熱)을 주관하고 백(白)은 한사(寒)를 주관한다. 이것이 5관이 주관하는 바이다.'

뇌공(雷公)이 말한다. "병이 더욱 심해지고 호전되는 것은 어떻게 판단하는지요?"

―――――――――――――――――――

이다. 가령 심장 부위에 황(黃)이 나타나고, 간 부위에 적(赤)이 나타나고, 폐 부위에 흑(黑)이 나타나고, 신장 부위에 청(靑)이 나타나니 이것이 자(子)의 기색(氣色)이 어미 부위에서 이어서 물려 받는다.(承襲)」고 했다.

황제(黃帝)가 답한다. "밖과 안에 다 있는 것이다. 병인의 맥구(脈口)를 진맥해서 가령 매끄럽고(滑) 작고(小) 잠기는 것은 병이 더욱 심하여 내장 안에 있다. 가령 인영맥이 크고(大) 팽팽하고(緊) 뜨는 것(浮)은 그 병이 더욱 심하여 6부에 있다. 그 맥구(脈口)가 뜨고 미끄러운 것은 그 병이 점차 줄어든다. 인영맥(人迎)이 잠기고 미끄러운 것은 병이 날로 줄어든다. 그 맥구(脈口)가 미끄러워서 잠기는 것은 병이 점점 나아가고 내장에 있다. 그 인영맥이 미끄럽고 왕성해서 뜨는 것은 그 병이 날로 나아가고 6부에 있다. 만약 맥(脈)의 부침(浮沈) 및 인영맥과 촌구맥의 대소(大小)가 같은 것은 병이 낫기 어렵다. 병이 5장에 있고 만약 잠기고 큰 것은 쉽게 낫고 작으면 거스른다. 병이 6부에 있고 뜨고 큰 것은 그 병이 쉽게 낫는다. 인영맥이 왕성하고 단단한 것은 한사(寒邪)에 상한다. 기구(氣口)가 왕성하고 단단한 것은 음식에 상한다."

뇌공이 말한다. '병세의 진퇴는 어떻게 판단하게 되는지요?' 황제가 답한다. '색과 맥의 결함은 표리(表裏)와 내외(內外)의 전면을 관찰해야 한다. 병인의 촌구맥을 진맥하여 가령 매끈매끈하고(滑) 작고(小) 팽팽해서(緊) 잠기는 것은 양분(陽分)의 사기(邪)가 왕성하여 병이 나아감을 주관하니 병이 5장에 있다. 만약 인영맥이 크고 팽팽하여 뜨는 것은 양분(陽分)의 사기(邪)가 왕성하여 병이 나아감을 주관해서 병이 6부에 있다. 촌구맥(寸口脈)이 뜨고 매끈매끈하면 기(氣)와 병이 물러남을 주관한다. 만약 인영맥(人迎)이 잠기고 매끈매끈하면 양사(陽邪)를 주관함이 점점 물러나고 그 병이 점점 줄어든다. 촌구맥(寸口脈)이 매끈매끈하고 잠기면 이는 음사(陰邪)가 점점 왕성하여 병이 나아가게 되고 그 병은 6부에 있다. 만약 촌구맥과 인영맥의 형상이 부침(浮沈) 대소(大小)가 한 모양이면 춘하(春夏)에는 인영맥이 조금 크고 추동(秋冬)에는 촌구맥이 조금 커서 정상의 생리(生理)가 서로 어긋난다

(相悖). 때문에 병을 치료하여 낫기가 어렵다. 병이 5장에 있으며 만약 맥이 잠기고 크게 나타나면 음기(陰氣)가 부족하게 된다. 병이 치료하기 어렵다. 병이 6부에 있고 만약 맥이 뜨고 크게 나타나면 이는 정기(正氣)가 허하여 사기(邪氣)에 항거하지 못하므로 병이 치료하기 어렵다. 인영맥(人迎)은 거죽을 주관하고 맥이 왕성하여 팽팽한 것은 주로 한사(寒邪)에 상하고 바깥에 감촉하는 병이 된다. 촌구맥은 속을 주관하니 맥이 왕성하여 팽팽한 것은 주로 음식을 조절하지 못해서 상하고 내상병(內傷病)이 된다.

뇌공(雷公)이 말한다. "색택(色澤)의 표현으로써 병의 경중(輕重)을 판단하는 것은 어떻게 하는지요?"

황제(黃帝)가 말한다. "그 색의 나타남이 만약 함축적이고 단순하고 밝고 윤택한 것은 병이 가볍고 어두운 것(沈夭)은 병이 심하다. 그 색(色)이 위로 올라가는 것은 병이 더욱 심하고 그 색이 아래로 내려가는 것은 가령 철저히 흩어지는 것(徹散)은 바야흐로 낫는다. 5색은 각기 장부(腸腑)의 부위가 있으며 외부(外部)가 있고 내부(內部)가 있다. 색이 외부로부터 내부로 달려가는 것은 그 병이 외부로부터 내부로 달려든다. 그 색은 안으로부터 밖으로 달리는 것이니 그 병은 안으로부터 밖으로 달린다. 병이 안에서 생기는 것은 먼저 그 음(陰)을 치료하고 후에 그 양(陽)을 치료한다. 반(反)하면 더욱 심해진다. 그 병이 양(陽)에서 생긴 것은 먼저 그 밖을 치료하고 후에 그 안을 치료한다. 반하면 더욱 심하다. 그 맥이 매끈매끈하고 커서 대신해 긴 것은 병이 밖으로부터 오고, 눈에는 보이는 바가 있고 뜻함(志)은 싫어하는 바가 있으니 이는 양기(陽氣)가 아우른다. 병변(病變)이 나을 수가 있다."

뇌공(雷公)이 말한다. "제(小子)가 듣기로 풍(風)이란 백병(百病)의 시작이고 궐역(厥逆)이란 한습(寒濕)의 일어남이라 했습니다. 분별은 어떻게 하는지요?"

황제(黃帝)가 말한다. "통상으로 양미간(兩眉間)의 기색을 관찰하여 색깔이 부박(浮薄)하여 나타나고 광택(光澤)이 있는 것을 풍(風)이라 하고 탁하여 잠기어 어두운 것은 비병(痺病)이라 하니 얼굴의 하부에 있어서는 궐역병(厥逆病)이 된다. 이것은 그 얼굴색으로 병을 말하는 질병의 일반규칙이다."

뇌공이 묻는다. '어떻게 색택(色澤)의 표현으로부터 질병의 경중(輕重)을 판단하는지요?' 황제가 답한다. '색깔의 나타남은 만약 함축해서 단순하고 밝고 윤택한 것은 병이 가볍고, 숨어서 머무는 것(晦滯的)은 병이 무겁다. 색이 위로 올라가는 것은 이는 탁기(濁氣)가 바야흐로 올라가서 병기(病氣)가 비교적 왕성하고 색이 날로 증가하면 이는 질병이 엄중한 방면으로 발전하는 현상이다. 색이 아래로 내려가면 이는 탁기가 점점 물러가서 병기가 점차 쇠약하여 새가 흩어지는 것 같이 하늘이 밝으니 병이 점차 나아지는 현상이다. 5색이 얼굴 부위에 나타나면 장부가 소속하는 부위에 나뉘어 나타난다. 코 양쪽은 외부(外部)가 된다. 외부(外部)는 6부에 속한다. 코 중앙은 내부(內部)가 된다. 내부는 5장에 속한다. 병색(病色)이 내부로부터 외부로 향해 달리는 것은 병사(病邪)가 안에서부터 밖으로 나온다. 장(臟)은 음(陰)이고 부(腑)는 양(陽)이다. 병이 5장에서 생기면 마땅히 먼저 그 장을 치료하고 후에 그 부(腑)를 치료한다. 가령 선후가 전도되면 이는 근본에 머물고 끝을 치료하니(舍本治末) 주벌(誅伐)이 과하지 않으니 필연코 병의 정황이 가중(加重)된다. 병이 6부에서 생기면 먼저 그 거죽(表)을 치료하고 후에 그 속을 치료한다. 내외표리(內外表里)가 전도되어 잘못 치료하면 사기(邪氣)를 만나 당겨서 깊이 들어가게 하여 병의 정황이 더 무겁게 된다. 가령 맥(脈)이 매끈매끈하고 크거나 혹은 장맥(長脈)으로서 다시 바뀌면 이는 모두가 양맥(陽脈)이다. 이는 양사(陽邪)가 크게 왕성하여 인체에 침범하여 사람으로 하여금 눈에 망령된 나타남이 있게 하고 신지(神志)가 일상에 반하니 이는 이로 인해서 사기(邪)가 양(陽)에 들어간다. 곧 양사 (陽邪)가 왕성하고 음(陰)은 그 양을 이기지 못함이 나타나는 병 변(病變)이 된다. 적절한 치료를 통과하면 가령 양을 사(瀉)시키고 음을 보(補)하고 음양이 조화롭게 하면 병변(兵變)이 호전된 다.' 뇌공이 말한다. '제가 듣기로 백병의 발생은 대부분 풍(風)을 받아서 시작되고, 궐비(厥痺) 병변은 모두가 한습(寒濕)에서 일어 난다고 했습니다. 얼굴색으로부터 위로 응함은 어떻게 감별하는지 요?' 황제가 답한다. '통상의 정황 아래에 있어서는 양미간의 기색 (氣色) 변화를 관찰하여 판단이 된다. 색깔이 부박(浮薄)함이 나 타나고 광택(光澤)이 나면 이는 풍병(風病)의 나타남이고 탁하게 잠기어(沈濁) 어두운 안색은 비병(痺病)이다. 만약 깊이 잠겨서 어두운 안색이 얼굴 아래부위에 나타나면 궐역병(厥逆病)이 된다. 이는 얼굴색의 같지 않음을 근거로 하여 질병을 판단하는 일반 규 율이다.'

뇌공(雷公)이 말한다. "사람이 병이 없이 갑자기 죽는 것은 어떻 게 알 수 있는지요?"

황제(黃帝)가 답한다. "큰 사기(大邪)가 장부(臟腑)에 침입하면 병 없이 갑자기 죽는다."

뇌공(雷公)이 말한다. "병이 조금 낫다가 갑자기 죽는 것은 어떻 게 그 이치를 아는지요?"

황제(黃帝)가 답한다. "양쪽 광대뼈에 붉은 색이 나타나서 크기가 엄지 손가락만하면 병이 비록 나아도 반드시 갑자기 죽는다. 검은 색이 천장(天庭)의 부위에 나타나 크기가 엄지 손가락만하면 반드 시 병없이 갑자기 죽는다."

뇌공(雷公)이 재배(再拜)하고 말한다. "훌륭하십니다! 그 죽음에 기한이 있습니까?"

황제(黃帝)가 답한다. "얼굴 부위의 기색(氣色)을 살펴서 죽을 시기를 대강 판단한다."

뇌공이 묻는다. '사람이 병이 없다가 돌연 죽는 것은 어떤 이치입니까? 또한 어떻게 그 이치를 알 수 있는지요?' 황제가 답한다. '이는 사람의 원기(元氣)가 크게 허하기 때문에 또 거기다 큰 사기(大邪)의 기(氣)를 타고 장부(臟腑)에 침입하여 원기가 쇠퇴하므로 병없이 돌연 죽는다.' 뇌공이 묻는다. '병이 조금 나아도 돌연 죽는 것은 어떻게 이치를 알 수 있는지요?' 황제가 답한다. '가령 양쪽 광대뼈에 붉은색이 나타나서 크기가 엄지 손가락만하면 비록 병이 잠시 호전되어도 곧 돌연 사망하게 된다. 검은색이 천정(天庭)의 부위에 나타나서 크기가 엄지 손가락만하면 신장이 끊겨서(腎絶) 비록 밖으로 현저한 병상(病象)이 없어도 돌연 사망하게 된다.' 뇌공이 말한다. '말씀이 훌륭하십니다. 병의 죽는 시기를 미리 알 도리가 있습니까?' 황제가 답한다. '얼굴 부위의 변화를 관찰하는데 근거하여 사망하는 대개의 시간을 판단해 낼 수 있다.'

〈붙임〉 본 구절의 경문(經文)은 색깔의 진맥중에 나타난 몇몇 돌연 사망의 병상(病象)을 지적했다. 이것은 옛 사람이 임상실험에서 실천하여 얻은 바 된 보배롭고 귀한 경험이다. 이는 상당한 가치가 있다. 큰 사기(大氣)가 '장부(臟腑)에 들어가 갑자기 죽는다.'는 한구절은 후세의가(醫家)인 장석순(張錫純)같은 사람이 발휘한 바가 있다. 그는 말한다. '대저 사람의 격막위(隔上)는 심장과 폐가 모두 장(臟)이다. 이른 바 부(腑)는 없다. 경(經)에서는 이미 통칭해서 장부라고 하고 격막아래(隔下)는 장부임을 가리킨다는 것을 알 수 있다. 격상의 큰 사기(大氣)로써 격하의 장부에 들어가는 것은 아래로 함몰하지 않는가? 큰 사기(大氣)는 이미 함몰해서 원기(元氣)가 폐밖을 감싸들어서 미닫이 없는 궤짝(机)을 고통(鼓動)시키면 호흡이 정돈된다. 때문에 병이 없이 돌연 죽는다.'고 했다. 인하여 "승함탕(升陷湯)"을 조제하니 우리들의 학습(學習)하는 토막(段)의 경문(經文) 이론(理論)이 신체적 참고에 연계되게 할 수 있다.

뇌공(雷公)이 말한다. "좋습니다. 바라건데 다 들었으면 합니다."

황제(黃帝)가 말한다. "천정(庭)은 얼굴 부위에 응한다. 궐상(厥上)은 인후(咽喉)에 응한다. 궐중(厥中)이란 폐(肺)에 응한다. 하극(下極)은 심장에 응한다. 하극의 바로 아래쪽은 간(肝)에 응한다. 코기둥 왼편은 담(膽)에 응한다. 코끝(鼻頭)은 비장(脾)에 응한다. 코끝양옆(方上)은 위(胃)에 응한다. 얼굴 중앙 부위는 대장(大腸)에 응한다. 얼굴을 끼고 중앙 양 옆의 빰 부위는 신장(腎)에 응한다. 코끝 부위(面王) 이하는 인중혈(人中)이 있는 곳으로 방광(膀胱)과 자궁(子宮)에 응한다. 광대뼈 있는 곳은 어깨에 응한다. 광대뼈의 후방은 팔(臂)에 응한다. 팔 아래는 손에 응한다. 눈의 안쪽초리는 가슴(胸)과 유방(乳)에 응한다. 귀가(耳邊) 바깥 부위 위쪽은 등(背)에 응하다. 빰의 거혈(車血) 부위 이하는 넙적다리(股)에 응한다. 중앙 부위는 무릎에 응한다. 무릎 부위 이하는 정강이(脛)에 해당한다. 정강이 부위 이하는 발(足)에 응한다. 거분(巨分)은 정강이 속에 응한다. 거굴(巨屈)은 무릎에 응한다. 이는 5장 6부의 4지와 관절 부위는 각기 부분(部分)이 있다는 것이다. 부분이 있으니 음(陰)을 써서 양(陽)을 부드럽게 하고 양을 써서 음을 부드럽게 한다. 부분이 마땅히 분명하니 모든 행위 모든 맞댐에 좌우를 구별할 수 있으니 이것을 대도(大道)라 한다. 남녀가 자리가 다르므로 음양(陰陽)이라 한다. 윤택하고 어두움을 살피니 일러서 고명한 의원(醫生)이라 한다."

뇌공이 말한다. '훌륭합니다! 제가 바라기는 모두를 들었으면 합니다.' 황제가 답한다. '장부지절(臟腑肢節)은 얼굴 부위에 응하니, 천정은 머리와 얼굴에 응하고, 미간(眉心)의 위는 인후(咽喉)에 응한다. 미간은 폐(肺)에 응한다. 두 눈 사이는 심장에 응한다. 이로부터 바로 아래의 코기둥 부위는 간(肝)에 응한다. 코기둥 왼편은 담(膽)에 응한다. 코끝(鼻頭)은 비장(脾)에 응한다. 코끝 양옆은 위(胃)에 응한다. 얼굴의 중앙 부위는 대장(大腸)에 응한다. 얼굴을 끼고 중앙 양옆의 뺨 부위는 신장(腎)에 응한다. 신장과 배꼽(臍)은 서로 마주한다. 그러므로 신장이 소속하는 뺨 부위의 아래쪽은 배꼽에 응한다. 코끝의 양쪽에 있어서 양광대뼈 이내의 부위는 소장(小腸)에 응한다. 코끝 이하의 인중혈(人中穴)이 있는 곳은 방광과 자궁에 응한다. 광대뼈 있는 곳은 어깨에 응한다. 광대뼈의 후방은 팔(臂)에 응한다. 팔 아래 부위는 손에 응한다. 안쪽 눈모서리 이상의 부위는 가슴과 유방에 응한다. 뺨의 바깥 부위 위쪽은 등(背)에 응한다. 협거(頰車)를 끼고 있는 이하는 넙적다리에 응한다. 양쪽 잇몸(牙床)의 중앙 부위는 무릎(膝)에 응한다. 무릎 이하의 부위는 정강이(脛)에 응한다. 정강이 이하 부위는 발(足)에 응한다. 입가(口角) 큰주름살(大紋) 있는 곳은 정강이 안쪽에 응한다. 뺨 아래 굽은 뼈의 부위는 무릎(膝)에 응한다. 이상이 5장 6부 지체(肢體)의 분포가 얼굴 부위에 있음이다. 5색의 병의 주관은 각기 일정한 부위가 있다. 장부(臟腑) 지절(肢節)의 얼굴에 있어서의 분속(分屬) 부위는 이미 결정되어 있다. 음양(陰陽)은 분명하고 확실하다. 치료시에는 음(陰)이 쇠하고 양(陽)이 왕성한 것은 마땅히 보양(補陽)해서 양(陽)에 짝해야 한다. 양이 쇠하며 음이 왕성하게 되면 마땅히 양을 도와서 음을 부드럽게 해야 하는 치료를 변증해서 적절하게 알아야 한다. 좌우(左右)란 음양(陰陽)의 길이다. 음기(陰氣)는 오른쪽으로 가고, 양기(陽氣)는 왼쪽으로 간다. 좌우를 분별할 수 있으면 음양 운동의 규율을 알 수 있다. 남녀 병색의 전이(轉移)는 그 위치가 같지 않으니 남자는 왼쪽을 거스르고 오른쪽을 따르고, 여자는 오른쪽을 거스르고 왼쪽을 따른다. 이로 인해서 남자는 양에 속하고 여자는 음에 속하니 남녀 음양이 같지 않은 연고(緣故)이다. 음양의 연변(緣邊)하는 규율을 파악할 수 있으면 다시 소속 부위를 따라 얼굴색의 윤택함과 어두움을 살피고 병이 생기는 선악역종(善惡逆從)의 진찰을 근거로 하면 비로소 한 사람의 고명한 의원(醫生)인 것이다.

얼굴색이 침체(沈滯)하고 어두우면 안에 있는 내장(內臟)의 병이고 들어나게 떠서 선명하면 밖에 있는 부(腑)의 병이다. 노랗고 붉으면 풍(風)이 주관하고 푸르고 검으면 통증(痛)이 주관하고 희면 한사(寒)가 주관한다. 색이 노랗고 국부(局部)가 연고(軟膏) 같고 피부가 윤택하면 종기의 고름(癰膿)이 된 것이다. 붉은색이 심한 것은 피(血)가 되고 통증이 심한 것은 경련(攣)이 된다. 한사(寒)가 심한 것은 피부를 마비시켜 곱게(不仁)한 5색은 각기 얼굴에 있는 일정 부위 상에 나타난다. 색깔의 부침(浮沈)을 살펴서 병사(病邪)의 깊고 얕음을 알고, 병색의 윤택함과 어두움을 관찰해서 질병의 예후(豫后)가 성공하고 실패함을 보고, 병색의 흩어지고 엉김을 보고 병의 장단을 알고 병색의 상하부위를 살펴서 병나는 곳을 알고, 심장에 신(神)을 모아서 기왕의 병과 지금 생긴 병의 정황을 안다. 그러므로 기색의 변화에 대해서는 가령 정미(精微)한 관찰을 하지 않고 질병의 시비(是非)를 모르고 판단한다. 반드시 온마음을 기울여 분석 연구해야 비로소 신병(新病)과 구병(舊病)의 관계 및 그 발전 변화의 규율을 알 수 있다. 얼굴색이 드러나지 않고 응함이 환함이 있으면서 바로 무겁고 어두움이 나타나면 병이 심하다. 밝지 않고 윤택하지 않으면 그 병은 심하지 않다. 그 색깔이 흩어지고 모이지 않으면 그 병세 또한 흩어져서 통증이 있게 하고 모이지 않은 병인 것이다.

얼굴색이 침체하고 어두우면 속에 있고 장에 있는 병이고, 떠서 드러나고 선명하면 겉에 있고 부(腑)에 있는 병이다. 색깔이 노랗고 붉음이 나타나면 풍(風)이고, 얼굴색이 푸르고 검은색이 나타나면 통증이 있다. 얼굴색이 흰색이 나타나면 한증(寒症)이 있다.
얼굴색이 노랗고 국부(局部)가 고약처럼 연하고 피부가 윤택하면
악성 종기의 고름이 생긴 것이다. 붉은 색이 심하면 머무르는 피가
·있게 되고 통증이 심한 것은 근맥(筋脈)에 경련이 급히 발생하는
원인이 많다. 한사(寒邪)로 피부가 상하니 한사가 비교적 심하면
피부를 마비시켜 곱게(不仁)하여 아프고 가려운 줄 모른다. 5색이
각기 얼굴의 일정 부위에 나타나니 색깔의 부침(浮沈) 가운데서
병사(病邪)의 깊고 얕음을 알수 있다. 색이 뜨면 병이 얕고, 색이
잠기면 병이 깊다. 병색에 대한 윤택과 어두움의 관찰 가운데에서
질병의 예후가 길(吉)하고 흉(凶)함을 판단할 수 있다. 색깔이 산
만(散漫)하면 병정(病程)의 장단(長短)의 이치를 알 수 있다. 색
깔이 산만(散漫)하면 병정(病程)이 짧고 신병(新病)이 된다. 색깔
이 한자리에 모이면(團聚) 병정이 길고 오랜병(久病)이 된다. 병
색(病色)의 나타남이 상하장부지절(上下臟腑肢節) 부위이면 병이
어데 있는지를 알 수 있다. 병의 정황과 빠른 앞에 관한 병의 발전
변화를 정확하게 분석하고 판단할 수 있다. 때문에 기색(氣色)의
변화에 대해서 가령 정미세치(精微細緻)한 관찰을 하지 않으면 질
병의 시비(是非)에 대한 판단이 나오지 않는다. 반드시 온마음을
다 기울여(惠心致志) 분석 연구해야 비로소 신병(新病) 구병(舊
病)의 관계 및 그 발전 변화의 규율을 알 수 있다. 얼굴색이 드러
나지 않고 응함에 밝음이 있고 바로 침체하고 어두우면 병이 중함
을 주관하고 비록 밝지 못하고 또한 윤택하지 않으나 단지 어두운
현상이 없으면 그 병은 엄중한데 이르지 않는다. 색이 흩어지고 모
이지 않으면 그 병세 또한 장차 분사되니 곧 통증이 있게 하니 겨
우 이는 기(氣)가 막히고 통하지 않음에 기인하는 바로 이는 적취
(積聚)하는 병이 아니다.

신사(腎邪)가 심장에 침범하면 이 때문에 심장이 먼저 신장에 응
하게 되어 색깔이 모두 이와 같다. 남자색은 얼굴코끝[面王]에 나타
나고 작은 배가 아프다. 아래로 내려가면 고환(睾丸)이 아프고(卵

病) 만약 병색이 인중의 홈(溝) 위에(圜直) 나타나면 음경(陰莖)이 아프고 인중의 상반부에 나타나면 경근통(莖根痛)이 생기고 인중의 하반부에 생기면 경두통(莖頭痛)이 생긴다. 이는 모두가 호산(狐疝) 과 음퇴(陰㿉)류55)의 질병에 속한다. 여자의 병색이 얼굴의 코 끝에 나타나면 방광(膀胱)과 포궁(胞宮)의 병이 있다. 그 색깔이 흩어지 면 아프고 후리치면 모여서 그 쌓아 모인 것이 혹은 모나고(方) 혹 은 둥글고(圓) 혹은 왼쪽이고 혹은 오른쪽으로 감기니 그 병의 형 체와 같다. 그 병색이 바로 아래로 내려가 입술부위에 이르면 백음 대탁병(白淫帶濁病)이 되고, 그 색이 윤택하여 연고(膏)같은 것은 폭음폭식으로 인해서 음식이 불결해서 안으로 상한 것이다. 색의 나타남과 병의 부위가 일치하니 색이 왼쪽으로 나타나면 병이 왼쪽 에 있고 색이 오른쪽으로 나타나면 병이 오른쪽에 나타난다. 그 색 깔이 사기(邪)가 있어서 모이고 흩어짐이 끝이 없으면 한결같이 그 얼굴색이 가르키는 바인 것이다. 색이란 청흑적백황(靑黑赤白黃)이 니 모두가 단정(端)하고 영만(滿)함이 응하는 바가 나타나는 부위상 에 응당 나타난다. 다른 부위(別鄕)가 붉은 것이 그 색의 크기가 느 릅나무 열매(楡實) 같은 것이 얼굴 코 끝에 있으면 여자가 경폐(經 閉)하는 증상이다. 가령 병색이 위로 날카로와 머리 부위로 올라가 고 아래가 날카로와 아래로 향하면 법과 같이 좌우에 있다. 5색으 로 장(臟)을 이름하면 청(靑)은 간(肝)이고, 적(赤)은 심장(心)이고, 백(白)은 폐(肺)이고, 황(黃)은 비장(脾)이고, 흑(黑)은 신장(腎)이다. 간(肝)은 힘줄(筋)에 합하고 심장(心)은 맥(脉)에 합하고 폐(肺)는 피부(皮)에 합하고 비장(脾)은 기육(肉)에 합하고 신장(腎)은 뼈(骨) 에 합한다.

---

55) 음퇴(陰㿉) : 퇴음(㿉陰)과 같다. 음 (陰)이 치우쳐서 커지는 퇴산병(㿉疝病)

신사(腎邪)가 심장에 침범하면 이로 인해서 심장이 먼저 병이 들어 심장이 허(虛)해진다. 그러므로 신사는 허함을 타고 들어온다. 이때 신장의 검은색은 심장이 소속하고 있는 부위상에 나타나게 된다. 일반 병색의 나타남은 만약 어떤 한 부위상에 응해 나타나는 본색(本色)이 아니면 모두가 이 유추(類推)에 의존할 수 있다. 남자는 변색이 코끝 위에 나타나면 작은배가 아프고, 아래로 향해 당기고 고환(睾丸)에 이르면 아프다. 만약 병색이 인중의 홈 위에 나타나면 음경(陰莖)이 아프다. 병색이 인중의 홈 상반부에 나타나면 경근(莖根)이 아프다. 하반부에 나타나면 경두통(莖頭痛)이 된다. 이는 모두가 호산(狐疝)과 음퇴(陰癀)류의 질병에 속한다. 여자의 병색(病色)은 코끝 위에 나타나면 방광(膀胱)과 포궁(胞宮)의 병이 된다. 그 색이 흩어져서 모이지 않으면 무형(無形)의 기(氣)가 된다. 그 색을 후려쳐서(搏) 흩어지지 않으면 유형(有形)의 혈응(血凝)이 되어 적취병(積聚病)이 된다. 그 적취(積聚)는 혹은 모나고(方) 혹은 둥글고(圓) 혹은 왼쪽이고 혹은 오른쪽이다. 모두가 그의 병색의 형태와 서로 비슷하다. 만약 병색이 바로 아래로 입술 부위에 이르르면 곧 백음대독병(白淫帶獨病)이 된다. 그 색이 윤택하여 연고 형상 같으면 폭음폭식의 원인이 많고 안으로 음식의 불결로 안으로 상하여 음식이 정체한 증세이다. 색의 표현과 병의 부위는 일치하고 색이 왼쪽병이면 왼쪽에 나타나고 색이 오른쪽병이면 오른쪽에 나타난다. 그 색이 비스듬하면(斜) 혹은 모이고 혹은 흩어져서 단정치 못하니 하나같이 그 얼굴색이 가리키는 바이다. 곧 병변(病變)의 있는 곳을 알 수 있다. 위에서 말한 색(色)이란 곧 청(靑) 흑(黑) 적(赤) 백(白) 황(黃)의 다섯가지 색이니 모두가 응당 단정(端正)하고 영만(盈滿)한 나타남이 응하는 바의 부위에 나타난다. 가령 붉은색이 심장이 있는 부위에 나타나지 않고 코끝의 부위에 나타나고 또 크기가 느릅나무열매(楡實) 만하면 여자 경폐(經閉)의 증상이다. 가령 병색의 끝이 위로 향하면 이는 머리와 얼굴부위의 정기(正氣)가 공허하고, 병사(病邪)가 궤짝을 타고 위로 향해 발전하는 형세가 있고 병

색의 끝이 아래로 향하면 병사(病邪)가 아래로 향하는 추세가 있
고 왼쪽에 있고 오른쪽에 있는 것은 모두가 이러한 식별법(識別
法)과 서로 같다. 5색과 5장이 서로 응하는 관계를 설명하면, 청
은 간색(肝色)에 합하고, 적은 심장색(心色)에 합하고, 백은 폐색
(肺色)에 합하고, 황은 비색(脾色)에 합하고, 흑은 신색(腎色)에
합한다. 간(肝)은 힘줄(筋)에 합하고, 심장(心)은 맥(脉)에 합하
고, 폐(肺)는 피부에 합하고, 비장(脾)은 기육(肉)에 합하고 신장
(腎)은 뼈(骨)에 합한다. 이러한 종류의 내외상응하는 관계에 의
거하여 질병이 소재하는 내장과 조직을 진찰할 수 있다.'

50. 용기를 논함(論勇)

　이 편은 피부(皮膚)에서부터 기육(肌肉)의 후박견취(厚薄堅脆)와 색택(色澤)의 나타남으로 인체의 4시 허사적풍(虛邪賊風)의 내수력(耐受力)을 관찰하고 아울러 인체 내의 각 부 조직의 강약으로써 사람의 용겁(勇怯)과 아픔을 참고 참지 못함을 논술했다. 본편의 주요 내용이 용겁지사(勇怯之士)를 논함으로 말미암아서 용기(勇怯)를 냄이 편명(篇名)이 되었다.

　황제(黃帝)가 소유(少兪)에게 묻는다. "가사(假使) 사람이 여기에 있어서 함께 달려가고 함께 일어섬에 그들의 연령의 대소(大小)가 일치하고 입는 의복의 후박(厚薄)이 서로 같고 돌연 만나는 광풍폭우(狂風暴雨)에 혹은 병이 나고 혹은 병이 안나고 혹은 모두 병들고 혹은 모두 병 들지 않으니 이는 어떤 연고인가?"

　소유(少兪)가 답한다. "황제의 물으심은 어느것이 급한지요?"

　황제(黃帝)가 말한다. "죄다 듣고 싶구려!"

소유(少兪)가 답한다. "봄철에 맞는 것은 더운바람(溫風)이요 여름철에는 뜨거바람(熱風) 가을철에는 서늘한 바람(凉風) 겨울철에는 찬바람(寒風)이니 4계절의 바람은 성질이 다르고 인체에 발병하는 정황은 같지 않습니다."

황제(黃帝)가 말한다. "계절의 바람이 어떻게 사람을 발병시키는가?"

소유(少兪)가 답한다. "색깔이 노랗고 피부가 얇고 기육(肌肉)이 유약(柔弱)한 사람은 봄날의 허사적풍(虛邪賊風)을 이기지 못합니다. 색이 희고 피부가 얇고 기육이 유약한 사람은 여름의 허사적풍을 이기지 못합니다. 색이 푸르고 피부가 얇고 기육이 약한 사람은 가을의 허사적풍을 이기지 못합니다. 색이 붉고 피부가 얇고 기육이 약한 사람은 겨울의 허사적풍을 이기지 못합니다."

황제(黃帝)가 말한다. "색이 검은 사람은 병을 받지 않는가?"

소유(少兪)가 답한다. "색이 검으면 피부가 넉넉하며 기육이 치밀하고 견고하여 4계절의 허사적풍의 상함을 입지 않습니다. 그 피부가 얇고 기육이 단단하지 않고 색이 한결같지 않은 것은 장하(長夏)의 계절에 이르르면 허사적풍을 만나면 병이 생깁니다. 그 피부가 두텁고 기육이 단단한 것은 장하에 이르러 허사적풍이 있어도 병이 나지 않습니다. 그 피부가 두텁고 기육이 단단한 것은 반드시 한사(寒邪)에 무겁게 감촉(重感)되니 밖과 안이 다 그러하면 곧 병듭니다."

황제(黃帝)가 말한다. "훌륭하도다!"

  황제가 소유에게 묻는다. 가사(假使) 사람이 여기에서 함께 달려가고 함께 일어섬에 그들의 연령의 대소(大小)가 일치하고, 입는 의복의 두텁고 얇음이 서로 같으면서 돌연 광풍폭우를 만나면 병이 생기는 것도 있고 병이 안생기는 것도 있으며, 혹은 모두가 병이 생기기도 하고 혹은 모두가 병이 안생기기도 한다. 이는 어떤 연고인가? 소유가 답한다. '황제께서 먼저 질문하심은 무엇인지요?' 황제가 말한다. '나는 그 이치에 대해서 모두 듣고 싶구려!' 소유가 답한다. '봄철에 계절에 맞는 것은 더운바람(溫風)이며, 여름철에는 뜨거운 바람(熱風), 가을철에는 서늘한 바람(涼風), 겨울철에는 찬바람(寒風)이니 4계절의 바람은 성질이 같지 않으니 인체가 발병하는 정황에 미치는 영향은 같지 않습니다.' 황제가 말한다. '4계절의 바람은 어떻게 사람으로 하여금 발병케 하는가?' 소유가 답한다. '색깔이 노랗고 피부가 얇으며 기육(肉)이 유약한 사람은 비기(脾氣)가 부족하여 봄날의 허사적풍에 항거할 수 없습니다. 색깔이 희고 피부가 얇으며 기육이 유약한 사람은 폐기(肺氣)가 부족하니 경맥이 여름철의 허사적풍에 살아나지 못합니다. 색깔이 푸르고 피부가 얇고 기육이 유약한 사람은 간기(肝氣)가 부족하여 가을날의 허사적풍을 견뎌내지 못합니다. 색이 붉고 피부가 얇고 기육이 유약한 사람은 심기(心氣)가 부족하니 겨울날의 허사적풍을 이겨내지 못합니다.' 황제가 말한다. '색깔이 검은 사람은 병을 받지 않는가?' 소유가 답한다. '색깔이 검으면 피부가 넓고 두터우며 기육이 치밀하고 단단하며 4계절의 허사적풍의 상함을 입지 않습니다. 가령 그 사람이 피부가 얇고 약하고 기육이 단단하지 못하고, 또 처음부터 끝까지 검은색을 지니지 못하면 장하(長夏)의 계절에 허사적풍을 만나면 병이 납니다. 가령 그 사람이 색깔이 검고 피부가 넉넉하고 두터우며 기육이 단단하면 비록 장하의 계절의 허사적풍을 만난다 해도 저항력이 강하기 때문에 발병하지 않습니다. 이러한 사람은 반드시 밖으로 허사적풍에 상하고 안으로 음식에 상해서 냉(冷)이 생기고 밖과 안이 함께 상하여 비로소 병이 생깁니다.' 황제가 말한다. '그대의 말이 훌륭하오!'

황제(黃帝)가 말한다. "대저 사람의 아픔을 참고 아픔을 참지 못하는 것은 성격이 용감하고 겁이 많음으로 구분할 수가 없다. 대저 용감한 사람이 아픔을 참지 못하는 것은 위난(難)을 보아도 용감히 전진할 수 있으나 아픔을 보면 위축하여 나아가지 못한다. 대저 겁 많으면서도 아픔을 참는 사람은 위난을 들으면 두려워해도 아픔을 만나면 도리어 인내하여 동요하지 않을 수 있다. 대저 용감하면서도 아픔을 참을 수 있는 사람은 위난을 보고도 두려워하지 않고 아픔을 만나도 동요하지 않는다. 대저 겁이 많으면서도 아픔을 참지 못하는 사람은 위난과 아픔을 보면 눈이 돌아가고 얼굴이 사악(邪)해지고 두려워서 말을 못하며 놀라서 가슴 두근거리며 안색이 변화하여 죽었는지 살았는지 모른다. 내가 그런 정황을 보니 그 어떤 연유인지를 알 수 없으니 그 이유를 듣고 싶구려!"

소유(少兪)가 답한다. "대저 아픔을 참고 아픔을 참지 못하는 것은 피부의 얇고 두터움, 기육(肌肉)의 단단하고 취약함 느리고 급함의 같지 않음에 있는 것이지 용감하고 겁내는 성격으로 설명할 수는 없습니다."

황제가 말한다. '사람이 아픔을 받고 참을 수 있는지의 여부를 성격의 용감함과 겁내고 나약함으로 분별할 수가 없다. 용감하면서 동통을 견딜 수 없는 사람은 위난을 만났을때에도 용감하게 나아갈 수 있으나 동통을 만났을때는 위축되어 나아가지 못한다. 겁내고 나약하면서도 동통을 참을 수 있는 사람은 비록 위난의 일을 듣고 두려워하고 불안해하나 다만 동통을 만났을때는 도리어 참을 수 있고 동요하지 않는다. 용감하고 동통을 참을 수 있는 사람은 위난을 만나도 두려워하지 않고 동통을 만나도 참을 수 있다. 겁내고 나약하고 또 동통을 참을 수 없는 사람은 위난을 보고 아픔을 만나면 놀라서 머리가 어지럽고 눈이 침침하며 얼굴색이 변하고 두 눈을 똑바로 보지 못하고 말을 하지 못하고 마음은 두렵고 기(氣)가 어지럽고 반죽음이 된다. 내가 그런 정황을 보니 역시 무엇이 원인인지 알 수 없으니 바라건데 그 가운데 이치가 무엇인지 듣고자 하오!' 소유가 말한다. '아픔을 참는 여부(與否)는 피부의

두텁고 얇음과 기육의 견실하고 취약함과 성글고 팽팽함의 같지
않음이 주요 결정을 하는 것이지 성격의 용감함과 겁내고 약함으
로써 설명되는 것이 아닙니다.'

황제(黃帝)가 말한다. "사람이 용감하고 겁내는 까닭은 무엇인지
듣고자 하오."

소유(少兪)가 답한다. "용감한 사람은 눈빛이 깊고 단단하고 눈썹
이 넓고 바르고 깁니다. 3초(三焦)의 무늬결이 거스르고 그 심장은
단정하고 간장은 단단하고 두텁고 담집이 가득하고 왕성합니다. 성
나면 기(氣)가 왕성하고 가슴이 장대하고, 간기(肝氣)가 위로 들리
고(上擧), 담기(膽氣)가 넘치고, 눈초리가 찢어지고(眦裂), 모발이 일
어서고 얼굴색이 새파랗습니다. 이것이 용감한 사람의 성격적 기본
원인을 결정합니다."

황제(黃帝)가 말한다. "겁내는 사람의 까닭을 듣고자 하오!"

소유(少兪)가 답한다. "겁내는 사람은 눈이 크나 깊지 않습니다.
음양(陰陽)을 서로 잃어서 그 피부의 살결(肌腠)의 무늬가 풀어지
고, 기육이 성글어서 갈우(髑骬)가 짧고 작으며 간계(肝系)가 성글
고 느리며, 담집(胆汁)이 충만되지 못하고 풀어지고, 장위(腸胃)가
늘어지고 풀어져서 갈비 아래가 텅비어 간기가 불충실하여 비록 방
금 크게 성내어도 그 가슴을 채우지 못하고 간과 폐가 비록 성이
나서 들어 올려도 다만 오래 견지(堅持)하지 못하고 기가 쇠하면
다시 떨어집니다. 그러므로 오래 성내지 못합니다. 이것이 겁내는
사람의 그렇게 되는 바의 까닭입니다."

황제가 말한다. '내가 알고자 하는 이치는 사람이 용감하고 겁내
는 것이 어떻게 다른가 하는 것이다.' 소유가 답한다. '용감한 사람

은 눈이 빛나고 깊으며 확고하며, 눈썹이 간격이 넓고 길고 곧습니다. 피부 기육과 살결의 무늬와 결이 거스릅니다. 심장이 단정하고 간장이 단단하고 두터우며 담즙(膽汁)이 왕성하고 가득하며 성을 낼 때는 기(氣)가 씩씩하고 왕성하며 가슴이 크게 펼쳐집니다. 간기(肝氣)가 위로 들어올려지고 담기(膽氣)가 넘치며 눈초리가 커지고 햇빛이 가까이 비추면 모발이 빳빳이 서고 얼굴색이 시퍼렇게 되니 이것이 용감한 사람의 성격적 기본 원인을 결정합니다.' 황제가 말한다. '겁내는 사람의 성격이 생기는 것은 어떤 이치인지 알고 싶구려!' 소유가 답한다. '겁내는 사람은 눈이 비록 커도 깊고 단단하지 못하고, 신기(神氣)가 어지럽고 기혈(氣血)이 협조하지 않아서 피부와 기육의 살결이 느슨하고 가로 지르지 않고, 기육이 산만하고 늘어져서 가슴뼈의 검돌(劍突)이 짧고 작으며 간계(肝系)가 느슨하고 담집(胆汁)이 충만하지 못해서 비록 방금 크게 성내도 노기(怒氣)가 가슴에 충만하지 않고 간, 폐가 비록 성냄으로 인해서 위로 치받으나 다만 오랫동안 단단히 지니지 못하고, 기가 쇠약해져서 곧 다시 떨어집니다. 때문에 장시간 성내지 못하니 이는 겁내는 사람의 성격적 원인을 결정하는 것입니다.'

황제(黃帝)가 말한다. "겁내는 사람이 술을 마신 이후 용감한 사람에게 성냄을 피하지 않는 것은 어떤 장(臟)이 그렇게 하는가?"

소유(少兪)가 답한다. "술이란 수곡(水谷)의 정(精)이요, 익은 곡식의 액체입니다. 그 기(氣)는 표한(慓悍)하니 그것이 위 속에 들어가면 위(胃)가 팽창하고, 기(氣)가 위로 거스르고 가슴이 가득해지고 간(肝)과 담(膽)이 방자해집니다(橫). 술이 취할 때는 그의 행동거지(言謓擧止)가 비록 그러하나 용감한 사람과 차이가 많지 않습니다. 다만 술 기운이 지나가고 나면 겁내는 태도가 전과 같고 기가 줄어들면 후회합니다. 용감한 사람과 더불어 같은 유(同類)임을 알 수 없게 되니 이를 주패(酒悖)라고 합니다."

황제가 말한다. '겁내는 사람이 술을 마신 후에 그가 성나는 때를 당해서는 용감한 사람과 많은 차이가 없다는데 이는 그 어떤 장기(臟)의 기능이 이렇게 하는가?' 소유가 답한다. '술은 수곡(水谷)의 정화(精華)입니다. 이는 곡류(谷類)를 빚어서 즙액이 이루어진 것입니다. 그 기(氣)가 싸나워서 술이 위 속에 들어간 이후, 위장 부위의 창만(脹滿)을 재촉합니다. 기기(氣機)가 위로 거스르면 가슴 속에 가득합니다. 동시에 간담(肝膽)에 영향을 미쳐 간기(肝氣)를 충동(冲動)하여 간기가 거스릅니다. 술이 취할 때에 그의 행동거지가 거슬러 충동하여 용감한 모습과 그것들의 행위가 꺼려 피하는 행위임을 모릅니다. 일러서 주패(酒悖)라 합니다.'

51. 등 부위의 수혈(背腧)

이 편은 등 부위 5장수혈(五臟兪穴)의 부위 및 뜸으로
치료하는 보사방법(補瀉方法)의 주요한 설명이다. 이 수혈
(兪穴)로 말미암아 모두가 안으로 5장에 응하고 치료상에
있어서는 비록 특수한 공효(功效)가 있어도 다만 모두가
깊이 찔러서는 안된다. 아니면 병이 발생할 위험이 있다.
이 때문에 처음 배우는 사람에게 마땅한 뜸 치료를 제시
하고 마땅치 않은 망녕된 침 놓는 행위를 경고했다.

황제(黃帝)가 기백(岐伯)에게 묻는다. "5장의 수혈(腧)은 모두 등
부위(背部)의 무슨 부위에서 나오는지요?"

기백(岐伯)이 답한다. "흉중(胸中)의 큰 수혈(大腧)은 저골(杼骨)
의 끝에 있으며, 폐수(肺腧)는 셋째 척추(椎) 아래 양 옆에 있으며,
심수(心腧)는 다섯째 척추(椎)의 양 옆에 있고, 격막의 수혈(膈腧)은
일곱째 척추(椎)의 양옆에 있고, 간수(肝腧)는 아홉번째 척추(椎)의
양옆에 있고, 비수(脾腧)는 열한 째 척추의 양옆에 있고, 신수(腎腧)

는 열네째 척추의 양옆에 있습니다. 모두가 등골뼈(脊)를 끼고 서로 3치 떨어진 곳에 있으니, 이 혈위를 시험적 방법으로 손으로 그 수혈(俞穴)의 부위를 누르면 병자의 시큰거리고 저리며(酸痲) 부어서 아픈것을 낫게 할 수 있습니다. 이곳이 혈위(穴位)가 있는 곳입니다. 뜸을 뜨면 되나 침을 놓으면 안 됩니다. 기(氣)가 왕성하면 사(瀉)시키고 허(虛)하면 보(補)합니다. 쑥불(艾火)을 사용하여 보할 때는 그 화(火)를 불지 말아야 합니다. 기다리면 재(灰)가 됩니다. 쑥불(艾火)을 사용하여 사(瀉)시킬 때는 그 불을 빨리 불고 함께 손으로 쑥을 한 데 모아서 그 불이 재가 되게 해야 합니다.”

　　황제가 기백에게 묻는다. '5장의 수혈(俞穴)은 모두 등 부위의 어느 부위에서 나오는지 듣고자 합니다.' 기백이 답한다. '흉중(胸中)의 큰 수혈(大腧)은 목 뒤의 첫째 추골(椎骨) 아래의 양 옆에 있으며, 폐수(肺腧)는 셋째 추골(椎骨) 아래의 양옆에 있으며, 심수(心腧)는 제 5추골 아래의 양 옆에 있으며, 격수(膈腧)는 제 7추골 아래의 양 옆에 있으며, 간수(肝腧)는 제 9추골 아래의 양옆에 있으며, 비수(脾腧)는 제 11추골 아래의 양 옆에 있으며, 신수(腎腧)는 제 14추골 아래의 양옆에 있습니다. 거리는 등골뼈 안에서 각기 약 1치 5푼을 떨어져 있습니다. 이 혈위를 확정하는데는 검험(檢驗)하는 방법으로 손으로 그 수혈 부위를 누르면 병자가 시큰거리고 저리고 부어서 아픈 것을 느낍니다. 어떤 사람은 원래 있던 시큰거리고 아파서 통과가 적합하지 않는 것이 손으로 누르면 풀립니다. 곧 이곳이 혈위(穴位)가 있는 곳입니다. 이 들의 수혈(俞穴)은 치료상에 있어서는 뜸으로 치료할 수 있으며 망녕되게 침을 사용해서는 안 됩니다. 뜸으로 시술할 때에 있어서는 사기(邪氣)가 왕성하면 사법(瀉法)을 쓰고 정기(正氣)가 허하면 보법(補法)을 씁니다. 쑥불을 써서 보할 때는 쑥불이 불붙기 시작한 후 신속하게 세게 불고, 아울러 손으로 그 쑥을 한 데 모아 주어서 급히 타서 빨리 재가 되게 해야 합니다.'

52. 영기 위기와 경맥(衛氣)

　이 편은 영기(營氣)와 위기(衛氣)의 생리(生理) 기능과 12경맥(經脈)의 표본혈위(標本穴位)가 있는 곳, 가슴(胸), 배(腹), 머리(頭), 정강이(脛)의 기가부위(氣街部位) 및 그 질병을 치료하는 범위의 주요한 것을 소개하고 동시에 허실(虛實)을 변별하고 보사(補瀉)를 진행하는 방법을 설명했다.

　황제(黃帝)가 말한다. "5장이란 것은 정신(精神)과 혼백(魂魄)을 저장하고, 6부란 것은 수곡(水谷)을 받아서 전화(傳化)하기 때문에 그 기(氣)는 5장에 들어가고 밖으로는 4지와 관절(肢節)을 얽습니다. 그 뜬 기(浮氣)의 경맥(經脈) 속으로 따라 운행하지 않는 것을 위기(衛氣)라 하고, 정기(精氣)가 경맥을 따라 운행하는 것을 영기(營氣)라 합니다. 음양이 서로 의존해서 따르고 안과 밖이 서로 관통하여 마치 고리(環)가 끝이 없는 것 같고 물의 근원이 길게 흐르는 것 같이 운행하여 쉬지 않는 것이니 그 속의 이치를 누구가 다

알 수 있겠습니까? 그러나 그 음양을 분별하는 것은 모두가 표본
(標本), 허실(虛實)과 이합(離合)의 곳에 있습니다. 때문에 음양 12
경(十二經)을 분별할 수 있으므로 질병이 어느 경맥에서 생기는 지
를 알 수 있습니다. 질병의 허실이 있는 곳을 알면 발병 부위의 높
고 낮음을 알고, 6부의 기가(氣街)56)를 알면 묶은 끈이 풀리 듯 닫
힌 문이 열리듯 스스로 자유자재(自如)입니다. 허실의 단단하고 연
함을 알면 보사(補瀉)의 있는 곳을 압니다. 6경의 표본을 알면 천하
에 의혹됨이 없는 것입니다."

　　황제가 말한다. '5장은 정신과 혼백을 저장하고, 6부는 수곡(水
　　谷)을 받아들이고 전화(傳化)하기 때문에 음식이 변화해서 생긴
　　바의 정미(精微)한 기(氣)로 말미암아 안에는 5장으로 들어가고
　　밖에서는 전신의 4지와 관절에 운행됩니다. 떠서 밖에 있어서 경
　　맥(經脉) 가운데에 따라서 운행하지 못하는 기를 위기(衛氣)라 부
　　르고, 경맥 속으로 운행하는 정기(精氣)를 영기(營氣)라 부릅니
　　다. 위기는 맥 밖으로 운행하니 양(陽)에 속하고 영기는 맥 속으로
　　운행하니 음(陰)에 속합니다. 음양이 서로 의존하여 따르고 안과
　　밖이 서로 관통함이 둥근 고리(圓環)가 끝이 없고, 물의 근원이 멀
　　어서 유장(流長)함이 있어서 운행함이 쉬지 않으니 누가 그 속의
　　이치를 다 알 수 있겠는지요? 그런데 경맥은 음양(陰陽)으로 나뉘
　　어지고 모두가 표본(標本)의 허실(虛實)과 이합(離合)하는 곳이
　　있습니다. 때문에 3음3양(三陰三陽) 12경맥(經脉)의 일어나고 그
　　치는 경로를 분별할 수 있으면 질병이 어떤 경맥에서 생기는가를
　　알 수 있게 됩니다. 질병의 허실의 소재를 살필 수 있으면 나아가
　　서 발병 부위의 위에 있고 밑에 있음을 알 수 있게 됩니다. 6부의
　　기(氣)의 통행 경로를 알 수 있으면 치료 중에 있어서 관건문제
　　(關鍵問題)의 해결방법을 알면 묶은 끈을 풀 듯, 닫힌 문을 열 듯,
　　스스로 자유자재가 됩니다. 허(虛)한 부위의 유연(柔軟)함을 환하

---

56) 기가(氣街) : 기(氣)가 운행하고 왕래하는 경로(經路)

게 알고, 실(實)한 부위의 단단하고 굳은 이치를 알면 보허(補虛) 사실(瀉實)의 있는 곳을 압니다. 6경(六經)의 끝 부위(標部)와 근본 부위(本部)를 파악할 수 있으며 질병을 충분히 알 수 있으면 치료시에 있어서는 조금도 의혹(疑惑)이 없습니다.'

기백(岐伯)이 답한다. "황제께서 제시한 문제는 지극히 높고 깊고 넓습니다. 바라건데 알고 있는 바를 다 말씀드리고자 합니다. 족태양(足太陽)의 근본은 발꿈치 이상 5치 가운데 있으며 끝은 양락명문(兩絡命門)에 있으며, 명문(命門)이란 눈입니다. 족소양(足少陽)의 근본은 규음(竅陰)의 사이에 있으며, 끝은 창롱(窗籠)의 앞에 있으며 창롱이란 귀(耳)입니다. 족소음(足少陰)의 근본은 안쪽 복사뼈 아래의 3치 가운데 있으며 끝은 배수(背脈)와 혀 아래 양맥(兩脉)에 있습니다. 족궐음(足厥陰)의 근본은 행간(行間) 상의 5치 되는 곳에 있으며, 끝은 배수에 있습니다. 족양명(足陽明)의 근본은 여태(厲兌)에 있으며 끝은 뺨 아래 결후(結喉) 양 옆의 인영혈(人迎穴)에 있습니다. 족태음(足太陰)의 근본은 중봉혈(中封) 앞 위의 4치 가운데 있으며, 끝은 배수(背脈)와 혀뿌리(舌本)에 있습니다. 수태양(手太陽)의 근본(本)은 바깥 복사뼈 뒤에 있으며 끝은 명문(命門) 위의 1치에 있습니다. 수소양(手少陽)의 근본은 새끼 손가락과 검지 손가락 사이 2치에 있고, 끝은 귀 뒤 위모서리(上角) 아래 바깥 눈초리(眥)에 있습니다. 수양명(手陽明)의 근본은 팔꿈치 뼈(肘骨) 안에 있으며 위로 별양(別陽)에 이르릅니다. 끝은 얼굴 아래에서 합치는 감상(鉗上)에 있습니다. 수태음(手太陰)의 근본은 촌구맥(寸口)의 가운데 있으며, 끝은 겨드랑이 안의 동맥(動)에 있습니다. 수소음(手少陰)의 근본은 예골(銳骨)의 끝에 있으며, 끝은 배수(背脈)에 있습니다. 수심주(手心主)의 근본은 손바닥 뒤 양 힘줄 사이 2치 가운데 있으며, 끝은 겨드랑이 아래 3치에 있습니다. 무릇 이를 살피는 것은 아래가 허하면 궐역(厥)하고, 아래가 왕성하면 열이 납니다. 위가 허하면 어지럽고(眩), 위가 왕성하면 열이 나서 아픕니다. 그러므로 실(實)한 것은 끊어 그치게 하고 허한 것은 당겨서 일으켜야 합니다."

기백이 답한다. '황제께서 제시한 문제는 매우 높고 깊고 큽니다. 이제 제가 아는 바를 다 말씀드리겠습니다. 족태양방광경의 근본은 발뿌리 이상 5치 가운데의 부양혈(附陽穴)에 있으며, 그 끝(標)은 창롱(窓籠)의 앞에 있습니다. 곧 귀고리(耳珠) 앞의 함몰된 가운데의 청궁혈(聽宮穴)에 있습니다. 족소음신경(足少陰腎經)의 근본(本)은 안쪽 복사뼈 아래 위 3치의 복류(復溜) 교신혈(交信穴)과 혀 아래 음유(陰維)와 임맥(任脉)이 만나는 염천혈(廉泉穴)에 있습니다. 족궐음간경(足厥陰肝經)의 근본은 행간혈(行間穴) 위 5치의 중봉혈(中封穴)에 있으며, 그 끝은 등 제 9추 아래 양 옆의 간수혈(肝兪穴)에 있습니다. 족양명위경(足陽明胃經)의 근본은 발 엄지와 검지 끝의 여태혈(厲兌穴)에 있으며, 끝은 뺨 아래 결후(結喉) 양 옆의 인영혈(人迎穴)에 있습니다. 족태음비경(足太陰脾經)의 근본은 중봉혈(中封穴) 앞의 위 4치 가운데의 3음교혈(三陰交穴)과 혀 뿌리 부위에 있습니다. 수태양소장경(手太陽小腸經)의 근본은 손의 바깥 복사뼈 뒤의 양로혈(養老穴)에 있으며, 그 끝(標)은 정명혈(睛明穴) 위의 1치 되는 곳에 있습니다. 수소양3초경(手少陽三焦經)의 근본은 손의 엄지와 검지 사이의 액문혈(液門穴)에 있으며, 대략 무명지끝의 위 2치 거리에 있으며, 그 끝은 귀 뒤 윗부리의 각손혈(角孫穴)과 아래 바깥 눈초리의 사죽공혈(絲竹空穴)에 있습니다. 수양명대장경(手陽明大腸經)의 근본은 팔꿈치뼈 중의 곡지혈(曲池穴)에 있으며 위로 비순혈(臂臑穴)이 있는 곳에 이르르며 그 끝은 뺨 아래 1치, 인영(人迎) 뒤, 부돌(扶突) 위 경감(頸鉗)이 있는 곳에 있습니다. 수태음폐경(手太陰肺經)의 근본은 촌구(寸口) 중의 태연혈(太淵穴)에 있으며, 그 끝

(標)은 겨드랑이 안 동맥(動脉)에 있으니 겨드랑이 아래 3치의 천부혈(天府穴)이 있는 곳에 있습니다. 수소음심경(手少陰心經)의 근본은 손바닥 뒤 예골(銳骨)의 끝의 신문혈(神門穴)에 있습니다. 수궐음심포경(手厥陰心包經)의 근본은 손바닥 뒤 양 힘줄 사이 2치의 내관혈(內關穴)이 있는 곳에 있으며, 그 끝은 겨드랑이 아래 3치의 천지혈(天池穴)이 있는 곳에 있습니다.

12경맥의 표본(標本)은 상하 각기 주관하는 바의 질병이 있으며, 그 일반 발병 규율은 이렇습니다. 아래에 있는 것이 근본(本)이 되고, 아래가 허하면 원양(元陽)이 아래에서 쇠약하고 궐역합니다. 아래가 왕성하면 양(陽)이 아래에 겨루면 열이 나서 아픕니다. 위에 있는 것이 끝이 되니 위가 허하면 청양(淸陽)이 올라가지 않고 현훈(眩暈)이 됩니다. 위가 왕성하면 위로 양(陽)이 왕성하여 열이 나서 아픕니다. 실한 증세에 속하면 마땅히 사(瀉)시켜서 그 뿌리를 끊어 질병의 발전을 정지케 합니다. 허한 증세에 속하면 마땅히 보(補)시켜서 그 기(氣)의 떨침과 그 쇠함을 도웁니다.

12경맥 표본표(十二經脉標本表)

경별 (經別)	근본(本)		끝(標)	
	부위(部位)	혈위(穴位)	부위(部位)	혈위(穴位)
족태양경 足太陽經	발꿈치 이상 5치 되는 곳	부양(附陽)	양락명문(兩絡命門)	정명(睛明)
족소양경 足少陽經	규(竅陰)의 사이	족규음(足竅陰)	창롱(窗籠)의 앞	청궁(聽宮)
족소음경 足少陰經	안쪽 복사뼈 위 2치 되는 곳	복류(復溜) 교신(交信)	배수(背兪) 혀 아래 양맥	신수(腎兪) 염천(廉泉)
족궐음경 足厥陰經	행간(行間) 위 5치 되는 곳	중봉(中封)	배수(背兪)	간수(肝兪)
족양명경 足陽明經	여태(厲兌)	여태(厲兌)	인영협아래(人迎頰下) 협항상(挾頏顙)	인영(人迎)
족태음경 足太陰經	중봉(中封) 앞 위의 4치 가운데	삼음교(三陰交)	배수(背腧)와 혀 뿌리(舌本)	비수(脾兪) 염천(廉泉)
수태양경 手太陽經	바깥 복사뼈 뒤	양로(養老)	정명혈(睛明穴) 위 1치	
수소양경 手少陽經	새끼 손가락, 검지 손가락 위 2치	액문(液門)	귀 뒤 상각(上角) 아래 바깥 눈초리	각손혈(角孫穴) 사죽공(絲竹空)
수양명경 手陽明經	팔꿈치뼈 사이 위로 별양(別陽)에 이르름	곡지(曲池) 비순(臂臑)	빰 아래 합감(合鉗) 위	빰 아래 1치, 인영 뒤 부돌(扶突) 위
수태음경 手太陰經	촌구(寸口)의 가운데	태연(太淵)	겨드랑이 안 동맥	천부(天府)
수소음경 手少陰經	예골(銳骨)의 끝	신문(神門)	배수(背腧)	심수(心腧)
수궐음경 手厥陰經	손바닥 뒤 양 힘줄 사이 2치 가운데	내관(內關)	겨드랑이 아래 3치	천지(天池)

　"기가(氣街)에 대해서 말씀드리면, 가슴의 기(胸氣), 배의 기(腹氣), 머리의 기(頭氣), 목의 기(脛氣)에는 기가(氣街)가 있습니다. 그러므로 기(氣)가 머리에 있는 것은 뇌(腦)에 모이고, 기가 가슴에 있는 것은 가슴 양 옆(膺)과 배수(背腧)에 모입니다. 기가 배(腹)에

있는 것은 배수(背腧)와 배꼽 좌우의 동맥(動脉)에 있는 충맥(冲脉)에 모입니다. 기가 목(脛)에 있는 것은 기가(氣街)와 승산(承山), 복사뼈 위 이하에 모입니다. 이를 취하는데는 호침(毫針)을 사용합니다. 반드시 먼저 손으로 눌러서 오래 있으며 손에 응하면 곧 침을 놓아서 보사(補瀉)합니다. 치료하는 곳이란 머리가 아프고, 어지러워 넘어지고, 배가 아프고, 중초(中)가 그득하고, 갑자기 창만(脹)하고, 새로이 적취(積聚)하는 것 등입니다. 아픈데를 눌러서 움직이는 것은 쉽게 치료가 되고 적취가 아프지 않은 것은 낫기가 어렵습니다."

'각 부위의 기(氣)가 통행하는 바의 도로에 대하여 말씀드리면, 가슴, 배, 머리, 목의 기는 각기 모이는 바와 운행하는 바의 도로가 있습니다. 기가 머리 부위에 있으면 뇌(腦)에 모이고 기가 가슴 앞 부위에 있으면 가슴의 양옆의 부위에 모이고, 기가 가슴 뒤 부위에 있으면 배수(背俞)에 모입니다. 곧 11번째 척추 격막(隔膜) 이하에서부터 족태양경의 여러 장(臟)의 수혈(俞穴)과 아울러 배 앞의 충맥(冲脉) 및 배꼽 좌우의 동맥이 있는 곳의 혈위(황수(肓俞), 천추(天樞) 등 혈)에 모입니다. 기가 목 부위에 있으면 족양명경의 기가혈(氣街穴) 및 승산혈(承山穴)과 복사뼈 부위의 상하 등의 곳에 모입니다. 무릇 각 부위의 기가 왕래하여 운행하여 모이는 부위에 침 놓는데는 호침(毫針)을 사용해야 하고 조작시에는 손으로 먼저 혈위 위에 비교적 긴 시간을 눌러서 그 기가 이르기를 기다리고 연후에 침을 놓아 보사(補瀉)시킵니다. 각 부위의 기가(氣街)의 혈위에 침을 놓으면 두통, 현기, 중풍으로 어지러워 넘어짐, 복통, 중초의 창만, 배위의 갑작스런 창만 및 새로 얻은 적취(積聚)를 치료할 수 있습니다. 동통(疼痛)을 손으로 눌러 옮기면 쉽게 치료가 호전되며 적취가 아프지 않으면 치료가 호전되기 어렵습니다.'

53. 동통을 논함(論痛)

이 편은 사람의 근골(筋骨), 기육(肌肉), 피부(皮膚), 살결(腠理) 및 장위(腸胃)의 후박견취(厚薄堅脆)가 서로 다름과 침을 놓고 뜸을 뜨고 약물을 먹는데 내수력(耐受力)이 서로 다름을 설명하고, 임상(臨床)에 있어서 체질의 서로 다른 정황에 근거하여 사람들의 억제하고 드높임으로 인한 시용(施用)하는 치료방법이 서로 다름을 사람들에게 나타남을 설명했다.

황제(黃帝)가 소유(少兪)에게 묻는다. "근골(筋骨)의 강약, 기육(肌肉)의 단단하고 취약함(堅脆), 피부의 두텁고 얇음(厚薄), 살결의 성글고 빽빽함(疏密)이 각기 서로 다름으로 그 침석(針石)과 불살음[火焫]의 아픔은 어떠한가? 장위(腸胃)의 후박(厚薄) 견취(堅脆) 또한 서로 다른데 그것이 독약(毒藥)에는 어떠한가? 이 모두를 듣고자 하오!"

소유(少兪)가 답한다. "사람의 뼈(骨)는 강하고 힘줄(筋)은 약하고 살(肉)은 느슨하고 피부(皮膚)는 두터우니 동통(疼痛)을 참고 견딜 수 있습니다. 침을 놓음에 있어서나 쑥으로 뜨는 동통(疼痛)에 대한 참음은 침도 또한 같습니다."

황제(黃帝)가 말한다. "그 불살음(火焫)을 견디는 것은 어떻게 알 수 있는가?"

소유(少兪)가 답한다. "살(肉)이 단단하고 피부가 얇은 것은 침석(針石)의 아픔을 견디지 못하고 불살음에도 또한 그렇습니다."

황제가 소유에게 묻는다. '사람의 근골(筋骨)은 강약이 있고 기육(肌肉)에는 단단함과 취약(脆弱)함이 있고 피부에는 두터움과 얇음이 있고 살결(腠理)에는 성글고 치밀한 같지 않음이 있습니다. 그들의 침놓는 것과 쑥으로 뜰 때의 그을림(灼)에서 일어나는 아픔을 견뎌내는 정황은 어떠한가? 사람의 장위(腸胃)의 두터움과 얇음, 단단하고 취약함도 서로 같지 않다. 그들은 강렬한 자극작용에 대하여 독을 공격하고 병을 치료하는 약물의 견뎌내는 정황은 어떠한가? 상세히 들려주기를 바라노라!' 소유가 답한다. '사람의 뼈는 강하고 힘줄은 연약하고 기육은 완만(舒緩)하고 피부는 두텁고 실(實)하면 능히 동통(疼痛)을 견딜 수 있습니다. 물론 이는 침을 놓고 쑥으로 불붙이는 아픔을 견디는 것도 같습니다.' 황제가 말한다. '그 불 살음을 견디는 것은 어떻게 알 수 있는가?' 소유가 답한다. '뼈가 강하고 힘줄이 약하고 기육이 느슨하고 피부가 두터운데에 검은색을 더 보태면 골격의 발육이 완전하여 강경한 사람이 되니 뜸질하는 아픔을 견딜 수 있습니다.' 황제가 묻는다. '그 사람이 침을 놓는 아픔을 견디지 못하는 것은 어떻게 아는가?' 소유가 답한다. '살이 단단하고 피부가 얇은 것은 침을 놓는 아픔을 견디지 못하고 불살음에도 또한 견디지 못합니다.'

황제(黃帝)가 묻는다. "사람의 병은 동시에 아프고 같은 병인데도 혹은 쉽게 낫고 혹은 어렵게 나으니 그 이유는 무엇인가?"

소유(少兪)가 답한다. "동시에 아픈 같은 병이라도 그 몸에 열이 많이 나면 쉽게 낫고 한기(寒)가 많은 것은 어렵게 낫습니다."

황제(黃帝)가 묻는다. "사람이 독성(毒)에 대하여 견딜 수 있는 능력이 크고 작은 것은 어떻게 아는가?"

소유(少兪)가 답한다. "위(胃)가 두텁고 색이 검고 뼈가 크고 살찐 사람은 모두 독성을 이깁니다. 그러므로 몸이 야위고 위가 얇은 사람은 모두 독성을 이길 수 없습니다."

황제가 묻는다. '동시에 아프고 같은 병인데도 쉽게 온전히 낫는 사람이 있고, 쉽게 온전히 낫지 않는 사람이 있는 것은 어째서인가?' 소유가 답한다. '동시에 앓는 같은 병도 가령 그 몸에 열이 많으면 이는 기(氣)가 왕성해서 병에 저항하는 능력이 강하고, 그 때문에 쉽게 완전히 낫습니다. 만약 그 몸이 한기가 많으면, 이는 기가 쇠약해서 병에 저항하는 능력이 약해서 쉽게 완전히 낫지 못합니다.' 황제가 묻는다. '사람이 독성(毒) 약물에 대항하여 견딜 수 있는 능력이 크고 작은 것을 어떻게 아는가?' 소유가 답한다. '위(胃)는 두텁고, 색깔은 검고, 골격이 크고 살이 찌고 편안한 사람은 기혈(氣血)이 가득차서 독성약물에 대해서 비교적 강한 참을 힘이 있습니다. 몸이 야위고 위가 얇은 사람은 기혈이 부족하여 독성 약물의 자극을 견디지 못합니다.'

54. 타고난 수명(天年)

　　이 편은 사람의 형성과 생장하고 늙는 과정을 설명하고, 아울러 수명(壽命)의 장단(長短)과 혈기(血氣)의 성쇠(盛衰)와 피부(皮膚), 기육(肌肉) 및 영위(營衛) 유행의 정상(正常) 여부(與否) 등과 관련이 있음을 중점적으로 지적했다. 편중에 출생에서부터 100세에 이르기까지의 한 토막(段)의 생명과 정중 생리상의 모습 성격상의 변화에 따라서 노쇠(老衰)를 방지하고 섭생(攝生)하여 병을 막는 중요한 의의에 대하여 설명했다.

　　황제(黃帝)가 기백(岐伯)에게 묻는다. "사람이 생명(生命)을 개시하는 시기에 있어서 어떤 기(氣)가 기초(基)가 되고, 무슨 기를 세워 방패(楯)가 되고 무엇을 잃어 죽고 무엇을 얻어야 생존하는지요?"

　　기백(岐伯)이 답한다. "어머니로 기초를 삼고, 아버지로 방패로 삼으니 신(神)을 잃은 자는 죽고 신을 얻은 자는 삽니다."

황제(黃帝)가 말한다. "무엇이 신(神)인가요?"

기백(岐伯)이 답한다. "신은 혈기(血氣)가 고루 조화되고 영위(營衛)가 이미 통창(通暢)하고 5장이 이미 이루어지면 신기(神氣)가 심장에 머무르고 혼백(魂魄)이 모두 갖추어지니 비로소 한 사람의 건전한 인체(人體)가 이루어질 수 있습니다."

황제가 기백에게 묻는다. '사람에게 있어서 생명이 시작할 때 어떤 기(氣)가 기초(基)가 되고 무슨 기로써 방패[捍衛]가 되고, 무엇을 잃으면 사망(死亡)하고 무엇을 얻어야 삶을 유지하는지요? 그 이치를 듣고자 합니다!' 기백이 답한다. '어미(母)의 음혈(陰血)로써 기초가 되고, 아비(父)의 양정(陽精)이 방패(捍衛)가 되어, 부정(父情) 모혈(母血)로써 결합하고 신기(神氣)를 잃으면 사망하고 신기가 있으면 비로소 생명을 유지합니다.' 황제가 묻는다. '무엇이 신(神)인지요?' 기백이 답한다. '신은 생명활동력의 나타남입니다. 마땅히 인체(人體)의 혈기(血氣)가 조화롭고 영위(營衛)의 운행이 통창(通暢)하고 5장이 생성된 뒤에 생명활동을 주관하여 유지하는 신기가 생겨납니다. 신기는 심장에 머무르고 나타내는 정신의식(精神意識)과 기관(器官)의 활동기능의 혼백(魂魄)이 모두 갖추어지면 비로소 한 개의 건전한 인체(人體)가 이루어질 수 있습니다.'

황제(黃帝)가 말한다. "사람의 오래 살고 일찍 죽음(壽夭)은 같지 않습니다. 혹은 중년에 일찍 죽고, 혹은 나이 들어서 오래 살고(夭壽), 혹은 돌연 사망하고, 혹은 병으로 오래 앓습니다. 그 이치를 듣고 싶습니다."

기백(岐伯)이 답한다. "5장(五臟)이 단단하고 혈맥(血脉)이 조화롭고 기육(肌肉) 사이에 기(氣)의 운행이 원활히 통하여 막히지 않고, 피부(皮膚)가 치밀하고 영위(營衛)의 운행이 정상(正常)이고 호흡이 균일[均勻]하고 느리고 천천하고(徐緩) 기기(氣機)가 규칙적으로 운행하고, 6부(六腑)가 정상적으로 음식을 소화시키고 진액(津液)이 온몸으로 잘 퍼지고 생리활동이 각기 정상을 지니기 때문에 오래도록 살 수가 있습니다."

황제가 말한다. '사람의 수명이 길고 짧아서 서로 같지 않으니 중년에 일찍 죽는 사람이 있고, 나이 들어서 오래 사는 사람이 있고, 돌연 죽는 사람이 있고, 병이 들어서 오래 동안 사는 사람이 있으니 이는 무슨 이치인지요?' 기백이 답한다. '5장이 강건하고 혈맥이 순조롭고 기육(肌肉)의 사이에 원활히 통하고 막히지 않으며, 피부가 단단하고 치밀하고 영위(營衛)의 운행이 정상이며 호흡이 균일하고 천천하며 기기(氣機)가 규칙적으로 운행하고 6부가 정상적으로 음식물을 소화시키고 정미(精微)하게 하며 진액(津液)이 온 몸을 돌아 퍼지게 하여 전신의 생리활동이 모두 정상을 유지하기 때문에 생명을 오래 유지하여 오래 살게 됩니다.'

황제(黃帝)가 말한다. "사람의 수명은 백세를 살 수 있습니다. 어떻게 하여 그 이치를 아는지요?"

기백(岐伯)이 답한다. "오래 사는 사람은 그의 콧구멍(鼻孔)이 깊고 또 깁니다. 얼굴의 밑바탕 부위의 기반이 높고 단정하고 영위(營衛)가 고루 통하고 얼굴 부위의 상·중·하의 삼부가 잘 어울리고(勻停) 우뚝해서 함몰되지 않고 골격이 높고 기육(肌肉)이 가득찬 사람은 백세까지 그 천수를 누립니다."

황제가 말한다. '사람이 100세를 살 수 있는 것은 어떻게 그 이치를 알 수 있는지요?' 기백이 답한다. '오래 사는 사람은 그의 코 길(鼻道)이 깊고 깁니다. 얼굴 부위의 밑바탕 부위와 무성하게 덮은(蕃蔽) 부위의 기육(肌肉)이 우뚝하고 방정(方正)하고 영위(營

衛)의 따라 운행함이 고루 통하고 막히지 않고, 얼굴 부위의 상·
중·하 3부가 잘 어울리고(勻停) 우뚝해서 함몰되지 않고 기육(肌
肉)이 풍만하고 골격이 우뚝한 그런 사람은 백세를 살아 그의 천
수(天年)를 다 합니다.'

황제(黃帝)가 말한다. "인생 백세의 과정에서 그 혈기(血氣) 성쇠
의 정황과 출생으로부터 죽음에 이르기까지의 이 한 과정은 어떠한
지를 들려줄 수 있겠는지요?"

기백(岐伯)이 답한다. "인생 10세에 5장의 발육 정도가 일정한 건
전한 정도에 이르고 혈기(血氣)의 운행이 이미 통창(通暢)하여 막힘
이 없고 생기(生氣)가 아래에서 위로 올라가므로 움직이기를 좋아
하고 달리기를 좋아합니다. 20세에 이르면 혈기가 왕성하기 시작하
고 기육(肌肉)이 올바로 발달하므로 행동이 민첩해집니다. 30세에
이르면 5장의 발육이 강건함을 거쳐서 전신의 기육이 단단하고 혈
맥(血脉)이 충실하고 왕성하므로 천천히 걷기를 좋아합니다. 40세에
이르면 5장 6부 12경맥이 모두 발육이 건전해지고 이미 다시 더 성
장할 수 없는 정도에 이릅니다. 살결이 성글기 시작하고 얼굴 부
위의 영화(榮華)가 점차 쇠락하고 수염과 머리칼이 반백(斑白)이 되
기 시작합니다. 정기(精氣)가 평정(平定)하고 왕성하여 흔들리지 않
습니다. 그러므로 앉아 있기를 좋아합니다. 50세에 이르르면 간기
(肝氣)가 쇠약하기 시작하고 간엽(肝葉)이 얇아지기 시작하고 담집
(膽汁)이 감소하고 눈이 보이지 않기 시작합니다. 60세에 이르르면
심기(心氣)가 쇠약하기 시작하고 근심과 슬픔에 괴로워하고, 혈기가
쇠약해지고 운행이 원활치 못하여 누워있기를 좋아합니다. 70세에
이르르면 비기(脾氣)가 허(虛)하고 피부가 야위고 말라서 윤택하지
못합니다. 80세에 이르르면 폐기(肺氣)가 허(虛)하고 넋(魄)을 간직

하지 못합니다. 그러므로 말에 착오가 있습니다. 90세에 이르르면 신기(腎氣)가 고갈됩니다. 그밖에 4장(四臟)의 경맥 기혈이 공허해 집니다. 100세에 이르르면 5장이 모두 허하고 신기가 모두 없어지 고 형해(形骸)만 남아서 천수(天年)가 끝납니다.”

　　황제가 말한다. '인생 백세의 과정 중에 혈기가 왕성하고 쇠하는 정황과 출생으로부터 죽음에 이르는 한 과정이 어떠한지 들려줄 수 있겠는지요?' 기백이 답한다. '인생이 자라 10세에 이르면 5장 이 발육하기 시작하며 일정한 건전한 정도에 이르르고, 혈기의 운 행이 통창하여 막히지 않습니다. 사람의 생장은 먼저 신장의 정기 에 근본하고, 생기(生氣)는 아래에서 위로 오릅니다. 때문에 움직 이기를 좋아하고 달리기를 좋아합니다. 사람이 20세에 이르면 혈 기가 왕성하기 시작하고, 기육(肌肉)이 바로 발달함에 있어서 행 동이 다시 민첩해지고 달리는 길이 빠릅니다. 30세가 되면 5장이 이미 빌육이 깅긴해지고, 전신의 기육이 단단헤지고 혈기가 충실 하고 왕성해지기 때문에 걸음걸이가 무게가 있고 종용하기를 좋아 하고 달려가기를 재촉하지 않습니다. 40에 이르르면 5장 6부 12 경맥이 모두 발육이 지극히 건전해져서 다시 계속해서 왕성히 자 라는 정도가 불가능한데 이르릅니다. 이에 따라 살결이 성글기 시 작하고 얼굴의 영화(榮華)가 차차 쇠락해지고 수염과 머리칼이 희 끗희끗해지고 정기(精氣)가 평정(平定)하고 왕성하게 차니 다시 돌출하는 발전이 없으니 이는 쇠로하는 방면의 변화이며 정력이 이미 십분 채워지고 힘차지 않으므로 정(靜)적인 것을 좋아하고 동(動)적인 것을 좋아하지 않고 앉아있기를 좋아합니다. 사람이 50이 되면 간기(肝氣)가 쇠퇴하기 시작하고 간엽(肝葉)이 박약해 지고 담집(膽汁)이 감소합니다. 눈은 간(肝)의 구멍(竅)입니다. 때문에 두 눈이 침침해집니다. 사람이 60세에 이르면, 심기(心氣) 가 쇠약하기 시작하고 심기(心氣)가 부족하고 항상 우수(憂愁)와 비상(悲傷)의 정서가 나타납니다. 혈기(血氣)가 쇠약하고 운행이 원활하지 못합니다. 형체가 게을러지기 때문에 누워 있기를 좋아합니다. 70세가 될 때에는 비기(脾氣)가 허약하고 피부가 야위고 말라져서 윤택하지 못합니다. 80세가 되면 폐기(肺氣)가 쇠약하고 넋(魄)을 간직하지 못하고 말이 때로 착오(錯誤)가 발생합니다. 90세의 시기에는 신기(腎氣)가 고갈됩니다. 그밖에 4장의 경맥기혈이 모두 공허해집니다. 100세가 되면 5장의 경맥이 함께 공허해지고 5장에 간직한 신기(神氣)가 모두 소실(消失)되고 단지 뼈만 남아 있기 때문에 천수(天年)를 마칩니다.'

황제(黃帝)가 말한다. "그 천수(壽)를 마치지 못하고 죽는 것은 어째서인지요?"

기백(岐伯)이 답한다. "장수(長壽)하지 못하는 사람은 5장이 모두 단단하지 못하고 콧 구멍(鼻道)이 깊지 못하고 밖으로 향해 벌리고 호흡이 급하고 빠릅니다. 또한 기초 담장이 낮고 경맥(脉)이 얇고 혈(血)이 적으며 기육(肌肉)이 단단하지 못하고 살결이 성글고 자주 풍한(風寒)의 침습(侵襲)을 받고 혈기(血氣)가 허하고 혈맥이 통하지 않고 진기(眞氣)와 사기(邪氣)가 서로 치니 어지럽게 서로 끌어당깁니다. 그러므로 중년(中年)에 죽기를 재촉합니다."

황제가 말한다. '사람이 천수를 마치지 못하고 죽는 것은 어째서인지요?' 기백이 답한다. '장수하지 못하는 사람은 5장이 단단하지 못하고 비도(鼻道)가 깊지 못해서 밖으로 향해 벌려 있으며, 호흡이 급하고 빠릅니다. 혹자는 얼굴 부위의 바탕 및 무성하게 덮은 부위의 기육(肌肉)이 무너져 내리고, 맥체(脉體)가 박약하고 맥중(脉中)에 혈(血)이 적고 꽉 차지 않으며, 기육이 단단하지 못합니다. 살결이 성글고 다시 풍한(風寒)의 침입을 받고 혈기(血氣)가 다시 허(虛)하고 혈맥이 원활히 통하지 않고 외사(外邪)가 쉽게 침입하고 진기(眞氣)와 더불어 서로 공격하니 진기가 낡아서 어지러우니 사기(邪氣)가 안으로 침입하여 중년(中年)에 죽게 재촉합니다.'

55. 기의 역순과 맥의 성쇠(逆順)

이 편은 인체의 기(氣)에 역순(逆順)이 있고, 맥(脈)에는 성쇠(盛衰)가 있고, 침 놓는데는 원칙(原則)과 큰 법(大法)이 있음을 설명하고, 침을 놓을 때는 기의 역순(逆順)과, 맥(脈)의 성쇠(盛衰)와, 질병의 구체 정황에 근거하여, 시기(時機)를 파악하고, 조기 진단(早期診斷)하여 힘을 다하여 조기치료하고, 그 병이 생기기 전에 침을 놓는 시기를 잃지 않고, 왕성하기 전에 침을 놓고, 이미 쇠약하기 전에 침을 놓아야, 양호한 효과를 거둘 수 있음을 지적했다. 동시에 병의 침놓을 수 있음과 침놓을 수 없음, 이미 침 놓아서는 안되는 세 종류의 정황을 분명히 밝혔다.

황제(黃帝)가 백고(伯高)에게 묻는다. "내가 듣기로는 기(氣)에는 역순(逆順)이 있고, 맥(脈)에는 성쇠(盛衰)가 있고, 침놓음에는 큰 원칙(原則)이 있다는데 들을 수 있겠는지?"

백고(伯高)가 답한다. "기의 역순이란 천지(天地), 음양(陰陽), 4시(四時), 5행(五行)에 응하기 때문입니다. 맥의 성쇠란 혈기(血氣)의 허실(虛實)이 남음이 있고(有餘) 부족함(不足)이 있음을 알리기 때문입니다. 침을 놓는 큰 원칙(大約)이란 반드시 병의 침을 놓을 수 있고 더불어 침을 놓을 수 없고, 더불어 그것이 나서 침을 놓아서 안되는 정도의 세 가지 유형을 반드시 밝게 알아야 하는 것입니다."

황제가 백고에게 묻는다. '기의 운행에는 역순이 있고 혈맥에는 성쇠가 있고 침놓는데는 큰 규칙(大法)이 있다고 들었는데 이 이치에 대해서 말해줄 수 있겠는가?' 백고가 답한다. '기의 운행은 역순과 천지, 음양, 4시, 5행이 서로 적응하는 것이니 마땅히 그 시절에는 순행(順)하고 그 시절이 아니면 역행합니다. 맥(脉)의 힘이 있고 힘이 없음은 기혈(氣血)의 허실이 나타남입니다. 그러므로 맥상(脉象)의 나타남으로부터 기혈의 유여(有餘)와 부족(不足)을 진찰해 낼 수 있습니다. 침을 놓는 큰 규칙은 반드시 병기(病機)의 침놓을 수 있고 침 놓을 수 없고, 혹은 침자를 시행하지 못하는 정도에 이미 이르렀다는 세 가지 유형을 명확히 파악해야 합니다.'

황제(黃帝)가 말한다. "살핌은 어떻게 하는가?"

백고(伯高)가 답한다. "<병법(兵法)>에 일찍이 이르기를 '군대가 급히 침략해 올 때 기염(氣焰)이 매우 왕성함을 당하여 그 날카로운 형세를 맞이해서 공격해서는 안된다. 적(敵)의 왕성하게 정비된 진영의 형세는 무모하게 출격해서는 안된다'고 했습니다. <자법(刺法)>에 일찍이 이르기를 '열세(熱勢)가 왕성한 데는 침을 놓아서는 안된다. 많은 땀이 세수하듯이 할 때는 침을 놓아서는 안된다. 맥상(脉象)이 탁란(濁亂)하여 모호하여 깨끗하지 못할 때는 침을 놓아서는 안된다. 병정(病情)과 맥상이 서로 거스릴 때는 침을 놓아서는 안된다'고 했습니다."

황제가 묻는다. '침을 놓을 수 있고 침을 놓아서는 안되는 병기 (病機)는 어떻게 진찰하는가?' 백고가 답한다. 〈병법〉에 일찍이 말하기를 '작전시 바야흐로 침략해 온는 형세가 급하여 기염이 매우 왕성함을 맞아서는 그 예봉을 맞아서 공격해서는 안된다. 왕성하게 정비된 진세(陣勢)는 또한 무모하게 나가서 쳐서는 안된다'고 했습니다. 〈침법(刺法)〉에 일찍이 말하기를 '열세(熱勢)가 왕성한 데는 침을 놓아서는 안된다. 큰 땀이 세수하듯 할 때는 침을 놓아서는 안된다. 맥상이 혼탁하고 어지러워 모호할 때는 침을 놓아서는 안된다. 맥상과 병정이 서로 거스를 때는 침을 놓아서는 안된다 '고 했습니다.'

황제(黃帝)가 말한다. "침을 놓을 수 있는 것은 어떻게 살피는가?"

백고(伯高)가 답한다. "훌륭한 의원(上工)은 병이 생기기 전에 침을 놓습니다. 그 다음에는 아직 왕성하기 전에 침을 놓습니다. 그 다음은 이미 병이 쇠약해진 것을 침을 놓습니다. 기술이 서투른 의원(下工)은 사기(邪)가 왕성한 때에 침을 놓습니다. 그 날카로운 기(銳氣)를 피할 줄 모릅니다. 혹은 외형이강성한것같으나실은 바깥은 강하고 속은 허한 사람을 침 놓습니다. 혹은 그 병정(病情)과 맥상이 서로 거스른 정황 아래 침을 놓습니다. 그러므로 말합니다. '바야흐로 왕성할 때에 감히 훼상(毁傷)시키지 말라. 이미 사기가 쇠약하기 시작할 때 침을 놓아야 큰 효과를 얻을 수 있는 것이다.' 그러므로 일러 '훌륭한 의원은 병나기 전에 치료하고 이미 병난 것은 치료하지 않는다'는 것은 이것을 말합니다."

황제가 말한다. '침을 놓을 수 있는 시기(時機)를 어떻게 파악하는가?' 백고가 답한다. '고명한 의원은 병이 발생하기 전에 사기가

아직 얕은 때에 침을 놓습니다. 그 다음은 병이 비록 발병했으나
사기가 왕성하기 전에 침을 놓습니다. 또 그 다음은 사기가 이미
쇠약하고 정기(正氣)가 회복하는 시기에 있을 때에 침을 놓습니
다. 기술이 낮은 의원은 사기가 왕성한 때에 침을 놓아버립니다.
그 날카로운 기(銳氣)를 피할 줄 모르고 혹은 바깥의 형모(形貌)
가 강성한 것 같고 실제로는 바깥이 강하고 속은 허한 사람을 침
놓습니다. 혹은 병정과 맥상이 부합하지 않는 정황 아래 침을 놓습
니다. 사기(邪氣)가 바로 왕성한 때에 그 예기(銳氣)를 맞이하여
침을 놓아서 원기(元氣)를 손상시켜 병정(病情)을 가중(加重)시킵
니다. 마땅히 사기가 쇠퇴하기 시작하는 때에 침을 놓아야 일은 반
이나 공(功)은 배(倍)가 되는 효과를 얻습니다. 때문에 말합니다.
'고명한 의원은 병이 들기 전에 미리 예방해서 치료하고 아울러 이
미 병이 발생한 후에 치료하지 않는다'고 합니다. 이것이 훌륭한
의원의 병 나기 전에 치료하는 이치입니다.'

56. 5미와 5장 질병(五味)

이 편은 오곡(五谷), 5채(五菜), 5과(五果), 5축(五畜) 중의 5종 성미(性味)와 인체에서 일어나는 서로 다른 생리작용에 대해서 주요한 것을 설명했다. 아울러 5미(五味)의 5장 질병에 대한 적합한 것과 거리낌(宜忌)을 설명하고 이러한 적합함과 거리낌(宜忌)은 모두가 약물 치료와 음식요법으로써 병인의 음식 조절(調)과 보(補)하는의 기본 원칙을 설명했다.

황제(黃帝)가 말한다. "곡기(谷氣)에는 5미(五味)가 있는데 그것이 5장에 들어가서 어떻게 나뉘어지는 지를 들려주었으면 하오."

백고(伯高)가 답한다. "위(胃)는 5장 6부의 바다입니다. 수곡(水谷)은 모두 위에 들어갑니다. 5장 6부는 모두 위에서 품기(稟氣)합니다. 5미(五味)는 각기 그 좋아하는 장(臟)으로 바로 운행합니다. 곡미(谷味)의 신 것은 먼저 간(肝)으로 운행합니다. 곡미의 쓴 것은 먼저 심장(心)으로 운행합니다. 곡미의 단 것은 먼저 비장(脾)으로 운행합니다. 곡미의 매운 것은 먼저 폐(肺)로 운행합니다. 곡미의 짠 것은 먼저 신장(腎)으로 운행합니다. 수곡의 정미(精微)함이 변화해서 진액(津液) 영위(營衛)가 되어 온 몸에 운행해서 영위가 크게 통하고 곧 지게미(糟粕)부분은 변화해서 차례대로 대장방광(大腸膀胱)으로 하전(下傳)합니다.”

황제가 말한다. ‘5곡에는 5종의 성미(性味)가 있는데 응당 5미가 인체에 들어간 후에는 어떻게 나뉘어 5장으로 돌아가는가?’ 백고가 답한다. ‘모든 음식은 모두 먼저 위(胃)에 들어갑니다. 5장 6부는 모두 소화되어 생긴 정미(精微)를 받아들여서 기능활동을 유지해야 합니다. 때문에 5장 6부는 모두 위에서 받으니 위는 5장 6부의 영양을 모으는 장소를 이루고 있습니다. 음식물의 5미(五味)는 5장으로 귀속됩니다. 이는 5장 및 5미의 특성에 근거해서 각기 그 같은 성질의 좋아하는 장(臟)에 돌아 들어갑니다. 곡미(谷味)가 신 것은 위에 들어간 후에 먼저 간에 들어가고 곡미가 쓴 것은 먼저 심장에 들어가고, 곡미가 단 것은 먼저 비장에 들어가고, 곡미가 매운 것은 먼저 폐에 들어가고, 곡미가 짠 것은 먼저 신장에 들어갑니다. 수곡의 정미한 것은 변화하여 진액(津液) 영위(營衛)가 되어 온몸에 운행해서 장부(臟腑) 4지(四肢) 백해(百骸)의 영양이 되고, 그 지게미(糟粕) 부분은 차례대로 대장방광(大腸膀胱)으로 전해져서 대변과 오줌(便溺)이 되어 몸밖으로 배출됩니다.’

황제(黃帝)가 말한다. “영위(營衛)는 어떻게 운행되는가?”

백고(伯高)가 답한다. “수곡(谷)이 처음에 위(胃)에 들어가서 그 정미(精微)한 것은 먼저 위(胃)에서부터 중, 상 2초(二焦)로 나와서 5장을 적시고 양갈래로 나뉘어 운행하는 것이 영위(營衛)의 길입니다. 그 종기(宗氣=大氣)가 맴돌고(搏) 운행되지 않는 것은 가슴 속(胸中)에 쌓이니 이름하여 기해(氣海)입니다. 이 기(氣)는 폐(肺)에서부터 목구멍을 끼고 돌아나옵니다. 그러므로 내 쉬면 나오고 들이 쉬면 들어옵니다. 천지의 정기(精氣)인 천양(天陽)의 기(氣)와 수곡정미(水谷精微)의 기가 그 체내의 소모 정황은 종기(宗氣)로부터 영위(營衛)와 지게미(糟粕)를 3방면으로 수송해내고(輸出), 단지 다른 한 방면에서 천지 사이에서부터 공기(空氣)를 빨아들이고 음식물의 정미(精微)를 섭취합니다. 그러므로 수곡(水谷)을 받아들이지 않으면 반나절이면 기가 쇠약하고 하루면 기(氣)가 작아집니다."

　　황제가 묻는다. '영위는 어떻게 운행되는가?' 백고가 답한다. '수곡이 위에 들어온 이후 화생한 바의 정미(精微) 부분은 위에서부터 나와 중(中), 상(上) 2초(二焦)에 이르러 폐(肺)를 지나서 5장에 물대입니다(灌漑). 그것이 전신에 수송하여 퍼질 때에 있어서의 나뉘어지는 것은 양 갈래 길입니다. 그 청순한 부분은 변화되어 영기가 되고 탁하고 두터운 부분은 분화하여 위기가 됩니다. 분별해서 맥중 맥외를 따라 온몸을 양 갈래 길로 운행합니다. 동시에 생산되는 바의 대기(大氣)는 곧 가슴 속에 모입니다. 일러서 기해(氣海)라 합니다. 이러한 기는 폐 부위에서부터 목구멍을 끼고 나옵니다. 내쉬면 나오고 들이쉬면 들어와 인체의 정상적인 호흡운동을 보증합니다. 천양(天陽)의 기와 음식물의 정미(精微)는 건강의 주요 근원을 유지합니다. 그 체내에 있어서의 소모(消耗) 정황은 대개 이와 같습니다. 즉, 종기(宗氣)에서부터 영위(營衛)와 지게미(糟粕)가 세 방면으로 전수되어 나갑니다(輸出). 단지 따로 1방면으로 천지 사이로부터 공기를 흡입하고 더불어 음식물의 정미를 섭취해서 전신의 영양의 수요를 보급합니다. 때문에 반나절을 음식을 먹지 않으면 기(氣)가 쇠약해지고 하루를 먹지 않으면 기(氣)가 적어집니다.'

　　황제(黃帝)가 말한다. "수곡(水谷)의 5미에 대해서 들을 수 있겠는가?"

백고(伯高)가 답한다. "상세히 말씀드리겠습니다. 5곡(五谷)에 있어서는 멥쌀(秔米)은 달고, 참깨(芝麻)는 시고(酸), 콩(大豆)은 짜고(咸), 보리(麥)는 쓰고(苦), 노란기장(黃黍)은 맵습니다(辛). 5축(五畜)에 있어서는 소는 달고, 개는 시고, 돼지는 짜고, 양은 쓰고, 닭은 맵습니다. 5채(五菜)에 있어서는 아욱(葵)은 달고, 부추(韭)는 시고, 콩잎(藿)은 짜고, 염교(薤)는 쓰고, 파(葱)는 맵습니다. 5색(五色)에 있어서는 황색은 단것에 알맞고(宜), 청색은 신것에 알맞고, 검은색은 짠것에 알맞고 적색은 쓴것에 알맞습니다. 다섯 가지 알맞음(五宜)에 있어서 5의라고 하는 바는 비병(脾病)인 사람은 멥쌀밥에 소고기와 대추 해바라기를 먹으면 적절하고, 심장병인 사람은 보리밥에 양고기 살구 염교가 적절하고 신장병인 사람은 콩나물과 돼지고기 밤 콩잎이 적절하고, 간병(肝病)인 사람은 참깨 개고기 오얏 부추가 적절하며, 폐병(肺病)인 사람은 노란기장 닭고기 복숭아 파(葱)가 적절합니다."

황제가 말한다. '음식중의 5곡의 맛은 모두 어떠한지? 들을 수 있겠는가?' 백고가 답한다. '상세하게 말씀드리겠습니다. 5곡에 있어서는 멥쌀맛이 달고, 참깨 맛은 십니다. 콩맛은 짜고 보리맛은 씁니다. 노란기장맛은 맵습니다. 5과(五果)에 있어서는 대추의 맛은 달고, 오얏의 맛은 십니다. 밤맛은 짜고 살구맛은 쓰고 복숭아맛은 맵습니다. 5축(五畜)에 있어서는 소고기 맛은 달고 개고기맛은 십니다. 돼지고기 맛은 짜고 양고기맛은 쓰고 닭고기 맛은 맵습니다. 5채(五菜)에 있어서는 해바라기 맛은 달고, 부추 맛은 십니다. 콩잎맛은 짜고 염교맛은 쓰고 파맛은 맵습니다. 5색(五色)과 5미(五味)의 관계는 황색은 토에 속하고 비장에 속하니 단맛을 먹는 것이 적합하고, 청색은 목에 속하고 간에 속하니 신맛을 먹는 것이 적합하고, 흑색은 수에 속하고 신장에 속하니 짠맛을 먹는 것이 적합하고, 적색은 화에 속하고 심장에 속하니 쓴맛을 먹는 것이

적합하고, 백색은 금에 속하고 폐에 속하니 매운맛을 먹는 것이 적
합합니다. 이 다섯 가지 색과 맛은 각기 그 서로 적합한 관계가 있
습니다. 다섯 가지 적합함이라고 말하는 것은 5장이 왕성했을 때
이에 응해서 선택해서 쓰는 서로 적절한 다섯 가지 맛입니다. 가령
비병을 앓는 사람은 멥쌀밥, 쇠고기, 대추, 아욱나물(蔡菜)이 적합
한 음식입니다. 단 것은 비장에 들어갑니다. 그러므로 이 단맛을
쓰는 것이 적합합니다. 심장병이 생기면 보리, 양고기, 살구씨, 염
교를 먹는 것이 적합합니다. 쓴 것은 심장에 들어갑니다. 그러므로
이 쓴 맛을 쓰는 것이 적합합니다. 신장이 병든 사람은 콩나물, 돼
지고기, 밤, 콩잎을 먹는 것이 적합합니다. 짠 것은 신장에 들어갑
니다. 그러므로 이 짠맛을 쓰는 것이 적합합니다. 간이 병든 사람
은 참깨, 개고기, 오얏, 부추를 먹는 것이 적합합니다. 신 것은 간
에 들어갑니다. 그러므로 이 신맛을 쓰는 것이 적합합니다. 폐에
병이 든 사람은 노란기장(黃米), 닭고기, 복숭아, 파를 먹는 것이
적합합니다. 매운 것은 폐에 들어갑니다. 그러므로 매운 맛의 음식
물을 먹는 것이 적합합니다

5금(五禁)에 있어서는 간병(肝病)은 응당 매운 맛을 금기하고, 심
장병(心病)은 짠맛을 금하고 비장병(脾病)은 신맛을 금하고, 신장병
(腎病)은 단맛을 금하고, 폐병(肺病)은 쓴맛을 금합니다. 간의 색깔
은 푸르니 단 것을 먹는 것이 적합하고, 멥쌀밥, 쇠고기, 대추, 아욱
은 모두가 답니다. 심장의 색깔은 붉으니 신 것이 적합합니다. 개고
기, 참깨, 부추는 모두가 십니다. 비장의 색깔은 노랗습니다. 짠 것
을 먹는 것이 적합하고, 콩, 돼지고기, 밤, 콩잎이 모두 짭니다. 폐의
색깔은 흽니다. 쓴 것을 먹는 것이 적합하고, 보리, 양고기, 살구, 염
교는 모두가 씁니다. 신장의 색깔은 검습니다. 매운 것을 먹는 것이
적합하고 노랑기장, 닭고기, 복숭아, 파는 모두 맵습니다.

5장의 병은 5미에 대해서 각기 금기(禁忌)가 있습니다. 간병은

응당 매운 맛을 금기합니다. 심장병은 응당 짠맛을 금기합니다. 비장병은 응당 신맛을 금기합니다. 폐병은 응당 쓴맛을 금기합니다. 간은 청색을 주관합니다. 간병은 쓴 것에 급하니 멥쌀밥, 소고기, 대추, 아욱 등을 먹는 것이 적합하니 단맛의 음식물로써 완화합니다. 심장은 붉은 색을 주관하니 심장병은 쓴 것에 느슨하니 개고기, 참깨, 오얏, 부추 등을 먹는 것이 적합하니 신맛의 음식물로써 수렴합니다. 비장은 황색을 주관하니 비장병은 콩, 돼지고기, 밤, 콩잎 등 짠맛의 음식을 먹는 것이 적합합니다. 폐는 흰색을 주관하니 폐병은 기가 거스르는 것을 괴로워합니다. 그러므로 보리, 양고기, 살구, 염교 등의 쓴 맛을 먹어서 배설합니다. 신장은 검은색을 주관하니 신장병은 건조함을 괴로워합니다. 그러므로 노랑기장, 닭고기, 복숭아, 파 등 매운맛의 음식물로써 윤택하게 합니다.

권 9

---

57. 창병의 진단과 치료(水脹)

　이 편은 수창(水脹), 부창(膚脹), 고창(鼓脹), 장담(腸覃),
석하(石瘕) 등의 병적 원인(病因)과 증상(症狀)의 감별진단
(監別診斷)과 치료 방법을 소개했다.

　황제(黃帝)가 기백(岐伯)에게 묻는다. "수창(水脹), 부창(膚脹), 고
창(鼓脹), 장담(腸覃), 석하(石瘕), 석수(石水)는 어떻게 감별진단(監
別診斷)을 행하는지요?"

　기백(岐伯)이 답한다. "수창이 발병을 개시할 때는 병자의 눈꺼풀
위가 조금 부어서 금방 잠이 깨어 일어난 듯한 모습으로 인영맥(人
迎脉)에 분명한 박동이 있고, 때로는 기침하고 사타구니(陰股) 사이
가 차갑고 정강이가 붓고 배가 커지면 수창이 이미 생긴 것입니다.
손으로 그 배부위를 눌렀다가 손을 놓은 뒤에는 손을 따라 일어나
면 마치 물을 싸고 있는 주머니 같은 형상이면 이것이 그 징후입니
다."

황제가 기백에게 묻는다. '수창, 부창, 고창, 장담, 석하, 석수는 어떻게 감별진단을 진행하는지요?' 기백이 답한다. '수창 개시발병할 때, 병인의 아래 눈꺼풀이 조금 부어서 그 모습이 금방 잠깬 모습 같으니 인영맥이 분명한 박동이 있고 아울러 때때로 기침하고 대퇴부 안쪽에 차가운 느낌이 있고 정강이가 붓고 복부가 팽창해서 커지니 이것이 나타난 증상입니다. 수창병이 이미 이루어졌음을 설명합니다. 손으로 복부를 누르고, 손을 놓은 후에 손을 따라 일어나면 마치 물을 담은 주머니와 같습니다. 이것이 수창병의 증후입니다.'

황제(黃帝)가 말한다. "부창(膚脹)은 어떻게 살피는지요?"

기백(岐伯)이 답한다. "부창이란 한기가 피부 사이에 머물러서 치면 공공 소리가 나고 단단하지 못하며 배가 커지고 텅비어 실하지 못하고 피부 부위가 두텁고 온몸이 부어서 그 배를 누르면 깊이 함몰되어 일어나지 않고 배의 색깔이 변치 않으니 이것이 그 증후입니다."

"고창(鼓脹)은 어떠한지요?"

기백(岐伯)이 답한다. "고창병은 배 부위가 팽창해 커지고 온몸이 종창(腫脹)과 부창(膚脹)병이 나타나는 것은 같습니다. 색깔이 창황(蒼黃)하고 푸른 힘줄이 드러나는 것이 그 증후입니다."

황제가 말한다. '부창은 어떻게 진단하는지요?' 기백이 답한다. '부창병은 한사가 피부 사이에 침입함으로 인한 병이니 임상으로 나타나는 것은 복부가 크게 팽창합니다. 두드리면 북소리 같으니 텅비고 실함이 없습니다. 피부가 두텁고 전신이 붓습니다. 손으로 배 위를 누르면 깊이 함몰해서 일어나지 않고 배 부위의 피부 색깔의 변화가 없습니다. 이것이 부창병(膚脹病)의 증후입니다.' 황제가 묻는다. '고창병의 증후는 어떤지요?' 기백이 답한다. '고창병의 배 부위가 크게 팽창하고 전신이 부어오르니 부창병의 나타남과 같습니다. 다만 고창의 피부색은 청황(靑黃)이고 푸른 힘줄이 드러나니 이것이 그 증후의 특징입니다.'

"장담(腸覃)은 어떠합니까?"

기백(岐伯)이 답한다. "한사가 장 밖에 머물러서 위기와 더불어 서로 싸워서 정기(正氣)가 영기(營氣)를 얻지 못하면 사기가 머물러 막혀서 고질이 되어 안에 붙으니 나쁜 기(惡氣)가 곧 일어나 기육이 곧 생깁니다. 처음에는 계란만 한 것이 생겨서 점점 더 커져서 그것이 임신한 것 같으니 허다한 세월이 흐르면 눌러 보면 단단하고 밀면 또 이동할 수 있으며 월경을 제때에 알 수 있으니 이것이 장담(腸覃)의 증후의 나타남입니다."

"석하(石瘕)는 어떠한지요?"

기백(岐伯)이 답한다. "석하는 포중(胞中)에 생깁니다. 한기가 자문(子門)에 침입하여 머무르니 자문이 폐쇄되어 기혈이 유통되지 못하고 나쁜 피(惡血)가 배설되지 못하여 피가 엉겨서(衃) 포중(胞中)에 머뭅니다. 점점 커져서 임신한 것처럼 되고 월경은 때를 맞추어 내려오지 않습니다. 이런 병은 모두 여자에게 생기니 통도(通導)하여 내려가게 방법을 씁니다."

황제(黃帝)가 말한다. "부창(膚脹)과 고창(鼓脹)은 침을 놓아 치료되는지요?"

기백(岐伯)이 답한다. "먼저 그 어혈(瘀血)한 낙맥을 침으로 사(瀉)시키고 연후에 그 경맥을 조절하여 모름지기 먼저 그 혈락의 나쁜 피를 침으로 제거시켜야 합니다."

황제가 말한다. '석하병의 증후는 어떠한지요?' 기백이 답한다. '석하병은 포궁(胞宮)의 안에 생깁니다. 한기가 자문(子門)에 침입하므로 인해서 자문이 막혀 닫히게 되고 기혈이 통하지 않게 되어 나쁜 피가 배설되지 못하고 엉겨서 덩어리를 이루어 포중(胞中)에 머뭅니다. 차차 커져서 임신한 것 같이 되고 월경이 제때에 있지 못합니다. 이러한 병은 모두 부녀자에게 발생합니다. 치료시에는 통도(通導)하여 아래로 치는 방법을 써서 그 엉겨 모인 어혈(瘀血)을 제거시키는 것이 좋습니다.' 황제가 말한다. '복창과 고창은 침을 놓아서 치료할 수 있는지요?' 기백이 답한다. '먼저 침을 놓아서 어혈이 있는 낙맥을 사(瀉)시키고 연후에 다시 허실의 같지 않음을 근거로 하여 경맥을 조절합니다. 다만 먼저 침을 놓아 혈맥상의 나쁜 피를 제거하는 것이 필수입니다.'

58. 적풍사기를 살핌(賊風)

이 편은 질병의 발생은 내외 두 원인이 서로 작용한 결과이며, 비록 때로는 감촉해 받은 적풍사기(賊風邪氣)를 쉽게 살피고 깨닫지는 못해도 질병의 발생은 절대로 귀신(鬼神)의 소지(所致)로 인한 것이 아님을 지적했다. 본편은 기치(旗幟)가 선명하게 귀신이 병을 이룬다는 착오적인 인식을 비판하고 소박한 유물(唯物)주의의 질병관(疾病觀)을 나타냈다.

황제(黃帝)가 말한다. "선생은 적풍사기가 인체를 상해(傷害)하여 사람이 병들게 한다고 했습니다. 다만 사람이 병풍을 쳐두고 실혈(室穴)을 떠나지 않은 가운데, 갑자기 병이 생기니 그것은 적풍사기를 만나지도 않았는데 어째서 그러한지요?"

기백(岐伯)이 답한다. "이는 모두 평소에 사기(邪氣)의 상해를 받았거나 혹은 습기(濕氣)가 혈맥 속이나 분육 사이에 머물러서 오랫동안 제거되지 않은 것입니다. 혹은 추락한 바가 있어서 나쁜 피가 엉겨서 제거되지 않거나, 돌연 기쁨과 성남(喜怒)이 조절되지 않고, 음식이 마땅치 않으며 기후가 갑자기 차갑고 갑자기 더운 등으로 살결이 닫혀서 통하지 않고, 열리는 가운데 풍한(風寒)을 만나거나, 혈기(血氣)가 엉겨 맺히고 오래된 사기가 서로 침습하면 곧 한비(寒痺)가 됩니다. 그 열이 있으면 땀이 나고 땀이 나면 바람을 받습니다. 비록 적풍사기를 만나지 않더라도 반드시 밖의 원인이 더 보태져서 사람으로 하여금 병이 발생케 합니다."

황제가 말한다. '선생은 언제나 적풍사기가 인체를 상해하면 비로소 병이 발생한다고 했습니다. 단지 사람이 방 안에서 떠나지 않고 엄밀한 곳에 갇혀 있어도 도리혀 갑자기 병이 생기니 그것은 적풍사기의 침습을 만나지 않아도 어떤 연고로 병이 난 것인지요?' 기백이 답한다. '이는 평소에 사기(邪氣)의 상해를 입었음을 깨닫지 못한 것입니다. 가령 일찍이 습기(濕氣)의 상한 바가 있어서 제거하지 못한 가운데 혈맥 속과 분육(分肉)의 사이에 잠복해서 오랫동안 체내에 머무릅니다. 혹은 높은 데서 아래로 떨어져서 어혈(瘀血)이 안에 쌓여 머무는 내인(內因)에다 돌연 발생하는 희노(喜怒)가 과도하는 등의 정서적 변화나 혹은 음식의 맞지 않음, 기후가 갑짜기 춥거나 더움 등이 살결을 닫고 막아 통하지 않거나 정당하게 살결이 열려서 배설할 때에 풍한을 받아서 이들이 혈기를 엉겨서 맺게 하고, 새로운 풍한(風寒)과 묵은 습기가 서로 덮쳐서 한비병(寒痺病)이 발생케합니다. 또 옆에 있어서 땀이 나고 땀이 남으로 인해서 살갗이 성글어 풍사(風邪)를 받아 비록 적풍사기의 침습을 받지 않아도 단지 이러한 내인(內因)이 있고 그 후에 외인(外因)이 가(加)해져서 사람을 발병하게 합니다.'

황제(黃帝)가 말한다. "이제 선생이 말한 바는 모두 병인들이 스스로 아는 바입니다. 그 사기(邪氣)를 바깥에서 만나지 않고 두려움 등의 정지(情志)가 없이도 돌연 병이 나는 것은 어째서인지요? 오직 귀신(鬼神)의 일이 원인인가요?”

　기백(岐伯)이 답한다. “이 또한 묵은 사기(邪氣)가 머물러 병이 아직 발생하지 않은 때문이요. 정지의 나빠진 바와 사모하는 바의 혈기(血氣)가 안으로 어지럽고 양기(兩氣)가 서로 부딪치는 원인이 있습니다. 그 병이 오는 기미를 보아도 보이지 않고 들어도 들리지 않으므로 귀신(鬼神)과 비슷합니다.”

　　황제가 말한다. ‘선생이 말한 바는 모든 병인들이 스스로 아는 바입니다. 단지 사기(邪氣)가 침범하는 외인(外因)이 없이 놀라고 두려워하는 등의 정지(情志)를 자극하는 내인(內因)이 없이 돌연 발병하니 이는 무슨 연유인가요? 이는 귀신을 숭배하는 때문이 아닌지요?’ 기백이 답한다. ‘이는 묵은 사기가 안에 잠복해서 병이 아직 발병하지 않은 것으로, 정감상(情感) 변화한 바가 가령 혐오하는 일을 만난 것 같고 혹은 사모하는 바를 이룰 수 없는 것이 체내(體內)에 혈기(血氣)가 거슬러 어지럽게 하고, 체내에 잠복한 병사(病邪)와 서로 작용한 것이 원인이 되어 병변(病變)이 발생합니다. 이런 종류의 내재하는 변화의 세미(細微)함은 드러난 형상이 없고 보아도 보이지 않으며, 들어도 들리지 않고 병인은 감각이 없으니, 귀신을 숭배하는 것 같이 보이기 때문입니다.’ 황제가 말한다. ‘이미 귀신을 숭배하지 않았으니 어떤 축고(祝告)의 방법으로 병을 치료할 수 있는지요?’ 기백이 답한다. ‘옛날 시대의 무의(巫醫)는 그가 질병 발병의 원인을 알기 때문에 또 각종 질병의 치료 방법을 알기 때문에, 정신으로 치료하는 질병을 만나면 축고의 방법을 사용하여 치료할 수가 있습니다.’

59. 위기 운행이 정상을 잃음(衛氣失常)

　　이 편은 위기(衛氣) 운행이 정상(正常)을 잃고, 가슴과 배 속에 막혀서 머물러 있는바 각종 병변(病變)을 이끌어 내는 침치료의 법의 중요한 것을 소개하고, 동시에 거죽(皮), 기육(肉), 기(氣), 혈(血), 힘줄(筋), 뼈(骨)병의 진단과 치료를 소개했다. 아울러 사람의 체형(體型)이 살찌고 야위고, 크고 적음이 있음과 연령에 노장소소(老壯少小)의 다름이 있음을 변증(辨証)하고 치료에 있어서 때로 사람이 억제하고(制) 마땅한(宜) 원인이 있음을 지적했다.

　　황제(黃帝)가 말한다. "위기(衛氣)가 뱃속에 머물러서 축적되어 운행되지 못하고, 위기가 막혀서 응하는 바의 부위에 운행하지 못하여, 사람으로 하여금 4지(支)와 갈비(肋)와 위속(胃中)을 가득하게 하고 헐떡거리며 내쉬고, 거슬러서 숨쉬는 것은 어떻게 제거하는가?"

　　백고(伯高)가 답한다. "그 기(氣)가 가슴 속에 쌓이는 것은, 위

(上)를 취하고, 뱃속에 쌓이는 것은 아래를 취합니다. 상하가 다 그 득한 것은 옆을 취합니다."

황제(黃帝)가 말한다. "어는 자리를 취하는가?"

백고(伯高)가 답한다. "위에 쌓인 것은 인영혈(人迎), 천돌(天突), 그리고 목구멍속(喉中)을 취합니다. 아래에 쌓인 것은 3리혈(三里)과 기가(氣街)를 취합니다. 상하가 모두 그득한 것은 상하를 취하고 더불어 옆구리 아래 1치를 취합니다. 중한 것은 닭발같이 그렇게 나뉘어진 삼지혈(三岐)을 취합니다. 그 맥이 크고 강하고 급한 것, 혹은 맥이 끊겨서 이르지 않는 것, 배 가죽이 팽팽하게 급해서 긴장된 현상은 모두 침을 놓아 치료해서는 안 됩니다."

황제(黃帝)가 말한다. "훌륭하도다!"

　　황제가 말한다. '위기(衛氣)의 순행(循行)이 정상을 잃고, 가슴 속에 막혀 머물러 있어서 쌓여서 운행되지 않으면 막혀서 병이 생기고, 가슴과 옆구리와 위 부위(胃部)가 팽창해 가득하고 천식(喘息)하고 기(氣)가 거스르는 등의 증세가 있으면 이에 응해서 어떻게 치료하는가?' 백고가 답한다. '기가 축적되어 가슴 속에서 발병하는 것은 마땅히 상부의 혈위(穴位)를 취하여 치료해야 합니다. 배속에 축적된 것은 마땅히 하부의 수혈(俞穴)을 취하여 치료합니다. 가령 흉복(胸腹) 부위의 기기(氣機)가 축적되면 응당 상하부의 혈위(穴位)와 부근 경맥의 혈위를 치료해야 합니다.' 황제가 말한다. '어느 혈위(穴位) 부위를 취하여 치료하는가?' 백고가 답한다. '가슴 속에 축적되어 있는 것은 족양명위경(足陽明胃經)의 인영혈(人迎穴) 및 임맥(任脉)의 천돌(天突)과 염천혈(廉泉穴)을 사(瀉)시켜야 합니다. 배 속에 축적된 것은 족양명위경의 3리혈(三里穴)과 기충혈(氣冲穴)을 사(瀉)시켜야 합니다. 곧 위로 인영, 천돌, 후중(喉中)을 취하고 아래로는 3리 기충(氣冲)을 취하고 가운데로는 장문(章門)을 취합니다. 진찰시 만약 맥이 크고 현(弦)이 급한 것이 나타나면, 혹은 맥이 끊어져 이르르지 않고 배 껍질이 팽팽하고 급해서 긴장된 현상이 나타나면 모두 침을 놓아 치료할 수 없습니다.' 황제가 말한다. '훌륭하도다!'

황제(黃帝)가 백고(伯高)에게 말한다. "어떻게 피부(皮), 기육(肉), 기(氣), 혈(血), 힘줄(筋), 뼈(骨)의 병을 알 수 있는가?"

백고(伯高)가 답한다. "병색(病色)이 양미간(兩眉間)에 나타나고 뜨고 엷은(浮薄) 광택(光澤)이면 주병(主病)이 피부에 있습니다. 입술의 색깔이 청황적백흑의 색깔로 나타나면 병이 기육(肌肉)에 있습니다. 영기(營氣)가 젖은 것은 병이 혈기(血氣)에 있습니다. 눈의 색깔이 청황적백흑(靑黃赤白黑)으로 나타나는 것은 병이 힘줄에 있습니다. 귀가 때끼인 것 같이 말라시들면(焦枯) 병이 뼈에 있습니다."

황제(黃帝)가 말한다. "병의 형태는 어떠하며 어떻게 취하는가?"

백고(伯高)가 답한다. "대저 모든 병의 변화는 헤아릴 수가 없습니다. 다만 피부(皮)에는 부위(部)가 있고 기육(肌肉)에는 사태살(腗 : 柱)이 있고, 혈기(血氣)에는 수혈(輸)이 있고 뼈에는 관절(關節)이 있습니다."

황제(黃帝)가 말한다. "그 연유를 듣고자 하오"

백고(伯高)가 답한다. "피부(皮)의 부위는 4지끝(四末)에 있습니다. 기육(肉)의 기둥(柱)은 상지(上肢)의 팔과 하지(下肢)의 정강이의 모든 양(陽)의 분육(分肉)의 사이와 족소음(足少陰) 분간(分間)에 있습니다. 혈기의 수혈은 모든 경락의 낙혈(絡穴)에 있습니다. 기혈이 막혀서 유통되지 않으면 낙맥이 막혀서 왕성하게 일어납니다. 힘줄 부위에 음이 없고 양이 없고, 좌(左)가 없고 우(右)가 없으면 발병 부위를 살펴서 치료하면 됩니다. 뼈에 병이 있으면 관절 부위를 취하니 골공(骨空)이 정액(精液)을 받아 뼈와 뇌수(腦髓)에 보익

(補益)하기 때문입니다."

황제(黃帝)가 말한다. "어떻게 취혈하여 치료하는가?"

백고(伯高)가 답한다. "질병의 변화는 단일하지 않습니다. 병에는 부침(浮沈)이 있고, 침에는 심천(深淺)이 있어서 치료하는 방법은 아주 많아서 각기 그 자리가 있습니다. 병이 가벼운 것은 얕게 침놓고, 심한 것은 깊이 찌릅니다. 가벼운 것은 침의 사용을 적게 하고 심한 것은 침의 사용을 많이 합니다. 병변(病變)에 따라서 그 기기(氣機)를 조절해야 합니다. 그러므로 훌륭한 의원(上工)이라 합니다."

　　황제가 백고에게 묻는다. '무엇에 근거하여 피부, 기육, 기, 혈, 힘줄, 뼈의 병변을 알 수 있는가?' 백고가 답한다. '병색이 양미간에 나타나고 뜨고 엷은 광택이면 주병(主病)이 기육(肌肉)에 있습니다. 귓바퀴(耳輪)가 밀라 시들어 때낀 것 같으면 이는 병이 뼈에 있습니다.' 황제가 말한다. '병변이 나타남은 어떠한가? 어떻게 치료하는가?' 백고가 답한다. '많은 병이 천변만화(千變萬化)합니다. 이 변화는 헤아릴 수 없습니다. 다만 피부(皮)에는 부위가 있고 기육(肉)에는 기둥(柱)이 있고, 혈기(血氣)에는 수혈(輸)이 있고 뼈에는 속함(屬)이 있으니, 모두가 그 주관하는 바의 부위가 있습니다.' 황제가 말한다. '그 이치에 대해서 그대의 이론을 듣고자 하오.' 백고가 답한다. '피부(皮)의 부위는 4지끝(四末)에 있고, 기육의 기둥(柱)은 상지(上肢)의 팔과 하지(下肢)의 경수족(經手足) 6 양경(六陽經)의 기육(肌肉)이 솟아오른 곳과 족소음경(足少陰經)이 순행(循行)하는 통로상의 기육(肌肉)이 비교적 두터운 곳에 있습니다. 혈기의 수혈은 모든 경맥의 낙혈에 있습니다. 만약 기혈이 막혀서 통하지 않으면 낙맥이 막히고 왕성하며 높이 일어납니다. 병이 힘줄에 있으면 반드시 그 음양 좌우로 나뉘어지지 않고 다만 발병 소재 부위에 따라 치료할 수 있습니다. 병이 뼈에 있으면 뼈가 소속된 부위인 관절 부위를 취하여 치료해야 되니 골공(骨空)

은 정액(精液)을 받아 뼈 또는 뇌수(腦髓)로 수주(輸注)하기 때문입니다. 때문에 골공은 수액(受液)하여 뇌수를 보익합니다.' 황제가 말한다. '어떠한 혈(穴)을 취하여 치료하는가?' 백고가 답한다. '질병변화가 하나같지 않고 병에는 부침(浮沈)이 있고 침에는 얕고 깊음이 있고 치료방법은 매우 많습니다. 주요한 것은 발병하는 구체정황과 부위로써 치료법을 결정합니다. 병이 가벼우면 얕게 침을 놓고 병이 무거우면 깊이 찌르고, 병이 가벼운 것은 침을 적절히 적게 쓰고, 병이 무거운 것은 적절히 많이 씁니다. 병정(病情)의 변화에 따라서 그 기기(氣機)를 조절하니 이러한 치료를 적당하게 하니 이것이 바로 고명한 의원입니다.'

황제(黃帝)가 백고(伯高)에게 묻는다. "사람이 살찌고 야위고 크고 작고 차고 따스함이 있고 노장(老壯)이 있고, 소소(少小)가 있음은 구별을 어떻게 하는고?"

백고(伯高)가 답한다. "사람의 나이가 50세가 넘으면 노인(老)이라 하고 30세 이상이면 장년(壯)이라 하고 18세 이상은 젊은이(少)가 되고 6세 이상은 소년(小)이 됩니다."

황제(黃帝)가 말한다. "어떻게 그 살찌고 야윔을 헤아려 알 수 있는가?"

백고(伯高)가 답한다. "사람에게는 지방(脂)이 있고, 기름(膏)이 있고, 기육(肉)이 있습니다."

황제(黃帝)가 말한다. "이 세가지 유형은 어떻게 구별하는가?"

백고(伯高)가 답한다. "오금(膕) 살이 단단하고, 피부가 풍만한 것은 지방(脂)입니다. 오금살이 단단하지 않고 거죽이 느슨한 것은 기름입니다. 거죽과 살이 분리되지 않는 것은 살(肉)입니다."

황제(黃帝)가 말한다. "몸이 차고 따스함은 어떠한가?"

백고(伯高)가 답한다. "기름(膏)이란 그 살이 부드럽고 윤택하고 살결이 거칠면 몸이 차갑고, 살결이 세밀하면 몸이 덥습니다. 지방(脂)은 그 살이 단단하고 살결이 세밀한 사람은 열이 나고 살결이 거치른 사람은 차갑습니다.”

황제가 백고에게 묻는다. ‘인체의 살찌고 야윔, 신형(身形)의 대소(大小), 체질의 차고 따스함 및 연령상의 노장(老壯)과 소소(少小)의 같지 않음이 있는 것은 어떻게 구별하는가?’ 백고가 답한다. ‘사람의 나이 50세 이상이면 노인(老)이 됩니다. 30세 이상이면 장년(壯)입니다. 18세 이상은 청소년(少)이 되고, 6세 이상은 어린이(小)입니다.’ 황제가 말한다. ‘어떤 표준을 사용하여 살찌고 여윈 것을 구별하는가?’ 백고가 답한다. ‘사람에게는 지방, 기름, 살(肉)이 같지 않음이 있습니다.’ 황제가 말한다. ‘그 세 가지 종류는 어떻게 구별하는가?’ 백고가 답한다. ‘오금살이 단단하고 두텁고 피부가 풍만하면 지방(脂)이 되고, 오금살이 단단하고 두텁지 않고 피부가 성글고 느슨한 것은 기름(膏)이 됩니다.’ 황제가 말한다. ‘사람의 신체(身體)에 차고 따스함이 같지 않으니 이는 어떤 이치인가?’ 백고가 답한다. ‘기름형(膏型)에 속하는 사람은 기육이 부드럽고 윤기가 있으며 살결의 무늬가 거칠고 성글어 위기(衛氣)가 밖으로 배설되면 신체에 차가움이 많습니다. 기육의 살결 무늬가 치밀한 것은 신체가 열이 많으며, 살결 무늬가 거칠고 성글면 신체에 차가움이 많습니다.’

황제(黃帝)가 말한다. “그 살찌고 야위고 크고 작은 것은 어떻게 구별하는가?”

백고(伯高)가 답한다. “기름(膏)형의 사람은 기(氣)가 많고 거죽(皮)이 느슨하고 완만합니다(縱緩). 그러므로 배 부위의 기육이 넉넉하고 아래로 처집니다. 기육(肉) 형의 사람이란, 신체의 용량이 큽니다(容大). 지방(脂)형의 사람이란 그 기육이 단단하고 신형(身形)이 작습니다.”

황제(黃帝)가 말한다. "세 가지 유형의 기혈(氣血)의 많고 적음은 어떠한가?"

백고(伯高)가 답한다. "기름(膏) 형의 사람은 기(氣)가 많습니다. 기가 많은 사람은 열이 많습니다. 열은 추위를 이깁니다. 기육(肉) 형의 사람은 그 혈(血)이 많고 기가 원활하고 작습니다. 그러므로 신형(身形)이 크지 않습니다. 이는 일반인과의 구별인 것입니다."

황제(黃帝)가 말한다. "일반인은 무엇인가?"

백고(伯高)가 답한다. "일반 사람들은 그 거죽(皮), 기육(肉), 지방(脂), 기름(膏), 혈(血), 기(氣) 모두가 치우쳐 많은 정황이 없습니다. 때문에 형체(形體)가 크지도 않고 작지도 않고 고릅니다(勻稱). 이것이 일반인의 표준입니다."

황제(黃帝)가 말한다. "좋도다! 어떻게 치료를 진행하는가?"

백고(伯高)가 답한다. 먼저 필수적으로 세 가지가 같지 않은 유형의 형체를 구별하고 각 유형의 사람들의 혈(血)이 많고 적음을 파악하고 난 연후에 허실(虛實)에 근거하여 조절과 치료를 진행하고 구체적인 정황에 근거하여 일상의 규칙에 비추어 치료할 수 있습니다. 때문에 기름형의 체형(體型)은 배의 기육이 너그럽고 배의 살이 아래로 처집니다. 기육형의 체형은 상하의 지체(脂體)가 모두 매우 너그럽고, 지방형의 사람은 비록 지방이 많으나 체형은 오히려 크지 않습니다. 치료시에 있어서는 상대적으로 분별할 필요가 있습니다."

황제가 말한다. '인체의 살찌고 야위고 크고 작음은 어떻게 구별하는가?' 백고가 답한다. '기름형(膏)의 사람은 양기가 충실하고 왕성하여 피부가 넉넉하고 늘어지기 때문에 배의 기육이 늘어지고 살찐 기육이 아래로 처지는 형태입니다. 기육형(肉)의 사람은 신체가 넉넉하고 큽니다. 지방형(脂)의 사람은 그 피가 맑고 기(氣)가 원활하고 작기 때문에 신형(身形)이 크지 않습니다. 이 세 가지 유형의 사람의 기혈의 많고 적은 정황과 일반인의 비교에서 오는 구별이 있습니다.' 황제가 말한다. '일반인의 정황은 또한 어떠한가?' 백고가 답한다. '일반적인 사람은 그 거죽, 기육, 지방, 기름, 혈, 기 모두가 치우쳐 많은 정황 때문에 형체가 크지도 않고 적지도 않고 고릅니다. 이것이 일반인의 표준입니다.' 황제가 말한다. '훌륭하도다! 치료는 어떻게 진행하는가?' 백고가 답한다. '먼저 필수적으로 세 가지의 같지 않는 유형의 형체를 구별해야 하고 각 유형의 사람의 혈의 많고 적음과 기(氣)의 청탁(淸濁)을 파악하고 연후에 허실에 근거하여 조절하고 치료함을 진행하고 구체적인 정황에 근거하여 치료법의 일상적 규칙에 비추어 보아서 치료할 수 있습니다. 때문에 기름 유형의 체형은 배의 기육이 넉넉합니다. 지방형의 사람은 비록 지방이 많으나 체형은 오히려 크지 않고 치료시에 있어서는 상대적으로 분별해야 합니다.'

60. 옥판에 새겨 책으로 전함(玉版)

이 편은 옹저(癰疽)를 예로 들어서 질병의 형성이 모두가 '조금씩 쌓여서 생긴바' 임을 설명했다. 이로 인해서 이른 예방, 이른 진단, 이른 치료가 필요함을 설명하고 동시에 5역(五逆)의 구체적인 표현으로써 거스름을 치료하는 위해성(危害性)을 지적하고, 마지막으로 빼고 찌르는 침의 5리(五里)의 해로운 곳을 들고 소침이 비록 가느다란 물건이나 병을 치료하여 사람을 살릴 수 있는 것이요, 잘못 치료하면 사람을 죽일 수도 있음을 설명했다. 또한 의원의 임상진단(臨床診斷)과 치료시에는 책임감을 인식할 필요성이 있음을 시사(啓示)해 주고 있다.

황제(黃帝)가 말한다. "내가 알기로는 소침(小針)은 일종의 가늘고 적은 물건이나 선생은 오히려 위로는 하늘에 합할 수 있고, 아래로는 땅에 합할 수 있고, 가운데로는 사람에 합할 수 있다고 했습니다. 내가 알기로는 침의 의의를 과분하게 설득한 것이라 할 수 있으니 바라건데 그 이치를 듣고자 합니다."

기백(岐伯)이 답한다. "무슨 물건이 하늘보다 큽니까? 대저 침보다 큰 것은 오직 5종 병기(五兵)입니다. 단지 5병기란 모두가 전쟁 중 살인에 소용되는 것을 준비한 것이지 사람을 살리는 침구(針具)를 말하는 것이 아닙니다. 또한 모든 천지의 가장 중요한 존재는 사람입니다. 소침(小針)은 사람의 질병을 치료할 수 있습니다. 그러므로 그 기능은 천지와 더불어 참여한다고 할 수 있습니다. 모든 사람의 질병을 치료함에 있어서 소침은 중요한 공구이고 수단입니다. 천침(天針)과 5병(五兵)은 그 어느 것이 적은 것입니까?"

  황제가 말한다. '내가 생각하기로는 소침(小針)은 일종의 세밀하고 작은 물건입니다. 선생은 위로는 하늘에 합하고, 아래로는 땅에 합하고, 가운데로는 사람에 합한다고 했습니다. 내가 알기로는 이는 침의 의의에 대해서 과분하게 설득하고 있는 것입니다. 바라건데 그 이치를 들려 주셨으면 합니다.' 기백이 답한다. '하늘은 모든 만물을 감쌀 수 있습니다. 더욱 어떤 물건이 하늘에 비해서 더 크겠습니까? 침보다 더 클 수 있는 것은 오직 5종병기(五種兵器)가 있습니다. 다만 5종병기는 모두가 전쟁 중에 살인에 소용되는 것을 준비하는 것이며 침구 같이 사람의 병을 치료하여 살피는 것과 같은 것이 아닙니다. 천지 사이에 가장 귀한 것은 사람입니다. 소침 또한 사람의 질병을 치료할 수 있습니다. 그러므로 그 공용(功用)은 천지와 더불어 서로 참여하고 있습니다. 사람의 질병을 치료함에 있어서 소침은 중요한 공구이고 수단입니다. 이와 같이 견주어 보면 침과 5종 병기의 작용은 어느것이 크고 어느것이 적은 것입니까? 이는 분명한 것이 아닙니까?'

황제(黃帝)가 말한다. "병이 처음 생길 때에는 희노(喜怒)를 헤아릴 수 없고 음식이 조절되지 못하고 음기(陰氣)는 부족하고 양기(陽氣)는 남음이 있으며 영기(營氣)가 운행되지 않으니 곧 악성 종기

(癰疽)가 발생합니다. 음양(陰陽)이 불통하고 양열(兩熱)이 서로 부딪쳐서 곧 변화해서 고름(膿)이 되면 소침으로도 취할 수 있는지요?"

기백(岐伯)이 답한다. "총명한 사람(経人)은 변화하여 농(膿)하게 하지 않으며 사기(邪氣)가 오래 머물지 않게 합니다. 그러므로 양군이 서로 대적함에 견주어 보면 기치가 서로 바라보고 칼빛과 검은 그림자가 광야에 고루 미치니 이는 반드시 책략과 기획이 이미 오래이고 결코 하루만의 책략이 아닙니다. 백성들로 하여금 명령에 복종케 하고 금함을 그치게 하고 용감하게 돌진하여 싸우고(冲鋒陷陣) 희생을 두려워하지 않게 하는 것은 하루의 교육의 결과가 아닙니다. 경각의 사이에 얻어지는 것입니다. 대체로 신체가 이미 옹저의 병에 걸렸으면 농혈이 이미 형성되었을 터이니 이때는 다시 미침(微針)으로 치료할 생각을 해야 합니다. 그것은 기간이 아주 먼 것이 아닙니다. 옹저의 발병에서부터 농혈이 생기는데까지는 하늘로부터 내려온 것도 아니고 땅으로부터 솟은 것도 아니고 조금씩 쌓여서 생기는 것입니다. 그러므로 총명한 사람은 형체가 생기기 전에 스스로 치료하고 어리석은 사람은 미리 예방하여 치료할 줄을 모르고 질병이 이루어진 후에 만나 고생합니다."

황제(黃帝)가 말한다. "가령 옹저가 이미 형성되면 내장에서 생기기 때문에 미리 진찰할 수가 없고 고름이 이미 형성되면 미리 살펴낼 수가 없으니 이는 또한 어떻게 변별하는지요?"

기백(岐伯)이 답한다. "농이 이미 이루어지면 십사일생(十死一生)입니다. 그러므로 고명한 의원은 이미 이루어지지 않게 하고 얼마간의 좋은 처방을 밝혀서 죽백(竹帛)에 기재(記載)하여 현명하고 능력있는 사람으로 하여금 계승해서 후세에 전하게 하여 사람들로 하여금 다시 옹저병의 고통을 만나지 않게 하려는 것입니다.”

황제(黃帝)가 말한다. “이미 농혈이 형성된 후에 만나면 소침(小針)의 치료로는 치료하기가 어려운지요?”

기백(岐伯)이 답한다. “소침으로 치료하는 것은 공효(功效)가 크지 않습니다. 대침(大針)의 치료 또한 좋지 않은 결과를 낳습니다. 그러므로 이미 농혈이 형성된 것은 오직 폄석(砭石)이나 피침(鈹針) 봉침(鋒針)을 사용하여 취하는 것입니다.”

　　황제가 말한다. ‘병이 처음 생길 때, 희노(喜怒)를 헤아릴 수 없거나 혹은 음식에 절도가 없으면 체내에 음기가 부족하고 양열(陽熱)이 남음이 있습니다. 그러므로 영기(營氣)의 운행이 정상을 잃게 하여 영기가 막혀서 운행하지 못하여 양열과 더불어 맺혀서 옹저가 발생합니다. 나아가서 영위기혈(營衛氣血)이 막혀서 통하지 않고 체내에 남음이 있는 양열과 영위기혈이 막혀서 생기는 사열(邪熱)이 서로 싸워서 사열이 기부(肌膚)를 훈증(熏蒸)해서 변화하여 농합니다. 이러한 병을 소침으로 치료할 수 있겠습니까?’ 기백(岐伯)이 답한다. ‘총명한 사람은 이러한 병이 나타나면 조기치료를 하고, 병이 이미 형성된데 이르러서는 다시 제거하여 바로 잡을 필요가 있음을 생각하면 이는 그리 간단한 일이 아닙니다. 그러므로 가장 좋은 방법은 병사(病邪)로 하여금 체내에 오래 머무르지 않게해서 오랫동안 머물러서 변화가 생기는 것을 피하는 것입니다. 비유컨데 양군이 싸움을 함에 깃발이 서로 바라보고 칼빛과 검 그림자가 광야에 고루 미치니 이는 필시 계획이 이미 오래이고 결코 하루의 계략이 아닌 것입니다. 경각의 사이에 얻을 수 있는 것입니다. 신체가 이미 옹저의 병을 앓는 때에는 농혈이 이미 형성되어 있어서 이때에 다시 미침(微針)을 사용하여 치료하려고 생각하면 이는 거리가 먼 것이 아니겠습니까? 옹저의 생겨남에서부터 바로 농혈이 생성되니, 이미 이는 하늘에서부터 내려온 것이 아니고 땅에서 솟은 것도 아닙니다. 이는 병사(病邪)가 기체(機體)를 침범한 후에 미쳐 제거하지 못해서 조금씩 쌓여서 이루어진 것입니다. 그러므로 총명한 의원은 형태가 이루어지기 전에 미리 막아서 방지해야 하고 많이 쌓이기 전에 예방해서 질병이 발생하지 않도록 해야 합니다. 어리석은 의원은 미리 예방하여 치료할 줄을 모르고 질병이 형성된 후의 아픈 고통을 만납니다.' 황제가 말한다. '가령 옹저가 이미 형성되면 내장에서 생기기 때문에 미리 진찰하지 못하고 농혈(膿血)이 이미 생기고 나면 미리 발견할 수 없습니다. 이는 어떻게 분별하는지요?' 기백이 답한다. '농혈이 이미 이루어지면 10사 1생(十死一生)입니다. 그러므로 고명한 의원은 이른 시기에 진단할 수 있고 질병이 형성되기를 기다리지 않고 싹트는 단계에서 소멸시킵니다. 아울러 얼마간의 좋은 방법을 죽백(竹帛) 위에 기록해서 전문서(專書)를 만들어 재능있는 사람에게 계승시킬 수 있게 하여 나란히 대대로 전해내려가게 하여 이로하여 사람들로 하여금 다시 옹저병의 아픈 괴로움을 만나지 않게 해야 하는 것입니다.' 황제가 말한다. '이미 농혈이 형성되면 소침(小針)을 써 치료하는 방법은 어려운지요?' 기백이 답한다. '소침을 사용해서 치료하는 것은 공효가 크지 않습니다. 대침을 사용해서 치료하는 것은 좋지 않은 결과를 낳게 합니다. 그러므로 이미 농혈이 형성된 것은 단지 폄석(砭石)을 사용하고 혹은 피침(鈹針), 봉침(鋒針)을 사용하고 농혈을 배제하는 것이 가장 적절합니다.'

황제(黃帝)가 말한다. "옹저가 나쁜 방향으로 악화되면 이와 같이 여전히 치료해서 호전되는지요?"

기백(岐伯)이 답한다. "그 주요한 근거는 병증세의 역순이 결정합니다."

황제(黃帝)가 함한다. "역순에 대해서 듣고자 합니다."

기백(岐伯)이 답한다. "흰눈동자(晴)가 푸르고 검고(靑黑) 눈이 작으면 이는 거스르는 증세(逆証)의 하나입니다. 복약하면 구토하는 것은 이 둘째 거스름입니다. 배가 아프고 갈증이 나는 것은 세 번째 거스름입니다. 어깨와 목 안이 불편한 것은 네 번째 거스름입니다.

목소리가 쉬고(嘶) 얼굴에 혈색이 없으면 이는 다섯 번째 거스름입니다. 이 다섯가지를 제외하고는 순행하는 증세(順証)입니다."

황제가 말한다. '작은 옹저 병이 악화되는 방향으로 발전함이 있으니 이렇게 되면 아직도 치료해서 좋아질 수 있는지요?' 기백이 답한다. '이 주요한 근거는 병증세의 역순이 결정합니다.' 황제가 말한다. '병증세의 역순에 대하여 들려주시기 바랍니다.' 기백이 답한다. '흰눈동자가 푸르고 검고(青黑) 눈이 작으면 이는 거스르는 증세의 하나입니다. 복약하면 구토하는 것은 거스르는 증세의 둘입니다. 상해서 아프고 목마름이 심한 것은 거스르는 증세의 셋입니다. 어깨와 목을 움직이기 불편하면 거스르는 증세의 넷입니다. 목소리가 쉬고 옹알거리고 얼굴에 혈색이 없으면 이는 거스르는 증세의 다섯입니다. 이 거스르는 증세의 다섯을 제외하고는 곧 순행의 증세입니다.'

황제(黃帝)가 말한다. "모든 병에는 다 역순(逆順)이 있다고 했는데 선생의 의견을 들을 수 있겠는지요?"

기백(岐伯)이 답한다. "배가 창만하고 몸에 열이 나고 맥이 작으면 이는 첫째 거스름입니다. 배가 그득하고 장이 우굴거리고 그득하고, 4지가 거슬러 차갑고 설사하고 그 맥이 크면 이는 둘째 거스름이요, 코피가 그치지 않고 맥이 크면 이는 세 번째 거스름이요, 기침이 나고 또 겸해서 피오줌이 나고 기육이 야위고 맥이 작아서 세찬 것은 넷째 거스름입니다. 기침이 나고 기육이 힘이 빠지고 몸에 열이 나고 맥이 작고 빠르면 이는 다섯째 거스름입니다. 이와 같은 것은 불과 15일이면 죽습니다. 그 배가 크게 창만하고 4지가 차갑고 형체에 힘이 빠지고 설사가 심하면 이것은 첫째 거스름입니다. 배가 창만하고 혈변하고 그 맥이 크고 때로 끊기면 이것이 둘째 거스름입니다. 기침하고 피오줌을 누고 형체와 기육에 힘이 빠지고 맥이 가쁘면 이는 셋째 거스름입니다. 피를 토하고 가슴이 그득하여 등이 당기며 맥이 작고 빠르면 이는 넷째 거스름입니다. 기침하고 구토하고 배가 창만하고 또 손설(殮泄)하고 그 맥이 끊기면 이는 다섯째 거스름입니다. 이와 같은 것은 한 시간에 미치지 못하여 죽습니다. 의원이 이것을 진찰하지 못하고 침을 놓으면 이를 거슬러 치료한다(逆治)고 합니다.”

　　황제가 묻는다. '각종 병은 모두 역순이 있습니다. 선생의 의견을 들을 수 있는지요?' 기백이 답한다. '배가 창만하고 몸에 열이 나고 맥이 작으면 이는 사기가 왕성하고 정기가 허한 것이니 1역(一逆)이 됩니다. 배가 창만하고 내장이 우굴거리면 4지가 거슬러 차갑고 맥이 크면 이는 음증세(陰証)로 양맥(陽脉)을 얻는 것이니 2역(二逆)이 됩니다. 코피가 나서 그치지 않고 맥이 커지면 이는 음이 허하고 사(邪)가 실한 것이니 3역(三逆)이 됩니다. 기침을 하고 또 겸해서 소변이 피오줌이 나오고 기육이 수척해지고 맥이 작아져서 세차면 이는 4역(四逆)입니다. 기침해서 기육이 힘이 빠지고 몸에 열이 나고 맥이 작아지고 빨라지면 이는 정기가 쇠약해져서 진장맥(眞臟脉)이 나타나니 5역(五逆)이 됩니다. 만약 5역 증세가 나타나면 15일이 못되어 죽게됩니다. 5역의 급한 증세에 이르르면 배가 커지고 창만하고 4지가 거슬러 차갑고 형체와 기육이 이미 힘이 빠지고 설사가 그치지 않으면 이는 비양(脾陽)이 이미 망가지는 것이니 1역(一逆)이 됩니다. 배가 창만하고 대변에 하혈하고 맥이 커질 때가 때때로 있으면 이는 고양(孤陽)이 장차 힘이 빠지니 2역(二逆)이 됩니다. 기침하고 피오줌을 누고 형육이 이미 힘이 빠지고 맥이 단단하게 박동하면 위기(胃氣)가 이미 끊어져서 진장맥이 나타나니 이는 3역(三逆)입니다. 피를 토하고 가슴 부위가 창만하고 등이 당기고 맥이 작고 빠르면 이는 진원(眞元)이 크게 모자라서 비록 허하나 화가 왕성하고 기가 거스름이 심합니다. 그러므로 4역(四逆)이 됩니다. 위로는 기침하고 구토하고 가운데로는 배가 창만하고 아래로는 설사가 그치지 않으니 곡

식이 완전하게 소화되지 않고 맥이 끊겨 이르지 않으니 이는 사기
는 있고 정기가 없으며 진원(眞元)이 아니면 힘이 빠지니 5역(五
逆)이 됩니다. 만약 이 5역 증상이 나타나면 불과 하루를 지나지
않아서 사망합니다. 의원이 이러한 위험한 형상에 대해서 세밀하
게 살피지 못해서 침을 놓는 망녕된 행위를 하는 것을 역치(逆治)
라고 합니다.'

황제(黃帝)가 말한다. "선생은 침을 놓는 작용은 크다고 설명했습
니다. 천지와 더불어 서로 짝할 수 있다고 했습니다. 위로는 천문을
헤아리고 아래로는 지리를 헤아린다고 했습니다. 안으로는 5장을
분별하고 밖으로는 6부(六腑)에 차례대로 관통한다고 했습니다. 경
맥(經脉) 28회(會)는 모두 일정한 규율과 만나는 곳(周紀)이 있다고
했습니다. 침으로 산 사람을 죽일 수는 있으나 죽은 사람은 일으키
지 못하는 것을 선생은 침으로 기사회생시키고 사람을 상해를 주지
않는 이치를 들려줄 수 있는지요?"

기백(岐伯)이 답한다. "침을 잘 쓰지 못하는 사람은 산 사람을 죽
일 수 있으나 죽은 사람을 일으키지는 못합니다."

황제(黃帝)가 말한다. "내가 들은 바에 감각이 매우 둔합니다(不
仁). 그러므로 그 이치를 들려주시어 사람들에게 다시 잘못 시행되
지 않도록 했으면 합니다."

기백(岐伯)이 답한다. "이는 명백한 이치입니다. 이는 필연적으로
나타나는 결과입니다. 비유컨데 칼과 검은 사람을 죽일 수 있습니
다. 음주는 사람을 취하게 할 수 있습니다. 이는 비록 진찰하지 않
고도 그 원인을 알 수 있습니다."

황제(黃帝)가 말한다. "선생께서 상세히 소개해 주셨으면 합니
다."

기백(岐伯)이 답한다. "사람이 정기(精氣)를 품수하는 곳은 수곡

(谷)입니다. 수곡을 주입하는 부위는 위입니다. 위는 수곡 기혈의 바다입니다. 바다에 운행하는 바의 기(氣)가 이르는 지역은 천하입니다. 위가 화생하는 바의 기혈은 12경의 경수(經隧)에 붙어서 유동(流動)합니다. 경수는 5장 6부의 큰 낙맥입니다. 맞이해서 빼앗는 자법(刺法)일 따름입니다."

황제(黃帝)가 말한다. "경수는 수족경맥(手足經脉)에 있습니다. 일정한 숫자(數目)와 부위가 있는지요?"

기백(岐伯)이 답한다. "맞이해서 빼앗는 사법을 잘못 쓰면 비유컨데 수양명대장경(手陽明大腸經)의 5리혈(五里穴)에 침을 놓아 장기 운행을 도중에 그치게 하는 것과 같습니다. 한 장(腸)의 진기(眞氣)는 대략 이 다섯 번에 이르면 다합니다. 때문에 5·5는 25하면 그 수혈이 다 합니다 .이를 이른바 그 천기를 빼앗는다고 합니다. 아울러 침(針)의 본신(本身)은 그 생명을 끊고 수명을 단축하는 것이 아닙니다. 이러한 침을 놓아서는 안되는 것을 모르는 사람은 잘못 침을 놓아 천진(天眞)의 기를 빼앗는 결과가 됩니다."

황제(黃帝)가 말한다. "선생의 상세한 설명을 듣고자 합니다."

기백(岐伯)이 답한다. "규문(闚門)에 침을 놓으면 집으로 돌아가다가 죽고, 입문(入門)에 찌르면 의원의 집앞(堂上)에서 죽습니다."

황제(黃帝)가 말한다. "선생이 말한 이 방법은 매우 훌륭합니다. 이치가 매우 명확합니다. 청컨데 옥판(玉版) 위에 저록(著錄)하여 가장 진귀한 책으로 만들어 후세에 전하여 침을 금하는 계율(戒律)로 삼아서 사람들이 감히 범하지 말게 했으면 합니다."

황제가 말한다. '선생은 침을 놓는 작용은 매우 커서 천지와 더불어 서로 짝하고 자연 규율의 변화와 부합한다고 했습니다. 안으로는 5장과 연관됨을 알고 밖으로는 차례에 의해서 6부에 관통하고 아울러 경맥을 소통할 수 있으면 기혈을 펴서 인도하여 28맥으로 하여금 차례대로 운행하고 막힘없이 잘 통하게 한다고 했습니다. 다만 사람이 침을 사용하여 사람을 죽일 수도 있으니 죽은 사람은 일으키지 못합니다. 선생은 침술로 기사회생시키고 또 사람을 해치지 않는 이치를 들려 줄 수 있겠는지요?' 기백이 답한다. '침을 잘 쓰지 못하는 사람은 산 사람을 죽이고 죽은 사람을 살려 내지는 못하는 것입니다.' 황제가 말한다. '내가 들은 바에 대한 감각이 매우 둔합니다. 그러므로 그 이치를 들려주시어 사람들에게 다시 잘못 시술되지 않게 했으면 합니다.' 기백이 답한다. '이는 명백한 이치입니다. 그것은 필연적인 결과입니다. 그것은 비유컨데 칼과 검(劍)은 사람을 죽일 수 있고 술을 마시면 취하게 할 수 있습니다. 비록 진맥하지 않아도 그 원인을 알 수 있습니다.' 황제가 말한다. '다 들려주시면 합니다.' 기백이 답한다. '사람이 정기를 품수하는 곳은 수곡입니다. 수곡을 주입하는 부위는 위(胃)입니다. 위는 수곡기혈의 바다입니다. 바다에 운행하는 바 기가 이르는 지역은 천하입니다. 위가 화생하는 바의 기혈은 12경맥의 경수에 따라 붙어서 유동합니다. 이른바 경수는 5장 6부의 큰 낙맥에 이어집니다. 가령 이러한 큰 낙맥에 있어서의 중요한 부분은 맞이해서 빼앗는 자법(刺法)을 씁니다. 진기(眞氣)를 잘못 사(瀉) 시키면 잘못 치료하여 사람을 죽입니다.' 황제가 말한다. '경수(經隧)는 수족경맥(手足經脉)에 있습니다. 일정한 숫자(數目)와 부위가 있는지요?' 기백이 답한다. '맞이해서 빼앗는 사법을 잘못 쓰는 것은 비유컨데 수양명대장경(手陽明大腸經)의 5리혈(五里穴)에 침을 놓으면 장기(腸氣)가 운행 도중에 그치게 됩니다. 1장(一臟)의 진기(眞氣)는 대략 다섯 번 이르르면 다합니다. 때문에 만약 연속 5차례 맞이하여 빼앗는 사법을 사용하면 곧 1장(一臟)의 진기(眞氣)가 다 사(瀉)합니다. 만약 연속 25차례를 사(瀉)하면 5장에 수주(輸注)되는 바 장기(臟氣)가 다해서 끊깁니다. 이것이 이른바 사람의 천진(天眞)의 기(氣)를 겁탈(劫奪)하는 것입니다. 그러니 아울러 침의 본신은 그 생명을 끊어 단명하게 할 수 있고, 침을 금함(刺禁)을 알지 못하는 사람이 잘못 침을 놓아 그 천진(天眞)의 기를 빼앗은 결과가 됩니다.' 황제가 말한다. '다시 상세한 설명을 듣고자 합니다.' 기백이 답한다. '기혈의 출입문의 요해처(要害處)에 망녕된 침을 놓음에 있어서, 만약 얕게 찌르면 느린 해가 있으니 환자가 집으로 돌아가다가 죽습니다. 만약 깊이 찌르면 빠른 해가 있으니 병자가 의원의 집앞(堂上)에서 죽습니다.' 황제가 말한다. '선생의 말한 이 방법은 매우 훌륭하고 이치는 명확합니다. 청컨데 그 저록(著錄)을 옥판(玉版) 위에 기록해서 가장 진귀한 문헌을 만들어 후세에 물려주어 침 놓는 계율(戒律)로 삼고자 합니다. 사람들의 경각심을 높여서 잘못을 범하지 않도록 하여 다시 엄중한 의료 사고를 피하고자 합니다.'

61. 침놓기를 피해야 할 다섯가지(五禁)

이 편은 침을 놓는 적합함과 금기함(宜忌)을 중심으로 논술하고, 침을 놓는 5금(五禁) 5탈(五奪) 5과(五過) 5역(五逆) 등의 금기(禁忌)를 소개하고, 치료시에 있어서의 피하고 금기(避忌)해야 할 바를 보여주고 있다. 편중(篇中)에 "침(針)에는 9의(九宜)가 있다"는 제시는 다만 아울러 상세한 서술이 되지 못하고 간단하게 생략된 소지(所致)인가 하여 두렵다.

황제(黃帝)가 기백(岐伯)에게 묻는다. "내가 듣기로는 침에는 5금(五禁)이 있다고 들었는데 무엇을 5금이라 하는지요?"

기백(岐伯)이 답한다. "그 침을 놓아서는 안되는 다섯가지를 금지시키는 것입니다."

황제(黃帝)가 말한다. "내가 듣기로는 침을 놓는데는 5탈(五奪)이 있다고 들었습니다."

기백(岐伯)이 답한다. "5탈은 기혈이 쇠약하고 원기가 허할 때 사법(瀉法)의 침을 쓸 수 없음을 설명했습니다.”

황제(黃帝)가 말한다. “내가 듣기로는 침을 놓는데는 5과(五過)가 있다고 들었습니다.”

기백(岐伯)이 답한다. “보사법(補瀉)에는 그 도(度)의 지나침이 없습니다.”

황제(黃帝)가 말한다. “내가 듣기로는 침에는 5역(五逆)이 있다고 들었습니다.”

기백(岐伯)이 답한다. “병과 맥(脉)은 서로 거스릅니다. 이름하여 5역이라 합니다.”

황제(黃帝)가 말한다. “내가 듣기로는 침에는 구의(九宜)가 있다고 들었습니다.”

기백(岐伯)이 답한다. “구침(九針)의 이론을 밝게 아는 것을 일러 9의라 합니다.”

　　　황제가 기백에게 묻는다. '내가 듣기로는 침에는 5금(五禁)이 있다고 하는데 5금이란 무엇인지요?' 기백이 답한다. '5금이란 침 놓기를 금하는 시일. 무릇 금하는 날이 이르름. 어떤 부위에 대해서 응당 침놓기를 피해야 할 것에 대해서 설명한 것입니다.' 황제가 말한다. '내가 듣기로는 침에는 5탈(五奪)이 있다고 들었습니다.' 기백이 답한다. '5탈이란 기혈(氣血)이 쇠약하고 원기(元氣)가 크게 허할 때 사법(瀉法)의 침 놓기를 써서는 안되는 것을 설명했습니다.' 황제가 말한다. '내가 듣기로는 침에는 5과(五過)가 있다고 들었습니다.' 기백이 답한다. '5과는 일상의 도(度)가 과하면 보사(補瀉)가 필요없음을 설명했습니다.' 황제가 말한다. '내가 듣기로는 침에는 5역(五逆)이 있다고 했습니다.' 기백이 답한다. '질병과 맥상(脉象)이 서로 반(反)하는 것을 5역이라 합니다.' 황제가 말한다. '내가 듣기로는 침에는 9의(九宜)가 았다고 했습니다.' 기백이 답한다. '9침의 이론을 명확하게 알고 아울러 운용이

흡당할 수 있는 것을 일러 9의라 합니다.'

황제(黃帝)가 말한다. "무엇을 5금(五禁)이라 하는지요? 바라건데 그 침을 놓아서는 안되는 시(時)를 들려주셨으면 합니다."

기백(岐伯)이 답한다. "천간(天干)이 사람몸에 응하니 갑을(甲乙)은 머리에 응합니다. 그러므로 갑을일은 자승(自乘)이니 머리 부위를 침놓을 필요가 없으며 발몽(發蒙)의 침법을 귀 안에 찌를 필요가 없습니다. 병정일(丙丁日)은 어깨와 목에 응하니 병정일에 이르면 진애법(振埃)으로 어깨와 목구멍 및 염천혈(廉泉穴)에 침놓을 필요가 없습니다. 무기(戊己)에는 수족4지(手足四肢)에 응하여 무기일에 이르러 만나면 배 부위에 침 놓는 것과 손톱 짜르는 법(去爪法)을 사용하여 사수(瀉水)시켜서는 안 됩니다. 경신일(庚辛)을 만나면 넙적다리와 무릎의 혈위(穴位)에 침을 놓을 수 없습니다. 임계(壬癸)에는 다리와 정강이(足脛)에 응하여 임계일을 만나면 발과 정강이의 혈위를 침 놓지 못합니다. 이것이 이른바 5금(五禁)입니다."

황제(黃帝)가 묻는다. "무엇을 5탈(五奪)이라 하는지요?"

기백(岐伯)이 답한다. "5탈이란 다섯 가지 대허(大虛)의 병증세입니다. 형체기육(形體肌肉)이 수척함이 지극한 것이 1탈입니다. 크게 혈을 잃은(大奪血) 후가 2탈입니다. 크게 땀을 낸(大汗出) 후가 3탈입니다. 크게 배설한(大泄) 후가 4탈입니다. 새로운 출산(新産)에 크게 출혈한 후가 5탈입니다. 이 모두를 사(瀉)시켜서는 안됩니다."

황제(黃帝)가 말한다. "무엇을 5역(五逆)이라 하는지요?"

기백(岐伯)이 답한다. "열병(熱病)은 맥(脉)이 침정(靜)하고 땀이 난 후에는 맥이 왕성하여 조급하게 돌아다닙니다.(躁動) 이것이 1역입니다. 설사하는 병으로 맥이 넓고 커지는 것(洪大) 이것이 2역입니다. 지체(肢體)에 마비가(痺)가 와서 사태살(胭肉)이 파괴되고, 몸에 열이 나고 한쪽의 맥이 끊기는 것 이것이 3역입니다. 병이 오래되어 유전되고(遺), 설사하고(泄) 땀이 홍건하고(淋) 탁(濁)하고 땀이 나는(汗) 등 음혈(陰血)이 손상받아 형체가 수척해지고 만약 발열이 나타나면 피부색이 창백하고 하혈(下血)하고 코피가 심하게 나는 이것이 4역입니다. 한열(寒熱)이 오래 나고 신체가 수척하고 맥이 단단하게 박동하는 것이 5역입니다."

황제가 말한다. '무엇을 5금(五禁)이라 하는지요? 어떤 시간에는 침을 놓을 수 없는 지 알고 싶습니다.' 기백이 답한다. '천간(天干)은 인신(人身)에 응합니다. 갑을(甲乙)은 머리에 응합니다. 때문에 갑을일을 만나면 머리 부위를 침놓을 필요가 없습니다. 발몽적(發蒙的)인 침법(針法)을 귀안(耳內)에 침놓을 필요가 없습니다. 병정(丙丁)은 어깨와 목구멍(肩喉)에 응합니다. 병정일을 만나면 진애법(振埃法)을 써서 어깨와 목구멍 및 염천혈(廉泉穴)에 침을 놓을 필요가 없습니다. 무기(戊己)는 수족 4지(手足四肢)에 응합니다. 무기일을 만나면 복부(腹部)를 침놓고 거조법(去爪法)으로 사수(瀉水)해서는 안 됩니다. 경신(庚辛)은 넓적다리와 무릎(股膝)에 응합니다. 경신일을 만나면 넓적다리와 무릎의 혈위(穴位)에 침놓아서는 안 됩니다. 임계(壬癸)는 다리와 정강이(足脛)에 응합니다. 임계일을 만나면 다리와 정강이의 혈위를 침놓아서는 안됩니다. 이를 이른바 5금(五禁)이라 합니다.' 황제가 묻는다. '무엇을 5탈이라 하는지요?' 기백이 답한다. '5탈은 이 다섯가지 대허(大虛)의 병증세입니다. 형체기육(形體肌肉)이 수척함이 지극하면 이것이 1탈입니다. 크게 실혈(失血)한 후 이것이 그 2탈입니다. 크게 땀을 낸 후 이것이 3탈입니다. 크게 설사한 후 이것이 4탈입니다. 새로운 출산으로 유혈(流血)이 과다하고 대량 출혈한 후 이것이 5탈(五奪)입니다. 5탈의 증세는 모두가 이 원기(元氣)

가 크게 허해서 다시 사법(瀉法)을 써서는 안 됩니다.' 황제가 묻
는다. '무엇을 5역이라 하는지요?' 기백이 답한다. '열성병으로 맥
이 홍대(洪大)함에 응하고 다만 도로 침정(沈靜)함이 나타나고 땀
을 낸 후에 있어서 맥이 침정(沈靜)함에 응하고 단지 도로 조동
(躁動)함이 나타나면 맥의 증세가 서로 반대됩니다. 이것이 역증
(逆症)의 하나입니다. 설사하는 병으로 맥이 적절히 침정하고 도
로 홍대(洪大)한 맥이 나타나면 이는 정기가 허하고 사기가 왕성
하니 역증(逆症)의 둘이 됩니다. 지체가 마비되어 오랫동안 낫지
않고 높이 일어서는 기육이 망가지고 신체에 열이 나서 한쪽의 맥
박이 본뜨기(摸到) 어려우면 역증의 셋이 됩니다. 병이 오래 유전
되고(遺) 설사하고(泄) 땀이 홍건하고(淋) 탁(濁)하고 땀이 나는
등 음혈이 손상을 입고 형체가 수척하고 만약 발열이 나타나면 피
부색이 창백하고 말라서 윤기가 없고 대변에 하혈하여 덩어리(塊)
가 비교적 엄중하면 역증의 넷이됩니다. 사람이 오래 발열함이 있
고 신체가 수척하고 맥이 단단하여 손가락이 박동하면 이는 역증
의 다섯입니다.'

62. 수혈의 조동(動輸)

이 편의 주요 논술은 12경맥 중의 수태음, 족양명, 족소음 3경(經)의 수혈(輸)이 홀로 조동(躁動)해서 쉬지 않는 이치 및 전신의 기혈과 더불어 수주(輸注)하는 이치를 설명했다.

황제(黃帝)가 말한다. "경맥(經脉) 12경(經)에서 수태음, 족소음, 족양명이 홀로 움직여 쉬지 않는 것은 어째서인지요?"

기백(岐伯)이 답한다. "족양명위맥(足陽明胃脉)입니다. 위(胃)는 5장 6부의 바다입니다. 그 맑은 기(淸氣)가 위로 폐에 흘러들고 폐기는 태음을 따라 운행하여 그 운행이 1호1흡으로 왕래합니다. 그러므로 사람이 1호(一呼)하면 맥박(脉)이 다시 조동(躁動)하고 1흡(一吸)하면 맥박이 또한 다시 조동해서 호흡이 쉬지 않습니다. 그러므로 조동해서 쉬지 않습니다."

황제(黃帝)가 말한다. "맥기(脉氣)가 촌구맥(寸口)을 통할 때 위로는 10분을 식(息)하고 아래로는 8분을 장내(臟內)에 엎드려서 어느 길로 돌아가는지요? 어떤 이치인지요?”

기백(岐伯)이 답한다. “맥기가 내장을 떠나 밖으로 경맥을 운행할 때 화살이 시위를 떠나듯 빠르고 홍수가 제방을 무너뜨리듯 빠르고 맹렬하여 맥기가 어제(魚際)에서 도로 쇠약해지듯하는 현상입니다. 단지 그 남은 맥기가 쇠약해 흩어져 위로 거스릅니다. 그러므로 운행하는 기세가 미약합니다.”

황제가 말한다. ‘12경맥 중에 있어서 어떻게 유독 수태음폐경(手太陰肺經), 족소음신경(足少陰腎經), 족양명위경(足陽明胃經)의 맥박이 조동하여 쉬지 않아서 밖으로 나타나는지요?’ 기백이 답한다. ‘족양명위경과 맥박의 조동은 밀접환 관계가 있습니다. 때문에 위(胃)는 5장 6부의 영양의 근원이 됩니다. 위 중의 수곡이 정미하게 화생(化生)한 바의 청기가 위로 폐에 흘러들고 폐기는 수태음폐경으로부터 시작하여 12경맥을 따라 돌고, 폐기의 운행은 사람의 호흡 왕래에 따라서 합니다. 그러므로 사람이 1호(一呼)하면 맥(脉)의 조동이 두차례하고 1흡하면 맥이 또한 두 차례 조동하여 호흡이 쉬지 않습니다. 때문에 맥박의 조동이 쉬지 않습니다.’ 황제가 말한다. ‘맥기가 촌구에 운행할 때 상하 출입이 어떻게 운행되는지요? 모두 어떠한 이치인지요?’ 기백이 답한다. ‘맥기가 내장을 떠나서 밖으로 경맥에 운행할 때 형상은 화살이 시위를 떠나듯 빠르고, 물이 제방을 무너뜨리듯 빠르고 맹열합니다. 때문에 개시할 때의 맥기는 강성(强盛)하고 맥기가 어제(魚際)에 올라갔다가 왕성했다가 쇠약해지는 현상이 나타납니다. 다만 그 남은 맥기가 쇠약해 흩어져서 힘이 거슬러 위로 올라갑니다. 그러므로 그 운행의 기세는 매우 미약합니다.’

황제(黃帝)가 말한다. “족양명(足陽明)은 어떤 원인으로 박동하는지요?”

기백(岐伯)이 답한다. “위기가 위로 폐에 흘러들어 그 표한한 기

(氣)가 위로 머리에 솟구치는 것은 목구멍을 돌아 위로 공규(空竅)로 달려서 안계를 돌아 낙뇌(絡腦)에 들어가 아래 턱으로 나와서 객주인(客主人)으로 내려가 아거(牙車)를 돌아 양명에 합하고 나란히 인영으로 내려가니 이것이 위기(胃氣)가 양명으로 나뉘어 운행하는 것입니다. 그러므로 음양상하(陰陽上下)는 그 조동함이 하나같습니다. 그러므로 양병(陽病)에 양맥(陽脉)이 적은 것은 거스름(逆)이고 음병(陰病)에 음맥(陰脉)이 큰 것은 거스름이 됩니다. 그러므로 음양이 함께 동하고 함께 정(靜)한 이 줄을 당기는 것 같으나 한쪽으로 기울어진 것은 병입니다."

황제가 말한다. '족양명위맥은 어떻게 박동이 쉬지 않는지요?' 기백이 답한다. '이는 위기가 위로 폐로 흘러들기 때문에 그 위로 머리에 치받은 싸나운 기(慓悍之氣)가 목구멍을 돌아 위로 공규(空竅)로 달려 안계(眼系)를 돌아 낙뇌(絡腦)로 들어가 뇌로부터 아래뺨 부위로 나와서 아래로 내려가 족소양담경의 객주인혈에서 만나 협거(頰車)를 끼고 족양명본경에 합하니 곧 경맥(經)을 돌아 아래로 결후(結喉) 양옆의 인영혈(人迎穴)에 이르르니 이것이 위기(胃氣)가 나뉘어 운행해서 또 양명(陽明)에 합하여 양명으로 하여금 홀로 조동이 쉬지 않는 원인입니다. 수태음촌구맥(手太陰寸口脉)과 음양상하의 기가 서로 관통합니다. 그러므로 그 조동은 일치하는 것입니다. 양병(陽病)에 양명맥(陽明脉)이 도로 작은 것은 역상(逆象)입니다. 음병(陰病)에 태음맥(太陰脉)이 큰 것은 역상(逆象)입니다. 그러므로 정상의 정황 아래에서는 맥기(脉氣)의 음양동정(陰陽動靜)이 내외가 서로 응하는 것입니다. 이 때문에 촌구맥(寸口脉)과 인영맥(人迎脉)은 응당 기본적으로 협조하여 일치하니 정(靜)하면 함께 정하고 동(動)하면 함께 동하니 줄을 당기는 것과 같은 모습입니다. 만약에 한쪽으로 치우쳐 왕성하면 평형을 잃어서 병이 납니다.'

황제(黃帝)가 말한다. "족소음은 어떻게 홀로 조동하여 쉬지 않는
지요?"

기백(岐伯)이 답한다. "충맥(沖脉)이란 12경의 바다입니다. 족소음
의 큰 낙맥과 신장 아래에서 함께 일어나 기가(氣街)로 나와서 대
퇴부(大腿) 안쪽을 끼고 비스듬히 오금안(膕中)으로 들어가 다시 정
강이뼈(脛骨) 안쪽을 끼고 소음경(少陰經)과 아울러서 안쪽 복사뼈
뒤로 내려가서 발 아래에 들어갑니다. 그 중에 나뉜 것(別者)은 안
쪽 복사뼈에 비스듬히 들어갔다가 나와서 정강이뼈로 들어갑니다.
부골(跗骨)이 서로 이어진 곳인 속부(屬部)를 나와서 큰 발가락 사
이로 들어가 다시 모든 낙맥 속으로 들어가서 족부와 경부(足脛)를
온양(溫養)합니다. 이것이 족소음경맥(足少陰經脉)이 홀로 조동하여
쉬지 않는 원인입니다.'

　　황제가 말한다. '족소음신경(足少陰腎經)의 동맥은 어떻게 홀로
조동하여 쉬지 않는지요?' 기백이 답한다. '족소음맥동(足少陰脉
動)은 충맥(沖脉)과 더불어 나란히 운행하는 까닭입니다. 충맥은
12경의 바다입니다. 그것은 족소음의 낙맥과 더불어 신장(腎) 아
래에서 함께 일어나 족양명위경(足陽明胃經)의 기가로 나와 대퇴
부 안쪽을 끼고 아래로 비스듬히 오금 안으로 들어갑니다. 다시 경
골(脛骨) 안쪽을 끼고 소음경(少陰經)과 더불어 서로 합쳐서 발
안쪽 복사뼈 뒤로 내려가 발 아래로 들어갑니다. 그 중에 또 나뉘
어 나온 한가닥 지맥(支脉)이 비스듬히 안쪽 복사뼈에 들어갔다가
나와서 경골(脛骨)에 들어갑니다. 발등뼈(跗骨)와 서로 이어진 속
부(屬部)와 발등을 나와 큰 발가락 사이로 들어가 다시 모든 낙맥
속으로 들어가 경부(脛部)와 발 부위에 온양(溫養)하는 작용을 발
휘합니다. 이것이 족소음경맥(足少陰經脉)이 홀로 조동하여 쉬지
않는 원인입니다.'

황제(黃帝)가 말한다. "영기(營氣)와 위기(衛氣)의 운행은 상하가 서로 관통해서 고리(環)처럼 끝이 없음과 같습니다. 이제 돌연 사기의 침입과 큰 추위를 만나 수족이 느슨해 무력해져서 그 맥의 음양지도(陰陽之道)와 운수(輸) 회합하는 곳이 모두 외사(外邪)의 영향으로 막혀서 통하지 않고 운행이 정상을 잃으니 영위(營衛)의 기가 어떻게 순환하는지요?"

기백(岐伯)이 답한다. "4지의 끝은 음양이 만나는 곳입니다. 이는 영위의 기가 통행하는 길(徑路)입니다. 4가(四街)는 영위의 기가 따라 운행하는 반드시 거치는 길입니다. 그러므로 사기로 막혀 낙맥이 작아진 후 4가가 열릴 수 있고 4지의 끝의 사기가 해제된 후 기가 회합함에 따라서 서로의 운행(輸)이 고리처럼 쉬지 않습니다."

황제(黃帝)가 말한다. "좋습니다! 이는 이른바 고리처럼 끝이 없는 것이요 끝나면 다시 시작한다는 것은 이를 말하는 것입니다."

　　황제가 말한다. '영기와 위기의 운행은 상하가 서로 관통하여 고리처럼 한결같이 끝이 없어 돌아감이 쉬지 않습니다. 이제 돌연 사기의 침습을 만나고 혹은 엄한(嚴寒)의 자극을 만나 밖의 사기가 4지에 머무르면 그 운행하는 길과 운수(運輸) 회합하는 곳이 모두 외사(外邪)의 영향으로 인해서 막혀 통하지 않아 운행의 정상을 잃습니다. 이러한 정황 아래에서 영위의 기가 어떻게 왕복 순환하는지요?' 기백이 답한다. '4지말단(四肢末端)은 음양이 만나는 곳입니다. 이는 영위의 기가 통행하는 길이니 목(頸), 가슴(胸), 배(腹), 정강이(脛) 4부의 기가(氣街)는 영위의 기가 따라 운행하는 반드시 거치는 길입니다. 그러므로 사기가 막아서 작아진 낙맥의 뒤는 4가의 모습이 이와 같은 한 작은 길이 열릴 수 있어서 운행이 정상과 같도록 합니다. 4지 끝의 사기가 해제된 후에는 낙맥이 또한 도랑이 통해서(溝通) 기가 또한 이 속을 따라 수운(輸運)을 만나니 고리처럼 끝이 없고 주행(周)을 다시 시작하여 운행을 쉬지 않습니다.' 황제가 말한다. '좋도다! 이러한 낙맥의 끊어짐(絡絕)이 있으면 길이 통하는 협조배합작용으로 영위의 기가 환주운수(環周運輸)를 유지할 수 있게 되어 왕래하여 쉬지 않으니 이치는 여기에 있습니다.'

63. 5미의 태과와 불급(五味論)

이 편은 5미(五味)와 인체경락장부(人體經絡臟腑)의 관계와 5미의 치우친 기호(嗜)와 태과(太過)가 나타내는 바의 병리 변화 및 일으키는 각종 질병의 주요한 것을 논술했다.

황제(黃帝)가 소유(少兪)에게 묻는다. "5미(五味)는 입으로 들어간다. 각기 나아가는 곳이 있고 각기 병나는 바가 있다. 신것은 힘줄(筋)로 나아가고 많이 먹게 되면 사람이 소변이 통하지 않는 병(癃)이 나게 한다. 짠 것(咸)은 혈(血)로 나아간다. 많이 먹으면 사람을 갈증(渴)나게 한다. 매운 것(辛)은 기(氣)로 나아간다. 많이 먹으면 사람으로 하여금 심장 안이 공허하게(洞心)한다. 쓴 것(苦)은 뼈(骨)로 나아가고 많이 먹으면 사람으로 하여금 구토(嘔吐)가 발생케 한다. 단것(甘)은 기육(肉)으로 나아간다. 많이 먹으면 사람으로 하여금 번민케 한다. 내가 그것을 알고 있으나 그 이유가 무엇인지 모른다. 그 연유를 설명해 주었으면 하는 도다."

황제가 소유에게 묻는다. '음식의 5미를 입 안에 섭취한 후에는 각기 그 기뻐하고 즐겨하며 들어가는 장부의 경락(經絡)이 있고 각기 그 영향 아래서 발생하는 바의 병변이 있다. 가령 신맛은 힘줄로 운행하고, 신맛의 식물을 많이 먹으면 소변이 통하지 않는 병을 일으키고, 짠맛은 혈(血)로 나아가니 짠 것은 과하게 먹으면 갈증이 일어나게 된다. 매운 맛은 기(氣)로 나아가니 매운 맛을 많이 먹으면 심장 안에 공허한 느낌이 일어난다. 쓴맛은 뼈(骨)에 나아가니 사람으로 하여금 구토(嘔吐)가 발생케 한다. 단맛은 기육(肉)으로 나아가니 단맛을 많이 먹으면 사람으로 하여금 마음 속에 번민하게 한다. 나는 비록 이러한 정황을 알고 있지만 이것이 어떤 원인인지 명백하지 못하다. 그 이치를 설명해 주었으면 하는 도다.'

소유(少兪)가 답한다. "신것이 위(胃)에 들어가면 그 기미(氣味)가 매끄럽지 못하여 수렴하는 작용이 있으며, 상·중 2초(二焦)로 올라갈 수 있으므로 기화(氣化)를 따라서 운행하기가 불가능한 것입니다. 출입하지 못하면 위속(胃中)에 머물고 위속이 부드럽고 따스하면 방광에 흘러들게 하고 방광의 거죽이 얇아서 부드럽습니다. 신맛(酸)을 만나면 말려들어서 줄어들어 방광의 출구처(出口處) 또한 얽매어서 줄어들어 수액(水液)의 통행에 영향을 주어서 불통(不通)하게 됩니다. 수도(水道)가 운행돼지 못하게 되므로 융병(癃)이 됩니다.' 음(陰)이란 힘줄이 쌓여서(積筋) 마치는 곳입니다. 그러므로 신것이 들어가면 힘줄로 나아갑니다."

황제가 말한다. "짠 것이 혈로 나아가고 많이 먹어서 갈증나게 하는 것은 어떤 이치인가?"

소유(少兪)가 답한다. "짠것이 위에 들어가면 그 기미(氣味)가 중초(中焦)로 나아가 혈맥으로 흘러들면 혈기가 나아갑니다. 혈과 짠

것이 만나면 엉깁니다. 부단히 수요되어 보충하고 조제해서 줍니다. 이러한 위중의 진액이 부족하면 목 부위의 진액이 부족하여 입이 마르는 현상이 나타납니다. 혈맥이란 중초의 길입니다. 그러므로 짠 것이 들어가면 혈로 나아갑니다."

소유가 답한다. '신맛이 위에 들어간 후에는 그 기미가 매끄럽지 못하여 수렴작용이 있습니다. 단지 상중(上中) 양초(兩焦)에 올라 갈 수 있어서 기화(氣化)의 출입 운행에 따라서 곤란하니 그 기미 가 서둘러서 운행하여 출입할 수 없어서 위속에 머물러 있습니다. 만약 위속이 조화로우면 기는 이 정상으로 오랫동안 머물러 있기 어렵게 하여 그 방광으로 내려가게 촉진합니다. 방광의 피부는 얇 아서 연하고 신맛을 만나면 말려서 오그라들고, 방광의 출구처(出 口處)로 하여금 또한 얽매어서 줄어들어 수액의 통행에 영향을 주 어 소변이 원활하지 못한 병증세가 생깁니다. 전음(前陰)은 종근 (宗筋)이 모이는 곳입니다. 간은 힘줄을 주관합니다. 그 기미는 십 니다. 그러므로 안으로는 방광의 융병(癃)이 생겨서 밖으로 간경 (肝經)의 힘줄로 나아갑니다.' 황제가 말한다. '짠맛이 혈분으로 나 아가고 짠 것을 지나치게 먹으면 사람으로 하여금 갈증이 나게 한 다. 이는 어떤 이치인가?' 소유가 답한다. '짠맛이 위에 들어간 후 에는 그의 기미가 중초(中焦)에 올라가서 혈맥에 흘러들고 혈과 더불어 서로 합칩니다. 혈과 짠 것이 서로 만나면 혈이 쉽게 엉깁 니다. 위중의 진액의 수요로 부단하게 보충하고 조제하여 줍니다. 이렇게 위속의 진액이 부족하면 목구멍 부위에 영향을 주어 부족 해지면 목구멍과 허뿌리 부위가 건조해짐을 깨닫게 되니 목마른 현상이 나타납니다. 혈맥은 몸을 일주하는 도로에 중초(中焦)의 정미(精微)를 수송하고 혈 또한 중초에서 나오고 짠맛은 중초로 올라갑니다. 때문에 짠 것이 위에 들어간 후에 혈분(血分)에 나아 가 들어갑니다.'

황제(黃帝)가 말한다. "매운것은 기로 나아가고 많이 먹으면 사람으로 하여금 심중(心中)이 공허하게 하는 것은 어째서인가?"

소유(少兪)가 답한다. "매운것이 위에 들어간 후에는 그 기미는 상초(上焦)로 나아갑니다. 상초의 기능은 중초의 기를 받아 모든 양(陽)을 경영합니다. 만약 생강(姜)과 부추(韭)의 매운 맛이 항상 상초(上焦)에 훈증(薰)하면 영위(營衛)의 기가 불시에 그 영향을 받아 그 기가 오랫동안 위속에 머뭅니다. 때문에 사람으로 하여금 마음속에 공허한 느낌이 나타나게 합니다. 매운맛과 위기(衛氣)는 함께 운행합니다. 그러므로 매운 것이 들어가면 땀과 더불어 함께 나옵니다."

황제(黃帝)가 말한다. "쓴것은 뼈로 운행한다. 많이 먹으면 사람으로 하여금 구토하게 한다. 어째서 그러한가?"

소유(少兪)가 답한다. "쓴것이 위에 들어가면 5곡(五谷)의 기가 모두 쓴 것을 이길 수 없습니다. 쓴것이 밥통에 들어가면 3초(三焦)의 길이 모두 닫혀서 통하지 않습니다. 그러므로 구토합니다. 이빨이란 뼈의 나머지입니다. 그러므로 쓴 것이 뼈로 운행합니다. 그러므로 들어가서 다시 나오니 뼈에 나아가는 것입니다."

황제(黃帝)가 말한다. "단것은 기육으로 나아갑니다. 많이 먹으면 사람으로 하여금 심중(心中)을 번민하게 하는 것은 어째서인가?"

소유(少兪)가 답한다. "단것이 위에 들어가면 그 기미는 약소(弱小)해져서 상초로 올라갈 수 없으니 수곡과 더불어 위안에 머무는 것은 사람으로 하여금 부드럽고 윤기있게 하는 것입니다. 위가 부드러우면 느슨하고 느슨하면 충(虫)이 동(動)합니다. 충이 동하면 사람으로 하여금 번민하게 합니다. 그 기는 밖으로 기육에 통합니다.그러므로 단것은 기육으로 운행합니다."

　　황제가 말한다. '매운 맛은 기분(氣分)으로 잘 나아간다. 매운 맛을 많이 먹으면 사람으로 하여금 심중이 공허함을 깨닫게 한다. 이는 어떤 이치인가?' 소유가 답한다. '매운맛이 위에 들어간 후 그 기미는 상초로 나아갑니다. 상초의 기능은 중초의 기를 받아 살결에 운행해서 위기(衛) 밖의 작용을 발휘합니다. 만약 생강, 부추의 매운 맛이 항상 상초에 훈증(薰蒸)하면 영위(營衛)의 기가 불시에 그 영향을 받습니다. 때문에 그 기가 오랫동안 위속에 머뭅니다. 그런 까닭에 사람으로 하여금 마음 속에 공허한 느낌을 느끼게 합니다. 매운 맛이 흩어져 운행하면 위기(衛氣)와 함께 운행할 수 있습니다. 그러므로 매운 것이 위에 들어가면 살결을 개발하여 땀과 함께 밖으로 나옵니다.' 황제가 말한다. '쓴 맛은 뼈로 잘 나아간다. 많이 먹으면 사람으로 하여금 구토하게 한다. 이는 어떤 이치인가?' 소유가 답한다. '쓴 것이 위에 들어간 후 5곡의 기미가 모두 쓴 맛을 이기지 못합니다. 쓴맛을 맞으면 아래 밥통에 들어간 후에 3초의 통로가 모두 그 영향을 받아 기기(氣機)가 막혀서 원활하게 통하지 않습니다. 3초가 통하지 않으면 위에 들어간 수곡(水谷)은 고루 통하지 못하고 흩어집니다. 위의 양(陽)이 쓴맛의 영향을 받아 운화(運化)가 정상을 잃고 위기가 위로 거슬러 구토로 변합니다. 쓴맛이 위로 들어간 후 뼈에 나아가고 또한 이빨에 나아갑니다. 때문에 이빨은 뼈의 나머지가 됩니다.' 황제가 말한다. '단맛은 기육에 잘 나아간다. 많이 먹으면 사람으로 하여금 심중(心中)에 번민하게 한다. 이는 무슨 이치인가?' 소유가 답한다. '단맛이 위에 들어간 후 그 기는 부드럽고 약하고 작아집니다. 상초에 올라가지 못하고 음식물과 함께 위속에 남아 있습니다. 때문에 위기 또한 약하고 부드러우며 위가 부드러우면 기가 느슨해집니다. 오래 되면 단것에서 습기로 변화하여 여러 가지 충(虫)이 생기게 됩니다. 충은 단 것을 먹으면 위에서 움직여 사람으로 하여금 심중(心中)이 어지럽게 합니다. 단 것이 비장에 들어가면 비장이 기육을 주관합니다. 그러므로 단맛은 밖으로 기육에 통합니다.'

〈붙임〉 이 편의 근거는 5장(五臟)의 기욕(嗜欲)과 다르다. 각기 기뻐하는 바가 있다. 그러므로 5미(五味)의 운행함이 다르고 또한 각기 먼저하는 바가 있다. 〈소문〉 지진요대론(至眞要大論)에 '5미 는 각기 먼저 들어감이 있다.'고 한 것은 이와 같다. 서로 참고함 이 좋다.

64. 음양 25인의 특징(陰陽二十五人)

이 편은 사람의 품부(稟賦)는 다르다는 근거에서 음양 5
행학설의 이론과 5색의 결합과 5음의 귀납을 운용하여
25종 사람의 서로 다른 특성을 나누어 기술하고 다른 사
람의 피부색, 체형, 성격 및 시령에 대한 적응 방면의 차
이를 지적했다. 동시에 또한 수족 3양경맥(手足三陽經脉)
이 인체 상하부위를 따라 돌 때의 기혈의 성쇠 변화에 근
거하여 형색상으로 나타나는 특징을 설명했다. 아울러 25
종 사람의 서로 다른 특징에 근거하여 서로 다른 치료원
칙을 제시했다.

황제(黃帝)가 말한다. "내가 듣기로는 사람은 음양유형의 같지 않
음이 있다고 하는데, 그들을 어떻게 구별하는가?"

백고(伯高)가 답한다. "하늘과 땅 사이 6합의 안에서 모든 사물의
이치는 5행을 떠나서 열리지 않습니다. 사람 또한 이에 응합니다.
그러므로 5·5, 25인의 형체는 각기 그 특징이 있으며 음양 두 유형
의 사람을 안에 포괄하지 않습니다. 이 25종 유형의 사람은 음양 5

종의 형태와 같지 않음을 저는 이미 알고 있습니다만 바라건데 25
인의 형태와 혈기가 달리 생겨난 특징을 구별하여 밖에 나타난 것
에서 안을 어떻게 알아볼 수 있는지 들려 주셨으면 합니다.”

　기백(岐伯)이 답한다. “물음이 참으로 상세하십니다! 이는 선사
(先師)께서 비밀로 하여 전해주지 않았으니 백고(伯高)로서는 그 이
치를 명백하게 알 수 없는 것입니다.”

　황제(黃帝)가 자리를 피하여 머뭇거리며 물러나 공손히 말한다.
“내가 듣기로는 그 사람을 만나고서도 가르치지 않으면 이는 중대
한 손실이라 했습니다. 그러한 학술을 깨달았으면서도 중요시하지
않고 마음대로 누설하면 하늘의 버림을 받는다고 했습니다. 바라기
는 이러한 학술지식을 깨달아서 그것을 금괘(金櫃)에 간직하여 드
러내지 않았으면 합니다.”

　기백(岐伯)이 답한다. “먼저 금, 목, 수, 화, 토의 5종 유형의 사람
을 명확히 하고 연후에 5색의 같지 않음을 근거로 하여 더 구별해
서 25인의 형태를 쉽게 아는 것입니다.”

　황제(黃帝)가 말한다. “모두를 들었으면 합니다.”

　기백(岐伯)이 답한다. “삼가하고 삼가소서!신(臣)이 청하는 말씀입
니다.

　　황제가 말한다. ‘내가 듣기로는 사람은 음양유형(陰陽類型)의
　　같지 않음이 있다고 하는데 이는 어떻게 구별하는가?’ 백고가 답한
　　다. ‘천지사이 육합 안에서 모든 사물의 이치는 모두가 5행을 떠나
　　서는 시작되지 않습니다. 사람도 이와 같습니다. 때문에 5·5,
　　25인의 형태는 각기 그 특징이 있으며 음양 두 유형의 사람을 안
　　으로 포괄하지 않습니다. 이 25종 유형의 사람과 음양의 사람의 5
　　종 형태는 같지 않으며 음양 5인의 정황은 제가 이미 이치를 알고
　　있습니다. 제가 바라기로는 25인의 형태 및 혈기가 다름으로 인해

서 생기는 각종 특징을 알아서 결국에는 어떻게 외부에 나타난 것
으로부터 내부의 정황을 헤아릴 수 있는지 말씀해주셨으면 합니
다.' 기백이 또 답한다. '물으심이 참으로 상세하십니다! 이는 선사
께서 비밀로 하여 전하시지 않은 것이니 백고로서는 그 속의 이치
를 철저하게 밝힐 수는 없는 것입니다.' 황제는 자리를 피하며 물
러나 공손히 말한다. '내가 듣기로는 학술을 전수할 만한 사람을
만나서 가르쳐주지 않으면 이는 중대한 손실이라 했습니다. 그러
한 학술을 깨달아서 중하게 여기지 않고 마음대로 누설하면 하늘
의 버림을 받는다고 했습니다. 제가 바라기로는 그러한 학술지식
을 깨닫고, 아울러 또 그것을 명백히 하여 금괘(金櫃)에 간직하여
감히 마음대로 전파되어 나가지 못하게 하고자 합니다.' 기백이 답
한다. '먼저 금목수화토(金木水火土) 5종 유형의 사람을 명확히 하
고, 연후에 다시 5색의 같지 않음에 근거하여 더 구별하면 이와같
이 25종 사람의 형태를 쉽게 알 수 있습니다.' 황제가 말한다. '선
생의 상세한 설명을 듣고자 합니다.' 기백이 답한다. '신중하고 신
중하셔야 합니다. 내가 드리는 말씀은 이 말뿐입니다.

목형(木形)의 사람은 목음(木音) 중의 상각(上角)57)에 비유됩니
다. 창제(蒼帝)와 비슷하니 그 사람은 피부가 푸르고, 머리가 적고,
얼굴이 길고, 어깨와 등이 크고, 몸이 바르고, 수족이 적고 재지(才
智)가 있으며 심기(心機)를 좋게 쓰고, 체력이 강하지 않고, 일에 대
해서 근심함이 많습니다. 봄여름은 견뎌내나 가을 겨울은 잘 견디
지 못합니다. 가을 겨울에는 병사(病邪)에 잘 감촉되어 질병이 발생
합니다. 족궐음간경(足厥陰肝經)에 속하고 편안하고 무게가 있습니
다. 대각(大角)의 사람은 좌족소양(左足少陽)에 견주고 소양(少陽)의
위는 아름답고 길어서 비틀거리는 듯하고, 좌각(左角)의 사람은 우
족소양(右足少陽)에 견주니 소양(少陽)의 아래는 종순(從順)하는 모

---

57) 상각(上角) : 목음(木音)의 분류 : 상각(上角) 대각(大角) 좌각(左角) 체각(鈦
角) 판각(判角)

습이요 체각(鈦角)의 사람은 우족소양(右足少陽)에 견주고 소양(少陽)의 위는 위로 올라가는 형태이고 판각(判角)의 사람은 좌족소양(左足少陽)에 견주어 소양(少陽)의 아래는 정직한 모습입니다.

　　목형(木形)의 사람은 목음(木音) 중의 상각(上角)에 속합니다. 그의 특징은 피부가 푸른색(蒼色)이고 형상은 동방의 창제(蒼帝)와 같습니다. 머리는 작고 얼굴은 길고 어깨와 등은 넓고 몸은 빠르고 수족은 작고 재주가 있고 심기(心機)를 쓰기를 좋아하고 체력이 강하지 않고 일에 근심을 많이 하고 시령의 적응에 있어서 봄과 여름을 견뎌낼 수 있고 가을과 겨울을 견뎌 내지 못합니다. 가을과 겨울은 병사(病邪)에 쉽게 감촉되어 질병이 발생합니다. 이러한 유형의 사람은 족궐음간경에 속하고 그 특징은 부드럽고 아름다우며 편안하고 무게 있으니 이는 목기(木氣)의 가장 완전한 사람을 품수한 것입니다. 목기(木氣)에 치우친 것에는 맛이 있습니다. 나누면 좌우상하입니다. 좌(左)의 위쪽 방향은 목음(木音) 중에 있어서 대각(大角)과 한 유형의 사람에 속합니다. 이 류(類)는 좌족소양경(左足少陽經)의 위에 속합니다. 그 특징은 비틀거리며 아름답고 깁니다. 우(右)의 아래 방향은 목음(木音) 중에 있어서 좌각(左角)의 한 유형의 사람에 속합니다. 이 유(類)는 우족소양경(右足少陽經)의 아래에 속합니다. 그 특징은 부드럽게 따라서 순종합니다. 우(右)의 위쪽은 우족소양경의 위에 속하고 그 특징은 앞으로 노력하여 진취하는 것이고 좌(左)의 아래쪽은 목음 중에 있어서 판각(判角)과 같은 유의 사람에 속합니다. 이 유(類)는 좌족소양경의 아래에 속합니다. 그 특징은 정직하고 바보가 아닙니다.

　　화형(火形)의 사람은 화음(火音) 중에 상치(上徵)58)에 속하고 적제(赤帝)와 유사합니다. 그 사람은 피부색이 붉고 등살(朋)이 넓고

---

58) 상치(上徵) : 치(徵)는 5음의 하나. 상치(上徵), 질치(質徵), 소치(少徵), 유치(有徵), 질판(質判)의 다섯이 있다.

예민한 얼굴에 머리가 적고 어깨와 등 비장과 배가 균형잡히고 수
족이 적으며 길을 걸음에 보행이 급하고 길을 달릴 때 몸이 흔들리
고 어깨와 등의 살이 풍만하고 기백이 있으며 재물을 가벼이 여깁
니다. 다만 신용이 적고 우려함이 많고 사물을 관찰하고 분석하는
데 예민하고 명백합니다. 안색이 좋고 심성이 급하고 오래 살지 못
하고 갑자기 죽습니다. 봄여름은 견뎌내고 가을 겨울은 견뎌내지
못하고 가을 겨울에 감촉하여 병이 생기고 수소음(手少陰)이 텅빕
니다. 질치(質徵)의 사람은 우수태양(右手太陽)에 비유되고 태양(太
陽)의 위는 밝습니다. 소치(少徵)의 사람은 우수태양에 비유되고 태
양의 위는 활기가 있습니다. 질판(質判)의 사람은 좌수태양(左手太
陽)에 비유되고 태양의 아래는 이연(怡然) 자득(自得)하여 근심 격
정이 없습니다.

　　화형(火形)의 사람은 화음(火音) 중의 상치(上徵)에 속합니다.
그의 피부는 적제(赤帝)와 유사합니다. 그 특징은 피부색이 붉습
니다. 이뿌리는 간격이 넓고 얼굴은 야위고 작습니다. 머리가 적고
어깨와 등과 비복(脾腹)의 각 부위의 발육이 균형잡히고 아름답습
니다. 수족이 작고 길을 걸음에 발걸음이 빠르고 심성이 급합니다.
길을 달릴 때 몸이 흔들리고 어깨 부위와 등 부위의 기육이 풍만
합니다. 기백이 있고 재물을 가벼이 여깁니다. 다만 신용이 적고
근심이 많습니다. 사물에 대한 관찰과 분석이 매우 예민하고 명백
합니다. 안색은 좋고 성정은 급해서 장수를 누리지 못하고 갑자기
죽는 경우가 많습니다. 이러한 사람의 시령에 대한 적응은 불과 여
름의 온난함은 잘 견디나 추동의 차갑고 서늘함은 견디기 어려워
합니다. 추동시에는 외사에 감촉되어 쉽게 질병이 발생합니다. 이
와 같은 유형의 사람은 5음 중의 상치(上徵)에 견주어 지고 수태
양심경(手太陽心經)에 속합니다. 이는 화기(火氣)를 타고난 가장
완전한 일종 유형의 사람입니다. 그 특징은 실제적인 효과를 강구

합니다. 사물에 대한 인식은 심각합니다. 화기(火氣)를 타고난 치우친 유형에는 상하좌우 4종의 유형이 있습니다. 왼편의 윗쪽(上方)에는 화음(火흄) 중 질치(質徵)의 한 유형의 사람이 있습니다. 이 유(類)는 좌수태양(左手太陽)의 위에 속합니다. 이 한 유형의 사람의 특징은 사람이 공명정대하고 사리에 명백합니다. 오른편의 아래쪽(下方)에는 화음(火흄)중의 소치(少徵)와 한 유형의 사람이 있으며 이런 류는 우수태양경(右手太陽經)의 아래에 속합니다. 이와같은 유형의 사람의 특징은 의심이 많습니다. 오른편의 위쪽은 화음(火흄) 중의 우치(右徵)와 같은 류에 속하는 사람이 있습니다.이 유형은 우수태양의 위에 속합니다. 이와 같은 유형의 사람의 특징은 용맹하고 낙후되는 것을 좋아하지 않습니다. 왼편 우아래쪽에는 화음(火흄) 중의 질판(質判)에 속하는 사람이 있고 이 한 유형의 사람은 좌수태양(左手太陽)의 아래에 속합니다. 이 한 유형의 사람의 특징은 낙관적입니다. 이연자득(怡然自得)해서 근심과 걱정이 없습니다.

토형(土形)의 사람은 상관(上官)에 견주어집니다. 상고(上古)의 황제(黃帝)와 유사합니다. 그 사람의 피부는 황색이고 얼굴이 둥글고 머리가 크며 어깨와 등이 풍만하여 건강미가 있고 배가 크고 대퇴부에서 정강이 부위까지가 건장하고 수족이 작으며 기육이 풍만하고 상하가 모두 균형이 잡혔습니다. 걸음걸이는 침착하고 행동거지가 조급하지 않고 남을 잘 도와 줍니다. 권세를 다투지 않고 단결하는 사람을 좋아합니다. 가을 겨울은 견뎌낼 수 있으나 봄여름은 견뎌내기 어렵습니다. 봄 여름에 감촉하여 병이 생기고 족태음(足太陰)이 정중하고 성실합니다. 대관(大官)의 사람은 좌족양명에 견주어지고 양명(陽明)의 위가 부드럽습니다. 가관(加官)의 사람은 좌족양명에 견주어지고 양명의 아래가 기뻐합니다. 소관(少官)의 사람은 우족양명에 견주어지며 양명의 위가 둥글게 돕니다. 좌관(左官)의

사람은 우족양명에 견주어지며 양명의 아래가 우뚝합니다.'

　　토형의 사람은 토음(土音) 중의 상관(上官)에 속하며 그의 피부
와 안색이 황제(黃帝)와 유사합니다. 그들의 특징은 피부가 황색
이고 얼굴이 둥글고 머리가 크며 어깨와 등이 풍만하고 건강미가
있습니다. 배가 크고 하지가 대퇴부에서부터 정강이 부위까지가
모두 매우 건장합니다. 수족이 작고 기육이 풍만하여 전신의 상하
각 부위가 모두 균형이 잡혀 있습니다. 걸음걸이는 침착하고 일에
있어서는 사람들에게 믿음이 있습니다. 사람이 매우 안정되고 조
급하지 않으며 다른 사람을 잘 도와줍니다. 권세를 다투지 않고 단
결하는 사람을 좋아합니다. 이러한 사람의 시령에 대한 적응은 추
동을 견뎌낼 수 있고 춘하를 잘 견뎌내지 못합니다. 춘하에 외사의
감촉을 받아 쉽게 병이 발생합니다. 이러한 유형은 토음(土音) 중
에 있으며 상관(上官)의 사람이라 일컫습니다. 족태음비경(足太陰
脾經)에 속하고 이러한 유형의 사람은 토기(土氣)를 가장 완전하
게 타고난 사람입니다. 그 특징은 성실하고 충성스럽습니다. 토기
를 치우쳐서 타고난 사람은 좌우상하의 네 유형이 있습니다. 좌
(左)의 윗쪽(上方)은 토음(土音) 중에 있으며 대관(大官)의 한 유
형의 사람에 속합니다. 이 유형은 우족양명경(右足陽明經)의 아래
에 속하고 그 특징은 신정(神情)의 나타남이 우뚝하고 홀로서서
움직이지 않습니다.

　금형(金形)의 사람은 상상(上商)에 견주어지고 백제(白帝)와 유사
합니다. 그 특징은 얼굴이 모나고 피부색이 희고 머리가 적으며 어
깨와 등이 작으며 배가 작고 수족이 작아서 뼈가 발 뒤꿈치 바깥으
로 나 있는 것 같아 행동이 경쾌하고 몸이 청렴하고 성질이 급하고
움직이지 않으면 고요하고 움직이면 맹렬하며 관리의 다스림에 밝
습니다. 추동을 견뎌내고 춘하를 견디지 못합니다. 춘하에는 감촉하
여 질병이 발생하고 수태음(手太陰)이 성실합니다. 체상(釱商)의 사

람은 좌수양명(左手陽明)에 견주어 지고 양명(陽明)의 위는 청렴결백합니다. 우상(右商)의 사람은 좌수양명에 견주어지고 양명의 아래는 쓸쓸하고 맑습니다. 대상(大商)의 사람은 우수양명(右手陽明)에 견주어지고 양명의 위는 밝게 살핍니다. 소상(少商)의 사람은 우수양명에 견주어지고 양명의 아래는 엄숙합니다.

금형(金形)의 사람은 금음(金音) 중의 상상(上商)에 속하고 그 피부색은 백제(白帝)와 유사합니다. 그 특징은, 얼굴이 모나고, 피부가 흰색이고, 머리가 적고, 어깨와 등이 작고, 배가 작으며 수족이 작고 발뒤꿈치가 단단합니다. 그 뼈는 발뒤꿈치의 바깥면에서 생겨있는 것 같으니 행동이 경쾌하고 품성이 청렴결백하고 성질은 급하고 움직이지 않으면 고요하고 움직일 때는 매우 포악하고 이상하고 관리의 다스림에 밝으며 도끼를 자르는 재능이 있습니다. 시령의 적응에 있어서는 추동의 한랭을 받아 견딜 수 있고 춘하의 온난을 견디지 못합니다. 춘하의 사기(邪氣)를 감수하여 병에 걸립니다. 이 한 유형은 금음(金音) 중의 상상(上商)이라 일컫는 사람에게 있으며, 수태음폐경(手太陰肺經)에 속합니다. 이는 금기(金氣)를 타고난 가장 완전한 사람입니다. 그 특징은 험하고 척박하고 은혜가 적습니다(峭薄寡恩). 금기(金氣)를 치우쳐 타고난 것은 상하좌우(上下左右)의 유형이 있습니다. 좌(左)의 위쪽은 금음(金音) 중에 있고 체각(鈦角)과 한 유형의 사람에 속합니다. 이 류는 좌수양명경의 위에 속합니다. 그 특징은 청렴하게 스스로를 지킵니다. 좌(左)의 아래쪽에는 금음(金音) 중에 있어서 우각(右角)의 한 유형의 사람에 속합니다. 이 유(類)는 좌수양명경(左手陽明經)의 아래에 속합니다. 그 특징은 아름답고 준걸(美俊)하여 쓸쓸하고 맑습니다. 우(右)의 위쪽은 금음(金音)에 있고 대상(大商)의 한 유형의 사람에 속합니다. 이 유(類)는 우수양명경(右手陽明經)의 위에 속합니다. 이 한 유형의 사람의 특징은 시비(是非)를 밝게 관찰하는 것을 좋아합니다. 우(右)의 아래쪽은 금음(金音)에 있고 소상(少商)과 한 유형의 사람에게 속하고 이 유형은 우수양명경의

아래에 속하고 이 한 유형의 사람의 특징은 엄숙하고 장중함이 있
습니다.

수형(水形)의 사람은 상우(上羽)에 견주어지는데 흑제(黑帝)와 유
사합니다. 그 사람은 피부가 흑색이고 얼굴이 편편하지 않고 머리
가 크고 뺨 부위가 넓습니다. 어깨는 작고 배는 크고 수족을 잘 움
직이고 길을 걸을 때 몸을 흔듭니다. 아래 엉덩이가 길고 등 부위가
기다랍니다. 대인관계는 공경하지도 않고 두려워하지도 않으며 남
을 잘 속이며 언제나 죽임을 당해서 죽게 됩니다. 시령의 적응에 있
어서는 추동을 견디어내고 춘하를 견디지 못합니다. 춘하에는 외사
의 감촉을 받아 병이 생기고 족소음(足少陰)은 인격을 비하(卑下)합
니다. 대우(大羽)의 사람됨은 우족태양(右足太陽)에 견주어지며 태
양(太陽)의 위는 양양자득(洋洋自得)합니다. 소우(少羽)의 사람됨은
좌족태양(左足太陽)에 견주어지며 태양(太陽)의 아래는 답답해서 펴
지지 않습니다. 중우(衆羽)의 사람됨은 우족태양에 견주어지는데 태
양의 아래는 조용합니다. 질우(桎羽)의 사람됨은 좌족태양에 견주어
지는데 태양의 위는 느릿느릿하고 안정됩니다. 이 때문에 다섯 가
지 형태의 사람은 25가지의 같지 않은 유형으로 나뉘어지니 중우의
사람됨이 서로 속이는 까닭이 이것입니다.”

수형(水形)의 사람은 수음(水音) 중의 상우(上羽)에 속하고 그
피부색이 흑제(黑帝)와 유사합니다. 그들의 특징은 피부 색깔이
검고 얼굴에 주름살이 많고 머리가 크고 뺨 부위가 넓으며 양 어
깨가 적고 배 부위가 큽니다. 수족을 잘 움직이고 길을 갈 때 신체
를 흔들며 엉덩이 뼈가 비교적 길고 척추와 등 또한 깁니다. 사람
을 대하는 태도는 공경스럽거나 두려워하지 않습니다. 사기를 잘
치니 항상 피살되어 죽습니다. 시령의 적응에 있어서는 추동은 잘

견뎌내고 춘하를 잘 견디지 못합니다. 만약 춘하에 외사의 감촉을 받으면 쉽게 질병이 발생합니다. 이와 같은 유형은 수음(水音) 중의 상우(上羽)라 일컫는 사람에게 있는데 족소음신경(足少陰腎經)에 속하고 이는 수기(水氣)를 타고난 가장 완전한 사람이며 그 특징은 인격비하(人格卑下)에 있습니다. 수기를 치우치게 타고난 사람은 그 유형이 네 가지 있는데 우편(右) 위쪽은 수형(水形) 중에 있으며 대우(大羽)와 같은 유에 속하고 그 유는 우족태양경(右足太陽經) 위에 속합니다. 이와 한 유형의 사람은 그 특징이 표정〔神情〕이 양양자득(洋洋自得)합니다. 좌편(左)의 아래쪽은 수음(水音) 중의 소우(少羽)와 한 유형의 사람에 속하는데 있으며 이 유형은 좌족태양경(左足太陽經)의 아래에 속합니다. 이와 한 유형의 사람의 특징은 이 심정이 일상으로 막혀서 펴지지 못하는 것입니다. 우편(右)의 아래쪽은 수음(水音) 중의 중우(衆羽)의 한 유형의 사람에 속하는데 있으며 유형은 우족태양경의 아래에 속합니다. 이런 종류의 사람의 특징은 매우 우아하고 부드러우며, 형상은 물과 같이 조촐하고 맑습니다(淸徹). 위편의 위쪽(上方)은 수음(水音) 중의 질우(桎羽)와 한 유형의 사람에게 속하는데 있으며 유형은 좌족태양(左足太陽)의 위에 속합니다. 이런 종류의 사람의 특징은 매우 안정되어 있다는 것이며 바로 몸이 질곡(桎梏)을 입은 듯 하고, 마음대로 동일하게 활동하지 못한다는 것입니다. 이상의 목,화,토,금,수의 5종형태의 사람은 각자의 같지 않은 특징으로 인해서 또 25종의 같지 않은 유형으로 나뉘어집니다. 타고남이 같지 않으므로 인해서 이 25종이 같지 않은 변화가 있습니다.'

〈붙임〉 이상 6절(節)은 다른 생리특징과 의식형태에 근거해서 5형의 사람을 또 25종의 같지 않은 유형으로 나눈다. 매 1행 중에는 1종이 있으니 이는 본기(本氣)를 타고난 가장 완전한 것이 있고 더욱이 본기를 치우치게 타고난 4종이 있으며 임상변증(臨床辨証)의 치료시에 있어서 인체 품부(稟賦)의 같지 않음을 중시할 필요가 있고 아울러 같은 가운데 다름을 찾고 같은 가운데 같음을 찾아서, 상대적으로 구별하고 그 사람에 따라 적절한 대책을 세워서 다시 좋은 확실한 치료의 목적을 달성할 필요가 있다.

황제(黃帝)가 말한다. "그 형체는 구비되었으나 그 색깔은 구비하지 못한 것은 어찌된 일인지요?"

기백(岐伯)이 답한다. "체형(體形)이 부색(膚色)을 이기고 부색이 체형을 이긴다는 것은 그 승시(勝時)에 이르르면 연기(年忌)의 서로 보태는 바를 만남에 만약 병사에 감촉을 받으면 병이 발생하려 합니다. 만약 잘못 치료하면 생명의 근심을 면하기 어렵습니다. 가령 형색이 서로 어울리면 부귀하고 크게 즐겁습니다."

황제(黃帝)가 말한다. "그 형색이 상승(相勝)할 때 연기(年忌)의 서로 보탬(相加)을 알 수 있는지요?"

기백(岐伯)이 답한다. "무릇 사람의 중대한 연기(年忌)는 언제나 9세를 보탭니다. 7세, 16세, 25세, 34세, 43세, 52세, 61세가 모두 사람의 대기(大忌)이니 반드시 정신과 신체적 조절과 보호를 해야 합니다. 그렇지 않으면 병사에 감촉을 받아 병이 발생하고 잘못 치료하면 성명의 근심이 됩니다. 이때를 당하면 근신보양하여 간사하고 부당한 일을 안하는 것이 연기라 하는 것입니다."

황제가 말한다. '인체가 이미 5형의 체형의 특징을 구비하고 있으나 아울러 한 유형마다 응해서 나타나는 피부색은 아직 나타나지 않는 것은 어째서 그런지요?' 기백이 답한다. '5행 생극학설(五行生克學說)에 근거하여, 체형(體形)의 5행속성(五行屬性)은 피부색의 5행속성을 억제합니다. 혹은 피부색의 5행속성이 형체의 5행속성을 억제합니다. 이러한 형색상극적(形色相克的)인 현상이 나타나면 매양 연기(年忌)를 서로 더함이 있음을 만납니다. 만약 병사의 감촉을 받으면 병이 생깁니다. 만약 치료를 놓치거나 잘못 치료하고 혹은 자기의 부주의나 실수를 중시하지 않으면 생명의 근

심을 면하기 어렵습니다. 가령 형색이 서로 어울리면 기질이 조화
되니 이는 매우 편안한 표현입니다.' 황제가 묻는다. '형색이 서로
이기고 억제할 때 연기를 서로 보태는 이치를 알 수 있는지요?' 기
백이 답한다. '무릇 사람의 중대한 연기는 7세로부터 한 대기(大
忌)의 해를 헤아리기 시작해서 이 기초 위에서 9년을 차례로 보탭
니다. 곧 16세, 25세, 34세, 43세, 52세, 61세 이런 연령이 모두
가 대기(大忌)의 나이입니다. 이 해를 당해서는 반드시 정신과 신
체의 조절과 보호에 주의해야 합니다. 아니면 쉽게 병사의 감촉을
받아 질병이 발생하고 이미 병난 후에 부주의로 실수한 바가 있음
을 더 보태면 성명의 근심이 있는 것입니다. 때문에 이러한 연령인
때에는 근신보양(謹愼補養)하고 질병의 발생을 예방해야 하고 어
떤 간사한 일을 해서 정신과 신체를 손상시켜서는 안 됩니다. 이상
에 말한 것이 이 연기입니다.'

황제(黃帝)가 말한다. "선생의 말씀은 맥의 상하 혈기의 살핌으로
써 형기(形氣)를 어떻게 아는지요?"

기백(岐伯)이 답한다. "족양명(足陽明)의 위는 혈기가 왕성하고
수염이 아름답고 깁니다. 혈이 적고 기가 많으면 수염이 짧습니다.
그러므로 기가 적고 혈이 많으면 수염이 적습니다. 혈기가 모두 적
으면 수염이 없습니다. 입가에 주름이 많습니다. 족양명 아래에 혈
기가 왕성하면 아래의 털이 아름답고 길어서 가슴에까지 이릅니다.
혈이 많고 기가 적으면 아름답고 짧아서 배꼽에까지 이르릅니다.
길을 달릴 때 높은 행동거지를 좋아하면 발가락에 기육이 비교적
적고 발 부위가 항상 차갑습니다. 혈이 적고 기가 많으면 살이 동창
(凍瘡)이 잘 걸립니다. 혈기가 모두 적으면 털이 없고 있어도 드물
게 초췌하고 위궐(痿厥)하고 족비(足痺)합니다."

황제가 말한다. '선생이 일찍이 말씀한 수족 3양(手足三陽)의

경맥이 인체의 상부와 하부에 따라서 운행하면 그 기혈의 많고 적은 변화에 근거해서 인체의 표면의 현상에 반영되는 것은 또 어떠한지요?' 기백이 답한다. '기체(機體) 상부의 족양명경맥(足陽明經脉)에 순행(循行)함에 만약 혈기가 충족하면 양뺨의 수염이 아름답고 깁니다. 혈이 적고 기(氣)가 많으면 수염이 짧습니다. 기가 적고 혈이 많으면 수염이 드물고 적습니다. 혈기가 모두 적으면 양쪽 뺨에 완전히 수염이 없으며 입가의 양옆에 주름이 많습니다. 기체 하부의 족양명경맥을 따라 운행하여 만약 기혈이 충족되면 하부의 털이 아름답고 길고 위로 가슴부위까지 또한 털이 날 수 있습니다. 혈이 많고 기가 적으면 하부의 털이 아름다우나 짧고 아래 배꼽 부위 또한 털이 납니다. 길을 달릴 때 발을 높이 들기(擧足)를 좋아하면 발가락의 기육이 비교적 적으며 발 부위가 항상 차가움을 느낍니다. 혈이 적고 기가 많으면 동창(凍瘡)이 잘 생깁니다. 혈기가 모두 부족하면 쉽게 위(痿), 궐(厥), 비(痺) 등의 병을 앓습니다.'

족소양(足少陽)의 위에 기혈이 왕성하면 구렛나루(通髥)가 아름답고 깁니다. 혈이 많고 기가 적으면 구렛나루가 아름답고 짧습니다. 혈이 적고 기가 많으면 수염이 적습니다. 혈기가 모두 적으면 수염이 없습니다. 한습(寒濕)에 감촉되면 비(痺)병을 잘 앓습니다. 뼈가 아프고 발톱이 말라 빠집니다. 족소양의 아래에 혈기가 왕성하면 정강이 털이 아름답고 깁니다. 복사뼈(外踝) 부위의 기육이 풍만합니다. 혈이 많고 기가 적으면 정강이 털(脛毛)이 아름답고 짧습니다. 바깥 복사뼈의 피부가 단단하고 두텁습니다. 혈이 적고 기가 많으면 종아리 털(胻毛)이 적습니다. 바깥 복사뼈 피부가 얇고 연합니다. 혈기가 모두 적으면 털이 없고 바깥 복사뼈가 야위고 기육이 없습니다.

상부(上部)의 족소양경맥(足少陽經脉)을 따라 운행함에 만약 기
혈이 왕성하면 양뺨에 구렛나루가 나서 아름답고 깁니다. 만약 혈
이 많고 기가 적으면 양뺨에 구렛나루가 나서 비록 아름다우나 짧
습니다. 혈이 적고 기가 많으면 구렛나루가 적습니다. 혈기가 모두
적으면 구렛나루가 나지 않습니다. 한습(寒濕)의 사기에 감촉되면
곧 비증(痺証) 및 뼈아픔(骨痛), 발톱이 마르는 등의 증세를 앓습
니다. 하부의 족소양경맥을 따라 운행하면 만약 혈기가 왕성(充
盛)하면 넙적다리와 정강이(腿脛) 부위의 털이 아름답고 길고, 바
깥 복사뼈 부근의 기육(肌肉)이 풍만합니다. 만약 혈이 많고 기가
적으면 넙적다리와 정강이 부위의 털이 비록 아름다워도 짧고 작
으며 바깥 복사뼈 자리의 피부가 단단하고 두껍습니다. 만약 혈이
적고 기가 많으면 넙적다리와 정강이 부위의 털이 적고, 바깥 복사
뼈 있는 자리의 피부가 얇고 연합니다. 혈기가 모두 적으면 털이
나지 않습니다. 바깥 복사뼈 있는 곳이 야위고 기육이 없습니다.

족태양(足太陽)의 위에 혈기가 왕성하면 눈썹이 아름답고, 눈썹
안에 긴털(毫毛)이 있습니다. 혈이 많고 기가 적으면 눈썹이 메마르
고 듬성하고(惡眉) 얼굴 부위에 잔주름이 많습니다. 혈이 많고 기가
적으면 얼굴에 살이 많습니다. 혈기가 부드러우면 얼굴이 아름답습
니다. 족태양의 아래는 혈기가 왕성하면 뒤꿈치(跟)의 살이 풍만하
고 발뒤꿈치(踵)가 단단합니다. 기가 적고 혈이 많으면 야위고 뒤꿈
치가 야위고 살이 적습니다. 혈기가 모두 적으면 전근(轉筋)이 발생
하고 발뒤꿈치가 아픕니다.

상부(上部)의 족태양경맥(足太陽經脉)을 따라 운행함에 만약 혈
기가 충족(充足)하면 눈썹이 깨끗하고 빼어나며 깁니다. 눈썹 안
에 아울러 긴 호모(毫毛)가 나타납니다. 만약 혈이 많고 기가 적으
면 눈썹이 마르고 파리하고(枯瘁) 얼굴 부위에 주름살이 많습니
다. 혈이 적고 기가 많으면 얼굴 부위의 기육이 풍만합니다. 기혈

이 조화되면 얼굴색이 수려합니다. 하부(下部)의 족태양경맥을 따라 운행함에 만약 기혈이 충만하면 발뒤꿈치의 기육이 풍만하고 단단하고 실해집니다. 만약 기가 적고 혈이 많으면 뒤꿈치 부위의 기육이 야위고 깎입니다(瘦削). 심한 것은 살이 없습니다. 기혈이 모두 적으면 전근(轉筋)이 발생하고 발뒤꿈치의 통증이 생깁니다.

수양명(手陽明)의 위에 혈기가 왕성하면 윗수염이 아름답습니다. 혈이 적고 기가 많으면 콧수염이 세심하지 않고 화려하지 않습니다. 혈기가 모두 적으면 콧수염이 없습니다. 수양명의 아래에 혈기가 왕성하면 겨드랑 밑에 털이 아름답습니다. 손 부위의 기육이 따스합니다. 기혈이 모두 적으면 손 부위의 기육이 야위고 차갑습니다. 수소양(手少陽)의 위는 혈기가 왕성하면 눈썹이 아름답고 길고 귀의 색깔이 아름답습니다. 혈기가 모두가 적으면 귀가 시커멓고 색깔이 광택이 나지 않습니다. 소양(少陽)의 아래에 혈기가 왕성하면 손 부위의 기육이 풍만하고 또한 항상 따스함을 느낍니다. 혈기가 모두 적으면 손 부위의 기육이 야위고 낙맥이 많이 드러나서 쉽게 보입니다. 혈기가 모두 적으면 얼굴이 야위고 색깔이 광택이 나지 않습니다. 수태양(手太陽)의 아래에 혈기가 왕성하면 손바닥의 기육이 충실하고 풍만합니다. 혈기가 모두 적으면 손바닥 부위의 기육이 야위고 또 차갑습니다."

수양명경맥(手陽明經脉)의 상부에 만약 기혈이 왕성하면 윗수염이 빼어나고 아름답습니다. 만약 혈이 적고 기가 많으면 콧수염이 성글고 아름답지 못합니다. 혈(血)과 기(氣)가 모두 적으면 콧수염이 나지 않습니다. 수양명경맥의 하부(下部)에 기혈이 차고 왕성하면 손 부위의 기육이 풍만합니다. 또한 항상 온난함을 느낍니다. 기혈이 모두 부족하면 손 부위의 기육이 야위고 또 차갑습니다. 기가 적고 혈이 많으면 손 부위의 기육이 야위고 낙맥이 많이 떠서 드러나 쉽게 보입니다. 수태양경맥(手太陽經脉)의 상부에 혈기가 차고 왕성하면 모름지기 많이 아름답고 얼굴 부위가 풍만합니다. 혈기가 적으면 얼굴 부위가 야위고 찬란한 아름다움이 없습니다. 수태양경맥의 하부에 기혈이 차고 왕성하면 손바닥 살이 충실하고 풍만합니다. 기혈이 적으면 손바닥 부위의 기육이 야위고 차갑습니다.

황제(黃帝)가 묻는다. "25인의 서로 다른 유형의 사람은 침을 놓는데 일정한 준칙(準則)이 있는지요?"

기백(岐伯)이 답한다. "눈썹이 아름다운 것은 족태양(足太陽)의 맥의 기혈이 많습니다. 눈썹이 아름답지 못한 것은 혈기가 적습니다. 그 살찌고 윤택한 것은 혈기가 남음이 있습니다. 살찌고 윤택하지 않는 것은 기가 남음이 있고 혈이 부족합니다. 야위고 광택이 없는 것은 기혈이 모두 부족합니다. 그 형기(形氣)를 살피고 진찰해서 남음이 있고(有餘) 부족함(不足)을 조사해서 역순(逆順)을 알 수 있습니다."

황제(黃帝)가 말한다. "그 모든 음양의 병변에 어떻게 침을 놓는지요?"

기백(岐伯)이 답한다. "그 촌구맥(寸口)과 인영맥(人迎)을 진맥해서 음양성쇠의 변화를 살피고 진찰하고 다시 경락의 운행하는 곳을 규칙에 따라 조사하여 기혈의 엉김이나 막혀서 불통하는 것을 살펴서 만약 기가 막혀서 불통하는 결취(結聚) 현상이 나타나면 대부분 아프고 저린(痛痺) 현상이 나타나고 심한 것은 기혈이 통하지 않습니다. 기혈이 막히는 현상이 나타나면 응당 침을 놓아 보기(補氣)하고 막힌 기혈을 따스하게 통하게 해서 치료를 그칩니다. 그 맺힌 낙맥(結絡)은 혈이 불통하니 열어 배설시켜 맥락을 통행시켜야 합니다. 그러므로 말하기를 기가 위로 남음이 있는 것은 아래로 인도

(導)하고 기가 위로 부족한 것은 밀어서 들어올립니다. 그 맥 중에 막혀서 아직 응결되지 않는 것을 맞이함으로 인해서 반드시 경수 (經隧)에 밝으니 곧 지킬 수가 있습니다. 차가움과 더움이 더불어 다투는 것은 인도해서 운행합니다. 그 완연히 오래되어 혈이 맺힌 것은 곧 취해야 합니다. 반드시 먼저 25인의 유형을 밝게 알면 혈기 의 있는 곳과 좌우상하에 침을 놓음에 각종 표준으로써 원칙으로 합니다.

황제가 묻는다. '이 25종의 같지 않은 유형의 사람이 침을 놓아 치료할 때에 일정한 준칙이 있는지요?' 기백이 답한다. '눈썹이 나 고 빼어나서 아름다운 것은 이 족태양경맥(足太陽經脈)의 기혈이 충족합니다. 눈썹이 성글고 좋지 않는 것은 이 기혈이 고르게 석습 니다. 인체 기육이 풍만하고 윤택하면 이는 혈기가 남음이 있는 것 입니다. 살찌고 윤택함이 없으면 이는 기가 남음이 있고 혈이 부족 합니다. 야위어서 윤택하지 못한 것은 이는 기혈이 고루 부족합니 다. 체외(體外)에 나타남(表現)과 체내(體內) 기혈의 유여부족(有 餘不足)에 근거하여 질병의 허실과 병세의 순역(順逆)의 이치를 알 수 있으면 어떻게 합당한 치료를 만들어 낼 수 있어서 병기(病 機)에 잘못을 남기는데 이르르지 않게 할 수 있습니다.' 황제가 말 한다. '3음3양경(三陰三陽經)에 나타나는 바의 병변(病變)은 어떻 게 침을 놓는지요?' 기백이 답한다. '그 인영맥과 촌구맥을 진맥해 서 음양성쇠의 변화를 살펴서 그 경락(經絡)의 운행하는 곳을 따 라 진맥하여 취결(聚結) 등 기혈의 엉기고 막힘과 불통하는 현상 이 있는지 없는지를 보아서 만약 기혈이 막혀서 불통하는 결취현 상(結聚現象)이 나타나면 대체로 통비(痛痺)의 병이 나타나고 심 각한 것은 기혈이 통행하지 못합니다. 그러므로 기혈이 엉기고 막 히는 현상이 나타납니다. 기혈이 엉기고 막히면 응당 침(針)을 써 보기(補氣)해야 하고 양기(陽氣)를 운행하여 이곳에 이르러 그 막 히고 머무는 기혈을 따스하게 통하게 하고 그 기혈이 고루 통하기 를 기다린 연후에 치료를 그칩니다. 만약에 작은 맥락에 기혈의 맺힘(結聚)이 나타나서 혈이 통하지 않게 되면 침을 놓아 어혈(瘀血)을 나오게 할 수 있고 맥락을 개통시키고 맥락이 개통되면 기혈이 정상으로 운행될 수 있습니다. 때문에 이르기를 무릇 이 상부(上部)의 병기(病氣)에 남음이 있으면(有餘) 마땅히 상병(上病)은 아래를 취하는 취혈방법(取穴方法)을 채택해서 병기를 인도해서 아래로 운행케해야 합니다. 무릇 상부(上部)의 정기(正氣)가 부족하면 밀어서 들어올리는 침법(針法)을 사용하여 그 기가 위로 운행하도록 재촉합니다. 그렇게 하면 기혈이 새로운 평형(平衡)에 이르르게 됩니다. 그 기가 느려서 이르지 못하는 것, 혹은 기의 운행이 느리고 막혀서 중도에 머무는 것은 마땅히 체류하는 곳에 다시 침으로 빨리 찔러서 그 기를 맞이해서 당겨서 그 기로 하여금 계속 병이 있는 자리에 이르기까지 운행합니다. 반드시 경맥의 순행(循行)에 밝아야 오직 정확하게 각종의 같지 않은 침놓는 방법을 채택해서 사용합니다. 가령 한열(寒熱)이 서로 다투는 현상이 있으면 그 음양이 치우쳐서 왕성한 같지 않은 정황에 근거하여 주어서(予) 부족함을 보(補)하고 남음이 있음을 배설하여 그 기혈을 평형(平衡)에 이르도록 인도(導)합니다. 그 맥(脉) 중에 비록 막힘이 있어서 아직 피가 맺히지 않는 같지 않은 정황에 근거하여 주어서(予) 같지 않은 치료입니다. 총괄적으로 말해서 반드시 먼저 25종 사람의 같지 않은 외부 특징과 내부 상하기혈의 성쇠와 통하고 막히는 등의 구체적 정황과 좌우상하 각방면의 정황을 매우 분명하게 알아야만 침을 놓는 각종의 표준 및 원칙으로써 그 가운데에서 다하는 것입니다.'

권 10

65. 5음5미와 5장의 관계(五音五味)

이 편은 음양(陰陽) 25인편의 부분 내용을 이어서 25인의 조절치료 방법과 5음이 소속하는 각종 유형의 사람에 대하여 한 걸음 나아가서 명백히 서술하고, 성질과 부위에 따라서 그 수족양경(手足陽經)과 5장음경(五臟陰經)의 밀접한 관계를 분별 설명하고, 또한 5미와 5장의 관계에 근거해서 5곡(五谷) 5축(五畜), 5과(五果)와 5미(五味)를 열거하고 5색 5미를 배합해서 처리함에 있어서의 중요한 의의를 분별 설명했다. 글 중에는 아울러 부인(婦人) 환자(宦者) 천환(天宦)이 수염이 날 수 없는 이치 및 3음3양경맥(三陰三陽經脉)의 기혈(氣血)이 많고 적은 일반 규칙을 소개해서 침을 놓아 보사치료(補瀉治療)할 때의 참고로 삼았다.

우치(右徵)와 소치(少徵) 류의 사람은 응당 우수태양(右手太陽)의 상부를 처리해야 하고 좌상(左商)과 좌치(左徵) 류의 사람은 응당 좌측 수양명(手陽明)의 상부를 처리해야 하고 소치와 대궁(大宮) 류

의 사람은 응당 좌측 수양명의 상부를 처리해야 하고, 우각(右角)과
대각(大角) 류의 사람은 우측 족소양(足少陽)의 하부를 처리해야 하
고, 대치(大徵)와 소치 류의 사람은 좌측 수태양(手太陽)의 상부를 처
리해야 하고, 중우(衆羽) 류의 사람은 우측 족태양의 하부를 처리해
야 하고, 질우(桎羽)와 중우 류의 사람은 우측 족태양(足太陽)의 하부
를 처리해야 하고, 소궁(少宮)과 대궁(大宮) 류의 사람은 우측 족양명
(足陽明)의 하부를 처리해야 하고, 판각(判角)과 소각(少角) 류의 사
람은 우측 족소양(足少陽)의 하부를 처리해야 하고, 체상(鈦商)과 상
각(上角) 류의 사람은 좌측 족태양의 하부를 처리해야 합니다.

　　화음(火音) 중에 속하는 우치(右徵)와 소치(少徵) 류의 사람은
응당 오른쪽 수태양소장경(手太陽小腸經)의 상부를 처리해야 합니
다. 금음(金音) 중의 좌상(左商)과 화음(火音) 중의 좌치(左徵)
류의 사람은 응당 좌측 수양명대장경(手陽明大腸經)의 상부를 처
리해야 합니다. 화음 중에 속하는 소치와 토음(土陰)에 속하는 대
궁(大宮) 류에 속하는 사람은 응당 좌측 수양명대장경의 상부를
처리해야 하고 목음(木音)에 속하는 우각(右角)과 대각(大角) 류
의 사람은 응당 우측 족소양담경(足少陽膽經)의 하부를 처리해야
하고 화음에 속하는 대치(大徵)와 소치 류의 사람은 응당 좌측 수
태양소장경의 상부를 처리해야 하고, 수음(水音)에 속하는 중우
(衆羽)와 소우(少羽) 류의 사람은 응당 우측 족태양방광경(足太陽
膀胱經)의 하부를 처리해야 합니다. 금음(金音)에 속하는 소상(少
商)과 우상(右商) 류의 사람은 응당 우측 수태양소장경의 하부를
처리해야 합니다. 수음(水音) 중의 질우(桎羽)와 중우 류의 사람
은 응당 우측 족태양방광경의 하부를 처리해야 하고 토음(土音)에
속하는 소궁(少宮)과 대궁(大宮) 류의 사람은 응당 우측 족양명위
경(足陽明胃經)의 하부를 처리해야 합니다. 목음(木音)에 속하는
판각(判角)과 소각(少角) 류의 사람은 응당 우측 족소양담경의 하
부를 처리해야 합니다. 금음(金音)에 속하는 체상(鈦商)과 상상

(上商) 류의 사람은 응당 우측 족양명위경(足陽明胃經)의 하부를 처리해야 합니다. 금음(金音)에 속하는 체상(釱商)과 목음(木音)에 속하는 상각(上角) 류에 속하는 사람은 응당 좌측 족태양방광경의 하부를 처리해야 합니다.

상치(上徵)와 우치(右徵)는 같은 화음(火音)에 속하는 사람이니, 5곡(五谷)에 있어서는 보리이고 5축(五畜)에 있어서는 양(羊)이고, 5과에 있어서는 살구(杏)이고 경맥(經脉)에 있어서는 수소양경(手少陽經) 장(臟)에 있어서는 심장(心) 색깔(色)에 있어서는 빨강(赤) 5미에 있어서는 쓴것 시령에 있어서는 여름입니다. 상우(上羽)와 대우(大羽)는 같은 수음(水音)에 속하는 사람이니, 5곡에 있어서는 콩(大豆) 5축에 있어서는 돼지(猪) 5과에 있어서는 밤(栗) 경맥(經脉)에 있어서는 족소음경(足少陰經) 장(臟)에 있어서는 신장(腎) 색깔에 있어서는 검은 것 5미에 있어서는 짜고 시령에 있어서는 겨울입니다. 상궁(上宮)과 대궁(大宮)은 같은 토음(土音)에 속하는 사람이니, 5곡에 있어서는 피(稷)이고 5축에 있어서는 소 5과에 있어서는 대추 경맥에 있어서는 족태양경(足太陽經) 장(臟)에 있어서는 비장(脾)이고 색깔에 있어서는 노랑 5미에 있어서는 달고 시령에 있어서는 장하(長夏)입니다. 상상(上商)과 우상(右商)은 같은 금음(金音)에 속하는 사람이니 5곡에 있어서는 기장(黍)이고 5축에 있어서는 닭 5과에 있어서는 복숭아 경맥에 있어서는 수태양경(手太陽經)이고 장(臟)에 있어서는 폐(肺)이고 색깔에 있어서는 흰것이고 5미에 있어서는 매운 것 시령에 있어서는 가을입니다. 상각(上角)과 대각(大角)은 같은 목음(木音)에 속하는 사람이니, 5곡에 있어서도 참깨(芝麻)이고 5축에 있어서는 개 5과에 있어서는 오얏씨(李子) 경맥에 있어서는 족궐음경(足厥陰經)입니다. 장(臟)에 있어서는 간(肝)이고 색깔은 푸르고 5미에 있어서는 시고 시령에 있어서는 봄입니다.

　　상치(上徵)와 우치(右徵)는 같은 화음(火音) 속하는 사람입니
다. 5곡에 있어서는 보리이고 5축에 있어서는 양(羊)이고 경맥에
있어서는 수소양경(手少陽經)입니다. 장(臟)에 있어서는 심장이고
색깔에 있어서는 빨강입니다. 5미에 있어서는 쓴것(苦)이고 시령
에 있어서는 여름입니다. 상우(上羽)와 대우(大羽)는 같은 수음
(水音)에 속하는 사람입니다. 5곡에 있어서는 콩(大豆)이고 5축에
있어서는 돼지입니다. 5과에 있어서는 밤이고 경맥에 있어서는 족
소음경(足少陰經)이고 장(臟)에 있어서는 신장(腎)이고 색깔에 있
어서는 검은 것(黑) 5미에 있어서는 짠것(咸)이고 시령에 있어서
는 겨울입니다. 상궁(上宮)과 대궁(大宮)은 같은 토음(土音)에 속
하는 사람입니다. 5곡에 있어서는 피(稷)이고 5축에 있어서는 소,
5과에 있어서는 대추, 경맥에 있어서는 족태음경(足太陰經)입니
다. 장(臟)에 있어서는 비장(脾)이고 색깔(色)에 있어서는 노랑,
5미에 있어서는 단것(舌甘)이고 시령에 있어서는 장하(長夏)입니
다. 상상(上商)과 우상(右商)은 같은 금음(金音)에 속하는 사람이
므로, 5곡에 있어서는 기장(黍), 5축에 있어서는 닭, 5과에 있어
서는 복숭아, 경맥에 있어서는 수태음경(手太陰經), 장(臟)에 있
어서는 폐(肺), 색깔에 있어서는 흰것(白) 5미에 있어서는 매운
것(辛) 시령에 있어서는 가을입니다. 상각(上角)과 대각(大角)은
같은 목음(木音)의 사람입니다. 5곡에 있어서는 참깨(芝麻)이고 5
축에 있어서는 개, 5과에 있어서는 오얏씨(李子), 경맥에 있어서
는 족궐음경(足厥陰經)이요, 장(臟)에 있어서는 간(肝), 색깔에
있어서는 푸름(靑)이요 5미에 있어서는 신것(酸)이고 시령에 있어
서는 봄입니다.

　　대궁(大宮)은 토음(土音)에 속하고 상각(上角)은 목음(木音)에 속
하는데 이 양종의 유형은 모두 우측 족양명(足陽明)의 상부를 처리
해야 됩니다. 목음에 속하는 좌각(左角)과 대각(大角) 같은 류의 사

람이니 우측 족양명의 상부를 처리하면 됩니다. 수음(水音)에 속하는 소우(少羽)와 대우(大羽)는 같은 류의 사람입니다. 모두가 우측 족태양(足太陽)의 하부를 처리해야 합니다. 금음(金音)에 속하는 좌상(左商)과 우상(右商)은 같은 류의 사람이니 모두가 좌측 수양명경(手陽明經)의 상부를 처리하면 됩니다. 토음에 속하는 가궁(加宮)과 대궁(大宮)은 같은 류의 사람입니다. 모두가 좌측 족소양경(足少陽經)의 상부를 처리하면 됩니다. 화음(火音) 중의 질판(質判)과 토음(土音) 중의 대궁의 류의 사람들은 모두가 좌측 수태양경(手太陽經)의 하부를 처리해야 합니다. 목음(木音)에 속하는 판각(判角)과 대각(大角)은 같은 류의 사람이니 모두가 좌측 족소양경의 하부를 처리하면 됩니다. 수음(水音)에 속하는 대우(大羽)와 목음(木音)에 속하는 대각(大角)은 같은 류의 사람이니 모두가 우측 족태양경(足太陽經)의 상부를 처리하면 됩니다. 목음에 속하는 대각과 토음에 속하는 대궁은 같은 류의 사람이니 모두가 우측족소양경(足少陽經)의 상부를 처리하면 됩니다.

　　대궁(大宮)은 토음(土音)에 속하고 상각(上角)은 목음(木音)에 속합니다. 이 양종 유형의 사람은 모두 우측 족양명위경(足陽明胃經)의 상부를 처리하면 됩니다. 목음에 속하는 좌각(左角)과 대각(大角)은 같은 류의 사람이니 모두가 좌측 족양명위경의 상부를 처리하면 됩니다. 수음(水音)에 속하는 소우(少羽)와 대우(大羽)는 같은 류의 사람이니 모두가 우측 족태양방광경(足太陽膀胱經)의 하부를 처리하면 됩니다. 금음(金音)에 속하는 좌상(左商)과 우상(右商)은 같은 류의 사람이니 모두가 좌측 수양명대장경(手陽明大腸經) 상부를 처리하면 됩니다. 토음에 속하는 가궁(加宮)과 대궁(大宮)은 같은 류의 사람이니 모두가 좌측 족소양담경(足少陽膽經)의 상부를 처리하면 됩니다. 화음(火音)에 속하는 질판(質判)과 토음 중의 대궁(大宮)의 류에 속하는 사람이니 모두가 좌특

수태양소장경(手太陽小腸經)의 하부를 조치하면 됩니다. 목음(木音)에 속하는 판각(判角)과 대각(大角)은 같은 류의 사람이니 모두가 좌측 소양담경(少陽膽經)의 하부를 처리하면 됩니다. 수음(水音)의 대우(大羽)와 목음(木音)의 대각(大角)은 같은 류의 사람이니 모두가 우측 족태양방광경의 상부를 처리하면 됩니다. 목음(木音) 속하는 대각과 토음의 대궁은 같은 류의 사람이니 모두가 우측 족소양담경의 상부를 처리하면 됩니다.

우치(右徵), 소치(少徵), 질치(質徵), 상치(上徵), 판치(判徵)의 5종이고, 우각(右角), 체각(鈦角), 상각(上角), 대각(大角), 판각(判角)의 5종이고 우상(右商), 소상(少商), 체상(鈦商), 상상(上商), 좌상(左商)의 5종이고 소궁(少宮), 상궁(上宮), 대궁(大宮), 가궁(加宮), 좌각궁(左角宮)의 5종이고, 중우(衆羽), 질우(桎羽), 상우(上羽), 대우(大羽), 소우(少羽)의 5종이 5음의 나뉨입니다.”

우치(右徵), 소치(少徵), 질치(質徵), 상치(上徵), 판치(判徵) 등 5종은 모두 화음(火音)의 같지 않은 유형입니다. 우각(右角), 체각(鈦角), 상각(上角), 대각(大角), 판각(判角) 등 5종은 모두 목음(木音)에 속하는 같지 않은 유형입니다. 우상(右商), 소상(少商), 체상(鈦商), 상상(上商), 좌상(左商) 등 5종은 모두 금음(金音)에 속하는 같지 않은 유형입니다. 소궁(少宮), 상궁(上宮), 대궁(大宮), 가궁(加宮), 좌궁(左宮) 등 5종은 모두 토음(土音)에 속하는 같지 않은 유형입니다. 중우(衆羽), 질우(桎羽), 상우(上羽), 대우(大羽), 소우(少羽) 등 5종은 수음(水音)의 같지 않은 유형에 속합니다.'

황제(黃帝)가 말한다. “부인(婦人)이 수염이 없는 것은 혈기가 없어서 그런지요?”

기백(岐伯)이 답한다. “충맥(冲脉)과 임맥(任脉)은 모두 포중(胞中)에서 일어나 위로 등 속(背裏)을 돌아 경락(經絡)의 바다가 됩니다. 그 바깥으로 떠서 운행하는 것은 배 오른쪽으로 따라 운행하고 목구멍에서 만나 그 가운데 하나 갈라져 나와 목구멍 부위에서부터 나뉘어져 입과 입술의 둘레를 돕니다. 혈기가 왕성하면 기육이 풍만하고 피부가 윤택합니다. 만약 혈이 홀로 왕성하면 스며들어 피부에 이르러 가는 털이 납니다. 부녀(婦女)의 생리 특징은 이 기는 남음이 있고(有餘), 혈은 부족(不足)하여 그 원인으로 매달 고르게 월경(月經)이 있고 충임(沖任)의 맥의 기혈은 입술에 영양을 주지 못해서 부녀자는 수염이 나지 않습니다.”

황제가 또 묻는다. “사람이 음기(陰器)가 손상되어 음이 위축되어 발기되지 않고 성적 기능이 상실되는데 그 수염은 계속 생장하는데 그 원인은 무엇인지요? 또 환관(宦者)은 수염이 나지 않으니 이는 어떤 원인인지요? 그 이치를 들려 주었으면 합니다.”

기백(岐伯)이 답한다. “환관의 음경(陰莖)과 이어진 고환(睾丸)이 잘려 나가서 충맥(沖脉)이 손상되어 혈이 사출(瀉出)된 후에 다시 정상적 순행 경로로 운행되지 못하여 입술과 입에 충맥과 임맥의 영양이 이르르지 못하기 때문에 수염이 생장하지 못합니다.”

황제(黃帝)가 말한다. “선천적인 고자(天閹)는 그 종근(宗筋)도 손상되지 않고 부녀자의 일상적인 월경의 배출도 없는데 수염이 나지 않는 것은 어떤 원인인지요?”

기백(岐伯)이 답한다. “이는 선천적인 생리적 결함입니다. 그 사람은 임맥(任脉)과 충맥이 왕성하지 못하여 종근(宗筋)이 자라지 못하여 기는 있으나 혈이 없어서 입술과 입에 영양이 이르지 못해서 수염이 나지 않습니다.”

황제가 말한다. ‘부녀자(婦女)가 수염이 나지 않는 것은 혈기가 없어서 그런지요?’ 기백이 답한다. ‘충맥과 임맥은 모두 포중(胞

中)에서 일어나 위로 올라가 등골뼈와 등속으로 따라 운행하여 경맥(經脉)과 낙맥(絡脉)의 기혈이 한데 모이는(滙集) 바다가 됩니다. 그 몸의 겉으로 떠서 운행하는 것은 배 부위를 끼고 위로 운행해서 인후(咽喉) 부위에서 서로 만나 그 중의 한 개가 가지를 나누어 인후 부위에서 따로 운행하여 입과 입술의 주위를 감싸 돕니다. 혈기가 왕성하면 기육이 풍만하고 피부가 윤택하니 이는 기육과 피부를 기혈이 따뜻하게 하고 영양을 적시기 때문입니다. 만약 혈이 홀로 왕성하면 넘쳐서 피부 가운데 이르러 가는 털이 자랍니다. 부녀의 생리 특징은 이 기가 남음이 있고 혈이 부족하여 그 원인으로 인해 매달 고르게 월경이 붉게 나옵니다(緋出). 충임(冲任)의 맥의 혈기가 입과 입술에 영양을 적시지 못하기 때문에 부녀자는 수염이 나지 않습니다.' 황제가 또 묻는다. '사람이 음기(陰器)가 손상되어 음이 위축되어 발기되지 못하고 성적 기능을 상실했는데 수염만은 계속 생장하는 것은 어떤 원인인지요? 환관(宦官)의 수염은 생장하지 않으니 이는 어떤 원인인지요? 그 이치를 들려 주었으면 합니다.' 기백이 답한다. '환관의 음경에 이어진 고환(睾丸)이 짤려서 충맥이 손상을 입어 혈이 사출(瀉出)된 후 정상적인 순행경로(循行經路)로 다시 운행되지 못하여 피부가 손상을 입은 뒤에 입이 상해서 생장하지 못합니다.' 황제가 말한다. '타고난 고자(天閹)가 있어 그 종근(宗筋)이 모두 외상(外傷)을 입었는데 부녀자의 경상의 월경 배출도 없을 뿐 수염이 자라나지 않는 것은 어떤 원인인지요?' 기백이 답한다. '이는 선전 불치의 생리상 결함입니다. 그 사람은 임충 2맥이 왕성하지 못하면 음경(陰莖)과 고환의 발육이 건전하지 못해서 비록 기가 있으나 혈(血)이 부족하여 영양이 입술과 입으로 올라가지 못해서 수염이 자라지 못하는 것입니다.'

황제(黃帝)가 말한다. "매우 훌륭하도다! 재주 있는 사람(經人)은 만물에 통할 수 있습니다. 마치 해와 달이 빛과 그림자와 같고 북울리는 소리 같으니 그 소리를 듣고 그 형체를 아는도다. 선생이 아니고 누가 만물의 정통하고 명백함을 알겠는가? 이 때문에 재주있는 사람은 그 안색을 보고 황적(黃赤)색이면 체내에 열기가 많으며 청백(靑白)색이면 열기가 적고 흑색이면 혈이 많고 기가 적습니다. 눈썹이 아름다운 사람은 태양경(太陽經)이며 혈이 많고 수염이 긴 사람은 소양경(少陽經)이며 혈이 많습니다. 수염이 아름다운 사람은 양명경(陽明經)이며 혈이 많습니다. 이는 일반 규칙입니다. 대저 사람이 자연으로 정해진 운명(常數)은 태양(太陽)은 항상 혈이 많고 기가 많으며 궐음(厥陰)은 항상 기가 많고 혈이 적으며 소양(少陽)은 항상 혈이 많고 기가 적으며 태음(太陰)은 항상 혈이 많고 기가 적습니다. 이것이 하늘의 정해진 운명(常數)입니다.”

　　황제가 말한다. ‘매우 좋도다! 재주가 있는 사람은 만사만물에 통할 수 있으니 곧 해와 달의 빛과 그림자가 있음과 같고 북 울리는 소리가 있어서 소리를 들으면 그 형상의 이치를 아는도다. 이것으로 말미암아 저것을 알 수 있으니 이는 선생이 이니면 누구기 만물에 대해서 이렇게 정통(精通)하고 명백하겠는가? 때문에 재주가 있는 사람은 사람의 얼굴 모습과 기색의 변화를 보고 체내의 기혈의 성쇠를 알 수 있습니다. 가령 얼굴이 황적색(黃赤色)이면 체내의 기혈이 열남을 알고, 청백색(靑白色)이 나타나면 그 기혈이 차가움을 알고 얼굴에 흑색이 나타나면 그 혈이 많고 기가 적음을 압니다. 눈썹이 아름다운 사람은 태양경(太陽經)이며 혈이 많고 수염이 길면 이는 소양경(少陽經)이며 혈이 많으며, 수염이 아름다우면 양명경(陽明經)이며 혈이 많습니다. 이것이 일반적 규율입니다. 인체의 기혈이 많고 적음은 일정한 규율이 있습니다. 태양경은 항상 혈이 많고 기가 적습니다. 소양경은 항상 기가 많고 혈이 적습니다. 양명경은 항상 기와 혈이 모두 많습니다. 궐음경(厥陰經)은 항상 기가 많고 혈이 적습니다. 소음경(少陰經)은 항상 혈이 많고 기가 적습니다. 태음경(太陰經) 또한 항상 혈이 많고 기가 적습니다. 이것이 인체 생리의 정상 규율입니다.’

66. 모든 질병의 발생원인(百病始生)

이 편은 질병 발생의 원인이 풍(風)우(雨)청(淸)습(濕)한 (寒)서(暑)와 기뻐하고(喜) 성내는(怒) 인소(因素)에 불과(不外)하다는 것을 주요하게 논술하고, 아울러 이러한 병인 (病因)의 발병 규율과 병리(病理)의 기전(機轉)을 상세히 토론하고, 내인(內因)의 발병 과정 중에서의 중요한 의의 를 명확히 제시하고 나아가서 질병예방의 적극 작용에 대 한 체질의 증강을 설명하고, 최후에 아픈데를 살펴 유여부 족(有餘不足)에 응해서 마땅한 보사(補瀉)의 치료 원칙을 제시했다.

황제(黃帝)가 기백(岐伯)에게 묻는다. "대저 백병(百病)의 처음 생 김은 모두가 풍우한서(風雨寒暑)와 청습희노(淸濕喜怒)에서 생깁니 다. 희노(喜怒)에 절제(節)가 없으면 장(臟)이 상합니다. 풍우(風雨) 의 사기(邪)는 인체(人體)의 상부(上)를 상하게 하고 청습(淸濕)의 사기는 하부(下)를 상하게 합니다. 상, 중, 하 3부를 상하게하는 바 사기는 같지 않은데 바라건데 그 이치를 회통(會通)했으면 합니다."

기백(岐伯)이 답한다. "3부의 기(氣)는 각기 같지 않으니 혹은 음(陰)에서 일어나고 혹은 양(陽)에서 생깁니다. 그 중의 이치를 말씀드릴 것을 허락해주시기 바랍니다. 희노의 절제가 없으면 안으로 5장이 상합니다. 장이 상하면 병이 음에서 일어납니다. 청습의 사기가 허(虛)함을 타고 인체의 하부에 침습하면 병이 하부에 일어납니다. 풍우의 사기가 허함을 타고 인체의 상부에 침습하면 병이 상부에 일어납니다. 이를 3부(三部)라 합니다. 그것이 체내에 스며들어 넘치면 이길 방법이 없습니다."

황제가 기백에게 묻는다. '각종 질병의 발생은 모두 풍(風), 우(雨), 한(寒), 서(暑), 청량(凉), 습(濕) 등의 외사(外邪)의 침습(侵襲) 및 희(喜), 노(怒) 등의 정지(情志)가 안으로 상(內傷)하게합니다. 만약 희, 노가 절제되지 않으면 내장에 상함을 받습니다. 풍우의 사기는 인체의 상부를 상케하고 청습의 사기는 인체의 하부를 상케합니다. 상, 중, 하 3부를 상하게 하는 바의 사기는 같지 않습니다. 바라건데 그 중의 이치를 들었으면 합니다.' 기백이 답한다. '희로, 풍우, 청습, 이 3종의 기(氣)의 성질은 같지 않습니다. 혹은 병이 먼저 음분(陰分)에 발생하고 혹은 병이 먼저 양분(陽分)에 발생합니다. 청컨데 그 이치를 말씀.드림을 허락해 주시기 바랍니다. 무릇 희노(喜怒)가 과도하면 안으로 5장을 상합니다. 5장은 음이 됩니다. 때문에 장이 상하면 병이 음에서 일어난다고 합니다. 청습의 사기는 허함을 타고 인체 하부의 허약한 곳에 잘 침습합니다. 때문에 병이 하부에 일어난다고 합니다. 풍우의 사기는 허함을 타고 인체의 상부에 잘 침습합니다. 때문에 병이 상부에 일어난다고 합니다. 이에 이는 사기가 쉽게 침범하는 세 가지 부위입니다. 사기가 체내에 숨어들어 넘침에 있어서 발전 변화하여 넘쳐서 전해 퍼지면 다시 복잡함을 더하여 아뢰기가 어려운 것입니다.'

황제(黃帝)가 말한다. "나는 원래 헤아릴 수 없습니다. 그러므로 먼저 선생에게 묻는 것입니다. 바라건데 그 이치를 모두 들려주었으면 합니다."

기백(岐伯)이 답한다. "풍우한열(風雨寒熱)의 사기는 신체의 허함을 만나지 못하면 독자적으로 사람을 상하게 하지 못합니다. 돌연 질풍 폭우를 만나서 병나지 않은 사람은 대개 허함이 없는 것이니 그러므로 사기가 홀로 사람을 상케 하지 못하는 것입니다. 이는 반드시 허사의 풍으로 인해서 그 신형(身形)과 더불어 양허(兩虛)가 서로 만나면 그 형체에 머물러 질병이 발생합니다. 가령 신체가 장건(壯健)하고 기육이 건실하고 4시의 기가 정상이면 질병이 쉽게 발생하지 않습니다. 때문에 이 질병의 발생하는 허사(虛邪)에 적중하여 천시(天時)로 인해서 그 신형과 더불어 정기(正氣)가 허하고 사기가 실하면 큰 병이 곧 이루어집니다. 사기가 인체에 침입한 이후 머무는 곳이 있으므로 명칭이 전해집니다. 상, 하, 중밖에 3원(三員)으로 나뉘어집니다. 때문에 허사적풍(虛邪賊風)이 인체에 침입하면 먼저 피부에 침범하고 만약 피부가 느슨하면 살결이 열리고 열리면 사기(邪氣)가 모발(毛髮)에서부터 들어갑니다. 들어가면 점점 더 깊은 곳으로 침범합니다. 깊어지면 모발이 서고 모발이 서면 우수수합니다(淅然). 그러므로 피부가 아픕니다. 머물러서 없어지지 않으니 경맥(經脉)에 전해 이르르는 것입니다. 사기가 머물러 경맥에 있을 때에는 우수수하고 오한이 나고 수시로 놀라 두려워하는 현상이 나타납니다. 사기가 머물러 흩어지지 않으면 전입하여 수맥(輸)에 전해 머물러 수맥에 있을 때는 6경(六經)의 기가 통하지 않고 4지의 관절이 아프고 허리와 척추가 뻣뻣하여 불편합니다. 만약 사기가 머물러서 없어지지 않으면 복충(伏冲)의 맥에 전해서 머물고, 복충의 맥에 있을 때는 몸이 무거워서 아픕니다. 사기가 머물러서 없어지지 않고 장위(腸胃)에 전입하여, 장위에 있을 때에는 장명(腸鳴)하고 복창(腹脹)하는 증세가 나타납니다. 한사(寒邪)가 많으면 장명 손설(殮泄)하고 음식이 소화되지 않고 열이 많으면 설리(泄痢) 등의 병이 발생합니다. 만약 사기가 머물러 없어지지 않으면 장위 바깥 면의 막원(膜原)의 사이에 전입하여 혈맥에 유착(留着)하여 머물러서 없어지지 않고 자라서 결취(結聚)하며 덩어리가 쌓입니다(積聚). 혹은 손맥(孫脉)에 붙고 혹은 낙맥(絡脉)에 붙고 혹은 경맥(經脉)에 붙고 혹은 수맥(輸脉)에 붙고 혹은 복충(伏冲)에 붙고 혹은 등뼈의 힘줄(脊筋)에 붙고 혹은 장위의 모원(募原)에 붙으면 위로는 족양명근(足陽明筋)에 붙어서 사기가 스며서 넘치면 말로 다 할 수 없습니다.'

　　황제가 말한다. '나는 천변만화의 병변(病變)을 다 설명할 수 없습니다. 때문에 선생에게 가르침을 청합니다. 바라건데 그 이치를 철저하고 명백하게 알았으면 합니다.' 기백이 답한다. '풍우한열의 사기는 가령 신체 허약한 사람을 만나지 않으면 독자적으로 사람의 인체에 상해를 주어 병이 이루어지게 할 수 없습니다. 돌연 질풍폭우를 만나도 병이 나지 않는 것은 그의 신체가 건장하고 허약하지 않는 것이 원인이 됩니다. 그러므로 사기는 단독으로 사람을 상케하여 병을 이룰 수 없습니다. 무릇 질병의 발생은 필연코 신체가 허약하고 또한 적풍사기의 침습에 감측을 받아 양쪽 허함(兩虛)이 서로 결합하여 비로소 질병이 발생합니다. 때문에 무릇 이 질병의 발생은 4시의 기(氣)가 정상이 아니면서 신체가 허약하면 발생한다고 말합니다. 만약 정기가 허하고 사기가 실하면 질병이 발생합니다. 사기는 일반적으로 모두 그 성질이 같지 않은 것이 침습한 인체의 일정 부위와 혹은 잠복기류(潛伏寄留)하고 있는 일정한 부위에 근거해서 그 부위에 따라 처소가 다른 것은 같지 않은

명칭을 이름짓습니다. 종적(縱的)으로 나누면 상, 중, 하 3부가 되
고 횡적(橫的)으로 나누면 표(表) 리(裏) 반표반리(半表半裏)의 3
부입니다. 때문에 허사적풍의 인체 침해는 먼저 피부에 침범하고
만약 피부가 무력하면 수렴할 수 없으므로 살결이 열려 배설되고
살결이 열리면 사기(邪)가 털구멍(毛孔)으로부터 들어가서 계속
깊은 곳으로 침범합니다. 이때 춥고 떨림(寒栗)이 나타납니다. 그
러므로 모발이 빳빳하게 서고 피부에 동통(疼痛)이 나타납니다.
만약 사기가 머물러서 흩어지지 않으면 점점 낙맥(絡脉)에 전입해
들어가서 사기(邪氣)가 낙맥에 있을 때 기육에 동통이 나타납니
다. 만약 동통이 때로는 일어나고 때로는 그치면 이는 사기가 낙맥
에서 경맥으로 이르는 것입니다. 사기가 경맥(經脉)에 체류할 때
에 으슥으슥하고 오한이 나타나고 수시로 놀래는 현상이 나타납니
다. 사기가 체류하고 흩어지지 않으면 전입(傳入)하고 엎드려 숨
어 수맥(輸脉)에 있습니다. 사기가 머물러 수맥에 있을 때는 6경
(六經)의 수혈(俞穴)이 고루 족태양경(足太陽經)에 있습니다. 그
러므로 6경의 기가 사기로 인해 막힘으로 4지에 통달하지 못하기
때문에 4지관절에 동통이 있고 허리와 척추가 뻣뻣하여 불편합니
다. 만약 사기가 머물러 없어지지 않으면 곧 진일보하여 전입하고
아울러 엎드려 숨어서 장위에 있습니다. 장위에 있을 때는 장명
(腸鳴) 복창(腹脹)의 증세가 있습니다. 한사(寒邪)가 왕성하면 장
명하고 설사하고 소화가 되지 않고, 음식이 소화되지 않으면 열사
(熱邪)가 왕성하여 설리(泄痢)등의 병증세가 나타날 수 있습니다.
만약 사기가 머물러서 없어지지 않으면 장위 바깥 변의 막원(膜
原)의 사이에 전입하여 혈맥 중에 머물러 붙어서 막혀서 없어지지
않아서 사기(邪氣)가 기혈과 더불어 서로 엉겨서 결취(結聚)하여
쌓인 덩어리(積聚)가 자랍니다. 결국 사기가 침범해서 인체에 이
르른 후에는 혹은 작은 손맥(孫脉)에 머물러 붙고 혹은 낙맥(絡
脉)에 머물러 붙고 혹은 경맥(經脉)에 머물러 붙고 혹은 수맥(輸
脉)에 머물러 붙고 혹은 복충(伏冲)의 맥에 머물러 붙고 혹은 등
골뼈의 힘줄(膂筋)에 머물러 붙고 혹은 장위(腸胃)의 막원(膜原)
에 머물러 붙고 혹은 느슨한 힘줄(緩筋)에 머물러 붙어서 사기가

스며들어 넘쳐나니 이를 다 설명할 수가 없습니다.'

황제(黃帝)가 말한다. "바라건데 그 그렇게 되는 까닭을 모두 들었으면 합니다."

기백(岐伯)이 답한다. "그 손락(孫絡)의 맥에 붙어서 적병(積)을 이룬 것은 상하로 왕래해서 팔과 손의 손락에 머물러서 뜨고 느려서 쌓여서 그치지 못합니다. 그러므로 장위 사이를 왕래하여 옮겨 다니고, 물이 모이고 스며들고 흘러들어 물을 대니 탁탁하고 소리가 나고 한사(寒邪)가 있으면 복부가 창만하여 우뢰 소리가 납니다. 그러므로 때때로 칼로 가르듯 하는 아픔이 있습니다. 그 양명(陽明)의 경맥에 붙은 것은 배꼽을 끼고 머물어 포식(飽食)하면 더욱 커지고 배 고프면 더욱 작아집니다. 그 느슨한 힘줄에 붙은 것은 양명에 쌓인 것과 비슷하게 포식하면 아프고 배 고프면 편안합니다. 그 장위의 모원(募原)에 붙은 것은 아프면 느슨한 힘줄과 연결되어 포식하면 편안하고 배고프면 아픕니다. 그 복충(伏沖)의 맥에 붙은 것은 기침함에 응수하여 움직여서 손을 들면 열기가 양 넙적다리로 내려가면 열탕을 물대듯이 견디기 어려운 모습입니다. 그 등골뼈의 힘줄에 붙은 것은 장 뒤에 있는 것은 배 고프면 쌓임(積)을 볼 수 있고 배 부르면 쌓임이 보이지 않으며 만져지지 않습니다. 그 사기가 수맥(輸脉)에 쌓인 것은 막혀서 통하지 않습니다. 진액(津液)이 상하로 불통해서 털구멍이 막히게해서 통하지 않습니다. 이 사기의 바깥으로부터 안으로 침범함은 상부에서 하부로 전변(傳變)하는 것입니다."

황제가 말한다. '내가 바라기는 그 그렇게 되는 까닭을 들려 주었으면 합니다.' 기백이 답한다. '사기가 손락에 머물러 적병(積)을 이루면 상하로 왕래하고 활동할 수 있습니다. 이는 적취(積聚)하여 손락(孫絡)의 곳에 붙어 있는 것이 손락의 쌓임(積)의 특징입니다. 이 때문에 손락이 뜨고 얕아서 느슨해져서 그 쌓임을 구속하여 고정시켜 이동할 수 없게 할 수 없습니다. 때문에 장위 사이에서 활동할 수 있습니다. 만약에 물이 나타나면 탁탁하는 물소리가 발생합니다. 한사(寒邪)가 있으면 복부(腹部)가 창만(脹滿)하고 우뢰 소리가 납니다. 아울러 칼로 자르는 듯한 통증이 나타납니다. 가령 사기가 머물러 붙어 양명(陽明) 경맥에 있어서 쌓임이 되면 그 쌓임은 배꼽 양 옆에 자리합니다. 포식할 때는 쌓인 덩어리(積聚)가 더욱 커집니다. 배 곯을 때는 더욱 작아집니다. 가령 사기가 머물러 붙어서 느슨한 힘줄에 있어서 쌓임을 이루면 그 형상 표현과 양명경맥의 쌓임이 서로 비슷하여 배부르면 동통(疼痛)이 나타나고 배고플 때는 아프지 않습니다. 그 사기가 머물러 붙어서 장위의 막원(膜原)에 있어서 쌓임을 이루면 동통(疼痛) 시에는 밖으로 향해 당기고 이어져서 느슨한 힘줄에 이르러 또한 따라서 아프니, 배불리 먹으면 아프지 않고 배가 고프면 아픕니다. 그 사기가 머물러 붙어서 복충(伏冲)의 맥에 머물러 붙어 있으면 쌓임(積)이 이루어면 그 쌓임에 응해서 손이 조동(躁動)하여 손을 들 때에 깨닫는 것은 한 허벅지의 열기가 양 허벅지 사이로 내려가 열탕(熱湯)을 끼얹은 듯한 아픔을 참아야 합니다. 그 사기가 머물러 붙어 등골 힘줄에 있어서 쌓임을 이루면 배 고플 때는 장위가 공허하고 쌓인 형체를 볼 수가 있습니다. 배부른 후에는 장위가 꽉 차서 보이지 않으며 만져지지 않습니다. 그 사기가 머물러 붙어 수맥(輸脉)에서 쌓인 것은 맥도(脉道)가 막혀서 통하지 않고 진액(津液)이 상하로 유통할 수 없어서 털구멍이 막혀서 통하지 않습니다. 이 모두는 사기가 외부로부터 침범하여 내부에 이르르고 상부에서부터 하부에 전변(傳變)하는 임상의 나타남입니다.'

황제(黃帝)가 말한다. "쌓임(積)이 처음 발생하여 바로 커지는데 이르르면 정황이 어떠한지요?"

기백(岐伯)이 답한다. "쌓임의 처음 발생은 한사(寒邪)의 침범으로 생겨나고 한사가 아래로부터 궐역하여 위로 올라가면 드디어 적병(積)이 생깁니다."

황제(黃帝)가 말한다. "한사가 조성하는 적병의 병리 과정은 어떠한지요?"

기백(岐伯)이 답한다. "한사가 조성하는 궐역(厥逆)의 기는 먼저 다리 부위가 아프고 막혀서 원활하지 못하고 이어서 다리 부위의 막혀서 아픔으로 말미암아서 정강이 부위 또한 차갑고 서늘하며 다리와 정강이 부위에 차갑고 서늘함이 발생한 후에 혈맥이 엉겨서 원활치 못하게 합니다. 혈맥이 막혀서 원활치 못하여 통하지 못하면 한기가 나아가 위로 향해 침범하여 장위(腸胃)에 이르릅니다. 장위에 한기를 받으면 창만(脹滿)이 발생하고 장위가 창만하면 압박하여 장위의 바깥의 거품(汁沫)이 모여서 머물러 없어지지 않습니다. 이렇게 쌓여서 시일이 지나면 점차 발전하여 적병을 형성합니다. 또한 돌연한 폭음폭식으로 인해서 장위가 지나치게 충만하게 해서 혹은 생활기거(生活起居)가 절제하고 신중하지 못한 원인으로, 혹은 힘을 과도하게 쓴 원인으로 가늘고 적은 낙맥이 손상되게 합니다. 가령 양락(陽絡)이 손상을 받기에 이르르면 곧 혈이 상처 있는 곳이 밖으로 넘치고 장(腸)밖에 한사(寒邪)가 있으니 거품(汁沫)과 혈이 서로 싸우니 나란히 합해서 응취(凝聚)되어 흩어지지 않고 쌓이는 것입니다. 돌연 밖에서 한사에 적중되니 만약 근심과 분노(憂怒)에 안이 상하면 기가 위로 거슬르고 기가 거슬르면 6경(經)의 수맥(六輸)이 불통합니다. 온기(溫氣)가 운행하지 않고 엉긴 피가 쌓여서 흩어지지 않습니다. 진액(津液)이 마르고 막혀서 스며서 흐르지 못합니다. 붙어서 없어지지 않으니 적병(積)이 모두 이루어집니다."

황제가 말한다. '적병(積)의 처음 발생하여 바로 성장하는데 이르르면 그 정황은 어떠한지요?' 기백이 답한다. ' 적병의 처음 발생은 한사(寒邪)의 침범을 받아서 생겨납니다. 한사가 아래로부터 위로 궐역해서 올라가니 드디어 적병이 생깁니다.' 황제가 말한다. '한사가 적병을 이루는 병리과정은 어떠한지요?' 기백이 답한다. '한사가 이루어내는 궐역의 기(氣)는 먼저 다리 부위가 아프고 막혀서 원활하지 못하고 계속해서 다리 부위가 아프고 막히는 데서 발전하여 정강이 부위가 또한 차갑고 서늘합니다. 다리와 정강이에 차갑고 서늘함이 발생한 후에 혈맥이 엉기고 원활치 못하고 혈맥이 엉기고 원활치 못하면 한기(寒氣)가 나아가 위로 올라가 장위(腸胃)를 침범합니다. 장위가 한기(寒)를 받으면 창만(脹滿)이 발생하고, 장위가 창만(脹滿)하면 장위의 바깥의 거품(汁沫)이 엉기고 머무러서 흩어지지 않게 압박하고 이것이 쌓이고 시일이 지나니 점차 발전하여 적병(積病)을 이룹니다. 또한 돌연한 폭음폭식으로 인해서 장위로 하여금 지나치게 충만케 하여, 혹은 생활기거가 절제하고 삼가지를 못함으로 인해서, 혹은 힘을 지나치게 써서 고루 가늘고 작은 낙맥이 손상되게 하여, 가령 양락(陽絡)이 손상을 받으면 혈이 상한 곳에서 밖으로 넘쳐서 코피가 나옵니다. 만약 음락(陰絡)이 손상을 입으면 혈이 상처가 있는데서 안으로 넘쳐서 변혈(便血)이 나타납니다. 만약 장밖(腸外)의 낙맥(絡脉)이 손상을 받으면 혈이 장 밖으로 흘러나가서 마침 장 밖의 한사(寒邪)를 만나면 장 밖의 거품(汁沫)과 밖으로 넘친 혈이 서로 싸워서 모이니 양자(兩者)가 합쳐서 한 번 일어남에 있어서 응집(凝集)된 것이 흩어지지 않고 발전하여 적병을 이룹니다. 가령 밖에 있는 한사에 돌연 감촉을 받으면 안에 있어서는 또 정지(情志)의 근심된 생각이나 막히고 성남으로 상한 바와 같은 것을 입으면 기기(氣機)가 거슬러 올라가 6경(經)의 기혈의 운행이 원활치 못하고 양기(陽氣)가 따스하게 하는 작용에 영향을 입어 혈액이 양기의 따스하게 함을 얻지 못해서 응혈(凝血)이 형성되고, 피가 엉겨 쌓이면 없어지지 않으며 진액(津液) 또한 마르고 원활치 못하여

스며 흐르지 못합니다. 머물러 붙어서 흩어지지 못하니 이때에 적취병(積聚病)이 이루어집니다.'

황제(黃帝)가 말한다. "병발생이 음장(陰臟)에 있는 것은 또 어떤 원인인지요?"

기백(岐伯)이 답한다. "근심된 생각(憂思)은 심장(心)을 상하고, 거듭된 한사(重寒)는 폐를 상하고, 분노(忿怒)는 간을 상하고, 술취해 입방(入房)하여 땀을 내고 바람을 맞으면 비장을 상하고, 힘을 과도하게 쓰고 만약 입방하여 땀을 내고 목욕하면 신장로 상합니다. 이것이 내외 3부의 병이 생기는 바인 것입니다."

황제(黃帝)가 말한다. "좋습니다! 치료는 어떻게 하는지요?' 기백(岐伯)이 답한다. '그 아픈 자리를 살펴서 병변(病變)의 소재를 알고 그 유여부족(有餘不足)을 근거로 해서 마땅히 보(補)할 것은 보하고 사(瀉)시킬 것은 사시킵니다. 역천(逆天)이 없을 때에 이를 일러 정확한 치료 원칙(至治)이라 합니다."

　　황제가 말한다. '병이 음장(陰臟)에서 발생하는 것은 어떤 원칙으로 이루어지는지요?' 기백이 답한다. '근심의 생각이 과도하면 심장이 상함을 입고, 몸거죽이 한기(寒氣)를 받고 다시 한랭(寒冷)한 음식의 자극을 가하면 이 겹친 한사가 폐장(肺)을 상케 합니다. 분한뇌노(憤恨惱怒)가 과도하면 간장(肝臟)이 상함을 입습니다. 술 취한 후에 행방(行房)하고 땀을 내고 또 바람을 받으면 비장(脾)이 상함을 받습니다. 힘을 씀이 과도하고 혹은 행방(行房) 후 땀을 내고 물속에 목욕하면 신장(腎)이 상함을 입습니다. 이상은 내외 3부에 발생하는 질병의 일반 정황입니다.' 황제가 말한다. '선생의 말씀은 매우 훌륭합니다! 어떻게 치료하는지요?' 기백이 답한다. '그 동통(疼痛)의 부위를 살펴서 병변(病變)의 소재(所在)를 알고 그 허실(虛實)의 구체적인 나타남을 근거로 하여 보(補)할 것은 보하고 사(瀉)시킬 것은 사시킵니다. 다만 동시에 4시 기후와 장부(臟腑)의 관계를 위배해서는 안 됩니다. 이것이 정확한 치료원칙입니다.'

67. 여섯 가지 침 놓는 법(行針)

이 편은 사람의 체질이 음양(陰陽)이 치우쳐서 왕성(偏
盛)하고 치우쳐서 쇠약(偏衰)해지는 서로 다름으로 말미암
아서 침을 놓아 치료함에 다른 반응을 낳으니 이 때문에
치료시에 있어서는 구별해서 대처하고 모든 종류의 사람
이 서로 다른 정황에 대한 침은 서로 다른 침 놓는 방법
을 취해야 함을 토론했다. 동시에 인체의 형기(形氣)의 정
황이 명백하지 않음으로 말미암아 사람을 치료하지 못함
으로 인해서 "자주 침을 놓으면 병이 더욱 심하다."라는
엄중한 결과를 만든다는 것과 유사한 현상에 대한 경계할
바를 알아야 함을 지적했다.

황제(黃帝)가 기백에게 묻는다. "내가 선생으로부터 9침의 이치를
들었습니다. 백성에게 병을 치료해 주면서, 백성의 혈기가 왕성하고
쇠약함이 하나같지 않게 나타나서 어떤 것은 신기(神氣)가 쉽게 격
동(激動)함을 받아 기가 침에 앞서서 운행합니다. 혹은 기와 침이
서로 만납니다. 어떤 것은 침을 이미 뺐으나 기가 홀로 운행합니다.

어떤 것은 자주 침을 놓았음을 압니다. 어떤 것은 침을 놓아서 기가 거스릅니다. 어떤 것은 자주 침을 놓아서 병이 더욱 심합니다. 무릇 이 여섯 가지는 각기 형체가 다르니 바라건데 그 이치를 알고자 합니다."

  황제가 기백에게 묻는다. '내가 선생으로부터 이에 대해서 9침의 이치를 들었습니다. 백성의 병을 치료해 주면서 백성의 혈기 성쇠(盛衰)가 하나같지 않게 나타나서 신기(神氣)가 쉽게 격동(激動)을 받아서 기가 침에 앞서서 운행됩니다. 어떤 것은 침을 놓은 후에 기(氣)를 만나는 감각이 있습니다. 어떤 것은 침을 뺀 후에 기의 거스름이 나타납니다. 어떤 것은 침을 뺀 후에 바로 반응이 있습니다. 어떤 것은 침을 놓은 후에 기가 거스르고(氣逆) 침으로 머리가 어지러운(暈針) 등의 좋지 않은 반응이 나타납니다. 어떤 것은 여러 차례 침으로 치료한 후에 병의 정황이 더욱 심합니다. 이 여섯 가지 정황은 각기 서로 다름을 나타내니 바라건데 그 가운데의 이치는 어떠한지 듣고 싶습니다.'

기백(岐伯)이 답한다. "중양(重陽)의 사람은 그 신기(神氣)가 쉽게 격동(激動)해서 그 기를 만나 쉽게 이르릅니다."

황제(黃帝)가 말한다. "어떤 사람을 중양의 사람이라 합니까?"

기백(岐伯)이 답한다. "중양의 사람은 그 기가 불꽃처럼 치성(熾盛)하고 말이 쾌활하고 유창하고 의기양양합니다. 심폐(心肺)의 장기(腸氣)가 남음이 있어서 감정이 끓어오르기 때문입니다. 그러므로 신기(神氣)가 격동(激動)해서 침을 놓으면 기를 얻음이 많습니다."

황제(黃帝)가 말한다. "어떤 중양(重陽)의 사람이 신기가 먼저 운행하지 않는 것은 어째서인지요?"

기백(岐伯)이 답한다. "이런 사람은 치우쳐서 음기(陰氣)가 있는 사람입니다."

황제(黃帝)가 말한다. "어떻게 해서 그 치우쳐 음(陰)이 있음을 아는지요?"

기백(岐伯)이 답한다. "양(陽)이 많은 사람은 기뻐하는 마음이 많습니다. 음이 많은 사람은 성내는 마음이 많습니다. 자주 성내는 사람은 쉽게 풀어집니다. 그러므로 치우쳐서 음이 있습니다. 음양(陰陽)은 이합(離合)이 곤란합니다. 그러므로 그 신기가 먼저 갈 수 없습니다."

기백이 답한다. '중양의 사람은 그 신기(神氣)가 격동(激動)하기 쉬워서 침을 놓을 때 기를 만나 매우 유쾌합니다.' 황제가 묻는다. '어떤 사람을 중양의 사람이라 하는지요?' 기백이 답한다. '중양(重陽)의 사람은 그 기가 화열(火熱)처럼 치열(熾熱)하고 말하는 것이 쾌활하고 유창하며 의기양양(趾高氣揚)합니다. 이는 그 사람의 심폐(心肺)의 장기(臟氣)가 남음이 있고(有餘) 양기(陽氣)가 원활하고 왕성하여 감정이 끓어오르기 때문입니다. 그러므로 그의 신기(神氣)가 격동(激動)하여 침을 놓으면 기를 얻음이 매우 많습니다.' 황제가 묻는다. '어떤 중양(重陽)의 사람이 그 신기가 쉽게 격동되지 않은 것은 어째서인지요?' 기백이 답한다. '그러한 사람은 비록 양기(陽氣)가 매우 왕성하지만 음기(陰氣) 또한 왕성하니 양(陽) 중에 음이 있습니다.' 황제가 묻는다. '그 사람이 양(陽) 중에 음(陰)이 있음은 어떻게 아는지요?' 기백이 답한다. '양이 많은 사람은 정신이 유쾌합니다. 항상 기뻐하는 마음이 있습니다. 음이 많은 사람은 정신이 억눌려 있습니다. 항상 성내고 불쾌한 마음이 있습니다. 비기(脾氣)를 자주 나타내는 사람은 매우 쉽게 풀어집니다. 이상의 특징을 근거로 하여 그 사람이 양중(陽中)에 음이 있음을 설명합니다. 이러한 양 중에 음이 있는 사람은 양이 음을 막아서 음양(陰陽)의 이합(離合)이 곤란합니다. 때문에 그 신기가 쉽게 격동(激動)을 받지 못하여 신기가 먼저 가지 못합니다.'

황제(黃帝)가 말한다. “그 기와 침이 서로 만나면 어떠한지요?”

기백(岐伯)이 답한다. “음양(陰陽)이 조화로운 사람은 혈기(血氣)가 온화하고 윤택하며(淖澤) 원활합니다. 그러므로 침이 들어가면 기가 나옵니다. 빠르게 서로 만나는 것입니다.”

황제(黃帝)가 말한다. “침을 이미 뺏는데 기가 홀로 운행하는 것은 어떤 기가 그렇게 하는지요?”

기백(岐伯)이 답한다. “그 음기(陰氣)가 많으면 양기(陽氣)가 적고 음기가 잠기면 양기가 뜹니다. 잠기는 것은 안으로 감춥니다. 그러므로 침을 빼면 기가 그 뒤를 따릅니다. 그러므로 혼자 운행합니다.”

황제(黃帝)가 말한다. “몇차례 침을 찌르고 난 후에야 겨우 반응이 나타나는 것은 어떤 기(氣)의 작용이 그렇게 하는지요?”

기백(岐伯)이 답한다. “그 기가 거슬러 몇 차례 침을 놓아 병이 심한 것은 음양(陰陽)의 기(氣)도 아니고 부침(浮沈)하는 형세도 아닙니다. 이는 모두 의원의 기술이 높고 밝지 못한 때문이고 치료상의 착오입니다. 병인(病人)의 형기(形氣), 체질(體質)과는 무관합니다.”

황제가 말한다. ‘어떤 사람이 침을 놓은 후에 매우 빨리 기를 얻는 것은 어떤 이치인지요?’ 기백이 답한다. ‘이는 사람의 음양(陰陽) 협조 때문입니다. 기혈(氣血)이 젖어서 윤기있고 원활하면 그 때문에 침이 들어간 후에 매우 빨리 기를 얻는 반응이 나타납니다.’ 황제가 또 묻는다. ‘어떤 사람이 침을 빼면 뒤에 바로 반응이 나타나는 것은 어떤 기의 작용이 그렇게 하는지요?’ 기백이 답한다. ‘이는 그 사람이 음(陰)이 많고 양(陽)이 적습니다. 음의 성질은 주로 잠깁니다. 양의 성질은 주로 뜹니다. 이 때문에 음이 치우쳐 왕성하면 주로 잠겨서 감춥니다. 그러므로 침을 놓을 때 반응이

느립니다. 응당 침을 뺀 후에는 양기(陽氣)가 침을 따라 위로 뜨고
바로 반응이 나타납니다.' 황제가 묻는다. '여러 차례 침을 찌르기
를 경과한 후에 바로 반응이 나타나는 것은 어떤 이치인지요?' 기
백이 답한다. '이는 그 사람이 음이 많고 양이 적어서 그 기기(氣
機)가 잠기고 억제되어 기(氣)가 이르기 어렵습니다. 때문에 몇
차례 침을 놓기가 경과한 후에 바로 반응이 나타납니다.' 황제가
묻는다. '어떤 사람이 침이 방금 들어갔는데 곧 기가 거슬르고 침
으로 정신이 어찔한 등의 반응이 나타나는 것은 어떤 이치인지요?'
기백이 답한다. '기가 거스르는 좋지 않은 반응이 나타나고 여러
차례 침 놓은 후에 병의 정황이 더 나빠지는 것은 사람의 체질이
음에 치우치고 양에 치우치는 것이요 기기(氣機)의 혹은 뜨고 혹
은 잠겨서 이루어지는 것이 아닙니다. 이는 의원의 기술이 고명
(高明)하지 못하고 치료상의 착오이며 병인의 형기체질(形氣體質)
과는 무관합니다.'

68. 상격증과 하격증(上膈)

이 편은 격식증(膈食症) 가운데 하완(下脘)의 충적(虫積)에 속하는 것이 악성종기를 이루는(成癰) 병의 원인과 증상과 치료법을 거듭 상세히 설명(闡述)했다. 글 중에는 이 때문에 "기(氣)는 상격(上膈)" "기생충(虫)은 하격(下膈)"이라 시작한 것은 양 방면에 논증을 대강 제시했기 때문이며 그 때문에 "상격(上膈)" 두 자를 편명(篇名)으로 했다.

황제(黃帝)가 말한다. "기기(氣機)가 위에서 막히고 맺혀 있으면 음식이 들어가면 토하여 상격증(上膈)을 이룬다는 것을 나는 이미 알고 있습니다. 충적(虫積)이 아래에 있으면 하격증(下膈)을 이루는 원인이 되는데 이르러서는 음식이 들어가서 돌아갈 때 바로 토해냄을 만나는 것을 나는 아직 그 의미를 이해하지 못합니다. 바라건데 상세하게 설명해 주셨으면 합니다."

기백(岐伯)이 답한다. "기뻐하고 성냄이 마음대로 되지 않고 식음이 조절되지 않고 차고 더움이 때에 맞지 않으면 차가운 집액이 장 속으로 흐르고 장속으로 흐르면 기생충이 차가워지고, 기생충이 차가우면 적취(積聚)하고 하완(下脘) 부위에 둥지를 틀면(盤踞) 장위(腸胃)가 꽉 차서 위기(衛氣)가 운영되지 못하고 사기가 머뭅니다. 사람이 음식을 먹으면 기생충이 위에서 먹고, 기생충이 위에서 먹으면 아래 밥통이 허하고 하완이 허하면 사기가 왕성해지고 적취(積聚)가 머무르게 되고 머무르면 악성종기(癰)가 형성되고 악성종기가 형성되면 하완(下脘)이 좁아집니다. 그 악성 종기가 밥통 안에 있으면 곧 아픔이 심합니다. 그 악성종기가 밖에 있는 것은 악성종기가 밖에 있고 아픈 것이 뜨고 악성종기 위는 거죽이 뜨겁습니다."

　　황제가 묻는다. '기기(氣機)가 막히고 맺혀서 위에 있으면 음식이 들어가면 곧 토하는 상격증(上膈症)을 이루는 것을 나는 이미 알고 있습니다. 충적(虫積)이 아래곳에 있음으로 인해서 하격증(下膈症)을 이루는데 이르르면, 음식이 들어가서 한 바퀴 돌 때 바로 투해내는 것을 만나니 나로서는 아직 그 뜻을 이해하지 못합니다. 바라건데 상세하게 알려주었으면 합니다.' 기백이 답한다. '감정과 뜻함이 마음대로 이루어지지 않고 음식을 조절하지 못하고 한온(寒溫)이 고르지 못해서 비위(脾胃)의 운화(運化)가 정상을 잃으면 한습(寒濕)으로 하여금 장중(腸中)으로 흘러들어가게 합니다. 장 속에 한습이 흘러 들면 기생충의 번식에 적합합니다. 기생충은 한습을 좋아하며 곧 적취(積聚)하여 없어지지 않고 하완(下脘)에 둥지를 틀고 있습니다. 이로 인해서 장위에 막힘이 이루어져서 양기(陽氣)로 하여금 따스하게 통하지 않게 하고 사기가 그 속에 머물러 있습니다. 마땅히 사람이 마시고 먹을 때 기생충은 기미(氣味)가 이르렀음을 알고 위로 올라가 음식을 찾고 기생충이 위로 올라가 음식을 찾으면, 하완(下脘)이 곧 텅 비고 사기가 허함을 타고 침입하여 안에 적취(積聚)하여 있으면서 오랫동안 머무르면 내장 안의 악성종기가 이루어집니다. 이미 악성종기가 이루어지면 장도(腸道)가 좁아져서 전화(傳化)함이 원활하지 못하고 그 때문에 먹은 후에 한 바퀴 돌 때 곧 토함(吐出)을 만납니다. 그 악성 종기가 하완 속에 있으면 아픈 부위가 비교적 깊어집니다. 악성 종기가 하완 밖에 있으면 아픈 부위가 뜨고 얕아집니다. 동시에 악성종기의 부위에 피부가 발열합니다.'

황제(黃帝)가 말한다. "그런 병증세에는 침을 어떻게 놓아서 치료하는지요?"

기백(岐伯)이 답한다. "손으로 가볍게 아픈 자리를 눌러서 진찰하여 병기의 발전동향을 살피고 먼저 그 악성종기 부위의 옆을 얕게 찌르고 침을 안으로 조금씩 더 깊이 찌르고 반복해서 찌르되 세 차례를 초과하지 않고 그 부침(浮沈)을 살펴서 얕고 깊음으로 해서 찌른 후에 반드시 온위법(溫熨法)을 써서 열이 안으로 들어가게 하고 날로 열이 들어가게 하면 사기(邪氣)가 더욱 쇠퇴해서 큰 악성종기가 뿔뿔이 흩어(潰散)집니다. 다시 배합(配合)하여 적당하게 간호하여 음식기거 조양(飮食起居調養)을 적당하게 하고 염담무위(恬憺無爲)하면 곧 기를 운행할 수 있습니다. 다시 짜고 쓴 약물을 먹은 후에 연하고 단단한 것이 축축하게 흘러내립니다."

황제가 말한다. '그러한 병증세는 어떻게 침으로 치료하는지요?' 기백이 답한다. '침으로 치료하는 방법은 손으로 가볍게 환부(患部)를 눌러서 병기(病氣)의 발전동향을 관찰해서, 먼저 악성종기 자리의 주위를 얕게 찌르고 침이 들어간 후 조금 감각이 있으면 다시 따라 점점 깊이 찌릅니다. 그런 후에 양식에 따라 침으로 치료하기를 반복해서 진행하면 단지 세차례를 초과하지 않아서, 병자리의 깊고 얕음을 주요 근거로 해서 깊이 찌르고 얕게 찌르는 표준으로 확정하여 침을 찌른 후에 반드시 온위법(溫熨法)을 더하여 써서 열기(熱氣)가 바로 내부에다 달아서 단지 양기(陽氣)가 날로 점차 온기(溫)가 통하게 할 필요가 있으며 사기(邪氣)가 날로 빨리 쇠퇴해가면 안의 옹종(癰)이 자연 궤멸되니 다시 적당한

보호하는 이치를 배합하고 각종 금기(禁忌)를 범하지 않도록 해서
병의 인소(因素)인 내장을 다시 상케하는 가능성을 없애는데 이르
러야 합니다. 마음을 맑게 하고 욕심을 없애서 원기(元氣)를 고루
양성(調養)하고 뒤를 따라 다시 짜고 쓴 약물을 먹여서 단단함을
연하게 하고 적취(積)를 변화시켜서 음식이 내려가게 하고 다시
아침 저녁으로 토함을 만나지 않게 해야 합니다.'

69. 실음증의 병인과 치료(憂恚無言)

이 편은 실음증(失音症)의 병인(病因)과 침으로 치료하
는 방법을 논술하고 아울러 각개 발음기관의 기능과 병리
(病理)를 분별하여 설명했다. 글 중의 처음 시작은 이 때
문에 돌연 우분(憂忿)을 일으키는 실음(失音)이 논제(論題)
가 되었다. 그러므로 편명이 '우에무언(憂恚無言)이라 했
다.

황제(黃帝)가 소사(少師)에게 묻는다. "어떤 사람이 돌연 번민하
고 분노하여 말을 해도 소리가 나지 않는 것은 인체내의 어떤 길이
막히고 어떤 기가 운행되지 않아서 발성해도 소리가 나지 않는가?
바라건데 그 이치를 들려주었으면 하오."

소사(少師)가 답한다. "목(喉) 부위는 아래로 위에 통합니다. 이는
수곡(水谷)을 받아들이면 반드시 거치는 길입니다. 목구멍(喉嚨)은
아래로 폐에 통합니다. 이는 호흡하는 기식(氣息)이 상하로 출입하
는 주요한 길입니다. 회염(會厭)은 음성의 문(戶)입니다. 입술(口屑)

은 음성의 문짝(扇)입니다. 혀(舌)는 음성의 문지도리(樞機)입니다.
목젖 현옹수(縣雍垂)는 음성의 열쇠(關鍵)가 있는 곳입니다. 목울대
(頏顙)는 입과 코가 서로 기가 통하는 구멍(竅孔)입니다. 횡골(橫骨)
은 신기(神氣)의 부리는 바로 발설(發舌)을 주관하는 것입니다. 그
러므로 사람의 코의 바깥 구멍(鼻洞)에 눈물이 나와서 거두어지지
않는 것은 목울대가 열리지 않고 기를 나누는 질분을 잃은 것입니
다. 이런 고로 회염(厭)이 작고 엷으면 발기(發氣)가 빠르고 그 열
고 닫음이 원활하여 그 출기(出氣)가 쉽습니다. 그 회염이 크고 두
터우면 열고 닫음이 어렵고 그 기가 나옴(氣出)이 늦습니다. 그러므
로 말이 더듬고 중복되는 것입니다. 사람이 돌연 소리가 없는 것은
한기(寒氣)가 회염에 머무르니 곧 회염이 발기(發)하지 못하고 닫지
못하여 그 열고 닫음이 이루어지지 않는 것입니다. 그러므로 소리
가 없습니다."

　　황제가 소사(少師)에게 묻는다. '어떤 사람이 돌연한 번민 혹은
분노로 말을 함에 소리가 나지 않으면 이는 인체의 어느 한 가닥
길이 막힌 것인가? 이는 일종의 기가 통행하지 못하여 비로소 발
성(發聲)이 소리가 울리지 않는 것인가? 바라건데 그 이치를 듣고
자 하오!' 소사(少師)가 답한다. '목 부위는 아래로 위(胃)에 통합
니다. 이는 수곡(水谷)을 받아들이는데 반드시 거치는 길입니다.
목구멍(喉嚨)은 아래로 폐(肺)에 통합니다. 이는 호흡하는 기식
(氣息)이 상하의 주요한 길로 출입합니다. 회염(會厭)은 인후(咽
喉)의 사이에 있습니다. 열 수도 있고 닫을 수도 있습니다. 성음
(聲音)을 내는 출입문(門戶)으로서 적합합니다. 입술의 열고 닫음
은 언어음성의 문짝(門扇)입니다. 혀는 언어음성의 문지도리(樞
機)입니다. 목젖(縣雍垂)은 발음하여 소리를 이루는 열쇠(關鍵)가
있는 곳입니다. 목울대(頏顙)는 입과 코의 서로 기(氣)가 통하는
구멍(竅孔)입니다. 분비(分泌)되는 콧물(鼻涕)과 침(唾液)이 여기

서 나옵니다. 혀뿌리에 붙은 횡골(橫骨)은 의식의 지배를 받아서 설체운동(舌體運動)의 문지도리(樞機)를 제어합니다(控制). 때문에 사람이 비강(鼻腔)이 병들면 콧물이 흘러 그치지 않으며 코가 막혀서 소리가 무거운 등의 현상이 많이 따릅니다. 이는 목울대(頏顙)가 열리지 않아 분기(分氣)를 실직(失職)한 때문입니다. 일반 정황(情況)에서 말하면 무릇 이 회염(會厭)이 얇고 적은 사람이 호기(呼氣)가 시원하고(暢快) 열고 닫음이 원활하고 출기(出氣)가 천천하고 느립니다. 그 때문에 말을 더듬습니다(口吃). 돌연 발성장애(失音)되는 사람은 이 회염이 풍한(風寒)을 받았기 때문에 기도(氣道)가 원활치 못하고 말하는 소리의 높낮이를 마음대로 하지 못해서 발성기관의 열고 닫는 작용을 잃어버리는 것입니다. 그리하여 실음증(失音症)이 되는 것입니다.'

황제(黃帝)가 말한다. "어떻게 침으로 치료하는지요?"

기백(岐伯)이 답한다. "족소음(足少陰)은 위로 혀에 이어지고 횡골(橫骨)에 연결되고 회염(會厭)에서 끝이 납니다. 두 차례 그 혈맥을 사(瀉)시키면 탁기(濁氣)가 바로 제거됩니다. 족소음경(足少陰經)은 회염의 낙맥에 있고 위로 임맥(任脉)에 연결되었으니 다시 임맥의 천돌혈(天突穴)을 취해서 침으로 치료하면 그 회염이 곧 회복되어 음성을 발출(發出)합니다."

황제가 말한다. '어떻게 침으로 실음증(失音症)을 치료하는지요?' 기백이 답한다. '족소음신(足少陰腎)의 경맥은 스스로 위로 운행하니 혀뿌리 부위에 이어지고 혀뿌리 부위의 횡골(橫骨)에 연결되어서 목구멍 사이의 회염에서 그칩니다. 침으로 치료할 때는 응당 위로 회염의 혈맥에 이어지는 족소음경을 취하여 반드시 두 차례 사(瀉)시켜서 탁기(濁氣)를 바로 배제(排除)하고 회염의 맥락에 있는 족소음경과 임맥이 서로 이어져 있으니 다시 임맥의 천돌혈(天突穴)을 취하여 침을 놓아 치료하면 회염이 회복되어 열고 닫을 수 있습니다.'

70. 나력과 한열 독기의 머물음(寒熱)

이 편은 나력(瘰癧) 일명 서루(鼠瘻)가 생기는 원인(成因) 및 진단, 치료, 예후(豫后) 등을 논술했다. 논중에 나력의 형성을 분별했다. 이는 한열(寒熱) 독기(毒氣)가 경맥 사이에 머무르기 때문이며 그 병증세는 한열을 발하는 것을 동반한다. 때문에 "한열(寒熱)" 두 자가 편명이 됐다.

황제(黃帝)가 기백(岐伯)에게 묻는다. "때로 오한과 신열이 나는 나력(瘰癧)이 목(頸)과 겨드랑이(腋)에 있는 것은 어떤 기(氣)가 생기게 하는지요?"

기백(岐伯)이 답한다. "이는 모두 서루병(鼠瘻病)으로 한열(寒熱)의 독기(毒氣)가 경맥(經脉) 속에 머물러서 없어지지 않는 결과입니다."

황제가 기백에게 묻는다. '때로 한열을 발하는 나력병은 목부위와 겨드랑이 아래에 많이 생기는데 이는 어떤 원인으로 생긴 것인지요?' 기백이 답한다. '이는 모두 서루병(鼠瘻病)으로서 한열의

독기가 경맥 중에 머물러 있어서 삭아 없어지지 못한 결과입니다.'

황제(黃帝)가 말한다. "제거하려면 어떻게 하는지요?"

기백(岐伯)이 답한다. "서루(鼠瘻)의 근본은 모두가 내장(臟)에 있으며 그 끝은 도로 위로 목과 겨드랑이 사이로 나오니 가령 독기(毒氣)가 가까스로 얕게 떠서 맥 속에 있어서 아직은 안으로 상하고 밖으로 기육(肌肉)이 썩어 농혈(膿血)이 되지 않으면 비교적 쉽게 치료해 나을 수 있습니다."

황제가 말한다. '제거할 수는 없는지요?' 기백이 답한다. '서루(鼠瘻)의 병뿌리는 모두가 내장에 있습니다. 그 표지(標志)가 되는 바의 증상은 도로 위로 목과 겨드랑이 사이로 나옵니다. 가령 독기가 겨우 얕게 떠서 맥 속에 있으며, 아직은 내장이 상하고 기육이 썩어서 농혈(膿血)이 되지 않으면 비교적 쉽게 치료하여 나을 수 있습니다.'

황제(黃帝)가 묻는다. "어떻게 치료하는지요?"

기백(岐伯)이 답한다. "병의 근원에서 착수하여 나력의 자리를 치료하여 독기(毒氣)가 물러가게 하고 한열(寒熱)의 발작을 끊습니다. 주병(主病)의 장부경맥을 밝게 살펴서 곧 경맥을 따라서 혈(穴)을 취하고 침 놓는 치료를 주어 보사(補瀉)의 법으로 제거하고 그 보리처럼 작은 것이 한 번 찌르면 조금 낫고 세 번 찌르면 다 낫습니다."

황제가 말한다. '어떻게 치료하는지요?' 기백이 답한다. '응당 병이 이루어진 근원에서 착수하여 나력(瘰癧)의 발작을 중지시키고 주병(主病)의 장부경맥(臟腑經脉)을 진찰해 밝혀서 곧 경(經)을 따라 혈(穴)을 취하여 침으로 치료를 함에 침을 천천히 찌르고 천천히 빼서 보사(補瀉)를 얻게 해서 정기(正氣)를 도우고 사기를 제거하는 목적을 이루어 만약 나력이 처음 생기면 형체가 보리알 만하면 침을 한 차례 놓으면 효과를 볼 수 있고 세 차례 놓으면 완전히 낫습니다.'

황제(黃帝)가 말한다. "그러한 병을 진단함에 있어서 환자의 생사는 어떻게 예단(豫斷)하는지요?"

기백(岐伯)이 답한다. "그 눈을 뒤집어 보아서 붉은 맥(赤脉)이 있으면 위에서부터 아래로 눈동자를 꿰뚫어, 한 가닥의 붉은 맥이 나타나면 1년 만에 죽고, 한 가닥 반의 붉은 맥이 나타나면 1년 반 만에 죽고, 두 가닥의 붉은 맥이 나타나면 2년만에 죽고, 두 가닥 반 만의 붉은 맥이 나타나면 2년만에 죽고, 세 가닥의 붉은 맥이 나타나면 3년만에 죽습니다. 붉은 맥이 눈동자를 아래로 꿰뚫지 않으면 치료할 수 있습니다."

황제가 말한다. '이러한 병을 진단함에 있어서 환자의 죽고 사는 것을 어떻게 예단을 하는지요?' 기백이 답한다. '진단하는 방법은 눈꺼풀을 뒤집어서 관찰하여 가령 눈 안에 붉은 맥이 나타나고 위에서부터 아래로 눈동자를 관통하면 이는 병의 정황이 악화된 징조입니다. 한 가닥의 붉은 맥이 나타나면 죽는 시기가 1년에 해당하고, 한 가닥 반의 붉은 맥이 나타나면 죽는 시기가 1년 반에 해당하고, 두 가닥의 붉은 맥이 나타나면 죽는 시기가 2년에 해당하고, 두 가닥 반의 붉은 맥이 나타나면 죽는 시기가 2년 반에 해당하고, 세 가닥의 붉은 맥이 나타나면 죽는 시기가 3년에 해당합니다. 가령 아울러 붉은 맥이 아래로 눈동자를 관통하지 않으면 바로 의원이 치료할 수가 있습니다.'

71. 사기가 사람에게 머물음(邪客)

이 편은 "사기(邪氣)가 사람에게 머문다"는 것을 논제(論題)로 하고 아래 몇 개 문제를 개괄해서 논술했다. 1) 불면증의 병기(病機)와 치료방법. 2) 영(營)위(衛)종(宗氣)의 순행(循行)과 작용(作用) 3) 인체(人體)와 자연계(自然界)에 상응(相應)하는 현상 4) 지침종사(持針縱舍)의 의의 및 조작방법(操作方法) 5) 수태음(手太陰) 수궐음경맥(手厥陰經脉)의 굴절출입(屈折出入)하는 순행개황(循行概況) 6) 수소음심경(手少陰心經)의 돌로 수혈(輸穴)이 없는 이치 7) 사람에는 "팔허(八虛)"(4지의 주요 관절)가 있으니 나누어서 5장의 병변(病變)을 살필 수 있다.

황제(黃帝)가 백고(伯高)에게 묻는다. "대저 사기가 인체에 침입하여 때로 사람으로 하여금 눈을 감고 편안히 잠들지 못하게 하는 것은 어떤 기가 그렇게 하는가?"

백고(伯高)가 답한다. "5곡(五谷)이 위(胃)에 들어가면 그 찌꺼기(糟粕), 진액(津液), 종기(宗氣)가 나뉘어 3수(三隧)59)가 됩니다. 그러므로 종기가 가슴 속에 쌓이면 목구멍(喉嚨)으로 나와서 심폐(心肺)를 꿰뚫고 호흡을 운행합니다. 영기(營氣)는 그 진액(津液)을 분비(泌)하여 맥(脉) 속으로 스며 들어가서 혈액(血液)이 되어서 밖으로 4지(四肢)에 영양을 주고 안으로 5장 6부에 흘러 들어가서 각수(刻數)에 응합니다. 위기(衛氣)는 수곡이 변화한 사나운 기(悍氣)이니 흘러 움직임이 재빨라서 먼저 4지, 분육(分肉) 피부의 사이에 운행하여 쉬지 않는 것입니다. 낮에는 양분(陽分)으로 가고 밤에 음분(陰分)으로 운행하니 항상 족소음(足少陰)의 분간(分間)에서 5장 6부를 운행합니다. 이제 궐기(厥氣)가 5장 6부에 침입하면 위기(衛氣)가 홀로 바깥을 막고 양으로 운행하니 음에 들어가지 못합니다. 양(陽)으로 운행하면 양기(陽氣)가 왕성하고 양기가 왕성하면 양기가 가득히 올라가 음과 음허(陰虛)에 들어갈 수 없습니다. 그러므로 눈을 감을 수 없습니다."

　　황제가 백고에게 묻는다. '사기가 인체에 침입하여 때로 사람으로 하여금 눈을 감고 편안히 자지 못하게 하는 것은 어떤 기의 변화가 조성하는 것인가?' 맥고가 답한다. '음식물이 위속에 들어가면 소화를 거쳐서 그 중의 찌꺼기(糟粕)는 하초(下焦)에서 나오고 진액(津液)은 중초(中焦)에서 나오고 종기(宗氣)는 가슴 속에 적취(積聚)해 있다가 목구멍으로 나오고 심폐(心肺)를 관통하여 호흡을 행하고 중초에서 소화되어 생긴 영기(營氣)는 진액(津液)을 분비(泌)하여 맥 속으로 스며흘러 변화하여 혈액(血液)이 됩니다. 바깥으로는 4지(四肢)에 영양을 주고 안으로는 장부(臟腑)에 흘러 들어 몸 둘레를 따라 돌고 각수(刻數)에 따라 제때에 서로 응합니다. 위기(衛氣)는 수곡(水谷)이 변화된 바의 사나운 기(悍氣)입니

---

59) 수(隧) : 수(隧)는 지면 이하의 길(道)이다. 조박(糟粕)의 도(道)는 하초(下焦)에서 나오고 진액(津液)의 도(道)는 중초(中焦)에서 나오고 종기(宗氣)의 도(道)는 상초(上焦)에서 나온다.

다. 유동(流動)이 매우 빠르고 원활합니다. 먼저 4지(四肢), 분육(分肉), 피부의 사이를 운행하고 대낮(白天)에 거죽으로 나와서 족태양방광경(足太陽膀胱經)으로부터 시작하여 양분(陽分)으로 운행하니 밤에는 속으로 들어가고 항상 족소음신경(足少陰腎經)을 기점으로 해서 음분(陰分)으로 운행하니 이것이 밤낮으로 쉬지 않고 몸 둘레를 따라 운행하는 것입니다. 이제 병리(病理)에 대해서 설명하면 만약 궐역(厥逆)하는 기가 장부에 머물러 있으면 위기가 겨우 양분(陽分)으로만 들어가기를 강요하여 음분에 들어가지 못하면 위기가 부득이 음분으로 들어가 거죽의 양기와 음기가 치우쳐 왕성하게 하여 양으로 오르는 맥이 충만하며 위기가 음분에 통하지 못해서 밖이 왕성하고 안이 쇠한 음허를 형성하여 밖으로 감지 못하고 왕성하고, 때문에 눈을 감지 못하고 잠을 잃어버리는데 이르릅니다.'

황제(黃帝)가 말한다. "좋도다! 치료는 어떻게 하는가?"

백고(伯高)가 답한다. "부족함을 보이면 보(補)하고, 남음이 있음은 사(瀉)하여 그 허실(虛實)을 조절해서 그 길을 통하게 하여 그 사기를 제거합니다. 반하탕(半夏湯) 한 제(制)를 먹여서 음양경기(陰陽經氣)가 고르게 통하게 하면 바로 일어날 수 있으며 곧 편안히 누워 잠이 듭니다."

황제가 말한다. '강의를 들으니 훌륭하도다. 어떻게 치료하는가?' 백고가 답한다. '응당 침으로 치료하는 법으로 그 음분(陰分)의 부족함을 보(補)하고, 그 양분(陽分)의 유여(有餘)함을 사(瀉)시켜서 허실(虛實)을 조리(調理)하고 음양(陰陽)이 서로 만나는 길을 통하게 하고 따라서 궐역하는 사기(邪氣)를 제거하여 없앱니다. 다시 반하탕(半夏湯) 한 제(制)를 먹여서 음양경기(陰陽經氣)를 통하게 하면 바로 설 수 있으니 곧 편안히 누워서 잠이 듭니다.'

황제(黃帝)가 말한다. "훌륭하도다! 이것을 일러 막힌 도랑을 쳐서 경로(經路)를 크게 통하고 음양(陰陽)이 조화를 이룸이라 하니 그 반하탕의 처방을 아르켜 주구려."

백고(伯高)가 답한다. "반하탕의 처방은 천리장류수(千里長流水) 8되를 먼저 끓여서 구기작(杓)으로 만 번을 휘날려 그 맑은 물 5되를 끓여서 갈대를 연료로 해서 수수쌀(秫米) 한 되와 볶은 반하(半夏) 5합을 넣어 천천히 끓여서 1되 반 정도로 조려서 약찌꺼기를 제거하고 작은 한잔씩 하루 세 번을 마시되 차차 양을 더하면 차도가 있음을 알 것입니다. 그러므로 그 병이 새로 발생한 사람은 복약 후 편안히 잠을 자고 땀을 내면 병이 낫습니다. 오래된 사람도 세첩을 먹으면 낫습니다."

> 황제가 말한다. '훌륭하도다! 이러한 침과 약을 함께 쓰는 치료법은 물길을 터서 막힌 것을 없애는 것 같이 경락을 시원하게 통하게 해서 음양이 조화롭게 하는 것입니다. 바라건데 반하탕(半夏湯)의 처방을 알려 주시면 합니다.' 백고가 답한다. '반하탕의 처방은 천리장류수 8되를 먼저 끓여서 구기작(杓)으로 천만번을 휘날려(揚) 그 가볍게 뜬 맑은 물 5되를 갈대를 연료로 해서 급한 불로 달인 후 수수쌀(秫米) 1되와 볶은 반하(半夏) 5합을 넣어 계속 갈대 불로 천천히 바싹 달여서 1되 반 정도로 졸인 후 약찌꺼기를 제거하고 매 차례 한 작은 잔을 마시되 하루 세 차례를 먹고 조금씩 양을 더하면 차도 있는 효과를 볼 것입니다. 가령 병이 새로 발생한 사람은 약을 먹은 후에 매우 편안히 잠이 들고 땀을 내고 나면 병이 나을 것이며 병이 좀 오래된 사람은 세 첩을 먹고 나면 나을 것입니다.'

황제(黃帝)가 백고(伯高)에게 묻는다. "사람이 4지(肢)와 관절(節)로써 천지에 응함은 어떠한가?"

백고(伯高)가 답한다. "하늘은 둥글고(圓) 땅은 모납니다(方). 사람의 머리는 둥글고, 다리는 모나서 이에 응합니다. 하늘에는 해(日)와 달(月)이 있고 사람은 양눈(兩目)이 있습니다. 땅에는 9주(九州)60)가 있고 사람은 9규(九竅)61)가 있습니다. 하늘에는 바람과 비가(風雨)가 있고 사람에는 기쁨과 성냄(喜怒)이 있습니다. 하늘에는 우뢰와 번개(雷電)가 있고 사람에는 음성(音聲)이 있습니다. 하늘에는 4시(四時)가 있고 사람에는 4지(四肢)가 있습니다. 하늘에는 5음(五音)이 있고 사람에는 5장(五臟)이 있습니다. 하늘에는 6률(六律)62)이 있고 사람에게는 6부(六腑)가 있습니다. 하늘에는 겨울과 여름(冬夏)이 있고 사람에는 한열(寒熱)이 있습니다. 하늘에는 10일63)이 있고 사람에게는 열 손가락(手十肢)이 있습니다. 별에는 12진(十二辰)이 있고 사람에게는 열발가락(足十肢)이 있고 음경(陰莖)과 고환(睾丸)을 더 보태면 열 둘이 됩니다. 여자는 두마디(二節)가 부족하나 다만 회잉(懷孕)할 수 있습니다. 하늘에는 음양(陰陽)이 있고 사람에는 부처(夫妻)가 있습니다. 한해에는 365일이 있고 사람은 365마디가 있습니다. 땅에는 높은 산이 있고 사람에게는 어깨와 무릎이 있습니다. 땅에는 깊은 골짜기가 있고 사람에게는 겨드랑이와 오금이 있습니다. 땅에는 12경수(經水)가 있고 사람에게는 12경맥(經脈)이 있습니다. 땅에는 샘의 맥(泉脉)이 있고 사람에게는 위

---

60) 9주(九州) : 고대의 구역 총칭. 기(冀), 곤(袞), 청(靑), 서(徐), 양(揚), 형(荊), 예(豫), 양(梁), 옹(雍)이 하(夏)나라가 제정한 9주임.

61) 9규(九竅) : 이(耳), 목(目), 구(口), 비(鼻)의 7규(竅)와 전음(前陰), 후음(後陰)을 통칭해서 9규임.

62) 6률(六律) : 고대 6종의 양성(陽聲)의 음률 : 황종(黃鍾) 태족(太簇) 고세(姑洗) 유빈(蕤賓) 이칙(夷則) 무사(無射)

63) 10일(十日) : 십천간(十天干) : 갑(甲) 을(乙) 병(丙) 정(丁) 무(戊) 기(己) 경(庚) 신(辛) 임(壬) 계(癸)

기(衛氣)가 있습니다. 땅에는 여러 풀(草蓂)이 있고 사람에게는 솜털(豪毛)이 있습니다. 하늘에는 낮과 밤이 있고 사람에게는 눕고 일어남(臥起)이 있습니다. 하늘에는 많은 별(別星)이 있고 사람에게는 이빨(牙齒)이 있습니다. 땅에는 작은 산(小山)이 있고 사람에게는 작은 관절(小節)이 있습니다. 땅에는 산의 돌(山石)이 있고 사람에게는 높은 뼈(高骨)가 있습니다. 땅에는 숲과 나무(林木)가 있고 사람에게는 근막(筋膜)이 있습니다. 땅에는 취읍(聚邑)이 있고 사람에게는 오금살(䐃肉)이 있습니다. 한해에는 12달이 있고 사람에게는 12관절(十二節)64)이 있습니다. 땅에는 4시에 초목이 자라지 않고 사람은 자식을 키우지 못하기도 합니다. 이것이 사람과 천지의 서로 응하는 것입니다."

황제가 백고에게 묻는다. '사람의 지체(肢體)가 어떻게 천지자연의 현상과 상응(相應)하는가?' 백고가 답한다. '하늘은 둥글고 땅은 모납니다. 사람의 몸체(人體)는 머리가 둥글고(圓) 발은 모나서(方) 천지 상하가 상응합니다. 하늘에는 해와 달이 있고 사람에게는 양 눈이 있습니다. 대지(大地)에는 9주(九州)가 있고 사람에게는 9규(九竅)가 있습니다. 하늘에는 풍우(風雨)의 기후변화가 있고 사람에게는 희노(喜怒)의 감정 활동이 있습니다. 하늘에 우뢰와 번개(雷電)가 있고 사람에는 소리와 음(聲音)이 있습니다. 하늘에는 4계절(四季)이 있고 사람에게는 4지(四肢)가 있습니다. 하늘에는 5음(五音)이 있고 사람에게는 5장(五臟)이 있습니다. 하늘에는 6률(六律)이 있고 사람에게는 6부(六腑)가 있습니다. 하늘에는 겨울과 여름의 상대적 변천이 있고 사람에게는 한열(寒熱)의 같지 않은 나타남이 있습니다. 하늘에는 10간(十干)이 있고 사람에게는 열 손가락(手十指)이 있습니다. 땅에는 12진(十二辰)이 있

---

64) 12절(十二節) : 좌우팔(腕), 팔꿈치(肘), 어깨(肩), 넙적다리뼈(髀), 무릎(膝), 복사뼈(踝)

고 사람은 열 발가락(足十趾)이 있습니다. 음경(陰莖)과 고환(睾丸)을 더 보태면 12가 됩니다. 여자는 열발가락밖에 없어서 비록 같지 않으나 회잉(懷孕)할 수 있습니다. 하늘에는 음양(陰陽)이 서로 사귀고(相交) 사람에게는 부처(夫妻)가 짝(配偶)이 됩니다. 1년은 365일이 있고 사람은 365개 관절이 있습니다. 땅에는 높은 산이 있고 사람에게는 어깨와 무릎(肩膝)이 있습니다. 땅에는 깊은 골짜기가 있고 사람에게는 겨드랑이와 오금이 있습니다. 지면(地面) 위에는 12가닥의 큰 강물이 있고 인체에는 12가닥의 주요 경맥이 있습니다. 지하(地下)에는 샘물의 맥(泉脉)이 유통하고 인체에는 위기(衛氣)가 운행합니다. 지상에는 여러 풀이 자라고 사람에는 솜털이 있습니다. 하늘에는 낮과 밤이 있고 사람에는 일어서고 누움(起臥)이 있습니다. 하늘에는 열성(列星)이 있고 사람에는 이빨(牙齒)이 있습니다. 지상에는 작은 산(小山)이 있고 인체에는 작은 관절이 있습니다. 땅에는 산석(山石)이 있고 사람에게는 높은 뼈(高骨)가 있습니다. 지면에는 수목이 숲을 이루고 인체 안에는 근막(筋膜)이 있습니다. 지상에는 사람이 많이 모여 고을을 이루고 인체에는 기육(肌肉)이 우뚝히 일어선 곳이 있습니다. 1년은 12달이 있고 사람의 4지에는 12관절이 있습니다. 대지(大地)에는 4시에 초목이 자리지 않고 사람도 종신토록 자녀를 키우지 않기도 합니다. 이것이 인체와 자연계가 서로 응하는 현상입니다.'

황제(黃帝)가 기백(岐伯)에게 묻는다. "바라건데 침을 쓰는 기술, 침을 놓는 원리, 침을 천천히 놓고 침을 쓰지 않는 뜻과 손의 힘으로써 살결을 벌이는 것은 어떻게 하는지요? 경맥의 굴절, 출입하는 곳, 흘러드는 과정 이는 어데로 이르렀다가 나오고 어데 이르러 그치고, 어데 이르러 느리고 어데 이르러 빠르고 어데 이르러 들어가는지요? 또 6부의 수혈(腧穴)에 흘러들어 전신에 어떻게 이르는지요? 그 차례를 다 들려주었으면 합니다. 또 경맥이 갈라져 이합(離合)하는 곳, 양경은 어느 수혈로부터 갈라져 음경(陰經)으로 들어가고, 음경은 어느 수혈로부터 나와 양경으로 달려들어가는지요? 이들은 어느 길을 따라 운행하는지요? 그 이치를 다 들려주었으면 합니다."

황제가 기백에게 묻는다. '침을 사용하는 기술과 침을 놓는 이치와 천천히 침을 놓고 혹은 머물러서 침을 쓰지 않는 뜻과 및 피부를 문질러서 살결을 열어 침을 놓는 법 등 결국에는 어떻게 하는지에 관해 들려주시기 바랍니다. 또 5장 경맥의 굴절하고 출입하는 자리와 그들이 흘러 드는 과정에 이르러서 어떻게 나오며 어데로 들어가서 그치고 어느 속에 이르러 느려지고 어느 속에 이르로 빨라지고 어느 속에 들어가는지요? 또 어떻게 6부(六腑)의 수혈(脈穴)에 흘러들어서 전신(全身)에 이르르는지요? 이러한 경맥이 지닌 차례대로 운행하는 정황은 어떠한지 모두 알았으면 합니다. 다시 경맥이 나뉘어 이합(離合)하는 곳과 양경(陽經)은 어느 수혈에서부터 갈라져 나와 양경으로 달려들어가는지요? 그들 사이의 통과는 어느 갈래의 길로 통하는지요? 이 이치에 대해서 설명을 들었으면 합니다.'

기백(岐伯)이 답한다. "황제께서 물으시는 바의 문제는 침법의 이치가 그 속에 다 있습니다."

황제(黃帝)가 말한다. "모두 다 듣고자 합니다."

기백(岐伯)이 답한다. "수태음(手太陰)의 맥(脉)은 엄지손가락 끝으로 나와서 안으로 향해 굴절되고 백육제(白肉際)를 따라 돌아 본절(本節) 뒤의 태연혈(太淵)에 이르러 머물러서 고요히 밖으로 굴절(屈折)하여 위로 본절(本節) 아래로 올라갑니다. 또 안으로 향해 굴절하여 모든 음락(陰絡)과 어제(魚際) 부위에서 만나서 여러 맥(數脉)이 아울러 흐르니 그 기(氣)가 원활하고 옹골(雍骨) 아래로 내려가서 밖으로 굴절하여 촌구맥(寸口)으로 나와서 운행하고 위로 팔꿈치의 내렴(內廉)에 이르러 큰 힘줄 아래로 들어가고 안으로 굴절하여 노음(臑陰)으로 올라가서 겨드랑 아래로 들어가고 안으로 굴절하여 폐(肺)로 나아갑니다. 이것이 순행(順行)하고 거스르는 굴절의 차례입니다."

기백이 답한다. '황제께서 제기하는 문제에는 침법의 주요한 이치가 다 있습니다.' 황제가 말한다. '구체적으로 설명해 주기를 바랍니다.' 기백이 답한다. '수태음경맥(手太陰經脉)은 엄지손가락 끝으로 나와 안으로 향하여 굴절하여 안쪽으로 붙어있는 백육제(白肉際)를 끼고 엄지손가락 본절(本節) 뒤의 태연혈(太淵穴)에 이르러 경기(經氣)가 이곳으로 모여 흘러서 촌구맥의 동맥을 이룹니다. 연후에 밖으로 굴절하여 위로 본절(本節)의 아래에 이르고 또 안으로 향해 굴절하면 운행하여 모든 음락(陰絡)과 더불어 어제(魚際) 부위에서 만나서 몇 가닥의 음경(陰經)의 맥은 모두 이곳으로 흘러들어 그 맥기(脉氣)는 유동(流動)하여 원활하고 엄지손가락 본절(本節) 뒤의 우뚝 솟은 옹골(雍骨)의 아래로 내려가고 다시 이곳에서 밖으로 굴절하여 촌구맥(寸口) 부위에 떠나와서 경맥을 따라 위로 운행하여 팔꿈치 안쪽으로 이르러 큰 힘줄 아래로 들어가서 또 안으로 향해 굴절하여 위로 올라가서 노음(臑陰) 부위의 안쪽으로 겨드랑 밑을 통과하여 안쪽으로 향해 굴절하여 폐(肺) 안으로 나아갑니다. 이는 수태음폐경(手太陰肺經)이 손에서부터 가슴으로 향해 역행하여 굴절해서 출입하는 차례입니다.'

심장이 주재하는(心主) 맥(脉)은 중지(中指) 끝으로 나와 안쪽으로 굴절하여 중지(中指)의 내렴(內廉) 위로 돌아 손바닥 안에 머물러, 양뼈 사이로 내려가서 밖으로 굴절하여 양 힘줄 사이와 골육의 사이로 나오니 그 기가 원활하고, 위로 3치를 올라간 뒤에 밖으로 굴절하여 양 힘줄 사이를 나와서 위로 팔꿈치의 내렴(內廉)으로 올라가서 작은 힘줄 아래로 들어가서 양 뼈의 만나는 자리에 머물러,

위로 가슴 속으로 들어가고 안으로 심맥(心脉)에 얽힙니다.

심장이 주재하는(心主) 수궐음경맥(手厥陰經脉)은 가운데 손가락의 끝으로 나와 여기서부터 안으로 향해 굴절하여 가운데 손가락 안쪽을 따라서 위로 올라가 흘러들어 손바닥 안에 이르러 양뼈 사이로 내려가고, 또 밖으로 향해 굴절해서 양 힘줄의 사이로 나오고 위로 팔꿈치 안쪽 위로 올라가서 작은 힘줄 아래로 나아가서 양뼈가 만나는 곳으로 흘러들고, 다시 팔을 끼고 가슴 속으로 올라가 들어가서 안으로 심맥(心脉)에 이어집니다.

황제(黃帝)가 말한다. "수소음(手少陰)의 맥(脉)은 홀로 수혈(腧穴)이 없는 것은 어째서인지요?"

기백(岐伯)이 답한다. "소음(少陰)은 심맥(心脉)입니다. 심장(心)은 5장 6부의 큰 주재(主宰)입니다. 정(精)과 신(神)이 머무는 곳입니다. 그 상(臟)은 난난하여 사기를 받아들이시 않습니다. 받아들이면 심장이 상합니다. 심장이 상하면 신(神)이 떠납니다. 신(神)이 떠나면 죽습니다. 그러므로 모든 사기가 심장에 있다는 것은 모두가 심장의 포락(包絡)에 있습니다. 포락(包絡)은 심장이 주재하는 맥(脉)입니다. 그러므로 홀로 수혈이 없습니다.'

황제가 말한다. '수소음경맥은 어째서 수혈이 없는지요?' 기백이 답한다. '수소음은 심장의 맥입니다. 심장은 5장 6부의 주재(主宰)입니다. 또 이는 정신적 중추(中樞)를 간직해 둡니다(蘊藏). 그 기질은 견고하여 사기(邪氣)의 침입을 용납하지 않습니다. 가사 사기의 침입이 있으면 심장이 손상되고 신기(神氣)가 손실되어 사람이 곧 죽습니다. 이로 인해서 무릇 이 각종의 병사(病邪)가 심장에 침입하면 모두가 심장의 포락(包絡)에 있습니다. 때문에 포락(包絡)은 이 심장을 주재하는 맥이 되고 심장을 대신해서 사기를 받을 수 있으며 그 수혈을 취하여 심장병을 침을 놓아 치료할 수 있

습니다. 그러므로 수소음심경(手少陰心經)은 홀로 수혈이 없습니
다.'

황제(黃帝)가 말한다. "수소음(手少陰)의 맥이 홀로 수혈이 없는
것은 병들지 않는지요?"

기백(岐伯)이 답한다. "그 바깥의 경(經)이 병드나 장(臟)은 병들
지 않습니다. 그러므로 홀로 손바닥 뒤의 예골(銳骨)의 끝에 있는
경(經)을 취합니다. 그 나머지 경맥은 출입 굴절하여 그 운행이 느
리고 빠릅니다. 모두가 수태음(手太陰)과 심장의 주재(心主)의 맥의
운행(脉行)과 같습니다. 그러므로 본수(本脈)는 모두 그 기의 허실
(虛實)과 느리고 빠름(徐疾)으로 인해서 취합니다. 이를 왕성함(冲)
으로 인해서 사(瀉)시키고 쇠약함으로 인해서 보(補)한다고 합니다.
이와 같은 것은 사기(邪氣)를 내보내고 진기(眞氣)를 단단히 하는
것이니 이를 일러 하늘의 질서 때문이라 합니다."

황제가 말한다. '수소음심경이 홀로 수혈(脈穴)이 없으면 병들
지 않는지 그 이치를 알 수 없군요?' 기백이 답한다. '장부에는 각
기 경락(經絡)이 있으며 장(臟)은 안에 있습니다. 경락은 바깥으
로 운행합니다. 심장은 단단해서 사기를 받지 않고 바깥에 운행하
는 경맥은 병이 없을 수 없습니다. 이로 인해서 심장경맥에 병이
있을 때는 경을 다스림에는 스스로 그 본경(本經)의 수혈에 있으
니, 손바닥 뒤 예골(銳骨)의 끝이 옳으며 홀로 신문혈(神門穴)을
취합니다. 그 나머지 경맥의 출입굴절(出入屈折)과 운행의 완급
(緩急)은 모두가 수태음(手太陰)과 심장이 주재하는(心主) 2맥을
따라 운행(循行)하는 정황과 비슷합니다. 그러므로 병이 심경(心
經)에 있으면 소음본경(少陰本經)의 수혈을 취할 수 있으니 사기
(邪)가 심포락(心包絡)에 들어가면 또 마땅히 심장이 주재하는 본
경(心主本經)의 수혈을 취합니다. 치료시에는 모두 그들 경기(經
氣)의 허실완급(虛實緩急)을 근거로 하여, 분별해서 조절과 치료

를 진행해야 합니다. 사기가 왕성하면 사법(瀉法)을 쓰고 정기(正氣)가 허(虛)하면 보법(補法)을 씁니다. 이와 같이 사기를 제거시키고 진기(眞氣)를 단단하게 하는 이런 치료법은 자연의 질서와 부합하는 것입니다.'

황제(黃帝)가 말한다. "지침종사(持針縱舍)65)는 어떠한지요?"

기백(岐伯)이 답한다. "반드시 먼저 12경맥의 본말(本末)을 밝게 알아야 합니다. 다음에 피부(皮膚)의 한열(寒熱)과 맥(脉)의 성쇠(盛衰)와 원활하고 막힘을 밝게 알아야 합니다. 그 맥이 원활하고 왕성한 것은 병이 날로 진행되는 것입니다. 맥이 허(虛)하고 가늘다는 것은 병이 오래 유지된다는 것입니다. 맥이 크고 막힌다는 것은 통비(痛痺)입니다. 음양(陰陽)이 하나 같음은 병을 치료하기가 어렵습니다. 그 본말(本末)66)이 오히려 열이 나면 병사(病邪)가 아직 남아 있는 것이고 그 열이 물러가서 쇠약해진 것은 그 병 또한 물러간 것입니다. 그 척도를 지니고 그 기육의 단단하고 약함(堅脆), 크고 작음(大小), 원활하고 막힘(滑澁), 차갑고 따스함(寒溫), 메마르고 습함(燥濕)을 관찰합니다. 양눈의 5색을 살펴서 5장의 병변(病變)을 분별하고 죽고 사는 것을 예단합니다. 그 혈맥을 살피고 그 색을 관찰하여 그 한열(寒熱) 통비(痛痺) 등의 증상을 진찰하여 알 수 있습니다."

황제가 묻는다. '지침종사(持針縱舍)란 어떠한 것인지요?' 기백이 답한다. '먼저 반드시 12경맥의 일어남과 그치는 본말(本末)을 명확히 알아서 피부의 한열(寒熱)과 맥상(脉象)의 왕성함과 쇠약

---

65) 지침종사(持針縱舍) : 소문(素問)의 권 4의 20. 3부9후론(三部九侯論)에 "중부인(中部人)은 수소음(手少陰)이라 했다.
66) 본말(本末) : 흉복(胸腹)은 근본(本)이 되고, 4지(四肢)는 끝(末)이 된다.

함, 원활하고 막힘을 진찰하고, 연후에 곧 침을 놓는 방법이 적당
한지 아닌지를 결정해야 합니다. 가령 맥이 원활하고 힘이 있으면
이는 병정(病情)이 날로 엄중한 형상으로 나아가는 것입니다. 맥
이 가늘고 힘이 없으면 이는 병이 오래이고 기가 허약합니다. 맥이
크고 막히면 이는 통비(痛痺)입니다. 이상의 병예(病例)는 모두
취하여 빠른 효과를 보기는 어렵습니다. 침으로 함에는 마땅히 느
림을 따라야 합니다. 만약 겉과 속이 함께 상하면 기혈이 모두 망
가져서 병을 치료하기는 어려우니 침을 놓아서는 안됩니다. 무릇
흉복(胸腹)과 4지(四肢)가 아직도 발열하면 병사(病邪)가 아직 제
거되지 않은 것이니 열이 물러나면 곧 병이 나으므로 곧 침을 중
지해야 합니다. 피부의 진척(診尺)을 통과해서 환자의 기육(肌肉)
의 견실 혹은 취약과 맥상(脉象)의 크고 작음, 원활하고 막힘, 피
부의 한온(寒溫), 메마르고 습함(燥濕) 등을 관찰할 수 있습니다.
두 눈의 5색을 관찰하여 5장의 병변과 죽고 사는 것의 예단(豫斷)
을 할 수 있습니다. 혈락(血絡)이 외부의 색택(色澤)에 반영되는
것을 관찰하여 한열통비 등의 증세를 진찰하여 알 수 있습니다.'

황제(黃帝)가 말한다. "지침종사(持針縱舍)를 나는 아직 그 뜻을
알지 못하겠습니다."

기백(岐伯)이 답한다. "침을 놓는(持針) 이치(道)는 단정한 태도가
필요하고 안정된 심정으로 먼저 병증세의 허실(虛實)을 밝게 알아
서 연후에 완급(緩急)의 운행을 하고 왼손으로는 골격(骨骼)의 위치
를 파악하고 오른손으로는 혈(穴)을 따라 침을 놓되 힘을 지나치게
쓰지 말게 해서 침이 육과(肉裏)를 찌르지 않게 방지하고 사법(瀉
法)은 반드시 수직(垂直)으로 침을 놓고 보법(補法)의 침을 뺄 때는
반드시 그 침구멍을 막아서 침놓는 것을 도우고 기를 이끌어내는
(輔針導氣) 수법을 아울러 사용하여 정기(正氣)를 이끌어내고 사기
를 궤멸시키고 진기(眞氣)를 얻어 안으로 지키게 합니다."

황제가 말한다. '지침종사(持針縱舍)의 조작방법(操作方法)을 나는 아직 이해하지 못하겠습니다.' 기백이 답한다. '침을 쓰는 이치는 단정한 태도를 필요로 하고 안정된 심정으로 먼저 병증세의 허실을 밝게 살피고, 연후에 다시 완급(緩急), 보사(補瀉)의 수법을 시행합니다. 왼손으로는 골격(骨骼)의 위치를 파악하고 오른손으로 수혈을 따라 침을 놓습니다. 단지 힘을 지나치게 사용해서는 안되며 침이 육과(肉裏)를 찌르게 되는 것을 방지하고, 사법(瀉法)은 반드시 수직(垂直)으로 침을 내려 찌르고, 보법(補法)은 침을 뺀 뒤에 반드시 침구멍을 닫아야 하고 아울러 보조(輔助)하는 행침(行針)의 수법을 써서 정기(正氣)를 이끌어내어 사기(邪氣)를 궤멸시키고 진기(眞氣)가 안을 지키게 해야 합니다.'

황제(黃帝)가 말한다. "피부를 문질러서(扞) 살결을 여는 침법은 어떻게 조작하는지요?"

기백(岐伯)이 답한다. "그 분육(分肉)의 혈위(穴位)를 손으로 눌러서 혈(穴)이 있는 피부 부위를 분별해서 경미한 힘으로 천천히 수직으로 침을 놓으면 신기(神氣)가 흩어지지 않고 사기(邪氣)를 배제(排除)합니다."

황제가 말한다. '피부를 문질러서 살결을 여는 침 놓는 법은 이를 어떻게 조작하는지요?' 기백이 답한다. '손으로 눌러서 그 분육의 혈위(穴位)를 찾아서 그 혈이 있는 피부 위에 침을 놓습니다. 단지 경미한 힘을 써서 천천히 수직으로 침을 찌릅니다. 이렇게 피부에 침을 놓는 것은 기육을 상하지 않는 침법입니다. 적당히 신기(神氣)가 흩어지지 않고 살결을 열어 배설하게 할 수 있고 병사(病瀉)를 배제하는 효과가 있습니다.'

황제(黃帝)가 기백(岐伯)에게 묻는다. "사람의 몸에는 8허(八虛)[67]

---

67) 8허(八虛) : 양팔꿈치(兩肘), 양겨드랑이(兩腋), 양넓적다리(兩髀), 양오금(兩

가 있다고 하는데 각기 진찰해서 분별하여 어떤 병을 알 수 있는지요?"

기백(岐伯)이 답한다. "진찰해서 5장의 병변을 알 수 있습니다."

황제가 말한다. "어떻게 진찰하는지요?"

기백(岐伯)이 답한다. "폐와 심장(肺心)에 사기(邪)가 있으면 그 기(氣)가 양팔꿈치에 머뭅니다. 간(肝)에 사기가 있으면, 그 기(氣)가 양겨드랑이에 흐릅니다. 비장(脾)에 사기(邪)가 있으면 그 기가 넙적다리(脾)에 머뭅니다. 무릇 이 8허(八虛)란 모두가 기관(機關)의 방(室)입니다. 진기(眞氣)와 혈락(血絡)이 통행하여 만나는 주요한 자리입니다. 이로 인해 사기(邪氣)와 나쁜 피가 이 자리에 정체하는 것을 받아들이지 못합니다. 이와 같이 사기(邪氣) 오혈(惡血)이 머무르면 힘줄, 낙맥, 골절이 상해서 기관이 굴신하지 못합니다. 그러므로 경련이 나는(拘攣) 증상이 발생합니다.'

　　황제가 묻는다. '사람에게 8허(八虛)가 있으니 무슨 병인지 분별 진찰할 수 있는지요?' 기백이 답한다. '진찰해서 5장의 병변을 알 수 있습니다.' 황제가 말한다. '어떻게 진찰하는지요?' 기백이 답한다. '폐와 심장에 사기가 있으면 그 경맥에 따라붙어서 좌우 양팔꿈치로 흘러들어갑니다. 간에 사기가 있으면 경맥을 따라 붙어 겨드랑이 속으로 흘러듭니다. 비장에 사기가 있으면 경맥을 따라 붙어서 양넙적다리로 흘러 들 수 있습니다. 신장에 사기가 있으면 경맥을 따라 붙어서 양오금(膕)에 이르릅니다. 좌우의 팔꿈치, 겨드랑이, 넙적다리 부위를 8허라 합니다. 모두 이 4지 관절을 굴신하는 지도리이며 이 진기(眞氣)와 혈락(血絡)에 통행해서 만나는 요처(要處)입니다. 이 때문에 사기와 오혈(惡血)이 이 부위에 정체하고 있음을 수용할 수 없습니다. 가령 사기와 오혈이 머물러

─────────────────────

膕)을 8허(八虛)라고 한다.

있으면, 경락과 근골이 손상되어서 관절의 지도리(樞紐)가 굴신하
지 못합니다. 때문에 저리는 증상이 발생합니다.'

72. 5종의 서로 다른 유형(通天)

이 편은 품부(稟賦)의 서로 다름을 근거로 하여 사람을 구분하면 태음(太陰), 소음(少陰), 태양(太陽), 소양(少陽), 음양화평(陰陽和平) 등의 5종의 서로 다른 유형(類型)으로 나누었다. 아울러 그들의 의식(意識)과 성격상에 있는 특징을 분별하고 묘사해서 사람으로 인한 치료를 베푸는 법칙을 제시했다. 논한 중의 인식은 인체(人體)의 소질은, 음양(陰陽) 기혈(氣血)이 치우쳐 많고 치우쳐 작은 구분이 있으며, 이와 같은 차이는 모두가 타고난(天然) 품부(稟賦)에서 나타내기 때문에 편명(篇名)을 통천(通天)이라 했다.

황제(黃帝)가 소사(少師)에게 묻는다. "내가 일찍이 듣기로는 사람에게는 음양(陰陽)이 있다고 했는데 어떤 사람을 음인(陰人)이라 하고 어떤 사람을 양인(陽人)이라 하는가?"

소사(少師)가 답한다. "천지(天地)의 사이 6합(六合)의 안에서 5행을 벗어난 것은 없습니다. 사람 또한 예외가 아닙니다. 1양 1음(一陽一陰)이 있을 따름입니다. 단지 개략적으로 말할 뿐 두루 밝히기

는 어렵습니다.'

　　황제가 소사(少師)에게 묻는다. '내가 듣건데 사람에게는 음(陰)과 양(陽)의 유별(類別)이 있다고 했는데 어떤 사람이 음성(陰性)의 사람이고 어떤 사람이 양성(陽性)의 사람인가?' 소사(少師)가 답한다. '자연계(自然界)에 있는 일체의 사물의 귀납(歸納)은 모두 5행에서 벗어날 수 없으니 사람도 예외가 아닙니다. 1양1음에 한정할 뿐 음양의 관점에 따라 단지 개략적으로 말하지 간단한 말로 완전하게 나타내기는 어렵습니다.'

　황제(黃帝)가 말한다. "바라건데 그 대강의 뜻을 간략하게 들려주었으면 하네. 현인(賢人)과 경인(經人)은 반드시 음양(陰陽)이 화평(平)한가?"

　소사(少師)가 답한다. "대개 태음인, 소음인, 태양인, 소양인, 음양화평인이 있습니다. 부듯 이 다섯 유형은 그 형태(態)가 같지 않고 근골(筋骨) 기혈(氣血)이 같지 않습니다."

　　황제가 말한다. '그 대의를 들었으면 하는데 대략을 이야기해 주오. 현인(賢人)과 경인(經人)을 견주어서 말하면 재주가 초인적이니 이는 그들이 음양(陰陽)을 겸비하고 행동에 치우침이 타고난 것이 아닌가?' 소사가 말한다. '사람은 대체로 태음, 소음, 태양, 소양, 음양화평 등의 5종의 유형이 있습니다. 이 5종 유형의 사람은 그들의 형태가 같지 않고, 근골(筋骨)의 강약, 기혈(氣血)의 성쇠가 각기 다릅니다.'

　　〈붙임〉 이 구절에서 논한 바의 음양 5류 유형은 의학상의 의미가 있으니 바로 장개빈(張介賓)이 말한 바와 같다. '태음, 소음, 태양, 소양은 경락(經絡)의 3음 3양(三陰三陽)과는 다르다. 대개 천품(天稟)이 순음(純陰)한 사람으로써 태음(太陰)이라 한다. 음이 많고 양이 적은 사람은 소음(少陰)이라 한다. 순양(純陽)인 사람은 태양(太陽)이다. 양이 많고 음이 적은 사람은 소양(少陽)이다. 아울러 음양이 화평한 사람(陰陽和平)으로 나누는 5종의 형태이다. 이는 비록 품부(稟賦)로써 말하지만 기혈(氣血) 질병의 병변(變)에 이르면 곧 또한 순음(純陰) 순양이 있고 한열(寒熱)이 미약하고 심함(徵甚)이 있고 음양(陰陽)이 화평(和平)한 다름이 있다. 그러므로 양을 간직한 사람(陽藏者)은 차가움(寒)에 치우치기 쉽고 음을 간직한 사람(陰藏者)은 열남(熱)에 치우치고, 혹은 먼저는 양이다가 후에는 음이 되고, 혹은 먼저는 음이다가 후에는 변하여 양이 되는 것은 모두 의가(醫家)에서 반드시 살펴야만 한다.'

황제(黃帝)가 말한다. "그 5종의 유형을 들려줄 수 있는가?"

소사(少師)가 답한다. "태음인은 탐욕(貪)하여 어질지 못하고, 겉으로는 겸손하고 품행이 올바른 것으로 가장(假裝)하면서 소득은 좋아하고 지출은 싫어하고, 기뻐하고 성냄을 얼굴에 드러내지 않고, 힘써 일하지 않고 이기(利己)만을 알고 먼저 드러내지 않습니다. 이것이 태음인의 특징입니다."

황제가 말한다. '5종 유형의 사람의 같지 않은 점을 들려줄 수 있겠는가?' 소사가 답한다. '태음인은 탐욕하고 어질지 못하며 겉으로는 겸허하나 품행이 바른 것으로 가장(假裝)하고 내심으로는 깊이 음험함을 숨겨두고 득(得)되는 것을 좋아하고 손실(失)을 싫어하며, 기쁘고 성남을 얼굴색에 드러내지 않습니다. 힘써 일할 줄을 모르고 단지 이기(利己)만을 알고 행동을 뒤에 하고 먼저 솜씨를 나타내지 않습니다. 이것이 태음인의 특징입니다.'

소음인은 적은 것을 탐(貪)하고 사악(邪惡)한 생각을 숨기고 있습니다. 손실을 보고 불행하게된 사람을 보면 마치 자기가 무슨 득(得)이 있는 듯 상하고 해로움을 좋아합니다. 영예롭게 된 사람을 보면 곧 도로 화를 내고(慍怒), 마음이 급하고 은혜(恩)가 없습니다.
이것이 소음인의 특징입니다.

　　소음인은 작은 이익을 탐내기를 좋아하고 몰래 사악한 생각(賊
心)을 지니고 있습니다. 어떤 사람이 손실을 보고 불행해진 사람
을 보면 자기가 어떤 비슷한 일에 이르른 것처럼 만족하게 느끼고
파괴하고 상해를 입힌 사람을 좋아합니다. 어떤 사람이 영예롭게
된 것을 보면 도로 분개하여 마음에 질투를 품고 사람들에 대해서
은혜로운 마음이 조금도 없습니다. 이것이 소음인의 특징입니다.

태양인은 득의자족한 모습으로 살고 큰소리를 좋아한다. 그러나
헛소리를 할 줄 모르고 높고 멀리 달려가는 것을 좋아하고 태도가
경솔하고 시비(是非)를 원하지 않으며, 일을 함에 있어서 언제나 일
시적 기분으로 일을 처리하고 일이 비록 실패해도 항상 후회가 없
습니다. 이것이 태양인의 사람입니다.

　　태양인은 생활하는 곳곳에 자기를 나타내고 매우 만족하고 큰
소리로 말하기를 좋아한다. 다만 사실을 과장하지 못하고 높은 것
을 좋아하고 멀리 달려가기를 좋아하고 태도가 솔직하고 시비(是
非)를 좋아하지 않는다. 언제나 일시적 기분으로 일을 처리하고
지나치게 자신이 있고 비록 실패를 당해도 회개(悔改)할 줄을 모
릅니다. 이것이 태양인의 특징입니다.

소양인은 일을 정밀하게 살피고 스스로가 귀하게 여기기를 좋아
합니다. 조그만 관직에 있어도 높이 자신을 선전하고 대인관계 교
제를 잘하고 묵묵히 듣지 않고 일에 몰두하기를 원치 않습니다. 이
것이 소양인의 특징입니다.

소양인은 일을 함에 정밀하게 살피고 매우 자존심이 높고 조그마한 정치적 지위만 있어도 지나치게 자기 선전을 하고 대외적으로 교제를 잘 하고 묵묵히 남의 말을 듣지 않고 일에 몰두하기를 좋아하지 않습니다. 이것이 소양인의 특징입니다.

음양화평인(陰陽和平人)은 거처에 안정(安靜)하고 마음이 편안하며 두려워하는 바가 없습니다. 모든 사물의 변화에 순종하고 일을 만나 남과 다투지 않고 형세의 변화에 잘 적응합니다. 지위가 높아도 겸손하고 설복적 방법으로 다스리고 덕(德)으로써 사람을 감동시킵니다. 이것을 매우 좋은 다스림의 방법이라 합니다.

음양화평인은 생활안정을 자처하고 개인의 명리(名利)에 개의치 않습니다. 마음이 편안하여 두려워하는 바가 없습니다. 욕심이 적어서 지나친 기쁨이 없으며, 사물 발전의 자연규율에 순종하고 일을 만나서 다른 사람과 다투지 않고 형세의 변화에 적응을 잘 합니다. 지위가 비록 높아도 매우 겸허하고 설복으로 사람을 다스리고 복종시키고 압박하는 수단으로 사람을 다스리지 않습니다. 이것이 음양화평인의 특징입니다.

옛사람(古人)의 침과 뜸을 사용하여 병을 잘 치료하는 사람은 사람의 5종 형태를 보고 분별해서 치료했습니다. 사기가 왕성하면 사법(瀉法)을 사용하고 정기(正氣)가 허(虛)하면 보법(補法)을 사용합니다.

고대에 침과 뜸으로 병을 잘 고치는 사람은 사람의 5종 형태에 근거하여 분별해서 치료합니다. 사기(邪氣)가 왕성하면 사법(瀉法)을 사용하고 허하면 보법(補法)을 사용합니다.

황제(黃帝)가 말한다. "5종 형태의 사람에 대한 치료는 어떻게 하는가?"

소사(少師)가 답한다. "태음인은 음이 많고 양이 없으며, 그 음의 혈은 탁(濁)하고 그 위기(衛氣)는 막혀서 음양(陰陽)이 화합하지 못하고, 힘줄이 느슨하고 피부가 두터워서 빨리 사(瀉)시키지 못하면 병의 정황이 호전(好轉)되기 어렵습니다."

    황제가 말한다. '5종 형태의 사람에 대한 구별되는 치료는 어떠한가?' 소사가 답한다. '태음인은 체질이 음이 많고 양이 없습니다. 그의 음혈(陰血)은 농탁(濃濁)하고 위기(衛氣)가 막혀서 음양이 조화되지 않습니다. 그러므로 힘줄이 느슨해지고 피부가 두껍습니다. 이러한 유형의 체질은 침으로 치료함에는 만약 급히 음분(陰分)을 사(瀉)시키지 못하면 병의 정황을 호전시키지 못합니다.'

소음인(少陰人)은 체질이 음이 많고 양이 적습니다. 위(胃)는 적고 장(腸)은 커서 6부(六腑)가 조화롭지 못합니다. 그 양명맥(陽明脉)은 적고 태양맥(太陽脉)은 크니 반드시 살펴서 조절하고 치료해야 합니다. 그런 사람은 그 혈이 쉽게 허탈하고 그 기가 쉽게 망가집니다.

    소음인은 체질이 음이 많고 양이 적으며 위(胃)가 적고 장(腸)이 큽니다. 위가 적으면 받아들인 수곡(水谷)이 적어서 양기(陽氣)로 변화하는 근원이 부족한데 이르릅니다. 장(腸)이 크면 수곡(水谷)의 전화(傳化)가 빨라서 양기(陽氣)가 축적되지 않습니다. 그러므로 음이 많고 양이 적으며 6부(六腑)가 조화롭지 못합니다. 위가 적으면 족양명위(足陽明胃經)의 맥기(脉氣)가 미소(微小)해집니다. 장(腸)이 크면 수태양소장경(手太陽小腸經)의 맥기(脉氣)가 왕성하고 커집니다. 이런 사람은 쉽게 혈맥이 허탈하고 기가 쉽게 망가집니다. 이로 인해서 반드시 음양성쇠(陰陽盛衰)의 정황을 살펴서 조절하고 치료함을 진행해야 합니다.

태양인(太陽人)은 체질이 양이 많고 음이 적으니 이러한 병인에 대해서는 반드시 근신하고 조절하여 치료합니다. 그 음을 허탈하지 않게 하고 그 양을 사(瀉)시키니, 양이 거듭 허탈하면 쉽게 미칩니다. 음양이 모두 허탈하면 돌연 죽거나 인사불성(人事不省)하여 사람을 알아보지 못합니다.

　　태양인은 체질이 양이 많고 음이 적으니 이러한 병인에 대해서는 반드시 근신하고 조절하여 치료합니다. 그 음(陰)을 사(瀉)시키지 말아서 음기(陰氣) 허탈을 방지합니다. 단지 그 양을 사(瀉)시킬 수 있으나 다만 사시킴이 지나침을 피해야 합니다. 가령 양기(陽氣)가 지나치게 손상되면, 쉽게 양기가 밖으로 허탈해서 발광하는데 이르릅니다. 만약 음양이 모두 허탈하면 갑자기 죽거나 돌연 인사불성이 됩니다.

소양인(少陽人)은 체질이 양이 많고 음이 적습니다. 경맥(經)이 적고 낙맥(絡)이 큽니다. 혈맥(血)은 안에 있고 기락은 밖에 있습니다. 음은 실(實)하고 양은 허(虛)하게 해야 하니 가령 단독으로 그 낙맥(絡脉)을 사(瀉)시킴이 강하면 양기(陽氣)의 소모가 매우 빨라서 중기(中氣)가 부족하게 되어 병을 치료하기가 어렵습니다.

　　소양인은 체질이 양이 많고 음이 적습니다. 양이 많으면 낙맥(絡脉)이 크고 음이 적으면 경맥(經)이 적습니다. 혈맥은 깊이 속에 있고 기락(氣絡)은 얕게 거죽(表)에 있습니다. 이미 양이 많고 음이 적으니, 치료시에 있어서는 마땅히 그 음경(陰經)을 충실히 하고 단지 양락(陽絡)은 사(瀉)시켜야 건강을 회복할 수 있습니다. 다만 이 소양의 사람이 기(氣)를 위주로 해서 가령 단독으로 그 낙맥을 지나치게 사(瀉)시키면 양기(陽氣)는 매우 빨리 소모되어 중기(中氣)가 부족하게 되어 병을 치료하기가 어렵게 됩니다.

음양화평인(陰陽和平人)은 그 음양이 기가 조화롭고 혈맥이 조화롭습니다. 마땅히 삼가하여 그 음양을 진맥해서 그 사기와 정기(正)를 살펴보고 그 용의(容儀)를 자세히 보고 유여(有餘)하고 부족(不足)함을 살펴서 왕성하면 사(瀉)시키고 허(虛)하면 보(補)하고 왕성하지 않고 허하지 않으면 경(經)을 취해서 치료합니다. 이상 설명한 것이 음양을 조절하고 5태(五態)의 사람을 분별하여 치료하는 것입니다."

음양화평인은 그 체질이 음양의 기가 조화롭고 혈맥이 화순(和順)합니다. 병을 치료할 때에 있어서는 마땅히 근신하여 그 음양의 성쇠와 사정(邪正)의 허실을 진찰해야 하며 아울러 그 얼굴에 나타남을 자세히 보아서 장부, 경맥, 기혈이 유여(有餘)하고 부족(不足)함을 추단(推斷)하고 난 연후에 조절하고 치료함을 진행합니다. 사기(邪氣)가 왕성하면 사법(瀉法)을 쓰고 정기(正氣)가 허하면 보법(補法)을 씁니다. 일반적으로 허실이 잘 드러나지 않는 병증은 그 본경(本經)을 취하여 치료합니다. 이상은 음양을 조절하여 치료할 때에 5종 유형의 사람의 같지 않은 특징을 근거로 하여 분별해서 치료함을 설명했습니다.'

황제(黃帝)가 말한다. "대저 5종 형태의 사람은 서로가 알지 못함에 갑자기 새로 만나니 그의 기풍과 성격을 알지 못한다. 어떻게 구별하는가?"

소사(少師)가 답한다. "일반인은 이러한 5종 형태의 사람과 같지 않습니다. 그러므로 음양 25인은 5종 형태의 사람과 같지 않습니다. 5종 형태의 사람은 더욱 일반인과는 서로 같지 않습니다."

황제가 말한다. '5종 형태의 사람과는 원래 서로 알지 못하는데 잠깐 한 번 얼굴을 보고 그들의 기풍과 성격을 매우 알기 어려워 어떠한 유형의 사람에 속하는지 어떻게 판별하는가?' 소사가 답한다. '일반인은 이 5종 형태의 사람의 특징을 구비하고 있지 않습니다. 그러므로 음양 25인은 5종 형태의 사람 안에 포괄되지 않습니다. 그로 인해서 5종 형태의 사람은 대표성의 5종 유형을 갖추고 있습니다. 그들과 일반인은 서로 같지 않습니다.'

황제(黃帝)가 말한다. "어떻게 5종 형태의 사람을 판별하는가?"

소사(少師)가 답한다. "태음인(太陰人)은 그 얼굴색이 음침한 어두운 흑색이고 거짓으로 겸허한 채 하고 장대(長大)하고 비굴하게 남에게 아첨하니 이것이 태음인입니다.

황제가 말한다. '어떻게 5종형태의 사람을 판별하는가?' 소사가 답한다. '태음의 사람은 얼굴색이 음침한 어두운 흑색이고 거짓으로 겸허한 채 하고 신체가 장대(長大)합니다. 비굴하게 남에게 아첨하여 일부러 태도를 만드니 아울러 진짜로 곱사병이 있는 것이 아닙니다. 이것이 태음인의 형태입니다.'

소음인은 그 모습이 고상해 보이나(淸高) 사악(邪)한 심보이며 사람을 음해하는 마음을 깊이 품고 있으며 길 걸을 때는 엎드려서 나아가는 듯 합니다. 이것이 소음인입니다.

소음인은 외모가 고상해 보이나 다만 행동이 뒷 수작을 부리고 (鬼崇) 남몰래 사람을 해치는 음험한 마음을 품고 있으며 우두커니 있을 때(站立)는 조급하고 불안하니 길을 걸을 때는 엎드려서 앞으로 가는 것 같으니 이것이 소음인의 형태입니다.

태양인은 교만하고 자만하는 모습이며 허리를 펴고 배를 내미니 이것이 태양인의 태도입니다.

태양인은 외모가 오만하고 자만스러우며 허리가 꼿꼿하고 배를 내밀 때 몸체를 뒤로 재끼고 양오금(兩膕)이 꺾인 것 같으니 이것이 태양인의 형태입니다.

소양인은 일어서면 머리를 높이쳐들고 길을 걸을 때는 몸을 흔들고 항상 양팔과 양팔꿈치를 등뒤에 내놓으니 이것이 소양인입니다.

소양인은 일어설 때는 머리를 높이 쳐들고 길을 걸을 때는 몸을 흔들며 언제나 손은 등 뒤에 부치고 호감을 가지면 양팔과 양팔꿈치를 밖으로 들어내놓으니 이것이 소양인의 형태입니다.

음양화평인은 그 모습이 조용하고, 침착하고, 엄정하고, 온화하며, 눈빛이 자상하고 행동거지가 절도가 있고 처사가 분명하니 뭇 사람이 모두 군자(君子)라 일컫습니다. 이것이 음양화평인입니다."

음양화평인은 외모가 종용온중(從容穩重)하고 행동거지가 시원시원하고 성격이 화순(和順)하고 환경에 적응을 잘 하고 태도가 엄숙하며 품행이 단정하고 사람을 대함이 부드럽고 눈빛이 자상하고 기풍이 공명정대합니다. 행동거지가 절도 있고 처사가 조리있고 분명하여 뭇 사람들에게 존경받고 칭찬받습니다. 이것이 음양화평인의 특징입니다.'

권 11

73. 침을 쓰는 이치(官能)

이 편의 주요 토론은 침을 쓰는 이치이니, 먼저 사람의 생리(生理)와 질병의 음양(陰陽), 한열(寒熱), 허실(虛實)의 성질을 명확히 해야 하고, 그런 후에 침구(針灸) 보사(補瀉)의 치료법을 확정해야 한다고 했다. 이밖에 또 보사(補瀉)와 침자(針刺)의 방법을 상세히 설명하고 있다. 그 다음에 병치료에는 반드시 천기(天忌) 및 사기(邪氣)가 사람을 상하는 다른 나타남을 소개하고 아울러 조기 치료의 중요성을 강조했다. 마지막으로 모든 개인의 특징에 근거하여 서로 다른 기술과 재능의 획득 성공을 전수하는 것을 설명했다.

황제(黃帝)가 기백(岐伯)에게 묻는다. "내가 선생의 9침에 대한 이치를 들은 바가 매우 많아서 헤아릴 수가 없습니다. 내가 그 이치를 추구하고 귀납정리해 보니 계통적 이론이 됩니다. 내가 시험삼아 외워보니 선생이 들려준 이치가 이론상 착오된 부분이 있는 것 같은데 청컨데 수정할 부분을 들려주었으면 합니다. 후세에 정확한 이론을 전해서 후세에 재환(災患)이 없게 하고 전교(傳敎)에 적합한 사람에게 전수하고 학습계승에 부적합한 사람에게는 전수하지 않음이 당연한 것입니다."

기백(岐伯)이 머리를 조아려 재배하고 답한다. "청컨데 이 신경(神經)의 이치를 공경스레 듣고자 합니다."

황제가 말한다. '내가 선생의 9침에 대한 이치의 강해(講解)를 매우 많이 들어서 그 수를 헤아릴 수 없습니다. 내가 그 중의 이치를 추구하고 귀납정리를 해 보니 계통적인 이론이 이루어집니다. 지금 내가 선생이 들려 준 것을 읽어보니, 가령 이론상의 착오 부분이 있습니다. 바라건데 수정을 더하게 해 주어서 오래도록 완선하게 해서 후세에 정확한 이론으로 재환(災患)을 받지 않게 이르도록 했으면 합니다. 당연히 전교(傳敎)에 적합한 사람에게는 전하고 학습계승이 부적한 사람은 전할 수 없습니다.' 기백이 재배의 예로 답한다. '청컨데 이 신경의 이치를 공경하여 듣게 해 주십시오.'

황제(黃帝)가 말한다. "침을 쓰는 이치는 반드시 형기(形氣)의 있는 곳, 좌우상하(左右上下)68), 음양의 표리(陰陽表裏), 혈기(血氣)의 많고 적음, 운행의 역순(逆順), 혈기 출입의 서로 만나는 수혈(輸穴)을 알아야 합니다. 허물없이 벌받는 것을 방지합니다.

황제가 말한다. '침을 사용하는 이치는 반드시 장부형기(臟腑)의 있는 곳의 상하좌우의 부위를 알아야 하고, 음양표리의 병기(病機)를 분별하고 또 12경맥의 기혈의 많고 적음을 알아야 하고, 경기(經氣) 운행의 역순정황(逆順情況)을 알아야 하고, 혈기가 출

---

68) 좌우상하(左右上下) : ≪太素≫의 관능(官能)의 주(註)에 '간(肝)은 왼쪽에 생기고 폐장(肺)은 오른쪽에, 심장(心)은 겉(表)에 신장(腎)은 속을 치료하고 남자(男)는 왼쪽 여자(女)는 오른쪽, 음양상하를 모두 알아야 한다.'고 했다.

입하고 서로 만나는 수혈을 알아야 합니다. 이렇게 하면 비로소 확
실한 치료가 가능하고 허물없이 벌받는 것을 방지합니다.

맺힌 것을 풀 줄 알아야 하고, 허함을 보(補)하고 실함을 사(瀉)
시키는 것과 상하로 교통하는 기문(氣門)과 경맥과 사해(四海)에 통
하는 길을 명확히 알아야 하고 질병이 있는 곳과 병이 발생하는 한
열(寒熱)로 피곤함을 풀고, 수혈의 다른 곳을 살펴야 하고, 조절하
는 기(氣)를 살펴야 하고, 경수(經隧)와 좌우지락(左右支絡)에 밝아
야 하고 그 교회(會)하는 것을 다 알아야 합니다."

맺힌 것을 푸는 이치를 알아야 하고 보허사실(補虛瀉實)하는 이
치와 각 경맥의 경기(經氣)가 상하 교통하는 문호(門戶)를 알아야
하고, 경맥과 4해(四海)에 통하는 노선(路線)을 명확히 하고 질병
의 소재(所在)와 병이 발생하는 한열(寒熱)로 피곤을 이기는 등의
허실 증상을 관찰해서, 치료시에 각 경맥의 형혈(滎穴)과 수혈(輸
穴)의 같지 않은 부위에 의거해서 상응한 혈위(穴位)를 가려 취할
필요가 있고, 아울러 또 조리(調理)하는 기기(氣機)를 정밀하게
살피고 동시에 또 경락(經絡)과 좌우 지락(支絡)의 서로 만나는
부위를 명확히 알아야 합니다.

한기(寒)와 열기(熱)가 서로 다투는(交爭) 병은 음양이 조화되지
않으니 이를 조화시켜야 합니다. 허(虛)와 실(實)이 의심스러운 병
은 분명하게 가려서 조절해서 통하게 하여 편안하게 해야 합니다.
좌우가 협조(調)하지 않는 병은 무자법(繆刺法)으로 치료해야 합니
다. 경맥(經脉) 순행(循行)의 순역(順逆)을 명확히 알아야 합니다.
일반적으로 말해서 순행하면 쉽게 치료하고 역행하면 치료하기가
어렵습니다. 음양이 치우치지 않으면 병이 나을 시기를 알 수 있으
니, 분명하게 질병의 표본(標本) 음양 한열(寒熱)의 사기가 있는 부

위를 살펴서 침을 놓아 치료하는 것이 위태롭지 않게 해야 합니다.
9침의 같지 않은 성능을 다시 파악하는 것이 침 놓아 치료하는 법
을 다하는 것입니다.

　　한열(寒熱)이 서로 다투는 병은 음양이 조화되지 않으니 이를
조화시켜야 할 필요가 있습니다. 허실(虛實)이 의심스러운 병은
분명하게 분별해서 조화롭게 통하고 편하게 안정되게 해야 합니
다. 좌우가 조화되지 않는 병은 좌병(左病)에 응해서는 오른쪽을
찌르고 우병(右病)에 응해서는 왼쪽을 질러 무자법(繆刺法)을 사
용하여 치료합니다. 경맥(經脉) 순행(循行)의 순역(順逆)을 명확
히 알아야 하니 일반적으로 말해서 순행하면 쉽게 치료되고 역행
하면 치료하기 어렵습니다. 장부(臟腑)의 음양이 조화로우면 병이
낫는 시기를 알 수 있으니 질병의 표본(標本) 음양을 분명하게 살
펴서 사기가 있는 부위를 확정하여 침을 놓아 치료하는데 착오가
없게 하고 다시 9침의 같지 않은 성능(性能)을 파악하여 침을 놓
는 이치를 다하는 것입니다.

　5수(五腧)는 느리고 빠른 곳이 있고 굴신출입(屈伸出入)에는 조리
가 있음에 밝아야 합니다. 음과 양으로 말하자면 5행에 부합하고, 5
장 6부 또한 5신(五神)과 5곡(五谷)을 간직하고 있으며, 4시 8풍(四
時八風) 모두에도 음양의 구분이 있으며, 각기 그 자리를 얻으면 각
곳의 색깔 부위와 5장 6부의 병변(病變)은 얼굴 부위의 병색으로
나타남에 밝아야 합니다. 그 아픈 자리와 좌우상하를 살펴야 하고,
한온(寒溫)의 병이 어느 경맥에 있는가를 알아야 합니다.

　　수족 12경(手足十二經)의 정(井) 형(榮) 수(腧) 경(經) 합(合)
혈이 모두 일정한 주치범위(主治範圍)가 있음을 명확하게 알아야
하고, 느리고 빠르고 보(補)하고 사(瀉)시키는 수법의 시용(施用)
과 침을 놓을 때의 체위(體位)의 굴신(屈伸)과 침을 찌르고 빼는

것은 모두 일정한 규율이 있어야 질서 정연할 수 있음을 알아야
합니다. 5장 6부는 천지음양 5행에 부합하고 5장은 정기(精氣)를
간직하고 6부는 수곡(水谷)을 전화(傳化)함을 알아야 합니다. 4시
8절(四時八節)의 바람은 모두 음양(陰陽)의 구분(分)이 있습니다.
인체(人體)의 어느 부위와 장부에 침법하면 집중적으로 명당부위
에 상응하는 안색이 나타남을 알아야 합니다. 동시에 5장 6부의
병변(病變)은 각자가 상응하는 얼굴 부위에 병색이 나와서 나타납
니다. 이를 근거로 해서 병으로 아픈 것은 이 한기(寒氣)이고 열기
(熱)임을 알 수 있으니 병은 어떤 한 경(經)에 있는 것임을 알아
야 합니다.

피부의 한온활삽(寒溫滑澁)을 살펴보면 병의 음양허실(陰陽虛實)
을 알 수 있습니다. 횡경막위(膈上)는 심폐(心肺)가 있는 곳이고 횡
경막 아래(膈下)는 간비신(肝脾腎)이 있는 곳이니 횡경막의 상하를
살피면 병기(病氣)가 있는 부위입니다. 먼저 경맥(經脉) 순행(循行)
의 이치를 파악하고 연후에 침을 사용할 수 있으니 병정(病情)에
근거하여 정확하게 혈위(穴位)를 골라 취(選取)해야 하고, 만약 정
기(正氣)가 부족하면 침의 사용은 마땅히 적고 침을 놓는 것은 느
려야 하고 일정한 깊이로 놓은 후에 오랫 동안 그 침을 머무르게
합니다. 열병이 상반신에 있으면 열을 아래로 내려 보내고 아래로
음과 화합시킵니다. 열이 아래에서 위로 올라가면 응당 끌어 올려
서 제거합니다. 앞에 있는 병자(病者)를 보면 마땅히 먼저 취해야
합니다. 큰 한사(大寒)가 밖에 있으면 침을 머물러서(留針) 보양(補
陽)해야 하고 양(陽)을 도와서 한기(寒氣)를 이깁니다. 가령 한사(寒
邪)가 속에 들어가면 마땅히 합혈(合穴)을 취해서 한사(寒邪)를 장
중(腸中)에서 사(瀉)시켜야 합니다. 한병(寒病)에는 침을 사용하는
것이 적당하지 않고 쑥뜸법으로 고쳐 쓰는 것이 옳습니다.

피부의 한온(寒溫)과 원활하고 막힘을 살펴서 병의 음양허실을 알 수 있습니다. 횡경막 위는 심폐(心肺)가 있는 곳이고 횡경막 아래는 간장, 비장, 신장이 있는 곳입니다. 횡경막의 상하를 살펴서 병기(病氣)가 소재하는 부위를 알 수 있습니다. 먼저 경맥 순행의 이치를 파악하고 연후에 침을 사용할 수 있고, 병정(病情)을 근거로 해서 정확하게 혈위(穴位)를 가려서 취해야 합니다. 만약 정기(正氣)가 부족하면 용침(用針)은 마땅히 작아야 하고 침을 놓는 것은 느려야 하고 일정한 깊이로 침을 놓은 후에는 그 침을 오랫동안 머물러 있어야 합니다. 열병이 상반신에 있으면 높은 것을 억제하는 치료법을 쓰고 열을 밀어내어 아래로 내려보내서 아래가 음과 화합하게 해야 합니다. 열이 아래로부터 위로 올라가면 응당 이끌어 올려서 그 위로 거스르는 사기를 쫓아내어 점차 없어지게 해야 합니다. 큰 한사(大寒)가 거죽에 있으면 마땅히 침을 머무르게 하여 보양(補陽)해서 양을 도와 한사를 이겨야 합니다. 가령 한사가 속으로 들어가면 마땅히 합혈(合穴)을 취해서 한사로 하여금 장속(腸中)에서 사출(瀉出)하게 해야 합니다. 한병(寒病)에는 침을 쓰는 것은 적당하지 않고 쑥뜸법으로 고쳐 쓰는 것이 옳은 것입니다.

상기(上氣)가 부족하면 밀어 보(補)하여 왕성하게 하고, 하기(下氣)가 부족하면 유침(留針)하여 기(氣)를 따르는 방법으로써 신기(腎氣)를 보(補)하고 음양(陰陽)이 모두 허하면 침을 쓰기 어려우니 불(火)로써 뜸질하는 것이 옳습니다. 한기(寒氣)가 궐역하여 무릎 부위에 한기가 과하고 뼈 주변의 기육(肌肉)이 함몰되면 족 3리혈(足三里穴)을 뜸질해야 합니다.

상기가 부족하면 인도(引導)하고 추보(推補)하는 방법을 써서 그 기를 왕성하게 해야 합니다. 하기가 부족하면 유침(留針)으로 수기(隨氣)하는 방법으로써 신기(腎氣)를 보(補)해야 합니다. 음양이 양허(兩虛)한 병은 침을 놓아서 치료하는 방법을 쓸 수 없고 쑥뜸을 사용하여 치료해야 합니다. 한기(寒氣)가 궐역하여 무릎 부위에 한기가 과하고 혹은 뼈 주변의 기육(肌肉)이 함몰되면 족 3리혈을 뜸질해야 하는 것입니다.

한사(寒邪)가 음락(陰絡)으로부터 경맥(經)을 지나 만나 머물러서 한사가 낙맥(絡)에 머물러서 경맥(經) 속으로 들어가면 마땅히 침(針)을 사용하여 흩어지게 합니다. 경기(經氣)가 함몰되면 마땅히 불뜸(火灸)을 써서 치료하고 확실한 부위의 동통(疼痛)을 알 수 없으면 마땅히 양이 올라가서 통하는 곳인 신맥혈(申脉穴)과 음이 올라가서 통하는 곳인 조해혈(照海穴)을 뜸뜹니다. 남자는 양제(陽蹻)를 취하고 여자는 음제(陰蹻)를 취합니다. 만약 남자가 음제를 취하고 여자가 양제를 취하면 치료상의 착오를 범합니다. 이러한 이치를 파악하고 밝게 통하면 침을 사용하는 이치를 완비하게 됩니다.

한사(寒邪)가 음락(陰絡)에서부터 경맥(經)을 지나면 만나서 멈추어 없어지지 않습니다. 가령 한사가 경맥 안으로 들어가면 마땅히 침을 사용하여 흩어지게 해야 합니다. 가령, 한사가 엉기어 맺혀서 경기(經氣)가 아래로 함몰하면 마땅히 불뜸으로 치료해서 한사를 흩어지게 해야 합니다. 만약 낙맥(絡脉)이 맺혀서 단단하면 뜸뜨는 법을 써서 치료합니다. 확실하고 적절한 부위의 동통(疼痛)을 알지 못함이 있으면 마땅히 양기가 올라가서 통하는 곳인 신맥혈(申脉穴)과 음기가 올라가 통하는 곳인 조해혈(照海穴)을 떠야 합니다. 남자는 양기의 올라감을 취하고 여자는 음기의 올라감을 취합니다. 만약 남자가 음기의 올라감을 취하고 여자가 양기의 올라감을 취하면 치료상의 착오를 범합니다. 이러한 이치를 파악하고 밝게 통할 수 있으면 침을 사용하는 이치를 완전히 갖추게 됩니다.

침을 사용하는 일은 반드시 법칙이 있습니다. 위로는 천광(天光)

을 보고 아래로는 팔절(八節)의 정기(正氣)를 살펴서 기사(奇邪)를 제거하고, 백성을 보고 허실(虛實)을 살펴서 허사(虛邪)와 실사(實邪)의 침해를 받지 않게 하고 자연계의 시령(時令)에 부합하지 않는 풍우재해(風雨災害)와 세기(歲氣)에 불급해서 나타나는 반상기후(反常氣候)를 만남에, 만약 의원(醫生)이 자연변화를 몰라서 응급처치(救治)하지 못하면 도로 그 재앙을 받습니다. 그러므로 일러 천기(天忌)를 알아야 한다는 것은 침으로 치료하는 의의를 말하는 것입니다. 옛날의 것을 법으로 삼고 오늘을 경험삼아 미묘하여 보기 어려운 변화를 관찰하면 변화무궁한 질병에 통달할 수 있습니다. 서투른 의원(粗工)은 이를 보지 못하고 훌륭한 의원(良工)은 홀로 그 귀한 바를 살피니 신(神)에 방불합니다.

　　침을 사용하여 병을 치료하는 일은 반드시 일정한 법칙이 있습니다. 더욱이 천기(天氣)의 흐리고 개이는 변화와 4시 8절의 기후가 같지 않음을 살펴야 하고, 기사(奇邪)의 침습을 피해야 합니다. 아울러 또 허사(虛邪)와 실사(實邪)의 침해를 주의해서 수시로 방어해서 사기를 받아 발병함을 면해야 함을 사람들에게 알려야 합니다. 가령 시령(時令)과 더불어 부합하지 않는 풍우사기(風雨邪氣)의 침습을 받으면 혹자는 부정(不正)한 사기에 상하는 바가 됩니다. 만약 의원(醫生)이 자연변화를 이해하지 못하고 제때에 구하여 치료하지 못하면 병세가 더 가중됩니다. 그러므로 반드시 천시(天時)의 순역의기(順逆宜忌)를 알아야 침으로 치료하는 의의(意義)를 말할 수 있습니다. 옛 시대의 경험을 법 삼아서 임상의 실천을 경험해야 하고 더욱이 현대의 치료 경험을 흡수하여야 합니다. 단지 자세한 관찰이 있으면 그것들의 미묘한 보기 어려운 형적들도 비로소 변화무궁한 질병에 정통할 수 있습니다. 서투른 의원은 이러한 방면에 주의가 미치지 못하고 훌륭한 의원은 오히려 그것을 충분히 귀중히 여기니, 가령 진찰이 미소한 기미의 변화에 미치지 못하면 그런 질병은 신비하여 헤아릴 수 없고 파악하기 어렵습니다.

　〈붙임〉 ≪소문(素問)≫의 팔정신명론(八正神明論)에는 본절(本節) 경문(經文)의 의의를 이미 풀이해 놓았다. 이를 아래 인용하여 참고로 한다.

　기백(岐伯)이 답한다. '지나간 옛날의 본받음은 침경(針經)을 알아야 합니다. 오늘날을 경험하려는 것은 먼저 해(日)의 차갑고 따스함과 달(月)의 허하고 왕성함을 알아서 그 기(氣)의 부침(浮沈)을 살펴서 몸에 조절하면 그 효험이 있음을 볼 수 있습니다. 그 어둡고 껌껌함을 살핀다는 것은 형기(形氣) 영위(榮衛)가 밖으로 형체를 드러내지 않으니 의원이 홀로 그것을 알아서 해의 차가움과 따스함, 달의 허하고 왕성함과 4시의 기(氣)의 부침을 서로 참오(參伍)하고 합쳐서 조절해야 하니 의원이 항상 먼저 살펴야 합니다. 그러나 그 형체는 밖으로 드러나지 않습니다. 그러므로 일러 명명(冥冥)한 것을 살핀다고 했습니다. 무궁함에 통한 자라야 후세에 전할 수 있는 것입니다. 이러한 고로 의원이 서로 차이가 있는 까닭이 됩니다. 그러나 밖으로 형체를 나타내지 않습니다. 그러므로 함께 살펴 볼 수 없는 것입니다. 보아서 형체가 없고 맛보아도 맛이 없습니다. 그러므로 일러 명명(冥冥)하여 마치 신(神)과 방불하다고 합니다.[69]

　허사(虛邪)가 인체를 상해(傷害)하여 발병할 때는 오한전율(惡寒戰慄)하여 형체를 진동(振動)합니다. 정사(正邪)가 인체를 상해하면 발병시에는 얼굴색이 조금 변하여 나타나서 신상(身上)에 어떤 감각이 없습니다. 사기가 있는 듯도 하고 없는 듯도 하고, 달아난 듯도 하고 있는 듯도 하고 형체가 있는 듯도 하고 형체가 없는 듯도 해서 그 정황을 알 수 없습니다.

---

69) 다시 읽는 황제내경소문(黃帝內經素問), 최창록 역해, 국학자료원, 1999, pp 454~456.

　　허사(虛邪)가 인체에 상해를 주면 발병시 오한이 나고 부들부들
떨고 형체가 진동합니다. 정사(正邪)가 인체에 상해를 주면 발병
시 얼굴색이 조금 변하고 신상(身上)에 어떤 감각도 없습니다. 사
기가 있는 듯도 하고 없는 듯도 하고 달아난 듯도 하고 있는 듯도
하여 증상이 분명히 나타나지 않아서 분명하게 알기가 매우 어렵
습니다. 그러므로 확실한 병의 정황을 알 수 없습니다.

　이러하므로 훌륭한 의원의 병치료는 기를 취하여 곧 질병의 싹이
트는 것(萌芽)은 치료하고 서투른 의원은 병이 이미 형성된 뒤에
지키니 그 때문에 그 형체가 망가집니다.

　　그러므로 훌륭한 의원의 병치료는 맥기(脉氣)의 미소(微小)한
변화에 근거하고 질병이 처음 시작할 때에 치료를 진행합니다. 서
투른 의원은 이러한 방법을 파악하지 못하여 병이 이미 형성된 이
후에 이르러서야 비로소 일상 규칙의 치료를 파악합니다. 이렇게
병인의 형체가 상해를 입습니다.

　이러하므로 의원이 침을 씀에 있어서는 먼저 맥기(脉氣)가 운행
하는 소재(所在)를 알아야 하고, 그 출입하는 문호(門戶)를 지키고,
기기(氣機)를 조리(調理)하는 방법을 분명히 하고, 적당히 보(補)하
고 적당히 사(瀉)시키고, 침을 놓을 때는 빨리 응하든지 아니면 천
천히 응하고 취하는 혈위에도 밝아야 합니다.

　　그러므로 의원(醫生)이 침을 사용하기에 앞서 마땅히 맥기 운행
의 소재(所在)를 알아서 그 출입 문호(門戶)를 지켜서 살피고 기
기(氣機)를 조리하는 방법을 분명히 하고, 마땅히 보(補)하고 더
욱 마땅히 사(瀉)시켜서, 침을 놓을 때에는 빨리 응하든지 아니면
천천히 응하여서 응당 취하는 혈위 등에까지 미쳐야 합니다.

사법(瀉法)에는 반드시 원활하게 흐르는 침법을 사용하여 병이 있는 자리에 바짝 가까이 하여 침머리(針頭)를 비비고 돌립니다. 이와 같이 하면 경기(經氣)가 운행되고 빠르게 찌르고 느리게 빼면 사기(邪氣)를 내보내고 침끝의 방향으로 경기의 운행방향을 맞받으며 침을 뺄 때 그 침구멍을 흔들면 사기가 침을 떠나 빠르게 밖으로 나오게 됩니다.

가령 사법(瀉法)을 씀에는 반드시 원활유리(圓滑流利)한 침법으로 병이 있는 데에 바짝 다가서 침머리를 비벼서 돌립니다. 이렇게 하면 경기(經氣)가 원활하게 통해서 침을 빨리 찌르고 느리게 빼면 사기를 이끌어 밖으로 내보냅니다. 침을 찌를 때, 침 끝의 방향으로 경기의 운행방향을 맞받으며 침을 뺄 때 침구멍을 크게 흔들면 사기가 침을 따라 빨리 밖으로 흩어집니다.

보법(補法)에는 반드시 단정하고 종용하고 부드러운 침법(方)을 사용하여, 먼저 피부를 손으로 문질러 느슨하게 하고 혈위(穴位)를 살펴서 왼손으로 그 중심부분(樞)을 당기고 오른손으로 그 피부를 밀어서 가볍게 돌리고 천천히 밀어 넣습니다. 반드시 침신(針身)을 단정히 하고 마음을 안정(安靜)해서 마음을 꾸준히 견지해서 태만하지 않게 하여 기(氣)가 이르른 후에 조금 침을 머무르고 경기(經氣)가 유통함을 기다려 빨리 침을 빼고 그 피부를 문질러서 침구멍을 막아서 진기(眞氣)가 머물러 새나가지 않게 해야 합니다. 침을 쓸 때는 그 신(神)을 잊지 말아야 합니다.

보법(補法)을 운용할 때의 수법은 반드시 단정(端正)하고 종용하며 부드러워야 합니다. 먼저 피부를 문질러서 느슨하게 펴게하

고 혈위(穴位)를 살펴서 왼손으로 끌어당겨서 주위를 넓게 펼치고
오른손으로 피부를 밀어서 따라 돌게 하고 가볍게 돌려서 천천히
침을 찔러 넣습니다. 반드시 침신(針身)을 단정히 하고 동시에 침
술자(術者)가 마음을 고요하게 하고 신(神)이 편안하게 하고 꾸준
히 견지하며 태만하지 말고 기(氣)가 이르름을 살펴야 합니다. 기
가 이르른 후에는 유침(留針)하여 경기(經氣)가 유통함을 기다려
빨리 침을 빼고 그 피부를 문질러서 침구멍을 막아 진기(眞氣)가
안에 남아 있어서 밖에 새나가지 않게 해야 합니다. 침을 사용하는
주요하고 묘함(要妙)은 신기(神氣)를 조양(調養)하고 생기(生機)
를 추동(推動)하여 정기(正氣)를 돕고 사기를 제거하는 것이니 절
대로 등한해서는 안 됩니다.

　〈붙임〉 본절(本節)의 보사방원(補瀉方圓)과 ≪소문(素問)≫의
팔정신명론(八正神明論)의 글자(文字)가 상반(相反)된다. 여기서
는 '사필용원(瀉必用員)' '보필용방(補必用方)'이라 했다. 이는 침술
(針術)의 수법을 가리킨다. ≪소문≫에서 말한 바 '사필용방(瀉必
用方)' '보필용원(補必用圓)'은 보사방법의 시기(時機)를 운용함을
가리킨다. 각기 가리키는 바가 있으니 혼용해서 하나로 말해서는
안된다.

　뇌공(雷公)이 황제(黃帝)에게 묻는다. "≪침론(針論)≫에 이르기를
그 적합한 사람을 만나면 곧 전수하고 그 적합하지 않는 사람은 전
수하지 말라고 했는데 어떻게 그 전수할 사람을 알 수 있는지요?"
　황제(黃帝)가 말한다. "각기 그 사람을 만나면 실제로 일하는 가
운데에서 그의 덕망과 능력을 관찰하면 그에게 전수할 만한가 아닌
가를 알 수 있느니라."

　뇌공이 황제에게 묻는다. '≪침론(針論)≫에 설명하기를 '적합한
사람을 만나면 바로 전수하고 적합하지 않는 사람에게는 전수하지
말라는 것은 전수할 만한 적합한 사람이 누구인지 어떻게 아는지

요?' 황제가 말한다. '각 사람의 특성에 근거하여 실제로 일하는 가
운데 그의 덕성과 능력을 관찰하여 전수할 만한가 아닌가하는 것
을 알 수가 있는 것이다.'

뇌공(雷公)이 말한다. "이러한 근거에서 모든 개인의 재능이 어떻
게 분별해서 사용되는지요?"

황제(黃帝)가 말한다. "눈이 밝은 사람은 5색을 변별하게 할 수
있다. 청각이 예민한 사람은 소리와 음(聲音)을 변별하게 할 수 있
고 말이 유창하고 생각이 민첩한 사람은 이론을 전해서 강의하게
할 수 있다. 말이 느리고 행동이 안정(安靜)되고 손재주가 좋고 마
음이 섬세한 사람은 침과 뜸을 뜨게 할 수 있고, 기혈(氣血)의 순역
(順逆)을 조절해 다스리고 음양성쇠(陰陽盛衰)를 관찰하여 처방(處
方) 조제 등의 의료 업무를 하게 할 수 있다. 지절(肢節)이 부드럽
고 근골이 유순하고 마음이 편안하고 기가 부드러운 사람은 안마
(按摩) 도인(導引)과 기혈의 운행(行氣)을 맡아 치료하게 할 수 있
다. 말솜씨가 모질고 언어가 경박한 사람은 타옹주병(唾癰咒病)이라
는 축유치병(祝由治病)을 하게 할 수 있다. 손톱의 형태가 조악(粗
惡)하고 손이 흉칙하고 일을 하는 평상시에 기구(器具)에 상처난 사
람은 적취(積聚)를 안마(按摩)시켜서 비통(痺痛)을 억제하게 할 수
있다. 각 사람의 재능에 비추어 보아서 그의 장점(特長)을 발휘해서
각종 치료방법을 추진하여 그의 작업이 좋아질 수 있어서 명성이
유전해 온 것이다. 가령 사용이 부당하여 성공할 수 없으면 그의 스
승은 명성이 묻혀 버린다. 그 때문에 적합한 사람을 만나 재능(才
能)을 그에게 가르치고 적합하지 않는 사람은 가르칠 수 없으니 이
것이 그 이치이다. 손이 흉칙한 사람은 거북을 어루만져 시험할 수
있으니 거북을 붙잡아 일종의 기구(器具) 밑바닥에 놓아서 사람의

손으로 기구 위를 어루만지면 수독이 있는 사람이 50일을 만지면 거북이 죽는다. 손에 독이 없는 유순한 사람을 50일을 만지게 하면 거북은 곧 살아난다."

뇌공이 말한다. '이러한 근거로 해서 모든 개인의 재능이 분별해서 사용됨은 어떠한지요?' 황제가 말한다. '눈이 밝고 시력(視力)이 좋은 사람은 5색을 변별하게 할 수 있다. 청각이 영민(靈敏)한 사람은 성음(聲音)을 변별하게 할 수 있다. 말이 유창하고 생각이 민첩한 사람은 이론을 전달 강의하게 할 수 있다. 말이 느슨하고 느리고 행동이 안정되고 손재주가 좋고 마음이 섬세한 사람은 침과 뜸을 뜨게하고 기혈(氣血)의 순역(順逆)을 조절해 다스리고 음양성쇠(陰陽盛衰)를 관찰해서 처방과 배약(配藥) 등의 의료업무를 겸해서 맡길 수도 있다. 4지와 관절이 부드럽고 근골(筋骨)이 유순하고 마음이 편안하고 기(氣)가 부드러운 사람은 그에게 안마(按摩)와 도인(導引)을 맡기고 기혈을 운행하는 방법으로 치료하게 할 수 있다. 질투는 성질을 만드니 말솜씨(口舌)가 악독하고 언어가 경박한 사람은 타옹종(唾癰腫) 주사병(咒邪病)이라는 축유(祝由) 치병(治病)을 하게 할 수 있다. 조고수독(爪苦手毒)은 경상(經常)의 일을 하다가 기구(器具)에 상처난 사람이라 할 수 있으니 그에게 적취(積聚)를 안마(按摩)시켜서 비통(痺痛)을 억제시킬 수 있다. 각 사람의 재능을 비추어보아 그의 장점을 발휘하여 각종 치료방법을 추진하게 하여 그의 일이 좋은 평가를 받으면 명성이 유전되어 내려온다. 가령 사용이 부당(不當)하면 성공할 수가 없고 그 스승의 명성이 매몰되고 말 것이다. 그러하므로 적합한 사람을 만나면 곧 그를 가르칠 수 있고 적합한 사람이 아니면 선택하여 가르칠 수 없는 것이 이러한 이치가 된다. 수독(手毒)의 사람에 대해서는 거북이를 이용하여 시험할 수 있다. 거북이를 잡고서 일종의 기구(器具) 아래 바닥에 놓아두고 사람의 손으로 기구 위에서 만지면 수독의 사람이 50일을 만지면 죽게되고 손에 독이 없는 유순한 사람은 곧 50일을 만지게 하면 거북이 또 살아나는 것이다.'

74. 질병의 진찰 방법을 논함(論疾診尺)

이 편은 척부(尺膚)[70]의 원활하고 막힘(滑澁), 한열(寒熱), 육탈(肉脫), 육약(肉弱) 등의 진찰을 거친 후의 서로 다른 나타남과 장부(臟腑)의 어떤 부위의 발병 정황(情況)의 주요한 것을 논술하고 동시에 눈의 진찰, 이빨의 진찰, 부녀자의 임신 및 소아병(小兒病)을 진찰하는 방법을 토로했다.

황제(黃帝)가 기백(岐伯)에게 묻는다. "나는 색을 바라보고 맥을 진맥하는 방법을 쓰지 않고 홀로 그 척부(尺膚) 부위를 진찰하고 조사해서 안에 있는 질병의 정황을 설명하고 밖에 나타남에서부터 안에 있는 변화를 헤아리게 되는 것은 무엇인지요?"

기백(岐伯)이 답한다. "척부의 긴급하고 느슨함, 작고 큼, 원활함과 막힘, 기육(肌肉)의 견실함과 취약함을 살펴서 곧 어떤 종류의 질병에 속하는가를 확정할 수 있습니다."

---

70) 척부(尺膚) : 팔꿈치에서 손목까지의 피부.

황제가 기백에게 묻는다. '나는 색을 바라보고 맥을 진맥하는 방법을 생각지 않고 단독으로 척부의 진맥과 조사에 의뢰해서 아픈 곳의 질병을 설명하고 바깥에 있는 것의 나타남으로부터 안에 있는 변화를 헤아립니다. 이렇게 해서 재능(才能)이 이르르는 이 목적은 무엇인지요?' 기백이 답한다. '척부의 긴급함과 느슨함, 높이 일어남과 말라빠짐, 미끄러움과 걸끄러움 등의 나타남과 기육의 견실함과 취약함에 미쳐서 진찰하면 곧 어느 종류의 질병에 속하는지를 확정할 수 있습니다.'

병인(病人)의 눈언저리(眼眶)가 아래로 움푹한 곳에는 경미한 부종(浮腫)이 있으니 바로 지금(剛剛) 잠을 깨어 일어나는 것 같은 모습이니 인영맥(人迎脉)의 박동(博動)이 분명하고 때로는 기침을 합니다. 만약 손을 써 환자의 수족을 억누르면, 억눌린 곳이 깊이 함몰하여 일어나지 않으니 이는 풍수(風水) 부창(膚脹)의 증후입니다.

병인의 눈언저리가 움푹 패인 곳에 가벼운 부종(浮腫)이 있으면 금방 잠이 깬 것 같은 모습으로 목부위의 인영맥(人迎脉)의 박동(博動)이 뚜렷하고 때로는 기침합니다. 만약 손으로 환자의 수족을 누르면 눌린 자리가 깊이 함몰되어 일어나지 않습니다. 이것은 풍수부창(風水膚脹)의 증후입니다.

척부(尺膚)가 원활하고 광택(光澤)이 나면 이는 풍병(風)입니다. 척부의 기육이 성글고 연하고 유약(柔弱)하면 신체가 피로한 것입니다. 잠자기를 좋아하고 기육(肌肉)이 말라빠지면 이때 한열(寒熱)이 발생합니다. 쉽게 치료되지 않습니다. 척부의 기부(肌膚)가 매끈매끈하면 이는 풍병(風病)입니다. 척부가 매끄럽지 않으면 풍비병(風痺病)입니다. 척부가 거칠고 마른 고기의 비늘 같으면 일음병(水

洗飮)입니다. 척부(尺膚)에 열이 심하면 맥이 왕성하고 조동(躁動)하니 이는 온병(溫病)입니다. 그 맥이 왕성하게 나타나나 조동하지 않고 매끄러우면 병사(病邪)가 장차 쫓겨납니다. 척부가 차가우며 그 맥이 적은 것은 설사하고 기(氣)가 허한 병입니다. 척부가 열이 높고 손이 화끈거리고 먼저 열이 나고 뒤에 냉하면 한열병입니다. 척부가 먼저 차갑고 오랫동안 열이 나는 것은 또한 한열입니다.

척부의 피부가 매끄럽고 광택(光澤)이 나는 것은 풍병(風病)입니다. 척부(尺膚)의 기육(肌肉)이 성글고 유약한 것은 신체가 피곤하고 졸리니 4지가 게으른 해역병(解㑊病)입니다. 잠자기를 좋아하고 기육이 말라빠지면 이는 때로 한열(寒熱)이 발생하는 쉽게 낫지 않는 병입니다. 척(尺)의 기부(肌膚)가 매끄러워 고지(膏脂) 같으면 이는 풍병(風病)입니다. 척(尺)의 기부가 막혀(澁滯) 원활하지 않으면 혈(血)이 적고 영기가 허한 풍비병(風痺病)입니다. 척(尺)의 기부가 거칠고 부드럽지 않아서 마른 고기의 비늘 같으면 이는 비토(脾土)가 허쇠(虛衰)하여 물을 마셔 소화가 되지 않는 일음병(洗飮病)입니다. 척(尺)의 기부가 화끈화끈하고 맥이 왕성하고 크며 조동(燥動)하면 이는 온병(溫病)입니다. 맥이 왕성하고 크게 나타나나 조동하지 않고 매끄럽게 나타나면 이는 병사(病邪)가 장차 쫓겨나서 정기(正氣)가 점차 회복되고 병이 장차 완전하게 나을 형상입니다. 척(尺)의 기부(肌膚)가 한랭(寒冷)하여 맥이 작은 것은 이는 설사하고 기가 허한 병입니다. 척(尺)의 기부가 열이 높고 손이 화끈화끈하고 먼저 열이 나고 뒤에 차가운 한열이 왕래하는 한 유형의 질병입니다. 척(尺)의 기부가 먼저 한랭(寒冷)을 느끼고 오랫동안 문지른 후에 발열함을 느끼면 이는 한열이 왕래하는 한 유형의 질병입니다.

팔꿈치(肘) 부위의 피부가 단독으로 열이 나면 허리(腰) 이상 부위가 열이 납니다. 손목(手腕) 부위의 피부가 단독으로 열이 나면 허리 이하 부위가 열이 납니다. 팔꿈치 앞 부위에 열이 나면 가슴 앞 부위(膺前)에 열이 납니다. 팔꿈치 뒤 부위에 단독으로 열이 나면 어깨와 등 부위에 열이 납니다. 팔의 가운데 부위가 단독으로 열이 나면 허리와 배 부위에 열이 납니다. 팔꿈치 후렴(後廉) 이하 3, 4치(寸)에 열이 나면 그 장 안(腸中)에 충(虫)이 있습니다. 손바닥에 열이 나면 배 속에 열이 납니다. 손바닥 안이 차가우면 배 안이 차갑습니다. 손의 어제(魚際) 흰살에 푸른색 혈맥이 있으면 위 속에 차가움이 있습니다. 척(尺)의 기부(肌膚)에 높은 열이 있고 손이 델 만큼 뜨거우며 목 부위의 인영맥(人迎脉)이 크면 탈혈(奪血)을 당합니다. 척부(尺膚)가 절박(緊急)하여 인영맥이 매우 적으면 기(氣)가 적고 번민(悗)을 보태면 죽습니다.

> 팔꿈치 부위가 단독으로 열이 나면 허리 이상 부위가 발열합니다. 손목 부위의 피부가 단독으로 열이 나면 허리 이하 부위가 열이 납니다. 팔꿈치 앞 부위가 단독으로 열이 나면 가슴 부위가 열이 납니다. 팔꿈치 부위가 단독으로 열이 나면 어깨와 등부위가 열이 납니다. 팔의 가운데 부위가 단독으로 열이 나면 허리와 배 부위가 열이 납니다. 팔꿈치 후연(後緣)이하 3, 4치의 부위가 열이 나면 그 장 속에 충(虫)이 있습니다. 손바닥에 열이 나면 배 속에 열이 납니다. 손바닥이 서늘하면 배 속이 서늘해집니다. 손의 어제(魚際) 흰살에 푸른색 혈맥이 있으면 이는 위 속에 차가움이 있는 것입니다. 척(尺)의 기부에 열이 높고 손이 뜨거우며 목 부위의 인영맥(人迎脉)이 커지면 열이 왕성하여 음(陰)이 상함에 속하니 실혈(失血)을 당합니다. 척부(尺膚)가 긴급하면 인영맥이 매우 적으니 기허(氣虛)가 보이고 만약 번민현상이 더하면 이는 음양이 함게 끊어지는 증후이니 이를 만나면 죽습니다.

눈에 붉은 색이 나타나는 것은 병이 심장에 있고 흰색은 병이 폐

에 있고 푸른색은 병이 간에 있고 노란색은 병이 비장에 있고 검은
색은 병이 신장에 있습니다. 노란색에 다른 색이 겸해 나타나면 주
병(主病)은 가슴 속에 있습니다. 눈병을 진찰함에 붉은색의 낙맥(絡
脉)이 위로부터 아래로 있으면 태양병(太陽病)입니다. 아래로부터
위로 있는 것은 양명병(陽明病)입니다. 밖으로부터 안으로 들어가면
소양병(少陽病)입니다. 한열병(寒熱病)을 진찰할 때 가령 붉은 맥이
위로부터 아래로 눈동자를 꿰뚫어 있으며 한가닥 붉은색이 나타나
면 1년에 죽고 한 가닥반의 붉은 색이 나타나면 1년 반이면 죽습니
다. 양가닥의 붉은 맥이 나타나면 2년에 죽습니다. 양가닥 반의 붉
은맥이 나타나면 2년반에 죽습니다. 세 가닥의 붉은 맥이 나타나면
3년에 죽습니다.

 눈에 붉은색이 나타나면 병이 심장(心)에 있습니다. 흰색이 나
타나면 병이 폐에 있습니다. 푸른색이 나타나면 병이 간에 있습니
다. 노란색이 나타나면 병이 비장에 있습니다. 검은색이 나타나면
병이 신장에 있습니다. 노란색이 나타나고 겸해서 다른 색이 나타
나면 주병(主病)이 가슴 속에 있습니다. 눈병을 진찰함에 붉은색
의 낙맥(絡脉)이 위로부터 아래로 나타나면 태양경(太陽經)의 병
에 속합니다. 아래로부터 위로 나타나면 양명경(陽明經)의 병에
속합니다. 눈바깥 초리로부터 안으로 향해 들어가면 소양경(少陽
經)의 병에 속합니다. 한열(寒熱)이 발작하는 나력병(瘰癧)을 진
찰할 때에 가령 눈 속에 붉은 맥이 위로부터 아래로 눈동자를 꿰
뚫고 한가닥의 붉은 맥이 보이면 1년에 죽고, 한가닥 반의 붉은
맥이 보이면 1년 반에 죽습니다. 양가닥의 붉은 맥이 보이면 2년
에 죽습니다. 양가닥 반의 붉은 맥이 보이면 2년 반에 죽습니다.
세가닥의 붉은 맥이 보이면 3년에 죽습니다.

벌레먹은 치통(齲齒痛)을 진찰할 때는 양명(陽明)의 맥을 손으로

짚어 보아서 병변(病變)의 부위에 반드시 단독으로 발열하니, 병이 왼편의 좌변양명맥열(左邊陽明脉熱)에 있고 오른편의 우열(右熱)에 있고 위의 상열(上熱)에 있고 아래의 하열(下熱)에 있습니다.

> 벌레먹은 이빨을 진찰할 때는 양명(陽明)의 맥을 손으로 짚어보아서 병변의 부위에 반드시 단독으로 열이 나니, 병이 왼쪽의 좌변양명맥열에 있고, 오른쪽의 우열(右熱)에 있고, 위쪽의 상열(上熱)에 있고, 아래의 하열(下熱)에 있습니다.

혈맥(血脉)을 진찰할 때 만약 피부가 빨간색이 많으면 열증세에 속함이 많고, 푸른색이 많으면 통증에 속함이 많고, 흑색이 많으면 이는 오랫동안 마비되는 병입니다. 만약 청(靑), 흑(黑), 적(赤)이 모두 나타나면 한열병(寒熱病)이 됩니다. 신체가 아프고 피부색이 조금 노랗고 치아(齒)가 때묻어 누렇고 손톱 위가 노라면 황달(黃疸)입니다. 만약 눕기를 좋아하고, 소변이 노랗고 붉고 맥이 작고 막히면 음식을 좋아하지 않습니다.

> 낙맥을 진찰할 때 만약 피부가 빨간색의 낙맥이 많으면 열중(熱中)에 많이 속합니다. 청색이 많으면 통증(痛症)에 많이 속합니다. 흑색이 많으면 이는 오랜 저린병(痹病)이고, 만약 청, 흑, 적이 모두 많이 겸해서 보이면 한열병이 됩니다. 신체가 동통(疼痛)하고 피부색이 약간 노란색이면 이빨이 때묻고 노랗습니다. 손톱 위가 노란색이 나타나면 이는 황달병입니다. 만약에 눕기를 좋아하고 소변이 노랗고 붉고 맥이 작고 막히는 형상이고 음식을 좋아하지 않음을 더 보태면 비병(脾病)이 됩니다.

병을 앓는 사람은 그 촌구맥(寸口脉)과 인영맥(人迎脉)의 작고 큼이 나란히 같고 그 부침(浮沈)이 같은 것은 병이 낫기 어렵습니다.

여자의 수소음심맥(手少陰脈)의 움직임이 심하면 회잉(懷孕)한 증상입니다. 영아(嬰兒)가 병이 있을 때 머리카락이 모두 위로 거스르면 반드시 죽습니다. 만약 귀 사이에 푸른맥이 솟아오르면 통증으로 잡아 당기는 것입니다. 이 청록색(靑綠)이면 유판(乳瓣)이 있습니다. 손설(飧泄)하고 맥이 작은 것은 수족이 차가우면 병이 낫기 어렵습니다. 만약 맥이 작고 수족이 따스하면 이러한 설사가 쉽게 치료됩니다.

　　병을 앓는 사람(患病之人)의 손의 요골(橈骨) 부위의 촌구맥(寸口脉)과 목 부위의 인영맥(人迎脉)의 작고 큼(小大)과 뜨고 가라앉음(浮沈)이 서로 같으면 병을 치료하기가 어렵습니다. 여자의 수소양심맥(手少陽心脉)의 박동이 심하면 회잉(懷孕)한 증상입니다. 갓난 아이(嬰兒)가 병이 있을 때 그 머리칼이 모두 위로 거스르면 반드시 죽게 됩니다. 만약 귀 부위의 낙맥의 색깔이 푸르고 솟아올랐으면 통증으로 잡아 당기는 것입니다. 만약 대변이 청록색으로 유판(乳瓣)이 있으면 음식물이 소화되지 않고 설사한 것이니 다시 더하여 맥이 작고 약하고 수족이 차가우면 그 병을 치료하기 어려운데 속합니다. 만약 맥이 작고 수족이 따tm하면 이러한 설사병은 쉽게 치료됩니다.

4시(四時)의 변화는 한서(寒暑)의 다시 승(勝)함이 왕래하고 음이 지극하면 반드시 양이 되고 양이 지극하면 반드시 음이 됩니다. 그러므로 음은 한기(寒)를 주관하고 양은 열(熱)을 주관합니다. 그러므로 한기가 심하면 열이 나고 열이 심하면 한기가 됩니다. 그러므로 한기는 열을 낳고 열은 한기(寒)를 낳습니다. 이것이 음양(陰陽)의 변화입니다. 그러므로 일러, 겨울에 한사(寒邪)에 상하면 봄에 단열(癉熱)이 발생하고 봄에 풍사(風)에 상하면 여름에 이질같은 설사병이 발생하고 여름에 더위에 상하면 가을에 학질병(痎瘧)이 발생하고 가을에 습사(濕邪)에 상하면 겨울에 해소병(咳嗽)이 발생합니다. 이것을 4시(四時)의 순서라고 합니다.

1년 4계절의 기후변화는 추위가 오면 더위가 가니 한서(寒暑)가 다시 이겨 왕래하는 것입니다. 그 규율은 이 음(陰)이 왕성하여 극(極)에 이르면 전변해서 양이 되고 양이 왕성해서 극(極)에 이르르면 전변하여 음이 됩니다. 음의 성질은 한사(寒)가 일정한 정도에 이르면 열로 변하고 열이 일정한 정도에 이르면 한기로 변합니다. 이로 인해서 한기는 열을 낳을 수 있고 열은 한기를 낳을 수 있다고 말합니다. 이것이 음양 상호간의 소장변화(消長變化)의 이치라고 합니다. 때문에 겨울에 한사에 감촉되어 발병하지 않으면 봄이 되면 온열병(溫熱病)이 발생합니다. 봄에 풍사(風邪)에 감촉되어 발병하지 않으면 여름에 이르러 설사하니 이질과 같은 병이 발생합니다. 여름에 풍사에 감촉되어 발병하지 않으면 가을에 이르러 학질(瘧疾)이 쉽게 발생합니다. 가을에 습사(濕邪)에 감촉되면 겨울에 이르러 해소병(咳嗽)이 발생합니다. 이는 4계절의 기후가 같지 않아서 춘하추동의 순서에 의해서 발생하는 각종 질병입니다.

75. 자법의 5절 5사와 진기(刺節眞邪)

이 편은 자법(刺法) 중의 5절(節) (진애(振埃) 발몽(發蒙) 거조(去爪) 철의(徹衣) 해혹(解惑))을 소개하고 아울러 침자(針刺)의 5사(五邪) (지옹(持癰) 용대(容大) 협소(狹小) 한(寒) 열(熱))의 작용과 방법을 설명했다. '천지상응(天地相應)은 4시(四時)와 더불어 서로 부합하고 사람이 천지에 참여한다(人參天地)'는 이치에 근거하여 침을 사용하는 이론을 밝히고, 침을 사용하여 기를 조절하고 맺힌 것을 풀고 밀어서 올리고 밀어 �어서 궐역(厥)을 치료하고, 위는 차갑고 아래는 열나고 위는 열나고 아래는 차가운 등의 병의 구체적인 침 놓는 방법을 지적했다. 마지막에는 진기(眞氣)의 근원과 기능 및 진기(眞氣) 정기(正氣) 사기(邪氣)와 질병이 발생하고 발전하는 관계를 서술하고, 아울러 "허사(虛邪)에 적중된 사람"에게서 생기는 골비(骨痺) 근련(筋攣) 옹(癰) 편고(偏枯), 근류(筋瘤) 등의 병변 과정을 열거했다.

황제(黃帝)가 기백(岐伯)에게 묻는다. "내가 듣기로는 침에는 5절 (五節)이 있다고 하는데 구체적 내용은 어떠한지요?"

기백(岐伯)이 답한다. "자법(刺法)에는 확실히 5절이 있습니다. 1 은 진애(振埃)이고, 2는 발몽(發蒙), 3은 거조(去爪), 4는 철의(徹衣), 5는 해혹(解惑)입니다."

황제(黃帝)가 말한다. "선생이 말하는 5절을 나는 아직 그 뜻을 알지 못하겠습니다."

기백(岐伯)이 답한다. "진애란 외경(外經)에 침을 놓아 부병(腑病) 을 제거하는 것입니다. 거조란 관절(關節)의 지락(支絡)을 침놓는 것입니다. 철의란 모든 양(陽)의 기수(奇輸)에 모두 침 놓는 것입니 다. 해혹이란 음양의 변화로 조절하고 유여부족(有餘不足)을 보사 (補瀉)하고 상호변화하는 것을 알아서 병을 낫게 하는 것입니다."

황제가 기백에게 묻는다. '내가 자법(刺法)에는 5절이 있다고 들었는데 구체적 내용이 어떠한지요?' 기백이 답한다. '침 놓는 법 에는 확실히 5절이 있습니다. 1은 진애라 하고 2는 발몽이라 하 고, 3은 거조(去爪)라 하고 4는 철의라 하고 5는 해혹이라 합니 다.' 황제가 말한다. '선생은 5절 침법을 설명했습니다. 나는 아직 그 뜻이 무엇인지 모르겠습니다.' 기백이 답한다. '진애의 침법은 외경(外經)에 침을 놓아 양병(陽病)을 치료하는 것입니다. 발몽의 침법은 6부(腑)의 수혈(兪穴)을 침 놓아 부병(腑病)을 치료하는 것입니다. 거조(去爪)의 침법은 관절(關節)의 지락(支絡)을 치료 하는 것입니다. 철의의 침법은 6부의 갈라진 낙맥을 두루 침 놓는 것입니다. 해혹의 침법은 음양의 변화를 알아서 이에 따라 부족함 을 보(補)하고 남음이 있음은 사(瀉)시키고 상호 발생하는 변화를 화평하기를 기하여 병을 낫게 하는 목적에 도달하는 것입니다.'

황제(黃帝)가 말한다. "5절 중의 진애를 선생은 외경(外經)을 침

놓아 양병(陽病)을 제거한다고 했는데 나는 그 이르는 바를 모르겠습니다. 상세히 말해 주겠는지요?"

기백(岐伯)이 답한다. "진애는 양기(陽氣)가 크게 거슬러 위로 가슴(胸中)에 가득하여 가슴 부위에 기(氣)가 가득하여 창만(脹)하고 호흡하면 아래가 흔들리며 대기(大氣)가 위로 거슬러서 헐떡거리며 갈갈 소리를 내고 혹은 앉거나 혹은 엎드리니 편안히 눕지 못합니다. 티끌과 연기가 목 부위를 막으니 호흡이 통하지 않습니다. 진애(振埃)를 말씀드리면 오히려 티끌을 떠는데 고생하는 것입니다."

황제(黃帝)가 말한다. "훌륭합니다! 어떤 혈(穴)을 취하는지요?"

기백(岐伯)이 답한다. "천용혈(天容穴)을 취합니다."

황제(黃帝)가 말한다. "만약 그 사람이 기침하여 기(氣)가 거슬러, 기기(氣機)를 펴지 못하면 말을 하기 어렵고 가슴이 아프면 무슨 혈(穴)을 취하는지요?"

기백(岐伯)이 답한다. "염천혈(廉泉穴)을 취합니다."

황제(黃帝)가 말한다. "혈(穴)을 취할 때 침을 놓음에는 얕고 깊음에 일정한 도수(度數)가 있는지요?"

기백(岐伯)이 답한다. "천용혈(天容穴)을 취할 때는 1치(寸)를 초과해서는 안되며 염천혈(廉泉穴)을 취할 때는 혈락(血絡)이 소통(疏通)되면 그칩니다."

황제(黃帝)가 말한다. "좋습니다!"

　　황제가 말한다. '5절을 침 놓는 가운데 진애(振埃)를 선생은 외경(外經)을 침을 놓아 양병(陽病)을 치료한다고 했습니다. 나는 아직도 그 중의 이치는 무엇인지 명백하지 않습니다. 청컨데 상세하게 알려 주시면 합니다.' 기백(岐伯)이 답한다. '진애(振埃)의 침범은 양기(陽氣)의 거스름에 대해서 가슴 속에 충만하고 가슴 부위가 창만(脹滿)하여 호흡하면 어깨가 흔들리고 혹은 가슴 속이 큰기(大氣)가 위로 거슬러서 헐떡거리며 갈갈 소리를 내고, 혹은 앉으며 혹은 엎드리니 편안히 누울 수가 없습니다. 티끌과 연기의 해치고 무서움이 목 부위를 막아 호흡이 통하지 않아서 치료하는 한 유형의 병으로 치료효과는 매우 빨라 지금 막 말씀드린 먼지를 떠는 것을 더욱 빨리 많이 해야 합니다.' 황제가 말한다. '만약 그 사람이 기침을 해서 기(氣)를 거스르면 기기(氣機)를 펴지 못하고 말을 하지 못해 가슴이 아프면 어떻게 혈(穴)을 취하는지요?' 기백이 답한다. '염천혈을 취합니다.' 황제가 말한다. '혈(穴)을 취할 때 침을 놓는 깊고 얕음은 일정한 도수(度數)가 있는지요?' 기백이 답한다. '천용혈을 취할 때는 침자(針刺)를 1치를 초과해서는 안됩니다. 염천혈을 취할 때 혈락(血絡)이 소통(疏通)되면 침 놓기를 그칩니다.' 황제가 말한다. '매우 훌륭합니다.'

황제(黃帝)가 말한다. "5절(五節)을 침 놓는 가운데 발몽(發蒙)을 설명했는데 나는 그 뜻을 이해하지 못하겠습니다. 대저 발몽이란 귀가 들리지 않고 눈이 보이지 않는 것을 치료하는 것인데 선생은 부수(腑脈)를 찔러서 부병(腑病)을 치료함에 있어서 어떤 수혈(輸穴)을 취해서 그렇게 하는지 그 까닭을 듣고자 합니다."

기백(岐伯)이 답한다. "묘하도다! 그 물으심이여. 이 침자(針刺) 중의 가장 중요한 부분은 침법(針法) 중에 최고의 수준에 이르는 것(登峰造極)이니 신명(神明)의 류입니다. 입으로 말하고 책으로 써도 오히려 다 설명하지 못하는 것입니다. 제가 말씀 드린 바의 발몽(發蒙)은 그 효과의 신속함이 오히려 발몽보다 빠른 것입니다."

황제(黃帝)가 말한다. "좋도다. 모두 다 들려 주었으면 합니다."

기백(岐伯)이 답한다. "이러한 병에 침을 놓을 때는 반드시 한낮(日中)이라야 하며 청궁혈(聽宮穴)에 침을 놓아 침이 눈동자에 이르러 감응하게 합니다. 아울러 그 침기(針氣)의 소리가 귀에 들리게 합니다. 이것이 그 수혈입니다."

황제(黃帝)가 말한다. "좋습니다. 귀에 들리는 소리를 무엇이라 하는지요?"

기백(岐伯)이 답한다. "청궁혈에 침 놓을 때는 손으로 양코구멍을 단단히 누르고 빨리 그만두면 그 소리가 침에 응합니다."

황제(黃帝)가 말한다. "좋도다! 이는 진실로 무형(無形)의 가운데 침자(針刺)가 감응(感應)해서 더욱 전도(傳導)하게 하여 눈으로 볼 필요가 없이도 분명한 효과를 거두는데 이르르니 신명(神明)이 서로 마음이 맞음(相得)입니다."

     황제가 말한다. '5절을 침 놓는 가운데 발몽의 침법(針法)을 말했는데 나는 아직 그 뜻이 무엇인지 이해하지 못합니다. 본래 발몽의 침법은 귀로 듣지 못하고 눈으로 보지 못하는 병변(病變)을 치료하는 깃입니다. 선생은 그런데 부수(腑腧)에 침을 놓아 부병(腑病)을 제거하는 것이니 어떤 수혈(腧穴)이 이 이목(耳目)의 병을 잘 치료할 수 있는지요? 내가 바라는 바는 선생이 말씀하신 그 중의 이치를 들려주었으면 합니다.' 기백이 답한다. '질문 하심이 매우 훌륭합니다. 그것은 침을 놓는 가운데 가장 미묘한 부분입니다. 이는 침법 중 최고의 기술에 이르는 것이니 반드시 마음 속으로 깨닫고 이해해야 하는 것이니 입으로 말하고 책으로 써도 형용할 수 없는 것입니다. 내가 말한 바의 발몽은 그 주효(奏效)의 신첩(迅捷)함은 오히려 발몽보다 빠른 것입니다.' 황제가 말한다. '좋도다! 바라건데 죄다 들려주시면 합니다.' 기백이 답한다. '이런 병을 침 놓는 것은 반드시 한낮의 시간에 청궁혈(聽宮穴)을 찔러 침자(針刺)의 감응이 눈동자에 이르르게 하고 아울러 그 침기(針氣)의 소리울림이 귀속에 이르르게 하니 이것이 부수(腑腧)의 작용이요 이것이 수혈(腧穴)을 침 놓는 의미입니다.' 황제가 말한다. '좋도다. 귀에 들리는 소리는 무어라 하는지요?' 기백이 답한다. '청궁혈에 침을 놓을 때 손으로 양 코구멍을 단단히 누르고 빨리 그치면 그 소리가 침에 응합니다. 그런 후에 입을 다물고 있으면 노복고기(怒腹鼓氣)하여 기(氣)가 올라가 귀와 눈에 이르러 귀 안에 침자(針刺)의 동시에 상응하는 소리 울림이 나타납니다.' 황제가 말한다. '좋도다! 이는 진실로 무형(無形)한 가운데 침자(針刺)가 감응(感應)을 더해서 전도(傳導)하여 반드시 눈을 쓰지 않고 보고 분명한 효과를 거두는데 이르를 수 있으니 실제 이는 마음을 얻어 손에 응하여 출신입화(出神入化)하는 것입니다.'

황제(黃帝)가 말한다. "절(節)에 침을 놓는 바를 설명한 거조(去爪)의 침법(針法)은 선생이 곧 관절(關節)의 지락(支絡)에 침 놓는다고 했습니다. 바라건데 모두 들려주었으면 합니다."

기백(岐伯)이 답한다. "허리와 척추란 인체(人體) 내의 큰 관절입니다. 4지(肢)와 목(脛)은 인체(人體) 활동과 운행하는 중앙 행정기구(樞要)가 있는 곳입니다. 경수(莖涿)는 종근(宗筋)이 모인 곳입니다. 인체 내의 추기(樞機)입니다. 정(精)은 이로부터 배설되고 오줌(溺)은 이로부터 나옵니다. 그러므로 음정(陰精)이 되고 진액(津液)의 통하는 길이 됩니다. 그러므로 음식을 절제하지 못하고 희노(喜怒)가 불시(不時)에 일어나면 진액이 안으로 넘치고 곧 아래로 고환(睾丸)에 머무르고 수도(水道)가 통하지 않고 음낭(陰囊)이 날로 점차 커져서 부앙(俯仰)이 불편하고 행동이 모두 제한을 받습니다. 이 병은 몸 안에 물이 축적되어 상하수도가 통할 수 없습니다. 마땅히 피침(鈹針)을 사용하여 그 물을 제거해서 이러한 외형의 밖으로 드러남을 치료하니 치마로는 가릴 수 없는 것이니 이름하여 거조(去爪)라 합니다."

황제(黃帝)가 말한다. "훌륭합니다!"

황제가 말한다. '5절(節)을 침 놓음에 거조의 침법을 설명함에 선생은 관절(關節)의 지락(支絡)을 침 놓는다고 했습니다. 그 상세한 이치를 설명해 주시기 바랍니다.' 기백이 답한다. '허리와 척추는 인체 내의 가장 큰 관절입니다. 4지(肢)와 목(脛)은 인체 활동과 왕래의 중앙행정기구(樞要)가 있는 곳입니다. 경수(莖垂)는 종근(宗筋)이 모여드는 곳이요 인체내의 추기(樞機)입니다. 정액(精)이 여기서 배설되고 오줌(溺)이 여기로부터 나옵니다. 그러므로 음정(陰精)이 되고 진액(津液)이 통하는 길입니다. 만약 음식을 절제하고 삼갈 줄 모르고 희노(喜怒) 7정이 과도하면 그 영향으로 진액이 정상 운행을 할 수 없고 안으로 넘쳐서 고환(睾丸)에 모이니 수도(水道)가 통하지 않고 음낭(陰囊)이 점차 커져서 인체(人體)를 부앙(俯仰)케 하고 행동이 모두 제한을 받습니다. 이러한 병은 몸 안에 물이 축적되었기 때문에 상하수도로 하여금 통할 수 없게 합니다. 응당 피침(鈹針)을 사용하여 그 물을 밖으로 몰아내서 이러한 외형에 나타나서 치마로는 가릴 수 없는 수종병(水腫病)을 치료하니 이를 깎아 많이 남은 손톱과 같으니 이 때문에 거주(去爪)라고 합니다.' 황제가 말한다. '훌륭합니다!'

황제(黃帝)가 말한다. "5절(五節)은 침 놓음에 철의의 침법을 설명함에 선생은 모든 양경(陽經)의 기혈(奇脈)을 침 놓는다고 했으나 고정적 부위가 없습니다. 바라건데 상세하게 설명 해 주시기 바랍니다."

기백(岐伯)이 답한다. "이는 양기(陽氣)가 남음이 있고 음기(陰氣)가 부족한 것입니다. 양기가 부족하니 안에서 열이 나고 음기가 남음이 있으니 밖에서 열이 나서 양열(兩熱)이 서로 부딪치니 열이 심해 석탄불(炭火)을 품은 것 같아서 면백(綿帛)을 가까이 하기가 두렵고 몸을 가까이 해서는 안 되고 자리를 가까이 해서는 안됩니다. 살결이 막혀 있으니 땀이 나오지 않고 혀가 타고 입술이 마르고 목이 타서 음식의 맛을 모릅니다."

황제(黃帝)가 말한다. "좋습니다! 치료는 어떻게 하는지요?"

기백(岐伯)이 답한다. "그 천부혈(天府)을 취하고 대서혈(大杼)을 각기 세 차례 침놓고 다시 등골뼈에 침을 놓아 수혈(兪)을 써서 열(熱)을 사(瀉)시키고 연후에 손과 발의 태음경(太陰經)을 보(補)하여 땀이 나게 하고 열(熱)이 물러나서 땀이 줄어들 때를 기다리면 병이 낫습니다. 그 주효(奏效)의 빠름이 옷을 벗는 것처럼 매우 빠릅니다."

황제(黃帝)가 말한다. "훌륭하도다!"

황제가 말한다. '관절에 침 놓는 중에 설명한 철의(徹衣)의 침법(針法)은 선생이 모든 양경(陽經)의 기혈(奇穴)에 두루 침 놓는다고 했으나 고정된 부위가 없다고 했습니다. 청컨데 자세한 설명을 해 주시기 바랍니다.' 기백이 답한다. '이러한 자법(刺法)은 양기(陽氣)의 남음이 있고 음기(陰氣)가 부족한 병에 쓰입니다. 음기가 부족하면 내열(內熱)이 발생합니다. 양기가 남음이 있으면 외면(外熱)이 발생하여 서로 부딪치니 열이 심하여 마치 석탄불(炭火)을 품은 것 같아서 열세(熱勢)가 왕성하여 면이나 비단(綿帛) 옷 등을 입고 접촉하기가 두렵고 다시 그 신체(身體)를 가까이 하라고 해서는 안 되고 심지어 자리를 함께 하면 열이 두려워 감히 접근하지 못합니다. 살결이 막혔으니 땀이 나지 않고 열사(熱邪)를 밖으로 발산(散)하지 못해서 혀가 타고 입술이 말라 포(腊)가 되고 목이 말라서 급히 물이 먹고 싶고 아울러 음식의 맛이 있고 없음을 헤아리지 못합니다.' 황제(黃帝)가 말한다. '훌륭합니다. 치료는 어떻게 하는지요?' 기백이 답한다. '천부혈(天府)을 침 놓고 대서혈(大杼)을 세 차례 침 놓고 다시 가운데 등골뼈에 침을 놓아 수혈(兪)을 사용하여 열을 사(瀉)시킵니다. 그런 후에 손·발의 태양경(太陽經)에 땀이 나게 하고 열이 물러나 땀이 줄어들기를 기다리면 병이 완전히 낫습니다. 그 주효(奏效)의 빠름은 의복을 벗듯 빠릅니다.' 황제가 말한다. '훌륭합니다.'

황제(黃帝)가 말한다. "자절(刺節) 중에 설명한 바 해혹(解惑)의 침법(針法)은 선생이 음양(陰陽)의 조절을 모두 알아서, 남음이 있고 부족함을 보사(補瀉)하고 허실(虛實)을 서로 바꾸어 변화시키는 것을 간단히 설명했는데 어떻게 해서 그 미혹(迷惑)함을 비로소 없앨 수 있는지요?"

기백(岐伯)이 답한다. "사람이 풍(風)으로 반신불수가 되면 혈맥이 편허(偏虛)하니 허(虛)한 것은 정기(正氣)가 부족한 것이고 실(實)한 것은 남음이 있는 것입니다. 이는 가볍거나 무거워 균형이 잡히지 않으니 기울어져 넘어져 누워서 뒤척이지 못하고 엎드리지 못하여 동서도 모르고 남북도 모르고 갑자기 올라갔다가 갑자기 내려오고 갑자기 이랬다 갑자기 저랬다 전도(轉倒)가 무상(無常)하며 미혹이 심합니다."

황제(黃帝)가 말한다. "훌륭하도다! 어떻게 치료하는지요?"

기백(岐伯)이 답한다. "그 남음이 있음은 사(瀉)시키고 그 부족함을 보(補)하여 음양(陰陽)이 평형(平衡)에 이르도록 합니다. 이와 같은 침법의 사용은 돌연 의혹(疑惑)을 해제시킴이 빠릅니다."

황제(黃帝)가 말한다. "훌륭합니다. 청컨데 영난지실(靈蘭之室)에 감춰둔 것을 망녕되이 누설하지 말았으면 합니다."

황제가 말한다. '관절에 침 놓는 가운데 해혹(解惑)의 침법을 설명한 바는 선생이 음양의 조정과 보사(補瀉)의 이치를 전부 알아서 허실(虛實)을 서로 바꾸어 변화시키는 것을 간단히 설명했는데 어떻게 해서 그 미혹(迷惑)함을 비로소 없앨 수 있는지요?' 기백이 답한다. '사람이 중풍(中風)으로 반신불수와 같은 류의 병을 얻은 후에는 혈기에 반드시 치우쳐서 허한 곳이 있으니 허(虛)한 것은 정기(正氣)가 부족한 것이고 실(實)한 것은 사기(邪氣)가 남음이 있는 것입니다. 이는 신체가 좌우에 경중(輕重)의 균형이 잡히지 않게 되면 신체가 기울어져서 뒤척이지 못하고 누워서 뒤척이며 엎드리지 못하니 동서를 알지 못하고 남북을 알지 못하여 갑자기 올라갔다가 갑자기 내려오고 갑자기 이랬다 갑자기 저랬다 하니 전도(轉倒)가 무상(無常)하여 일반 신지(神志)에 비하여 미혹한 병이 더욱 심합니다.' 황제가 말한다. '훌륭하도다! 어떻게 치료하는지요?' 기백이 답한다. '사기(邪氣)의 남음이 있음을 사(瀉)시키고 그 정기(正氣)의 부족함을 보(補)하여 음양(陰陽)이 평형(平衡)하게 해야 합니다. 이와 같은 용침(用針)은 그 주효(奏效)가 신속하여 돌연 미혹(迷惑)이 해제되는 듯한 빠름이 있습니다.'

황제가 말한다. '훌륭합니다. 나는 그러한 이론 지식을 쓰여진 책으로 파악하고 있는데 영난의방(靈蘭之室)에 감춰두고 매우 잘 보존해 왔는데 감히 가벼이 누설해서 들어내지 말것입니다.'

황제(黃帝)가 말한다. "내가 듣기로는 자법(刺)에는 5사(五邪)의 방법이 있다고 했습니다. 무엇을 5사라고 하는지요?"

기백(岐伯)이 답한다. "병에는 옹사(癰邪)가 있고, 성대(盛大)한 사기(邪)가 있고, 미약한 사기(邪)가 있고 열사(熱邪)가 있고 한사(寒邪)가 있으니 합해서 5사라 합니다."

황제(黃帝)가 말한다. "5사를 침으로 치료함은 어떻게 하는지요?"

기백(岐伯)이 답한다. "무릇 5사의 자치(刺治) 방법은 5조(五條)에 불과합니다. 비열(痺熱)을 없애고 종취(腫聚)를 흩어지게 하고, 한비(寒痺)를 더욱 따스하게 하고 몸이 허하고 사기(邪)가 미약한 것은 양기(陽)를 보익(補益)하고 사기가 왕성한 것은 반드시 그 사기를 제거합니다. 청컨데 다시 구체적인 침자법을 말씀드리게 해 주십시오."

황제가 말한다. '내가 듣기로는 자법(刺)에는 5사의 방법이 있다고 했습니다. 무엇을 5사라고 하는지요?' 기백이 답한다. '옹사

(癰邪)가 있고, 왕성하고 큰 사기(邪)가 있고, 미약한 사기(邪)가
있고, 열사(熱邪)가 있고, 한사(寒邪)가 있으니 합해서 5사라고
합니다.'
　　황제가 말한다. '5사가 병을 이루면 어떻게 침으로 치료하는지
요?' 기백이 답한다. '일반적으로 침으로 5사를 치료하는 방법은 5
조(五條)에 불과합니다. 비열(痺熱)의 병에 대해서는 응당 그 비
열(痺熱)을 없애야 하고, 종취(腫聚)가 흩어지지 않으면 응당 그
것을 없애야 하고 한비병(寒痺)에는 응당 양열(陽熱)을 도와서 혈
기(血氣)를 따스하게 하고 몸이 허하고 사기가 미약한 것은 보익
(補益)하여 강장(强壯)케 하고 사기(邪)가 왕성하여 유여(有餘)하
면 반드시 그 사기를 쫓아내야 합니다. 청컨데 제가 구체적 침자방
법을 말씀드렸으면 합니다.'

　무릇 옹사(癰邪)를 침놓아 치료하는 방법은 옹사의 왕성한 형세
를 맞이해서 안착(迎着)시키지 말고 응당 그 예기(銳氣)를 피해야
하고 풍속을 바꾸고 질병의 성질을 고쳐서 농(膿)하지 않게 하고
만약 이미 화농(化膿)했으면 같지 않은 방법으로 치료하여 농(膿)을
없애고 사독(邪毒)이 스스로 없어지게 합니다. 모든 음양(陰陽)이
옹종(癰)의 자리를 지나치는 것은 그 수혈(腧)을 취하여 사(瀉)시킵
니다.

　　일반적으로 옹사(癰邪)를 침 놓아 치료하는 방법은 옹사의 예리
한 세력이 옹처에 안착하지 않게 하고 망녕되이 침을 놓거나 혹은
고름을 제거해서는 안 되니 응당 참고 조섭하고 치료해야 합니다.
이것은 화농(化膿)을 기다리지 않고 치료하여 남게 하는 것입니
다. 만약 이미 화농했으면 다른 방법을 택해서 치료를 진행합니다.
농(膿)이 있는 곳에 근거하여 그 농을 침으로 제거하여 그 농이
머물러 모이지 않게 하고 고름을 배출시켜 사독(邪毒)이 스스로
없어지게 합니다. 때문에 이 양경(陽經) 혹은 음경(陰經)이 옹
(癰)이 생기는 곳을 통과하는 것을 논하는 것이 아니기 때문에 모

두가 그 본경(本經)의 수혈(腧血)을 취하여 사(瀉)시킵니다.

대사(大邪)를 침 놓아 치료함에 있어서는 응당 설법(泄法)을 사용하여 그 유여(有餘)함을 점차 배설시키면 사기가 날로 더욱 허약해집니다. 폄침(砭)을 놓아서 정기(正氣)가 운행하는 도로를 개통시키고 침을 찔러 그 사기를 없앰으로 인해서 기육 사이에 사기가 없고 방해함이 없고 막힘이 없으니 사기(邪氣)가 배설되어 없고 진기(眞氣)가 회복되어 기능이 회복됩니다. 그러므로 모든 양분(陽分)의 분육 사이의 혈위(穴位)를 침을 놓습니다.

일반적으로 대사(大邪)를 침놓음에 있어서는 응당 설법(泄法)을 사용하여 점차 그 유여(有餘)한 사기(邪氣)를 배설시켜 제거하니 사기가 날로 허약해집니다. 폄침(砭針)을 사용하여 침을 놓아 정기(正氣) 운행이 길을 열게 하고 침을 찔러서 그 사기를 없앰으로 인해서 자연 기육이 친하게 붙어 치밀하고 사기가 배설되어 제거되고 진기(眞氣)가 서로 응해서 기능이 회복됩니다. 왕성하고 큰(盛大) 실사(實邪)는 대부분 3양(三陽)에 있습니다. 그러므로 마땅히 모든 양경(陽經)의 분육 사이의 혈위(穴位)에 침을 놓아야 합니다.

무릇 소사(小邪)를 침 놓아 치료함에 있어서는 반드시 진기(眞氣)로 하여금 점차 왕성하게 커지게 하여 그 부족함을 보(補)하니 곧 해로움이 없습니다. 그 사기가 있는 곳을 살펴서 아직 깊이 들어가기 전에 맞이해서 박탈합니다. 이와 같이 멀고 가까운 진기(眞氣)가 충족되면 외사(外邪)가 안으로 침입하기가 어렵습니다. 지나치면 정기(正氣)를 손상시키니 사기가 있는 분육(分肉)의 사이의 혈위(穴位)에 침을 놓아야 합니다.

일반적으로 소사(小邪)가 병을 이루어 침놓는 방법은 반드시 진기를 점차 왕성하고 크게 하여 보법(補法)을 응용하여 그 정기(正氣)의 부족을 보(補)하면 사기가 해로움을 이루지 못합니다. 동시에 사기가 있는 곳을 살펴서 응당 아직 깊이 들기 전에 맞이하여 빼앗습니다. 이러한 원근(遠近)의 진기가 다 이르르면 진기가 충족되어 외사(外邪)가 안으로 침범하기가 어렵습니다. 다만 보익(補益)이 태과(太過)하면 안 되니 태과(太過)하면 정기가 손상됩니다. 소사(小邪)를 침 놓는 방법은 마땅히 사기가 있는 분육(分肉) 사이의 혈위(穴位)를 취합니다.

무릇 열사(熱邪)를 침놓아 치료함에 있어서는 사기가 밖으로 넘침을 파악하여 신체가 열로부터 서늘하게 바뀌게 하여 열이 물러간 뒤에 다시 발열하지 않아서 곧 병이 없어 집니다. 사기의 도로가 소통되고 문호(門戶)가 열리어 열사(邪)가 밖으로 배설되어 나가게 하면 병이 곧 낫습니다. 무릇 한사(寒邪)를 침놓아 치료하는 방법은 응당 정기(正氣)를 온양(溫養)하여 천천히 침을 놓고 빨리 빼는 보법(補法)을 써서 신기(神氣)의 정상회복이 초래되도록 합니다. 침을 뺀 후에는 문호(門戶)를 닫아서 정기가 분산되지 않게 하고 허실(虛實)의 조화를 얻어서 진기(眞氣)가 단단히 안에 있게 됩니다.

황제(黃帝)가 말한다. "5사(五邪)를 침 놓음에 있어서 어떤 침이 비교적 적합한지요?"

기백(岐伯)이 답한다. "옹양(癰瘍)을 침 놓는데는 응당 피침(鈹針)을 사용하고, 대사(大邪)에는 봉침(鋒針)을 사용하고 소사(小邪)에는 원리침(圓利針)을 사용하고 열사(熱邪)에는 참침(鑱針)을 사용하고 한사(寒邪)에는 응당 호침(毫針)을 사용합니다.

무릇 열사(熱邪)를 침으로 치료함에는 응당 사기가 밖으로 넘침을 파악하여 그 흩어져 나간 것이 다시 되돌아오지 못하게 하여 신체에 발열하지 않게 하면 곧 병이 없어집니다. 때문에 침을 놓음에 있어서 응당 사기가 도로에 소통되는 까닭에 문호(門戶)가 열리어 사열(邪熱)이 밖으로 배설되어 나가는 길이 있으니 이와 같이 병이 완전히 나을 수 있습니다. 무릇 한사(寒邪)를 침을 놓아 치료함에는 응당 정기(正氣)를 온양(溫養)하는데 주의하고 천천히 침을 놓고 빨리 침을 빼는 보법(補法)을 사용하여 신기(神氣)가 정상회복이 되도록 점점 왕성함에 따라서 혈(血)이 운행되고 한사(寒)가 흩어지는 데에 이르르게 되므로 침을 뺀 후에 침구멍을 손으로 문질러 닫히게 하면 정기(正氣)가 비로소 분산되지 않는데 이르러 허실(虛實)이 조화될 수 있으니 진기(眞氣)가 단단히 안에 있게 됩니다.'

　　황제가 말한다. '5사(五邪)를 침 놓아 치료함에는 응당 어떤 침을 사용하는 것이 비교적 적합한지요?' 기백이 답한다. '옹양(癰瘍)을 침 놓는데는 응당 피침(鈹針)을 사용하고 대사(大邪)를 침 놓아 치료함에는 봉침(鋒針)을 사용하고 소사(小邪)를 침놓아 치료함에는 원리침(圓利針)을 사용하고 열사(熱邪)를 침놓아 치료함에는 참침(鑱針)을 사용하고 한사(寒邪)를 침 놓아 치료함에는 호침(毫針)을 사용합니다.'

　제가 해결(解結)하는 이론(理論)을 말씀드림을 양해하시기 바랍니다. 천지(天地)와 더불어 서로 응하고 4시(四時)와 더불어 서로 부합하고 사람의 덕은 하늘과 같습니다. 그러므로 해결이라 할 수 있습니다. 아래는 저습(低濕)한 지역과 같고 위로는 갈대와 갯버들(葦蒲)이 자랄 수 있으니 이 때문에 형기(形氣)의 많고 적음을 알 수 있습니다. 음양(陰陽)이란 추위와 더위입니다. 무더운 계절에는 지면의 수분이 증발해서 비를 이루고 초목의 줄기와 뿌리의 수분이 적어집니다. 사람의 기(氣)는 밖에 있고 피부는 느슨하여 살결이 열리니 혈기(血氣)는 감쇠(減衰)하고 땀이 크게 배설되어 기육(肌肉)이 원활해집니다. 추우면 땅이 얼고 물이 얼음 얼어 사람의 양기(陽

氣)는 안에 거두어 간직되어 있습니다. 그러므로 피부가 치밀하고 살결이 닫혀서 땀이 나오지 않고 혈기가 강하고 기육(肌肉)이 단단하고 매끄럽지 않습니다. 매우 추운 계절에 물에서 잘 운행하는 사람은 얼음 속에는 왕래할 수가 없습니다. 땅을 잘 파는 사람도 얼음을 뚫지 못합니다. 침을 잘 놓는 사람은 4궐역(四厥)을 취하지 못합니다. 혈맥이 응결되어 단단히 박동(堅博)하여 왕래하지 못하는 것은 또한 곧 부드러워질 수 없습니다. 그러므로 물을 운행시키는 사람(行水者)은 반드시 천온(天溫)이 얼음을 녹이고 해동(解凍)되기를 기다린 이후에 물을 운행할 수 있고 땅을 팔 수 있습니다. 인체의 혈맥(血脉)도 이와 같으니 궐역병(厥逆病)의 치료에 있어서는 반드시 먼저 온위(溫熨)의 방법으로 그 경맥을 조화시켜야 하니 손바닥과 겨드랑이, 팔꿈치와 다리, 목과 등골뼈를 조절합니다. 화기(火氣)가 이미 통하면 혈맥이 곧 유행되고, 그런 후에 다시 병의 정황을 관찰하여 맥기(脉氣)가 원활하게 잘 통하면 침자(針刺)의 방법으로 화령함을 회복하고 맥상(脉象)이 단단하면 이는 사기가 왕성한 형상이니 단단함을 부수고 흩어지게 하는 침법(針法)을 사용하여 궐역하는 기가 아래로 내려가면 침 놓기를 중지합니다. 이것이 이른바 해결(解結)입니다.

제가 해결(解結)의 이론을 말씀드림을 양해하시기 바랍니다. 사람과 자연계가 서로 적응하고, 4계절의 변화와 더불어 서로 부합하면 사람이 천지와 더불어 서로 참여하는 이치에 의거해서 해결(解)이라 할 수 있습니다. 마치 아래로는 저습(低濕)한 지역이 있고, 위로는 갈대(葦)와 갯버들(蒲)이 자랄 수 있음과 같이 이런 이치를 근거로 하여 인체의 외형의 강약으로부터 기혈(氣血)의 많고 적음을 헤아려 알 수 있습니다. 음양의 변화는 추위와 더위로 설명할 수 있습니다. 무더운 계절에는 지면의 수분(水分)이 증발해 올라가서 비가 됩니다. 초목의 뿌리와 줄기의 수분이 감소됩니다. 인체에 열기(熱氣)의 훈증(薰蒸)을 받으면 양기(陽氣)가 밖으로 뜹니다. 그러므로 피부가 늘어지고 살결이 열리고 혈기(血氣)가 감쇠(減衰)하고 땀이 크게 배설되고 기육(肌肉)이 원활해집니다. 춥고 서늘한 계절에는 땅이 얼고 물이 차가워 얼어서 사람의 양기(陽氣)가 안으로 거두어 숨겨집니다. 때문에 피부가 치밀해지고 살결이 닫힙니다. 땀이 나오지 않고 혈기(血氣)가 강하고 기육(肌肉)이 단단하고 막힙니다. 매운 추운 계절에는 배를 잘 운행하는 사람도 얼음 속에서는 왕래하지 못합니다. 땅을 잘 파는 사람도 얼음을 뚫지 못합니다. 침을 잘 놓는 사람도 같은 이치로 4지(四肢)가 궐역하는 병증은 치료하지 못합니다. 만약 혈맥이 추위로 인해 엉기면 단단히 모인 것이 얼음이 얼은 것 같아서 왕래가 원활하지 못하면 그것이 유연할 수가 없습니다. 그러므로 물이 운행하게 하는 사람은 반드시 기후가 따스해지기를 기다리고 얼음이 풀리기를 기다려서야 비로소 물 위에 배가 운행되게 할 수 있습니다. 땅을 파는 사람은 반드시 대지(大地)가 해동(解凍)되기를 기다려서야 비로소 땅을 팔 수 있습니다. 인체의 혈맥은 반드시 양기가 운행함을 기다려서야 비로소 침을 쓸 수 있습니다. 그러므로 궐역병의 치료는 반드시 온위(溫熨)하는 방법을 써서 그 경맥을 조화시킵니다. 양손바닥, 양겨드랑이, 양팔 꿈치, 양다리와 목, 척추, 등의 관절(關節)이 만나는 곳에 위구(熨炙)를 베풀어서 온열(溫熱)의 기(氣)가 각처에 통달하기를 기다려서 혈맥이 정상으로 회복되어 운행합니다. 그런 후에 다시 병의 정황을 관찰하여 맥기(脉氣)가 매끈매끈하고 부드럽고 유창하면 이는 위기(衛氣)가 몸거죽(體表)에 뜬 것이니 침을 놓는 방법으로 그것을 화평하도록 회복시킬 수가 있습니다. 가령 맥상(脉象)이 단단하면 이는 사기(邪氣)가 왕성하고 실(實)한 형상이니 단단함을 깨뜨려 흩어지게 하는 침법을 사용하는 것이 옳습니다. 궐역하는 기(氣)가 아래로 내려가기를 기다려서 침놓기를 그칩니다. 이 같이 사기(邪)의 모이는 바에 근거하여 그 침을 놓아 제거하는 치료 원칙을 이른바 해결(解結)이라 합니다.

무릇 침을 놓아서 병을 치료하는 주요한 것은 기를 조절하는데 있습니다. 곡기(氣)는 먼저 위에 쌓입니다. 영위(營衛)를 통해서 각기 순행하는 길로 갑니다. 종기(宗氣)는 기해(氣海)에 머물고 그 아래 것은 기가(氣街)에 머물고 그 위에 것은 식도(息道)로 갑니다. 그러므로 다리 부위에 궐역(厥逆)이 발생할 때 종기는 기가로부터 족양명경맥(足陽明經脉)으로 내려가지 않고 맥중(脉中)의 혈이 엉겨서 머뭅니다. 그러므로 먼저 불로 뜨고(火炙) 온위(溫熨)하는 방법을 쓰지 않으면 취혈(取穴)하여 침을 놓지 못합니다. 침을 놓아 병을 치료하는 것은 반드시 먼저 그 경락(經絡)의 허실(虛實)을 살려 손으로 경맥을 따라 진맥하여 눌러서 경맥을 퉁겨서 손가락에 응해서 움직이는 부위를 살피고 난 연후에 혈(穴)을 취하여 침을 놓습니다. 만약 6경(六經) 경맥이 조화로우면 병이 없다고 합니다. 비록 병이 있어도 스스로 낫는다고 합니다. 만약 어떤 하나의 경(經)이 위는 실(實)하고 아래가 허(虛)하여 통하지 않으면 이는 반드시 횡락(橫絡)의 왕성한 기가 정경(正經)에 더 보태어진 소치(所致)이니 이것을 일러 해결(解結)이라 합니다.

　　무릇 침을 사용하여 병을 치료함에 주요한 것은 기를 조절하는 데 있습니다. 사람이 수곡(谷)에서 기를 받으니 곡기(谷氣)는 먼저 위 속에 쌓여서 소화하여 생긴 영기(營氣)와 위기(衛氣)가 각기 따라 도는 길로 갑니다. 종기(宗氣)는 가슴 속에 쌓여서 기의 바다가 됩니다. 그 아래 운행하는 것은 기가(氣街)의 혈처(穴處)에 흘러듭니다. 그 위에 운행하는 것은 호흡(呼吸)의 도(道)로 갑니다. 그러므로 응당 다리 부위에 궐역(厥逆)이 발생할 때 종기(宗氣)는 스스로 기가(氣街)로부터 족양명경맥(足陽明經脉) 아래로 운행할 수 없습니다. 맥중의 혈(血)이 따라 붙어서 엉기어 머뭄니다. 그러므로 만약 먼저 불뜸(火灸)으로 온위(溫熨)하는 방법으로 기혈을 고루 통하게 하지 않으면 적절하게 혈(穴)을 취하여 침자(針刺)를 진행할 수 없습니다. 침으로 병을 치료함에는 반드시 먼저 경락(經絡)의 허실(虛實)을 살펴서 손을 써서 따라 도는 경(循經)을 진맥하여 경맥을 튕겨서 손가락에 응하여 움직이는 부위를 살피고 연후에 혈을 취하여 침을 놓습니다. 만약 수족 6경(手足六經)의 경맥이 조화로우면 이는 병이 없는 증상이니 이는 작고 경미한 병이 있어도 스스로 나을 수가 있습니다. 만약 어떤 경(經)의 위는 실(實)하고 아래가 허(虛)하여 불통함이 나타나면 이는 반드시 횡락(橫絡)의 왕성한 기가 정경(正經)에 보태어진 소치(所致)입니다. 치료시에 질병이 있는 곳을 찾아내어 사법(瀉法)을 시행하는 것이 여기서 말하는 바의 해결(解結)의 방법입니다.

위가 차갑고 아래가 열나면 먼저 그 목의 족태양방광경(足太陽膀胱經)의 혈위(穴位)를 침놓아 비교적 오랜 시간을 머무릅니다. 침을 놓은 이후에는 또 목 부위 및 어깨 쭉지 부위에 침을 놓으면 열기(熱氣)가 상하(上下)가 서로 합하니 비로소 침을 놓기를 그칩니다. 이는 이른바 밀어올리는 방법입니다. 위가 열이 나고 아래가 차가우면 하부 경락 위에 함몰하는 어맥(虛脉)을 살펴서 침을 놓아서 양기(陽氣)가 내려가게 된 후에 침을 그칩니다. 이것은 이른바 끌어내리는 방법이라고 합니다.

허리 이상에 차가움을 느끼고 허리 아래에 열이 남을 느끼면 마땅히 먼저 목 사이의 족태양경(足太陽經)의 혈위(穴位)에 침 놓고 아울러 비교적 긴 시간을 침이 머무르게 합니다. 침을 놓은 후에는 또 목 부위와 어깨쭉지 부위에 온위(溫熨)를 하여 열기(熱氣)가 상하 서로 합하게 하면 비로소 침 놓기를 그칩니다. 이는 이른바 밀어 올리는 방법입니다. 만약 허리 이상이 발열하고 허리 이하가 차가워지면 아울러 아래 부위의 경락(經絡) 위에 함몰된 허맥(虛

脉)을 살펴서 응당 침을 써서 보법(補法) 치료를 시술해서 그 양기(陽氣)가 내려간 후에 침을 그칩니다. 이것이 이른바 끌어내리는 방법입니다.

온몸에 높은 열이 나서 열이 지극하면 발광하고 또 망녕되게 보고 망녕되게 듣고 망녕되게 말을 하는 등이 나타나면 응당 족양명경(足陽明經) 및 대락(大絡)을 살펴서 취하되, 허(虛)하면 보(補)하고 혈이 실(實)하면 사(瀉)시킵니다. 동시에 환자가 드러누었을 때 의원은 환자의 머리 밑에서 두 손의 4지(四指)로 환자의 목 부위의 동맥을 끼고 누르기를 좀 길게 하다가 아울러 말아올리고 눌러 끊는 수법을 써서 아래로 향해서 밀어 결분(缺盆)에 이르르면 다시 중복하여 위에서 말한 동작을 연속 진행하면 몸에 열이 물러가며 곧 그칩니다. 이를 이른바 밀어 흩어지게 하는 방법이라고 합니다.

온몸이 높은 열이 나고 열이 지극하여 발광하고 또 망녕되이 보고, 망녕되이 듣고 망녕되이 말하는 등이 나타나면 응당 족양명경(足陽明經)의 정경(正經)과 낙맥이 허(虛)에 속하는지 실(實)에 속하는지를 살펴본 후에 취하여 침을 놓으니 허(虛)하면 보법(補法)을 쓰고 혈(血)이 막혀서 실에 속하면 사법(瀉法)을 씁니다. 동시에 환자가 들어누워 있을 때 의원은 환자의 목 부위의 동맥을 끼고 눌러서 기고 있는 시간을 길게 해야 하고 아울러 말아 올리고 눌러서 끊는 수법으로 아래로 향하여 밀고 눌러 결분(缺盆)에 까지 이르르면 다시 되풀이해서 위에서 말한 동작을 계속 진행하여 신열(身熱)이 물러가면 바로 그칩니다. 이것을 이른바 밀어서 흩어지게 하는 방법이라 합니다.

황제(黃帝)가 말한다. "한 맥(脉)에서 사기(邪)를 받아 발생하는 수십종의 병이 있으니 혹은 동통(疼痛)이 있고 혹은 종기(廱)가 있고 혹은 열이 나고 혹은 오한(寒)이 들고 혹은 가렵고(痒) 혹은 마비(痺) 되고 혹은 몸이 마비되어 감각이 없고(不仁) 변화무궁하니 그 이유는 무엇인지요?"

기백(岐伯)이 답한다. "이는 모두 사기가 낳은 바입니다."

황제(黃帝)가 말한다. "내가 듣기로 기(氣)란 것은 진기(眞氣)가 있고 정기(正氣)가 있고 사기가 있다고 했습니다. 무엇을 진기라 하는지요?"

기백(岐伯)이 답한다. "진기란 하늘에서 받은 바로 곡기(谷氣)와 더불어 나란히 몸을 채우는 것입니다. 정기(正氣)란 정풍(正風)입니다. 한 방향으로부터 오니 허풍(虛風)이 아닙니다. 사기란 허풍(虛風)입니다. 허풍에 손상된 사람은 그 사람에 적중함이 심하면 스스로 제거할 수 없습니다. 정풍(正風)이란 사람에게 적중함이 얕아서 체내의 진기와 더불어 융합하여 스스로 흩어져 제거되니 정풍(正風)의 오는 기(氣)가 약해서 진기를 이기지 못합니다. 그러므로 스스로 제거됩니다."

　　황제가 말한다. '한 맥(脉)이 사기를 받아 수십 종의 병증이 발생하여 혹은 동통(疼痛)이 있고 혹은 종기(癰)가 생기고 혹은 열(熱)이 나고 혹은 오한(惡寒)이 들고 혹은 가렵고(痒) 혹은 저리고, 혹은 몸이 마비되어 감각이 없고(麻木不仁), 변화무궁하니 이는 어떤 원인인지요?' 기백이 답한다. '이는 모두 같지 않은 사기의 상해(傷害)가 발생한 것입니다.'

　　황제가 말한다. '내가 듣기로는 진기가 있고 정기(正氣)가 있고 사기(邪氣)가 있는 등 명칭이 같지 않습니다. 무엇을 진기라 하는지요?' 기백이 답한다. '이른바 진기란 선천(先天)의 원기(元氣)와 후천(后天)의 곡기(谷氣)가 아울러서 이루어져서 아울러서 온몸의 영양을 채우니 이것이 인체(人體)의 생명활동의 동력(動力)입니다. 이른바 정기(正氣)란 또한 정풍(正風)이라 부르는데 이는 계

절과 더불어 서로 적응하는 정상 기후(氣候)입니다. 그것은 계절
시령(季節時令)에 부합하는 일방으로부터 오는 것이니 가령 봄계
절의 동풍(東風), 여름계절의 남풍(南風), 가을계절의 서풍(西風),
겨울계절의 북풍(北風) 이러한 적시(適時)에 이르는 풍(風)은 허
풍(虛風)입니다. 이른바 사기는 처죽이는(戕賊) 성질을 띠고 사람
을 상하게 할 수 있는 허풍입니다. 그것은 하루 아침에 인체를 상
하게 하니 그 부위는 비교적 깊어서 스스로 흩어져 없어질 수 없
습니다. 정풍(正風)은 사람을 상케하여 낮은 부위에 적중하여 체
내(體內)의 진기와 융합된 후 진기가 이를 이기므로 스스로 흩어
져 없어집니다. 이는 정풍의 오는 세력이 부드럽고 약해서 체내의
진기를 이기지 못합니다. 때문에 치료를 하지 않고도 스스로 떨어
져 나가는 것입니다.'

허사(虛邪)가 사람을 적중해 상케하면 추위에 떨고 무서워서 솜
털(豪毛)이 일어서고 살결이 열려 배설되는 현상이 나타납니다. 사
기(邪氣)가 점점 깊이 들어가 뼈에 맴돌아 모이면 골비(骨痺)가 됩
니다. 힘줄에 맴돌다 모이면 근련(筋攣)이 됩니다. 맥중(脉中)에 맴
돌다 모이면 혈맥이 약해서 악성종기가 됩니다. 기육(肌肉)에 맴돌
다 모이면 위기(衛氣)와 더불어 서로 모여서 양사(陽邪)가 이기는
것은 열이 되고 음사(陰邪)가 이기는 것은 한사(寒)가 됩니다. 한사
(寒邪)가 치우쳐서 왕성하면 진기가 제거되게 합니다. 진기가 쇠약
해지면 허(虛)하고 허(虛)하면 허한(虛寒)해 집니다. 사기가 피부 사
이에 맴돌다가 밖으로 향해 배설되면 살결(腠理)이 열리고 솜털이
움직여 빠지고 사기가 피부와 살결 사이를 왕래하여 가려워집니다.
만약 사기가 머물러 없어지지 않으면 마비되는 증세가 됩니다. 만
약 위기(衛氣)가 막혀서 통하지 않으면 몸이 마비되어 감각이 없습
니다.

　허사적풍(虛邪賊風)이 인체를 상하면 추워 떨고 차가움을 두려워하고 솜털이 빳빳이 일어서고 살결이 열리는 현상이 나타납니다. 만약 사기(邪氣)가 점차 깊이 들어가 뼈에 맴돌다가 모이면 골비(骨痺)가 됩니다. 힘줄에 맴돌다 모이면 근련(筋攣)이 나타납니다. 맥중(脉中)에 맴돌다 모이면 혈맥이 막혀서 악성종기(癰)가 됩니다. 기육(肌肉)에 맴돌다 모이면 인체 거죽(體表)의 위기(衛氣)와 서로 모여 맺힙니다. 만약 양사(陽邪)가 치우쳐서 이기면 열이 납니다. 음사(陰邪)가 치우쳐서 이기면 한사(寒)가 나타납니다. 한사(寒邪)가 지나치게 왕성하여 진기(眞氣)가 떠나게 압박하고 진기가 쇠퇴하면 신체가 허한(虛寒)한 증세를 나타냅니다. 사기가 피부 사이를 맴돌다 모이면 밖으로 향해 발설(發泄)되어 살결이 성글게 열리게 하여 솜털이 움직여 빠집니다. 사기가 피부와 살결 사이로 왕래하여 흐르면 그 때문에 피부가 가려워집니다. 만약 사기가 머물러 제거되지 않으면 마비되는 증세가 생깁니다. 만약 위기(衛氣)가 막혀서 통하지 않으면 몸이 마비되어 감각이 없어집니다.

　허사적풍(虛邪賊風)이 반쪽 신체의 깊은 부위에 침범하면 체내의 영위(營衛) 가운데 머무르니 영위(營衛)의 기능이 점차 쇠약해지고 진기(眞氣)가 떠나가고 사기가 단독으로 안에 머물러 반신불수(偏枯)의 증상이 발생합니다. 만약 사기가 거죽의 얕은 부위에 머무르면 혈맥(血脉)이 조화되지 못해 반신편통(半身偏痛)이 발생합니다.

　허사적풍(虛邪賊風)이 반쪽 신체의 깊은 부위에 침범하면 체내에 머물러 있는 영위(營衛) 가운데에 있어서 영위의 기능이 감소하여 약해집니다. 그러므로 진기(眞氣)가 떠나가서 사기가 단독으로 안에 머물러 있어서 반식불수의 증상이 발생합니다. 만약 사기가 거죽의 얕은 부위에 머물면 혈맥의 분화로 반신편통(半身偏痛)이 발생합니다.

　허사(虛邪)가 인체(人體)의 비교적 깊은 부위에 침입하면 한사(寒)와 열이 서로 맴돌다 모이고 오래 머물러 안에 붙어서 한사가 열(熱)을 이기면 골절(骨節)은 동통(疼痛)이 오고 기육(肌肉)은 말라 시듭니다. 열이 그 한사를 이기면 기육(肌肉)이 썩어 너덜너덜해서 고름(膿)이 됩니다. 가령 안으로 향해 한 걸음 더 나아가면 뼈가 상하고 안으로 뼈가 상하면 뼈가 침식(侵蝕)을 입습니다. 사기가 힘줄에 모여서 맺히면 힘줄로 하여금 굽게 하고 펼치지 못하게 됩니다. 사기가 그 사이에 오래 머물러 물러나지 않으면 힘줄의 종기(筋瘤)가 됩니다. 사기가 맺혀서 안으로 모이면 위기(衛氣)가 쌓여서 다시 나오지 못해서 진액(津液)이 밖으로 향해 퍼지지 못하고 머물러 장위(腸胃)와 사기(邪氣)가 서로 합해서 장의 종기(腸瘤)가 됩니다. 오래 된 것은 수년 간에 걸쳐 이루어지니 손으로 쓰다듬으면 부드럽고 연합니다. 사기가 모여 맺혀서 안으로 모이니 진액(津液)이 머물러서 운행치 않고 또 사기가 적중(中)하여 응결(凝結)되어 날로 심해지니 연이어 모여서 석류(昔瘤)가 되니 손으로 쓰다듬으면 단단합니다. 사기가 맺혀서 심층(深層) 부위의 뼈에 머물러 있으면 뼈와 사기가 아울러서 날로 커지면 골류(骨瘤)가 됩니다. 사기가 맺혀서 기육(肌肉)에 사기가 모여 있으면 머물러 붙어서 없어지지 않으니 열이 있으면 변화하여 고름(膿)이 될 수 있습니다. 열이 없으면 육류(肉瘤)가 됩니다. 위에 말한 여러 가지 종류의 사기가 병을 이루는 것은 변화무궁하여 그 발작이 일정한 부위가 있는 것이 아니지만 모두가 일정한 명칭이 있습니다.

　허사(虛邪)가 인체의 비교적 깊은 부위에 침입하면 한사(寒)와 열이 서로 맴돌다 모여서(搏聚) 오래 머물러 없어지지 않고 안에 붙어서 머뭅니다. 가령 한사가 열(熱)을 이기면 골절(骨節)의 동통(疼痛)이 일어나고 기육(肌肉)이 마르고 시듭니다. 가령 열이 한사를 이기면 기육(肌肉)이 썩어 너덜너덜해서 고름(膿)이 발생합니다. 가령 안으로 더 들어가 뼈에 이르르면 곧 골식(骨蝕)이 됩니다. 사기가 힘줄(筋)에 맺히면 힘줄이 굽혀서 펴지 못하게 되고 사기가 그 사이에 오래 머물러 물러가지 않고 근류(筋瘤)가 발생할 수 있습니다. 사기가 맺혀서 안으로 모이면 위기(衛氣)가 쌓여 머물러 다시 나오지 못해서 진액(津液)이 밖으로 펴지지 못하고 머물러 있어서 장위(腸胃)와 사기가 서로 합쳐서 장류(腸瘤)가 됩니다. 더욱이 오래된 것은 수년간에 이루어지니 손으로 쓰다듬으면 부드럽습니다. 사기가 맺혀서 기(氣)가 안으로 모이면 진액이 머물러 운행되지 않고 또 사기가 적중(中)하여 엉겨 맺혀서 흩어지지 않고 날로 더해져서 연이어 적취(積聚)하면 곧 석류(昔瘤)가 되니 손으로 쓰다 듬으면 단단합니다. 사기가 맺혀서 심층 부위의 뼈 부위에 있으면 뼈와 사기가 함께 합쳐서 그 맺힌 부위가 날로 커져서 골류(骨瘤)가 발생합니다. 사기(邪氣)는 맺혀 기육(肌肉)에 있고 기(氣)가 안으로 모여서 머물러 붙어 없어지지 않고 가령 안으로 열이 있어 고름(膿)으로 변할 수 있습니다. 가령 열이 없으면 육류(肉瘤)가 됩니다. 위에서 말한 여러 종류의 사기가 병을 이루는 것은 변화무궁해서 그 발작함이 일정한 부위가 아니나 모두가 일정한 명칭이 있습니다.

76. 위기의 순행과 행침(衛氣行)

이 편은 위기(衛氣)가 인체에 있어서 순행(循行)하는 개황(概況) 및 침자(針刺)와의 관계에 대한 주요한 것을 소개했다.

황제(黃帝)가 기백(岐伯)에게 묻는다. "바라건데 위기가 어떻게 음양표리(陰陽表裏)에 운행하고 어떻게 서로 만나는지를 듣고 싶습니다."

기백(岐伯)이 답한다. "1년은 12개월이 있고 하루에는 12개 시진(時辰)이 있으니 자오(子午)는 경(經)이고 묘유(卯酉)는 위(衛)입니다. 하늘 둘레(天周)에는 二十八수(宿)가 있고 한 방면이 7성(七星)이니 4,7이 28(星)입니다. 방묘(房昴)는 위(緯)이고 허장(虛張)은 경(經)입니다. 이러한 고로 동방의 방수(房宿)에서부터 심수(心宿)에 이르르면 음(陰)이 됩니다. 양(陽)은 낮을 주관하고 음은 밤을 주관합니다. 그러므로 위기의 운행은 하루 낮 하루 밤에 있어서 온몸을 50차례 돕니다. 낮에는 양분(陽)에 25차례 운행하고 밤에는 음분

(陰)에 25차례 돌고 아울러 5장(五臟)의 사이를 주행(周行)합니다.”

　　황제가 기백에게 묻는다. '바라건데 위기(衛氣)는 어떻게 음양 표리(陰陽表裏)를 운행하고 어떻게 만나는지 들었으면 합니다.' 기백이 답한다. '1년은 12개월이 있고, 하루는 12개 시진(時辰)이 있습니다. 자오(子午)는 분별해서 남북에 자리하고 세로의 가닥을 이루어 날실(經)이 되고, 묘유(卯酉)는 분별해서 동서에 자리하니 가로의 가닥을 이루어 씨실(緯)이 됩니다. 하늘 둘레(天周)에는 28개 성수(星宿)가 있고 동서남북 사방에 분포해 있습니다. 한 방면마다에는 각자가 28개 성수(星宿)입니다. 방수(房宿)는 동방에 있고, 묘수(昴宿)는 서방에 있으며 동서의 가로의 가닥(橫線)은 씨실(緯)이 됩니다. 때문에 방묘(房昴)는 씨실(緯)이 됩니다. 허수(虛宿)는 북방에 있으며 장수(張宿)는 남방에 있으며 남북의 세로의 가닥(竪線)은 날실(經)이 됩니다. 때문에 허장(虛張)은 날실(經)이 됩니다. 동방의 방수(房宿)로부터 남방을 지나 다시 서방의 필수(畢宿)로 향하면 그 자리는 12지지(十二地支) 가운데 있으니 묘(卯), 진(辰), 사(巳), 오(午), 미(未), 신(申) 6개 시진(時辰)이 됩니다. 이 6개 시진(時辰)이 낮이고 양(陽)에 속합니다. 그러므로 방수(房宿)에서 필수(畢宿)까지가 양(陽)이 됩니다. 서방의 묘수(昴宿)로부터 북방을 거쳐 다시 동방의 심수(心宿)로 향하면 그 자리는 12지지(十二地支) 중의 유(酉), 술(戌), 해(亥), 자(子), 축(丑), 인(寅) 6개 시진(時辰)이 되니 이 6개 시진이 밤이 되고 음(陰)에 속합니다. 그러므로 묘수(昴)에서 심수(心)까지는 음(陰)이 됩니다. 위기(衛氣)의 운행은 하루 낮 하루 밤 중에 온몸을 50차례 따라 운행해야 합니다. 낮에는 양분(陽分)에 25차례, 밤에는 음분(陰分)에 25차례 운행하고 아울러 5장(五臟)의 사이를 주행(周行)합니다.'

　　그러므로 아침에 음이 다하여 양기(陽氣)가 눈으로 나오니 눈이 열려서 기가 머리로 올라가서 목 아래 족태양경(足太陽)을 돌아 등 아래를 돌아 새끼 손가락 끝에 이릅니다. 그 흩어져 운행하는 것은 눈의 날카로운 초리에서 갈라져 나와 수태양경(手太陽)을 끼고 내려가 새끼 손가락의 바깥 쪽에 이릅니다. 그 흩어진 것은 눈의 날카로운 초리에서 갈라져 족소양경(足少陽)으로 내려가 새끼 손가락과 검지 손가락 사이로 흐릅니다. 또한 수소양경 부위의 위로부터 돌아 아래로 새끼 손가락 검지 손가락 사이로 내려갑니다. 수소양경(手少陽)으로부터 갈라진 것은 귀 앞에 이르러 아래턱 부위의 경맥에서 합하여 족양명경(足陽明經)으로 흘러 발등으로 내려가 다섯 발가락 사이에 흩어져 흘러갑니다. 그 흩어진 것은 귀 아래로부터 수양명경(手陽明經)으로 내려가니 엄지손가락 사이에 들어가 손바닥 안에 들어갑니다. 그 발에 이르른 것은 발바닥(足心)으로 들어가 안쪽 복사뼈 아래로 나와 음분(陰分)으로 운행하여 다시 눈에서 합칩니다. 그러므로 일주(一周)가 됩니다.

위기(衛氣)가 밤에 음으로 운행하여 평일 아침이 되면 위양(衛陽)의 기가 음분(陰)에 있어서 이미 25차례를 다 운행하고 눈으로 나와 눈이 열리면 위기가 눈 안의 초리에서부터 머리 부위로 올라가서 목 뒤의 족태양경(足太陽經)의 통로를 끼고 아래로 내려가 다시 등 부위에 붙어서 끼고 아래로 새끼 발가락 바깥 쪽 끝에 이릅니다. 갈라진 한 가닥이 흩어져 운행하는 것은 또한 눈의 예민한 초리에서부터 따로 나와 족소양경(足少陽經)을 끼고 아래로 내려가 새끼 발가락과 검지 발가락 사이로 흘러 들어갑니다. 또한 위로부터 수소양 3초경(手少陽三焦經)의 지나가는 곳의 부위를 돌아 새끼 손가락 검지 손가락 사이에 이릅니다. 수소양경(手少陽經)으로부터 갈라져 운행하여 귀 앞에 이르러 아래턱 부위의 경맥(經脉)에서 합쳐서 족양명경(足陽明經)으로 흘러들어 발등으로 내려가 다섯 발가락 사이에 흩어져 들어갑니다. 또 한가닥은 흩어져서 귀 아래로부터 내려가 수양명경(手陽明經)을 끼고 엄지손가락과

검지 손가락 사이에 들어가서 다시 손바닥 안으로 들어가 이어집
니다. 위기에 이르러 족양명경으로부터 발 부위에 닿으면 발바닥
(足心)으로 나아가고 안쪽 복사뼈로 나와 족소음경(足少陰經)에
들어가 족소음경으로부터 음분(陰分)에 운행하여 소음(少陰)의 갈
라져 오르는 맥을 돌아 위로 눈에 올라가 다시 합치고 족태양경의
정명혈(睛明穴)에서 만나니 이는 위기가 운행하여 일주(一周)하는
순서입니다. 그 일주해서 다시 시작하는 운행으로 인해서 수족 6
양경에서 시작하여 족소음경에서 마치고 다시 눈에서 합치니 그
때문에 일주(一周)가 됩니다.

이러하므로, 낮에는 1성수(星宿)를 운행하는 시간에는 위기(衛氣)
가 몸을 운행함에 1과 10분의 8 바퀴를 운행합니다. 낮에 2성수를
운행하는 시간에는 위기가 몸을 운행함에 3과 10분의 6바퀴를 운행
합니다. 3성수를 운행하는 시간에는 위기가 몸을 운행함에 5와 10
분의 4바퀴를 운행합니다. 낮에 4성수를 운행하는 시간에는 위기가
몸을 운행함에 7과 10분의 2바퀴를 운행합니다. 낮에 5성수를 운행
하는 시간에는 위기가 몸을 운행함에 아홉바퀴를 운행합니다. 낮에
6성수(星宿)를 운행하는 시간에는 위기가 몸을 운행함에 10과 10분
의 8바퀴를 운행합니다. 낮에 7성수를 운행하는 시간에는 위기가
몸을 운행함에 12와 10분의 6바퀴를 운행합니다. 낮에 14성수를 운
행하는 시간에는 위기가 몸을 운행함에 25바퀴를 돌고 10분의 2의
기분(奇分)이 있습니다. 이때 위기가 양의 부분에 운행함이 다하면
음의 부분에 진입하고 음의 부분에 위기(衛氣)를 받아들이기 시작
합니다. 바야흐로 음분(陰分)에 진입할 때는 통상적으로 족소음경
(足少陰)으로부터 신장(腎)으로 흐르고 신장에서 심장(心)으로 흐르
고 심장에서 폐(肺)로 흐르고 폐에서 간(肝)으로 흐르고 간에서 비
장(脾)으로 흐르고 비장에서 다시 신장(腎)으로 1주(一周)하게 됩니

다. 이러하므로 밤에 1성수를 운행하는 시간에는 위기가 음장(陰藏)
으로 운행함에 1과 10분의 8을 운행하니 또한 양행(陽行)이 25바퀴
를 돌고 다시 눈(目)에 합하는 것과 같습니다. 음양(陰陽) 하루 낮
하루 밤은 합해서 기분(奇分)이 10분신(分身)의 2와 10분장(分藏)의
2가 있습니다. 그러므로 사람이 자고 일어나는 시간이 이르고 늦음
이 있는 것은 기분(奇分)이 다하지 않기 때문입니다.

　　위기(衛氣)가 일정한 시간에 의해서 고정적으로 운행하는 주수
(周數)가 있습니다. 낮에는 한 성수(星宿, 舍)를 운행하는 시간에
위기가 몸을 1과 10분의 8바퀴를 운행합니다. 낮에 2성수(舍)를
운행하는 시간에는 위기가 몸을 10분의 6바퀴를 운행합니다. 낮에
3성수를 운행하는 시간에는 위기가 몸을 5와 10분의 4바퀴를 운
행합니다. 낮에 4성수를 운행하는 시간에는 위기가 몸을 7과 10분
의 2바퀴를 운행합니다. 낮에 5성수를 운행하는 시간에는 위기가
몸을 9바퀴 돕니다. 낮에 6성수를 운행하는 시간에는 위기가 몸을
10과 10분의 8바퀴를 운행합니다. 낮에 7성수를 운행하는 시간에
는 위기가 몸을 12와 10분의 6바퀴를 운행합니다. 낮에 14성수를
운행하는 시간에는 위기가 몸을 25와 10분의 2바퀴를 운행합니
다. 이때 위기가 양(陽)의 부분에 운행함이 끝맺고 양의 부분에 진
입하고 음(陰)의 부분이 위기를 받기 시작합니다. 지금 막 음분
(陰分)에 진입할 때 통상 이는 족소음신경(足少陰腎經)으로부터
신장(腎臟)으로 흘러 들고 신장으로부터 심장으로 흘러들고 심장
으로부터 폐장으로 흘러들고 폐장으로부터 간장으로 흘러들고 간
장으로부터 비장으로 흘러들고 비장으로부터 신장에 이르러 1주
(一周)를 하게 되니 낮에 위기가 양분(陽分)에 25바퀴를 운행하는
것과 같은 모습으로 밤에 음분으로 25바퀴 운행합니다. 그러므로
밤에 운행하는 1성수(星宿, 舍)의 시간에 위기가 음분에 1과 10분
의 8바퀴를 운행하고 위기가 음분(陰分)에 25바퀴를 운행한 후에
눈안의 초리로부터 나와서 양분에 들어갑니다. 하루 낮 하루 밤은
본래 50바퀴를 운행함에 응하니 이를 생각컨데 매 성수(星宿)에

위기가 1과 10분의 8바퀴를 운행한다는 계산이 나옵니다. 양분의 운행은 10분의 2바퀴가 많이 나오고 음분의 운행은 10분의 2바퀴가 많이 나오니 한 작은 나머지수(余數)가 나옵니다. 사람이 잠자는 시간(睡)과 잠깨는 시간(醒)이 혹은 빠르고 혹은 늦은 차별이 있습니다. 이것은 작은 나머지 수를 만드는 것입니다.

〈붙임〉 낮과 밤의 구별이 잠깨고 잠자는 시간과 같다고 하는 것은 실제로 절실하지는 않으니 1년 중에 개별 정황을 제외하고는 아울러서 주야가 각기 매일의 시간의 절반을 차지하지는 않는다. 꼭 같이 잠깨고 잠드는 시간은 각기 매일의 절반을 차지하지 않는다. 그러므로 위기의 행음(行陰) 행양(行陽)은 주야성수(晝夜星宿)의 시간이 기계적으로 대응되는 것이 아니다.

황제(黃帝)가 말한다. "위기는 인체내의 순행(循行)에 있어서 상하왕래의 시간이 고정되어 있지 않으니 어떻게 기(氣)를 살펴서 침자(針刺)하는가?"

백고(伯高)가 답한다. "주양음양(晝夜陰陽)의 많고 적음은 같지 않습니다. 때로는 낮이 길고 때로는 낮이 짧습니다. 춘하추동(春夏秋冬) 4계절은 각기 같지 않은 절기(節氣)가 있습니다. 그 때문에 주야 장단(晝夜長短)이 모두 일정한 규율이 있습니다. 연후에는 통상(常) 새벽(平旦)이 기율(紀)이 되어 밤이 다하면 낮이 시작됩니다. 그러므로 하루 낮 하루 밤 가운데 시간을 헤아리는 물은 백각(百刻)을 흐릅니다. 그러므로 25각(刻)은 반일(半日)을 해가 지는데 헤아리는 수입니다. 위기가 시간의 변화에 따라서 바퀴를 돌아 쉬지 않고 해가 지는데 이르르면 낮은 묶이고 해가 돋고 해가 지는데 근거하여 낮과 밤의 분야가 확정됩니다. 다시 주야의 길고 짧음에 근거하여 위기의 출입정황을 판단해서 침자(針刺)의 기(氣)를 살피는 표준(標準)으로 삼습니다. 침을 놓을 때는 그 기(氣)가 이르름을 살펴서 다시 침을 놓아야 하니 비로소 병이 나을 수 있는 시기를 알 수 있습니다. 만약 그 시기를 놓치고 그 기(氣)를 살피는 원칙에 위반 되면 어떤 질병도 모두 치료할 수 없는데 내놓아두게 됩니다. 기(氣)를 살펴서 침 놓는 방법은 실(實)한 증세에 대해서는 그 기의 오는 것을 맞이하여 찌르니 사법(瀉法)에 속하고, 허(虛)한 증세에 대해서는 그 기가 가는 것에 따라서 침을 놓으니 보법(補法)에 속합니다. 이것은 사기(邪氣)의 성쇠(盛衰)와 머무르고 떠남에 대해서 질병의 허실(虛實)을 진맥하여 침을 놓는 것입니다. 그러므로 삼가 기의 있는 곳을 삼가고 신중히 살펴서 침을 놓는 것을 봉시(逢時)라고 말한 것입니다. 병이 3양경(三陽經)에 있으면 반드시 기를 살펴 양분(陽分)에 있을 때 침을 놓고, 병이 3음경(三陰經)에 있으면 반드시 기를 살펴 음분(陰分)에 있을 때 침을 놓습니다."

　　황제가 말한다. '위기(衛氣)는 인체 안의 순행(循行)에 있어서 상하왕래의 시간이 고정적이 아닌데 어떻게 기(氣)를 살펴서 침을 놓는가?' 백고(伯高)가 답한다. '주야음양의 많고 적음은 같지 않습니다. 때로는 낮이 길고 때로는 낮이 짧으며 춘하추동 4계절은 각기 같지 않은 절기(節氣)가 있습니다. 그러므로 주야장단(晝夜長短)은 모두 일정한 규칙이 있습니다. 태양이 바로 나오는 시후(時候)를 근거로 기준(准)을 삼을 수 있으니 이때를 표지로 하여 밤이 다하고 낮이 시작되니 위기가 양분(陽分)에 운행하는 끝을 엽니다. 하루 낮과 밤 중에 시간을 헤아리는 수루(水漏)는 백각(百刻)이 내려갑니다. 때문에 25각은 반일(半天)의 도수(度數)와 같습니다. 위기가 시간의 변화에 따라서 바퀴를 돌아 쉬지 않고 해가 지는데 이르르면 낮은 묶이고 해가 돋고 해가 지는 것을 근거로 하여 낮과 밤의 분야를 확정합니다. 다시 낮과 밤의 길고 짧음을 근거로 하여 위기의 출입정황을 판단하여 침자(針刺)의 기를 살피는 표준(標準)으로 삼습니다. 침을 놓을 때, 그 기를 살펴서 다시 침을 놓는데 이르러야 바로 낫는 것을 기약할 수 있습니다.
만약 그 시기(時機)를 잃으면 기를 살피는 원칙을 위반하게 되니
곧 어떤 질병도 모두 낫게 할 수 없게 됩니다. 기를 살펴서 침 놓
는 방법은 실(實)한 증세에 대해서는 그 기의 오는 것을 맞이하여
찌르니 사법(瀉法)에 속합니다. 허(虛)한 증세에 대해서는 그 기
의 가는 것을 따라 침놓으니 보법(補法)에 속합니다. 이는 침의 사
기의 성쇠(盛衰)와 유거(留去)에 대해서 질병의 허실(虛實)을 진
맥해서 침자(針刺)를 진행하는 것입니다. 그러므로 삼가 신중히
기의 소재(所在)를 살펴서 침자(針刺)를 진행하는 것을 봉시(逢
時)라고 하는 것입니다. 병이 3양경(三陽經)에 있으면 반드시 그
기가 양분(陽分)에 있을 때를 살펴서 침자(針刺)를 진행하고 병이
3음경(三陰經)에 있을 때는 반드시 그 기가 음분(陰分)에 있을 때
를 살펴서 침자(針刺)를 진행합니다.'

　새벽으로부터 개시하여 물이 1각(一刻) 내려가는 시간에는 위기
가 태양(太陽)에 운행하고, 물이 2각(二刻) 내려가는 시간에는 위기
(衛氣)가 소양(少陽)에 운행하고, 물이 3각(三刻) 내려가는 시간에는
위기가 양명(陽明)에 운행하고, 물이 4각(四刻) 내려가는 시간에는
위기가 음분(陰分)에 운행하고, 물이 5각(五刻) 내려가는 시간에는
위기가 태양에 운행하고, 물이 6각(六刻) 내려가는 시간에는 위기가
소양에 운행하고, 물이 7각(七刻) 내려가는 시간에는 위기가 양명에
운행하고, 물이 8각(八刻) 내려가는 시간에는 위기가 음분(陰分)에
운행하고, 물이 9각(九刻) 내려가는 시간에는 위기가 태양에 운행하
고, 물이 10각(十刻) 내려가는 시간에는 위기가 소양에 있고, 물이
11각(十一刻) 내려가는 시간에는 위기가 양명(陽明)에 운행하고, 물
이 12각(十二刻) 내려가는 시간에는 위기가 양분(陽分)에 운행하고,
물이 13각(十三刻) 내려가는 시간에는 위기가 태양에 운행하고, 물
이 14각(十四刻) 내려가는 시간에는 위기가 소양에 운행하고, 물이

15각(十五刻) 내려가는 시간에는 위기가 양명에 운행하고, 물이 16각(十六刻) 내려가는 시간에는 위기가 음분에 있고, 물이 17각(十七刻) 내려가는 시간에는 위기가 태양에 운행하고, 물이 18각(十八刻) 내려가는 시간에는 위기가 소양에 운행하고, 물이 19각(十九刻) 내려가는 시간에는 위기가 양명에 운행하고, 물이 20각(二十刻) 내려가는 시간에는 위기가 음분에 운행하고, 물이 21각(二十一刻) 내려가는 시간에는 위기가 태양에 운행하고, 물이 22각(二十二刻) 내려가는 시간에는 위기가 소양에 운행하고, 물이 23각(二十三刻) 내려가는 시간에는 위기가 양명에 운행하고, 물이 24각(二十四刻) 내려가는 시간에는 위기가 음분에 운행하고, 물이 25각(二十五刻) 내려가는 시간에는 위기가 태양에 운행합니다. 이는 반일(半日) 중에 위기가 운행하는 도수(度數)입니다. 방수(房宿)에서부터 필수(畢宿)까지는 14성수입니다. 물이 50각(五十刻) 내려가는 시간에는 해(日)의 운행은 반(半)의 도수(度)입니다. 묘수(昴宿)로부터 심수(心宿)까지 또한 14성수(星宿 : 舍)입니다. 물이 50각(五十刻) 내려가는 시간에는 종일(終日)의 도수(度)입니다. 돌아서 운행하는(回行) 1성수(星宿 : 舍)는 물이 내려가는 3각(三刻)과 7분각(分刻)의 4입니다. 대요(大要)는 통상 해(日)로써 성수(宿) 위에 보태면 위기가 태양에 운행합니다. 이러하므로 해(日)가 1수(宿)를 운행하면 위기가 3양(三陽) 음분(陰分)을 운행합니다. 통상 이와같이 끝이 없으니 천지(天地)와 더불어 기율(紀)이 같으니 분란한 가운데 조리(條理)가 있습니다. 끝나면 다시 시작하여 하루 낮 하루밤에 물이 내려가는 백각(百刻)이 끝납니다.

새벽부터 시작하여 물이 1각(一刻) 내려가는 시간에는 위기가 수족태양경(手足太陽經)에 운행하고, 물이 2각을 내려가는 시간에

는 위기가 수족소양경(手足少陽經)에 운행하고, 물이 3각 내려가
는 시간에는 위기가 수족양명경(手足陽明經)에 운행하고, 물이 4
각 내려가는 시간에는 위기가 족소음신경(足少陰腎經)에 운행하
고, 물이 5각을 내려가는 시간에는 위기가 수족태양경에 운행하
고, 물이 6각을 내려가는 시간에는 위기가 수족소양경에 운행하
고, 물이 7각을 내려가는 시간에는 위기가 수족양명경에 운행하
고, 물이 8각을 내려가는 시간에는 위기가 족소음신경에 운행하
고, 물이 9각을 내려가는 시간에는 위기가 수족태양경에 운행하
고, 물이 10각을 내려가는 시간에는 위기가 수족소양경에 운행하
고, 물이 11각을 내려가는 시간에는 위기가 수족양명경에 운행하
고, 물이 12각을 내려가는 시간에는 위기가 족소음신경에 운행하
고, 물이 13각을 내려가는 시간에는 위기가 수족태양경에 운행하
고, 물이 14각을 내려가는 시간에는 위기가 수족소양경에 운행하
고, 물이 15각을 내려가는 시간에는 위기가 수족양명경에 운행하
고, 물이 16각을 내려가는 시간에는 위기가 족소음신경에 운행하
고, 물이 17각을 내려가는 시간에는 위기가 수족태양경에 운행하
고, 물이 18각을 내려가는 시간에는 위기가 수족소양경에 운행하
고, 물이 19각을 내려가는 시간에 위기가 수족양명경에 운행하고,
물이 20각을 내려가는 시간에 위기가 족소음신경에 운행하고, 물
이 21각을 내려가는 시간에 위기가 수족태양경에 운행하고, 물이
22각을 내려가는 시간에는 위기가 수족소양경에 운행하고, 물이
23각을 내려가는 시간에는 위기가 수족양명경에 운행하고, 물이
24각을 내려가는 시간에는 위기가 족소음신경에 운행하고, 물이
25각을 내려가는 시간에는 위기가 수족태양경에 운행합니다. 이것
이 반일(半日) 중에 위기가 운행하는 도수(度數)입니다. 방수(房
宿)로부터 필수(畢宿)에 이르기까지 14성수를 운전(運轉)하여 한
낮(白晝) 내내(整介) 경과하여 물이 50각을 내려가는 시간에는 해
(日)가 반의 주천(周天)을 합니다. 합쳐서 물이 백각(百刻)을 내
려가면 28성수를 운전하고 만 한바퀴를 돕니다. 태양(太陽)은 매
양 1성수(宿)를 도는데 물이 3과 7분의 4각(刻)을 내려갑니다. 대
략 말하기를 통상 이 해의 운행(日行)이 매양 위의 한 성수(宿)에

이르러 바로 지나가고 한수(一宿)를 내려가기 시작하는 때에 위기(衛氣)의 운행은 바로 수족태양경에 있습니다. 매양 완전히 1성수(一宿)의 시간을 운전하게 되면 위기는 3양(三陽)과 음분(陰分)을 바로 운행하여 지나고, 다시 해의 운행(日行)이 1성수를 내려가는데 이르르면 위기는 또 바로 수족태양경에 운행합니다. 이와 같이 주행(周行)이 끝이 없으니 같은 자연계의 천체(天體)의 운행에 규율이 있는 것과 배합(配合)이 됩니다. 위기의 인체내의 운행에 있어서 비록 어지럽기는 하나 조리가 있어서 끝나면 다시 시작하니, 하루 낮 하루 밤의 물이 백각(百刻)을 내려가는 시간에 체내에 있어서는 꼭 알맞게 50바퀴의 운행을 마칩니다.

〈붙임〉 본편에 말한 바 위기 운행의 정황(情況)은 앞 뒤 모순이 많다. 그 주요한 것을 골라 아래에 약술한다.

1. 앞면에서 기백(岐伯)이 답한 본신(本身)의 논함에서 먼저 명확히 제시하기를 '위기(衛氣)의 운행은 하루낮 하루밤에 몸을 50바퀴 돌고, 낮에는 양으로 25바퀴 운행하고 밤에는 음으로 25바퀴를 돌고 5장(五臟)을 돈다.'는 본뜻은 위기(衛氣)가 양(陽)으로 운행하니 서로가 방해하지 않는다. 다만 서술함에 있어서 위기가 양의 과정을 운행할 때 '그것이 발에 이르러서 발바닥(足心)에 들어가고 안쪽 복사뼈 아래로 나오고 음분(陰分)으로 운행하여 다시 눈에서 합친다. 그러므로 한바퀴가 된다'를 제시하는데 이르른 것은 곧 양으로 운행하는 전반적인 1주(一周) 가운데 '음분(陰分)으로 운행한다'는 관계를 포괄하여 이는 분명하고 더불어 전면적인 설법이 일치하지 않는다.

2. 앞 페이지에서 기백(岐伯)이 답한 말과 뒷페이지에서 백고(伯高)가 답한 말을 서로 비교하면 다시 이는 모순(矛盾)이 번갈아 나타난다. 그 하나는 앞에서 말한 해(日)가 1성수(宿：舍) 운행하면 위기가 몸을 1.8둘레를 운행합니다.(곧 1과 11/14바퀴의 근사치)라는 것과 후에 백고(伯高)가 말한 물이 4각(四刻)을

내려가는 시간에는 몸을 한 바퀴 운행한다는 것은 곧 매 주야운행의 100÷4=25바퀴이니 앞에 말한 바퀴수는 실제 차이가 25바퀴가 많습니다. 편말(篇末)에는 드디어 또 '해가 1성수 운행하면 위기는 3양(三陽)과 음분(陰分)에 운행한다.'고 제시햐는 데 이르렀는데, 이 해가 1성수 운행하면 위기가 몸을 한 바퀴 운행한다는 것이니, 이와 같이 모든 주야(晝夜)가 거의 28바퀴를 얻으니 앞에 말한 50바퀴의 수와 또 22바퀴가 차이가 난다. 그 둘은 앞서 기백(岐伯)이 위기가 음(陰)에 25바퀴를 운행하고 또 5장(五臟)에 두루미침(周遍)은 역시 해(日)가 1성수 운행하고 몸은 1.8바퀴 운행하는 것으로 양(陽)의 바퀴수 및 시간과 서로 같다고 했고, 뒤에서 백고(伯高)는 음에 운행하는 시간은 모두 가까스로 1각(一刻)을 차지하고 다른 3각(三刻)은 모두 양으로 운행한다. 양자가 서로 합해서 전부가 한 바퀴이고 한 바퀴 중에 이미 독립해서 양으로 운행하지 않고 독립해서 양으로 운행하지 않아서 시간을 계산하면 양으로 운행한 총수는 3/4을 차지하고 음으로 운행한 총 수는 1/4을 차지한다고 했다. 그 셋은 앞서 기백(岐伯)이 위기(衛氣)가 양으로 운행할 때 태음(太陰), 소양(少陽), 양명(陽明)의 모든 경맥(經)이 동시에 나뉘어 흘러든다고 말했고, 뒤에 백고(伯高)는 먼저 태양(太陽), 다음은 소양(少陽), 그 다음은 양명(陽明)이 각기 1각(一刻)의 시간을 차지하고 차례로 넘겨주어 서로 전하여 흘러든다고 말했다.

이밖에 가령 글 가운데의 서술에서, 기백이 답해서 말하기를 '해가 한 성수 운행함에 행음(行陰) 행양(行陽)을 물론하고 모두 1.8바퀴이니 매번(每)의 낮과 매번의 밤이 모두 25.2바퀴를 운행하여 이 0.2바퀴의 차(差數)가 나서 근본에 묶인(本系) 계산중의 오차(誤差)가 이루어진다.(25피(被) 14제(除)로써 정확한 값을 분수(分數)로 표시하면 1과 11/14이되고 소수(小數)로써 표시하면 1.7857…이 남는다. 때문에 대개 계산하면 1.8바퀴이니 14성수(舍)에 이르를 때는 반드시 25바퀴의 수보다 많아진다.) 다만 오히려 사람들이 파악하고 있는 '자고 일어나는

시간에는 이르고 늦음이 있다.'는 것은 이 오차(誤差)로 돌아오
는 것은 실은 견강부회(牽强附會)에 속한다.
　상술(上述)에 근거해서 본편의 문장(文字)은 크게 의심스러
운 점이 있으니 독자들은 마땅히 상세하게 알아야 한다.

77. 9궁도설과 8방의 풍향(九宮八風)

　이 편은 사람과 자연이 밀접하게 상응(相應)하는 관념의 출발에서부터 천체(天體)의 운행규칙에 근거하여 9궁도설(九宮圖說)을 제시했다. 그 법은 중앙과 4정(四正), 사우(四隅)의 아홉 방위(九方位)를 확립해 사용해서 '사푼(四分)' '2푼(二分)' '2지(二至)' 8개절기(節氣)의 차례로 돌아 교환하는 일기(日期)를 측정해서, 8방(八方) 기후변화의 정상(正常) 혹은 이상(異常) 및 인체의 같지 않은 영향을 미루어 알아서 사람들에게 질병의 예방과 의거(依据)할 곳이 있음을 보여준다. 9궁(九宮)을 세움으로 말미암아서 후에 8방의 풍향(風向)을 알기 때문에 편명을 "9궁8풍(九宮八風)"이라 했다.

(9궁도(九宮圖)를 나타냄)
8풍허실 사정을 합함(合八風虛實邪正)

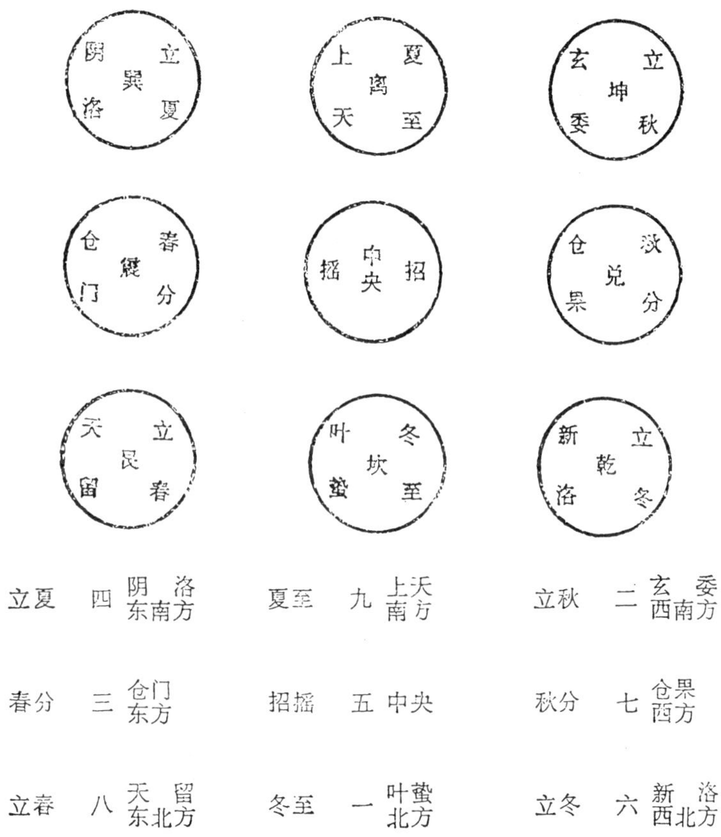

立夏	四	陰洛 東南方
春分	三	倉門 東方
立春	八	天罶 東北方

夏至	九	上天 南方
招搖	五	中央
冬至	一	叶蟄 北方

立秋	二	玄委 西南方
秋分	七	倉杲 西方
立冬	六	新洛 西北方

〈설명〉 이상 9개 원권(圓圈)은 곧 9궁(九宮)의 도시(圖示)가
된다. 그림 위의 한 줄의 글자 "합팔풍허실사정(合八風虛實邪正)"
은 9궁의 방위와 뒷면에서 제시한 8풍(八風)의 허실사정(虛實邪

正)이 서로 합함을 가리킨다. 각 궁위(宮位)의 표지(標志)가 있는 곳의 방향과 절기(節氣)에 근거해서 4시풍향(風向)의 차이를 추측할 수 있으니 이 때문에 8풍(八風)이 오는 길의 그림 풀이(圖解)를 만들 수 있다.

9궁도(九宮圖)의 중앙 1궁(中宮)은 주위 8궁을 지도하는 핵심이다. 옛사람이 천상(天象)을 관찰하며 인식하는 것은 북극성(北極星)〔옛이름 태일(太一)〕의 위치는 항상 북방에 있으니 측정(測定) 방향의 유일 표준이 될 수 있으므로 북방(北方)을 확인하고 그 상대면은 남방임을 확인하고 그런 후에 좌동(左東), 우서(右西) 및 네 모퉁이(四隅)를 확인하니 자연 4면 8방(四面八方)을 형성한다. 그 때문에 9궁도(九宮圖)를 확립하고 북극성(北極星)이 중궁이 된다. 가령 ≪관규집요(管窺輯要)≫에 말하기를 '북극성(北極星)의 이름은 중궁이니 실(實)은 자(子) 〔北〕 위(位)에 있고 오(午) 〔南〕 에 상대하는 방위에 있다.'고 했다. 이밖에 중궁은 아울러서 북두성(北斗星)을 둘러싸고 선회하여 운행하는 규율로써 방향을 측정하는 지침(指針)으로 삼고 '북두성(斗柄)'이 돌아서 가리키는 8궁 기상(氣象)의 변화로부터 오기 때문에 옛날부터 '북두성이 동(東)을 가리키면 천하가 모두 봄이 된다'는 속담(諺)이 있다. 한 마디로 말해서 북극성의 자리는 방향을 정하는 표준이 되고 북두성은 지향(指向)의 방침(方針)이 된다. 양자(二者)가 하나는 '체(體)' 하나는 '용(用)'으로 중궁을 주관한다.

그림 가운데 주위 각 동그라미(圈) 안에 배열된 바의 건(乾) 간(艮) 진(震) 손(巽) 리(离) 곤(坤) 태(兌) 자(字)의 형상은 이 '주역(周易)' 8괘의 명칭이니 이 8개 방위의 특징은 1년 중의 음양(陰陽) 소장(消長), 승강(升降), 진퇴(進退)의 같지 않은 단계를 표시해서 4시 기후의 변천을 설명했다. 8괘의 위치는 25행의 속성에 비추어 8개 방위로 나누어 벌렸다. 감(坎)괘는 수(水)에 속하니 북방에 위치한다. 이(离)괘는 화(火)에 속하니 남방에 위치한다. 진(震)괘는 목(木)에 속하니 동방에 위치한다. 손(巽)괘는 또한 목(木)에 속하니 동남방에 위치한다. 태(兌)괘는 금에 속하니 서방에 위치한다. 건(乾)괘는 또한 금(金)에 속하니 서북방에 위치한다. 곤(坤)괘는 토(土)에 속하니 서남방에 위치한다. 간(艮)괘는 또한 토에 속하니 동북방에 위치한다. 그림 중의 각 원 내의 우측의 표시는 같지 않은 절기(節氣)의 명칭이다. 이는 8괘와 더불어 음양 5행의 속성과 관련이 있다. 진(震)괘는 동방에 있으며 춘분절에 응한다. 이(离)괘는 남방에 있으며 하지절에 응한다. 태(兌)괘는 서방에 있으며 추분절에 응한다. 감(坎)괘는 북방에 있으며 동지절에 응한다. 간(艮)괘는 동북방에 있으니 입춘절에 응한다. 손(巽)괘는 동남방에 있으니 입하절에 응한다. 곤(坤)괘는 서남방에 있으니 입추절에 응한다. 건(乾)괘는 서북방에 있으니 입동절에 응한다.(그림의 방향이 위는 남, 아래는 북, 좌는 동 우는 서이니 현대의 일반 지도의 표시법과는 서로 반대된다.)

원심(圓心)의 왼쪽 글자 모습은 가령 '음락(陰洛)' '창문(倉門)' 등의 분별은 9궁의 명칭이 된다. 이 명칭의 뜻은 각 궁과 더불어 대표하는 바의 같지 않은 시서(時序)와 관련이 있다. 가령 예중옥(倪仲玉)이 말하기를 '감궁(坎宮)의 이름을 협칩(叶蟄)이라 하는 것은 겨울 시령이 겨울잠(蟄)을 주관하고 봉해서 감춥니다(封藏). 간궁(艮宮)의 이름을 천류(天留)라 하는 것은 간(艮)은 산이 되고 바로 하여 움직이지 않으므로 이름이 됐다. 진궁(震宮)은 창문(倉門)이라 하는 것은 창(倉)은 감추는 것이니 천지만물의 기(氣)를 거두어 감추어 동방에 이르러 춘령(春令)이 진동(震動)하여 개척하기 시작한다. 그러므로 이름을 창문(倉門)이라 한다. 손궁(巽宮)의 이름을 음락(陰洛)이라 하는 것은 낙서(洛書)에 2.4로써 어깨(肩)가 되니 손궁의 위치는 동남에 있으며 4월을 주관하기 때문에 이름이 됐다. 이궁(离宮)의 이름이 천궁(天宮)이 된 것은 일월(日月)이 아름다운 날 이(离)는 위에 있는 형상이 밝음을 주관하기 때문에 이름이 됐다. 곤궁(坤宮)의 이름이 현위(玄委)가 된 것은 곤(坤)은 땅이고 현(玄)은 유원(幽遠)함이다. 위(委)는 순하게 따름이다. 땅의 길이 그윽하고 유순(柔順)하니 이 때문에 이름이 됐다. 태궁(兌宮)의 이름은 창과(倉果)인 것은 과(果)는 열매(實)이다. 만물이 가을에 이르르면 익은 과일을 거두어 감춘다. 이 때문에 이름이 됐다. 건궁(乾宮)의 이름이 신락(新洛)인 것은 신

(新)은 처음이다. 낙서(洛書)는 아홉을 쓰고(載九) 하나를 신는다
(履一). 1은 곧 건(乾)의 시작이다. 이 9궁의 자리는 8방 4시(八
方四時)에 응한다. 각기는 때에 따라서 이름이 지어진 것이다.'라
고 했다.

   그림 아래 매 1궁마다 각기 한 개의 수자(數字)가 있다. 그 배
열의 형식은 '상9 하1(上九下一) 좌3 우7(左三右七)이고 24는 어
깨(肩)이고 6,8은 발이고 5는 중앙에 있다'고 하니 이것을 낙서 9
궁수(洛書九宮數)라고 하는데 홍범(洪範)에 실려 있는 ≪주서(周
書)≫에서 나왔다. 이 수자(數字) 가운데 1, 3, 5, 7, 9는 기수
(奇數)이고 또한 양수(陽數)라 한다. 2, 4, 6, 8은 우수(偶數)이
고 또한 음수(陰數)라 한다. 양수(陽數)는 주(主)가 되고 4정(四
正)〔동(東) 서(西) 남(南) 북(北)〕에 자리하고 천기(天氣)가 대표
한다. 음수(陰數)는 보(輔)가 되니 4우(四隅)〔동남방(東南方) 서
남방(西南方) 서북방(西北方) 동북방(東北方)〕에 위치하니 지기
(地氣)가 대표한다. '5(五)'는 1, 3, 7, 9의 중간에 있고 토기(土
氣)에 속하고 5행 생수(五行生數)의 조상(祖)이 된다. 중궁(中宮)
에 자리하고 4우에 의탁해 왕성(寄旺)하다. 가령 운기론오언해(運
氣論奧諺解)에서 '토(土)는 중앙에 있으며 4유(四維)에 의탁한다."
하고 "4유는 4우이다.'라고 했다.

   〔권 4 논생성수(論生成數)제 10을 보라〕 이 숫자의 많고 적음
은 4시 기후의 한온(寒溫)의 변화와 하루와 이르고(晨) 늦고(昏)
낮과 밤의 광열(光熱)의 강약을 나타내고 있다. 이 때문에 8방 풍
향의 오는 길 및 그 성질의 강하고 부드러움 메마르고 습함 등의
차이를 헤아리는 방법이 있는 것이다.

태일(太一)[북극성(北極星)]은 통상 동지날로부터 협칩(叶蟄)의
궁(宮)에 46일을 머뭅니다. 다음 날은 천류(天留)의 궁에 46일을 머
물고 다음날은 상천(上天)의 궁에 46일을 머물고 다음날은 현위(玄
委)의 궁에 46일을 머물고, 다음날은 창과(倉果)의 궁에 46일을 머
물고, 다음날은 신락(新洛)의 궁에 45일을 머물고 다음날은 다시 협

칩(마蟄)의 궁에 머무르니 이름하여 동지(冬至)라 합니다.

　　태일(太一) [북극성]은 방위를 측정하는 중심이다. 북두성을 둘러싸고 선회하는 위치로 지침(指針)을 삼아서 매년 중에 있어서 순서대로 옮겨간다. 통상 동짓날로부터 시작하여 정북방의 협칩궁(마蟄宮)으로 [동지, 소한, 대한 3개 절기(節氣)를 지향(指向)하니] 옮겨 머무니 46일을 헤아린다. 기한이 찬 후의 다음날 입춘이 되면 바로 동북방(東北方)의 천류궁(天留宮) [입춘(立春), 우수(雨水), 경칩(驚蟄) 3개 절기]에 옮겨 머무니 46일을 헤아힌다. 기한이 찬 후 다음날 춘분(春分)이 되면 정동방의 창문궁(倉門宮) [춘분, 청명, 곡우 3개 절기]에 옮겨 머무니 46일 헤아립니다. 기한이 찬 후 다음날 입하(立夏)가 되면 동남방 음락궁(陰洛宮) [입하, 소만, 망종 3개 절기를 주관한다]에 옮겨 머무니 45일을 헤아린다. 기한이 찬 후 다음날 하지(夏至)가 되면 정남방(正南方)의 상천궁(上天宮) [하지, 소서, 대서 3개 절기를 주관한다]에 옮겨 머무니 46일을 헤아립니다. 기한이 잔 후 다음날 입추(立秋)가 되면 서남방(西南方)의 현위궁(玄委宮) [입추, 처서, 백로 3개 절기를 주관한다]에 옮겨 머무니 46일을 헤아린다. 기한이 찬 후 다음날 추분(秋分)이 되면 정서방(正西方) 창과궁(倉果宮) [추분, 한로, 상강 3개 절기를 주관한다]에 옮겨 머무니 46일을 헤아립니다. 기한이 차면 다음날 입동(立冬)이 되면 서북방(西北方) 신락궁(新洛宮) [입동, 소설, 대설 3개 절기를 주관한다]에 옮겨 머무니 45일을 헤아린다. 기한이 찬 후 다음날 그 지향(指向)이 겹쳐서 또 협칩궁(마蟄宮)에 돌아 이르르면 다시 동짓날에 이르른다.

　　태일유궁(太一游宮)은 동짓날에 시작합니다. 협칩(마蟄)의 궁(宮)에 머물기 시작하여 머물러 있는 날을 헤아려 한 곳으로부터 9일에 이르르면 다시 1단계를 시작합니다. 항상 이와 같이 끝이 없으니 끝나면 다시 시작합니다.

태일유궁도(太一游宮圖)

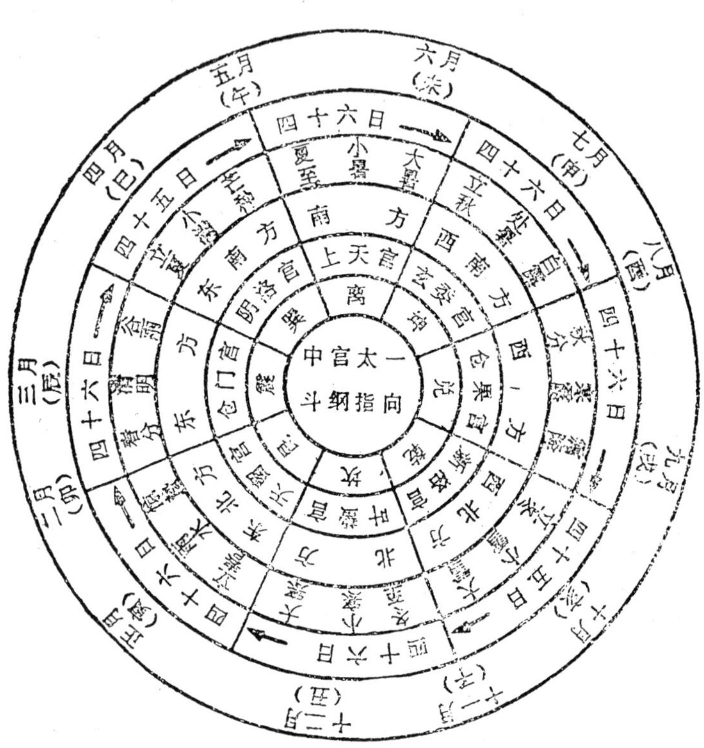

　　태일유궁(太一游宮)의 규율은 절기(節氣)로써 말하여 동짓날에
처음 시작하고 방위(方位)로써 말하면 정북(正北)의 협칩 [감궁
(坎宮)] 에 머물기 시작합니다. 이는 첫날의 기점(起點)으로 삼으
니 그 머물고 있는 일수(日數)를 헤아려 일정한 날짜에 이르르면

다른 한 곳의 궁(宮) 자리에 옮겨서 머문다. 매 궁마다 1단계를 머물러 있으니 주유(周游)가 8궁을 완전히 미치면 제 9단계의 첫날에 이르러 거듭해서 또 감위(坎位)에 이르릅니다. 경상(經常)이 이와 같이 순환(循環)하여 쉬지 않으니 종국에는 다시 땅의 바퀴(地輪)를 돌기 시작합니다.

태일(太一)이 한 궁(宮)에서 다른 궁으로 옮기는 첫날은 반드시 풍우(風雨)로써 응하니 만일 그날이 풍조우순(風調雨順)하면 곧 이는 길(吉)한 증상이니 이 해는 풍년이 들고 백성이 편안하고 병이 적습니다. 풍우가 먼저 이르르면 그 기가 남음이 있으므로 비가 많고 풍우가 뒤에 이르르면 그 기가 부족하니 가뭄이 많습니다.

태일(太一)이 한 궁에서 다음 궁으로 옮겨 향하는 첫날은 매양 절기가 바뀌는 날을 만납니다. 가령 당일 풍조우순하면 이는 길(吉)하고 이로운 증상이니, 이러한 해의 상황은 반드시 곡물이 풍년이 들고 민중이 편안히 살고 병이 매우 적게 생깁니다. 가령 절기가 바뀌기 전에 풍우가 있으면 이는 기후가 남음이 있으니 비가 많습니다. 절기가 바뀐 후에 풍우가 나타나면 이는 기후가 부족하니 많이 가뭅니다.

따라서 바람이 불어오는 곳을 살펴서 기상을 예측하면, 바람이 태일(太一)이 머무는 곳의 방위로부터 오는 것은 실풍(實風)입니다. 생장하고 만물을 양육함을 주관합니다. 시령과 풍향이 서로 대충(對冲)해서 오면 허풍(虛風)이라 합니다. 사람을 상케하니 병들게 하고 죽임을 주관하고 해침을 주관합니다. 그러므로 경인(經人)은 날로 허사(虛邪)의 도(道)를 피하기를 화살이 돌을 피하듯 하면 사기가 해칠 수 없는 것은 이것을 말하는 것입니다.

응당 바람이 오는 길을 살펴서 기상(氣象)을 예측하는 근거로
한다. 무릇 이 바람은 당해시령(令)의 방위에서 온다. 계절과 서로
적응하는 기후를 실풍(實風)이라고 부른다. 생장과 만물의 양육을
주관한다. 만약 바람이 당해 시령으로부터 상대가 되는 방위로 와
서 계절과 더불어 서로 저촉되는 기후를 허풍이라 부른다. 그것은
사람을 상케하여 병들게 하고 심한 손상을 주관한다. 이는 만물에
해로운 것이다. 그러한 기후를 예측해서 아는데는 반드시 예방에
조심해야 한다. 그러기 때문에 양생(養生)의 도(道)에 대해서 원
래 고도로 수양된 사람은 허사적풍(虛邪賊風)을 깊이 알고 때로
방지해서 피한다. 요컨대 화살이 돌을 피하는 것과 같으니 따라서
외사(外邪)가 침해할 수 없게 하는 것이 그 뜻이다.

이 때문에 태일(북극성)이 중궁(中宮)에 옮겨서 머무르면 곧 팔풍
(八風)이 조회하고 기상의 길흉(吉凶)을 예측하게 됩니다.

  때문에 북극성이 중궁에 옮겨서 머무르면 그것은 방향을 정하는
  표준을 확립하고, 연후에 두성(斗星)의 선전(旋轉)의 가르키는 방
  향을 근거로 해서 팔풍의 방위를 정하고 기상의 길흉을 추측하게
  된다.

남방으로부터 오는 바람을 대약풍(大弱風)이라 하니 그것은 인체
를 상하게 하는데 안으로는 심장에 들어가고 밖으로는 맥(脉)에 들
어갑니다. 그 기는 열을 주관합니다.

  남방으로부터 오는 바람을 대약풍이라고 합니다. 그 상해(傷害)
  는 인체에 미칩니다. 안으로는 심장에 침입하고 밖으로는 혈맥에
  있습니다. 그 기는 열성(熱性)의 병을 주관합니다.

서남방으로부터 오는 바람은 모풍(謀風)이라 하는데 그것은 사람

을 해칩니다. 안으로는 비장(脾)에 머물고 밖으로는 기육(肌肉)에 있습니다. 그 기는 쇠약함을 주관합니다.

> 서남방으로부터 오는 바람은 이름을 모풍(謀風)이라 하는데 그 상해는 인체에 미칩니다. 안으로는 비장에 침입할 수 있고 밖으로는 기육(肌肉)에 있습니다. 그 기는 쇠약한 병을 주관합니다.

서방으로부터 오는 바람은 강풍(剛風)이라 하는데 그것은 사람을 상하게 하니 안으로는 폐(肺)에 머물고 밖으로 피부에 있습니다. 그 기는 메마름을 주관합니다.

> 서방으로부터 오는 바람은 강풍(剛風)이라 하는데 그것은 상해 가 인체에 이르르니 안으로는 폐(肺)에 침입할 수 있으며 밖으로는 피부 사이에 머물고 그 기는 메마른 병을 주관합니다.

서북방으로부터 오는 바람은 절풍(折風)이라고 하는데 그것은 사람을 상하게 하니 안으로는 소장(小腸)에 침입할 수 있고 밖으로는 수태양맥(手太陽脉)에 있습니다. 맥이 끊기면 넘치고 맥이 닫히면 맺혀서 통하지 않고 갑자기 잘 죽습니다.

> 서북방에서 오는 바람은 절풍(折風)이라고 하는데 그 상해는 인 체에 미치니 안으로는 소장에 침입할 수 있고 밖으로는 수태양경 맥에 있습니다. 만약 그 맥기(脉氣)가 닫혀서 막히면 결취(結聚) 되어 통하지 않습니다. 왕왕 돌연 사망하게 됩니다.

북방으로부터 오는 바람은 대강풍(大剛風)이라 부르는데 그것은 사람을 상하게 하니 안으로는 신장(腎)에 머무르고 밖으로는 뼈와 어깨 등의 등성마루 힘줄(脊筋)에 있습니다. 그 기는 한사(寒邪)를 주관합니다.

북방으로부터 오는 바람은 대강풍(大剛風)이라고 하는데 그 상
해는 인체에 까지 미칩니다. 안으로는 신장에 침입할 수 있고 밖으
로는 골격(骨骼)과 어깨 등의 등성마루 힘줄 부위에 있습니다. 그
기는 차가운 성질의 병을 주관합니다.

동북방에서 오는 바람을 흉풍(凶風)이라 하는데 그것은 사람을
상하게 하니 안으로는 대장(大腸)에 머물고 밖으로는 양 옆구리와
겨드랑이 뼈 아래와 팔의 관절(肢節)에 있습니다.

동북방에서 오는 바람을 흉풍(凶風)이라 합니다. 그것은 상해
(傷害)가 인체에 미치니 안으로는 대장에 침입할 수 있고 밖으로
는 양 옆구리와 겨드랑이 뼈 아래 및 팔의 관절 부위에 있습니다.

동방(東方)에서 오는 바람을 영아풍(嬰兒風)이라 하는데 그것은
사람을 상하게 하니 안으로는 간(肝)에 머물고 밖으로는 힘줄의 묶
음(筋紐)에 있고 그 기(氣)는 몸이 습(濕)한 병을 주관합니다.

동방에서 오는 바람을 영아풍(嬰兒風)이라 하는데 그 상해는 인
체에 미치니 안으로는 간(肝)에 침입할 수 있고 밖으로는 힘줄을
서로 맺는 곳에 있습니다. 그 기(氣)는 몸이 습한 병을 주관합니
다.

동남방(東南)에서 오는 바람을 약풍(弱風)이라 합니다. 그것은 사
람을 상하게 하니 안으로는 위(胃)에 머물고 밖으로는 기육에 있습
니다. 그 기는 체중(體重)을 주관합니다.

동남방에서 오는 바람을 약풍(弱風)이라 하고 그 상해는 인체에 미치니 안으로는 위(胃)에 침입하고 밖으로는 기육(肌肉)에 있습니다. 그 기는 체중을 주관합니다.

이 8풍(八風)은 모두 그 허(虛)한 고을에서 옵니다. 그러므로 곧 사람을 병나게 하고 3허(虛)71)를 만나면 갑자기 병들어 죽습니다. 양실일허(兩實一虛)하면, 병이 들어 이슬에 흠뻑 젖고 오한과 신열(淋露寒熱)이 납니다. 그 우습(雨濕)의 땅을 범하면 위병(痿)이 됩니다. 그러므로 양생(養生)의 도(道)를 아는 사람(經人)은 바람을 피하고 돌에 화살을 쏘는 것을 피하듯 합니다. 3허(三虛)가 있어서 사풍(邪風)에 치우쳐서 적중하면 돌연 넘어져서 의식을 잃고 반신불수가 됩니다.

위에서 말한 8풍은 무릇 이 해당 시령(時令)의 계절과 상대적인 방향으로부터 불어오니 모두가 허사적풍(虛邪賊風)에 속하기 때문에 그것은 사람을 병나게 합니다. 사람과 자연계는 이와 서로 상통하니 가령 인체가 허하고 쇠약한데 또한 천기(天氣) 3허(三虛)〔승년(乘年)의 쇠약, 봉월(逢月)의 공허(空), 실시(失時)의 조화(和)〕를 만나는데 이르르면 안과 밖이 서로 원인이 되어 정기(正氣)가 사기(邪氣)를 이기지 못하고 갑작스런 병을 만나 돌연 사망합니다. 가령 3허(三虛) 가운데 단지 1허(一虛)만 범하면 피곤하여 한열(寒熱)이 번갈아 오는 병증세가 발생합니다. 혹은 우습(雨濕)한 땅에 있으면 사기(邪)가 근육을 상하게 하고 곧 위병(痿病)이 발생하게 합니다. 그러므로 양생(養生)의 도(道)를 깊이 아는 사람은 허사적풍을 예방하고 돌에 화살을 쏘는 사격(射擊)을 피하

---

71) 삼허(三虛) : 연허(年虛), 월허(月虛), 시허(時虛), 혹은 승년(乘年)의 쇠(衰), 봉월(逢月)의 공(空), 실시(失時)의 화(和)라고 한다. 승년(乘年)의 세기(歲氣)가 미치지 못함, 봉월(逢月)의 공(空)은 월결무광(月缺無光)의 시후(時候), 실시(失時)의 화(和)는 4시(四時)의 기후가 반상(反常)함.

는 것과 같습니다. 그렇지 않으면 가령 3허(三虛)의 시점(時點)을
만나면 사풍(邪風)에 치우쳐서 적중하여 돌연 땅에 넘어져서 의식
을 잃고 혹은 반신불수와 같은 병증세가 발생할 수도 있습니다.

〈붙임〉 팔방허풍과병변부위귀납표(八方虛風與病變部位歸納表)

풍명(風名)과 오는길				인체에 대한 영향		
궁위(宮位)	오행(五行)	풍향(風向)	풍명(風名)	內舍	外在	病氣所主
리(离)	화(火)	남풍(南風)	대약풍(大弱風)	心	맥(脉)	열(熱)
곤(坤)	토(土)	서남풍(西南風)	모풍(謀風)	脾	기육(肌)	약(弱)
태(兌)	금(金)	서풍(西風)	강풍(剛風)	肺	피부(皮膚)	조(燥)
건(乾)	금(金)	서북풍(西北風)	절풍(折風)	小腸	수태양맥 (手太陽脉)	脉絶則溢脉 則結不通善暴死
감(坎)	수(水)	북풍(北風)	대강풍(大剛風)	腎	骨與肩背之 膂筋	寒
간(艮)	토(土)	동북풍(東北風)	흉풍(凶風)	대장(大腸)	兩脇 骨下及肢節	
진(震)	목(木)	동풍(東風)	영아풍(嬰兒風)	간(肝)	근뉴(筋紐)	身
손(巽)	목(木)	동남풍(東南風)	약풍(弱風)	위(胃)	기육(肌肉)	身重

권 12

78. 9침을 논함(九針論)

　　이 편은 9침(九針)의 기원(起源), 명명(命名), 형상(形狀) 및 그 적응증(適應症)과 금기(禁忌) 등을 위주로 한 내용을 명백히 논술했다. 글 중의 부대(附帶) 설명은 형지고락(形志苦樂) 및 질병(疾病)이 있는 곳의 같지 않음으로 말미암아 치료법상의 침구(針灸), 위인(熨引) 돌침(砭刺) 감약(甘藥), 안마(按摩), 약주(藥酒)의 구분이 있고, 5장(五臟)의 기와 6부(六腑)의 기의 조화를 잃음은 모두 각기 스스로 주재하는 바의 증세가 있음을 지적했다. 동시에 5장의 생리 병리를 중심으로 하여 5미(五味) 5병(五幷) 5악(五惡), 5액(五液), 5로(五勞), 5주(五走), 5재(五裁), 5발(五發), 5사(五邪), 5장(五藏), 5주(五主) 등의 귀류법(歸類法)을 제시하고, 6경(六經)의 기혈(氣血)의 많고 적음과 표리배합(表裏配合)을 열거했다.

　　황제(黃帝)가 말한다. "내가 선생으로부터 9침에 관해서 들었는데 학식이 넓고 내용이 풍부했습니다. 그런데 나는 오히려 깨닫지 못하고 있어서 감히 9침이 어떻게 생겼는지 묻고자 합니다. 어떻게 각기 다른 명칭이 있는지요?"

　　황제가 말한다. '나는 선생이 논하고 풀이한 9침의 이치를 들었는데 진실로 이는 학식이 넓고 내용이 풍부하고 다채롭습니다. 다만 나는 아직 깨닫지 못하고 있는 데에 보다 더 문제가 있습니다. 청컨데 9침의 원리는 어떻게 생겼는지요? 어떻게 각기 같지 않은 명칭이 있는지요?'

　기백(岐伯)이 답한다. "9침(九針)이란 천지(天地)의 큰수(大數)입니다. 1에서 시작하여 9에서 그칩니다. 그러므로 1은 하늘을 본받고, 2는 땅을 본받고, 3은 사람을 본받고, 4는 4시를 본받고, 5는 5음을 본받고, 육은 6률을 본받고, 7은 7성을 본받고, 8은 8풍을 본받고, 9는 9야를 본받았습니다."

　　기백이 답한다. '9침이 생겨난 것은 천지의 큰수(大數)를 취하여 본받았습니다. 천지의 수리(數理)는 1로부터 시작해서 9에 이르러 끝납니다. 이는 사물의 보편적 자연 발전 규율입니다. 때문에 9침의 설명은 실제상으로 각종 자연현상에 서로 응합니다. 제 1침은 하늘을 취하여 본받습니다. 제 2침은 땅을 취하여 본받습니다. 제 3침은 사람을 취하여 본받습니다. 제 4침은 4시를 취하여 본받습니다. 제 5침은 5음을 취하여 본받습니다. 제 6침은 6률을 취하여 본받습니다. 제 7침은 7성을 취하여 본받습니다. 제 8침은 8풍을 취하여 본받습니다. 제 9침은 9야를 취하여 본받습니다.'

　황제(黃帝)가 말한다. "침으로써 9수(九數)에 응하는 것은 무엇인지요?"

　기백(岐伯)이 답한다. "대저 고대의 경인(經人)은 천지의 수리(數)

를 만들어내니 이는 1에서부터 9에 이르릅니다. 이 때문에 대지(大地)를 9개 분야로 정하니 9에 9를 서로 승(乘)하면 9.9 81이 되니 따라서 황종(黃鐘)의 수를 세워서 침으로써 수에 응했습니다.”

황제가 말한다. '무슨 침(針)과 9수(九數)가 서로 응하는지요?' 기백이 답한다. '고대의 경인(經人)은 천지의 수리(數理)를 처음 만들었습니다. 이는 1에서부터 9에 이르릅니다. 이로 인해서 대지(大地)를 정하니 9개 분야입니다. 만약 9와 9를 서로 승(乘)하면 9.9는 81입니다. 따라서 황종(黃鐘)의 수를 세우니 9침은 바로 이 수에 서로 응합니다.'

1은 하늘입니다. 하늘은 양(陽)입니다. 5장의 하늘에 응하는 것은 폐입니다. 5장 6부의 덮개입니다. 피부는 폐에 합합니다. 사람의 양입니다. 그러므로 침으로 치료함에는 반드시 그 머리는 크고 그 끝은 예리하게 하여 깊이 들어가지 않게 얕게 찌르고 양기가 나오지 않도록 해야 합니다.

1수는 하늘에 견주어 형상하고 하늘은 양에 속합니다. 인체의 5장 가운데에서는 폐가 호흡을 주관하고 밖으로는 천기(天氣)와 서로 응합니다. 또 폐의 자리가 가장 높으니 5장 6부의 덮개가 됩니다. 마치 하늘이 만물을 덮고 있는 것과 같습니다. 폐는 밖으로 피모(皮毛)에 합합니다. 피모는 인체의 거죽에 얕게 있으며 양분(陽分)에 속하니 이로 인해서 참침(鑱針)을 만듭니다. 침의 양식은 반드시 침머리가 커야 하고 침끝은 예리하여 얕게 찌르는데는 알맞고깊게 찌르는 데는 제한하여, 사기가 피부에 있는 병증세를 치료하는데 써서 양기(陽氣)를 배설하고 거죽을 풀어 열이 물러나게 해야 합니다.

2수는 땅에 견줍니다. 땅은 토(土)에 속합니다. 인체에 있어서 토에 응하는 것은 기육(肌肉)입니다. 그러므로 침으로 치료함에는 반드시 그 몸뚱이는 원통(筩)이고 그 끝(末)은 계란모양으로 기육 사이에 상함이 없도록 해야 하니 상하면 기가 다합니다.

　　2수는 땅을 견주어 형상하고 땅은 토(土)에 속하고 인체에 있어서는 기육에 응합니다. 이로 인해서 원침(圓針)을 만드니 침의 양식은 그 침신(針身)이 둥글고 또 바르니 대나무관(竹管)처럼 생겼으며 침끝은 계란형입니다. 사기가 기육의 병증세 있는 것을 치료하는데 적용하고 침을 놓을 때는 분육(分肉)을 손상하지 않게 해야 하고 손상되면 비기(脾氣)가 쇠약해져서 다 합니다.

3수는 사람에 견줍니다. 사람이 생명을 유지하는 까닭은 혈맥(血脉)에 있기 때문입니다. 그러므로 침으로 치료함에는 반드시 그 몸뚱이가 크고 그 끝이 둥글어야 하니 맥을 안마해서 함몰되지 않게 하는 것이 좋고 그 기가 이르러서 사기가 자연히 나오게 해야 합니다.

　　3수는 사람에 견주어 형상했습니다. 사람의 생명을 유지할 수 있는 것은 혈맥이 영양을 수급함에 의뢰하기 때문입니다. 때문에 혈맥의 병증을 치료하는데 적응하기 때문에 시침(鍉針)에 응해서 채용(采用)하니 그 침(針)의 몸뚱이는 크고 침끝은 둥글고 둔(鈍)해야 하고 혈 자리를 안마하여 혈맥이 소통하게 하고 정기(正氣)를 만나 인도하여 충실하게 사기가 자연으로 나오게 하여 침이 너무 깊이 들어가서 사기를 끌어 당겨 안에 함몰되는데 이르지 않게 하는 것이 좋습니다.

4수란 시령(時)에 견줍니다. 시령은 4시 8풍이 경락중에 머물러서 고질병(痼病)이 됩니다. 그러므로 침으로 치료함에는 반드시 그 몸뚱이는 원통(筩)이고 그 끝은 날카롭습니다. 열을 사(瀉)시키고 피를 내게 하는 컷이 옳으니, 고질병이 뿌리채 제거됩니다.

4수는 4시에 견줄 것입니다. 만약 4시 8방의 풍사(風邪)가 인체의 경락(經絡) 속에 침입하여 혈맥(血脉)에 머물러 엉겨 맺히게 하여 점차 단단해지는 병증세가 점차 이루어지면 이로인해 침으로 치료할 때는 반드시 봉침(鋒針)을 쓰니, 그 침의 몽둥이는 길고 빠르고 침끝은 날카로우니 낙맥(絡)을 찔러서 피를 내고 그 어열(瘀熱)을 사(瀉)시키면 단단한 질병의 근본을 제거시킬 수 있습니다.

5수란 5음에 견줍니다. 음(音)이란 5수이니 1, 9 양수의 중간으로 1수는 동지(冬至)이고 월건(月建)이 자(子)에 있고 9수는 하지(夏至)이니 월건(月建)이 오(午)에 있으며 음과 양이 구별됩니다. 한(寒)과 열(熱)이 다투어 양기(陽氣)가 서로 부딪치면 합해서 종기의 고름(癰膿)이 됩니다. 그러므로 침으로 치료할 때는 반드시 그 끝은 칼날 같아서 그 큰 고름(大膿)을 취해야 합니다.

5수는 5음에 견줍니다. 음(音)이 5수가 되면 1,9 양수의 중간에 자리합니다. 1수는 동지(冬至)를 대표하며 1양(一陽)이 처음 생길 때이고 월건은 자(子)에 있고 9수는 하지(夏至)를 대표하니 양기(陽氣)가 지극히 왕성한 때이고 월건(月建)은 오(午)에 있습니다. 5수는 바로 1에서 9까지의 중앙에 해당합니다. 더위가 가면 추위가 오고 음양(陰陽)이 소장변천(消長變遷)하니 이 때문에 나뉘어집니다. 인체에 있어서는 가령 한열(寒熱)이 고르지 못하면 양기(兩氣)가 싸워서 맺혀 종기가 화농(化膿)하기 때문에 피침(鈹針)을 적용하니, 침끝은 칼 처럼 예리해야 종기를 째서 고름을 제거할 수 있습니다.

6수(數)는 6률(律)에 견줍니다. 율(律)이란 음양 4시(陰陽四時)를 합한 12경맥을 조절합니다. 허사(虛邪)가 경락(經絡)에 머물러 갑자기 저리는(暴痺) 것입니다. 그러므로 침으로 치료함에는 반드시 끝이 긴 털(氂) 같고 또 둥글고 예리해야 하고 가운데 몸뚱이가 가늘고 커야만 그 폭기(暴氣)를 취합니다.

　　　6수는 6률에 견줍니다. 6률은 음성을 조절하고 음양(陰陽)을 나누고 4시 12진(辰)에 응하여 인체 12경맥에 합합니다. 가령 허사적풍(虛邪賊風)이 사람의 경락(經絡)에 침입하면 음양이 조화를 잃고 기혈이 막혀서 비증(痺症)이 갑자기 발생합니다. 이로 인해서 원리침(圓利針)을 사용하니 침의 모습이 긴털(長毛) 같으니 둥글고 예리합니다. 침의 몸뚱이는 대략적이고 크며 급성 병을 침으로 치료하는데 적합합니다.

　7수(數)는 7성(七星)에 견줍니다. 별은 사람의 7규(七竅)에 응합니다. 만약 사기(邪氣)가 구멍을 따라 경락(經絡) 사이에 침입하여 오래 머물러 제거되지 않으면 통비(痛痺)가 발생될 수 있습니다. 그러므로 침으로 치료해야 하니 그 침끝이 가늘어서 모기나 날파리(蚊虻)의 주둥이 같이 해서, 침을 놓을 때는 그 기를 조용히 살펴서 천천히 침을 가볍게 꽂아 긴 시간을 머물게 하여 정기(正氣)가 충실케 하고 사기는 없어지게 하고 침을 뺀 후에도 계속 요양(療養)해야 합니다.

　　　7수는 7성에 견주었습니다. 인체에 있어서는 7규(七竅)에 응합니다. 사람의 몸을 통하는 구멍이 많으니 하늘의 별처럼 숨어 있습니다. 만약 사기가 구멍을 따라 경락 사이에 침입하여 오래 머물러 제거되지 않으면 통비(痛痺)가 발생할 수 있습니다. 그러므로 호침(毫針)이 적용되니, 그 침끝은 가늘어서 모기나 날파리 주둥이 같습니다. 침을 놓을 때는 그 기를 조용히 살펴 천천히 침을 넣어

가볍게 꽂고 침이 머무는 시간은 길어야 합니다. 따라서 정기(正氣)가 충실하게 하고 사기가 한길에 없어지고 진기(眞氣)가 뒤이어 회부되고 침을 뺀 후에도 여전히 계속 요양이 필요합니다.

8수(數)는 팔풍(八風)에 견주었습니다. 풍(風)이란 사람에 견주면 여덟 곳의 큰 관절(八節)입니다. 8정(八正)72)의 허사적풍(虛邪賊風)이 인체에 침습하면 뼈, 허리, 등, 살결 사이에 머물러 심비(深痺)가 됩니다. 그러므로 침으로 치료해야 하니 반드시 침 몸뚱이는 얇아야 하고 그 끝은 예리해야 사기(邪)가 깊고 병이 오래된 비증(痺症)을 치료할 수 있습니다.

8수는 8풍에 견줍니다. 인체에 있어서 8곳의 큰 관절에 응합니다. 가령 4시 8절의 허사적풍이 인체에 침습하면 깊이 들어 머무르니 뼈, 허리, 등의 관절과 살결 사이에 머물러서 사기(邪)가 깊이 안에 있는 비증(痺症)이 이루어집니다. 그러므로 침구(針具)의 선택은 침의 몸뚱이가 얇고 침끝은 예리한 긴침을 선택하여 써야 합니다. 이런 것이라야 사기(邪)가 깊고 병이 오래된 비증(痺症)을 침으로 치료할 수 있습니다.

9수(數)는 9야(九野)에 견주었습니다. 들(野)이란 사람의 뼈와 피부 사이입니다. 음사(淫邪)가 몸에 넘치면 풍수병(風水)의 형상과 같으니 수기(水氣)가 흐름으로 말미암아 관절을 통과하지 못합니다. 그러므로 침으로 치료해야 하니 끝이 쇠꼬챙이(梃) 같아서 예리하고 둥글어야 하니 이를 써야 관절이 원활히 통하고 대기(大氣)가 운전되고 쌓인 물이 없어집니다.

---

72) 8정(八正) : 입춘, 입하, 입추, 입동, 춘분, 추분, 하지, 동지의 8개 절기

9수는 9야에 견주어지니 인체에 있어서는 몸둘레의 관절과 뼈와 피부 사이에 응합니다. 가령 사기가 지나치게 왕성하여 몸에 만연하면 부종이 나타나니 풍수병(風水病)과 같습니다. 이는 수기가 흘러 넘침으로 말미암아 관절을 통과하지 못해서 기육과 피부에 물이 쌓여서 붓게 됩니다. 이로 인해 대침을 채용해야 하니 그 침의 형상은 막대같고 침끝은 가늘고 둥글고 침 몸뚱이는 큼지막합니다. 그것을 써야 관절이 원활하게 통하고 큰기가 운전되고 쌓인 물이 없어집니다.

황제(黃帝)가 말한다. "침의 길고 짧음에도 일정한 도수(度數)가 있는지요?"

기백(岐伯)이 답한다. "첫째는 참침(鑱鍼)이라 하니 건침(巾鍼)의 양식을 본따서 만들어 그 침머리는 크고 침의 끝 반치 정도에서 갑자기 날카로워지니 길이의 도수는 모두 1치 6푼이니 머리와 몸의 병증세의 열을 주관합니다."

　　황제가 묻는다. '침의 길고 짧음도 일정한 도수가 있는지요?' 기백이 답한다. '제 1종의 침은 참침(鑱鍼)이라 하니 건침(巾鍼)[73]의 양식을 모방해서 만들었습니다. 그 머리는 크고 거리에 있어서 침의 끝의 반치 쯤에서 첨예하게 튀어나와 화살촉(箭頭) 같으니 침의 길이의 도수는 모두 1치 6푼(分)으로 얕게 찌르는데 적용해서 거죽피부의 양기를 통하여 사시킵니다. 머리와 몸의 병증세에 있어서의 열의 치료를 주관합니다.'

둘째는 원침(圓鍼)이니 서침(絮鍼)[74]을 취하여 본떴습니다. 침의 몸뚱이는 둥글고 바르니 대통(竹管) 모양 같고 침의 끝은 계란처럼 둥근형입니다. 길이가 1치(寸) 6푼(分)이니 주로 분육 사이의 질병

---

73) 건침(巾鍼) : 포침(布鍼)이라고도 함
74) 서침(絮鍼) : 봉서(縫絮)의 침(鍼)

의 사기(邪)를 치료하는 것을 주관합니다.

두 번째는 원침(圓針)이니 서침(絮針)을 모방하여 만들었습니다. 침 몸뚱이는 둥글어서 대통(竹管) 같고 침 끝은 둥근 계란같은데 길이 1치 6푼입니다. 주로 분육(分肉) 사이에 있는 질병의 사기를 치료하는 것을 주관합니다.

셋째는 시침(鍉針)이니 서속(黍粟)의 날카로움을 본받았습니다. 길이 3치 반입니다. 경맥을 안마(按摩)하고 기를 취하여 사기를 내보내는 것을 주관합니다.

세 번째는 시침(鍉針)이니 기장과 조의 형상을 모방했습니다. 둥글고 끝이 조금 날카롭고 길이는 3치 반입니다. 경맥을 안마하고 기의 운행을 활발하게 하여 사기를 밖으로 내보냅니다.

넷째는 봉침(鋒針)이니 서침(絮針)을 본떴습니다. 침 몸뚱이는 통(筒) 모양 같고 끝은 날카롭고 길이는 1치 6푼입니다. 열을 사(瀉)시키고 출혈을 주관합니다.

네 번째는 봉침(鋒針)이라 하니 서침(絮針)의 양식을 모방하여 만들었으며 침신은 둥글고 바르며 날카롭고 길이는 1치 6푼, 그것은 열을 사시키고 낙맥을 찔러 피가 나오게 합니다.

다섯째는 피침(鈹針)이라 하니 칼날(劍鋒)을 모양하여 만들었습니다. 너비가 2푼 반 길이가 4치입니다. 한열(寒熱) 양기(兩氣)가 부딪혀 맺혀 종기가 곪는 병 증세를 잘라서 고름을 제거하여 열독을 깨끗이 제거함을 주관합니다.

다섯 번째는 피침(鈹針)이라 하니 칼날을 모방하여 만듭니다. 너비 2푼 반, 길이 4치, 한열(寒熱) 두 기가 부딪혀 맺혀 종기가 되어 곪은 증세에 침을 놓아 잘라내어서 열독을 깨끗이 제거하는 데 쓸 수 있습니다.

여섯째는 원리침(圓利針)이니 호리(氂)를 본받아서 만들었습니다. 그 끝이 조금 크고 그 몸뚱이는 도로 작습니다. 안으로 깊이 찌를 수 있고 길이는 1치 6푼, 옹비(癰痺) 증세를 치료함을 주관합니다.

여섯 번째는 원리침(圓利針)이라 하니 긴 털의 모양을 모방하여 만들었습니다. 침끝이 조금 크고 침 몸뚱이는 도로 작습니다. 깊이 찌를 수 있고 길이는 1치 6푼, 옹종과 갑자기 발생하는 비증(痺 症)을 치료함을 주관합니다.

일곱째는 호침(毫針)이니 호모(毫毛)를 본받아 만들었습니다. 길이 1치 6푼, 한통비(寒痛痺)가 경락에 있는 것을 치료하는 것을 주관합니다.

일곱 번째는 호침(毫針)이라 하니 호모(毫毛)의 가는 모습을 모 방하여 만들었으며, 길이 1치 6푼, 사기가 낙맥에 있는 한통비(寒 痛痺)를 치료함을 주관합니다.

여덟째는 장침(長針)이라 하니 기침(綦針)75)을 본따서 만들었습 니다. 길이 7치, 사기가 깊이 들어 오래된 비증(痺症)을 치료하는 것을 주관합니다.

여덟 번째는 장침(長針)이라 하니 기침(綦針)의 양식을 모방하

---

75) 기침(綦針) : 재봉하는데 쓰는 장침(長針)

여 만들었으며, 길이 7치, 사기가 깊어 병이 오래된 비증(痺症)을
치료함을 주관합니다.

아홉째는 대침(大針)이라 하니 봉침(鋒針)을 본받아 만들었습니
다. 그 끝 부분이 조금 둥글고 길이 4치, 대기가 관절에 통하지 않
는 것을 치료함을 주관합니다. 침형(針形)을 다 말했습니다. 이는 9
침의 대소장단의 법입니다.

아홉번째는 대침(大針)이라 합니다. 침의 모양은 막대(梃)를 모
방하여 만들었으니 침 끝이 둥글고 거칠어 막대처럼 깁니다. 길이
4치, 대기가 관절에 원활히 통하지 못하는 것을 치료함을 주관합
니다. 물이 쌓여 부은 병증세입니다. 이상 말한 것은 9침의 형상과
대소장단의 법도입니다.

황세(黃帝)가 밀한다. "사람의 몸의 형체(身形)가 9야(九野)와 어
떻게 응하는지 들려주었으면 합니다."

기백(岐伯)이 답한다. "신형(身形)이 9야(九野)에 응하는 정황을
말씀드리고자 합니다. 왼발(左足)은 입춘(立春)에 응합니다. 그날의
일진은 무인(戊寅) 기축(己丑)입니다. 왼쪽 옆구리(左脇)는 춘분(春
分)에 응합니다. 그 일진은 을묘(乙卯)입니다. 왼손(左手)은 입하(立
夏)에 응합니다. 그 일진(日辰)은 무진(戊辰) 기사(己巳)입니다. 가
슴부위(膺), 목구멍(喉), 머리와 얼굴(首頭)은 하지(夏至)에 응합니
다. 그 일진은 병오(丙午)입니다. 오른손(右手)은 입추(立秋)에 응합
니다. 그 일진은 무신(戊申) 기미(己未)입니다. 오른쪽 옆구리(右脇)
는 추분(秋分)에 응합니다. 그 일진은 신유(辛酉)입니다. 오른발(右
足)은 입동(立冬)에 응합니다. 그 일진은 무술(戊戌) 기해(己亥)입니
다. 그 일진(日辰)은 임자(壬子)입니다. 6부(六腑) 및 횡격막(膈) 아

래 3장(三臟)은 중주(中州)에 응합니다. 몸의 각 부위를 침 놓을 때 중요하게 금기(禁忌)해야 하는 날은 태일(太一)이 있는 곳의 날 및 각각의 무일(戊日) 혹은 기일(己日)입니다. 무릇 이 아홉은 8방(八方)의 당해시령(當令)의 절기(節氣)가 있는 곳과 그 형체의 좌우상하의 각 부위에 서로 응하는 것은 잘 살펴서 자법상(刺法上)의 금기하는 날짜(禁忌日期)를 명확히 해야 합니다. 가령 신체의 어떤 부위에 옹종이 생기면 가령 바로 태일(太一)이 소재하고 무기(戊己)가 만나는 날에는 궤멸시키는 치료를 할 수 없습니다. 이를 천기일(天忌日)이라 합니다.

　　황제가 묻는다. '사람의 신형은 어떻게 9야와 상응하는지요?' 기백이 답한다. '청컨데 신형이 9야에 응하는 정황을 말씀드리게 허락해 주시기 바랍니다. 춘하(春夏)는 양(陽)에 속합니다. 양기(陽氣)는 왼쪽에서부터 올라가고 아래에서 위로 올라갑니다. 그 때문에 사람의 왼발(左足)은 간궁(艮宮)〔동북방〕에 응하고 절기(節氣)는 입춘(立春)에 응하고 일진(日辰)에 있어서는 바로 무인(戊寅) 기축(己丑)에 해당합니다. 왼쪽 옆구리(左脇)는 진궁(震宮)〔정동방〕에 응하고 절기에 있어서는 춘분에 응합니다. 일진에 있어서는 바로 을묘(乙卯)에 해당합니다. 왼손은 손궁(巽宮)〔동남방〕에 응하고, 절기에 있어서는 입하(立夏)에 응하고 일진에 있어서는 바로 무진(戊辰), 기사(己巳)에 해당합니다. 앞가슴, 목구멍, 머리와 얼굴은 이궁(离宮)〔정남방〕에 응하고 절기에 있어서는 하지(夏至)에 응하고 일진에 있어서는 바로 병오(丙午)에 해당합니다. 이는 양기(陽氣)가 지극히 왕성한 시후(時候)이니, 추동(秋冬)은 음(陰)에 속하고, 음기(陰氣)가 오른쪽에서 내려와 아래에서 위로 올라갑니다. 때문에 오른손은 곤궁(坤宮)〔서남방〕에 응합니다. 절기에 있어서는 입추(立秋)에 응하고 일진에 있어서는 바로 신유(辛酉)에 해당합니다. 오른발(右足)은 건궁(乾宮)〔서북방〕에 응합니다. 절기에 있어서는 입동(立冬)에 응하고 일진에 있어서는 바

로 무술(戊戌) 기해(己亥)에 해당합니다. 허리(腰), 꽁무늬(尻),
아래구멍(下竅)은 감궁(坎宮)〔정북방〕에 응합니다. 절기(節氣)에
있어서는 동지(冬至)에 응하고 일진에 있어서는 바로 임자(壬子)
에 해당합니다. 이는 음기(陰氣)가 지극히 왕성한 시후(時候)입니
다. 6부(六腑)와 간(肝), 비장(脾), 신(腎)의 3장(三臟)은 모두
격막(膈) 아래 배 속의 부위에 있으며 중궁(中宮)에 응합니다. 사
람 몸의 각 부위에 침을 놓을 때 금기(禁忌)하는 날짜(日期)를 주
의할 필요가 있습니다. 대체로 이날은 정교(正交) 8절(八節)〔4립
(四立), 2분(二分), 2지(二至)〕의 그날이니 이른바 "태일(太一)이
소재(所在)하는 날" 및 각기 무일(戊日) 혹은 기일(己日)입니다.
이른바 중궁(中宮)의 토(土)가 왕성해서 일을 처리하는(用事) 시
후(時候)이며 모두 대금(大禁)의 날짜에 속합니다. 인체 9개 부위
와 9개 방위의 상응관계(相應關係)에 정통하면 8방의 해당 시령
(令)의 절기(節氣)가 있는 곳 및 그 형체의 상하좌우 각 부위에
서로 응함을 헤아릴 수 있으며 따라서 자법(刺法) 상의 금기(禁
忌)하는 날짜를 명확히 할 수 있습니다. 예를 들면 신체 어떤 부위
에 옹종(癰腫)이 발생하면 가령 태일(太一)이 있는 곳 및 무기(戊
己)가 만나는 바의 날에 바로 해당되어 치료에 궤멸시키는 법을
사용할 수 없으니 이를 천기일(天忌日)이라 합니다.'

형체는 안일하나(形樂) 정신이 고민있는(志苦) 사람은 병이 맥에
서 많이 생기니 치료법은 침과 뜸으로 치료하는 것이 적절합니다.
신형이 지나치게 노고(勞苦)스러우나 정신이 유쾌한 사람은 병이
힘줄에서 생기니, 약으로 따스하게 하고 환부(患部)를 문질러 도인
(導引)해야 합니다. 형체와 정신이 모두 기분이 좋으면 병이 기육
(肌肉)에서 생기니 침과 폄석(針石)으로 치료하는 것이 적당합니다.
형체가 괴롭고 정신이 괴로운 사람은 병이 목이 메어서(咽喝) 생깁
니다. 단약(甘藥)을 조제해서 치료합니다. 형체가 자주 놀라고 두려
워하면 힘줄과 맥이 통하지 않고 몸이 마비되어 감각이 없습니다.

치료는 안마(按摩)와 약술(藥酒)로써 합니다. 이것을 일러 5종 형지(五種形志)라고 합니다.

형체가 안일한데 정신이 고민되는 사람은 병이 맥(脉)에서 많이 생깁니다. 적절한 치료법은 침과 뜸이 있습니다. 신형(身形)이 지나치게 피로하고 괴로우나 단지 정신이 유쾌하면 병이 힘줄에서 많이 생깁니다. 마땅히 온위(溫熨)하고 도인(導引)하는 치료법을 쓰는 것입니다. 형체와 정신이 모두 유쾌하고 안일을 좋아하고 피로함을 싫어하는 사람은 병이 기육(肌肉)에서 많이 생깁니다. 마땅히 폄석(砭石)을 써서 침을 놓아 치료합니다. 형체가 피로하고 괴롭고 정신이 고민되는 사람은 목이 메어서 병이 발생합니다. 마땅히 단약(甘藥)을 써서 조절하여 치료합니다. 자주 놀라고 두려워 하여 정신과 형체가 불안하면 힘줄과 맥 사이의 기혈(氣血)이 불통해서 4지와 몸체가 마비되어 감각이 없어지면 마땅히 안마하고 약술로 치료합니다. 이것이 5종 형지(形志)에서 생기는 병의 각각의 특징과 치료법이라 합니다.

5장(五臟)의 기(氣)가 조화를 잃으면 각기 주관하는 바의 병증세가 있습니다. 심장은 심기(心氣)가 유쾌하지 못하면 위기(胃氣)가 막혀서 트림(噫)하는 것을 주관합니다. 폐(肺)는 폐기(肺氣)가 원활하지 못하면 기침이 나는 것을 주관하고, 간(肝)은 간기(肝氣)가 막히면 말이 많아지는 것을 주관하고, 비장(脾)은 비기(脾氣)가 조화롭지 못하면 산(酸)을 삼키는 것을 주관하고, 신장(腎)은 신기(腎氣)가 쇠약하여 하품하는 것을 주관합니다.

5장의 기(氣)가 실조(失調)하면 각기 주관하는 바의 병증세가 있습니다. 심기가 유쾌하지 못하면 트림을 발생하고 폐기(肺氣)가 원활치 못하면 해소 기침을 하고, 간기(肝氣)가 막히면 말이 많아집니다. 비기(脾氣)가 분화하면 신 것을 삼키고(呑酸) 신기(腎氣)

가 쇠약해서 지치면 하품을 합니다.

6부(六腑)의 기가 조화를 잃으면 각기 주관하는 바의 병증세가 있습니다. 담기(膽氣)가 성을 내면 위는 기를 거슬러 딸꾹질(噦)하고, 대장 소장은 설사하고 방광은 구속할 수 없으니 밤에 오줌을 싸고 하초(下焦)에 물이 쌓여 붓습니다.

　　6부의 기가 실조(失調)하면 각기 주관하는 바의 병증세가 있습니다. 담기(膽氣)가 막히면 유쾌하지 못하고 쉽게 성을 냅니다. 위가 조화롭게 내려가지 못하면 기가 거슬러서 토하고 딸꾹질(噦)이 됩니다. 소장의 소화된 음식이 청탁이 구분되지 않으면 대장의 전도(傳導)가 단단하지 못하여 설사합니다. 방광의 기가 허하면 구속할 수가 없으니 밤에 오줌을 쌉니다. 하초의 수도가 통하지 않으니 곧 물이 쌓여서 붓습니다.

5미(五味)가 위(胃)에 들어간 후에는 그 속성에 의해서 그 합하는 바의 장부로 돌아갑니다. 신맛(酸)은 간(肝)에 들어가고 매운맛(辛)은 폐(肺)에 들어가고 쓴맛(苦)은 심장(心)에 들어가고 단맛(甘)은 비장(脾)에 들어가고 짠맛(咸)은 신장(腎)에 들어가고 싱거운 맛(淡)은 위(胃)에 들어갑니다. 이것을 5미(五味)가 각자가 들어갈 곳에 들어간다고 합니다.

　　5미가 위에 들어간 후에 그 속성에 의해서 그 합하는 바의 장부에 들어갑니다. 신맛은 목에 속하니 간에 들어갑니다. 매운맛(辛)은 금에 속하니 폐에 들어갑니다. 쓴맛(苦)은 화에 속하니 심장에 들어갑니다. 단맛(甘)은 토에 속하니 비위에 들어갑니다. 짠맛(咸)은 수에 속하니 신장에 들어갑니다. 이는 5미(五味)가 각자가 들어가는 바라 합니다.

5장정기(五臟精氣)가 서로 합병하면 각기 생겨나는 바의 병증세가 있습니다. 정기가 간에 합병하면 걱정(憂慮)이 생기고, 심장에 합병하면 기쁨(喜)이 생기고, 폐에 합병하면 슬픔(悲)이 생기고, 신장에 합병하면 무서움(恐)이 생기고, 비장에 합병하면 두려움(畏)이 생깁니다. 이것을 5정(五精)의 기(氣)가 장(臟)에 합병한다고 합니다.

> 5장정기(五臟精氣)가 서로 합병해서 각기 생기는 바의 병증세가 있습니다. 정기가 간에 합병하면 간기(肝氣)가 억눌려서 걱정(憂慮)이 생깁니다. 심장에 합병하면 심기(心氣)가 남음이 있어서 기쁜 웃음이 생깁니다. 폐에 합병하면 기가 막히고 가슴이 좁아져서 슬픔이 생깁니다. 신장에 합병하면 물이 왕성하고 불이 쇠약해져서 심계(心悸)가 잘 무서워하고 비장에 합병하면 담(痰)이 왕성하여 속이 허(虛)하고, 왕왕 담(膽)이 겁이 나고 두려움이 생깁니다. 이는 5장 정기가 한 장(臟)에 합병하여 발생하는 각종 병증세입니다.

5장의 싫어하는 바는 간장은 풍(風)을 싫어하고, 심장은 열(熱)을 싫어하고, 폐는 추위를 싫어하고, 신장은 건조함(燥)을 싫어하고, 비장은 습한 것(濕)을 싫어합니다. 이것이 5장기(五臟氣)의 싫어하는 바입니다.

> 5장의 싫어하는 바가 있으니, 간장은 바람을 싫어하고, 심장은 열을 싫어하고, 폐장은 차가움을 싫어하고, 신장은 건조함을 싫어하고, 비장은 습함을 싫어합니다. 이는 5장의 기(氣)의 싫어하는 바입니다.

> 〈붙임〉 5장은 그 서로 다른 성능에 따라서 각기 싫어하는 바가

있습니다. 간은 힘줄을 주관하는데 바람이 이기면 힘줄이 구속되
어 급해지므로 바람을 싫어합니다. 심장은 혈맥을 주관합니다. 열
이 이기면 혈맥이 화상을 입어서 열을 싫어합니다. 폐는 기를 주관
합니다. 밖으로 피모에 합칩니다. 차가움이 이기면 기가 막혀서 펴
지 못하고 피모가 막힙니다. 그러므로 차가움을 싫어합니다. 신장
은 물에 속합니다. 장정(藏精)을 주관하여 골수(骨髓)를 생산하고
그 성질은 잘 어울립니다. 건조함(燥)이 이기면 정(精)이 상합니
다. 이 5장은 각기 싫어하는 바의 근거입니다.

5장이 화생(化生)하는 5액(五液)은 심장이 땀(汗)76)을 주관하고
간은 눈물(泣)을 주관하고 폐는 콧물(涕)을 주관하고 신장은 침(唾)
을 주관하고 비장은 침(涎)을 주관합니다. 이것이 5액이 나오는 바
입니다.

　　5장은 5액을 화생(化生)합니다. 신장은 땀(汗)을 주관하고 간
　　장은 눈물(泪)을 주관하고 폐는 콧물(涕)을 주관하고 신장은 침
　　(唾)을 주관하고 비장은 침(涎)을 주관합니다. 이것이 5액이 5장
　　에서 나뉘어 나오는 정황입니다.

다섯 가지 작업과 휴식(勞逸)이 과도함(五勞)은 오래 보면 심혈
(心血)이 상하고, 오래 누웠으면 폐기(肺氣)가 상하고, 오래 앉았으
면 기육(肌肉)이 상하고, 오래 섰으면 뼈가 상하고 오래 걸으면 힘
줄(筋)이 상합니다. 이것이 다섯 가지 오래 피로하여(五久勞) 생긴
바 병입니다.

---

76) 땀(汗) : 진액(津液)이 맥(脉) 속에 스며들어 전화(轉化)해서 혈액이 되고 심
　　장의 주관하는 바로 돌아오고 혈중(血中)의 액(液)은 또 맥 밖으로 스며나올
　　수 있으며 다시 전화(轉化)해서 진액(津液)이 된다. 그 중에 위기(衛氣)를 따
　　라서 밖으로 배설된 부분이 이 땀이다.

다섯 가지 작업하고 휴식함(勞逸)이 과도하면 이루어지는 손상
은, 오래 보면 신이 피로해지니 심혈이 상합니다. 오래 누웠으면
양기가 펼치지 못하니 폐기가 상합니다. 오래 앉았으면 비기가 움
직이지 못하니 기육을 상합니다. 오래 걸으면 힘줄을 상하니 피로
하여 상함(勞損)이 신장에 있습니다. 오래 걸으면 힘줄을 상하니
피로하여 손상함(勞損)이 간(肝)에 있습니다. 이것이 다섯 가지
오랜 피로에서 상하는 바입니다.

5미(五味)는 각기 움직이는 방향이 있습니다. 신 것은 힘줄로 가
고, 매운 것은 기로 가고 쓴 것은 혈로 가고 짠 것은 뼈로 가고 단
것은 기육으로 갑니다. 이는 5주(五走)라 합니다.

5미(五味)는 각기 움직이는 방향이 있습니다. 신맛은 간으로 들
어가고 간은 힘줄을 주관합니다. 그러므로 신맛은 힘줄로 가고 매
운맛은 폐로 가고 폐는 기를 주관합니다. 그러므로 매운맛은 기
(氣)로 가고 쓴맛은 심장으로 들어가고 심장은 혈맥을 주관합니
다. 그러므로 쓴맛은 혈로 가고 짠맛은 신장에 들어가고 신장은 뼈
를 주관합니다. 그러므로 짠맛은 뼈로 갑니다. 단맛은 비장에 들어
가고 비장은 기육을 주관합니다. 그러므로 단맛은 기육으로 갑니
다. 이것이 5주(五走)입니다.

음식의 다섯 가지 절제(裁)는 병이 힘줄에 있으면 신 것을 먹어
서는 안됩니다. 병이 기(氣)에 있으면 매운 것을 먹어서는 안됩니
다. 병이 뼈에 있으면 짠 것을 먹어서는 안됩니다. 병이 혈(血)에 있
으면 쓴 것을 먹어서는 안됩니다. 병이 기육에 있으면 단 것을 먹어
서는 안 됩니다. 특히 좋아해서 먹고 싶은 것은 많이 먹어서는 안
됩니다. 반드시 스스로 절제해야 합니다. 이름하여 5재(五裁)라 합
니다.

  음식의 5재(五裁)는 신 것을 수렴하면 병이 힘줄에 있어서 잘 수렴되지 않습니다. 그러므로 신맛을 많이 먹지 못합니다. 매운 것은 발산(發散)될 수 있으니 병이 기에 있으면 잘 발산되지 않습니다. 그러므로 매운맛을 많이 먹을 수 없습니다. 짠 것은 연하고 단단한 것을 연하게 할 수 있으니 병이 뼈에 있으면 잘 연해지지 않습니다. 이 때문에 쓴 맛을 많이 먹지 못합니다. 단 것은 막혀 그득한데에 습(濕)함을 도웁니다. 병이 기육에 있으면 막히고 체함(壅滯)을 좋아하지 않습니다. 그러므로 단 것을 많이 먹는 것은 적절하지 않습니다. 곧 특히 좋아해서 먹고 싶어하기 때문에 많이 먹어서는 안 됩니다. 반드시 자기가 절제를 가해서 적당한 정도에서 그쳐야 합니다. 이것을 5재(五裁)라 합니다.

  다섯 가지 병의 발생하는(五發) 바는, 음(陰)이 병이나면 골동(骨疼)이 발생하고, 양(陽)이 병나면 혈비(血痺)가 발생하고, 5미(五味)가 병나면 기(氣)가 조화롭지 않은 병이 발생하고, 겨울은 양병(陽病)이 발생하고, 여름에는 음병(陰病)이 발생합니다.

  다섯 가지 병(五病)의 발생하는 바는, 음이 병나면 골동 등이 발생하고, 양이 병나면 혈비 등이 발생합니다. 5미(五味)가 병나면 기(氣)의 부조화가 발생하고, 겨울날에는 양기가 안에 있기 때문에 양병이 겨울에 발생하고, 여름날에는 양기가 밖에 있고 음기가 안에 있으므로 음병이 여름에 발생합니다.

  사기가 5장(五臟)을 어지럽히는 병리변화(病變)는, 열기가 양에 들어가면 양이 겹치는 고로 광병(狂病)이 됩니다. 한사(寒邪)가 음맥에 들어가면 음이 겹치므로 혈비(血痺)가 됩니다. 사기가 양에 들어가서 맴돌면(搏) 전질(癲疾)이 됩니다. 사기가 음에 들어가서 맴돌면 옹알옹알 소리를 냅니다. 양이 음에 들어가면 병이 조용하고 음이 양으로 나오면 병이 쉽게 성냅니다.

사기(邪氣)가 5장을 어지럽게 하면 병리변화는, 양사(陽邪)가 양분(陽分)에 들어가면 양(陽)이 왕성하여 열(熱)이 지극해져서 신지(神志)가 어지러움을 받을 수 있으니 어지러워져서 미칩니다. 음사(陰邪)가 음분(陰分)에 들어가면 음이 왕성하여 차가워지니 혈맥이 막히게 할 수 있으니 비증(痺症)이 발생합니다. 머리에는 모든 양이 모이니 기가 거슬러 위로 올라가면, 이는 사기가 양으로 들어가서 사기가 맴돌아 위로 모여 머리 부위의 정수리에 질환이 발생합니다. 5장음경(五臟陰經)은 목구멍과 혀 사이로 통합니다. 양사가 음에 들어가서 맴돌아 모여 제거되지 않으면 음이 상하게 되어 암아(暗啞)를 이루게 됩니다. 양은 동을 주관하고 음은 정을 주관합니다. 양기(陽氣)가 수렴되어 내려가서 음분(陰分)에 들어가면 그 병태(病態)가 쉽게 침묵(靜默)합니다. 양기가 위로 거슬러 양에서 음으로 나오면 그 병태는 격동해서 쉽게 성냅니다.

5장(五臟)에는 각기 간직한 바가 있으니 심장신(心臟神), 폐장백(肺臟魄), 간장혼(肝臟魂), 비장의(脾臟意), 신장정과 지(腎臟精志)입니다.

5장에는 각기 간직한 바가 있으니 심장신은 생명활동을 주재합니다. 폐장백이 구현하는 것은 형체 동작의 감응능력(感應能力)입니다. 비장의(脾臟意)가 구현하는 것은 사람의 활동능력입니다. 신장정과 지(腎臟精志)는 정(精)은 골수(髓)로 변화할 수 있고, 체(體)는 뇌(腦)에 통하고 뇌는 의지(志)가 머무는 곳이고 구현하는 것은 사람의 기억능력입니다.

5장의 기능은 각기 주관하는 바가 있으니 심장(心)은 맥(脉)을 주관하고, 폐(肺)는 피부(皮)를 주관하고, 간(肝)은 힘줄(筋)을 주관하고 비장(脾)은 기육(肌肉)을 주관하고, 신장(腎)은 뼈(骨)를 주관합니다.

  5장의 기능은 각기 주관하는 바가 있으니 심장은 맥을 주관하여 영혈을 주관하여 온몸에 영양을 수송합니다. 폐는 피모를 주관해서 위기를 흩어지게 하고 인체의 거죽을 보호합니다. 간은 힘줄을 주관해서 관절을 얽어 매어서 지체활동을 유지합니다. 비장은 기육을 주관해서 형체를 충실하게 합니다. 신장은 뼈를 주관합니다. 골강(骨腔)은 골수를 저장하는 창고이고 골간(骨干)은 신체의 기둥입니다.

  양명(陽明)은 혈이 많고 기가 많습니다. 태양(太陽)은 혈이 많고 기가 적습니다. 소양(少陽)은 기가 많고 혈이 적습니다. 태음(太陰)은 혈이 많고 기가 적습니다. 궐음(厥陰)은 혈이 많고 기가 적습니다. 소음(少陰)은 기가 많고 혈이 적습니다. 그러므로 양명에 침을 놓으면 혈과 기가 나오고, 태양(太陽)을 짐 놓으면 혈과 나쁜 기가 나오고, 소양에 침 놓으면 기와 나쁜 혈이 나오고, 태음(太陰)에 침 놓으면 혈과 나쁜 기가 나오고, 궐음에 침 놓으면 혈과 나쁜 기가 나오고, 소음에 침 놓으면 기와 나쁜 혈이 나온다고 했습니다.

  6경기혈(六經氣血)의 많고 적음은 각기 같지 않음이 있습니다. 이로 인해서 대체로 침을 놓을 때는 각 경의 구체적인 정황에 근거해서 단지 그 많음을 사시킬 수 있으며 그 적음을 사시켜서는 안 됩니다. 일반적인 일상의 규율은, 양명(陽明)은 혈이 많고 기가 많으니, 침을 놓아 그 기혈을 나오게 함이 마땅합니다. 태양(太陽)은 혈이 많고 기가 적으니 침을 놓아 혈을 나오게 함이 마땅하고 기가 나오게 함은 마땅하지 않습니다. 소양(少陽)은 기(氣)가 많고 혈이 적으니 침을 놓아 기가 나오게 함이 마땅하고 혈이 나오게 함이 마땅하지 않습니다. 태음(太陰)은 혈(血)이 많고 기가 적으니 침을 놓아 혈이 나오게 함이 마땅하고 기(氣)를 나오게 하는 것은 마땅하지 않습니다. 궐음(厥陰)은 혈이 많고 기가 적으니 침을 놓아 혈이 나오게 하는 것이 마땅하고 기가 나오게 함은 마땅하지 않습니다. 소음(少陰)은 기가 많고 혈이 적습니다. 침을 놓아 기가 나오게 함이 마땅하고 혈이 나오게 함은 마땅하지 않습니다.

족양명과 태양이 표리가 되고 소양과 궐음은 표리가 되고, 태양과 소음이 표리가 됩니다. 이것을 발의 음양이라 합니다. 수양명과 태음이 표리가 되고 소양과 심주는 표리가 되고 태양과 소음이 표리가 됩니다. 이것을 손의 음양이라 합니다.

양명위경(陽明胃經)과 태음비경(太陰脾經)은 표리가 됩니다. 소양담경(少陽膽經)과 궐음간경(厥陰肝經)은 표리가 됩니다. 태양방광경(太陽膀胱經)과 소음신경(少陰腎經)은 표리가 됩니다. 이것은 족 3음경(足三陰經)과 족 3양경(三陽經)의 표리가 배합(配合)되었습니다. 양명대장경(陽明大腸經)과 태음폐경(太陰肺經)은 표리가 됩니다. 소양3초경(少陽三焦經)과 궐음심포경(厥陰心經)은 표리가 됩니다. 태양소장경(太陽小腸經)과 소음심경(少陰心經)은 표리가 됩니다. 이것은 수 3음경(手三陰經)과 수 3양경(手三陽經)의 표리가 배합되었습니다.

〈붙임〉 5장소속분류표(五臟所屬分類表)

명별＼5장	간(木)	심장(火)	비장(土)	폐(金)	신장(水)
5장기(五臟氣)	肝主語	心主噫	脾主呑	肺主咳	腎主欠
6부기(六腑氣)	膽爲怒	小腸爲泄	胃爲氣逆爲噦	大腸爲泄	膀胱不約爲遺溺下焦溢爲水
5미(五味)	酸入肝	苦入心	甘入脾 淡入胃	辛入肺	咸入腎
5병(五幷)	精氣幷 肝則憂	幷心則善	幷脾則畏	幷肺則悲	幷腎則恐
5오(五惡)	肝恐風	心惡熱	脾惡濕	肺惡寒	腎惡燥
5액(五液)	肝主泣	心主汗	脾主涎	肺主涕	腎主唾
5로(五勞)	久行傷筋	久視傷血	久坐傷肉	久臥傷氣	久立傷骨
5주(五走)	酸走筋	苦走血	甘走肉	辛走氣	咸主骨
5재(五裁)	病在筋 無食酸	病在血 無食苦	病在肉 無食甘	病在氣 無食辛	病在骨 無食咸
5장(五臟)	肝臟魂	心臟神	脾臟意	肺臟魄	腎臟精志
5주(五主)	肝主筋	心主脉	脾主肌	肺主皮	腎主骨

79. 풍우가 조화롭지 않으면 병이 난다(世露論)

　이 편의 내용은 네 부분으로 나눌 수 있다. (1) 학질이 발작하는 시간이 느리고 빠른 원인의 주요한 것은 사기(邪)와 정기(正)가 서로 부딪쳐서 '풍부(風府)'에 출입하는 것과 관련이 있으니 '위기(衛氣)가 응해서 곧 이루어진다'는 것을 분명히 밝혔다. (2) 4시8풍(四時八風)의 사기(邪)가 병을 이루는 여부(與否) 및 사람에게 적중하는 얕음과 깊음, 발병의 느림과 빠름은 인체의 강약과 살결의 열고 닫음에서 결정됨을 지적했다. (3) 자연의 기후에는 3허(三虛), 3실(三實)의 구분이 있다. 3실은 사기(邪)가 사람을 상하게 할 수 없고, 3허는 사람을 갑자기 병들고 갑자기 죽게 할 수 있다. (4) 연관(聯關)은 '9궁8풍(九宮八風)'의 이론에 이르고 4시풍우(四時風雨)의 변화를 예측해서 질병유행의 정황(情況)을 분석했다. 요컨데 옛사람은 바람은 하늘의 기(氣)이고 비는 이 하늘의 이슬이라고 여기고 있다. 1년 중에 풍우(風雨)가 조화롭지 못하면 사람으로 하여금 병 나게 하므로 편명을 '세로(歲露)'라고 했다.

황제(黃帝)가 기백(岐伯)에게 묻는다. "경(經)에 일찍이 말하기를 '여름날은 더위에 상하면 가을에 학질(瘧)에 걸린다'고 했습니다. 다만 학질의 발병은 일정한 시간이 있는데 이는 어째서인지요?"

기백(岐伯)이 답한다. "사기가 풍부혈(風府)에 머물면 척추에 붙어끼고 아래로 내려갑니다. 위기(衛氣)는 하루낮 하루밤 항상 풍부에서 만납니다. 그런 후에 날마다 한 마디씩 척추에 붙어 돕니다. 그러므로 그 날이 하루씩 늦어집니다. 이는 사기가 들어가고 사기가 들어가면 병이 발작합니다. 이는 그날이 하루씩 늦어지기 때문입니다. 위기가 풍부에 운행함에는 척추에 붙어끼고 매일 아래로 한 마디씩 내려가니 21일에 미저골(尾底)에 내려가고 22일에 척추 안으로 들어가 복풍(伏沖)의 맥에 스며듭니다. 여기서부터 돌아서 위로 운행하니 9일에 이르르면 좌우양쪽 결분혈(缺盆)의 중간으로 나옵니다. 여기서부터 날마다 위로 올라가니 이 때문에 발병 시간이 조금씩 더 빠르고, 사기가 5장에 핍박하면 모원(募原)에 가로 이어지니, 이는 사기가 이미 깊이 속으로 들어가 그 운행이 늦어 당일에 위기와 더불어 밖으로 나와 서로 부딪쳐서 발병하지 못합니다. 그러므로 다음날 축적되어 발작합니다."

　　황제가 기백에게 묻는다. '선생의 글 속에 여름에 더위에 상하면 가을이 되어 학질이 발생한다고 했지만 학질의 발작에는 일정한 시간이 있는데 이것은 어떤 원인인지요?' 기백이 답한다. '사풍(邪風)이 풍부혈에 침입한 뒤 척추에 붙어끼고 아래로 내려갑니다. 인체의 위기가 순행하는 일상규율은 하루낮 하루밤을 차례로 돌아 풍부에서 모두 만납니다. 그런 후에 척추에 붙어서 날마다 한 마디씩 내려갑니다. 이렇게 위기와 사기가 서로 만남이 하루밤 하루낮이니 이 때문에 학질의 발작 시간이 날마다 늦어집니다. 이는 사기가 이미 척추 등에 침입해서 위기(衛氣)가 풍부(風府)에 운행하여 이르를 때는 주리(腠理)가 열리고, 주리가 열리면 사기가 편승해서 틈새로 침입하고, 사기(邪氣)가 일단 침입하여 위기와 더불어 서로 부딪치면 병이 발작합니다. 이러한 원인으로 말미암아 학질의 발작 시간은 항상 조금씩 늦어집니다. 위기의 운행이 풍부혈에 이르러 척추에 붙어 끼고 매일 한 마디씩 내려가니 21일이 경과하면 가장 아래인 미저골(尾底骨)에 이르릅니다. 22일이 되면 등골뼈 안으로 들어가서 복충(伏冲)의 맥에 흘러듭니다. 여기서부터 돌아 위로 올라가니 운행이 9일에 이르르면 위로 좌우 결분(缺盆)의 중간으로 나와 여기서부터 기(氣)가 날마다 높이 오르니, 이 때문에 발병의 시간이 하루하루가 빠릅니다. 이는 사기가 이미 속에 깊이 들어가서 그 도로의 거리가 인체의 거죽에서 이미 멀어 그 행동 또한 비교적 느려서 당일에 위기와 더불어 서로 부딪쳐서 발병할 수 없습니다. 이 때문에 쌓여서 제 2일에 이르러 만나서 한 차례 발작합니다.

황제(黃帝)가 말한다. "위기가 매양 풍부에 이르를 때 주리가 열리고 열리면 사기가 편승하여 틈새로 침입하여 발병하고 위기가 매일 한 마디씩 내려가서 때로는 풍부에 있지 않으면 어떻게 되는지요?"

기백(岐伯)이 답한다. "풍사(風邪)가 침입하는 인체는 고정적 부위가 없습니다. 위기가 운행 중 사기가 있는 곳에 이르러 서로 부딪치면 주리를 열게하여 질병이 발작하기 때문에, 대체로 이 사기가 머무르는 곳이기 때문에 이것이 발병이 있는 곳입니다."

황제가 말한다. '위기(衛氣)는 매양 운행하여 풍부(風府)에 다다를 때 주리(腠理)를 열리게 하여 사기가 틈새로 편승하여 침입해서 발병합니다. 단지 위기가 날마다 한 마디씩 내려가는데 때로는 풍부의 곳에 있지 않는 것은 어떻게 학질이 발작하는지요?' 기백이 답한다. '풍사의 침입은 결코 고정적 부위가 없습니다. 단지

위기가 사기가 있는 곳에 이르르면 정기와 사기가 서로 부딪치는
반응을 일으키니 반드시 주리가 열려 질병이 발작하게 하기 때문
에 대체로 이 사기가 머무르는 곳이 발병이 있는 곳입니다.'

〈붙임〉 소문(素問) 35 학론편(瘧論篇) 참조77)

황제(黃帝)가 말한다. "좋습니다. 풍사(風邪)에 상한 병과 학질(瘧
疾)은 서로 비슷한 동류입니다. 다만 풍사의 병증세는 항상 지속하
는데 학질의 발작은 오히려 때로는 간헐적인 것이 있음은 어째서인
지요?"

기백이 답한다. "풍기(風氣)는 그곳에 머무르고, 학기(瘧氣)는 경
락을 따라 안으로 5장에 핍박합니다. 그러므로 위기가 응해서 곧
발작합니다."

황제(黃帝)가 말한다. "훌륭한 생각입니다."

황제가 말한다. '좋습니다! 풍사에 상한 병과 학질은 서로 비슷
한 동류인 데 다만 이 밖에서 감촉된 풍사의 병증세는 항상 지속
적으로 존재하는데 학질의 발작은 오히려 때로는 간헐적인 것은
이는 어떤 원인인지요?' 기백이 답한다. '풍사는 항상 기육의 거죽
에 머물러 있고 학사는 경락을 따라 깊이 침입할 수 있으므로 안
에서 부딪쳐서 우연히 위기가 학사가 있는 곳에서 만나면 병사에
대항하는 반응을 일으킬 때 학질이 발작합니다.' 황제가 말한다.
'훌륭한 견해입니다.'

황제(黃帝)가 소사(少師)에게 묻는다. "내가 듣건데 4시8풍의 인
체에 상해를 입히는 것은 본래에 한서(寒暑)의 기후가 부동이 있기
때문인데 한냉하면 피부가 급하고 주리가 닫히고 더우면 피부가 느

---

77) 다시 읽는 黃帝內經素問(上), 최창록 역해 1999. 국학자료원 p.561.

승하여 주리가 열리니 적풍사기(賊風邪氣)가 침입했기 때문인가? 장차 반드시 8정허사(八正虛邪)가 곧 사람을 상하게 할 수 있는가?"

소사(少師)가 답한다. "그렇지 않습니다. 적풍사기가 사람에 적중하는 것은 시기가 있고 정한 자리가 있는 것이 아닙니다. 그러니 반드시 피부와 주리가 열려 있을 때에는 깊이 침입하여 그 안에서 병이 지극해져서 병자는 갑자기 죽습니다. 그 피부와 주리가 닫혔으면 사기가 침입하여 남아 머물러서 그것이 병이 됨이 느리고 천천합니다."

황제가 소사에게 묻는다. '내가 듣기로는 4시8풍이 인체에 상해를 입힘에 본래 한서기후의 같지 않음이 있으니 한냉시에는 사람의 피부가 긴장되고 주리가 닫혀서 합한다. 덥고 열이 날 때는 사람의 피부가 느슨해져서 주리가 열리고 배설된다. 이러한 정황 아래에서는 적풍사기가 인체의 피부의 열리고 배설됨을 타고 침입한다. 이는 반드시 4시8절의 일상에 반하는(反常的) 기후를 비로소 만나 사람을 상하게 하는 것인가?' 소사가 답한다. '그렇지 않습니다. 적풍사기(賊風邪氣)가 사람을 상케함에는 일정한 시기가 없고 아울러 4시8풍의 규율에 의거하지 않습니다. 다만 반드시 인체에 있는 피부가 열리고 샐 때를 빌려서 비로소 만나 허함을 타고 깊이 침입해서 사기가 깊이 속으로 들어가 병이 엄중해집니다. 그 때문에 발병함이 급하고 갑작스러워집니다. 만약 피부가 닫힌 때에는 곧 사기가 침입하게 하여 단지 얕은 피부 거죽 부위에 머물러 있으면 그 발병이 비교적 느립니다.'

황제(黃帝)가 말한다. "어떤 사람이 한온(寒溫)의 기후의 변화에 적응하여 주리가 열려서 배설되지 않은데도 돌연 병을 얻는 것은 어떤 연고인가?"

소사(少師)가 답한다. "황제께서는 사기가 침입한 원인을 모르시는지요? 사람들이 비록 정상 생활 중에 있어도 단지 주리의 열고 닫힘, 느리고 빠름이 모두 일정한 시간이 있습니다.”

황제(黃帝)가 말한다. “그대의 말을 들을 수 있겠는가?”

소사(少師)가 답한다. “사람과 천지자연의 변화는 밀접한 상관이 있으며 해와 달의 운행의 이동이 항상 서로 응하는 것입니다. 그러니 달이 꽉 차는 시점에는 바닷물이 서쪽으로 왕성하고 사람의 혈기가 쌓이고 기육이 충실해지고 피부가 치밀하고 모발이 단단하고 주리가 닫히고 피부지방이 많아서 거죽이 딱딱합니다. 이러한 시점에 있어서는 적풍을 만나도 그 침입이 얕아서 깊이 들어가지 않습니다. 그 달의 윤곽이 이지러질 시점에는 바닷물이 동쪽으로 왕성하니78) 사람의 기혈의 허하고 그 위기가 쇠퇴하고 외형이 비록 정상이나 그 기육이 줄어들고 피부가 늘어지고 주리가 열리고 모발이 심하게 손상되고 피부의 무늬가 얇아지고 피지가 벗겨지면 그 시점에 적풍을 만나면 깊이 들어가서 그 병자가 갑자기 발병하게 됩니다.”

황제가 말한다. ‘어떤 사람이 한온기후(寒溫氣候)의 변화에 적응해서 주리(腠理)가 열려 배설되지 않아도 돌연 병나는 것은 어떤 연고인가?’ 소사(少師)가 답한다. ‘황제께서는 사기가 침입하는 원인을 모르시는지요? 사람들이 비록 정상 생활 중에 있어도 주리의 열리고 닫힘의 느리고 빠름이 모두 일정한 시간이 있습니다.’ 황제가 말한다. ‘그에 대한 그대의 말을 들을 수 있겠는지?’ 소사가 답한다. ‘사람과 천지자연의 변화는 밀접한 상관이 있습니다. 해와 달의 운행의 움직임은 항상 서로 응하는 것입니다. 그러니 달이 꽉

---

78) 바다 물이 서쪽으로 왕성(海水西盛)하고 바다물이 동쪽으로 왕성(海水東盛)하다 : 바다물이 해와 달의 영향을 받아 조수(潮水)가 일정한 시간에 밀물과 썰물의 성쇠(盛衰)가 나타난다.

차는 시점에는 바닷물이 서쪽으로 왕성하고 서로 응하는 사람의 혈기는 원활하고 인체의 거죽에 왕성하게 운행합니다. 이 때문에 기육이 충실하고 피부가 치밀하고 모발이 단단하고 주리가 닫히고 피지(皮脂)가 많아서 거죽이 단단합니다. 이러한 시점에는 곧 적풍의 침입을 만나면 얕으며 깊이 들어가지 않습니다. 만약 달이 이지러지는 시점에는 바닷물이 동쪽으로 왕성하니 서로 응하는 사람의 기혈이 비교적 허하고 인체의 거죽의 위기가 쇠퇴해서 외형이 비록 정상이나 다만 그 기육이 줄어들고 피부가 늘어지고 주리가 열려 배설되고 모발이 심하게 손상되고 기육과 피부의 무늬가 얇아지고 피지가 벗겨지고 몸이 야위어 거죽이 허합니다. 이 시점에 있어서는 만약 적풍의 침습을 받으면 사기가 깊이 침입할 수 있어서 갑자기 발병합니다.'

황제(黃帝)가 말한다. "그 사람이 갑자기 죽고 갑자기 병이 생기는 것은 어떤 원인인가?"

소사(少師)가 답한다. "3허(三虛)를 만난 사람은 갑자기 병들고 갑자기 죽습니다. 만약 3실(三實)의 환경을 만나면 사기가 사람을 상하게 하지 못합니다."

황제(黃帝)가 말한다. "3허에 대해서 듣고 싶구려!"

소사(少師)가 답한다. "당년의 세기(歲氣)가 미치지 못함을 만나고 달의 빛이 없는 어두운 밤을 마나고 시령(時令)이 일상과 반대되는 기후를 만나면 적풍에 상하는 바의 원인이 됩니다. 이를 3허(三虛)라 합니다. 그러므로 3허를 논할 줄 모르면 서투른 의원이 됩니다."

황제(黃帝)가 말한다. "3실(三實)에 대해서도 듣고 싶구려!"

소사(少師)가 답한다. "세기(歲氣)가 왕성한 해를 바로 만나고, 또 달의 가득하고 둥근 시점을 만나고 다시 시령이 조화로운 시점을 만나면 비록 적풍사기가 있어도 인체를 위해하지 못하는 것을 이름하여 3실이라 합니다."

황제(黃帝)가 말한다. "훌륭하도다. 그 논의여! 이치가 분명하도다. 청컨데 금궤(金櫃)에 간직해 두고 싶구려! 이는 사람이 발병하는 정황을 설명한 것이다."

> 황제가 말한다. '어떤 사람이 돌연 사망하고 혹은 돌연 병이 나니 이는 어떤 원인인가?' 소사가 답한다. '인체가 본래 허약하기 때문에 자연 환경 속에 있어서 또 3허(三虛)를 만나게 되면 안과 밖이 서로 원인이 되어 갑자기 병들고 갑자기 죽는 정황이 나타납니다. 만약 3실(三實)의 환경을 만나면 사기가 상해를 끼치는 바를 만나지 않습니다.' 황제가 말한다. '이 3허란 어떤 것인가?' 소사(少師)가 답한다. '당년의 세기(歲氣)가 미치지 못하고 또 달이 빛이 없어서 어두운 밤을 만나고 시령이 일상에 반하는 기후를 만나면 이러한 자연환경 속에 있어서는 쉽게 적풍의 침습을 받으며 이를 3허라 합니다. 그러므로 이론 상에 있어서는 3허의 병을 이루는 인소를 이해하지 못하면 다지 학식이 거칠고 얕은 의원일 따름입니다.' 황제가 말한다. '이 3실은 어떠한가?' 소사가 답한다. '세기(歲氣)의 왕성한 해를 바로 만나고 또 달빛이 꽉 차고 둥근 시점에 이르르고 다시 시령이 조화로운 기후를 만나면 비록 적풍사기가 있더라도 인체를 위해하지 못합니다. 이를 3실이라 합니다.' 황제가 말한다. '논의가 매우 훌륭하도다! 논리가 참으로 분명하도다! 청컨대 금궤(金匱) 속에 간직하고 싶구려! 이것은 사람이 발병하는 정황을 설명했을 따름이다.'

황제(黃帝)가 말한다. "1년 중에 허다한 사람이 모두 같은 병을 얻는 것은 어떤 원인이 그렇게 만드는가?"

소사(少師)가 답한다. "이는 8방 기후의 통상변화를 관찰해야 합니다."

황제(黃帝)가 말한다. "관찰은 어떻게 하는가?"

소사(少師)가 답한다. "이를 살피는 것은 통상 동짓날로써 기점을 삼으니 북두성이 지향하는 정북방을 살펴서 바로 이 절기의 시후가 그 하루에 이르르면 하늘이 반드시 풍우(風雨)로써 응합니다. 풍우가 남방으로부터 오는 것은 허풍(虛風)이라 부르고 이는 사람을 상해하는 적사가 될 수 있습니다. 가령 바람이 바로 한밤 중(夜半)에 이르르면 사람들이 모두 잠이 들어서 사기가 쉽게 침범하지 못합니다. 그러므로 그 해의 사람들은 매우 적게 병이 발생합니다. 만약 풍우가 대낮(白晝)에 이르르면 사람들이 게을러서 모두가 허풍에 중상을 입습니다. 그러므로 병이 발생하는 사람이 비교적 많은 것입니다. 허사가 뼈에 들어가 머물고 밖으로 발병하지 않으면 입에 이르러 양기가 점점 왕성해지고 주리가 열려서 엎드린 사기의 발동을 대기합니다. 만약 다시 입춘 날에 바람이 서방에서 오면 사람들이 또 모두가 허풍에 중상을 입어, 이 신사(新邪)와 복사(伏邪)의 두 사기가 부딪쳐 경맥 안에 머물러 맺혀 있어서 병이 발생합니다. 그러므로 풍우를 통상적이 아닌 해와 달에 만나면 사람들은 질병이 많이 발생합니다. 이것을 세로(歲露)79)를 만난다고 합니다. 한 해가 조화롭고 적풍이 적으면 사람들이 병이 적고 죽음이 적습니다. 한 해에 적풍사기가 많으면 한온(寒溫)이 조화롭지 못하고 사람들이 병이 많고 죽음이 많습니다."

황제가 말한다. '1년 중에 허다한 사람이 모두 서로 같은 병을 얻는데 이는 어떤 원인이 그렇게 만드는가?' 소사가 답한다. '이는 8방 기후의 통상과 변화가 인체에 영향을 미치는 것에 대해서 관찰할 필요가 있습니다.' 황제가 말한다. '어떻게 관찰하는가?' 소사

---

79) 세로(歲露) : 새해 중에 풍우(風雨)가 겹쳐와서 통상에 반하는(反常) 기후가 나타나는 것.

가 답한다. '이러한 관측은 기상적인 방법으로 통상 동짓날로써 기점을 삼습니다. 북두성이 지향하는 정북방을 보아 바로 이 절기의 교환하는 시후가 이르는 날에 반드시 풍우의 천기가 나타나서 만약 풍우가 남방으로부터 오면 허풍이라고 합니다. 이는 사람을 해칠 수 있는 적사입니다. 가령 바람이 바로 한밤중에 오면 이때는 사람들이 모두 이미 잠들었으므로 사기(邪氣)가 쉽게 침범하지 못합니다. 그러니 당년의 사람들은 매우 적게 병이 발생합니다. 만약 풍우가 대낮에 나타나면 사람들의 게으름 때문에 쉽게 허풍의 적중으로 상함을 입습니다. 이 때문에 병이 발생하는 사람이 비교적 많습니다. 가령 겨울철에 허사에 감촉받으면 깊이 뼈에 이르러 발병하는 시기에 미치지 못하고 입춘에 이르르면 양기가 점점 왕성해지고 주리가 열려 엎드린 사기가 발동을 대기합니다. 만약 다시 입춘을 만나 한 날에 서풍이 불어오면 사람들은 또 그러한 일상에 반대되는 기후에 중상(中傷)됨을 만납니다. 이 때문에 복사(伏邪)가 신사(新邪)와 합병되어 경맥 속에서 머물러 맺히어 양사(兩邪)가 뭉쳐 합해서 발병합니다. 그러므로 풍우를 정상이 아닌 해와 달에 만나면 사람들이 많이 질병에 걸립니다. 이것을 세로(歲露)를 만나다고 합니다. 요컨데 1년 중에 기후가 조화로우면 아주 작은 적풍이 나타나고 사람들의 병 앓음도 적으며 죽음도 적습니다. 1년 중에 적풍사기의 나타남이 많으면 기후의 냉열이 조화롭지 못하고 사람들의 병 앓음이 많으며 사망이 비교적 많습니다.'

황제(黃帝)가 말한다. "허사에 속하는 바람이 사람을 상하게 하는 경중(輕重)은 어떠한가. 또한 어떻게 살피는가?"

소사(少師)가 답한다. "정월 초하루에 있어서 태일(太一)[북두성]이 동북방을 지향하여 가령 그날 서북풍이 불고 비가 오지 않으면 사람이 많이 죽습니다. 정월 초하루에 만약 아침에 북풍이 불면 병드는 사람이 많습니다. 열에 세명은 됩니다. 정월 초하루에 저녁 때 북풍이 불면 가을에 많은 사람이 병들어 죽습니다. 온종일 북풍이 불면 크게 병들어 죽는 사람이 열에 여섯은 됩니다. 정월 초하루날 만약 남방으로부터 바람이 불어오면 조향(早鄕)이라고 합니다. 바람이 서방으로부터 불어오면 이름하여 백골(白骨)이라 합니다. 장차 나라에 재앙이 있고 사람이 많이 죽습니다. 정월 초하루날 바람이 동방에서 불어오면 집이 뒤집어지고 모래와 돌이 나르고 나라에 큰 재앙이 있습니다. 정월 초하루날에 바람이 동남방에서 불어오면 봄에는 죽음이 있습니다. 정월 초하루날 일기가 따스하고 바람이 없으면 풍년이 들 징조이고 곡식값이 떨어지고 사람이 병이 적습니다. 가령 일기가 한랭하고 바람이 있으면 흉작이 들 징조이고 곡식값이 비싸지고 사람들이 병이 많습니다. 이를 이른바 한 해의 바람을 살펴서 사람들이 상하지 않게 한다고 합니다. 2월 축일(丑日)에 바람이 없으면 심장과 배의 병이 많습니다. 3월 술일(戌日)에 따스하지 않으면 사람들이 한열이 많습니다. 4월 사일(巳日)에 덥지 않으면 사람들이 비병(痺病)이 많습니다. 10월 신일(申日)에 춥지 않으면 사람들이 갑자기 죽습니다. 이상 말한 바의 바람은 모두가 방과 집을 손상시키고 수목(樹木)을 꺾고 모래가 날고 돌이 달리고 솜털이 일어서고 주리가 열려 병이 발생합니다."

　　황제가 말한다. '허사에 속하는 바람이 사람을 상하게 하는 경중을 어떻게 판단하는가? 또, 일기를 어떻게 추측하는가?' 소사가 답한다. '새봄의 정월 초하루에 있어서 가령 이날 바람이 서북으로로부터 불어오고 비가 오지 않으면 사람이 많이 병들고 죽습니다. 만약 이날 새벽 시점에 북풍이 불어오면 병든 사람이 많아져서 열명 중 3명은 됩니다. 정월 초하룻날 만약 한낮에 북풍이 불어오면 여름이 되어 사람이 많이 병들어 죽습니다. 만약 이날 밤에 북풍이 불어오면 가을이 되어 사람이 많이 병들어 죽습니다. 만약 온종일 북풍이 불면 사람이 크게 병들어 죽는 사람이 열명에 여섯은 됩니다. 정월 초하룻날 만약 바람이 남방에서부터 불어오면 조향(早鄕)이라 합니다. 바람이 서방으로부터 불어오면 백골(白骨)이라 합니다. 병과 재앙이 전국으로 유행하고 사람이 많이 죽습니다. 만약 이날에 동방으로부터 큰 바람이 불어오면 모래가 날고 돌이 달리고 집이 손상되고 나무가 꺾여서 사람들로 하여금 엄중한 재해가 일어납니다. 만약 이날 바람이 동남방에서 불어오면 봄날에 사람이 많이 병들어 죽습니다. 만약 정월 초하룻날 기후가 온화하고 바람이 일지 않으면 이는 풍년이 들 징조이고 곡식값이 싸게 되어 사람들의 병이 적습니다. 가령 일기가 한냉하고 바람이 있으면 이는 흉년이 들 징조이고 곡식값이 비싸지고 사람들의 병이 많습니다. 이는 이른바 정월 초하루에 바람의 방향을 살펴서 당년의 허사가 사람을 상하게 하고 병이 많고 적음의 개황을 예측한다고 합니다. 만약 2월 축일(丑日)에 바람이 일지 않으면 사람들이 많이 심장과 배병을 앓습니다. 3월 술일(戌日)에 기후가 따뜻하지 않으면 사람이 많이 한열병을 앓습니다. 4월 사일(巳日)에 덥지 않으면 사람들이 많이 황달병을 앓습니다. 10월 신일(辛日)에 춥지 않으면 사람들이 많이 갑자기 죽습니다. 이상 설명한 바의 바람은 모두가 방과 집을 손상시킬 수 있고 나무가 꺾이고 모래가 나르고 돌이 달리는 큰 바람이 불기 때문에 인체에 솜털이 일어나게 하고 주리가 성글게 열려서 많은 질병이 발생하게 합니다.'

80. 정신이 미혹하는 병증세(大惑論)

이 편은 먼저 현혹(眩惑)이 발생하는 원인을 토론하고, 장부의 정기(精氣)가 모두 눈으로 흘러 들고, 눈은 뇌(腦)의 생리와 병리에 묶여 있음을 설명하고 정(精)이 흩어지고 신(神)이 어지러우면 눈이 어지럽고 미혹(迷惑)해짐을 지적했다. 그 다음으로 잘 잊어버리고, 잘 배고프고 눕지 못하고, 눈 감으며, 많이 눕고, 적게 눕는 등 증세의 병리를 밝히고, 이런 류의 질병의 발생은 많이는 영위(榮衛)의 역행과 음양이 치우쳐 왕성하고 치우쳐 쇠약한 소치에 말미암는 것을 지적하고, 최후에는 이러한 병의 원칙적인 치료법을 얘기했다. 이 편은 정신이 미혹(迷惑)하는 류의 병증세를 중점으로 논술했기 때문에 이름을 "대혹론(大惑論)"이라 했다.

황제(黃帝)가 기백(岐伯)에게 묻는다. "내가 일찍이 매우 높은 건물에 올라갔는데 중간층의 계단에 올라가서 4방을 관망하면서 다시 엎드려 앞으로 갔는데 곧 당혹했습니다. 나는 내심으로 괴이하게 여겨 혼자서 눈을 감고 정신을 가다듬어서 마음을 편안히 하고 기(氣)를 고요히 하여 진정되기를 힘썼으나 오랫동안 풀리지 않았습니다. 머리가 어지럽고 눈이 침침하여 머리를 풀어놓고 맨발로 굽어다보고 있었으나 어지러움은 오랫동안 그치지 않았습니다. 그러다가 이런 증상은 돌연 그쳤습니다. 이는 어떤 기가 그렇게 하는지요?"

황제가 기백에게 묻는다. '내 일찍이 매우 높은 건물에 올라갔는데 건물 계단 중간 층에 이르러서는 4방을 관망하고 다시 엎드려 앞으로 나아가는데 눈 앞이 아찔하고 어지러워서 내심으로 이상하게 여겼습니다. 스스로 눈을 감고 정신을 가다듬어서 그 후에 다시 눈을 뜨고 보려고 하는데 마음을 편안히 하고 기(氣)를 고요하게 진정시키려고 했으나 오랫동안 풀리지 않았으며 곧 머리가 어지럽고 눈이 아찔했습니다. 그래서 머리를 풀고 맨발로 나아가 형체가 서서히 풀리고 정신이 경쾌하기를 기다렸으나 아래로 내려다 보았을 때 어지러운 증세는 곧 그치지 않았습니다. 그런데 이 증세는 돌여한 사이에 자동으로 없어졌습니다. 이는 어떤 원인으로 이루어지는지요?'

기백(岐伯)이 답한다. "5장6부의 정기는 모두 위로 눈으로 올라가 정이 됩니다. 정(精)의 보금자리(窠)는 눈이 되고 뼈의 정은 동자가 되고 힘줄의 정은 검은 안구(眼球)[黑眼]가 되고, 혈의 정은 혈락(絡)이 됩니다. 그 소기(窠氣)의 정은 흰 안구(眼球)[白眼]가 되고 기육의 정은 안포(眼胞)[約束]가 되고 감싸고 있는 근골혈기(筋骨血氣)의 정은 맥과 아울러 목계(系)가 되어 위로는 뇌에 속하고 뒤로는 목 가운데로 나갑니다. 그러므로 사기가 목에 적중되면 그 몸의 허함을 만나서 그것이 깊이 침입하여 곧 목계를 따라 뇌에 들어갑니다. 사기가 뇌에 들어가면 뇌가 돌고, 뇌가 돌면 목계가 당겨서 급합니다. 목계가 급하면 눈이 어지러워서 돕니다. 눈동자가 비스듬해서 바르지 못하면 눈동자에 보이는 사물은 영상이 통일되지 않아서 정신이 분산되어서 시기증(視歧症)이 나타나서 하나의 사물이 둘로 보입니다. 눈이란 5장 6부의 정입니다. 영위혼백(榮衛魂魄)의 항상 우거(寓居)하는 곳이며 신기(神氣)가 생기는 곳입니다. 그러므로 신이 피로하면 혼백이 흩어지고 지의가 어지럽습니다. 이러므로 눈동자가 검은 것은 음을 본받은 것이고 흰눈의 붉은 맥은 양을 본받은 것입니다. 그러므로 음양의 정기가 맴돌다 합하니 정명(精明)입니다. 눈은 심장의 지배를 받습니다. 심장은 신의 집입니다. 그러므로 신이 나뉘어지면 정이 어지러워서 맴돌아 합치지 못하고 갑짜기 이상한 광경을 보면 정신혼백이 흩어져서 서로 만나지 못합니다. 그러므로 미혹(迷惑)한다고 합니다."

기백이 답한다. '5장 6부의 정기는 모두 위로 눈 부위에 흘러들고 따라서 정명을 만들어내어 사물을 보는 작용을 합니다. 그러므로 눈구멍(眼窩) 안의 정기의 결정(結晶)이 곧 눈(眼睛)을 형성합니다. 그 중 뼈의 정은 신장을 주관하고 눈동자 부분에 흘러들고 힘줄의 정은 간을 주관하고 검은 눈 부분에 흘러듭니다. 혈의 정은 심장을 주관하고 안과 밖의 눈초리 혈락부분에 흘러듭니다. 기의 정은 폐를 주관하고 흰눈(白眼) 부분에 흘러듭니다. 기육(肌肉)의 정은 비장을 주관하고 안포(眼胞) 부분에 흘러들고, 상하의 안포는 힘줄, 뼈, 혈, 기의 정기에 붙어서 감싸고 맥락과 더불어 합해서 목계(目系)를 형성하여 위로는 뇌에 이어서 속하고 뒤에 목 부위의 중간으로 나옵니다. 만약 사기가 목 부위에 침입하면 인체가 허약함을 타고 목계에 붙어서 따라 뇌 부위에 깊이 침입하여 곧 머리가 어지럽고 뇌가 도는 증세가 발생합니다. 따라서 목계가 긴급함을 일으켜서 두 눈이 현기증의 증상이 나타납니다. 눈이 기울어 바르지 않아서 눈으로 보는 물건의 영상이 서로 통일되지 않아서 정과 신이 분산되어 시기(視歧)의 증상이 나타나서 한 가지 사물이 두 가지 사물로 보입니다. 사람의 눈은 이미 이 5장 6부의 정기로 이루어져서 이 영(榮), 위(衛), 기(氣), 혈(血), 정(精), 신(神), 혼(魂), 백(魄)이 항상 우거하는 곳이며 그 정명이 사물을 보는 기능의 주요한 것은 신기의 생양(生養)에서 나옵니다. 그러므로 사람의 정신이 지나치게 피로한 시점에서는 혼백의지(魂魄意志)가 어지럽게 흩어져서 눈에 신기가 없어집니다. 눈의 동자는 신장에 속하고 검은 안구는 간에 속하니 둘 모두가 양장(陽臟)의 정기가 있는 곳입니다. 음양정기(陰陽精氣)의 맴돌아 합함(摶合)으로 말미암아 눈이 뚜렷하게 사물을 볼 수 있게 됩니다. 특히 이 눈의 시각 활동은 주요한 것은 심장의 지배를 받습니다. 이는 심장이 장신(臟神)을 주관하는 이유 때문입니다. 그러므로 정(精)과 신(神)이 어지러우면 음양정기가 곧 서로 맴돌다 합하지 못합니다. 이로 인해서 사람이 높은 데에서 아래를 내려다보는 시점에서는 돌연 이상한 광경을 보게 되면 심신이 어지러워지고 혼백이 불안해지기 때문에 현혹(眩惑)이 발생하는 것입니다.'

황제(黃帝)가 말한다. "내가 선생이 말한 바 이치를 의심하는도다. 그러므로 매양 동원(東苑)에 있는 높은 지대에 올라가 유람했는데 아직 미혹된 적이 없이 그곳을 떠나와서 정상을 회복했는데 내가 유독 동원의 지역에서만 비로소 근심하는 것이라고 하기 어렵지 않는지요? 그러한 이상한 정황이 나타나는 것은 어째서인지요?"

기백(岐伯)이 답한다. "그렇지 않습니다. 우연히 유람하니 마음에는 기쁨이 있으나 돌연 기이함을 만나니 신이 싫어하는 바가 있습니다. 돌연 기뻐함과 싫어함이 교감하니 정기(精氣)가 어지럽고 시각이 현혹되니 당시의 환경을 떠나서야 정상으로 회복됩니다. 그러므로 가벼운 것은 헷갈리고 심한 것은 미혹됩니다."

황제가 말한다. '나는 그대의 말한 바의 이치에 회의를 느껴서

매번 동원의 높은 곳에 유람했으나 한 번도 현기증 나고 미혹한
일이 발생하지 않고 그곳을 떠나오면 정상으로 회복되니 내가 유
독 동원의 지역에서만 근심한다고 하기는 어렵지 않는지요? 무엇
이 그러한 이상한 정황을 나타나게 하는지요?' 기백이 답한다. '그
렇지 않습니다. 우연히 높은 곳에 유람하면 심정은 본시 유쾌하나
다만 우연히 이상한 정경을 만나면 왕왕 정신이 혐오감을 느끼게
합니다. 돌연한 사이에 기쁨과 싫어함이 교감함으로 말미암아 정
신이 일시 어지러워지니 그 때문에 시각이 비정상이 되어 어지럽
고 미혹함이 발생합니다. 당시의 환경을 떠나기를 기다려서야 정
신이 이동하여 정상 상태로 회복됩니다. 요컨대 그러한 증상이 나
타나면 비교적 가벼운 다만 이 정과 신이 일시 미혹하여 방향 감
각을 분별하지 못하는 느낌이 있어서 비교적 무겁게 눈이 어지러
우니 곧 이른바 현혹이라 합니다.'

황제(黃帝)가 말한다. "사람이 잘 잊어버리는 것은 어떤 기(氣)가
그렇게 하는지요?"

기백(岐伯)이 답한다. "상기(上氣)가 부족하고 하기(下氣)가 남음
이 있음은 장위(腸胃)가 실하고 심폐가 허합니다. 허하면 영위(營
衛)가 장위 사이에 머무르고 오래되면 때로는 위로 향해 올라가지
못하니 그러므로 잘 잊어버립니다."

황제가 말한다. '사람이 만약 건망(健忘)하면 이는 어떤 원인이
그렇게 만드는지요?' 기백이 답한다. '상기가 부족하면 이는 심폐
가 허하고 하기가 남음이 있으면 이는 장위가 실합니다. 심폐의 기
가 허하므로 영위의 기로 하여금 장위 사이에 머무르게 하여 오래
되면 위로 펼쳐서 도달하지 못하여 신기가 영양을 잃어서 온전히
돌지 못하고 건망증이 발생합니다.'

황제(黃帝)가 말한다. "사람이 만약 쉽게 배가 고프나 먹고 싶지

않는 것은 어떤 기(氣)가 그렇게 하는지요?”

기백(岐伯)이 답한다. “정기(精氣)가 비장(脾)에 아우르면 열기(熱氣)가 위(胃)에 머무르고 위에 열이 나면 수곡이 소화되고 수곡이 소화가 잘 되면 배가 고픕니다. 다시 위기(胃氣)가 위로 거스르면 밥통(胃脘)이 막혀서 음식이 먹고 싶지 않은 것입니다.”

황제가 말한다. ‘사람이 만약 쉽게 배가 고픈데 먹고 싶은 생각이 없는 것은 이는 무슨 원으로 그렇게 되는지요?’ 기백이 답한다. ‘음식이 위에 들어가면 정기로 화생(化生)하여 비장(脾)에 돌아와 아우르고 양열(陽熱)의 기가 위에 머무릅니다. 만일 위 속의 조열(燥熱)이 지나치게 왕성하면 소화력이 증강하게 됩니다. 그 때문에 쉽게 배가 고파집니다. 다시 위기가 위로 거슬러 조화되어 내려옴을 잃으면 밥통이 막혀서 받아들이기 어려운 것이니 음식이 먹고 싶지 않은 것입니다.’

황제(黃帝)가 말한다. “병으로 인해서 잠을 잘 수 없는 것은 어떤 원인으로 그렇게 되는지요?”

기백(岐伯)이 답한다. “위기(衛氣)가 음에 들어가지 못하면 항상 양에 머무릅니다. 양에 머무르면 양기(陽氣)가 가득하고 양기가 가득하면 양이 왕성하게 올라서 음에 들어가지 못하면 음기(陰氣)가 허합니다. 그러므로 눈을 감고 잠을 자지 못합니다.”

황제가 말한다. ‘병으로 인해서 편안하게 잠을 자지 못하는 것은 어떤 원인으로 그렇게 되는지요?’ 기백이 답한다. ‘위기가 낮에 양으로 운행하면 신이 눈으로 나와 잠이 깹니다. 밤에는 음으로 운행하니 신을 장으로 수렴하여 잠에 듭니다. 가령 위기가 음분(陰分)에 들어가지 못하면 항상 양분(陽分)에 머물러 있어서 밖에 있는 양기가 충만하게 하여 서로 응해서 양이 맥으로 올라가면 치우치

게 왕성합니다. 위기가 이미 음분에 들어가지 못했으면 음기가 허
해지고, 음이 허하면 양에 수렴되지 못합니다. 때문에 눈을 감고
편안히 잠자지 못합니다.'

황제(黃帝)가 말한다. "병을 얻어서 사물을 보지 못하는 것은 어
떤 원인으로 일어나는지요?"

기백(岐伯)이 답한다. "위기(衛氣)가 음분에 머물므로 말미암아
밖으로 양분으로 운행하지 못하고 음분에 머무르면 음기가 왕성하
고, 음기가 왕성하면 음이 올라가 가득하고, 양에 오르지 못하면 양
기가 허합니다. 그러므로 눈이 감기는 것입니다."

　　황제가 말한다. '병을 얻어서 눈이 사물을 보지 못하는 것은 어
떤 원인으로 일어나는지요?' 기백이 답한다. '위기가 머물러서 음
분에 있으므로 말미암아서 밖으로 양분에 운행하지 못하고 음분에
머물러 있으면 음기를 치우쳐서 왕성하게 하여 음이 맥으로 올라
가기 때문에 왕성하여 가득하고, 위기는 이미 양분으로 운행치 못
하니 곧 양허(陽虛)가 이루어져서 안으로는 음이 왕성해지고 밖으
로는 양이 허합니다. 그러므로 눈이 쉽게 감기고 눈을 뜨고 사물을
보고 싶지 않습니다.'

　　〈붙임〉 이 구절과 위의 구절이 서술한 바는 한열병편(寒熱病篇)
중에서 이미 설명하고 있으니 "음이 오르고 양이 올라 음양이 서로
교류하고 양이 음으로 들어가고 음은 양으로 나와 눈의 안초리에
서 교류하고, 양기가 왕성하면 눈을 부릅뜨고(瞋目)"를 참조함이
좋다.

황제(黃帝)가 말한다. "어떤 사람이 잠을 많이 자는 것은 어떤 기
가 그렇게 하는지요?"

기백(岐伯)이 답한다. "이런 사람은 장위(腸胃)가 비교적 크고 피

부가 막혀서 껄끄럽고 분육(分肉)의 사이가 원활하지 못합니다. 장위가 크면 위기가 오래 머물고 피부가 껄끄러우면 분육이 원활치 못하고 그 운행이 느립니다. 대저 위기란 낮에는 항상 양으로 운행하고 밤에는 음으로 운행합니다. 그러므로 양기가 다하면 잠을 자고 음기가 다하면 잠을 깹니다. 그러므로 장위가 크면 위기의 운행이 오래 머물고, 피부가 껄끄럽고 분육이 원활치 못하면 운행이 느립니다. 음에 머무름이 오래이고 그 기가 정하지 못하면 눈이 감깁니다. 그러므로 잠을 많이 잡니다. 그 장위가 적고 피부가 원활하고 느리고, 분육이 매끄럽고 원활하면 위기가 양에 머무름이 오래이니 잠을 적게 잡니다."

황제가 말한다. '어떤 사람이 잠을 많이 자는 것은 어떤 원인의 소치(所致)인지요?' 기백이 답한다. '그런 사람은 장위가 비교적 커서 피부가 막혀 껄끄럽고 분육의 사이가 원활치 못합니다. 장위가 비교적 크니 위기가 안에 머무르는 시간이 비교적 깁니다. 피부가 막혀서 껄끄럽고 분육이 원활치 못하니 위기가 밖으로 운행함이 느립니다. 위기가 순행하는 일상의 규칙을 낮에는 양으로 운행하고 밤에는 음으로 운행합니다. 마땅히 위기가 양분으로 운행함을 이미 마치면 거죽으로부터 안으로 들어올 때 사람이 곧 잠이 듭니다. 위기가 음분으로 운행함을 이미 다하면 속으로부터 거죽으로 나와 사람이 곧 잠이 깹니다. 이미 그런 사람의 장위가 크니 위기는 안에서의 머무는 시간이 비교적으로 긴 것입니다. 다시 겸해서 피부가 막혀서 껄끄럽고 분육이 미끄럽지 못하면 이로 인해서 위기가 인체의 거죽으로 운행함이 느립니다. 위기가 음분에 오래 머무르므로 말미암아 양기가 안으로 수렴되고 정신이 진작(振作)되지 못합니다. 그러니 눈이 닫히고 잠을 자고 싶어하고, 피곤하여 많이 잠을 잡니다. 장위가 비교적 작은 사람은 피부가 매끄럽고 느슨하며 분육의 사이가 원활합니다. 이로 인해서 위기가 양분으로 운행하는 시간이 비교적 길고 양기가 펼쳐져서 정신에 쉽게 진작

됩니다. 그 때문에 사람이 적게 잡니다.'

황제(黃帝)가 말한다. "어떤 사람이 보통은 잠을 잘 자지 않다가 돌연 잠을 많이 자는 것은 어떤 원인으로 그러한지요?"

기백(岐伯)이 답한다. "사기가 상초(上焦)에 머무르면 상초가 닫혀서 통하지 않습니다. 이미 포식한 후에 탕수를 폭음하면 위기는 음에 오래 머물러서 운행되지 않습니다. 그러므로 갑자가 많이 누워서 잡니다."

황제가 말한다. '어떤 사람이 보통으로는 잠을 많이 자지 않다가 돌연 많이 잠자기를 좋아하면 이런 현상은 무슨 원인의 소치(所致)인지요?' 기백이 답한다. '이는 사기가 상초(上焦)에 머물러 있기 때문에 상초가 막혀서 통하지 않으며 또 포식한 후에 탕수를 폭음한 때문에 위기가 장위 안에 머무르게 하여 위기가 음분에 오래 머무르면 밖으로 양분에 운행하지 못하기 때문에 돌연 많이 누워 자게 되는 것입니다.'

황제(黃帝)가 말한다. "훌륭하도다! 이 여러 사기의 치료는 어떻게 하는지요?"

기백(岐伯)이 답한다. "먼저 그 장부를 살펴서 가벼운 병사를 제거하고 뒤에 그 기를 조절해야 하니 왕성한 것은 사(瀉)시키고 허한 것은 보(補)해야 합니다. 반드시 먼저 그 환자의 정신상태와 생활환경을 분명히 알아서 결정된 견해가 있으면 곧 치료에 착수하는 것이 옳습니다."

황제가 말한다. '훌륭한 견해입니다! 위에서 말한 이러한 병 증세는 어떻게 치료하는지요?'

기백이 답한다. '이러한 병 증세는 먼저 장부를 관찰하여 병변

(病變)의 있는 곳을 밝혀서 비록 미약한 사기이고 가벼운 병이라
도 반드시 먼저 그 사기를 제거하고난 후에 그 영위의 기를 조절
하며, 사기가 왕성하면 사법을 쓰고 정기가 허하면 보법을 씁니다.
환자의 형체의 피로함과 정지(情志)의 고락(苦樂)을 먼저 분명하
게 알아서 진단을 한 연후에 일정한 견해가 있으면 곧 치료에 착
수하는 것이 옳습니다.'

81. 악성 종기와 등창(癰疽)

이 편은 악성 종기(癰)와 등창(疽)에 대해서 전적으로
논했다. 먼저 악성종기와 등창이 생기는 원인, 나아가서
발병부위가 같지 않은 근거를 개술(槪述)하고, 각종 종기,
등창의 명칭 및 그 증세의 치료와 예후(予后)를 열거하고
설명했다. 마지막으로 악성 종기와 등창의 병리(病理)와
증상상의 주요 감별(鑑別)을 제시했다.

황제(黃帝)가 말한다. "내가 듣기로는 장위가 음식을 수납한 이후
정기로 변화하여 각기의 길로 가니 위기가 상초로부터 나와서 분육
(分肉)을 따스하게 하고 골절을 적시고 영양을 주고, 주리를 통하게
한다고 들었습니다. 중초로부터는 영기가 나오니 그 분비되는 진액
이 온몸을 적시고 그 모습이 비와 이슬이 초목에 물을 대는 것과
같으며 계곡 사이에 흘러들어서는 점차 미세하고 작은 손락에 스며
들어 진액이 조화되어 다시 변화하여 붉은 피가 됩니다. 피가 부드
러우면 손맥이 먼저 가득 넘치니 곧 낙맥에 들어가고 낙맥이 모두

차면 곧 경맥에 흘러듭니다. 음양경맥(陰陽經脉)에 영위기혈(營衛氣血)이 이미 채워져 왕성하면 곧 호흡을 따라 전신에 운행되고 영위의 순행은 일정한 질서가 있고 순환에는 규율이 있으니 천체의 운동과 더불어 규율이 서로 같아서 쉬고 그침이 없습니다. 뜻을 오로지 하여 허실을 조절하여 치료하고 사법을 써서 실사(實邪)를 제거합니다. 사시킴이 지나치면 도로 정기가 부족하고, 빨리 침을 빼면 사기가 곧 소멸될 수 있으며 침을 오래 머무르면 정기의 허함을 보할 수 있습니다. 보법을 써 허증을 제거하는 치료를 함에 보함이 지나치면 도로 남은 사기가 왕성해 집니다. 혈기가 이미 조화되니 형체와 신기가 평정됩니다. 내가 혈기의 평정과 불평정을 알고 있으나 옹저(癰疽)가 발생하는 원인 및 그에 따라서 쉽게 치료함에 따라서 난치에 이르는 변화 발전의 시기와 죽고 사는 날짜의 멀고 가까움 등을 어떻게 헤아리는지를 들을 수 있겠는지요?"

황제가 말한다. '내가 듣기로는 장위가 음식을 받아들인 후 정기로 변화하여 각기 그 길을 갑니다. 위기는 상초로부터 나와서 분육을 따뜻하게 하고 근골을 적시어 영양이 되고 주리를 개통합니다. 영기는 중초에서 나와 진액을 분비하고 비와 이슬의 형상과 한 가지로 계곡의 사이에 흘러 들어가 점차 가늘고 적은 손락에 스며들어 진액을 조화하고 다시 심폐의 기화작용을 통과하여 붉은 색의 혈액으로 변화합니다. 혈이 부드럽고 순하게 운행하면 먼저 손락을 채워주면 다시 낙맥에 흘러들고 낙맥이 모두 충만하면 곧 경맥에 흘러듭니다. 음양경맥에 영위기혈이 이미 차서 왕성하면 곧 호흡을 따라 전신에 운행됩니다. 영위의 주야 순행은 모두 일정한 도수가 있으니 한 바퀴 돌면 다시 시작하여 천체의 운동 규율과 더불어 서로 같으며 흘러 운행하여 쉬지 않습니다. 가령 기혈이 정상을 잃으면 전심(專心)으로 조절해서 치료해야 할 필요가 있습니다. 사법을 써서 사실의 증세를 제거하는 치료를 하면 비록 사기를

허쇠하게 할 수 있어도 다만 사시킴이 지나치면 도로 정기를 손상
시킵니다. 사법은 마땅히 빨리 침을 빼면 사기가 곧 쇠멸될 수 있
습니다. 보함은 마땅히 오래도록 침을 머무르니 앞 뒤가 하나 같습
니다. 만약 보법을 써서 허한 증세를 제거하여 치료하면 비록 정기
가 충실할 수 있어도 다만 보법이 지나치면 도로 남은 사기(邪氣)
가 왕성해집니다. 그러므로 정심(精心)으로 허실(虛實)을 조절해
서 치료해야 하고 보사(補瀉)가 고루 지나쳐서는 안 됩니다. 혈기
가 이미 조화되니, 형체와 신기(神氣)가 평정됩니다. 내가 혈기의
평정과 불평정의 주요한 이치에 관해서는 이미 알고 있으나 단지
오히려 옹저의 발생하는 원인과 그 쉽게 치료함에 따라서 난치에
이르는 변화 발전하는 시가와 죽고 사는 바의 멀고 가까움과 어떻
게 예후를 진단하는지를 이해하지 못하니 그대가 이를 알려 주었
으면 합니다.'

기백(岐伯)이 답한다. "경맥이 흘러 그치지 않는 것은 하늘과 더
불어 상도(度)가 같으며 땅과 더불어 기율(紀)이 같습니다. 그러므
로 천체(天)가 그 상도(度)를 잃으면 일식(日蝕)과 월식(月蝕)을 하
며 땅의 경수(經水)가 범람하여 재앙이 되고 풀이 자라지 못하고 5
곡이 번식하지 못합니다. 길이 통하지 않아서 사람들이 왕래하지
못하고 골목에 모이고 고을에 머물러 생활이 유리(流离)되고 살곳
을 잃습니다. 사람몸에 기혈이 상도를 잃어 옹저가 발생함도 이와
유사한 것입니다. 청컨데 그 연유를 설명해도 되겠는지요? 대저 혈
맥영위(血脉營衛)는 돌아 흘러 그치지 않아서 위로는 성수(星宿) 운
전에 응하고 아래로는 하수(河水)의 흐름에 서로 응합니다. 한사(寒
邪)가 경락 가운데 머물면 곧 혈이 엉기고 혈이 엉기면 통하지 않
고 통하지 않으면 위기가 엉겨 쌓여서 흩어지지 않고 기혈이 반복
해서 돌지 못하니 한 부위에 맺혀 모여서 옹종이 됩니다. 한기가 오
래 막히면 열로 변화하고 열이 이기면 살이 썩습니다. 살이 썩으면

화농(化膿)하고 고름이 배설되지 않으면 근막이 썩어 문드러집니다. 힘줄이 썩으면 곧 뼈가 상하고 뼈가 상하면 골수가 소멸됩니다. 가령 옹종이 골절의 빈 틈의 곳에 있지 않으면 골 속의 열독(熱毒)이 배설되지 않아서 혈(血)이 말라 텅비니 근골기육에 영양이 이르지 못해서 경맥(經脉)이 망가져 새고 5장이 훈증(熏)되어 장이 상하므로 죽습니다."

기백이 답한다. '경맥이 기혈을 싣고 운행하여 흘러서 그치지 않으니 이것과 천지의 운동규율은 서로 같습니다. 천체의 운전이 그 상도(常度)를 잃으면 일식과 월식이 나타납니다. 지면 위의 강물이 제방이 터져서 사방으로 범람하고 침수되어 재앙이 이루어져서 초목이 자라지 않고 5곡이 나지 않고 도로가 불통되어 사람들이 왕복하지 못해서 각기 다른 잡된 곳에 흩어져 살아 생활이 떨어져 살 장소를 잃습니다. 사람몸의 기혈이 상도를 잃으면 옹저가 발생하는 것이 이와 유사합니다. 청건데 그 중의 병리가 이루어지는 원인을 덧붙여 설명드려도 될른지요? 사람의 혈맥영위(血脉營衛)가 돌아 흘러 쉬지 않음은 천상 성수(星宿)의 운전과 지면의 하수(河水)의 흐름과 서로 응합니다. 가령 한사(寒邪)가 경락(經絡) 속에 침입하면 혈의 운행이 엉기고 혈의 운행이 엉겨 불통하고 위기(衛氣)는 막히고 쌓여 흩어지지 않고 기혈이 반복해서 흐르지 못하고 어떠한 부위에 맺혀서 모이므로 옹종을 형성합니다. 한기가 오래 동안 막혀서 열로 변화하면 열독이 왕성해져서 기육(肌肉)이 썩어 문드러지고 힘줄이 문드러지면 곧 뼈가 상하고 골수(骨髓)가 따라서 없어집니다. 가령 옹종이 골절의 빈 틈이 있는 곳에 있지 않으면 뼈 속의 열독이 배설되지 않아 바싹 졸아(煎熱) 혈액으로 하여금 고갈되게 하여, 근골기육이 모두 영양을 얻지 못하여 경맥이 망가져 새로 열독이 깊이 침입하여 5장을 그을려 상케하여 장이 상하니 사람이 곧 죽습니다.'

황제(黃帝)가 말한다. "바라건데 옹저(癰疽)의 형상과 죽고 사는 날짜와 각종 명칭에 대해서 듣고자 합니다."

기백(岐伯)이 답한다. "종기가 결후(結喉) 부위에 발생하면 맹저(猛疽)라 하고 급히 치료하지 못하면 화농하고 고름을 사시키지 못하면 목구멍이 막혀서 반날(半日)이면 죽습니다. 그 변화한 고름은 먼저 째고 고름을 베제하고 다시 돼지기름(豕膏)80)을 머금고 찬 음식을 먹지 않으면 3일 반에 낫습니다."

> 황제가 말한다. '내가 바라기는 옹저의 형상과 죽고 사는 날과 각종 명칭을 상세히 알았으면 합니다.'
> 기백이 답한다. '옹저가 결후(結喉) 부위에 발생하면 맹저(猛疽)라 합니다. 이런 병은 급히 치료하지 않으면 화농하고 만약 고름을 배출시키지 않으면 곧 목구멍을 막히게 하여 반날이면 죽게 됩니다. 이미 화농했으면 먼저 침으로 째고 고름을 제거하고 다시 입에 돼지기름을 풀어 넣고 빨리 목을 내려가게 할 필요가 없으니 이와 같이 3일이면 나을 수 있습니다.'

목에서 발생하면 요저(夭疽)81)라 합니다. 그 종기는 크고 붉고 검습니다. 급히 치료하지 않으면 열기(熱氣)가 아래로 내려가 연액(淵液)에 침입하면 앞으로는 임맥(任脉)을 상하고 안으로는 간폐(肝肺)를 훈증하여 간과 폐가 상하니 10여일이면 죽습니다.

> 목 부위에 발생하면 요저(夭疽)라 합니다. 그 모양은 옹종이 크고 색깔이 붉고 검습니다. 만일 급히 치료하지 못하면 열독이 곧 아래로 만연해서 겨드랑 부위의 연액혈(淵液)에 침입하여 앞으로는 임맥이 상하고 안으로는 간과 폐를 훈증하여 간과 폐가 상하면 10여일이면 죽습니다.

---

80) 돼지기름(豕膏) : 연정(煉淨)한 돼지기름(猪油).
81) 요저(夭疽) : 양 귀 뒤 좌우 목 위에 발생한다.

사열(邪熱)이 크게 왕성하면 뇌수(腦髓)를 소련(消煉)하여 목에 머무르니 이름하여 뇌련(腦煉)이라 합니다. 그 색은 싱싱하지 못하고 목 부위가 아파서 침으로 찌르는 것 같고 마음이 번거로운 것은 죽어서 치료하지 못합니다.

사열이 높이 왕성함은 태양경맥(太陽經脈)에서 발생하니 옹독(癰毒)이 생겨 목 부위에 있고 위로 뇌수(腦髓)가 소련(消煉)하니 뇌련(腦煉)이라 합니다. 이 증세는 목부위가 침을 찌르듯이 아픕니다. 얼굴색(神色)이 억눌려 원기가 좋지 못하니 가령 열독이 안으로 침공해서 마음 속이 초조함이 나타나니 이를 치료하지 못하면 죽는 증세입니다.

어깨와 팔꿈치 부위에서 발생하면 피옹(庇癰)이라 합니다. 그 형상은 붉고 검으며 급히 치료해야 합니다. 이 증세는 사람을 온 전신이 땀나게 하고 바로 다리 부위에까지 이르르고 5장에 해를 주지 않습니다. 종기가 발생하고 4,5일만에 급히 쑥 뜸질하면 나을 수 있습니다.

어깨와 팔 부위에 종양(腫瘍)이 발생하면 피옹(庇癰)이라 합니다. 종기 색깔은 붉고 검으며 마땅히 급속히 치료해야 합니다. 이 증세는 사람으로 하여금 온 몸에 땀나게 하고 바로 발 부위에 이르룹니다. 다만 독기(毒氣)가 얕게 뜨면 5장을 상하게 하지 않는다. 그러므로 발병하고 4, 5일 시점에 속히 쑥뜸질하면 병이 낫습니다.

옹종(癰腫)이 겨드랑이 밑에 발생하고 색이 붉고 단단한 것은 미저(米疽)라 합니다. 마땅히 가늘고 긴 석침(石針)을 사용하여 드물게 환부(患部)를 돌침(砭)으로 찌릅니다. 그런 후에 그 위에 돼지기름(豕膏)을 바르고 6일이면 나으니 싸맬 필요가 없습니다. 가령 옹종이 단단해서 진무르지 않는 것은 마도협영(馬刀挾癭)82)의 류이니 응당 급속히 치료해야 합니다.

　겨드랑 밑에 발생한 악성종기는 색이 붉고 단단하니 미저(米疽)라고 합니다. 마땅히 가늘고 긴 돌침을 사용하여 드문드문 환부를 찌르고 그런 후에 그 위에 돼지기름을 바르고 반드시 싸맬 필요는 없습니다. 약 6일이면 나을 수 있습니다. 가령 옹종(癰腫)이 단단하여 진무르지 않는 것은 이 마도협영(馬刀挾癭)의 류이니 응당 급속히 치료해야 합니다.

가슴에 발생한 것은 정저(井疽)라 합니다. 그 형상은 콩만합니다. 처음 생긴 3, 4일 안에 일찍이 치료하지 않으면 내려가 배 들어가서 치료하지 못하게 되어 7일이면 죽습니다.

　가슴 부위에 발생한 옹종은 정저(井疽)라 합니다. 그 형상은 콩만 하고 처음 일어난 3, 4일 안에 일찍이 치료하지 못하면 독한 사기가 아래로 함몰하여 배에 깊이 침입하여 치료할 수 없는 증세가 되니 7일이면 죽습니다.

가슴 양쪽(膺)에 발생하면 감저(甘疽)라 합니다. 색은 푸르고 그 모양은 곡실(穀實)과 노랑하눌타리(菰蔆)같으니 때로는 항상 한열이 발생하니 급히 치료해서 그 한열(寒熱)을 제거해야 합니다. 치료하지 않으면 10년 후에 죽고 난 후 고름이 나옵니다.

---

82) 마도협영(馬刀挾癭) : 마도(馬刀)는 기병이 휴대하는 군도(軍刀), 협영(挾癭)은 목 앞에 발생한 악성 종기.

가슴 부위에 젖위에 발생하는 것은 감저(甘疽)라 합니다. 색은 푸르고 형상은 곡실(穀實)과 노랑하눌타리와 같으니 때로는 항상 한열이 발생합니다. 마땅히 급속히 치료해서 그 한열을 제거해야 합니다. 치료한 시간에 미치지 못하면 10년은 넘어 이어지니 곧 죽음을 면치 못하고 죽은 후에 문드러져 고름이 나옵니다.

옆구리(脇)에서 발생한 것은 패피(敗疵)라 합니다. 패피란 여자의 병입니다. 만약 병이 오래되면 그 옹농(癰膿)이 확대되어서 그 가운데 생살이 돋습니다. 크기가 빨간 팥만합니다. 치료시에는 마름(菱)과 어리나무(翹) 뿌리 각 1되를 토막쳐서 물 1말 6되에 끓여 졸여서(煎) 3되를 취하여 뜨거운 것을 억지로 마시게하여 옷을 두텁게 입고 가마솥 위에 앉아서 땀이 발에 이르기까지 나오게 하면 완전히 나을 수가 있습니다.

옆구리 부위에 종기가 생기면 폐피(敗疵)라 합니다. 부녀병에 속합니다. 만약 병이 이미 오래됐으면 지연되어 낫지 않습니다. 농양이 확대됩니다. 그 가운데 생살이 돋아서 형상이 빨간 팥만합니다. 치료시 마름과 어리나무 뿌리를 각 한되를 토막쳐서 물 1말 6되에 끓이되 3되 정도로 졸여서 뜨거운 것을 억지로 마시게 하여 옷을 두텁게 입혀 뜨거운 물이 끓는 가마솥 위에 앉아서 훈증하여 땀이 바로 발 부위까지 나오게 하면 곧 완전히 나을 수가 있습니다.

악성 종기가 대퇴부와 정강이 부위에 발생하면 고경저(股脛疽)라 합니다. 이러한 병증세는 심하게 변하지 않고 옹종이 화농하여 뼈 부위에 붙어서 독이 왕성하게 깊이 침입하여 급히 치료하지 않으면 30일이면 죽습니다.

악성 종기가 대퇴부와 정강이에 발생하면 고경저(股脛疽)라 합니다. 이러한 병증세의 외형은 분명한 변화가 없으며 종기가 곪아서 뼈 부위에 붙지만 독이 왕성하게 깊이 침입하여 내려가 양명(陽明)과 3음경맥을 썩게 할 수 있으니 만일 급히 치료하지 않으면 약 30일이면 죽습니다.

엉덩이(尻)에 악성 종기가 발생하면 예저(銳疽)라 합니다. 그 형상은 붉고 단단하고 큽니다. 급히 치료해야 하니 치료하지 않으면 30일이면 죽습니다.

옹저가 엉덩이 부위에 발생하면 예저(銳疽)라 합니다. 그 형상은 붉고 크고 단단하니 마땅히 급속히 치료해야 합니다. 만일 급히 치료하지 않으면 약 30일이면 곧 죽습니다.

대퇴부 안쪽에 발생하는 것은 적시(赤施)라고 합니다. 급속히 치료하지 않으면 60일이면 죽습니다. 양 대퇴부 안에 있으면 치료하지 않으면 10일이면 죽습니다.

악성 종기가 대퇴부 안쪽에 발생하면 적시(赤施)라 합니다. 급히 치료하지 못하면 60일에 이르면 죽습니다. 만일 좌우 대퇴부의 안쪽에 같은 모양으로 발병하면 이 독한 사기가 음을 심하게 상케 하여 치료하지 못하는 증세에 속하게 되어 10일이면 죽습니다.

무릎(膝)에 발생하면 피저(疕疽)라 합니다. 그 형상은 큰 종기와 같습니다. 색깔은 변치 않고 한열이 있고 단단합니다. 폄석(砭石)으로 찌르지 말 것이니 잘못 폄석으로 침놓아 고름을 내면 죽음에 이릅니다. 반드시 환부를 부드럽게 화농시켜야 나을 수 있습니다.

무릎에서 발생하면 피저(疕疽)라 합니다. 그 증상은 바깥 모양은 부어서 크고 피부색은 변치 않습니다. 한열이 함께 나오고 아픈 곳이 단단합니다. 아직 화농하지 전에 폄석(砭石)으로 째서는 안 되니 가령 폄석을 잘못 사용하여 째고 고름을 배제하면 곧 죽게 됩니다. 모름지기 아픈 자리를 부드럽게 곪게 해서 다시 폄석으로 째서 독을 배설시키면 나을 수 있습니다.

모든 악성 종기가 관절에서 발생하여 안으로 5장에 응하는 것은 치료되지 않습니다. 양에서 발생한 것은 100일이면 죽고 음에서 발생한 것은 30일이면 죽습니다.

관절은 신기(神氣)가 헤엄쳐 출입하는 곳으로 각종 악성 종기는 관절에서 발생하고 아울러 내외 상하좌우에 상응해서 발병하니 모두가 쉽게 치료되는 증세가 아닙니다. 양분에서 발생하면 예후(予后) 100일이면 죽고 음분에서 발생하면 약 30일이면 죽습니다.

정강이에서 발생하면 토요(兎嚙)라 합니다. 그 형상은 붉은 종기로 독이 깊어서 뼈 부위까지 이르릅니다. 급히 치료해야 하니 치료하지 않으면 생명이 위태롭습니다.

옹종의 발생이 정강이에 있으면 토요(兎嚙)라 합니다. 그 바깥 형상은 붉은 종기입니다. 독이 깊이 뼈 부위에까지 이르릅니다. 응당 급속히 치료해야 하니 급히 치료하지 않으면 생명이 위태롭습니다.

안쪽 복사뼈(內踝)에서 독이 발생하면 주완(走緩)이라 합니다. 그 형상은 종기(癰)이니 살 색깔이 변치 않습니다. 마땅히 석침(石針)을 사용하여 그 부은 자리를 자주 찔러서 한열의 증상을 없애야만 죽음에 이르지 않습니다.

안쪽 복사뼈에서 독이 발생하면 주완(走緩)이라 합니다. 그 바깥 형상은 종기 같으나 다만 살빛이 변치 않습니다. 응당 돌침을 사용하여 자주 그 부은 자리를 침 놓아서 한열이 없어지게 하면 죽음에 이르지 않습니다.

발등의 상하에서 발생하면 4음(四淫)이라 합니다. 그 형상은 큰 종기 같으니 급히 치료하지 못하면 100일이면 죽습니다.

악성 종기가 발등 아래 위에 발생하면 4음(四淫)이라고 합니다. 그 형상은 큰 종기 같으니 이는 양독(陽毒)이 지극히 왕성하니 만일 급히 치료하지 못하면 진음(眞陰)이 날로 쇠퇴해져서 약 100일이면 죽게 됩니다.

발 옆에서 발생하면 여옹(厲癰)이라 합니다. 그 형상은 크지 않으니 처음 발생시는 새끼 손가락 같으니 급히 치료하여 그 검은색을 없애야 합니다. 없애지 못하면 점점 커져서 치료하지 못하면 100일이면 죽습니다.

옹종이 발 옆에 생기면 여옹(厲癰)이라 합니다. 그 바깥 형상은 크지 않고 발생하는 초기에는 새끼 손가락 같습니다. 검은색이 나타나면 마땅히 급속히 치료해서 그 검은색을 없애야 하니 만일 검은 종기를 없애지 못하면 점점 커져서 독기(毒氣)가 더욱 무거워져서 만약 늦어져 치료하지 못하면 약 100일이면 죽습니다.

발가락에서 발생하면 탈옹(脫癰)이라 합니다. 그 형상은 붉고 검은색이 나타나니 불치(不治)의 증세입니다. 붉고 검은색이 아니면 죽지 않습니다. 치료해도 병세가 쇠퇴하지 않으면 급히 잘라야 합니다. 그렇지 않으면 죽습니다.

옹종이 발가락에서 발생하면 탈옹(脫癰)이라 합니다. 그 형상은 붉고 검은색 같이 나타납니다. 이는 독기가 지극히 심해서 치료할 수 없어 죽는 증세에 속합니다. 붉고 검은색이 나타나지 않으면 이는 독기가 비교적 가벼워서 오히려 치료할 수 있습니다. 이미 치료할 시기가 경과하여 병세가 곧 쇠퇴하지 않으면 급히 그 발가락을 잘라야 합니다. 그렇지 않으면 독기가 안으로 장을 침공하여 반드시 죽음에 이르릅니다.

황제(黃帝)가 말한다. "선생이 말한 옹(癰)과 저(疽)는 어떻게 구별하는지요?"

기백(岐伯)이 답한다. "영기(營氣)가 경맥(經脉) 속에 머무르면 혈이 막혀서 운행하지 못합니다. 운행하지 못하면 따라서 위기가 막혀서 창통하지 못하게 합니다. 막혀서 운행하지 못하니 열이 납니다. 큰 열이 그치지 않고 열이 이기면 살이 썩습니다. 살이 썩으면 화농합니다. 그러나 그러한 독열이 겨우 거죽에 얕게 떠 있어서 골수에 깊이 함몰하지 못하면 골수가 말라 시들지 않으며 5장이 상하지 않으니 그러므로 악성종기라 합니다."

황제가 말한다. '선생이 말한 바 옹(癰)과 저(疽)는 어떻게 분별하는지요?' 기백이 답한다. '가령 영기가 경맥 중에 막혀 머물면 혈액이 응결해서 순행하지 못합니다. 따라서 위기가 막혀서 창통(暢通)하지 못하게 합니다. 양기가 이미 밖으로 운행되지 못하니 곧 안으로 막혀서 쌓이고, 막혀서 독한 열로 변화합니다. 가령 독한 열이 발전해서 그치지 않으면 열이 왕성해서 곧 기육이 진물러서 화농합니다. 다만 이러한 독열(毒熱)이 겨우 거죽에 얕게 떠 있으면 골수에 깊이 함몰되지 않음으로 인해서 골수가 말라 시들지 않으며 5장이 그 상해를 입지 않습니다. 이것을 옹(癰)이라 합니다.'

황제(黃帝)가 말한다. "무엇을 저(疽)라 하는지요?"

기백(岐伯)이 답한다. "열기(熱氣)가 매우 왕성해서 고름독(膿毒)이 기육과 피부 아래에 깊이 함몰해서 힘줄이 위축되고 골수가 마르고 아울러 5장에 침공해서 혈기가 고갈됩니다. 응당 그 옹(癰) 아래는 근골(筋骨)과 좋은 살이 문드러져서 남음이 없습니다. 그러므로 저(疽)라 합니다. 저란 피부색이 검고 윤택함이 없고 감촉이 단단하여 소목(牛領)의 가죽 같습니다. 옹이란 그 가죽위가 얇고 윤택합니다. 이것이 증후입니다."

황제가 말한다. '저(疽)는 어떠한지요?' 기백이 답한다. '만약 열기가 매우 왕성해서 농독(膿毒)이 기육과 피부 아래에 함몰해서 힘줄이 오그라 들고 골수가 마르고 아울러 안으로 5장을 침공해서 혈기가 고갈되면 종기 아래 근골과 좋은 기육이 진물러서 남음이 없습니다. 이를 저(疽)라고 합니다. 저의 특징은 피부색이 검고 어두워서 윤택함이 없습니다. 감촉이 단단하여 두텁기가 소목의 껍질 같습니다. 옹의 특징은 가죽이 얇고 빛이 나고 감촉이 비교적 연합니다. 이것이 옹(癰)과 저(疽)의 구별입니다.

찾아보기

ㅅ

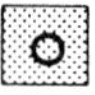

ㅊ

ㅎ

◆ 역해자 소개

최창록(崔昌祿)

영남대, 경북대대학원, 영남대에서 학위
영국버마우쓰에서 영어연수
대구대 학생처장, 사범대학장 역임
인문과학연구소장, 한국어문학회장
우리말글학회장 역임, 한국도교문학회장(현)
대구대 사범대 국어교육과 교수(현)

주요저서
『한국소설의 문체론적 연구』,『문체론 강의』(번역),『한국신선소설연구』
『선도문학강좌』(전5권), 『황정경연구』, 『삼한습유』(역해), 『황제내경소
문』(역해),『환몽소설과 꿈이야기』외 다수

주요논문
「단군신화의 선도적 해석」외 다수

● 황제영추경(黃帝靈樞經)

1판 1쇄 인쇄 2000년 10월 1일
1판 1쇄 발행 2000년 10월 10일

지은이 ● 최창록
펴낸이 ● 한봉숙
펴낸곳 ● 푸른사상사
편집인 ● 김현정
등록 제2-2876호
서울시 중구 을지로2가 148-37 삼오B/D 302호
대표전화 02) 2268-8706 − 8707
팩시밀리 02) 2268-8708
메일 prun21c@yahoo.co.kr / prun21c@hanmail.net

ⓒ 2000, 최창록

값 42,000원

ISBN 89-951563-6-8-93510